国家卫生和计划生育委员会“十二五”规划教材
全国高等医药教材建设研究会“十二五”规划教材
专科医师核心能力提升导引丛书
供临床型研究生及专科医师用

器官移植学

Organ Transplantation

主　审　陈　实
主　编　刘永锋　郑树森
副主编　陈忠华　朱继业　陈江华

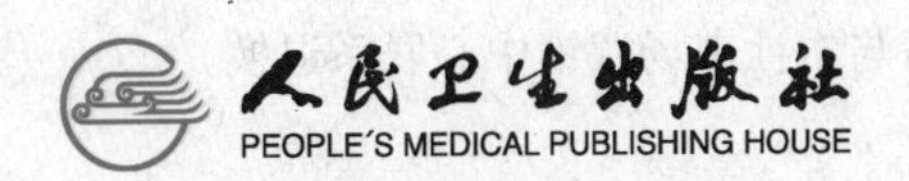

图书在版编目（CIP）数据

器官移植学/刘永锋，郑树森主编. —北京：人民卫生出版社，2014

ISBN 978-7-117-18988-0

Ⅰ. ①器… Ⅱ. ①刘…②郑… Ⅲ. ①器官移植-研究生-教材 Ⅳ. ①R617

中国版本图书馆 CIP 数据核字（2014）第 097537 号

器官移植学

主　　编：刘永锋　郑树森
出版发行：人民卫生出版社（中继线 010-59780011）
地　　址：北京市朝阳区潘家园南里 19 号
邮　　编：100021
E - mail：pmph @ pmph.com
购书热线：010-59787592　010-59787584　010-65264830
印　　刷：北京人卫印刷厂
经　　销：新华书店
开　　本：850×1168　1/16　　印张：27
字　　数：816 千字
版　　次：2014 年 7 月第 1 版　2015 年 12 月第 1 版第 2 次印刷
标准书号：ISBN 978-7-117-18988-0/R・18989
定　　价：99.00 元
打击盗版举报电话：010-59787491　E -mail：WQ @ pmph.com
（凡属印装质量问题请与本社市场营销中心联系退换）

编　委 （按姓氏笔画排序）

丁义涛　南京大学医学院附属鼓楼医院

于立新　南方医科大学南方医院

石炳毅　中国人民解放军第 309 医院

叶啟发　武汉大学中南医院

　　　　中南大学湘雅三医院

田　野　首都医科大学附属北京友谊医院

朱有华　第二军医大学附属长征医院

朱同玉　复旦大学附属中山医院

朱志军　首都医科大学附属北京友谊医院

朱继业　北京大学人民医院

刘　浩　中国医科大学附属第一医院

刘永锋　中国医科大学附属第一医院

严律南　四川大学华西医院

李幼生　中国人民解放军南京军区南京总医院

何晓顺　中山大学附属第一医院

沈中阳　天津市第一中心医院

张水军　郑州大学第一附属医院

陈江华　浙江大学医学院附属第一医院

陈忠华　华中科技大学同济医学院附属同济医院

陈静瑜　南京大学附属无锡市人民医院

明长生　华中科技大学同济医学院附属同济医院

郑树森　浙江大学医学院附属第一医院

胡盛寿　中国医学科学院阜外心血管病医院

徐　骁　浙江大学医学院附属第一医院

郭　晖　华中科技大学同济医学院附属同济医院

彭志海　上海交通大学附属第一人民医院

董家鸿　中国人民解放军总医院

程　颖　中国医科大学附属第一医院

傅耀文　吉林大学第一医院

温　浩　新疆医科大学第一附属医院

窦科峰　第四军医大学第一附属医院

谭建明　中国人民解放军南京军区福州总医院

薛武军　西安交通大学第一附属医院

主编简介

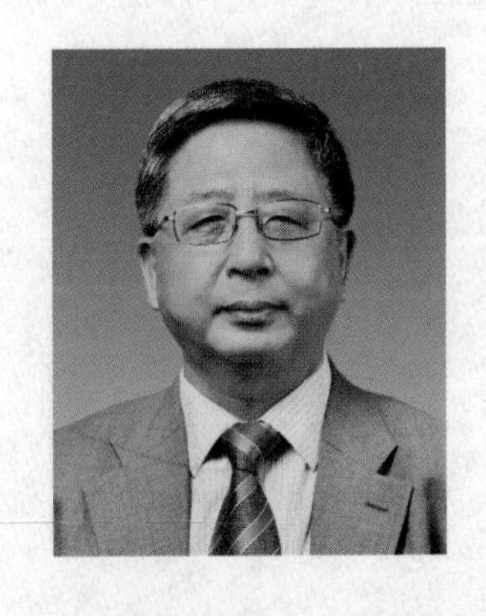

刘永锋　中国医科大学外科教授、博士生导师，中国医科大学普通外科研究所所长、器官移植研究所所长，附属第一医院外科教研室主任、普通外科教研室主任、肝胆外科主任、器官移植科主任。目前为美国外科学会会员（FACS），国际肝胰胆外科学会会员，任中华医学会器官移植学分会候任主任委员、胰腺小肠移植学组组长，中华医学会外科学分会副主任委员、内分泌外科学组组长，辽宁省医学会外科学会主任委员、辽宁省医学会器官移植学会主任委员。担任《中国实用外科杂志》主编。

刘永锋教授一直从事普通外科和器官移植方面的基础与临床研究工作。在器官保存、器官捐献、肝移植、胰腺/胰岛移植等方面进行了系列研究，并在国际上首次提出2型糖尿病达到胰岛素依赖期也是胰腺移植适应证。主持卫生部行业基金等国家重大科技项目2项，国家自然基金4项以及多项省部基金。主译《肝脏移植》《胰腺移植》（人民卫生出版社）著作2部，参编《外科学》《普通外科学》等教材、著作10余部。曾获“卫生部有突出贡献中青年专家”等称号、先后获得霍英东青年教师奖和美国赛克勒医师奖，获得教育部科技进步奖一等奖2项、卫生部科技进步奖二等奖1项、辽宁省科技进步奖一等奖2项等奖项。

主编简介

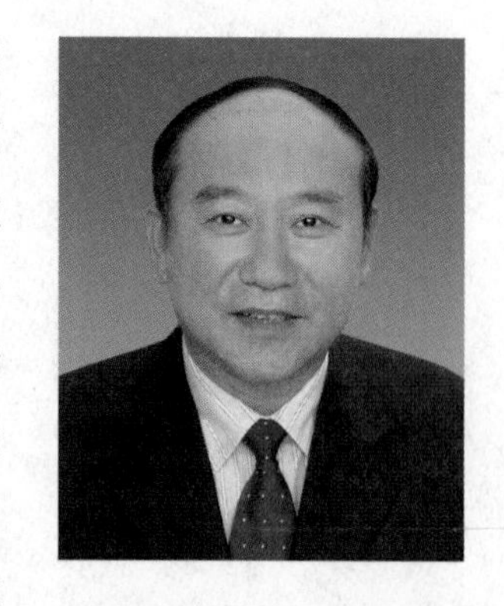

郑树森　中国工程院院士、浙江大学外科学教授、博士生导师，浙江大学医学院副院长、浙江大学医学院附属第一医院院长、卫生部多器官联合移植研究重点实验室主任。目前担任中国医师协会副会长、教育部高等学校临床医学教学指导委员会主任委员、中华器官移植学会主任委员、肝移植学组组长、中华外科学会副主任委员、器官移植学组组长、美国外科医师协会会员（FACS）、国际肝移植协会（ILTS）组织委员会中国大陆唯一委员、国际肝胆胰协会委员；担任《国际肝胆胰疾病杂志》（HBPD INT，SCI收录）主编、《中华移植杂志》（电子版）总编辑。郑院士自1993年开展首例肝移植，掀起中国肝移植第二次浪潮，创造了国内活体肝移植受体最小年龄（106天）；作为我国多器官联合移植的开拓者之一，施行胰肾联合移植、肝肾联合移植，分别创亚洲和中国存活最长记录；创新性地提出具有重大国际影响的肝癌肝移植受者选择标准——杭州标准，国际上首先引入肿瘤的生物学行为特征作为肝癌肝移植的依据之一，获国际移植界高度认可。作为首席科学家主持"973"计划2项，及863计划、国家科技重大专项等，发表SCI论文近200篇。主编或参编《外科学》（五年制、八年制）、《外科学进展》、《肝脏移植》、《胰腺移植》等一系列重点教材、专著。获国家科技进步奖2项、"全国优秀科技工作者"称号、"何梁何利基金科学与技术进步奖"等。

全国高等学校医学研究生规划教材
第二轮修订说明

为了推动医学研究生教育的改革与发展，加强创新人材培养，自 2001 年 8 月全国高等医药教材建设研究会和原卫生部教材办公室启动医学研究生教材的组织编写工作开始，在多次大规模的调研、论证的前提下，人民卫生出版社先后于 2002 年和 2008 年分两批完成了第一轮五十余种医学研究生规划教材的编写与出版工作。

为了进一步贯彻落实第二次全国高等医学教育改革工作会议精神，推动"5+3"为主体的临床医学教育综合改革，培养研究型、创新性、高素质的卓越医学人才，全国高等医药教材建设研究会、人民卫生出版社在全面调研、系统分析第一轮研究生教材的基础上，再次对这套教材进行了系统的规划，进一步确立了以"解决研究生科研和临床中实际遇到的问题"为立足点，以"回顾、现状、展望"为线索，以"培养和启发研究生创新思维"为中心的教材创新修订原则。

修订后的第二轮教材共包括 5 个系列：①科研公共学科系列：主要围绕研究生科研中所需要的基本理论知识，以及从最初的科研设计到最终的论文发表的各个环节可能遇到的问题展开；②常用统计软件与技术介绍了 SAS 统计软件、SPSS 统计软件、分子生物学实验技术、免疫学实验技术等常用的统计软件以及实验技术；③基础前沿与进展：主要包括了基础学科中进展相对活跃的学科；④临床基础与辅助学科：包括了临床型研究生所需要进一步加强的相关学科内容；⑤临床专业学科：通过对疾病诊疗历史变迁的点评、当前诊疗中困惑、局限与不足的剖析，以及研究热点与发展趋势探讨，启发和培养临床诊疗中的创新。从而构建了适应新时期研究型、创新性、高素质、卓越医学人才培养的教材体系。

该套教材中的科研公共学科、常用统计软件与技术学科适用于医学院校各专业的研究生及相应的科研工作者，基础前沿与进展主要适用于基础医学和临床医学的研究生及相应的科研工作者；临床基础与辅助学科和临床专业学科主要适用于临床型研究生及相应学科的专科医师。

全国高等学校第二轮医学研究生规划教材目录

1	医学哲学	主　编	柯　杨　张大庆
		副主编	赵明杰　段志光　罗长坤　刘　虹
2	医学科研方法学(第2版)	主　编	刘　民
		副主编	陈　峰
3	医学统计学(第4版)	主　编	孙振球　徐勇勇
4	医学实验动物学(第2版)	主　编	秦　川
		副主编	谭　毅　张连峰
5	实验室生物安全(第2版)	主　审	余新炳
		主　编	叶冬青
6	医学科研课题设计、申报与实施(第2版)	主　审	龚非力
		主　编	李卓娅
		副主编	李宗芳
7	医学信息搜集与利用(第2版)	主　编	代　涛
		副主编	赵文龙　张云秋
8	医学实验技术原理与选择(第2版)	主　编	魏于全
		副主编	向　荣　郭亚军　胡　汛　徐宁志
9	统计方法在医学科研中的应用	主　编	李晓松
		副主编	李　康
10	医学科研论文撰写与发表(第2版)	主　编	张学军
		副主编	王征爱　吴忠均
11	IBM SPSS 统计软件应用(第3版)	主　编	陈平雁　黄浙明
		副主编	安胜利　欧春泉　陈莉雅
12	SAS 统计软件应用(第3版)	主　编	贺　佳
		副主编	尹　平

13	医学分子生物学实验技术(第3版)	主　编	药立波
		副主编	韩　骅　焦炳华　常智杰
14	医学免疫学实验技术(第2版)	主　编	柳忠辉　吴雄文
		副主编	王全兴　吴玉章　储以微
15	组织病理技术(第2版)	主　编	李甘地
16	组织和细胞培养技术(第3版)	主　审	宋今丹
		主　编	章静波
		副主编	张世馥　连小华
17	组织化学与细胞化学技术(第2版)	主　编	李　和　周　莉
		副主编	周德山　周国民　肖　岚
18	人类疾病动物模型(第2版)	主　审	施新猷
		主　编	刘恩岐
		副主编	李亮平　师长宏
19	医学分子生物学(第2版)	主　审	刘德培
		主　编	周春燕　冯作化
		副主编	药立波　何凤田
20	医学免疫学	主　编	曹雪涛
		副主编	于益芝　熊思东
21	基础与临床药理学(第2版)	主　编	杨宝峰
		副主编	李学军　李　俊　董　志
22	医学微生物学	主　编	徐志凯　郭晓奎
		副主编	江丽芳　龙北国
23	病理学	主　编	来茂德
		副主编	李一雷
24	医学细胞生物学(第3版)	主　审	钟正明
		主　编	杨　恬
		副主编	易　静　陈誉华　何通川
25	分子病毒学(第3版)	主　编	黄文林
		副主编	徐志凯　董小平　张　辉
26	医学微生态学	主　编	李兰娟
27	临床流行病学(第4版)	主　审	李立明
		主　编	黄悦勤
28	循证医学	主　编	李幼平
		副主编	杨克虎

29	断层影像解剖学	主　编　刘树伟 副主编　张绍祥　赵　斌
30	临床应用解剖学	主　编　王海杰 副主编　陈　尧　杨桂姣
31	临床信息管理	主　编　崔　雷 副主编　曹高芳　张　晓　郑西川
32	临床心理学	主　审　张亚林 主　编　李占江 副主编　王建平　赵旭东　张海音
33	医患沟通	主　编　周　晋 副主编　尹　梅
34	实验诊断学	主　编　王兰兰　尚　红 副主编　尹一兵　樊绮诗
35	核医学(第2版)	主　编　张永学 副主编　李亚明　王　铁
36	放射诊断学	主　编　郭启勇 副主编　王晓明　刘士远
37	超声影像学	主　审　张　运　王新房 主　编　谢明星　唐　杰 副主编　何怡华　田家玮　周晓东
38	呼吸病学(第2版)	主　审　钟南山 主　编　王　辰　陈荣昌 副主编　代华平　陈宝元
39	消化内科学(第2版)	主　审　樊代明　刘新光 主　编　钱家鸣 副主编　厉有名　林菊生
40	心血管内科学(第2版)	主　编　胡大一　马长生 副主编　雷　寒　韩雅玲　黄　峻
41	血液内科学(第2版)	主　编　黄晓军　黄　河 副主编　邵宗鸿　胡　豫
42	肾内科学(第2版)	主　编　谌贻璞 副主编　余学清
43	内分泌内科学(第2版)	主　编　宁　光　周智广 副主编　王卫庆　邢小平

44 风湿内科学(第2版)
主　编　陈顺乐　邹和健

45 急诊医学(第2版)
主　编　黄子通　于学忠
副主编　吕传柱　陈玉国　刘　志

46 神经内科学(第2版)
主　编　刘　鸣　谢　鹏
副主编　崔丽英　陈生弟　张黎明

47 精神病学(第2版)
主　审　江开达
主　编　马　辛
副主编　施慎逊　许　毅

48 感染病学(第2版)
主　编　李兰娟　李　刚
副主编　王宇明　陈士俊

49 肿瘤学(第4版)
主　编　曾益新
副主编　吕有勇　朱明华　陈国强　龚建平

50 老年医学(第2版)
主　编　张　建　范　利
副主编　华　琦　李为民　杨云梅

51 临床变态反应学
主　审　叶世泰
主　编　尹　佳
副主编　洪建国　何韶衡　李　楠

52 危重症医学
主　编　王　辰　席修明
副主编　杜　斌　于凯江　詹庆元　许　媛

53 普通外科学(第2版)
主　编　赵玉沛　姜洪池
副主编　杨连粤　任国胜　陈规划

54 骨科学(第2版)
主　编　陈安民　田　伟
副主编　张英泽　郭　卫　高忠礼　贺西京

55 泌尿外科学(第2版)
主　审　郭应禄
主　编　杨　勇　李　虹
副主编　金　杰　叶章群

56 胸心外科学
主　编　胡盛寿
副主编　孙立忠　王　俊　庄　建

57 神经外科学(第2版)
主　审　周良辅
主　编　赵继宗　周定标
副主编　王　硕　毛　颖　张建宁　王任直

58	血管淋巴管外科学(第2版)	主　编	汪忠镐
		副主编	王深明　俞恒锡
59	小儿外科学(第2版)	主　审	王　果
		主　编	冯杰雄　郑　珊
		副主编	孙　宁　王维林　夏慧敏
60	器官移植学	主　审	陈　实
		主　编	刘永锋　郑树森
		副主编	陈忠华　朱继业　陈江华
61	临床肿瘤学	主　编	赫　捷
		副主编	毛友生　沈　铿　马　骏
62	麻醉学	主　编	刘　进
		副主编	熊利泽　黄宇光
63	妇产科学(第2版)	主　编	曹泽毅　乔　杰
		副主编	陈春玲　段　涛　沈　铿　王建六　杨慧霞
64	儿科学	主　编	桂永浩　申昆玲
		副主编	毛　萌　杜立中
65	耳鼻咽喉头颈外科学(第2版)	主　编	孔维佳　韩德民
		副主编	周　梁　许　庚　韩东一
66	眼科学(第2版)	主　编	崔　浩　王宁利
		副主编	杨培增　何守志　黎晓新
67	灾难医学	主　审	王一镗
		主　编	刘中民
		副主编	田军章　周荣斌　王立祥
68	康复医学	主　编	励建安
		副主编	毕　胜
69	皮肤性病学	主　编	王宝玺
		副主编	顾　恒　晋红中　李　岷
70	创伤、烧伤与再生医学	主　审	王正国　盛志勇
		主　编	付小兵
		副主编	黄跃生　蒋建新

全国高等学校第二轮医学研究生规划教材
评审委员会名单

序

战胜疾病，无疾而终，是人类长期以来的美好愿望。在同疾病作斗争的各种方式中，以一个健康的器官去替代患病的器官一直是人们的美好梦想，但它只存在于充满科学幻想的文学作品之中。随着社会的进步和医学的发展，逐渐使这一梦想变为现实。由细胞移植到组织移植，再到器官移植，现在的器官移植技术已经挽救了世界上的千万生命，使他们摆脱疾病的困扰，重返社会。中国的器官移植领域经过几代医家的不断学习和探索，技术已经成熟，有的领域已经能和世界先进水平比肩，这不能不说是中国医学的幸事。在移植的实践和科研过程中，专家们积累了丰富的理论和经验，极大丰富了我国器官移植领域。但遗憾的是尚未有一本系统阐述器官移植的基本教材。

在全国高等医药教材建设研究会和人民卫生出版社的指导下，由刘永锋教授和郑树森院士主编的研究生规划教材《器官移植学》填补了这方面的缺憾，在这里衷心感谢两位教授和他们的团队为我国医学作出的巨大贡献。

该书由国内30余名器官移植领域的专家共同参与编写，在充分注重知识体系完整性的基础上，考虑研究生的实际需求，临床和基础并重，将实用性和前沿性有机地结合在一起。该书以文字表述为主，同时辅以视频等多种多媒体手段，系统地阐述了器官移植的历史、现状和展望。该书文字流畅，表达准确，简明扼要，既有广度也有深度，配以现代的图文手段使表现方式生动、形象，大大增加了可读性。

工欲善其事必先利其器，一流的学生要有一流的教材，我相信该书不仅为器官移植专业的研究生提供了良好的教材，同时也是一部值得器官移植医生及其相关人员详读的重要参考书。

夏穗生

2014年4月

前　言

研究生规划教材《器官移植学》是目前我国第一部器官移植领域的规划教材。本书是在教育部和国家卫生计生委共同下发的以“5+3”为主体的临床医学教育综合改革的意见指导下，结合我国目前的医学教育发展和器官移植学科的发展，专门为器官移植学专业的研究生和移植相关的医务工作者编写的。本书是全国高等医药教材建设研究会和人民卫生出版社启动编写的研究生系列教材之一。

器官移植被誉为21世纪的医学之巅，这形象地表述了由众多学科拱卫而起的器官移植领域的崇高地位。自1954年Murray成功实施第一例临床肾移植以来，经过半个多世纪的发展，器官移植学已日臻完善和成熟，取得了令人瞩目的医学成就。器官移植直接或间接地涉及了几乎所有的医学领域，同时也形成了越来越精细的专业，如移植外科、移植内科、移植免疫、移植病理等。

本书共分为19章的内容，为了更好地拓展和提升移植相关知识，该书全面、系统、由浅入深阐述，在介绍移植医学相关基础知识、各种器官移植临床特点的同时，也注重了其前沿性和各学科的交叉性。教材中除介绍目前国际器官移植研究的最新进展外，还根据研究生的需求介绍了移植学科研实验的基本知识，并增加移植常用动物模型等章节，为实验研究提供参考。同时配有相关手术视频和补充阅读内容。相信每位读者在阅读此书的同时，已在不知不觉中踏上了通往医学巅峰之旅。

为了编写该书，汇集了全国26所院校的30余位器官移植专业的专家，专家们在器官移植领域积累了丰富的临床、科研和教学经验。在繁忙的工作中，各位专家为教材的编写付出了艰辛的劳动，在此表示衷心的感谢，感谢每位专家的敬业精神，感谢与各位共同度过的美好时光，感谢从各位身上学到了宝贵的知识。同时特别感谢本书的主审——中华医学会器官移植学分会前任主任委员陈实教授在教材撰写过程中给予的大力指导和帮助。由于我们的成书时间有限，学识和相关资料有限，编撰过程中难免有疏漏，祈盼广大读者和同行不吝赐教指正，以期在今后再版时修正和改进。

亲爱的读者，很高兴能与您分享前辈、同仁的丰硕成果，希望该书像无声的清泉，滋润有志于移植医学同道的心田。高尔基说：一个人追求的目标越高，他的才力就发展得越快，对社会就越有益。祝各位读者心怀高远，取得优异的成绩；也祝祖国移植医学繁荣昌盛，前景无限！

2014年4月

目　录

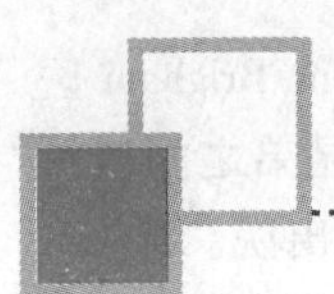
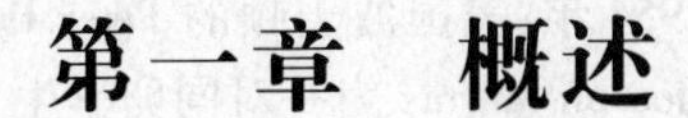

第一章 概述

学习目标:

1. 了解器官移植发展史
2. 掌握移植概念与分类

器官移植是20世纪最令人瞩目的医学成就之一,被誉为21世纪医学之巅。经过几代移植人长期的不懈努力,器官移植已经成为治疗终末期疾病的重要有效手段。目前,全球有130余万人接受了器官移植,器官移植领域取得了辉煌的成就。再生医学、转化医学、生物材料等领域的发展将为器官移植的未来开辟更广阔的前景。

第一节 器官移植发展史

器官移植的发展大致可以分为实验探索阶段、临床起步阶段和稳步发展阶段。在器官移植漫长的发展历程中,血管吻合技术奠定了移植外科的基础,新型免疫抑制剂的问世使移植物的长期存活成为可能。器官保存、移植免疫、病理学和影像学等相关领域的进步也极大地促进了近代器官移植的发展。

扩展阅读

器官移植的幻想阶段

关于器官移植最早的文字记载是春秋战国《列子·汤问》中关于扁鹊为鲁公扈、赵齐婴两人互换心脏的故事。记载提到扁鹊"饮二人毒酒,迷死三日,剖胸探心,易而置之;投以神药,既悟如初。"国际器官移植学界一致公认扁鹊为器官移植的鼻祖。在欧洲15~16世纪文艺复兴时期不止一幅圣坛装饰油画,描绘St. Comos和St. Damian为了给一名白人治疗下肢溃疡,利用一名刚刚死亡的非洲黑人的下肢进行了下肢移植和有关牙齿移植的油画。无论这些记载是传说还是幻想、是否具有理论基础,至少说明,早在2000多年前就有了器官移植的设想。

一、实验探索阶段

移植的实验探索始于19世纪末,初期开展的动物实验是一些不需要血管重建的组织移植。1902年,奥地利的Emerich Ullmann首次报道利用Erwin Payr创建的金属管套接血管法,实施了犬自体和异体肾移植实验并获得成功,证明了器官移植技术的可行性。1902年,法国医生Alexis Carrel(图1-1)创建了现代血管吻合技术,极大促进了移植外科的进展,该技术一直沿用至今。Carrel因其血管吻合和器官移植的杰出贡献获1912年生理学/医

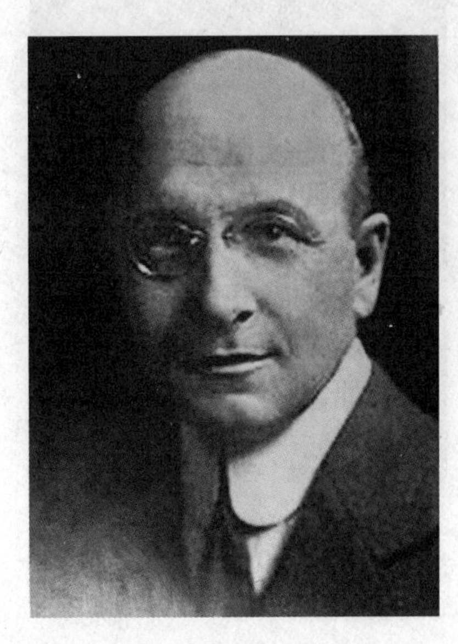

图1-1 Alexis Carrel

学诺贝尔奖，时年39岁，是最年轻的诺贝尔奖获得者。

1901—1903年间奥地利的Karl Landsteiner发现人类有A、B、AB和O血型，ABO血型相容也成为迄今器官移植供受者选择的最基本的条件。

在移植外科技术发展的同时，人们开始对免疫反应现象有所认识。1903年，生物学家Jensen观察到了移植过程中的免疫反应现象；1905年，Carrel提出了自体移植、同种移植、异种移植等概念；1912年，德国外科医生Schöne提出了“移植免疫”一词。1923年，美国的Carl Williamson详细描述了自体肾移植和同种肾移植在疗效方面的显著差异，首次公布了一张移植肾被损害的肾组织的病理图片，首先使用了“反应”这个名词。第二次世界大战期间，英国的Peter Medawar（图1-2）通过观察烧伤植皮的病理变化，认为移植物被破坏与免疫机制的激活有关，并通过一系列的经典实验证实机体的免疫系统可特异性针对移植物抗原产生炎性反应，从而破坏移植物，发现了免疫反应的基本机制，提出了移植免疫学的概念，并由此建立了移植免疫学的基础和各分支学科。Medawar因免疫学方面的突出成就获得1960年生理学/医学诺贝尔奖。随后，澳大利亚的Frank Burnet提出著名的自限性识别理论。也正是由于Medawar等人揭示了移植反应现象的免疫学本质，才奠定了移植获得成功的理论基础，也激发了外科医生重新尝试移植的信心。

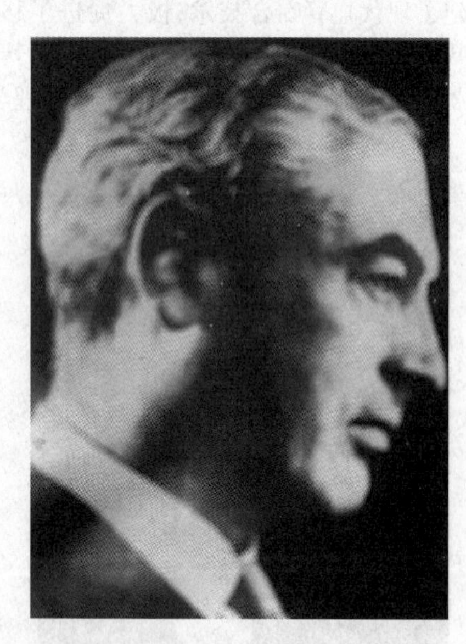

图1-2 Peter Medawar

二、临床起步阶段

现代器官移植是经历三个重要的技术突破才确立起来的，包括：①血管吻合技术；②器官保存技术；③免疫抑制剂应用。

1954年，美国波士顿的Peter Bent Brigham医院的Joseph Murray为一对同卵孪生兄弟之间进行肾移植并获得成功，受者术后2个月出院。Murray的成功证实了移植技术可行，也极大地增强了人们对器官移植研究的兴趣和信心，开创了临床器官移植的新时代。

此后，人们开展大量研究，探讨如何抑制受者免疫系统，包括使用致死量或亚致死量的X线全身照射、全淋巴放射线照射、胸导管引流剔除淋巴细胞等。虽然也有成功案例，但因感染导致死亡的发生率高，故未广泛应用于临床。

1953年，美国的Gertrude Elion和George Hitchings研制出抑制细胞增殖的药物6-巯基嘌呤（6-mercaptopurine，6-MP）。1960年，英国的Roy Calne等人在犬肾移植中应用，证实可延长移植肾存活时间。Elion和Hitchings随后研发了6-MP的类似化合物，硫唑嘌呤（azathioprine，Aza）。1961年，Aza首次被应用于非亲属成人肾移植，尽管前2例病人死于药物毒副作用，还是证明其确可抑制反应。1962年，使用Aza的第三例非亲属成人肾移植术后移植肾有功能存活17个月。Aza的成功研发及应用，使移植物长期存活成为可能，也开启了免疫抑制药物的研究序幕。随后的20多年，该药在全世界器官移植术后作为主要免疫抑制剂使用，迄今仍在与其他免疫抑制剂联合应用。

1963年Willard Goodwin在肾移植病人中应用大剂量可的松，证明其可延长移植肾的存活时间，并提出皮质类固醇激素与Aza合用效果更佳，大剂量泼尼松（prednisone，Pred）可以逆转急性反应，仍是目前治疗急性反应的首选措施。1967年Thomas Starzl在临床应用抗淋巴细胞血清（anti-lymphocyte serum，ALS），以后又成功研制抗淋巴细胞球蛋白（anti-lymphocyte Immunoglobulin，ALG）、抗胸腺细胞球蛋白（anti-thymocyte globulin，ATG），形成了以硫唑嘌呤和激素加用抗淋巴细胞多克隆抗体制剂的联合用药的免疫抑制剂方案。

肾移植的成功鼓舞了其他领域探索移植的信心。1963年3月，美国的Starzl为一名3岁的胆道闭锁男孩施行了首例原位肝移植手术，尽管病人在手术完成前死亡，但开创了肝移植的先河。接下来的10年中，世界范围内共实施了约200例肝移植，在此期间移植的技术问题开始得到解决，包括胆道的重建技术、凝血支持及器官切取技术等逐渐得以完善。

随着肾移植、肝移植的成功,其他移植也相继开展起来。1963 年,美国的 James Hardy 开展了首例肺移植;1966 年,美国的 William Kelly 和 Richard Lillehei 完成首例胰肾联合移植;1967 年,南非的 Christiaan Barnard 完成首例原位心脏移植;1968 年,美国的 DA Cooley 完成了首例心肺联合移植;1964 年,美国的 R Detterling 完成首例小肠移植。尽管在初次尝试阶段,很多技术并不完善,有些病人短期内死亡,但毕竟开始了临床移植的探索。

与移植相关的其他领域也相应发展起来。免疫学方面,除研制免疫抑制剂外,人们对造成免疫反应的遗传学差异也进行了深入研究。George Snell、Jean Dausset 和 Baruj Benacerraf 分别发现小鼠和人的主要组织相容性复合物(major histocompatibility complex,MHC)。1964 年 Paul Terasaki 创立微量淋巴细胞毒方法,奠定了交叉配型方法的基础。1966 年开始,组织配型被用于供受者选择。

器官保存是器官移植的三大支柱学科之一,随着器官移植的发展,为了充分使用异地切取的器官以及完成移植前受者的选择和准备,对器官保存技术的要求不断增加,既要延长保存时间,又要保证器官活力,确保术后移植物功能顺利恢复。移植初始阶段,主要采用低温的生理盐水、乳酸林格液等液体进行灌注保存。1967 年 Folkert Belzer 尝试用持续灌注法保存肾脏,但因设备复杂未广泛应用。随后相继研制了 Collins 液、改良 Collins 液、Euro-Collins 液及 Sacks Ⅱ液等。初始阶段的保存液仅能保存器官 4~6 小时。

1968 年美国 Harvard 大学医学院提出脑死亡(brain death)概念。到 20 世纪 80 年代初脑死亡诊断原则基本完善,得到大多数国家医学界的认可。在此之后,法国、英国、德国、瑞典、日本等 80 个国家和地区接受了脑死亡概念,其中 70 个(88%)国家和地区也相继提出了各自的脑死亡诊断标准和指南,其中有 55 个(69%)国家和地区法规允许脑死亡捐献用于器官移植,成为供移植器官的主要来源,推动了器官移植的全面发展。

移植的起步阶段无疑是艰辛的,但器官移植创造了医学上的奇迹,给终末期疾病病人带来了希望。

三、稳步而迅速发展阶段

在移植的起步阶段,采用的免疫抑制剂方案为 Aza 联合 Pred,该方案非特异抑制免疫系统,术后感染等并发症发生率较高,人/移植物生存率不理想。新型免疫抑制剂环孢素 A(cyclosporine A,CsA)的研发应用,使移植生存率得到大幅提高,推动移植进入迅速发展阶段。

CsA 是从真菌属 Tolypocladiuminflatum 提取的中性亲脂性的环状十一肽。1976 年,Jean Borel 证明了其具有强大的免疫抑制作用。在 1978—1979 年间 Canle 在肾移植、胰腺移植和肝移植术后使用 CsA,取得满意的效果。进入 20 世纪 80 年代初,CsA 在临床广泛应用,成为与 Ped 和 Aza 三联用药的常规免疫抑制剂。CsA 的广泛应用大大提高了临床各种类型器官移植的效果,使器官移植临床工作逐渐进入成熟阶段。

FK506 是从真菌属 Streptomyces 中提取的,1987 年在体外实验中证明其具有免疫抑制作用。随后,Starzl 在各种器官移植动物模型中予以证实,并逐渐应用于临床肝移植、心脏移植、肾移植等,取得良好效果。1994 年,FK506 上市,命名为他克莫司(tacrolimus,Tac),进一步推动了各种器官移植的发展。抗 CD3 单克隆抗体也开始用于临床器官移植。

20 世纪 90 年代多种抗增殖药不断被研制出来。吗替麦考酚酯(mycophenolatemofetil,MMF)、西罗莫司(sirolimus)等新型免疫抑制剂的开发和应用,使临床移植有了更多的选择,可以更有效地实施个体化的治疗方案。进入 21 世纪各种新型单克隆抗体不断涌现,如抗 CD25 单克隆抗体、人源化抗 CD52 单克隆抗体和共刺激分子阻断剂等,使预防和治疗反应有了更多的选择。多种免疫抑制剂联合使用,减少了各种药物的剂量,减少了免疫抑制剂的毒副作用,改善了移植的效果。

除免疫制剂外,器官保存液的不断改进也是推动器官移植发展的一个基本保障。1988 年,美国的 Folkert Belzer 等在 Wisconsin 大学研制出新型的器官保存液——UW 液(the University of Wisconsin solution),应用 UW 液首次实现了保存肝脏达 30 小时以上,保存肾脏 72 小时,保存胰腺 72 小时。器官保存液的改良不仅为临床移植赢得更多准备及运输时间,而且降低了移植物原发无功能和功能恢复延迟的发生率,降低了器官遗弃率。近年,低温机械灌注技术发展也较快,该技术不仅改善了器官保存质量,延长保存时间,同时在器官活力评估中发挥重要作用。

全球迄今已有 130 万余人接受了各种器官移植,年手术例数超过 5 万例。移植技术成熟,生存率提高。器官移植已经进入稳定发展期。

扩展阅读

自1901年设置诺贝尔奖以来,器官移植是医学领域中所有学科获得诺贝尔奖最多的学科,由此可见器官移植在科学领域尤其在医学领域所处的地位和对人类健康作出的贡献(表1-1)。正因为以他们为代表的无数前辈的不懈努力,器官移植才能成为现实。

表1-1　器官移植与诺贝尔奖

获奖年度	获奖者	国籍	贡献及成就
1912	Alexis Carrel	法国	血管和移植外科
1930	Karl Landsteiner	奥地利	ABO血型
1960	Peter Medawar Frank Burnet	英国 澳大利亚	自我与非自我免疫学差异,获得性免疫耐受
1980	George Snell Jean Dausset Baruj Benacerraf	美国 法国 美国	主要组织性抗原/组织配型/免疫应答基因
1988	Gertrude Elion George Hitchings	美国 美国	抗细胞增殖药物/硫唑嘌呤等药物
1990	Joseph Murray Edward Thomas	美国 美国	器官移植 骨髓/细胞移植

四、我国器官移植发展史

我国器官移植探索工作始于20世纪50年代,1956—1958年间各地相继开展了肾移植、肝移植等动物实验。20世纪60年代开始尝试临床器官移植,经过半个多世纪的努力和曲折发展,我国器官移植事业取得了长足发展。

1960年吴阶平等率先实施了2例尸体肾移植,当时因缺乏免疫抑制药物,移植肾仅存活了3～4周。1970年尸体肾移植重新起步,上海第一医学院中山医院熊汝成率先实施尸体肾移植。1972年,广州中山医学院附属第一医院与北京友谊医院合作完成我国首例活体亲属肾移植,病人存活1年后因重症肝炎死亡。到20世纪70年代中后期,国内各地陆续成功地开展了同种肾移植,肾移植取得成功后也推动了其他器官移植的开展。

1977年上海瑞金医院的林言箴等和武汉同济医院的裘法祖、夏穗生等揭开了我国临床肝移植的序幕。初期阶段,肝移植效果不佳,大多数受者在3个月内死亡。1978年,上海瑞金医院的张世泽完成了亚洲首例心脏移植,病人存活109天。1979年,北京胸部肿瘤研究所辛育龄尝试为2例肺结核病人行单肺移植,因急性排斥反应及感染无法控制,受者分别于术后第7天及第12天行移植肺切除。1982年,武汉同济医院的夏穗生和陈实开展了首例胰腺移植。1994年,南京军区南京总医院的黎介寿完成首例成人单独小肠移植,病人存活301天。移植开展初期,由于手术技术尚不完全成熟、免疫抑制方案不完善,术后人/移植物生存率不理想,发展相对较慢。

20世纪90年代,随着免疫抑制剂、手术技术等方面的进展,我国移植开始复苏,手术技术逐渐成熟,术后效果得到大幅改善,移植技术开始成熟起来,步入了临床发展新阶段。

进入21世纪,各种器官移植得到全面的迅速发展,移植例数增长较快。2007年,国务院颁布了《人体器官移植条例》,原卫生部审定了器官移植的准入单位,我国器官移植从此进入有序的健康发展的新阶段。2010年,原卫生部和红十字总会共同推进中国公民逝世后器官捐献,是中国器官移植的又一里程碑,进一步促进了中国器官移植事业健康有序发展。

第二节　移植的概念与分类

移植(transplantation)是指将一个个体的细胞、组织或器官用手术或介入等方法,导入到自体或另一个体的同一或其他部位,以替代或增强原有细胞、组织或器官功能的医学技术。移植的细胞、组织或器官称为移植物(graft),提供移植物的个体被称为供者(donor),而接受移植物的个体被称为受者(recipient)。移植物不包括人工合成的材料,如人工瓣膜、人工关节等。

移植的分类

(一) 根据移植物性质分类

可分为细胞移植、组织移植和器官移植。

1. 细胞移植(cell transplantation) 细胞移植是指将适量游离的具有某种功能的活细胞输注到受者的血管、体腔或组织器官内的技术。其主要适应证是补充受者体内该种数量减少或功能降低的细胞。细胞移植中骨髓与造血干细胞移植备受瞩目,可用于治疗重症地中海贫血、重症再生障碍性贫血以及包括各种白血病在内的血液系统恶性肿瘤疾病。此外,还有胰岛细胞移植治疗糖尿病,脾细胞移植治疗重症血友病等。

2. 组织移植(tissue transplantation) 组织移植是指某一种组织如角膜、皮肤、筋膜、肌腱、软骨、骨、血管等,或整体联合几种组织,如皮肌瓣等的移植术。一般采用自体或异体组织行游离移植或血管吻合移植以修复某种组织的缺损。活体移植以自体移植为主,通过显微外科技术吻合血管和(或)神经,施行自体皮瓣、肌肉、神经、骨及大网膜等移植,其中以自体皮肤移植修补创面皮肤缺损最为常用。

3. 器官移植(organ transplantation) 器官移植主要是指实体器官整体或部分,并需要进行器官所属血管及其他功能性管道结构重建的移植。如肾脏、肝脏、心脏、胰腺、肺脏、小肠、脾脏移植,以及心肺、肝肾、胰肾、腹腔器官簇移植等。器官移植是临床开展最广泛的移植。本书主要讲述器官移植相关内容。

(二) 根据供者和受者遗传基因的差异程度分类

1. 自体移植(autotransplantation) 是指细胞、组织或器官在自体内植入,即供受者为同一个体。若移植物重新移植到原来的解剖部位,叫做再植术,而不能称为移植术。

2. 同质移植(isologoustransplantation) 又称同基因移植(syngeneic transplantation)或同系移植(isotransplantation)。供者与受者虽非同一个体,但二者遗传基因型完全相同,受者接受来自同系(同基因)供者移植物后不发生免疫反应,如动物实验中纯种同系动物之间的移植,临床应用中的同卵孪生之间的移植。

3. 同种移植(allotransplantation) 供、受者为同一种属但遗传基因不相同的个体间移植,也称为同种异体移植。同种移植为临床最常见的移植类型,术后如不采用免疫抑制措施,将不可避免地发生反应。

4. 异种移植(xenotransplantation) 不同种属之间的移植,术后将发生强烈的反应。异种移植又据供受者之间的遗传背景的差异分为两类。遗传背景差异小、进化关系相近的供受者之间的移植称为协调性异种移植物,如啮齿类的仓鼠与大鼠、非人灵长类的狒狒与人之间。其反应发生较慢,程度较轻,类似第一次同种移植排斥反应。非协调性异种移植是在遗传背景相差较大、进化关系相差较远的供受者之间的异种移植,如豚鼠与大鼠、猪与灵长类之间的移植,移植后常表现出典型的超急性反应。

(三) 根据移植物植入部位分类

1. 原位移植(orthotopic transplantation) 移植物植入到该器官正常解剖部位,移植前需将受者原来病变的器官切除。如绝大多数的肝移植和心脏移植。

2. 异位移植(heterotopic transplantation) 移植物植入部位与该器官原有解剖位置不同。一般情况下,异位移植不必切除受者原来的器官。如大多数的肾移植和胰腺移植。

(四) 根据移植物供者来源分类

1. 尸体供者器官移植(cadaver transplantation) 尸体供者分为脑死亡供者(donor of brain death)和心脏死亡供者(donor of cardiac death)两类。

2. 活体供者器官移植(living transplantation) 分为亲属活体供者移植(living related transplantation)和非亲属活体供者移植(living unrelated transplantation)两类。

扩展阅读

根据移植技术分类还可分为:

1. 血管重建移植(vascularized transplantation) 或称吻合血管移植,移植时将移植物血管与受者血管吻合,建立有效血液循环,移植物即刻恢复血供。临床上实体器官移植,如心脏移植、肝移植、肾移植和胰腺移植等都属此类。

2. 带蒂移植(pedicled transplantation) 移植物通过带有主要血管以及淋巴或神经的

蒂与供者相连,其余部分均已分离,以便转移到其他需要的部位,移植过程中始终保持有效血供,移植物在移植部位建立了新的血液循环后,再切断该蒂。这类移植都是自体移植,如各种皮瓣移植。

3. 游离移植(dissociated transplantation) 移植时不进行血管吻合,移植后移植物血供的建立依靠受者周缘的组织形成新生血管并逐渐长入移植物。游离皮片的皮肤移植即属此类。

4. 输注移植(infused transplantation) 将移植物制备成有活力的细胞或组织悬液,通过各种途径输入或注射到受者体内,例如输血、骨髓移植、胰岛细胞移植等。

结 语

进入21世纪,各种器官移植得到全面迅速发展,器官移植数量大幅增加,移植效果明显改善。但仍有许多问题亟待解决,包括如何扩大供器官的来源,解决日益严重的供需矛盾;建立供器官评估体系及体外保存修复策略、延长保存时限、修复受损器官、有效利用边缘供器官,改善移植效果;建立受者免疫状态监测体系以及移植物慢性失功的防治策略,进一步提高人/移植物长期存活率;开发高效、低毒副作用的免疫抑制剂以及诱导临床免疫耐受新途径等。

(刘永锋)

参考文献

1. Carrel A, Guthrie CC. Functions of a transplanted kidney. Science, 1905, 22(563): 473.
2. Medawar PB. The behavior and fate of skin autografts and skin homografts in rabbits. J Anat, 1944, 78(Pt5): 176-199.
3. Harrison JH, Merrill JP, Murray JE. Renal homotransplantations in identical twins. Surg Forum, 1995, 6: 432-436.
4. Starzl TE, Groth CG, Brettschneider L, et al. Orthotopic homotransplantations of the human liver. Ann Surg, 1968, 168: 392-415.
5. 朱洪荫,郭应禄. 肾移植. 北京:北京出版社,1980.
6. 林言箴,唐步云,洪鹤群,等. 同种原位肝移植术. 中华器官移植杂志,1980,1(1):21-25.
7. 夏穗生,裘法祖. 原位肝移植手术组成之一全肝切除术. 中华器官移植杂志,1980,1(1):29-31.

第二章　移植免疫学

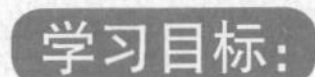

学习目标：

1. 初步掌握细胞介导和抗体介导排斥反应发生的免疫学机制
2. 了解免疫系统的激活和效应过程
3. 了解免疫耐受产生的机制和可行的诱导方法
4. 了解 HLA 监测技术的原理、方法和配型原则

20 世纪 50 年代，英国学者 Peter Medawar 通过皮肤移植研究，证实移植排斥的本质是一种免疫反应。这一发现有力地揭示了排斥反应发生的机制，为此后移植免疫的发展和临床应用奠定了理论基础。

第一节　移植免疫学基础

免疫学是研究生物体对抗原物质免疫应答性及应答方法的生物医学科学，主要研究机体免疫系统结构和功能。目前免疫学已成为生命科学最活跃的研究领域之一，受到广泛关注。

一、免疫学概述

（一）免疫相关的概念

免疫（immunity）指“保己”，即识别自己和非己，排除抗原性异物以维持内环境稳定的一种生理反应。抗原（antigen，Ag）是指能够刺激机体产生（特异性）免疫应答，并能与免疫应答产物抗体和致敏淋巴细胞在体内外结合，发生免疫效应（特异性反应）的物质。在器官移植时，移植物在受者体内可作为抗原刺激受者产生反应。抗体（antibody，Ab）指机体的免疫系统在抗原刺激下，由 B 淋巴细胞或记忆细胞增殖分化成浆细胞所产生的、可与相应抗原发生特异性结合的免疫球蛋白。免疫应答（immune response）指免疫系统识别和清除抗原的整个过程。当抗原性异物进入机体后，机体能识别“自己”或“非己”，并发生特异性的免疫应答，排除非己物质，称为正免疫应答，或被诱导处于不活化状态，此称免疫耐受或负免疫应答。目前研究表明同种移植反应是由免疫应答所致。

（二）免疫系统的组成

机体免疫系统由免疫器官、免疫组织、免疫细胞和免疫分子组成。免疫器官分为中枢免疫器官（胸腺、骨髓、法氏囊为禽类特有）和外周免疫器官（脾脏、淋巴结、黏膜相关淋巴组织、皮肤相关淋巴组织）；免疫细胞由干细胞系、淋巴细胞、单核吞噬细胞、其他抗原提呈细胞（antigen-presenting cell，APC）包括树突状细胞、内皮细胞等和其他免疫细胞（粒细胞、肥大细胞、血小板、红细胞）组成；免疫分子主要包括 CD 分子、黏附分子、主要组织相容性复合体（MHC）、分泌型分子（免疫球蛋白、补体分子、细胞因子）等。

（三）免疫系统的功能

免疫系统功能包括：①免疫防御（immunologic defence）：是针对外来抗原的一种免疫保护作用，在正常情况下可保护机体不受病原体感染。过高可引起超敏反应，过低可引起免疫缺陷，容易导致机会感染。②免疫稳定（immunologic homeostasis）：清除体内出现的变性、衰老和死亡细胞，维持内环境相对稳定。功能紊乱容易发生自身免疫病。③免疫监视（immunologic surveillance）：识别、清除突变细胞和持续性感染细胞。功能低下可出现癌变或持续性感染。

器官移植术后，受者免疫系统可识别移植物抗原并产生应答，移植物中免疫细胞也可以识别受者组织抗原并产生应答，称为移植排斥反应（transplantation rejection），也称移植免疫反应。

（四）免疫应答的类型及特点

免疫应答通常可分为固有免疫（innate immunity）和适应性免疫（adaptive immunity）两种类型。免疫应答一般指适应性免疫。

1. 固有免疫 又称先天性免疫（natural immunity）或非特异性免疫（nonspecific immunity），是机体在长期的种系发育和进化过程中，不断与外界侵入的病原微生物及其他抗原异物接触与作用中，逐渐建立起来的一系列防卫机制。参与固有免疫的细胞包括吞噬细胞、树突状细胞、自然杀伤细胞、γδT淋巴细胞等，它们通过模式识别识别免疫原，从而产生固有免疫应答。

固有免疫的特点是：①先天就有、由遗传因素决定的，因此具有相对的稳定性；②作用广泛，无选择性，对许多病原微生物及抗原异物均有一定的免疫力；③具有种的差异性，即人与动物对某些病原微生物及其产物可有天然的不感受性；④在抗感染免疫中出现早，作用快，而且反应强度相对稳定，不因接触某一抗原物的次数多少而有所改变。组成固有免疫的成分很多，主要包括机体的屏障结构、吞噬细胞系统、补体系统及体液中的其他抗菌物质等。

2. 适应性免疫 又称获得性免疫（acquired immunity）或特异性免疫（specific immunity）。即机体在长期与外源性病原微生物接触过程中，对特定病原微生物或抗原产生识别与免疫应答，最终清除病原微生物或抗原的防御功能。

参与适应性免疫应答的成分主要为淋巴细胞及其产物。根据其参与成分及功能，适应性免疫应答也可分为体液免疫（humoral immunity）和细胞免疫（cellular immunity）两种类型。体液免疫应答主要是由抗体介导，细胞免疫应答则主要是由T细胞介导。在器官移植反应中，这两种免疫应答方式都发挥重要作用。

适应性免疫的特点是：①特异性：由淋巴细胞的特性决定的。特定的抗原刺激可引起特异性淋巴细胞的活化、增殖。一个淋巴细胞克隆代表一种免疫应答特异性。②记忆性：淋巴细胞在初次免疫应答过程中都会产生记忆细胞，当再次遇到相同抗原时，可出现快速、强烈的再次免疫应答。③特化作用：指适应性免疫系统针对不同类型的微生物所产生的最优化的应答类型。如体液免疫和细胞免疫分别负责抵御细胞外和细胞内病原微生物感染。此外，在体液免疫和细胞免疫应答的过程中，抗体和T淋巴细胞的特性也随着抗原的差异而变化。④自我限制：抗原刺激后，机体免疫应答水平随着抗原的清除而逐渐衰减，最终回到静息的基础状态。此外，机体自身也存在限制免疫应答水平的自身调节机制。⑤自我耐受：机体免疫系统的一个显著特点是可识别、应答并清除外源性（非己）抗原，但对自身抗原则无应答，称之为自我耐受。机体保持自我耐受状态的机制主要有清除自身反应性淋巴细胞，或自身反应性淋巴细胞功能失活等。

固有免疫和适应性免疫是相辅相成的。固有免疫应答除可抵御病原微生物的入侵外，还可启动适应性免疫应答，参与适应性免疫的效应过程。适应性免疫是在固有免疫的基础上形成的，适应性免疫的形成过程又可增强机体的非特异性免疫。

二、移植抗原识别与提呈

（一）移植抗原

引起移植反应的抗原称为移植抗原（transplantation antigen）或组织相容性抗原（histocompatibility antigen），同一种属不同个体间，凡是由等位基因差异而形成的多态性产物，称为同种异体抗原（allogenic or allotypic antigen）。人类的同种异体抗原主要有主要组织相容性抗原、次要组织相容性抗原、ABO抗原、组织特异性抗原等。

1. 主要组织相容性抗原 能引起强烈而迅速反应的移植抗原称为主要组织相容性抗原（major histocompatibility antigen，MHC抗原）。MHC-Ⅰ类抗原主要被$CD8^+$T淋巴细胞识别，MHC-Ⅱ类抗原主要被$CD4^+$T淋巴细胞识别，引发T淋巴细胞克隆激活诱发反应。

MHC是迄今为止发现的多态性变异幅度最大的基因（图2-1），这就决定了它们在移植免疫中的重要性。高等动物的MHC在整体结构上具有相似性和可比性，但也存在大量变异。同种移植一般只涉及多态性引起的变异，异种移植则可同时涉及多基因性及多态性的变异。人类的主要组织相容性抗原是HLA抗原，可分为HLA-Ⅰ类抗原（HLA-A、-B、-C）、HLA-Ⅱ类抗原（HLA-DP、-DQ、-DR）和Ⅲ类抗原。HLA-Ⅰ类抗原存在于所有有核细胞表面，HLA-Ⅱ类抗原主要表达在B细胞、巨噬细胞和树突状细胞等表面，HLA的这一分布特点确立了其在移植免疫中的重要性。供、受者之间HLA抗原的差异是发生排斥反应的主要原因。

2. 次要组织相容性抗原 能引起较弱反应的

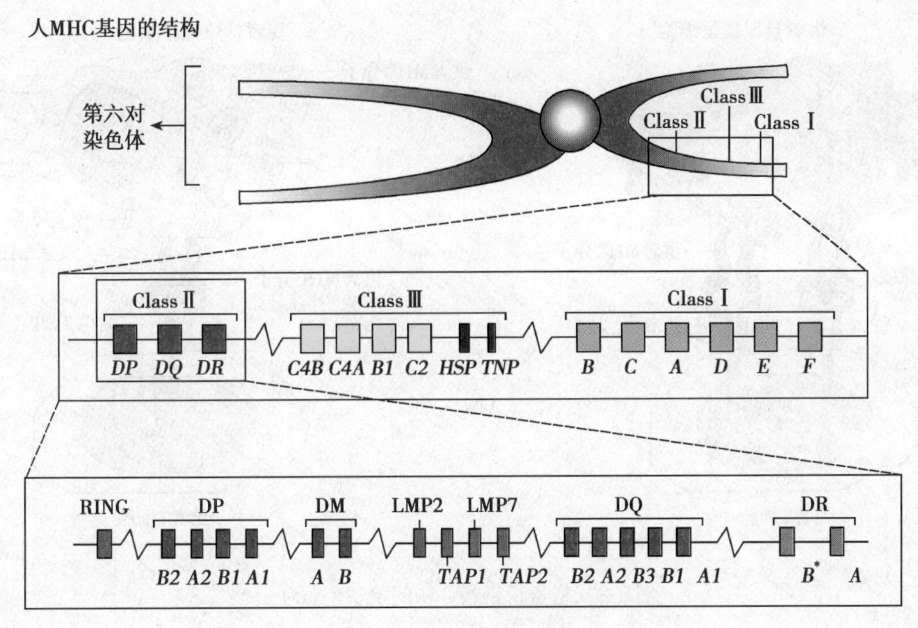

图 2-1　MHC 结构示意图

移植抗原称为次要组织相容性抗原(minor histocompatibility antigen,mH 抗原),主要分布于机体组织细胞表面。主要包括性别相关的 mH 抗原和常染色体编码的 mH 抗原。研究发现即使在 HLA 完全相同的供、受者之间进行移植,仍可发生程度较轻、较缓慢的反应(尤其是移植物抗宿主反应,GVHR),这主要是由 mH 抗原所致。

mH 抗原诱导急性反应的特点主要包括:mH 抗原以 MHC 限制方式被细胞毒性 T 淋巴细胞(CTL)及辅助性 T 细胞(Th)识别,而不能被 T 细胞直接识别;不同类型 mH 抗原可被不同型别的 HLA 分子提呈;不同 mH 抗原分子结构不同,其与特定的 MHC 分子结合的能力不同。单个 mH 抗原不符也可引起类似于 MHC 不符所致的急性反应。

供受者间主要组织或次要组织相容性抗原的不同,均能引发针对移植物的免疫反应。在非致敏的移植病人中,只要供受者 MHC 抗原相容,急性反应仍能够避免或延迟其发生。但在骨髓移植中,即使是 HLA 完全吻合的同胞间,由于 mH 抗原的差异仍可能诱发急性反应或者移植物抗宿主病。

3. ABO 血型抗原　如供、受者 ABO 血型不相容,受者血清中的血型抗体可与供者移植物血管内皮细胞表面的 ABO 抗原结合,通过激活补体而引起血管内皮细胞损伤及血管内凝血,导致超急性反应。

4. 组织特异性抗原　指特异表达于某一器官、组织或细胞表面的抗原。同种异体组织器官移植后,发生反应的强弱顺序:皮肤>肾脏>心脏>胰腺>肝脏,可能是不同组织特异性抗原的免疫原性不同。

（二）移植抗原识别与提呈

抗原识别与提呈是个复杂的过程。对于移植物抗原,APC 首先通过胞饮、溶酶体内降解、消化为较小的抗原片段即免疫原性肽,并与内质网合成的 MHC-Ⅱ类分子组成稳定复合物输送到细胞表面。经 APC 加工后的 MHC-肽复合物和 T 细胞表面的受体(T cell receptor,TCR)结合从而激活 T 细胞内的信号传导通路,引发 T 细胞活化与免疫应答反应。受者 T 细胞不仅接受自身 APC 的刺激,同时也接受供者 APC 的刺激。

目前临床的器官移植主要是同种异体移植,根据移植抗原的提呈是通过供者或者受者的 APC 提呈给受者 T 细胞。对移植物 MHC 抗原的识别分为直接识别(direct recognition)与间接识别(indirect recognition)两种机制(图 2-2)。

1. 直接识别　指受者的同种反应性 T 细胞直接识别供者 APC 表面抗原肽-供者的同种 MHC 分子复合物,并产生免疫应答,无需受者 APC 对同种 MHC 分子进行处理,也无需自身 MHC 分子参与提呈。移植物一般表达 MHC-Ⅰ类抗原,但由于移植物内可能存在残留的供者白细胞,特别是专职 APC 如树突状细胞,其表面则可高表达 MHC-Ⅱ类抗原。而这些供者 MHC-Ⅱ类分子可不经过受者 APC 提呈,直接被受者 $CD4^+$T 细胞所识别,从而诱发急性反应。同样的,受者 T 细胞也可进入移植物中,参与反应。

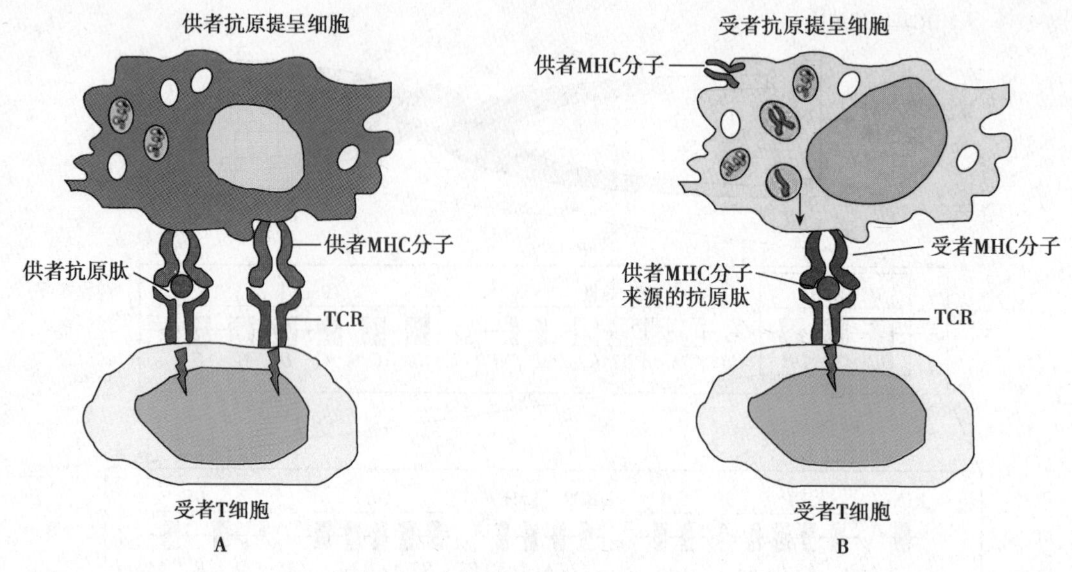

图2-2 直接识别(A)和间接识别(B)

直接识别的特点是移植排斥反应非常强烈，哪怕供受者 MHC 分子仅有一个氨基酸差别，也可能导致反应的发生。此外，由于直接提呈不经过 APC 胞内加工过程，使得 T 细胞能够迅速激活，在短时间内即可引发反应。所以，直接识别途径在移植物急性反应的早期发挥作用。

2. 间接识别 指供者的同种异基因抗原从移植物细胞表面脱落，被受者 APC 摄取，由其表面的受者 MHC 分子提呈给受者 T 细胞，使之活化。抗原通过间接识别参与反应大致可通过三种方式：①移植物和受者血管接通后，移植物抗原直接进入受者血流，和血流中的树突状细胞(DC 细胞)结合；②供者细胞可以进入受者次级淋巴组织，和 DC 细胞结合；③受者的 APC 进入供者移植物中，和供者移植物抗原结合，再进入受者次级淋巴组织中。间接识别也是移植反应的重要机制，在急性反应的早期和直接识别机制协同发挥作用，在急性反应的中晚期和慢性反应中起更重要作用。

扩展阅读

"排斥反应的免疫学本质"的发现

20 世纪 30 年代，Peter Medawar 参加了一个烧伤病人的救治。他们对烧伤的病人进行了异体皮肤移植，但移植的皮肤很快被排斥。机体对异体皮肤的识别能力使 Medawar 感到惊奇，并对此产生了浓厚的兴趣。他随后开展这方面的研究：实验中，他发现机体对异体皮肤移植排斥表现出来的明显的"记忆"和"加速"现象具有典型的免疫应答的特征，他指出"异体皮肤排斥的机制是一种主动获得性免疫反应"。为了进一步证实这个病例的研究结果，Medawar 立即开始大规模的实验动物研究。结果进一步肯定了移植排斥反应的免疫学性质。随后，Morten Simonson 开展狗的异体肾移植，得出了与 Medawar 完全相同的结论。这样，组织与器官移植排斥反应的免疫学本质逐渐获得了医学界的认同。此后，用免疫抑制和组织配型的方法，有效地降低了异体移植排斥反应的发生，各种器官移植在临床陆续开展起来，使无数由于器官功能衰竭而濒临死亡的病人得以获得新生。

(陈江华)

第二节 排斥反应的免疫学基础

同种异体或者异种移植通常都会引发机体产生移植排斥反应，其本质是针对异体移植物抗原的特异性免疫应答。在进行同种异体器官移植时，受者免疫系统可识别移植物中的异体抗原，使免疫细胞增殖、活化，最终导致移植排斥反应。

一、排斥反应的免疫学机制

移植排斥反应通常分为宿主抗移植物反应(host versus-graft rejection,HVGR)和移植物抗宿主反应(graft versus-host rejection,GVHR)或称移植物抗宿主病(graft versus-host disease,GVHD)。宿主抗移植物排斥反应见于各种实体的器官移植,移植物抗宿主反应多见于骨髓移植。

(一)宿主抗移植物(HVGR)排斥反应的免疫学机制

受者免疫系统通过直接和间接识别方式识别移植物中的异体抗原后,可使效应细胞增殖、活化,产生对移植物的杀伤效应,最终导致排斥反应的发生(图2-3)。

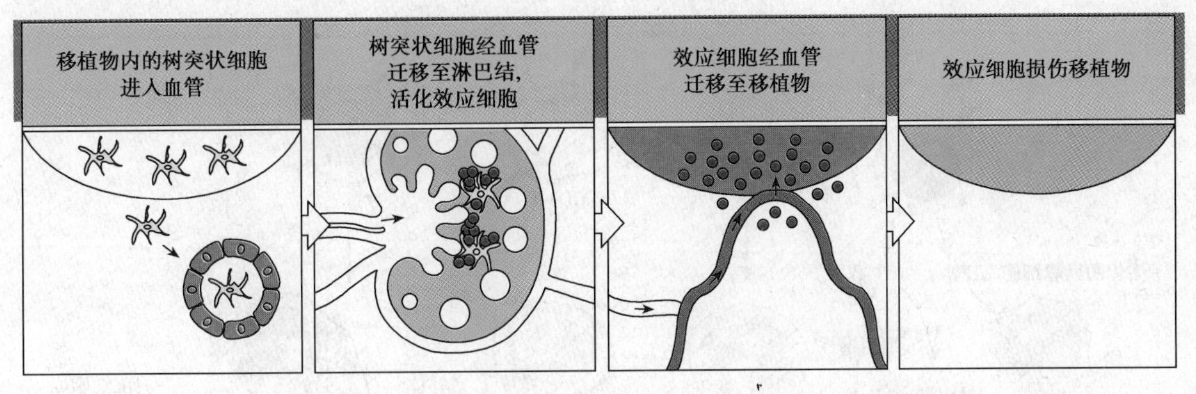

图2-3 机体产生移植排斥反应的过程

受者体内的$CD4^+$T细胞进入移植物后,通过直接或间接途径识别移植物抗原递呈细胞表面的MHC-Ⅱ类分子-抗原肽复合物,同时,T细胞表面的CD28分子和抗原提呈细胞表面的B7分子结合,构成T细胞激活的双信号,IL-1、IL-2等细胞因子是刺激T细胞活化第三信号。从而启动T细胞增殖;受者体内的B细胞通过其表面受体(B cell receptor,BCR)识别抗原,同时B细胞表面的非黏附分子CD40识别$CD4^+$T细胞表面的CD40配体,为B细胞提供协同刺激信号,$CD4^+$T细胞分泌的IL-2和IFN-γ等细胞因子和Th2细胞分泌的IL-4、IL-5、IL-6等细胞因子共同刺激初始B细胞增殖。

移植排斥反应的杀伤过程涉及一系列的效应机制,主要包括细胞免疫、体液免疫等,其中,最主要的是$CD4^+$T细胞介导的迟发型超敏反应和CTL细胞介导的细胞毒反应,其他的还包括抗体介导的细胞毒反应等(图2-4)。

1. **针对移植物的细胞免疫应答机制** T细胞介导的细胞免疫应答在移植排斥反应的效应机制中发挥关键作用,尤其在同种异体急性排斥反应中,$CD4^+$T细胞是主要的效应细胞。激活的T细胞产生IL-2,IL-2分子与自身淋巴细胞表面的IL-2R结合,促进IL-2的分泌,同时,抗原提呈细胞分泌的IL-6和T细胞表面的IL-6结合,又可进一步激活IL-2,使Th细胞处于持续激活状态,并大量浸润移植物局部,释放多种炎性细胞因子(如IFN-γ、IL-2、TNF-β),IFN-γ能促进巨噬细胞进入移植物并发生活化,而TNF-β对移植物细胞具有直接毒性作用。以上的细胞因子共同作用导致迟发型超敏反应性炎症,造成移植物组织损伤。此外,这些细胞因子也可通过促进移植物细胞表达MHC-Ⅰ类分子和MHC-Ⅱ类分子,从而介导移植排斥反应。IFN-(α、β、γ)、TNF-α、TNF-β促进移植物细胞MHC-Ⅰ类分子的表达,IFN-γ促进MHC-Ⅱ类分子的表达。在排斥反应发生的过程中,如在大鼠心脏移植时,最初仅有巨噬细胞表达MHC-Ⅱ类分子,移植排斥反应启动后,移植物中产生的IFN-γ便可诱导血管内皮细胞和心肌细胞表达MHC-Ⅱ类分子,从而诱导排斥反应。

除$CD4^+$T细胞外,$CD8^+$T细胞在移植排斥反应中也发挥重要作用。$CD8^+$T细胞可识别移植物中APC表面的MHC-Ⅰ类分子-抗原肽复合物结合,并在$CD4^+$T细胞分泌的IL-2、IL-12、IFN-γ等细胞因子的辅助下,分化为效应细胞毒T细胞(Tc),通过释放穿孔素和颗粒酶,溶解移植物细胞,或通过其表面的FasL及TNF-α和移植物细胞表面的Fas和TNF结合,从而引起移植物细胞凋亡。在某些情况下,$CD4^+$T细胞识别移植物中的MHC-Ⅱ类分子后,也可产生细胞杀伤效应,介导移植物排斥反应的发生。

参与移植排斥反应整个效应过程的细胞是由多种类型的细胞包括巨噬细胞、NK细胞等参与,在

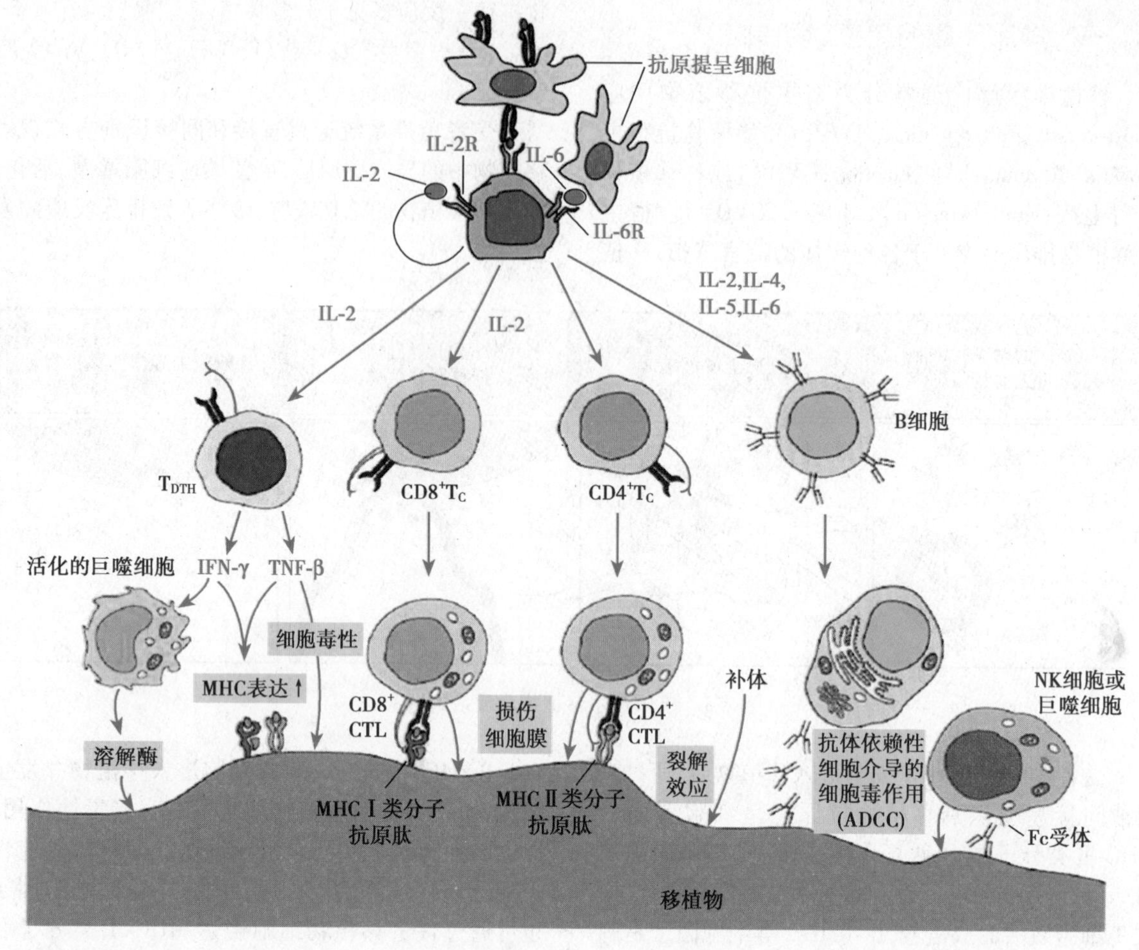

图2-4 移植排斥反应的效应机制

这个过程中,Th 细胞起放大免疫应答的作用,而 Tc 细胞主要参与破坏移植物的细胞。当前观点一致认为,Th 细胞发动的是急性排斥反应,T_C 细胞则是排斥反应起始过程的后期和第 2 次排斥反应的关键。

近年发现一类新的 T 细胞功能亚群 Th17 细胞以及调节性 T 细胞(Treg)在急性排斥反应或免疫耐受中可能发挥重要作用,但具体分子机制仍未完全阐明。

2. 针对移植物的体液免疫应答机制　增殖的 B 细胞分化为浆细胞后,产生针对同种异体抗原的特异性抗体。抗体参与移植排斥反应的机制可能有以下四方面:①抗体依赖性细胞介导的细胞毒作用(antibody dependent cell mediated cytotoxicity, ADCC):表达 IgG Fc 的 NK 细胞、巨噬细胞和中性粒细胞等通过与已结合在供者细胞表面的 IgG 抗体的 Fc 段结合,释放穿孔素、颗粒酶及小分子物质氧自由基、NO 等细胞毒物质杀伤靶细胞。②补体依赖性的细胞毒作用(complement dependent cytotoxicity, CDC):特异性抗体与移植物细胞膜表面相应抗原结合,形成复合物而激活补体经典途径,所形成的攻膜复合物对靶细胞发挥裂解效应。最新研究已经证实,补体沉积在急性抗体介导的排斥反应中起重要作用,在补体和炎性细胞缺失的情况下,抗体仍然可以诱导移植物内皮细胞的活化。③免疫调理作用:抗体结合于靶细胞后,使靶细胞易被吞噬细胞吞噬。④抗体和游离的组织相容性抗原结合,形成游离的免疫复合物,沉积于血管内或肾小球基底膜,激活补体,引起Ⅲ型超敏反应,造成破坏作用。但是抗体也可与移植物表面抗原结合形成的免疫复合物封闭移植物抗原,阻止受者免疫效应细胞对移植物抗原的识别和对移植物的攻击。此时发生免疫中和作用,可防止或延缓排斥反应的发生。

3. NK 细胞参与的排斥反应应答机制　研究表明非特异的 NK 细胞也参与排斥反应。人 NK 细胞表达杀伤细胞抑制性 KIR,正常情况下,当此类与自身细胞 MHC-Ⅰ类分子或自身抗原肽-自身

MHC-Ⅰ类分子复合物结合时,可产生负调节信号,从而抑制NK细胞的杀伤活性。当同种器官移植后,受者NK细胞的免疫球蛋白受体不能识别移植物细胞表面的非己MHC抗原,从而被激活,此外,移植物中的过客白细胞激活受者T细胞,释放IL-2、IFN-γ等细胞因子,也可激活NK细胞,从而对移植物细胞发动攻击,参与排斥反应的发生。

4. 参与移植排斥反应的非特异性效应机制　同种器官移植术中,诸多因素可启动移植物非特异性损伤,例如:①外科手术所致的机械性损伤;②缺血再灌注过程产生大量氧自由基而损伤组织细胞;③移植术后并发细菌感染可导致急性期反应蛋白和氧自由基等的产生,通过激活补体而形成膜攻击复合体及多种活性片段,从而直接损伤移植物组织细胞或介导局部炎症反应。上述作用的综合效应是诱导细胞应激,继发炎性"瀑布式"反应,导致移植物组织细胞发生炎症、损伤和死亡。

(二) 移植物抗宿主(GVHR)排斥反应的免疫学机制

移植物抗宿主反应指移植物中残留的免疫细胞进入宿主血循环中,并迁移至宿主各组织器官,识别部分宿主抗原后被激活,继而造成对宿主组织器官的损伤。GVHR的发生需要一定的条件:①供、受者基因背景不同:GVHR发生的程度和频率主要与HLA匹配程度有关系,此外,次要组织相容性抗原(HA-1)也和GVHR的发生相关,尤其HA-1相容对GVHR的发生起重要作用。②受者免疫功能低下或无能:主要在新生儿及骨髓移植的病人中。受者在进行移植前服用免疫抑制剂,导致免疫系统缺陷或免疫功能低下,无法清除移植物中的免疫细胞。③移植物中含有一定数量的免疫活性细胞(尤其是T细胞),这在骨髓、胸腺、小肠和肝移植等含淋巴细胞的器官移植中比较容易发生,尤其是骨髓移植。这些免疫活性细胞通过血液循环,进入受者组织器官中,发起免疫攻击,导致GVHR。移植物抗宿主排斥反应分为急性移植物抗宿主排斥反应和慢性移植物抗宿主排斥反应。

1. 急性GVHR的免疫学机制　移植前预处理方案是导致急性GVHR的一个重要因素。它的发生分为三个阶段:

(1) 移植前预处理导致受者组织损伤及APC活化:移植前辐射和化学治疗等因素可导致受者细胞活化,分泌炎性细胞因子如TNF-α、IL-1,导致APC表面ICMA-1、VCAM-1和MHC-Ⅱ类抗原表达上调,增强供者成熟T细胞识别受者组织相容性抗原的能力。

(2) 免疫效应细胞活化:供者移植物中的$CD4^+$T细胞进入受者体内,识别受者活化APC中的异体组织相容性抗原(包括主要和次要组织相容性抗原),并发生活化、增殖、分化。同样过量产生的细胞因子本身具有强细胞毒作用,可激活$CD8^+$CTL细胞、巨噬细胞、NK细胞等效应细胞。

(3) 效应细胞介导GVHR:效应细胞介导GVHR主要通过三种途径:穿孔素/颗粒酶B途径、Fas/FasL途径和细胞因子直接损害途径,共同导致移植受者组织损害。

2. 慢性GVHR的免疫学机制　慢性GVHR常被视为一种自身免疫性疾病,因为它与许多自身免疫性疾病有相似之处。主要是因为移植前的预处理导致急性GVHR,造成受者胸腺损伤,导致具有自身反应性的供者T细胞逃逸了胸腺的阴性选择,且以Th2细胞为主,通过识别受者APC提呈的MHC-Ⅱ类抗原,促进B细胞合成针对受者组织抗原的多种抗体,引起类似于自身免疫性疾病的病理损害。目前对慢性GVHR发生的免疫学机制尚不完全,需要对其进行更深入的研究。

二、排斥反应分类及特点

(一) 同种异基因移植排斥反应

同种异基因移植排斥反应(allotransplantation rejection)指供受者为同一种属,但双方基因背景不同,受者的免疫系统认为供者组织为外源性物质,因此对其产生攻击效应。根据排斥反应免疫机制的不同,将其分为超急性排斥反应、急性排斥反应和慢性排斥反应。

1. 超急性排斥反应(hyperacute rejection, HAR)　HAR本质上是抗体介导的不可逆的体液免疫反应,与受者体内预存的抗移植物抗体有关。受者血清中预存的抗体与移植物血管内皮细胞上的MHC抗原、血型抗原或α-Gal(异种内皮细胞上的)结合,沉积在血管壁上,活化内皮细胞,激活补体,释放多种生物活性物质,引起血管壁通透性增高,中性粒细胞浸润,导致血管壁坏死,血小板聚集,纤维蛋白沉积,造成内皮细胞表面的抗凝状态转变为促凝状态。这些作用使内皮细胞正常的屏障功能破坏,出现血管收缩和血管内血栓的形成,阻塞血管,阻断了移植物的血流供应,同时,间质有出血、水肿和炎症等现象,最终导致移植物梗死,功能也迅速丧失。

加速性排斥反应(accelerated rejection, AR)又

称血管性排斥反应或延迟性超急性排斥反应，主要由体液免疫反应介导。抗体来源于受者体内少量预存的抗体，或者由记忆性B细胞产生的特异性抗体。抗体激活供者移植物内皮细胞，产生多种炎性细胞因子，促进炎性细胞的黏附和渗出，形成炎症细胞浸润，导致内皮细胞的炎性损伤；另外，激活的内皮细胞也可调节凝血级联反应，使血小板受损，凝血酶改变，导致血栓形成，使移植物功能迅速减退。

2. 急性排斥反应（acute rejection，AR） 细胞免疫应答和体液免疫应答都参与急性排斥反应，早期以细胞免疫为主，体液免疫也起一定的作用，在晚期发生的急性排斥反应中，体液免疫较为重要。参与急性排斥反应的效应细胞包括T细胞、单核细胞、NK细胞等。

（1） 细胞介导的急性排斥反应：$CD4^+$T细胞是主要的效应细胞。MHC-抗原肽-TCR三元复合物，APC表面B7分子与T细胞表面CD28分子结合，IL-1、IL-2等细胞因子共同作用下。使$CD4^+$T细胞增殖分化为Th1和Th2型细胞，浸润移植物局部，并释放炎性细胞因子，导致迟发型超敏反应性炎症，造成移植物组织损伤。急性排斥反应以Th1型细胞为主。受者体内的$CD8^+$T也可识别移植物抗原，并在$CD4^+$T细胞分泌的IL-2、IL-12、IFN-γ等细胞因子的辅助下，分化为效应细胞毒T细胞（Tc），一方面通过释放穿孔素和颗粒酶，溶解移植物细胞；另一方面通过分泌趋化因子IL-8、IP-10等，介导炎症发生。

（2） 抗体介导的急性排斥反应：抗体介导的体液免疫在急性排斥反应中发挥重要作用。研究发现，在肾移植急性排斥反应时，常在肾小管周围的毛细血管中发现C4d的沉积，另外，许多病例中也检测到抗供者特异性抗体的存在，比如，抗MHC-Ⅰ型抗体、抗MHC-Ⅱ型抗体、ABO血型抗体、抗内皮细胞抗原抗体。这些抗体主要和移植物血管内皮细胞上的抗原结合，导致内皮细胞损伤。

3. 慢性排斥反应（chronic rejection，CR） 慢性排斥反应以体液免疫为主，是由于循环中特异性抗体低水平的免疫应答导致血管周围炎症，使移植物血管内皮持续低程度的损害伴有血管平滑肌细胞增生阻塞血管，导致移植物功能逐渐下降。内皮细胞损伤的机制主要有以下几个方面：

（1） 急性排斥反应反复发作：反复发作的急性排斥反应可引起移植物内皮细胞持续轻微损伤，激活多形核白细胞、单核细胞、血小板等多种细胞附着在血管内皮细胞受损部位，同时，内皮细胞在IL-1、TNF等细胞因子作用下释放血小板活化因子，进一步促进血小板聚集活化。此外，内皮细胞分泌的血小板源性生长因子、转化生长因子、胰岛素生长因子等多种生长因子，继而导致血管平滑肌细胞增生、动脉硬化、血管壁炎性细胞（T细胞和巨噬细胞）浸润、间质纤维化等病理改变，造成器官组织结构破坏及功能丧失。

（2） $CD4^+$T细胞间断活化：$CD4^+$T细胞通过间接识别方式识别血管内皮细胞表面的MHC分子-抗原肽复合物而被活化，出现T细胞增殖、分化，Th1细胞和巨噬细胞介导慢性迟发型超敏反应性炎症，T细胞还可诱导巨噬细胞分泌平滑肌细胞生长因子，使血管平滑肌细胞增生，导致移植物血管破坏。同时，Th2细胞通过分泌细胞因子等方式辅助B细胞产生抗体，通过抗体依赖性细胞介导的细胞毒作用（ADCC）和补体依赖的细胞毒作用（CDC）等方式损伤移植物血管内皮细胞。有研究显示在肾移植发生急性排斥反应时，肾小管上皮中的T细胞可导致肾小管上皮细胞激活为纤维母细胞，在肾间质产生纤维病灶导致纤维化。

（3） 同种异体抗体的产生：在慢性排斥反应中起重要作用。抗HLA抗体是引起慢性排斥反应的主要原因，受者体内的抗HLA抗体和供者移植物细胞表面的HLAⅠ类分子结合，能激活内皮细胞和血管平滑肌细胞。最近的研究显示抗HLA抗体也可通过哺乳动物西罗莫司靶蛋白（mammalian target of rapamycin，mTOR）通路发挥作用。近来，实质性脏器移植中MHCⅠ类相关A链（MHC class I-related chain A，MICA）引起关注，研究发现可以先于任何临床排斥反应症状的出现，提示MICA抗体可作为慢性排斥反应的独立危险因子。另外，组织特异性抗体在器官移植排斥反应中也起重要作用，但具体机制目前还尚未完全阐明。

除了免疫学因素外，非免疫学因素如边缘供者、缺血再灌注损伤、免疫抑制剂毒性作用、代谢异常、器官特异性、供受者年龄、高血压、高血脂、原发病等在慢性排斥反应的发生中也发挥重要作用。它们和免疫学因素共同作用，相互影响，最终导致慢性排斥反应的发生。

（二） 异种移植排斥反应

异种移植排斥反应（xenotransplantation rejection）指供受者为不同种属，受者免疫系统产生攻击移植物的免疫反应，异种移植排斥反应包括超急性排斥反应，急性血管性排斥反应（acute vascular rejection），急性细胞性排斥反应（acute cellular rejection)和慢性排斥反应。具体内容详见第十二章第七节。

扩展阅读

干细胞移植

干细胞移植是把健康的干细胞移植到病人体内,以修复或替换受损细胞或组织,从而达到治愈的目的。近年来,随着人类科学的发展,干细胞移植已经应用到神经系统疾病、免疫系统疾病及其他的一些内外科疾病等。目前,应用最广泛的是造血干细胞移植。最新研究发现间充质干细胞移植促进青光眼的组织再生,全球首例自体干细胞人造气管移植手术实施成功也揭示干细胞器官移植的潜能。随着干细胞的研究,更可能从病人自身细胞开始获得全能的干细胞,进而分化为所需细胞甚至器官,完全和自身匹配没有免疫排斥的细胞或器官移植已不再是梦,当人体器官衰老的时候,将衰老器官用自身细胞培育出的相应器官替代移植,人类将有可能延年益寿。

(陈江华)

第三节 移植免疫耐受

1953 年,Nature 杂志刊登了 Peter Medawar 等人的文章,首次阐述了针对移植抗原的获得性免疫耐受现象。随后,Joseph Murray 和 John Merrill 成功地实施了世界上首例长期有功能存活的肾脏移植手术,这两个里程碑式的事件开创了移植免疫耐受的全新研究领域。此后,随着器官移植的广泛开展,移植免疫耐受的研究亦不断深入。

移植免疫耐受是指在无免疫抑制剂维持治疗的情况下,免疫功能正常的个体对异基因移植物不发生病理学可见的免疫反应的状态,即将供者器官、组织移植给受者后,在不使用或短时间不使用免疫抑制措施的情况下,移植物能够健康的有功能的长期存活,不发生排斥反应,但对其他抗原的免疫应答仍保持正常。临床上提及的"operational tolerance"是指在停用免疫抑制剂的情况下,移植器官功能健全、无排斥反应征象超过 1 年以上。

一、移植免疫耐受的类型和特点

移植免疫耐受是获得性免疫耐受(acquired tolerance),由外来抗原诱导产生,它与自身耐受相似,可以分为中枢耐受和外周耐受。

1. 中枢耐受　在中枢免疫器官(胸腺和骨髓)内,T 和 B 淋巴细胞在发育尚未成熟前,能识别自身抗原的细胞克隆被清除或处于无反应性状态而形成自身耐受。当 T 细胞在胸腺微环境中发育至表达功能性抗原识别(TCR-CD3)阶段,TCR 与微环境基质细胞表面表达的自身抗原肽-MHC 分子复合物呈高亲合力结合时,引发阴性选择,启动细胞程序性死亡,致克隆消除;而 B 细胞发育到不成熟 B 细胞阶段,其细胞表达 mIgM-Ig α/Ig β BCR 复合物,当它们在骨髓中与自身抗原呈高亲合力结合时,亦被克隆消除。在器官移植中,如果 T/B 细胞在成熟前于中枢免疫器官内接触到移植抗原,也将视之为自体抗原加以保护,诱发阴性选择,清除可与之结合的 T/B 细胞克隆。

2. 外周耐受　在外周免疫器官,成熟的 T 和 B 淋巴细胞遇到自身或外源性抗原形成的耐受现象。其发生主要涉及以下几个方面:

克隆无反应性(clonal anergy)又称克隆麻痹,是指在某些情况下,T 细胞、B 细胞虽然仍有与抗原反应的 TCR 或 mIgM 表达,但对该抗原呈功能上无应答或低应答状态。如成熟 T 细胞活化需要两种(或两种以上)信号,如果信号之一缺乏,T 细胞不能被活化,则处于无反应状态;成熟 B 细胞缺少刺激信号(如缺乏 Th 细胞辅助作用),不能活化,也将处于无反应状态。

细胞凋亡介导的外周清除机制,包括活化诱导的细胞死亡(activation induced cell death,AICD)和细胞因子缺失导致的细胞死亡。通过 T 细胞-B 细胞或 T 细胞-T 细胞之间的 FasL(CD178)和 Fas(CD95)的结合,启动 AICD,使自身反应性 T 细胞或 B 细胞被清除。而当免疫细胞赖以生存的细胞因子缺乏时,也会导致免疫细胞死亡。

调节性免疫细胞(如 Treg,树突状细胞等)通过直接作用或分泌抑制性细胞因子等机制诱导移植耐受的产生。

二、移植免疫耐受产生的机制

1. 中枢耐受　克隆清除和嵌合体的产生。移植免疫耐受的产生机制与机体维持自身耐受相同,诱导自身免疫耐受的机制同样可以有助于诱导移植免疫耐受。在器官移植中,通过诱导中枢克隆清除实现移植免疫耐受的机制同样存在,例如在器官移植前予以骨髓移植,可以诱导供者细胞嵌合体的产生，从而促进针对供者的T细胞的克隆清除。

接受异体或异种移植物一段时间后，受者内出现供者细胞，移植物内出现受者细胞，这种供、受者细胞相互移行，相互存在的现象称为嵌合现象（chimerism）。中枢性免疫细胞克隆清除是造血干细胞嵌合体诱导特异性免疫耐受的主要机制之一。嵌合细胞包括树突状细胞（dendritic cell，DC）、T细胞、B细胞和巨噬细胞等。胸腺是T细胞发育、成熟的重要中枢免疫器官，T细胞在胸腺内经历阴性选择，TCR识别并结合自身抗原肽-MHC分子复合物，诱导自身反应性T细胞凋亡，从而形成自身耐受。在成年啮齿类动物中，将供者抗原接种到受者胸腺内，同时清除外周循环的T淋巴细胞，使受者T细胞在分化成熟过程中接触到供者异基因抗原，当新T淋巴细胞移入外周循环后，会将供者移植物抗原识别为自身抗原而不发生排斥反应，移植物得以长期存活。中枢性耐受虽可通过供者抗原胸腺内直接注射诱导，但如果没有持续的供者抗原通过这个途径供应，中枢性耐受只能暂时维持。器官移植前骨髓移植可使供者造血干细胞持续地将供者抗原供应给胸腺，新产生的受者胸腺细胞经阴性选择，其中识别自身和供者抗原的胸腺细胞停止发育并死亡，即自身反应性和供者反应性T细胞均被克隆清除，从而长期维持耐受。同种异体造血干细胞在受者内的存在，为胸腺提供了前体细胞的长期来源，通过中枢耐受机制清除了针对自身抗原和移植抗原的T细胞克隆，诱导免疫耐受。

2. 外周耐受　经过中枢选择，针对自身和特异性抗原肽-MHC复合物的高亲合力的胸腺细胞被清除，成熟的T淋巴细胞进入外周淋巴组织，而其中与自身或特异抗原肽-MHC复合物具有低度/中度亲合力的成熟淋巴细胞需要通过外周耐受机制进行调控，包括外周清除机制，诱导淋巴细胞无能和（或）免疫抑制性细胞调控等。

（1）外周清除：淋巴细胞凋亡是极其重要的外周清除机制，是健康人体维持免疫自稳所必需的，它有助于清除针对特异抗原具有亲合力的细胞。这个功能通过两种机制实现，即活化诱导的细胞死亡（AICD）和细胞因子缺失导致的细胞死亡。AICD是一种外周耐受机制，主要是为了避免T细胞在接受抗原刺激后的无限增殖，其机制涉及属于肿瘤坏死家族的所谓的“死亡”，这些中最重要的分子是Fas。AICD通常是Fas-FasL配合激发，需要IL-2的参与，通过caspase 8引发caspase级联反应导致细胞凋亡。而当细胞赖以生存的细胞因子缺失时，细胞线粒体以释放细胞色素C的方式应答，通过caspase 9的裂解并活化，细胞色素C与凋亡活化因子一起激活caspase级联反应导致细胞死亡。

动物实验证实T细胞凋亡是诱导移植免疫耐受的关键之一，而一些临床上常用的免疫抑制剂由于抑制T细胞凋亡而不利于动物模型移植耐受的产生。但由于凋亡不能完全清除抗原特异性T细胞、针对抗原特异性的记忆细胞等，可以联合应用单克隆抗体，如应用抗CD3/CD4/CD8mAbs直接清除循环中存在的成熟T细胞等达到更好的效果。

（2）克隆无能：克隆无能指T细胞的功能性无反应或失活。T细胞的激活必须接受专职APC提供的双重信号，即TCR对MHC多肽复合物的识别所提供的第一信号，以及由APC和T细胞表面黏附分子结合提供的第二信号，即共刺激信号。

T细胞活化过程中缺乏共刺激信号可致T细胞无能，无能的T细胞对再次抗原刺激出现低反应性，故通过阻断第二信号可诱导免疫耐受。目前发现很多共刺激途径，其中最重要的是CD28/B7和CD154/CD40途径等。此外，促进活化T细胞增殖的细胞因子对T细胞发挥免疫效应也起着重要的作用，常见的细胞因子有：IL-2、IL-4、IL-12、IL-15、IL-21等，其中IL-2在移植免疫排斥反应中起着至关重要的作用。T细胞受到共刺激信号作用后可引起IL-2分泌和IL-2表达，并在IL-2作用下继续增殖和分化为效应T细胞。共刺激信号缺乏或不足，受者T细胞就不能继续分化和增殖而处于无反应状态即克隆失能状态，多数失能的T细胞易发生凋亡而被清除。

（3）免疫调节或抑制性细胞：抗原特异性T、B细胞的免疫反应性可被外周循环中的其他细胞调节或抑制，诱导对抗原特异性的无应答反应，从而产生免疫耐受，此类细胞主要包括抑制性DC和Treg（$CD4^+CD25^+FoxP3^+$Treg细胞、NKT细胞、$CD4^-CD8^-$双阴性T细胞、分泌IL-10的Tr1、分泌TGF-β的Th3等），目前研究较多的是$CD4^+CD25^+FoxP3^+$Treg细胞和树突状细胞。

$CD4^+CD25^+FoxP3^+$Treg细胞可改变APC和效应T细胞的功能。$CD4^+CD25^+FoxP3^+$Treg细胞激活后下调效应细胞或APC的功能，细胞因子的表达、共刺激信号和反应性细胞增殖均可被局部抑制。$CD4^+CD25^+FoxP3^+$Treg的细胞免疫抑制作用是诱导免疫耐受的机制之一。

抑制性DC对中枢及周围免疫耐受均有重要作用。DC的免疫耐受功能包括诱导T细胞无反应、抑制T细胞增殖、诱导Th1/Th2克隆转化、活化调节性T细胞和促进活化T细胞凋亡等。DC诱导免疫耐受的机制可能与其表面缺乏共刺激分子、分泌某些抑制性细胞因子、表达FasL及抑制基因转录调节蛋白等有关。研究证实无论是以DC为基础的细胞治疗,还是以DC为调控对象的治疗均有助于诱导移植耐受。

(4) B细胞耐受机制:B细胞的耐受诱导机制亦包括克隆清除和无能等。尽管目前对B细胞在移植免疫耐受中的机制研究仍然不是十分确切,但人们逐渐发现致敏B细胞清除、未成熟/过度性B细胞的富集、分泌IL-10的调节性B细胞等对于预防慢性排斥反应、维持移植耐受有重要意义。此外,由于B细胞多在Th细胞的辅助下活化,产生针对供者的特异性抗体。因此,针对B细胞的耐受诱导机制可以通过成功的诱导T细胞耐受获得。

三、移植免疫耐受的诱导方法

1. 诱导形成嵌合现象　为了诱导嵌合体的稳定存在,必须预先降低中枢或外周淋巴细胞对异体抗原的免疫反应。在缺乏免疫力的受者中,如新生儿或接受免疫抑制治疗如全身照射、免疫抑制剂或淋巴细胞抗体的成年受者,通过接种异体细胞可以诱导耐受。为维持耐受,必须维持一定浓度的嵌合。如果接种物中包含了能够自我更新的细胞(如骨髓细胞、干细胞)则最容易达到耐受。如果接种细胞含有成熟T细胞,他们将与宿主的主要组织相容性抗原发生反应而引起严重的移植物抗宿主病(GVHD)。

嵌合体可分为完全嵌合体和混合嵌合体,完全嵌合体建立需用去髓性处理(如大剂量全身照射等完全去除受者造血细胞)的方法获得,这种方法诱导的移植供者细胞嵌合现象稳定,但由于受者免疫受损严重、并发症多且危险性大而很少应用。混合嵌合体可通过非去髓性处理方法获得,毒副作用较小,更好地保护病人的免疫力。给受者输注供者骨髓细胞时,以下几种途径有助于嵌合现象的发生:①淋巴细胞清除抗体、低剂量全身或淋巴组织放射性照射;②联合应用共刺激分子拮抗剂,如CD154单抗和(或)CTLA-4-Ig等;③非特异的免疫抑制治疗。目前建立嵌合状态的主要方法有特异性供者骨髓细胞(DBMC)输注或特异性供者输血(DST)。

2. 免疫清除诱导治疗　活化T细胞可以诱发严重的排斥反应,抑制或清除活化T细胞可以延长移植物存活时间。目前,T细胞治疗仍是移植诱导治疗最常用的手段。抗胸腺细胞免疫球蛋白(ATG)作为最古老的T细胞清除药物,对预防高危病人排斥反应的发生及移植物缺血再灌注损伤均证明有明显效果。此外,ATG也发现具有促进Treg的作用。CD52广泛表达于T、B及NK细胞,人源化CD52单抗-Alemtuzumab(Campath-1H)可用于移植免疫诱导治疗。Campath-1H使用后受者急性排斥反应发生几率降低,特别是在移植物功能延迟恢复的病人,但并不明显增加感染和恶性肿瘤等并发症的发生。免疫清除诱导治疗可与共刺激分子拮抗剂、调节细胞回输或供者干细胞输注等联合,达到诱导免疫耐受的目的。

3. 阻断共刺激分子致T细胞无能　通过阻断共刺激分子,可以诱发T细胞无能,从而诱导耐受的发生。CTLA-4-Ig融合蛋白是第一个显示能够延长同种异体和异种移植物存活的共刺激通路封闭分子,CTLA-4-Ig与B7分子有高度亲合力,CTLA-4-Ig与CD28竞争性地结合B7分子,阻断了B7/CD28共刺激通路,因而抑制了T细胞活化、增殖以及IL-2的分泌,使机体对特定抗原无反应,诱导了抗原特异性的免疫耐受。在实验中发现CTLA-4-Ig联合供者骨髓移植,可以达到促进供者移植物长期存活的作用。此外,应用抗CD40L(CD154)单抗可以阻断CD40/CD40L共刺激通路,有效抑制对移植物的急性排斥反应,并延长移植物的存活期。

4. 诱生或过继免疫抑制性细胞　体外诱生免疫抑制性细胞,过继给移植受者,可促进免疫耐受的产生。目前研究比较多的是Treg和抑制性DC。此外,类似的免疫抑制性细胞还有间充质干细胞(mesenchymal stem cells,MSCs)、巨噬细胞等。

效应性T细胞可被外周循环中的其他细胞抑制,诱导对抗原特异性的无应答反应,从而产生免疫耐受。Treg是人体内重要的具有负性调节功能的细胞,这类细胞通过直接接触、分泌抑制性细胞因子等途径抑制效应性T细胞活化、增殖而发挥效应。应用$CD4^+CD25^+FoxP3^+$Treg细胞诱导移植耐受的途径为:在体外诱导Treg增殖、活化后输入移植受者体内,或采取一定治疗措施在移植受者体内诱导Treg扩增或效应T细胞向Treg的转化。

此外,通过细胞因子、免疫抑制剂、基因工程等干预手段,可以诱导、培养出具有耐受诱导能力的抑制性DC,从而诱导特异性移植免疫耐受。如在体外通过药物(如西罗莫司等)等诱导产生不成熟DC,此不成熟DC有诱导耐受能力,将此抑制性DC于移植前静脉注入受者,可减少移植排斥反应的发生。

5. 针对B细胞的特异治疗 供者特异性抗体(donor specific antibody,DSA)的存在与慢性排斥反应、移植物远期失功的发生紧密相关。针对B细胞的清除治疗对诱导移植耐受同样具有重要意义,例如清除B细胞的CD20抗体的应用等。近来,针对B细胞刺激因子(B cell activating factor,BAFF)或增殖诱导配体(a proliferation-inducing ligand,APRIL)的治疗研究已经初步证实可以达到:①清除供者反应性B细胞;②诱导未成熟/过渡性B细胞的富集;③维持调节性细胞因子(如IL-10)的微环境等,从而有助于耐受的产生。

目前在临床和实验研究中主要涉及的移植免疫诱导治疗策略见表2-1。

表2-1 免疫耐受诱导治疗策略

类型	治疗方法	作用机制
T细胞清除	抗胸腺免疫球蛋白(ATG)	多克隆抗体清除胸腺细胞;有诱导Treg可能
	Alemtuzumab	单克隆抗体,清除CD52阳性T、B、NK及一些单核细胞
共刺激信号阻断剂	Abatacept	CTLA-4-Ig,阻断CD28:CD80/86共刺激通路
	Belatacept	CTLA-4-Ig,阻断CD28:CD80/86共刺激通路
	Efalizumab	阻断LFA:ICAM-1共刺激通路
其他T细胞治疗策略	Basiliximab	阻断CD25(IL-2a链)
	Aldesleukin+Rapamycin	IL-2联合西罗莫司,促进Treg增殖和存活、并稳定表达FoxP3
B细胞治疗策略	Rituximab	清除CD20阳性细胞
	Belimumab	阻断BAFF,造成滤泡细胞及同种异体反应性B细胞的清除、抗体反应的降低、促进形成未成熟/过渡性B细胞表型和调节细胞因子的微环境
	Atacicept	阻断BAFF和APRIL
	BR3-Fc	阻断BAFF
	Bortezomib	蛋白酶体抑制剂,诱导成熟浆细胞凋亡
	Eculizumab	拮抗补体蛋白C5,阻止循环抗体诱发的补体介导的组织损伤
细胞治疗	嵌合体	供者骨髓移植到去髓/免疫干预的受者,使供受者细胞共存
	Treg	体外扩增的Treg输注,抑制炎性因子产生,下调共刺激和黏附分子,促进免疫细胞无能或死亡,促进T效应细胞向调节细胞表型的转化,分泌抑制性细胞因子如IL-10、TGF-β及IL-35
	Treg联合IL-2	同上,另IL-2促进Treg生存,发育和扩增
	树突状细胞	免疫调节功能主要包括获取和呈递抗原,有效扩增Treg,持续低水平表达MHC和共刺激分子,分泌IL-10和TGF-β,阻止由危险信号和CD40配体引起的活化,抵御NK或T细胞的攻击,促进T效应细胞的凋亡
	巨噬细胞	通过富集$CD4^+CD25^+FoxP3^+$细胞、促进活化T细胞的清除而抑制免疫
	间充质干细胞	抑制T细胞活化与增殖,分泌IL-10、NO和IDO,抑制IFN-γ和IL-17

扩展阅读

获得性免疫耐受的发现

Peter Medawar所做的一个承诺开辟了移植免疫学的新篇章。在一次国际会议期间，Hugh Donald博士请教Medawar提供一个能精确鉴定同卵孪生和异卵孪生牛的方法。Medawar根据遗传背景不同的个体之间皮肤移植必然会被排斥的经验，认为只要将孪生小牛相互进行皮肤移植，就可以很容易解决这个问题，即如果孪生牛之间皮肤移植不排斥，则为同卵孪生，反之则为异卵孪生，并主动提出可以为Donald博士做一次皮肤移植的技术示范。几个月后，他接受邀请，来到Donald博士在伯明翰郊外的牧场，对双胞胎小牛进行了相互皮肤移植，但实际结果完全出乎他们的预料：所有的双胞胎小牛之间相互进行的皮肤移植都没有被排斥。有些明显是异卵孪生的“龙凤胎”小牛，相互进行移植的皮肤也都没有任何排斥反应的迹象。为了探求孪生牛的这种特殊皮肤免疫耐受状态，Medawar查阅文献，并设计了相关实验，最终证实了获得性免疫耐受的存在。这一理论为异体器官移植打开了一扇大门，因为他首次证明免疫系统是可以被改变的，免疫耐受性是可以在后天“获得”的。1960年，Medawar因为对免疫学做出的杰出贡献而获得了诺贝尔奖。

（朱继业）

第四节　移植免疫相关检测技术

一、HLA抗原的检测方法

（一）血清学分型技术

1. HLAⅠ类抗原的检测　HLA-A、B、C抗原型别鉴定均使用微量补体依赖细胞毒试验（complement dependent cytotoxicity，CDC）。基本原理是标准分型血清中含有HLA-Ⅰ类抗原特异性的细胞毒抗体，可与待测细胞表面相应HLA抗原结合、激活随后加入补体，受损或死亡细胞被染色为细胞毒阳性。细胞毒阳性的HLA抗原型别与标准分型血清所针对的抗原相当。

2. HLA-DQ、DR抗原的检测　检测方法同HLA-Ⅰ类抗原，但所用的抗血清必须经过吸收（通常使用多个个体的血小板来吸收），以除去其中的抗Ⅰ类抗原的抗体，待测细胞需用经过纯化的B细胞。

血清学分型技术是HLA研究的基础和主要手段，尤其是HLA-Ⅰ类抗原分型的主要方法。由于HLA分子结构每年都有新的等位基因被发现和确定，血清学方法无法获得能够分辨出所有特异性的标准抗血清。此外，HLA等位基因序列的高度同源性，使血清学出现较多、较强的交叉反应，给亚型确定带来困难。

（二）细胞学分型技术

HLA-DP和HLA-Dw抗原特异性可应用纯合子分型细胞（homozygous typing cell，HTC）和预致敏淋巴细胞分型法（primed lymphocyte testing，PLT）检测。两种方法的原理均是通过单向混合淋巴细胞培养判断淋巴细胞在识别非己HLA抗原后发生的增殖反应。由于分型细胞来源困难以及实验方法繁琐，细胞学分型技术正逐渐被淘汰。

（三）DNA分型技术

DNA分型技术是在分子杂交基础上发展起来的，通过分析受检者细胞基因组DNA片段的多态性特点来判断抗原特异性型别。

1. 限制性片段长度多态性（restriction fragment length polymorphism，RFLP）分析技术　基本原理是个体间抗原特异性来自氨基酸顺序的差别，后者由编码基因的碱基顺序不同所决定。此种碱基顺序的差别造成限制性内切酶识别位置及酶切位点数目的不同，从而产生数量和长度不一的DNA酶切片段。经电泳、转膜后，用标记的特异cDNA探针与之杂交，经放射自显影显示出不同长度的杂交条带。根据杂交条带的格局来判定HLA型别。将聚合酶链反应（polymerase chain reaction，PCR）与RFLP结合起来，可明显提高其灵敏度。由于本法仅能反映某些限制性内切酶位点的改变，故有一定的局限性。同时选择合适的内切酶消化和区分所有等位基因比较困难；电泳条件难掌握；等长的消化片段或微小片段只能区分有限的多态性，无法分辨杂合子；限制酶价格较昂贵；检测时间长等。因此本法不适用于移植快速配型。

2. 聚合酶链反应寡核苷酸探针杂交（sequence-specific oligonucleotide probe hybridization，PCR/SSO）技术　其原理是采用PCR技术，

以位点间或组间特异引物扩增目的基因DNA,其产物转移到固相支持体上,利用序列特异性寡核苷酸探针(SSO),通过Southern杂交的方法进行扩增片段的分析鉴定。该法能测出等位基因间1~2个核苷酸的差异,具有灵敏度高、特异性强和样本用量少等优点。但分型时间较长,不适用于移植快速配型。

3. 序列特异引物聚合酶链反应(sequence-specific primer,PCR/SSP)技术 该法的特点是根据HLA核苷酸碱基序列的多态性和已知的DNA序列,设计一系列等位基因型别序列特异性引物,引物的3'-端碱基根据多态性序列与其严格互补。因此,每一型别都具有特定的引物相对应。通过特定的PCR反应体系,扩增各等位基因的型别特异性DNA片段,产生相对应的特异性扩增产物条带。扩增产物借助常规的琼脂糖凝胶电泳,根据是否存在特异性产物的电泳条带,直接进行HLA基因分型。由于扩增和检测两个步骤一次完成,因此,从基因DNA模板制备到获得检测结果,整个过程仅需几小时。

4. 流式细胞术-序列寡核苷酸探针(FLOW-SSO)DNA分型技术 利用传统的SSO原理,标本首先进行非特异性扩增,扩增产物经解链后,与包被了特异性HLA-DNA探针的微珠结合,经过缓冲液冲洗,加荧光素染色后,在流式细胞仪中检测,即可获得HLA配型结果。此方法适用于骨髓库,脐血库的HLA配型及工作量较大的HLA配型实验室。

5. PCR指纹图分型法(PCR-fingerprints) 其原理是:当扩增DRB基因第二外显子时,由于引物按照保守的核苷酸顺序设计,DR亚区中DRB1、DRB2、DRB3、DRB4和DRB5基因都有扩增产物。在"退火"期,每个基因的单链DNA产物各自形成互补的同质双链(homoduplexes),但有一部分单链DNA产物与异源基因之间形成不完全互补的单链环状结构。在DR/Dw纯合子及杂合子个体中,每种DR单倍型及每种单倍型组合所产生的单链环状结构的大小、数目和位置各异。由于同质双链以及不同的异质双链之间的分子构象不同,因此,在非变性聚丙烯酰胺凝胶电泳时,它们的迁移率各不相同,从而获得单倍体特异的电泳带格局即PCR指纹。

6. 聚合酶链反应构象多态性分析 聚合酶链反应单链构象多态性(polymerase chain reaction-single-strand conformation polymorphism,PCR-SSCP)分析是在不含变性剂的中性聚丙烯酰胺凝胶电泳时,单链DNA形成一定的空间结构,具有一定的构象。相同长度的单链DNA因其碱基顺序不同,所形成的构象不同,电泳时泳动速度和迁移率也不相同。通过PCR扩增包括发生单个碱基置换部位及两侧DNA片段,变性后进行SSCP分析,靶DNA中发生的碱基序列的改变会出现泳动移位(mobility shift)。因此,供受者的SSCP带型一致者,其HLA基因相匹配,而电泳带型出现差异者,则不匹配。

二、HLA抗体检测技术

HLA抗体的种类可能为IgG、IgM或IgA。而真正影响移植后存活主要是抗HLA-Ⅰ类、Ⅱ类抗原的IgG抗体。与此相对应,筛选抗体的技术也从经典的补体依赖性细胞毒方法发展到酶联免疫吸附技术、从筛选循环抗体发展到检测特异性抗HLA-IgG抗体。

(一)微量淋巴细胞毒实验(CDC)

该实验是由美国Terasaki于1964年创建。主要原理是淋巴细胞具有HLA抗原,HLA抗体能结合到带有相应抗原的淋巴细胞膜上,继而结合补体使细胞死亡,通过染色观察细胞是否死亡来确定相应的抗原或抗体。尽管该方法敏感性不高,但可迅速检测HLA抗体,方法简便,临床应用较广。

(二)酶联免疫吸附法(enzyme-linked immunosorbent assay,ELISA)

1995年美国Sangstat公司联合美国、德国、荷兰和巴西等六个著名实验室联合研制,推出ELISA筛选抗HLA-Ⅰ类抗体的方法,即PRA-STAT技术。1998年美国莱姆德公司先后推出微量ELISA筛选HLA-Ⅰ类、Ⅱ类抗体的方法,分别称之莱姆德混合抗原板(Lambda Antigen Tray Mix,LATM)和莱姆德抗原板(Lambda Antigen Tray,LAT)。一般可以先用LATM进行定性筛选,阳性再用LAT定量分析并确定抗体特异性。目前成为临床应用的主要方法之一。

(三)流式细胞仪法及单抗原磁珠法(Luminex™ FlowCytometry)

这两种方法的基本原理都是将HLA单价抗原包被在标记有不同荧光素的微磁珠表面,用被检测血清与磁珠反应,血清中HLA特异性抗体便与包被在磁珠上的抗原结合,然后再与标记其他荧光素的二抗孵育。根据荧光强弱通过流式细胞仪检测出与这些磁珠对应的HLA抗体。这两种方法在酶联免疫法的基础上敏感性明显提高,可准确确定

HLA 抗体的特异性。

三、供受者交叉配型实验技术

又称微量淋巴细胞毒试验技术(microcytotoxicity assay),1964 年由美国 Terasaki 等引入 HLA 分型研究后,几经改良,于 1970 年被美国国立卫生研究院(NIH)指定为国际通用的标准技术。这一技术是研究 HLA 系统的基本试验方法。

(一) 交叉配型的概念和原理

即淋巴细胞毒交叉配型试验,又称补体依赖性细胞毒试验(complement-dependent cytotoxicity test, CDCT)。其原理是被检血清中的抗体与供者淋巴细胞膜表面相应抗原结合后激活补体,在补体参与下,淋巴细胞被杀死,细胞膜通透性增加,染料渗入细胞染色。根据淋巴细胞死亡量百分比判定结果,≤10% 为阴性。移植前交叉配型阳性被视为器官移植的绝对禁忌证。

(二) 交叉配型试验的缺点

交叉配型试验有一定的局限性,例如受尸体器官移植时器官冷缺血时间的限制。此外,该试验主要用于检测 T 细胞毒交叉配型试验,而 B 细胞的试验效果较差,并且容易受淋巴细胞的活性、自身抗体等因素的干扰影响结果的准确性。因此,淋巴毒交叉配型试验阴性者(<10%)也不能完全杜绝超急性排斥反应的发生。

(三) 交叉配型在移植中的应用

交叉配型是采用受者的血清与移植器官供者活淋巴细胞进行的个体化检测。尽管方法简捷,但目前国内检测方法未标准化,差异较大。而 PRA 检测是预期的常规抗原以检测常见抗体,许多稀有抗原或人种特异性抗原并不包含其中。例如,中国人群常见的 B46 抗原,在白种人中非常稀有,在现有的 PRA 检测板中没有这种抗原。此时 PRA 检测板结果显示阴性,但实际上不能排除移植受者体内可能有针对此抗原的抗体。因此,交叉配型试验是移植的免疫学筛选的必备步骤,PRA 结果阴性者并不能省略交叉配型试验。

四、供受者免疫学配型原则

采用血清学或 DNA 分型方法,对移植供、受者进行 HLA 分型确定。一般程序是先对等待移植的受者群进行 HLA 分型,将其资料制成数据库;当有合适的供者时,再对供者进行 HLA 分型。然后将供者 HLA 分型结果与受者群的 HLA 分型结果进行比对,按照 HLA 六抗原配型原则或氨基酸残基配型原则,采用人工方法或配型软件,筛选出相匹配的供、受者(一般要求达到半相合的匹配水平)。

(一) HLA 六抗原配型标准及其局限性

1987 年美国器官共享联合网络(United Network for Organ Sharing, UNOS)制定强制性 HLA 六抗原相配肾脏分配分享政策,1995 年 UNOS 进一步对原标准进行修改,将六抗原相配标准延伸为 HLA-A、B、DR 六抗原无错配,尽管六抗原无错配的肾脏移植获得了较为理想的 1 年、5 年、10 年以及 20 年肾存活率,但由于 HLA 系统的高度多态性,六抗原无错配可能受到很大的限制。

(二) HLA-氨基酸残基配型标准

1994 年,Takemoto 对 UNOS 近 4 万例尸体肾移植的随访分析显示:按照 HLA 抗原血清学交叉反应组分类,尽管存在 HLA 错配,但这种错配属于血清学同一交叉反应组内,被认为是可允许的错配。其移植效果与存活率明显好于不同交叉反应组之间的 HLA 错配。

鉴于此,1996 年 3 月,Terasaki 教授领导的世界著名的 UCLA 组织配型中心提出了新的配型策略——HLA-Ⅰ类氨基酸残基配型,又称交叉反应组配型。

根据第十一届国际组织相容性会议(1996 年)Terasaki 的总结和 1997 年 Takemoto、Terasaki 的进一步完善,结合中国汉族人群 5.6 万份样本在美国 UCLA 组织配型中心的 HLA 分型结果计算机分析,制定了目前比较认同的 HLA-Ⅰ类、Ⅱ类氨基酸残基配型标准。目前肾移植配型标准既可采用经典的 HLA 六抗原配型标准,也可采用新的 HLA-氨基酸残基配型标准。

扩展阅读

DSA 检测

供者特异性抗体(DSA)是指受者接受器官或组织移植后体内产生的针对供者组织抗原的特异性抗体,主要包括 HLA 抗体和非 HLA 抗体(如抗内皮细胞抗体、抗波形蛋白抗体、抗 MICA 抗体和抗 MICB 抗体等)。DSA 检测与 HLA 抗体的检测方法基本相同,不同的是 DSA 检测同时比对是否为针对供者抗原的特异性抗体。DSA 比群体反应性抗体试验更能准确地反映受者体内的致敏情况。

结语

人类的同种异体抗原主要有组织相容性抗原、次要组织相容性抗原、ABO抗原、组织特异性抗原等。移植抗原进入受者体内后，通过直接识别和间接识别进行移植抗原的识别和提呈，通过细胞免疫应答和体液免疫应答等免疫机制，引发T细胞的增殖和活化，同时引发B细胞活化，并分化为浆细胞，产生抗体，同时通过多种方式损伤供者移植物。此外一些非特异性因素如NK细胞也参与移植排斥反应的过程。为减少排斥反应的发生，除了使用强有力的免疫抑制剂以外，诱导免疫耐受成为移植领域的研究热点。获得长期稳定的嵌合现象，清除预致敏免疫细胞，利用共刺激分子或细胞活化因子的阻断剂诱导T、B细胞无能，以及过继输注抗原特异性的免疫抑制细胞等，可以从不同角度促进移植耐受的产生。此外良好的HLA配型可进一步减少排斥反应的发生，HLA检测方法的建立与应用将加深人类对HLA结构与功能的认识，从而对研究器官移植排斥反应起到重要作用。

（谭建明）

参考文献

1. Moll S, Pascual M. Humoral rejection of organ allografts. Am J Transplant, 2005, 5(11): 2611-2618.
2. Robert BC, Smith RN. Antibody-mediated organ-allograft rejection. Nature Reviews Immunology, 2005, 5: 807-817.
3. Kenneth Murphy. Janeway's immunobiology. 8th ed. New York: Garland Science, 2012.
4. Thomas J. Kindt. Kuby immunology. 6th edition. New York: W. H. Freeman & Company, 2006.
5. Alpdogan O, van den Brink MR. Immune tolerance and transplantation. Semin Oncol, 2012, 39(6): 629-642.
6. Azzi J, Sayegh MH. Clinical transplantation tolerance: a myth no more, but... Am J Kidney Dis, 2009; 54(6): 1005-1011.

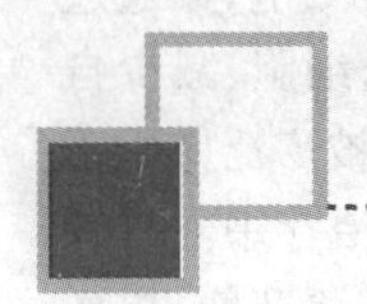

第三章　免疫抑制剂

学习目标：

1. 初步掌握常用免疫抑制剂的作用机制
2. 了解各类免疫抑制剂在抗排斥反应过程中的作用环节
3. 了解免疫诱导、维持用药和冲击治疗的常用方法以及联合用药方案
4. 了解各种免疫抑制剂的毒副作用与用药注意事项

免疫抑制剂的发展和应用是20世纪器官移植领域的一个重要突破，免疫学和药理学的快速进展，使免疫抑制逐渐实用化和个体化。移植医生在不断提高外科手术技术的同时，更加重视合理有效地"个体化"使用免疫抑制剂，降低移植术后排斥反应发生率，最大限度地避免药物毒副作用，从而提高移植物的长期存活率，改善移植受者生活质量。

第一节　免疫抑制剂的发展

免疫抑制剂是指一类具有免疫抑制作用的药物，可通过影响体液免疫和细胞免疫来抑制机体的免疫反应，临床上用以预防器官移植后排斥反应、治疗某些自身免疫性疾病、移植排斥反应和移植物抗宿主病。

器官移植领域免疫抑制剂的发展经历了三个重要阶段：①硫唑嘌呤阶段：1963 年 Joseph Murray 等首次联合应用硫唑嘌呤（Aza）和泼尼松（Pred）抗排斥反应获得成功。此后 20 多年，Aza 和 Pred 一直是免疫抑制治疗的两大支柱，器官移植进入所谓"硫唑嘌呤阶段"。但该方案的最大缺陷是其非特异性地全面抑制骨髓造血系统，降低受者免疫力，导致术后感染等并发症，并严重损害胃肠道黏膜，移植物 1 年存活率只有 50% 左右。②环孢素 A 时代：1972 年瑞士 Jean Borel 从真菌发酵产物中分离出具有强烈的免疫抑制特性的化合物，即环孢素 A（cyclosporine A，CsA），它具有特异性抑制 T 淋巴细胞的作用，被广泛应用于器官移植，使移植物存活率明显提高。同一期间，国外学者相继研制出多种作用机制各异的免疫抑制剂，以霉酚酸酯和咪唑立宾（mizoribine，MZR）为代表。虽然 CsA 的广泛应用使移植物近期和远期存活率明显提高，但其毒副作用也比较突出，表现为毛发增多、牙龈增生、肝肾毒性等，特别是急性排斥反应率仍达到 20% ~ 30%，因此新型免疫抑制剂的研究并没有停止。③环孢素 A 后阶段：1984 年日本 Fujisawa 制药公司从筑波山土壤链霉素的肉汤发酵物中分离提取出了一种大环内酯类抗生素，代号为 FK506（后正式命名为他克莫司，tacrolimus，Tac）。经过大量体外实验，证实其抗 T 淋巴细胞活性的作用较 CsA 强 30 ~ 100 倍，早期急性排斥反应率进一步下降至 10% 左右，被广泛应用于器官移植临床。

在具有代表性的免疫抑制剂发展的三个时期，各国学者仍在不断探索寻找更多的高效低毒免疫抑制剂，为器官移植提供新的选择。

1999 年底，西罗莫司（sirolimus，SIR），又名雷帕霉素（rapamycin），一种哺乳动物雷帕霉素靶蛋白抑制剂（mTOR），以其较小的肾毒性同时又具有部分抗肿瘤治疗效果，被正式列入免疫抑制剂的名单中。

20 世纪 60 年代开始，采用人淋巴细胞（包括胸腺细胞、淋巴母细胞、外周血 T 细胞等）免疫动物，经提取、分离和纯化而研制成生物制品被广泛应用于器官移植。代表性药物有：①多克隆抗淋巴细胞抗体：抗淋巴细胞球蛋白（ALG）和抗胸腺细胞球蛋白（ATG）；②抗 T 细胞单克隆抗体 OKT3；③抗白细胞介素-2受体单克隆抗体达利珠单抗和巴利昔单抗等。

总之,免疫抑制剂多种多样,各有利弊,如何联合应用,要依据供体器官质量、受者年龄、受者免疫状态、受者伴随疾病、供受者匹配情况等综合考虑,尽可能实现免疫抑制的个体化用药方案。

第二节 免疫抑制剂的分类及应用

一、皮质类固醇类药物

器官移植中应用的皮质类固醇类药物主要指糖皮质激素。1949年,Edward与Philip发现了皮质类固醇类药物并阐明其结构和生物学效应,其通过抑制巨噬细胞的吞噬功能、溶解淋巴细胞、减少自身抗体生成而抑制人体的免疫反应,被广泛应用于组织和器官移植的排斥反应预防及治疗中。尽管CsA和Tac已成为免疫抑制治疗的主要药物,皮质类固醇类药物作为基本药物在预防和治疗排斥反应中仍是不可替代的有效制剂。

(一) 药理学特点

皮质类固醇主要在肝脏代谢,由肾脏排泄,经胆汁及粪便的排泄量极微。常用的糖皮质激素制剂的临床药理学特性及比较见表2-1。

表2-1 常用的糖皮质激素制剂的临床药理学特性的比较

	抗炎强度	对等剂量(mg)	钠潴留强度	血浆半衰期(min)
氢化可的松	1.0	20	++	90
可的松	0.8	25	++	30
泼尼松	4.0	5	+	60
泼尼松龙	4.0	5	+	200
甲泼尼龙	5.0	4	-	180

(二) 免疫学作用机制

皮质类固醇的免疫抑制作用可分为:特异性地针对巨噬细胞和T细胞作用、广泛的非特异性的免疫抑制作用及抗炎作用。

1. 阻断细胞因子基因的表达 皮质类固醇主要通过阻滞T细胞和抗原提呈细胞来源的细胞因子及细胞因子受体的基因表达而发挥其免疫抑制作用。主要抑制抗原提呈细胞——树突状细胞的功能;同时还可抑制一种核因子(NF-κB)在核内的转位,从而阻断T淋巴细胞IL-2、巨噬细胞IL-1和IL-6的分泌,发挥免疫抑制作用。

2. 非特异性免疫抑制作用 通过阻断Ca^{2+}载体对单核细胞和其他淋巴细胞起作用,抑制单核细胞向炎症区移动,抑制趋化因子、促渗透因子的产生及血管扩张剂的合成和释放,从而发挥强大的抗炎及抑制整个免疫系统的作用。

(三) 临床应用

临床中最为常用的类固醇药物为甲泼尼龙(甲强龙)、泼尼松龙(氢化可的松)及泼尼松(强的松)三种。移植中激素可用于免疫诱导、维持治疗和抗排斥反应治疗。激素的种类不同,治疗效果亦不同。对甲强龙、泼尼松龙及泼尼松进行淋巴细胞抑制试验,观察对淋巴细胞抑制的敏感性,结果发现甲强龙对淋巴细胞抑制作用最明显,泼尼松最差。故甲强龙为急性排斥反应的首选冲击治疗药物。目前在器官移植中,类固醇药物多与CsA或Tac联合应用,故其剂量较早期明显减少。特别是生物制剂的临床应用,大大减少了类固醇药物的使用和累积剂量。

(四) 副作用

长期使用类固醇类药物的副作用包括:感染、代谢紊乱(体重增加、库欣面容、糖耐量异常、高脂血症)、消化道溃疡、肌病、水钠潴留导致高血压、骨密度减低甚至发生无菌性股骨头坏死,以及儿童生长发育迟缓等一系列不良反应。类固醇药物治疗所带来的不良反应越来越受到重视。因此,早期激素撤除在移植领域引起广泛争论,其焦点在于如何掌握撤减的时机以及无激素方案与低剂量激素方案之间是否存在差异等。

二、钙调神经磷酸酶抑制剂

钙调神经磷酸酶(calcineurin,CN)是一个二聚体丝氨酸/苏氨酸磷酸化酶,在T细胞活化过程中将细胞膜信号传导至细胞核,刺激IL-2合成这一信号转导通路必需的限速调节分子。它由具有催化作用的A亚基(CNA)和含4个钙结合位点的B亚基(CNB)组成。CNA上含有钙调素(calmodulin, CM)锚定位点,当它与CM结合后,从自我抑制区释放,从而使催化位点暴露。钙离子/钙调神经蛋白信号转导通路在调节对T细胞激活和分化起关键作用的细胞因子的产生方面起主要作用。

抗原提呈细胞递呈的同种抗原信号与位于T细胞表面的TCR-CD3复合体连接,产生激活信号。此信号通过IP_3迅速弥散,与内质网上的特异性受体IP_3R结合而改变IP_3R构象,使内质网上的钙通道开放,储存于内质网的钙离子进入细胞质。胞质内钙离子水平迅速升高,钙离子与CNB结合、CM与CNA结合活化CN的磷酸化酶活性,活化的CN可激活T细胞活化因子。CN可使活化的T细胞因子(NF-AT)去磷酸化而向细胞核内转位,激活细胞因子转录。CN还可活化其他T细胞因子NF-κB等,促进T细胞活化、增殖和分化。

钙调神经磷酸酶抑制剂(calcineurin inhibitors, CNIs)如CsA和Tac可抑制上述的CN依赖过程,从而阻断T细胞的活化、增殖和分化。

(一) 环孢素A(CsA)

CsA是1970年被发现的,1976年Jean Borel首次报道CsA在狗和兔的肾移植等多种器官移植中具有强烈的免疫抑制效果。1978年CsA被首次应用于临床肾移植,1980年Thomas Starzl在临床上采用CsA+Aza+Pred三联免疫抑制方案使临床肾、心、肝、胰腺移植1年存活率和5年存活率都明显提高。1983年美国FDA批准CsA应用于临床,从此器官移植正式进入了“CsA时代”。

1. 作用机制　CsA对在急性排斥反应中起重要作用的T细胞有高选择性抑制作用,但确切机制尚未完全阐明。目前认为,CsA主要抑制CN所引起的细胞因子转录。

CsA进入细胞后,在Ca^{2+}的协同作用下,与环啡啉(cyclophilin, CyP)结合形成复合物。CsA-CyP复合物与CNA和CNB结合成异源性三聚体,然后与Ca^{2+}和CaM_8形成具有抑制CN作用的五聚体,后者通过抑制NF-AT去磷酸化,抑制其向细胞核转位,从而抑制由NF-AT引发的细胞因子生成和释放,阻断T细胞活化。

CsA可阻断G0或G1期静息的淋巴细胞,并通过激活T细胞来抑制抗原触发的淋巴因子释放。CsA的主要靶细胞为T辅助细胞(Th)和细胞毒性T细胞(CTL)。CsA还可阻止B细胞增殖,诱发或促进B细胞凋亡。

2. 临床应用　早期临床应用时主要为静脉制剂。由于静脉滴注CsA的血药浓度波动过大而影响疗效,而且增加肝肾毒性。而乳化的CsA可明显改善药代动力学,故现在较少经静脉途径给药,除非不能口服或者口服吸收极差者。

CsA由肝脏代谢,大部分代谢产物经胆汁排泄至粪便中排出体外,有6%经肾脏排出,约0.1%以原形排出。CsA的药物吸收、代谢变异度大。在移植后早期应足量应用CsA,使其迅速达到目标浓度。为确保既能达到有效的免疫抑制效果,又避免药物过量带来的毒性反应,应对病人进行定期的血药浓度监测。CsA血药浓度的监测包括谷值(C_{min}, C_0)和峰值(C_{max}, C_2)。

由于儿童CYP3A4代谢率高于成人,故儿童需加大用量及缩短给药间隔以达到与成人相似的血药浓度。目前已知CsA可出现在母乳中,而CsA在孕妇中使用的经验尚少,所以建议接受本药治疗的母亲不应哺乳。因CsA具有肾毒性,尽量不与肾毒性药物如氨基糖苷类、甲氧苄啶等合用,如必须合用,则应严密监测肾功能。

竞争性抑制或者诱导有关CsA代谢和排泄的肝酶(特别是细胞色素P450)的药物,可影响CsA的血药浓度。目前已知的提高CsA血药浓度的药物有氟康唑等抗真菌药物,多西环素、红霉素等大环内酯类抗生素,尼卡地平和维拉帕米等钙通道阻滞剂等;降低CsA血药浓度的药物有巴比妥酸盐、苯妥英、利福平、甲氧苄氨嘧啶等。如果CsA必须和上述药物合用,则应严密监测血药浓度并适当调整用量。

3. 毒副作用　CsA的副作用主要表现为“三高”——高血压、高血脂、高尿酸和“三毒”——肾脏毒性、肝脏毒性和神经毒性。

肾脏毒性是CsA最显著的副作用,与CsA阻断CN效应相关。CsA与CN作用后产生收缩入球小动脉效应,减少肾内血流量,降低肾小球滤过率(glomerular filtration rate, GFR)。肝脏毒性主要表现为高胆红素血症和谷氨酸转氨酶升高。神经毒性主要表现为肢体震颤、失眠、烦躁等,一般减量后症状可缓解。

高血压比较常见,据报道发生率达70%以上,与CsA激活肾素-血管紧张素-醛固酮系统引起血管收缩有关。高血脂包括高胆固醇血症和高甘油三酯血症。高尿酸血症则与CsA影响肾小球滤过及近曲小管重吸收,导致尿酸排泄减少、重吸收增加有关。

另外,移植后新发糖尿病、多毛、牙龈增生、痤疮、高钾血症、低镁血症、感染和肿瘤等也是 CsA 的副作用。

（二）他克莫司(Tac)

Tac 是 Kino 等于 1984 年发现,1987 年首次被证实对大鼠同种异系心脏移植有免疫抑制作用,1989 年 Thomas Starzl 首次将 Tac 应用于器官移植临床并取得了显著效果,1994 年美国 FDA 批准 Tac 用于临床肝移植,1997 年被批准用于肾移植。

1. 作用机制　Tac 产生免疫抑制作用的细胞内机制与 CsA 相似。Tac 与胞质中的免疫啡啉(又称 Tac 结合蛋白 12,FKBP12)的特异性受体结合,形成具有生物活性的 Tac-FKBP12 复合物,该复合物作用靶点为钙离子及钙调神经蛋白。Tac 通过将钙调神经蛋白-钙调素复合物与免疫啡啉相连接,阻断钙调神经蛋白所传导的钙离子依赖信号,同时阻断钙调神经蛋白对 IL-2 启动的诱导作用。

活化 T 细胞核因子(NF-AT)是 T 细胞特异性转录因子,当 TCR 被激活后,NF-AT 的活性程度可调节 IL-2 的转录水平。Tac-FKBP12 复合物通过抑制 NF-AT 亚基的功能性聚合而抑制其转录活性。与 NF-AT 相似的细胞因子基因活化的转录因子,如 IL1-4、IL-9、IL-10、IL-13、INF-α、IL-2R 及 IL-7R 等,均是钙调神经蛋白的直接或间接底物,均可被 Tac 抑制。

2. 临床应用　Tac 包括静脉和口服 2 种剂型,建议空腹或餐后 2 小时应用。Tac 口服后主要在小肠吸收,生物利用度平均为 25% 左右(10% ~ 60%)。Tac 主要在肝脏和小肠壁经细胞色素 P450 3A4 同工酶代谢,主要经胆汁由粪便排出体外,约有 2% 经尿液排出。Tac 吸收存在明显的个体间和个体内差异,安全范围较窄,故应严密监测药物浓度。

儿童的起始剂量应为成人的 1.5 ~2 倍以达到预期的血药浓度。动物实验显示 Tac 对胚胎具有毒性,并且可出现在乳汁中。因此育龄妇女使用 Tac 应充分权衡,建议接受本药物治疗的母亲不应哺乳。老年人的用药经验尚有限。

凡能抑制或者诱导 CYP3A4 同工酶活性的药物,均可升高或降低 Tac 的血药浓度。目前已知的提高 Tac 血药浓度的药物有氟康唑等抗真菌药物,大环内酯类抗生素,五酯胶囊等中药制剂,还有特拉唑嗪、奥美拉唑、甲泼尼龙等。降低 Tac 血药浓度的药物有利福平和苯妥英等。

3. 毒副作用　Tac 与 CsA 同属 CNIs,二者毒性反应类似。Tac 最常见的药物副作用如下:

(1) 神经毒性:主要表现为失眠、震颤、头痛和肢体感觉异常,可能与 Tac 抑制钙调神经蛋白活性有关。

(2) 肾脏毒性:Tac 可引起肾小球和皮质小动脉痉挛,使肾小球和皮质血流减少。

(3) 消化道毒性:多表现为腹泻、恶心和呕吐,通常症状较轻。

(4) 移植后新发糖尿病:胰岛细胞上可能存在 FK 结合蛋白,大剂量的 Tac 可引起胰岛素分泌减少。

其他的副作用包括心肌病、贫血、脱发、高钾血症、低钾血症、低镁血症、感染及肿瘤发生率升高等。

钙调神经磷酸酶抑制剂 CsA 和 Tac 因其有效的免疫抑制效应,被广泛应用于临床,并成为目前最常用的三联用药方案中主要的抗排斥反应药物。CNIs 的问世使人/移植物存活率都得到了明显的提高。CNIs 吸收存在明显的个体间和个体内差异,安全范围相对较窄,为确保既达到有效的免疫抑制效果,又避免药物过量带来的毒性作用,应定期对病人进行血药浓度监测。

三、抗细胞增殖类药物

（一）吗替麦考酚酯(mycophenolate mofetil, MMF)

吗替麦考酚酯是霉酚酸(mycophenolic acid, MPA)的 2-乙基酯类合成前体。MPA 于 1896 年由 Gosio 从青霉菌培养液中发现。1969 年 Mitsui 和 Suzuki 证实其具有潜在的免疫抑制活性。1990 年 Sollinger 和 Klupp 分别将其应用于临床同种异体尸肾移植和肝移植并取得明显疗效。MMF 分别于 1995 年、1998 年和 2000 年被美国 FDA 批准用于同种异体肾脏、肝脏以及心脏移植排斥反应的预防治疗,临床作为免疫维持用药。

1. 药理学特点　MMF 口服后迅速被胃肠吸收,并经肠壁、肝脏和其他组织中的酯酶水解转换为活性原药 MPA,因此在血浆中不能检测到 MMF 的存在。在肾移植病人中,MPA 的平均生物利用度接近静脉注射的 94%,其吸收不受食物影响,但进食后 MPA 峰值浓度将降低40%。口服后血浆 MPA 达峰时间约为 1 小时,几乎完全(>99%)与血浆白蛋白结合。由于 MPA 可进行肠肝循环,经胆汁排入肠道的麦考酚酸葡萄糖苷酸(MPAG)可经肠黏膜上的酶类及肠道菌群转化为 MPA 而被重吸收,因而在服药后 6 ~12 小时其药代动力学曲线又出现一个继发性吸收峰，使 MPA 的表观半衰期接近 18 小时。

MPA 在肝脏中通过二磷酸尿苷葡萄糖醛酸转移酶(UDP-glucuronosyltransferase)代谢成为无药理活性产物——麦考酚酸葡萄糖苷酸(mycophenolic acid glucuronide，MPAG)，后者 87% 经尿液排出，6% 经粪便排泄。MPA 血浆浓度不受血液透析和腹膜透析的影响，也不受肾功能减退的影响。但当肾功能明显减退时，MPAG 可在血浆中积聚，游离的 MPA 也增加。虽然 MPA 经肝脏代谢，但肝功能不全病人并无必要调整用药剂量。MMF 不影响 CsA 或 Tac 的药代动力学特性，但 CsA 可减低 MPA 的谷值浓度。MMF+Tac 联合治疗与 MMF+CsA 相比，前者 MPA 的代谢显著减慢，血 MPAG 浓度显著降低。

2. 作用机制　MPA 是次黄嘌呤单核苷酸脱氢酶(IMPDH)的非竞争性、可逆性抑制剂。IMPDH 是尿嘌呤核苷酸合成的限速酶，由于淋巴细胞缺乏补救合成途径，此外 MPA 相对于其他尼克酰胺腺嘌呤二核苷酸物质对 IMPDH 具有更高的特异性，因此 MPA 可作为淋巴细胞的高特异性和高选择性的抗增殖抑制剂。MPA 对 IMPDH-Ⅱ的亲合力明显高于对 IMPDH-Ⅰ的亲合力，而 IMPDH-Ⅱ在增殖淋巴细胞中呈现高表达，IMPDH-Ⅰ多见于非复制期的细胞。当淋巴细胞中的 IMPDH-Ⅱ受到抑制，可导致鸟嘌呤核苷酸缺乏，DNA 和 RNA 合成受阻，使细胞停留于 S 期而不能大量增殖。

MMF 对抗体合成亦具有抑制作用。鸟嘌呤核苷酸是淋巴细胞和单核细胞糖蛋白糖基化所必需的，因此抑制 IMPDH 可使黏附分子糖基化作用受到抑制，从而使这类细胞黏附与侵袭移植物血管内皮细胞的能力下降。此外黏附分子表达的变化可阻断淋巴细胞向发生排斥反应或炎症部位的迁徙，从而阻断克隆增殖后的排斥反应。在高浓度(1000～10 000nmol/L)时，MPA 可抑制成纤维细胞、血管内皮细胞以及平滑肌细胞的增殖，上述细胞的增殖与慢性移植物肾病的病理改变有关。

3. 临床应用　术后立即或 72 小时内服用，预防排斥反应。可用于持续性或难治性急性排斥反应的挽救性治疗，其逆转疗效优于大剂量皮质类固醇激素，而与 Tac 疗效相当，但应注意随着剂量的加大，药物副作用的发生率也相应增加。

食物可以影响其吸收，所以应在空腹时服用，最好在进食前 1 小时左右或饭后 2～3 小时服用。该药无肝肾毒性，肝肾功能不好者，无需调整剂量。

4. 毒副反应　毒副作用的发生率及严重程度与剂量明显相关，主要表现有：①胃肠道反应：如腹泻、腹胀、腹痛、恶心、呕吐、食欲减退等，严重者可发生消化道溃疡、出血或穿孔，还可发生口腔溃疡及结肠炎等，大部分发生在移植后 2 个月内，多在减量后好转，之后仍可逐渐加至原剂量服用。②骨髓抑制：可导致白细胞减少、血小板减少及贫血，严重者可发生重度中性粒细胞减少，多见于术后 1～6 周。根据情况必要时减量或停用及口服升白细胞药物，待白细胞恢复后可考虑恢复原来剂量。如出现贫血进行性加重则应及时停药。③感染：可使病毒和细菌感染增加，包括病毒性肝炎、疱疹病毒及 CMV 感染以及其他各种细菌感染明显增加。对于病毒感染应加用抗病毒药物或丙种球蛋白治疗，严重者应减量或暂时停用。对于细菌感染应暂时减量并加用敏感抗生素控制感染，严重者应及时减量或停用。④MMF 可增加孕妇妊娠早期流产或胎儿先天缺陷(耳部、面部、肢体以及心脏等器官畸形)的风险，因此育龄妇女服用 MMF 前 6 周、服药期间以及停药后 6 周内均应采取有效的避孕措施。动物实验显示，MPA 可通过乳汁分泌，是否在人类乳汁中分泌尚不清楚。⑤其他少见的毒副反应：脱发、药物热、胰腺炎、高胆红素血症以及肿瘤发生率提高等。由于上述毒副作用与药物浓度密切相关，有条件的情况下可测定霉酚酸血药浓度。

(二) 麦考酚钠肠溶片(mycophenolate sodium)

麦考酚钠肠溶片，与 MMF 在分子结构上的差异在于以钠盐替代了酯基团。麦考酚钠肠溶片在胃中酸性条件下不溶解，到达小肠后释放活性麦考酚酸(MPA)。由于改变了吗替麦考酚酸酯的分子结构，目前认为麦考酚钠肠溶片可以改善移植受者 MMF 治疗过程中产生的消化道不良反应。同时与质子泵抑制剂(proton pump inhibitor，PPI)合用时 MPA 药代动力学并不受影响，因此使用 PPI 类药物时，麦考酚钠肠溶片较 MMF 更有优势。

(三) 咪唑立宾(mizoribin，MZR)

MZR 是一种咪唑类核苷，由 Mizuno 于 1971 年在日本东京分离获得。1984 年 MZR 获日本厚生省批准用于“肾移植术后排斥反应的预防治疗”。在日本，MZR 已取代 Aza，并与其他免疫抑制剂构成不同的组合方案在临床移植中作为免疫维持用药使用。

1. 药理学特点　由于 MZR 主要通过肾脏排泄，肾功能明显障碍的病人可能出现副作用增加，术后肾功能正常的受者无须调整剂量，而肾功能不良的受者需要适当减量。由于它可通过血液透析而被清除，如病人需要透析则要根据情况调整药物剂量。应用 MZR 无需测定血中药物浓度，可根据个体的耐受性调整。对于原发性痛风性肾病的肾移植受者，应在严密监测血清尿酸水平的前提下审慎使用。

2. 临床应用　推荐使用的特殊情况：①由于 MZR 具有抑制 CMV、呼吸道合胞病毒 A 等病毒复制的作用，同时能强化阿昔洛韦对疱疹病毒的抑制作用，作用强度呈剂量依赖性。因此对于 CMV、多瘤病毒感染的病人推荐使用 MZR 作为基础免疫抑制方案或将相应的抗代谢药如 MMF 转换为 MZR。②肾移植受者存在造血功能不良时，尤其在应用抗体类药物诱导治疗，联合应用抗病毒药物和合并病毒感染等原因发生轻度骨髓抑制的情况，免疫抑制方案中抗代谢药物推荐使用低剂量 MZR，以减轻骨髓毒性，防止造血功能不足可能引发的免疫抑制过度所导致的严重感染。同时有助于抵御病毒感染。肾移植后，由于应用 MMF 类药物引起腹泻、腹胀、腹痛、消化道出血等症状，经对症治疗仍不能缓解时，可考虑转换为 MZR。对于移植后功能延迟恢复的无尿期间，暂不推荐使用 MZR，待肾功能逐渐恢复后开始应用，应按照内生肌酐清除率计算剂量。

3. 毒副反应　肾移植术后应用 MMF 或硫唑嘌呤发生骨髓抑制、外周血白细胞、血小板减少时，可以转换低剂量 MZR 并继续监测外周血象。移植后服用 MMF 发生丙肝病毒复制活跃和明确的 CMV、BKV 病毒感染，可以转换为 MZR，以利于抗病毒治疗和促进疗效。MZR 最常见的不良反应为高尿酸血症，长期高尿酸血症将导致肾功能不全。必要时停用 MZR 转换其他抗代谢药物。白细胞下降等骨髓抑制作用发生率小于 10%，且较硫唑嘌呤轻，必要时需减量或停用 MZR，并加服升白细胞药物。也可出现血小板减少、红细胞减少等，其他偶可出现食欲不振、恶心呕吐、腹痛、腹胀等消化系统症状。

（四）硫唑嘌呤（azathioprine，Aza）

Aza 于 20 世纪 40 年代由诺贝尔奖获得者 Gertrude Eliton 和 George Hitchings 合成，临床用于治疗白血病。1960 年 Roy Calne 实验证实 Aza 可抑制狗移植肾的排斥反应。1963 年 Thomas Starzl 等将 Aza 与皮质类固醇组合应用，在之后的 20 多年间，Aza+Pred 一直是免疫抑制治疗的两大支柱，属于免疫维持用药，器官移植发展史进入所谓“Aza 时代”，直至 CsA 问世。

1. 药理学特点　Aza 为 6-MP 的硝基咪唑衍生物，增加了生物利用度。Aza 进入体内后，在肝药酶作用下首先转化为 6-MP，再通过数种途径转化为活性代谢产物 6-巯代次黄嘌呤核苷酸（6-TGN）。Aza 口服后半衰期较短，仅约 10 分钟，6-MP 约为 2 小时。根据其半衰期短的特点，临床上应增加服药次数。实际上，临床研究显示，每天服药一次即可达到良好效果，提示可能还有未被测及的活性代谢物在血中持续存在并发挥作用。Aza 的分解途径为经次黄嘌呤氧化酶作用以及巯基甲基化后而被氧化代谢。失活的代谢物经肾脏排泄，肾功能与 Aza 排泄无相关性，故肾功能不全不影响其使用，亦不需要调整剂量。

2. 作用机制　Aza 在肝药酶作用下，首先转化为 6-MP，进一步转化为 6-巯代次黄嘌呤核苷酸整合进入细胞内的 DNA 分子中，竞争性反馈抑制嘌呤合成酶，尤其是阻止次黄嘌呤核苷酸转变为 AMP 或 GMP，还可产生烷基化作用阻断 SH 组群，从而抑制核酸的生物合成，阻止淋巴细胞增殖。此外，Aza 还可引起 DNA 损害，使染色体断裂、核酸扭曲、干扰 DNA 修复，从而抑制淋巴细胞的增殖。

3. 临床应用　Aza 对初次免疫反应具有很强的抑制作用，但对再次反应几乎无任何作用，故其仅适用于器官移植术后排斥反应的预防，对于已经发生的排斥反应则无治疗价值。Aza 多于术前 2～3 天开始给药，也可手术当日开始用药。口服起始量一般为 2～3mg/(kg·d)，用药后大约 5 天获得稳态浓度。维持剂量一般为 1～2mg/(kg·d)，取决于临床治疗需要和病人个体反应，包括血液学指标所示的耐受程度。伴有肝和（或）肾功能不全者，剂量应酌减。老年人用药的副作用发生率较其他病人高，应采用推荐剂量范围的低限值。

在过去 40 年中，Aza 使用的初始量都是根据体重而确定，其后用量根据提示骨髓毒性的标志——外周血白细胞和（或）血小板计数来调整。因此，即使对长期稳定服用维持剂量的病人全血计数监测也应作为常规。但是研究发现 Aza 骨髓毒性的产生与其免疫抑制效应无关，白细胞减少症的发生也并非 Aza 治疗效果所致。

4. 毒副作用　Aza 的毒副作用通常具有剂量相关性。最常见的副作用是因骨髓抑制所导致的白细胞减少、血小板减少和巨幼红细胞性贫血。与其他抗增殖药物一样，Aza 可引起恶心、呕吐等消化道症状以及脱发。Aza 还可引起药物性肝炎、胰腺炎、肺炎，前者可与病毒性肝炎并存。当发生少见但后果严重的肝静脉阻塞性疾病时，可导致不可逆的肝损害。与其他非特异性免疫抑制剂一样，Aza可增加感染和肿瘤发生的危险性。此外 Aza 可通过抑制精母细胞分化引起少精症或无精症。

（五）环磷酰胺（Cyclophosphamide）

环磷酰胺的抗排斥反应效果与 Aza 基本相同。由于其毒副作用大，效果并不优于 Aza，故很少用于实体器官移植。

环磷酰胺属于氮芥类烷基化药物，其无活性的药物前体在肝脏内由细胞色素 P450 裂解转化为活性物质，作用于细胞周期，干扰细胞正常的有丝分裂过程，阻止 T 细胞和 B 细胞的分化，并抑制抗体产生。该药多用于恶性肿瘤化疗及造血系统肿瘤做骨髓移植前预处理治疗。因其可在肝内聚集很高浓度而无肝毒性，仅在服用 Aza 出现肝损害时，用作暂时性替代治疗和治疗排斥反应的辅助用药，其代谢产物黄磷酰胺、氮芥丙烯醛具有细胞毒作用。

主要毒副作用为骨髓抑制、白细胞减少、出血性膀胱炎、胃肠道反应、间质性肺纤维化及脱发等。为减少环磷酰胺的不良反应，可采用小剂量、短疗程及联合用药方案，并在用药过程中严密观察血象和肝肾功能。

（六）来氟米特（Leflunomide，LEF）

来氟米特是一种异噁唑类衍生物，在体内经代谢后转化为活性物 A771726 而具有免疫抑制作用。LEF 可以通过抑制组织胺、花生四烯酸等多种炎性因子及氧自由基的产生和释放，从而发挥抗细胞免疫和体液免疫的双重作用。最新研究表明，LEF 可作为辅助性免疫抑制用药治疗 BK 病毒感染，但尚无明确证据显示 LEF 可以彻底清除 BKV。其他临床试验证实，LEF 与 CsA 联合应用可以预防和逆转移植排斥反应，诱导免疫耐受形成，并对移植后加速性排斥反应和移植物慢性血管病变具有一定的治疗效果。LEF 的毒副作用包括胃炎、贫血、致畸等。

四、哺乳动物雷帕霉素靶蛋白（mTOR）抑制剂

（一）西罗莫司（SIR）

SIR 是 20 世纪 70 年代由加拿大 Ayerst 研究所从放线菌培养液中分离出来的大环内酯类抗菌素，应用范围不广。进一步研究发现，SIR 具有明确的免疫抑制活性，1989 年 Morris 把 SIR 作为器官移植抗排斥反应的免疫抑制剂进行试用，1999 年被美国 FDA 批准作为免疫维持用药用于肾移植临床。目前 SIR 在临床上广泛用于肾、肝移植术后的抗排斥治疗。20 世纪 90 年代中期，人们发现其对肿瘤细胞的增殖具有一定的抑制作用，并将其用于抗肿瘤治疗。

1. 作用机制　SIR 化学结构与 Tac 相似，也主要与胞质受体——他克莫司结合蛋白 FKBP12 结合，但进一步作用机制与 CsA 和 Tac 截然不同，药理作用和副作用也不尽相同。SIR 特异性作用于 mTOR，使 mTOR 羧基末端发生磷酸化反应，失去分解活性，从而阻断 T 淋巴细胞和 B 淋巴细胞钙依赖型和非钙依赖型信号转导通路。抑制 T 细胞增殖周期中 G_1期向 S 期转变，阻止 B 细胞的 G_0期，抑制细胞增殖和迁移，从而防治急性排斥反应。由于 SIR 还可抑制生长因子导致的成纤维细胞、肝细胞和平滑肌细胞增生以及血管内皮细胞增殖，故对预防慢性排斥反应也有一定疗效。mTOR 的突变可使淋巴细胞对 SIR 产生耐受。

SIR 具有一定的抗肿瘤作用，其作用机制为：mTOR 蛋白在细胞的分裂增殖调控系统中起重要作用，PI3K/AKT/mTOR 信号途径的激活可以抑制多种刺激因素激活的细胞凋亡，促进细胞的生存和分裂增殖。SIR 进入细胞后抑制 mTOR 活性，从而使细胞阻滞在 G_1期，抑制肿瘤细胞的分裂增殖，并诱导其凋亡。

2. 临床应用　SIR 口服后迅速吸收，t_{max}平均为 2 小时，生物利用度约为 14%。广泛分布于血液的有形成分中，与人血浆蛋白高度结合（约 92%）。经细胞色素 P450 3A4 和 P 糖蛋白作用，产生甲基化和（或）羟基化，大部分经由粪便排出（91%），小部分经尿液排出（2.2%）。$t_{1/2}$男性为 72.3 小时，女性为 61.3 小时。SRL 的 $t_{1/2}$长，采用每天 1 次的服药方法。

在器官移植领域，目前 FDA 仅批准 SIR 在肾移植中应用，但其在肝移植中应用已取得了许多经验。国内外研究证明，SIR 在不同种类的器官移植动物模型上都有显著的抗排斥反应活性。尤其对于临床肝、肾移植病人应用 CNIs 后出现肾功能损害的病例，转换为 SIR 可有效减轻药物的肾脏毒性；另外，对于存在恶性肿瘤的器官移植病人，包括移植前原发恶性肿瘤及移植后新发恶性肿瘤病人，可以起到兼顾抗排斥反应及抗肿瘤的作用。由于 SIR 一定程度上影响切口的愈合，故建议在移植术后 1 个月时起应用该药，对于免疫高危病人可与 CNIs 联用，可将后者的用量减至常规用量的 1/3～

1/2,协同发挥抗排斥反应作用,使两种药物的副作用最小化;对于免疫低危移植受者或考虑 CNI 药物肾毒性的移植受者可应用 SIR 联合 MMF 等抗代谢类药物。

3. 毒副作用 SIR 药物毒性较低,大部分不良反应呈剂量或血药浓度相关性,主要包括:①高脂血症:欧洲多中心临床研究发现,SIR 组与对照组高胆固醇血症的发生率分别为 44% 和 14%,高甘油三酯血症的发生率分别为 51% 和 12%,且与药物剂量和血药浓度呈正相关。②骨髓抑制:部分服用者出现血小板、白细胞及红细胞数量减少等骨髓抑制表现,具有剂量相关性,其机制可能与抑制某些生长因子受体的信号传递有关。③口腔溃疡:是其常见副作用之一,与药物服用时是否在口腔内存留具有一定相关性。④伤口延迟愈合:由于 SIR 具有抗内皮细胞和平滑肌细胞增殖的作用,在一定程度上延迟手术切口愈合,故建议移植术后 1 个月时开始应用。此外,SIR 还可引起间质性肺炎、痤疮等不良反应。与 CsA 和 Tac 相比,SIR 没有明显的肾毒性和神经毒性。

SIR 最初作为抗生素应用,而后发现其具有明确的免疫抑制作用和一定的抗肿瘤作用。有关其心血管系统作用、神经保护作用以及抗衰老作用正在进一步开发中。

(二)依维莫司

依维莫司(everolimus)是一种新型的雷帕霉素靶蛋白抑制剂。mTOR 是一种参与细胞增殖、分化的重要蛋白质。依维莫司能够与胞浆内 FKBP12 结合,作用于 mTOR 并抑制其活性,使细胞周期静止在 G_1 期,抑制生长因子(IL-2 和 IL-5)介导的 T、B 淋巴细胞增殖和分化,进而预防排斥反应。此外,有实验提示该药物可以通过对雷帕霉素靶蛋白酶的调节,对肿瘤产生可能的靶向治疗作用。相比 CsA 或 MMF 等免疫抑制剂,依维莫司的副作用有高胆固醇血症、水肿、淋巴囊肿、贫血和腹泻等。

五、生物性免疫抑制剂

(一)多克隆抗体

1. 制备与功能 多克隆抗体是将不同来源的人类淋巴细胞,如胸腺淋巴细胞、经胸导管引流的淋巴细胞、淋巴结中的淋巴细胞、脾脏中的淋巴细胞以及外周血淋巴细胞等作为免疫原,致敏鼠、兔、猪或马等动物,激活其 B 淋巴细胞分泌特异性抗体(免疫球蛋白)后,采集并纯化这些抗体而制成。常见的多克隆抗体包括:抗淋巴细胞球蛋白(ALG)和抗胸腺细胞球蛋白(ATG)。多克隆抗体可与多种 T 细胞表面共有抗原分子(包括 CD2、CD3、CD4、CD8、CD11a、CD18、HLA-DR 等)结合,之后通过以下三条途径诱发强烈而持久的 T 细胞清除:①ADCC 作用;②脾、肝、肺中的网状内皮细胞依赖性的吞噬作用(调理作用);③与胸腺内和移植物内的 T 细胞产生黏附,进而发挥清除作用。最新研究表明,多克隆抗体可改善移植物缺血再灌注损伤,降低移植物功能延迟恢复(delayed graft function, DGF)的发生率,并对心血管系统存在潜在的保护作用。

2. 临床应用 多克隆抗体的适应证包括:①围术期免疫诱导治疗;②急性排斥反应治疗;③耐激素急性排斥反应治疗;④骨髓移植 GVHD 的预防和治疗。禁忌证包括:①既往使用同类制剂时发生严重的全身性过敏反应;②移植后存在严重感染。在使用前必须做皮肤过敏试验,皮试阴性方可使用。使用时通常将其稀释于 250 ~ 500ml 生理盐水后缓慢静脉滴注,全量应在 3 ~ 6 小时内输完。为避免发生致死性的不良反应,在使用前需给予皮质激素及抗组胺药物进行预防性治疗。

3. 不良反应 多克隆抗体为异种血清产品,在应用过程中仍存在一些不良反应,主要包括:①细胞因子释放综合征:表现为寒战、发热与关节肌肉疼痛等,一般可提前给予甲泼尼松、非甾体类抗炎药物来防治;②血清病:主要表现为关节痛、瘙痒、血管神经性水肿等,一般 3 ~ 5 天可自愈;③过敏性休克:较为罕见,表现为低血压、呼吸困难和胸部不适等,一旦发生除立即停药外,需立即经静脉缓慢注射 1∶10 稀释的肾上腺素 0.25 ~ 0.5ml,并经静脉缓慢滴注氢化可的松 500mg,紧急时还可静推地塞米松 10 ~ 20mg;④感染:需预防性应用抗生素并调整其他免疫抑制剂用量。

(二)单克隆抗体

1. 抗 CD3 单克隆抗体 CD3 是成熟 T 细胞的共同分化抗原,全部外周血 T 细胞和胸腺、淋巴结内接近成熟的 T 细胞均表达 CD3,被激活后的 T 细胞也大多表达 CD3。抗 CD3 单克隆抗体(anti-CD3 monoclonal antibody, anti-CD3MAb)可作用于全部的成熟 T 细胞,通过杀伤 T 细胞或阻断细胞免疫反应来达到抗急性排斥反应的目的。鼠抗 CD3 单克隆抗体(OKT3)主要用于治疗移植后 2 周内出现的急性排斥反应。在治疗过程中其最常见、最危险的不良反应是细胞因子释放综合征,多发生在最初 1 ~ 3 次用药后的 1 小时内,主要表现为寒战、高热(≥

40℃)，严重的反应可出现致死性肺水肿、休克、呼吸困难等，又称首剂反应。针对上述不良反应可在首次治疗前静脉注射甲泼尼松，肌注苯海拉明，并口服对乙酰氨基酚予以防治。

2. 抗 CD25 单克隆抗体　T 细胞在发生活化以及介导排斥反应的过程中表达 CD25，即 IL-2Rα 链，并通过自分泌途径产生 IL-2，进一步促进 T 细胞增殖。抗 CD25 单克隆抗体(anti-CD25 monoclonal antibody，anti-CD25 MAb)又被称为抗 IL-2 受体单克隆抗体(anti IL-2 receptor monoclonal antibody)，主要包括巴利昔单抗(basiliximab)和达利珠单抗(daclizumab)等。这类药物可通过拮抗 IL-2 与 IL-2R 的结合从而逆转排斥反应，并选择性地只作用于活化 T 细胞，而不影响循环淋巴细胞总数。最新研究认为该药物不会增加感染和肿瘤的发生率，适用于排斥反应风险较低的病人。此类药物最常见的不良反应为消化道反应，如恶心、腹痛和食欲减退等，但通常能耐受。

3. 阿伦单克隆抗体　阿伦单克隆抗体(alemtuzumab)是人源化抗 CD52 单克隆抗体，靶分子是 CD52，可去除受者体内的 T、B 淋巴细胞和树突状细胞，从而降低急性排斥反应及骨髓移植后 GVHD 的发病率，并减轻其严重程度，是一种极具应用前景的强力淋巴细胞清除剂。最新研究表明，阿伦单抗在逆转急性排斥反应方面疗效与 ATG 相近。有研究显示使用后发生机会性感染的发生率并无明显增加，该药物的主要不良反应包括首剂反应、白细胞减少及重度凝血功能障碍等，而长期疗效及安全性也尚待验证。

4. 利妥昔单克隆抗体　利妥昔单克隆抗体(rituximab)是一种人鼠嵌合性单克隆抗体，能特异性地与前 B 淋巴细胞和成熟 B 淋巴细胞表面的跨膜抗原 CD20 结合，通过 CDC 作用和 ADCC 作用介导 B 细胞溶解的免疫反应。该药物能迅速、持久的清除循环和组织中的 B 淋巴细胞，持续清除时间长达 6 个月。目前在移植领域，利妥昔单克隆抗体常用于 ABO 血型不合肾移植的重度 T 细胞介导的排斥反应、体液性排斥反应以及脱敏治疗。最新研究同样证实，该药物与人免疫球蛋白联合使用是一种非常经济而有效地脱敏治疗方案。这种药物主要的不良反应可能与细胞因子释放综合征有关，包括一过性低血压、寒战、发热等，可在用药前给予乙酰氨基酚等进行预防。

(三) 其他抗体

1. 抗黏附分子单克隆抗体　ICAM-1 是一种广泛分布于淋巴细胞和血管内皮细胞表面的糖蛋白，在发生急性排斥反应时其表达量显著增加。因此，应用抗 ICAM-1 单克隆抗体(anti-ICAM-1 monoclonal antibody)可以阻止炎性细胞向移植物局部的聚集，从而抑制排斥反应的发生和减轻其程度。ICAM-1 单抗现成功地用于延长非人类灵长类动物移植肾的存活时间。临床 I 期试验将其用于发生 DGF 的高危受者，结果显示，约 80% 受者的移植物功能恢复良好。

2. 趋化因子受体拮抗剂　趋化因子是一类结构相似，具有白细胞趋化性的低分子量蛋白，通过抑制其功能可以阻止免疫细胞到达靶位点，从而减少移植物内免疫细胞的浸润、降低发生急性排斥反应的风险，改善移植物的存活率。动物实验证实，趋化因子受体 CXCR3 与移植物急性排斥反应的发生存在密切关系。最新研究表明，在移植受者中，趋化因子受体拮抗剂能与受体结合并阻止趋化因子对白细胞的趋化作用，从而减轻排斥反应。但是趋化因子在慢性排斥反应中的地位以及能否通过阻断趋化信号来防治慢性移植物失功，还需作进一步研究。

六、其他免疫抑制剂

(一) 贝拉西普

贝拉西普(belatacept)是一种选择性 T 细胞共刺激阻断剂，主要用于预防器官移植急性排斥反应。在免疫应答过程中，T 细胞需要由抗原提呈细胞提供的共刺激信号方可活化，后者是一个多层次序贯表达的网络信号系统，以 T 细胞表面分子 CD28 与其相应配体分子 B7(CD80/CD86)结合所提供的共刺激信号最为重要。贝拉西普通过与 APCs 上的 CD80 或 CD86 分子结合，阻断 CD28 介导的 T 淋巴细胞共刺激信号，从而抑制 T 细胞活化。另一方面，该药物还可以抑制 IL-2、IL-4、IFN-β 和 TNF-α 等细胞因子生成，从而保护移植器官免遭排斥，并在一定程度上保留机体对其他病原体的免疫应答。

临床实验表明，使用贝拉西普可显著预防急性排斥反应发生。而最新研究提示，该药还有助于减轻与 CNIs 类药物和类固醇激素相关的移植物慢性非特异性损伤。贝拉西普的主要不良反应包括：移植后淋巴细胞增殖性疾病(posttransplant lymphoproliferative disorder，PTLD)、与 JC 病毒相关的渐进性多灶性脑白质病(progressive multifocal leukoencephalopathy，PML)和多瘤病毒肾病。EBV 抗体检测阴性的器官移植受者在使用贝拉西普时若感染EBV则很难产生有效的特异性免疫反应,罹患PTLD的风险更高。所以建议在使用贝拉西普前进行EBV抗体检测,对结果阴性的病人不推荐使用。该药物的最佳使用方案等有待进一步研究。

(二) FTY-720

FTY-720(fingolimod)是一种人工合成的新型免疫抑制剂。该药物为鞘氨醇-I-磷酸(sIP)受体的调节剂,可以影响二级淋巴器官的功能,改变淋巴细胞的迁徙,进而促使外周血中的淋巴细胞进入淋巴组织(归巢);另一方面,可以通过改变Bcl-2/Bax的比值,诱导淋巴细胞凋亡,进而达到免疫抑制的效果。最新研究提示,FTY-720可以作用于血管内皮细胞,维持血管壁的完整性,增强内皮细胞间的黏附并加强内皮细胞的屏障功能。不良事件包括心动过缓和气道阻力增加等,其抗排斥治疗效果与毒副作用尚待观察。

七、免疫抑制剂应用原则

(一) 免疫抑制剂应用原则

免疫抑制治疗的基本原则是联合用药,利用免疫抑制剂之间的协同作用,增强免疫抑制效果,并因此减少各种药物的剂量,降低毒副作用。受者术后应用一组基础的免疫抑制剂,以后再酌情增减药物剂量或更换药物,保持移植器官的良好功能及病人的长期存活率。

此外,要实施个体化的用药方案,即根据不同的个体、同一个体的不同阶段以及病人对药物的敏感性和毒副作用调整用药种类和剂量。个体化的免疫抑制治疗方案的制订依据多种因素调整用药种类和配伍,包括供受者的配型、受者的免疫功能;年龄、种族、致敏状态;手术后不同时期;受者对药物的顺应性或耐受性等。同时根据血药浓度和相关指标调整用药剂量。国人与西方人在用药方案特别是使用剂量都有差别,一般国内推荐剂量较少。

(二) 免疫抑制剂用药方案

临床器官移植的免疫抑制剂的应用可分为预防性和治疗性用药。预防排斥反应即应用免疫抑制剂有效预防排斥反应的发生。由于移植物通血后即启动了免疫应答反应,故起始阶段使用大剂量的免疫抑制剂,这一阶段称为诱导阶段。随后可逐渐减量,最终达到维持量以预防急性排斥反应的发生,这一阶段为维持阶段,多数情况下需终身维持免疫抑制治疗。维持期免疫抑制治疗通常采用“三联治疗”方案。当发生急性排斥反应或加速性排斥反应时,需加大免疫抑制剂用量或调整免疫抑制方案。

结 语

综上所述,免疫抑制剂都具有治疗指数窄、个体间药动学和药物疗效差异大的特点,有效、合理的联合应用仍是目前器官移植免疫抑制治疗的重要治疗原则。随着免疫学的不断发展,高效、低毒的新型免疫抑制剂的研发,必然会推动器官移植事业更加蓬勃发展。

(石炳毅)

参考文献

1. Christians U, Jacobsen W, Benet LZ, et al. Mechanisms of clinically relevant drug interactions associated with tacrolimus. ClinPharmacokinet, 2002, 41(11):813-851.
2. Christians U, Schmidt G, Guengerich FP, et al. In vitro metabolism of Tac, cytochrome P450 and drug interactions. Ther Drug Monit, 1993, 15:1452.
3. Ciancio G, Burke GW, Gaynor JJ, et al. A randomized trial of three renal transplant induction antibodies: early comparison of tacrolimus, mycophenolatemofetil, and steroid dosing, and newer immune-monitoring. Transplantation, 2005, 80:457-465.

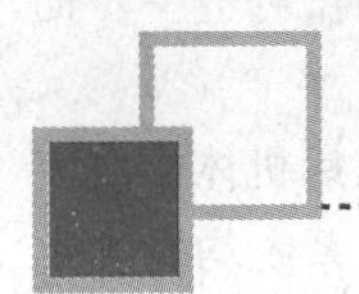

第四章 供者评估与管理

学习目标：

1. 了解移植器官来源的基本分类及供者选择与供者管理
2. 初步掌握脑死亡器官捐献的病理生理特点及技术要求
3. 初步掌握心脏死亡器官捐献的分类、病理生理特点及技术要求
4. 了解活体器官捐献的相关规范及对捐献者的健康状况要求

第一节 供者选择一般标准

供器官来源包括尸体供器官和活体供器官两大类。尸体器官捐献又因捐献者临床死亡的情况不同分为：脑死亡器官捐献（donation after brain death，DBD）和心脏死亡器官捐献（donation after cardiac death，DCD）。

一、尸体器官供者的一般选择标准

尸体器官供者的一般选择标准也在不断变化，以往认为的捐献绝对禁忌证变为相对禁忌证，如活动性 HBV、HCV 感染等。目前尚无统一的明确标准，可参考以下条件：

1. 供者身份明确。
2. 年龄一般不超过 65 岁。
3. 无 HIV 感染。
4. 无药物滥用、无静脉注射毒品、无同性恋/双性恋等高危活动史。
5. 无恶性肿瘤病史，但部分中枢神经系统肿瘤（主要指低中度危险原发脑瘤，见表 4-1）和一些早期的恶性肿瘤在经过成功的治疗后可以考虑。

表 4-1 脑肿瘤危险性分类

低度危险性	中度危险性	高度危险性
良性脑膜瘤	星形细胞瘤二级	退行性星形细胞瘤三级
垂体瘤	脑神经胶质瘤	多形性成胶质细胞瘤
听神经瘤		成神经管细胞瘤
颅咽管瘤		退行性少突神经胶质瘤
星形细胞瘤一级		松果体胚细胞瘤
表皮样囊肿		脊索瘤
低度少突神经胶质瘤		恶性室管膜细胞瘤
松果体瘤		颅内肉瘤
室管膜细胞瘤		原发淋巴瘤
分化良好畸胎瘤		
乳头状瘤		
成血管细胞瘤		

6. 无活动性、未经治疗的全身性细菌、病毒或者真菌感染。

7. 捐献器官功能基本正常。

二、活体供者选择标准

为了最大程度地保护活体捐献者的自身利益，根据世界卫生组织（WHO）和移植协会共同制定的阿姆斯特丹和温哥华活体器官捐献指南，对活体器官捐献者有相当严格的要求。各器官活体供者选择标准详见相关章节。

（刘永锋）

第二节 脑死亡供者

一、脑死亡概念

脑死亡是以中枢性自主呼吸完全停止为首要特征的脑干或全脑功能永久性丧失，并且以正在使用呼吸机辅助通气等手段维持无效心跳的一种特殊临床死亡状态。该定义强调呼吸机的介入和存在，以及此刻心跳相对于整体生命的无效性。

1959年，法国医生 Pierre Mollaret 和 M Goulon 首次提出不可逆昏迷概念（coma dépassé），而后由于呼吸机的广泛应用，由此逐步形成"脑死亡＝死亡"概念。目前很多国家、地区，包括我国香港特别行政区和台湾省在内，均已完善以法律、法规、指南等形式界定"脑死亡＝死亡"，从而保证医疗实践，并允许在器官捐献中采用脑死亡标准。长久以来，脑死亡器官捐献也是各国器官捐献的主要来源。

二、脑死亡状态下的病理生理特点

脑死亡状态对机体的血流动力学产生巨大的影响，引起外周器官严重的缺血再灌注损伤；持续低血压造成组织器官缺血缺氧，能量代谢障碍；激活的免疫系统应答反应则造成非特异性的炎性损伤。

1. 缺血再灌注损伤 脑死亡早期机体内儿茶酚胺一过性增高，引起血管阻力增高，脏器内血流量减少，使得组织器官缺血缺氧。当儿茶酚胺消耗殆尽后，血管阻力下降，同时局部舒张血管的代谢产物如组胺、腺苷等增多，可引起外周血管的扩张，从而使得组织器官内的血供增加。这种缺血再灌注损伤一方面使氧自由基的生成增加，对细胞膜、线粒体膜等膜性结构造成损害；另一方面胞浆内钙离子浓度升高，引起线粒体功能障碍，可进一步促进氧自由基的生成与释放。

2. 主要病理生理过程 脑死亡后机体的血流动力学和内分泌代谢以及交感神经系统均发生重大变化，同时诱发细胞因子的大量释放，激活非特异性免疫反应。血流动力学的剧烈变化是由于大量的儿茶酚胺释放入血造成的，称之为"儿茶酚胺风暴（catecholamine storm）"或"自主风暴（autonomic storm）"。下丘脑-垂体-靶腺轴功能部分或完全丧失，反馈机制消失，促甲状腺激素、促肾上腺皮质激素、抗利尿激素、血管加压素分泌减少，使得血液中的激素如甲状腺激素、抗利尿激素、皮质醇等水平均迅速下降。

（1）血流灌注减少：脑死亡早期由于交感神经系统兴奋，大量的儿茶酚胺释放入血，表现为心排出量、平均动脉压、心率及携氧量均增加，但由于全身血管阻力增加而导致重要脏器血流灌注量减少。

（2）心肌损害和心律失常：脑死亡可以引起不同程度的心肌损害。这归咎于"儿茶酚胺风暴"中儿茶酚胺的大量释放。应用维拉帕米可以阻断钙离子的慢通道，不仅可以改善血流动力学，而且可以减少心肌损害。

心肌损害的严重程度也和颅内压升高的速度和程度相关。脑死亡早期，交感肾上腺髓质系统过度激活，尽管血流动力学参数并未成比例变化，但心肌细胞内钙离子水平急剧升高，随后出现心肌坏死以致诱发心律失常。约10%的脑死亡者可发生心跳骤停。

（3）内分泌系统紊乱：尽管部分下丘脑组织可能有微弱的血流灌注，但不足以维持其功能。脑死亡后，下丘脑-垂体-靶腺轴功能部分或完全丧失，抗利尿激素缺乏导致尿崩症。如果未得到有效治疗，将导致严重的低血容量，低血压，器官血流灌注不足，严重电解质紊乱（高钠、高镁、低钾、低钙），心律失常，甚至心跳骤停。下丘脑-垂体-靶腺轴的反馈功能也不复存在，可导致甲状腺功能减退，血中游离三碘甲状腺原氨酸减少，使得细胞的线粒体功能受抑制，有氧代谢减弱，无氧代谢增强，从而导致能量生成障碍，ATP大量减少，乳酸增加及血流动力学紊乱。

（4）免疫系统的激活：脑死亡后数小时即可在外周器官观察到大量炎性因子释放。组织器官内黏附分子、致炎淋巴因子(TNF-α,IFN-γ)、淋巴细胞和巨噬细胞相关产物的mRNA表达均显著升高。外周器官的MHCⅠ、MHCⅡ分子和共刺激分子B7的表达也明显上调,提示外周器官的免疫反应大大增加,从而不可避免地增加急性排斥反应的发生风险。

(5) 肺水肿:神经源性肺水肿较常见于脑死亡器官供者。

(6) 低温:86%的脑死亡者出现完全体温失控,主要表现为低温。造成低温的原因有下丘脑体温调控功能丧失,大量的液体和血液输注,躯体暴露。

(7) 凝血功能障碍:脑死亡后,从坏死的脑组织内释放大量的组织纤维蛋白溶解因子及纤溶酶原激活因子入血,可发展为弥散性血管内凝血(disseminated intravascular coagulation,DIC)。

三、脑死亡器官供者评估、维护与管理

根据脑死亡后有心跳尸体病理生理变化给予相应处理,最大限度地维持血流动力学、内分泌功能等内环境稳定,有利于:①提高潜在供者的数量;②提高每例供者可供移植的器官数;③改善有限供者器官的质量;④降低移植后并发症和移植器官功能衰竭的发生率。

(一) 脑死亡供者的评估

一旦脑死亡判定成立,并且病人的直系亲属同意捐献器官,应立即由相应科室医生和器官移植医生联合对病人进行综合评估,以确定其是否适合器官捐献。需要集中了解损伤或者发病的原因、心肺复苏的持续时间、血管活性药物的使用、是否存在感染和心律失常、既往史和手术史等,以排除器官捐献的禁忌证。

器官功能的实验室检查包括全血细胞计数、血电解质、血糖、动脉血气分析、尿液分析、凝血、血尿素氮、血肌酐、肝功能、微生物病原学检查(HBV、HCV、EBV、CMV、HIV、人类嗜T细胞病毒、梅素)、ABO血型、Rh血型、HLA配型、痰涂片、血、尿和痰细菌培养和药敏实验。

对于捐献不同器官的供者,还需要对具体的器官功能进行相应特殊检查。心脏供者检查包括:心功能评估、心电图、胸部X线检查、超声心动图,超过45岁的病人行心导管检查、心肌酶谱分析。肺脏供者检查包括SpO_2(吸入氧气浓度为100%时)、动态动脉血气分析、胸部X线检查、支气管镜检查。胰腺供者检查包括动态血糖监测、血清淀粉酶、血清脂肪酶、尿淀粉酶和血清糖化血红蛋白。肝脏供者检查包括肝脏超声。肾脏供者检查包括肾脏超声。

(二) 脑死亡供者的临床器官维护

脑死亡判定成立前后的医疗活动概念和指导原则不同,脑死亡之前称为“治疗”,脑死亡之后称为“维持”。换句话说,脑死亡之前称为“挽救生命”;脑死亡之后称为“抢救器官”。因为概念不同,医疗活动的原则也随之改变:判定前是以维持血压保证脑组织血流供应为主;而判定成立后则以维持供者外周器官的血流灌注和功能为主。

1. 监测　脑死亡后,神经及内分泌系统调控作用丧失,机体内环境及心血管系统状况等不断恶化,故需要加强监测,如心电图、有创动脉血压、中心静脉压、尿量、体温、动脉血气、凝血功能等,必要时行肺动脉导管插管,监测PCWP、SvO_2等参数,以指导临床处理。

2. 维持　一般来说,应根据监测的结果和临床表现予以维持,尽可能纠正供者内环境紊乱。Gelb和Robertson提出了“四个100原则”,即收缩压≥100mmHg,尿量≥100ml/h,PaO_2≥100mmHg,血红蛋白浓度≥100g/L。

(1) 脑死亡病人最常见的原因是颅脑损伤和颅内出血,而这两者在治疗时,通常需要进行降颅压治疗,所以经常大量使用甘露醇和速尿,导致机体有效循环血容量相对不足。甘露醇的大量使用,同时由于脑死亡后有效循环血容量不足,可以使甘露醇在肾小管形成结晶,造成肾衰竭。通过准确的液体疗法维持适当的前负荷,静脉输液量以每小时超过尿量50ml为宜,心率小于100次/分,CVP稍高于12cmH$_2$O,平均动脉压大于70mmHg,使用最低量的血管活性药物如多巴胺(dopamine)或苯肾上腺素(phenylephrine)维持收缩期血压在100mmHg或以上。高血压通常是一过性的,一般不需特殊处理。如果存在持续的高血压,可以使用硝普钠,根据血压调整其用量。

(2) 灌注压降低与器官移植后肾小管坏死、功能衰竭关系密切。但只有在液体或输血疗法不能维持足够灌注压时才考虑使用儿茶酚胺类药物。若经过容量复苏后仍出现低心排综合征可使用多巴酚丁胺,滴注速度可达15μg/(kg·min);外周血管阻力低时可使用肾上腺素,但去甲肾上腺素应作

为最后待选药物。由于脑死亡供者心脏的自律性对抗毒蕈碱药物无反应，所以心率过缓时给予阿托品治疗无效。

(3) 氧分压应维持在 70～100mmHg，呼吸末正压(PEEP)不易过大，氧饱和度作为检测组织氧合最有价值的指标，应常规监测。如果病人出现严重的喘鸣音，推荐使用支气管扩张剂。

(4) 尿崩症导致大量液体和电解质丢失，应根据尿量给予低张晶体液，及时监测电解质变化，调整补液中电解质的量，如高钠血症出现后，采用等量的生理盐水和5%葡萄糖液补充尿液丧失量及每日生理需要量。如果尿量大于 200ml/h，应给予垂体加压素，以尿量调整垂体加压素的用量。

(5) 此外，部分脑死亡者由于大量的组织纤溶物质的释放入血，存在凝血机制障碍，如血小板减少，弥漫性血管内凝血等，应根据监测结果输注新鲜冰冻血浆，必要时可以进行成分输注，及时补充血小板及各种凝血因子，纠正凝血功能障碍，维持红细胞压积在 0.30L/L 或以上。

(6) 保持室温在 23～24℃，可以使用加热设施，但应注意防止烫伤，因为脑死亡者已经无反应性。所有输入体内的液体或血液制品，输入前均应加温至 37℃。同时应用保温装置，维持体温在 36.1～37.7℃。

(7) 由于下丘脑-垂体轴功能丧失，可造成持续的缺胰岛素性糖代谢紊乱，同时葡萄糖液体的输注、儿茶酚胺释放以及血管活性药物的使用，往往导致高糖血症，可以根据血糖水平调整胰岛素用量，以维持血糖在许可范围内，在使用胰岛素时应监测磷酸盐和钾离子水平，防止低钾导致的心律失常。

3. 防控感染　对供者的各项处置措施，均应严格遵循无菌原则。应每日行血、尿、痰细菌培养，胸部 X 线检查及血生化检查。只有当供者的感染被彻底控制，才考虑使用该供者器官。此外，应避免使用对器官有较强毒性的抗生素等药物。

(三) DBD 器官获取术中处理及“麻醉”原则

术中失血，尤其是多器官联合分组获取时，要注意血容量的变化，必要时可以成分输血。器官切取期间除加强监测、及时纠正内环境紊乱、保证重要脏器足够的血流灌注等措施外，还必须给予供者足量的镇痛药，消除器官切取期间有害的应激反应，以避免对可移植器官功能的进一步损害。常用药物为芬太尼。这里必须强调，脑死亡器官获取术中应用麻醉剂的目的并非镇痛，因为病人已经死亡，没有疼痛感觉；其应用目的为阻断外周性神经反射造成的进一步器官损伤，从而使移植器官功能较好地恢复。

(陈忠华)

第三节　心脏死亡供者

心脏死亡器官捐献(DCD)由来已久，早在移植发展初期阶段，脑死亡立法前，各国的尸体器官移植均来源于 DCD。随着脑死亡概念的提出，考虑到心脏死亡供者由于经历热缺血，可能对器官造成损害，心脏死亡供者的应用逐渐减少。但近年来器官短缺使得人们再次评价 DCD，目前 DCD 移植数量逐年增加，已成为最具有前景的器官来源之一。

一、心脏死亡供者分类

DCD 指公民在心脏死亡后进行的器官捐献，以往也称无心跳器官捐献(non-heart beating donation，NHBD)

目前，国际上通常采用 1995 年荷兰 Maastricht 国际会议定义的 DCD 的分类标准，2000 年之后，西班牙提出重症治疗室或监护室中心脏意外停跳者也是很有开发潜力的供者来源，2003 年将其增补为 Maastricht 标准Ⅴ类，现被英国等国家采用。

Maastricht 分类：

Ⅰ类：指抵达医院时已经死亡者，病人的死亡发生在院外。该类如有可能成为供者，其猝死时需要有目击者予以证实，记录准确的死亡时间及入院前抢救措施。这类供者存在许多不确定因素，如器官热缺血时间、死亡原因等。

Ⅱ类：这种类型是指在发现心搏骤停后采取了复苏的措施但未能成功，常见于急诊室中，整个过程均已有详细记录。

Ⅲ类：等待心脏停跳的濒死者：病人存在不可救治性损伤，通常为大面积的脑损伤，但不完全满足脑死亡的判断标准，各种治疗已经无效，有计划的撤除生命治疗，等待心脏停跳。通常为神经外科重症监护病房、一般重症监护病房、冠心病重症监护病房、急诊病房和一般病房的病人。

Ⅳ类：确认脑死亡的病人发生非预见性心脏停跳。这种类型与脑死亡供者的区别在于，前者是宣告脑死亡后或在宣告死亡过程中心跳停止,并确定给予复苏无效后,进行器官切取;后者是在宣告病人脑死亡后,病人心脏仍有心跳和呼吸支持的情况下,行器官切取。

Ⅴ类:重症治疗室或监护室中心脏意外停跳者。

以上类型中,只有Ⅲ类的心脏停搏是可以预知的,因而称为可控性心脏死亡供者(controlled donor after cardiac death, controlled DCD),其余四类属于不可控性心脏死亡供者(uncontrolled donor after cardiac death, uncontrolled DCD)。

二、心脏死亡供者评估

与DBD不同,DCD供者患有严重的神经系统损伤和(或)其他重要器官功能衰竭,但未完全达到脑死亡标准,其他器官的功能受损程度因缺氧耐受能力不同而各有不同。器官捐献是在医生确定病人将不可避免死亡,且亲属决定撤除生命支持的前提下进行的。因此对心脏死亡供者评估除参照脑死亡供者评估外(详见本章第二节)外,还应包括两方面内容,即潜在供者在撤除生命支持治疗后60分钟内心脏停搏的可能性以及其器官用于器官移植的可能性。

(一)撤除生命支持治疗后心脏死亡的预测

目前国际上推荐采用的评估系统主要有威斯康星大学制定的评分系统(UW评分系统)和UNOS评估系统(详见附表)。应用最广泛的是UW评分系统,该评估系统需要在撤掉呼吸机后,通过气管插管或气管造口处,监测自主呼吸10分钟,测量呼吸参数和生命体征(如呼吸频率、潮气量、最大吸气负压、脉搏、血压和氧饱和度),并计算测出的各种变量,同时将年龄、身高体重指数(body mass index, BMI)、升压药和插管类型等因素考虑在内。UW评分高者,拔管后60分钟内死亡的可能性较大。

但这些评估系统并未考虑病人的神经损伤状态,且需要终止呼吸支持10分钟,因此更适用于非神经系统损伤供者,对于严重的神经系统损伤但尚未达到脑死亡的供者的预测价值较低。近年来,美国Alejandro Rabinstein等对于严重的神经系统损伤且尚未达到脑死亡的供者提出神经重症病人心脏死亡评分(score for cardiac death in patients in neurocritical state, the DCD-N score),包括:角膜反射消失为1分,咳嗽反射消失为2分,运动反射消失为1分,氧合指数(OI)>3为1分($OI=FiO_2 \times MAP \times 100/PaO_2$)。研究结果指出:DCD-N评分≥3分,74%的病人会在60分钟内死亡,但尚需大量研究进行验证。鉴于各评估系统均有其局限性,目前建议综合DCD-N评分、UW评分系统、UNOS评估系统、参考血流动力学和其他呼吸参数,以得到更准确的评估结果。

(二)供器官评估

影响心脏死亡供者移植效果的最根本的问题在于热缺血时间延长。对于热缺血的时限问题,标准尚不统一。1995年,荷兰Maastricht会议通过:热缺血时间应指心脏停搏至低温灌注开始前的一段时间。美国认为热缺血时间最好小于30分钟。澳大利亚/新西兰规定肝脏热缺血时间应≤30分钟,对于肾脏和胰腺,热缺血时间应≤60分钟,肺脏的时限为90分钟。英国在最近的报告中提出功能性热缺血时间的概念,定义为收缩压小于50mmHg和(或)动脉氧饱和度低于70%至低温灌注开始的时间。肝脏热缺血时间≤30分钟,肾脏热缺血时间应<120分钟,肺脏的热缺血时间是指达到再通气而非达到低温灌注的时间,其时间应控制在60分钟以内,胰腺的热缺血时间应控制在30分钟之内。对于DCD供者,冷缺血时间应保持在最低水平。

在决定是否选取此类器官时,还应考虑是否存在其他风险因素,常规行病理检查。2009年,Rao等提出供肾风险指数(kidney donor risk index, KDRI),根据供者年龄、种族、身高、体重、死因、DCD、合并高血压、糖尿病、丙型肝炎、肌酐水平、B位点错配数、DR位点错配数、冷缺血时间、是否是双肾移植,以上14个因素计算KDRI。在KDRI的基础上将所有供肾按0~100%评分,衍生出KDPI(kidney donor profile index),估计供肾存活时间。2012年3月OPTN正式公布将KDPI加入尸体肾源分配方案。在肝移植中,Feng等提出供肝风险指数(liver donor risk index, LDRI),随着LDRI升高,移植物存活率逐渐下降。但最近的研究指出LDRI仅涵盖了年龄、身高、种族、死亡原因、冷缺血时间等8个因素,未能全面考虑供受者匹配、体重、肝脏功能等因素,有一定局限性,在评估中可能会造成一定偏倚,尚不能正式用于器官分配。

三、心脏死亡供者的处理原则和程序

DCD的基本原则是"切取器官只能在病人死

后，不能因为切取器官导致病人死亡"，也就是说，在做出撤除生命支持治疗的决定后，方可与病人家属商谈器官捐献事宜。如同意捐献，且病人在撤除生命支持后的规定时间内未能恢复自主呼吸，才能由器官移植医疗组进行器官切取程序。

目前国际上最常用的心脏死亡供者是Maastricht-Ⅲ类，即可控性心脏死亡供者。世界各国对可控性心脏死亡供者的处理程序略有不同，本书介绍的处理程序主要来源于我国于2012年8月修订的《中国心脏死亡器官捐献指南(第二版)》。

(一) 决定撤除生命支持治疗

主管医生发现潜在器官捐献者后，应进行会诊讨论，明确病人预后不良，目前采用的医疗手段无法避免死亡。在主管医生告知病人家属病情后，病人家属对病情有充分的理解，决定撤除生命支持治疗。

(二) 获得知情同意

在家属决定撤除生命支持治疗后，可与家属商谈器官捐献事宜，详细解释DCD的意义和具体实施过程。家属同意后签署正式的知情同意书。如果家属在决定撤除生命支持治疗之前自行提出器官捐献，或病人清醒时曾提出捐献意愿，需要在医疗记录上详细记录，并签署正式的知情同意书。家属包括配偶、父母及成年子女。

(三) 供者管理

签署知情同意书之后，进行供者/供器官的综合评估及医疗干预。

供者评估包括血型化验(ABO血型及Rh血型)、HLA配型、病毒学筛查、器官功能评估等；

对潜在供者的医疗干预更多的是为了保证器官移植的效果、保护供器官而实施。此时，由病人治疗模式转入潜在受者维护模式。必须遵守知情同意和无害原则。知情同意是指医疗干预只有在病人(曾经的清醒状态时)或直系亲属知情同意的情况下才能进行；无害原则包括不应该限制或者减少能减轻病人痛苦的措施，也不应该应用加快病人死亡的措施。

对于可控性DCD供者来说，为保证供器官的质量，应维持潜在供者生命体征稳定，维持目标：①收缩压≥100mmHg；②中心静脉压≥10cmH_2O；③PaO_2≥100mmHg；④每小时尿量≥100ml；⑤体温≥36℃。具体实施措施包括充足补液、必要时给予白蛋白，维持电解质平衡、控制尿崩症、维持血糖稳定，采取保温措施，在必要时(血压下降且补液效果不明显时)应用血管活性药物多巴胺及去甲肾上腺素。

此外，可于终止治疗开始前对供者进行必要的医疗干预，这包括：①血管插管准备、暴露血管、血管插管、原位灌注；②应用药物如抗凝药物(肝素)、血管扩张剂(酚妥拉明)、溶血栓药(尿激酶)；③应用体外膜肺氧合(extracorporeal membrane oxygenation，ECMO)。尽量应用有明确证据证明有效的医疗干预措施。如无足够证据证明其有效性，在没有不合法操作并且得到家属知情同意的条件下，可以在主治医生的慎重选择下实行。应用的所有干预措施必须详细记录。

此外，对不可控性DCD供者还应给予心脏按压和机械通气。目前，关于这些干预措施的具体内容和时间不同国家和不同地区尚不统一。

(四) 终止治疗

切取器官或移植的团队不能参与终止治疗过程。所有的工作应在不损害病人利益的前提下实施，不能应用加速病人死亡的药物。应准确记录撤除生命支持治疗的时间。在撤除生命支持后应该连续记录捐献者的生命体征，包括心率，呼吸频率，血压、血氧饱和度和尿量等。准确记录热缺血时间。热缺血时间是指终止治疗至低温灌注开始前的一段时间。建议各器官耐受热缺血时间：肾脏60分钟，肝脏30分钟，胰腺60分钟，肺脏60分钟。捐献者在撤除生命支持治疗后，60分钟内心跳未停止者，应终止器官捐献。

(五) 宣布死亡

按循环停止的标准判断和宣布死亡，即呼吸和循环停止，反应消失。由于DCD对于时间的限制，需要运用监测或检验来快速而准确地判断循环的停止。在可能的情况下，可以应用有创动脉血压监测和多普勒超声进行确认。判定死亡时由于在循环停止后的几分钟里心电活动仍可能存在，不应以心电监测为准。为确定循环停止的不可逆性或永久性，应观察一段时间再宣布死亡。观察期至少为2分钟，不能多于5分钟。

(六) 器官获取

一旦宣布死亡，迅速开始切取手术，尽量减少热缺血时间。供器官切取后一般采取单纯低温保存，对热缺血时间较长的供器官及边缘供器官可采取低温机械灌注。

四、心脏死亡供者应用现状

欧洲各国在20世纪80年代早期开始尝试DCD，近年来数量逐渐增加，2000年以来共实施5000余例；美国于20世纪90年代后期开展DCD，2013年OPTN/UNOS的年度报告指出，2012年DCD供者占尸体移植的14%（1102例），是2000年的9倍（117例，1.95%）。另外，根据马斯特里赫特分类标准，DCD供者的选择在不同的国家和移植中心有所不同，欧洲国家大多同时接受可控性及不可控性DCD供者，法国、西班牙仅接受不可控性DCD供者；美国主要采用M-Ⅲ类DCD供者；澳大利亚和新西兰规定M-Ⅲ和M-Ⅳ类DCD器官可用于移植；而日本则主要开展M-Ⅳ类器官移植。

（一）DCD肾移植

肾移植在临床应用最早，研究也较多。心脏死亡后，撤除生命支持后在60分钟内切取的供肾可用。热缺血在10分钟之内，术后肾功能可迅速恢复；接近30分钟者，部分术后可发生急性肾小管坏死（acute tubular necrosis，ATN），肾功能需数周才恢复正常。快速切取肾脏后冷灌注，低温保存供使用，尤其是对于热缺血时间较长的供肾，应尽量缩短冷缺血时间，争取冷缺血时间<16小时。

从1999年起，美国的DCD供肾移植数量在稳步增加，平均每年增加约30%。美国国家数据库分析表明，风险校正后DCD和DBD肾移植3个月、1年和3年的移植物存活率均相近。与美国的移植中心相比，欧洲移植中心采用DCD供肾移植的比例更高，其移植物存活率与DBD供肾移植相近。英国移植协会比较了1994年至2000年间DCD和DBD供者肾移植效果，移植后早期DCD组移植物丢失率高于DBD组，但1年后两组间基本相同。尽管单中心和多中心研究均报道了很好的研究结果，但是切取DCD器官时不可避免的较长热缺血时间对移植肾功能的长期影响已受到关注。DCD供肾移植校正后的DGF相对危险是标准DBD供肾移植的2.5倍。

（二）DCD肝移植

在美国使用DCD供肝在不断增加，目前大约占5%。倾向于采用年轻DCD供者的供肝，而不采用老年DBD供者的供肝；DCD供肝移植给成年人和低MELD评分（终末期肝病模型评分，model for end-stage liver disease，MELD）的病人。DCD供肝移植的并发症发生率高和死亡率高已得到明确认识，术后移植物原发性无功能（primary non-function，PNF）、肝动脉血栓形成、早期胆汁淤积、缺血性胆管狭窄和排斥反应发生率较高，其他并发症发生率无显著性差异。与DBD供肝相比，DCD供肝热缺血时间不超过30分钟和超过30分钟时，移植物失功的相对危险分别为1.81和2.34。此外，冷缺血时间超过10小时可明显增加移植物失功的风险（相对危险=1.18）。

（三）DCD胰腺移植

相对肾移植和肝移植，DCD供胰腺移植的经验非常有限。142个移植中心中仅13个中心报道了DCD供胰腺移植。对美国1993～2003年开展的DCD供胰腺移植资料的分析表明，移植物5年存活率为74%，与DBD供胰腺移植无显著差别。这些研究尽管有限，却支持了在适当条件下可以应用DCD供胰腺移植。Salvalaggio等的研究证实，对供者的选择可使移植胰腺获得很好的5年存活率。这些DCD供者的平均年龄为30岁，体重指数为23.5kg/m²，并且使用升压药物者DCD（34%）比DBD（78%）供者相比较少。在积累到一定经验之前，应有限度地进行DCD供胰腺移植。选择年轻、偏瘦、血流动力学稳定的DCD供者。为了达到较满意的受者/移植物长期存活率，还需要进一步积累经验。

（四）DCD肺移植

DCD的肺适合移植，且比其他器官更耐受缺血，DCD肺移植只要处置得当其效果与传统的脑死亡供者肺移植相当，未见呼吸道感染和排斥反应的发生率增加。动物和临床结果表明热缺血在60分钟以内，平均收缩压在50mmHg和肺冷灌注的情况下肺可以用于移植，明显比肝脏（30分钟）、肾脏（60分钟）和胰腺（30分钟）要好，这可能与肺的代谢率较低和切取后局部能量消耗少有关。

（刘永锋）

第四节 活体供者

活体供者（living donor）分为活体亲属供者（living related donor）和活体非亲属供者（living unrelated donor）。活体亲属供者又根据是否有血缘关系分为有血缘关系的供者，无血缘关系活体亲属供者包括配偶、继父母和非同父母的兄弟姊妹等家属成员；活体非亲属供者包括至亲好友以及有自愿捐赠器官供他人移植，但不愿透露身份的匿名供者（anonymous donor）等。活体亲属供者是目前我国活体供者的唯一合法来源。

一、活体供者应用历史

活体供者最初用于克服器官移植过程中的免疫排斥反应，1954 年 Joseph Murray 采用同卵双生兄弟供肾，取得了肾移植突破性的进展。与尸体供者相比较活体供者具有以下优点：扩大了供器官来源，缩短了受者等待时间；活体供者大多为亲属供者容易获得理想的组织配型，术后排斥反应的发生减少；供器官的冷热缺血时间明显缩短；术前可对供器官进行详细检查，选择合适的手术时机。但因为活体器官移植触及医学底线"无害原则"，随着克服免疫排斥反应措施的不断改进，在各国承认脑死亡和制定了脑死亡器官捐献条例和法规的基础上，活体供者逐渐减少。近年来，随着器官短缺问题日益突出，活体供者再次受到人们的重视，但随着活体供者的不断增多，供者术后并发症和死亡的事件时有发生，更多的伦理和社会问题也不断显现出来，因此应用活体供器官时，需要对活体供者进行更为慎重的评估，采用更加严格的标准和准则。

二、活体供者选择与评估

（一）捐献意愿评估

1. 确认符合法律、法规、医学伦理学和医学原则，确认活体器官捐献者本人真实的意愿　根据我国国务院自 2007 年 5 月 1 日实施的《人体器官移植条例》及原卫生部 2009 年颁布的《关于规范活体器官移植若干规定》，我国亲属活体供者与受者仅限于以下关系：①配偶，仅限于结婚 3 年以上或者婚后已育有子女；②直系血亲或者三代以内旁系血亲；③有证据证明因帮扶等形成亲情关系：仅限于养父母或和养子女之间的关系、继父母与继子女之间的关系。同时，器官捐献者必须年满 18 周岁，具有完全民事行为能力。捐献者作出的决定应该出于完全自愿，不存在任何外界的压力和胁迫。无器官买卖。

2. 医疗机构应当充分告知供者、受者及其家属切取器官手术风险、术后注意事项、可能发生的并发症及预防措施等　告知程序是供者评估过程中一个非常重要的部分，告知的原则包括：①平衡原则：对供受者双方来讲，所得到的利益一定要大于风险。②对于供者来说该过程必须是自愿的，且有权随时终止。确保对因为医学和自身因素而停止捐献程序的原因进行保密。

告知的内容包括：①评估过程中如果发现疾病将会对供者的医学判断、保险和社会状况产生影响；②器官切取手术可能造成的手术风险，除了可能发生的死亡、外科并发症、健康状况及器官功能的改变，还包括对受雇就业能力、保险及无意识中对家庭和社会生活的影响；③受者可以选择等待尸体器官或者替代治疗（如肾脏的替代治疗）；④受者移植手术可能的预后情况（良好的和不顺利的）和受者的特殊情况。

3. 供者、受者签署知情同意书　捐献者和接受者及相关人员必须能够理解被告知的所有内容，并且签署《手术知情同意书》、捐献者需填写《自愿捐献书》。捐献者有权在捐献前的任何时间中止捐献。

（二）医学评估及程序

活体供者的医学评估主要包括：ABO 血型、年龄、体重、HLA 配型及淋巴毒实验、HIV 或肝炎病毒感染、高血压、恶性肿瘤、严重呼吸系统或心血管系统疾病、遗传性疾病、供器官功能以及捐献者是否吸毒或酗酒等（详见各论中活体供者评估）。

推荐按程序依次进行检查，一旦发现不符合捐献条件，即终止其他检查，避免创伤性检查，合理降低医疗费用。包括：①ABO 血型；②全面的内科疾病筛查（采集详细病史、体格检查、实验室检查：血液、尿液检查，X 胸片和心电图）；③HLA 配型以及淋巴毒试验。

三、活体捐献器官的风险

活体器官移植是从健康人身上获取器官移植给其他人，其目的并不是为了本人而是为了他人的健康，从某种意义上说违背了医学伦理学基本的无害原则（活体供者的伦理学问题详见第十章第三节）。事实上活体供器官不可能没有损害的，不仅会出现并发症，甚至发生了健康供者死亡事件。

（一）活体供者死亡事件

全世界在 1987 年前至少 20 例供肾者死亡，至 1992 年又有 7 例供肾者死亡。美国 1990—2003 年间活体肾移植 16 524 例，11 例活体供肾者死亡，其中 10 例系腹腔镜取肾后死亡，最年轻供者仅 25

岁。美国活体供肾手术期死亡率约为0.03%。全世界迄今至少33例活体供肝供者死亡(其中3例接受肝移植后仍死亡。已知美国和欧洲各8例,巴西4例,阿根廷1例,日本3例,印度、埃及和韩国各2例,中国香港、新加坡和土耳其各1例)。仅36%(12/33)在学术刊物或会议报道,大多数(64%)移植界都清楚,但并未报道。同样,在国内开展活体肾移植和肝移植的短短几年内已有发生供者死亡的事件,但也未见报道。在美国近年来成人活体肝移植例数明显下降,现在维持在每年250~300例之间。在法国已经禁止施行活体肝移植。

活体供者死亡的悲惨事件不仅仅对于供者的家属、朋友和受者造成极大的打击,而且对手术者自身以及移植中心的声誉和移植工作的进一步开展的负面影响,也是无法挽回的。供者的死亡也会影响到准备捐献的其他候选供者和受者,社会和舆论也会对活体移植产生质疑,损害公众对医疗机构的信任。

(二) 活体供者术后并发症

随着活体器官移植的数量增加,活体供者术后的并发症也被广为关注。据报道活体供肝供者术后并发症在10%左右。供者完全康复平均需3个月,大多数病人在术后6个月方能恢复术前的工作和劳动,对健康的远期影响还需进一步观察和研究。活体供肾术后远期并发症发生率约为20%,主要有:高血压病、蛋白尿、切口疝、肠梗阻、肾炎、肾结石、慢性胰腺炎等。据报道高血压病的发生率在15%~38%之间,血清肌酐有不同程度升高,术后GFR降低,供者发生终末期肾病,美国报道发生率大约为1%,瑞典报道为0.5%。活体胰腺移植供者术后除一般手术并发症外,常见并发症如脾切除15%,胰腺炎或胰漏<5%,糖尿病危险性<3%。活体供小肠术后并发症包括短肠综合征、肠梗阻(3%~8%)、维生素失调症、体重下降和腹泻等。

四、活体供者长期随访

对供者进行长期随访和治疗是保证供者身心健康的重要环节。及时发现和治疗可能出现的并发症和心理问题,有助于保持存留器官功能和提高供者生活质量。

扩展阅读

我国器官捐献现状

我国现阶段尚无脑死亡法,人们对死亡的认识都停留在"心跳停止、自主呼吸丧失即为死亡",对脑死亡的认识与接受程度较低。2003年原卫生部发布了《脑死亡判定标准(成人)》(征求意见稿)、《脑死亡判定技术规范》(征求意见稿),2013年国家卫生和计划生育委员会再次修订了上述标准和规范。脑死亡标准的建立,有助于人们树立科学的死亡观。

2010年3月原卫生部同中国红十字会共同启动了我国器官捐献工作。2011年2月中国人体器官移植技术临床应用委员会(OTC)通过并公布了中国人体器官捐献分类标准(简称"中国标准",卫办医管发【2011】62号)即,中国一类:国际标准化脑死亡器官捐献(DBD);中国二类:国际标准化心脏死亡器官捐献(DCD);中国三类:中国过渡时期脑-心双死亡标准器官捐献(donation after brain death awaiting cardiac death,DBCD),符合脑死亡诊断标准,但鉴于对脑死亡法律支持框架缺位,现按DCD程序严格实施。我国目前尚无脑死亡立法,对于不能接受在心脏未停跳情况下进行器官捐献的家属,"中国三类"更易于实施。

(刘永锋)

参考文献

1. 陈忠华,张苏明,雷霆,等.我国首例儿童脑死亡判定暨无偿器官捐献与移植.中华医学杂志,2004,84(8):619-621.
2. 陈忠华.脑死亡者捐献器官——现代科学和人文精神的完美结合.中华医学杂志,2004,84(8):618.
3. 陈忠华,袁劲.论人类死亡概念和判定标准的演变和进化.中华医学杂志,2004,84(14):1221-1224.
4. 陈忠华,袁劲.论自愿无偿器官捐献与脑死亡立法.中华医学杂志,2004,84(2):89-92.
5. 黄洁夫.推动我国器官移植事业健康发展的关键性举措.中华器官移植杂志,2011,32:1-4.
6. 中华医学会器官移植学分会.中国心脏死亡器官捐献工作指南(第2版).中华器官移植杂志,2011,32(12):756-758.
7. Rabinstein AA, Yee AH, Mandrekar J, et al. Prediction of potential for organ donation after cardiac death in patients in neurocritical state: a prospective observational study. Lancet Neurol 2012, 11:414-419.
8. Kootstra G. Statement on non-heart-beating donor programs. Transplant Proc, 1995, 27:2965.

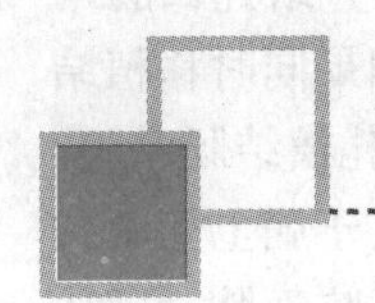

第五章　器官的获取与保存

学习目标：

1. 初步掌握腹部多器官获取的基本原则
2. 了解移植器官的切取与保存

供器官的良好获取与保存是移植成功的保证，获取高质量的供器官可以显著地降低移植器官原发性无功能和功能恢复延迟的发生率，使移植器官的功能迅速恢复正常，并可明显减少移植术后近、远期并发症的发生，进而取得良好的疗效。

第一节　器官获取

一、心脏死亡供者的器官切取技术

（一）腹部多器官联合获取

一般采用多器官联合切取技术。获取的器官包括肝脏、肾脏、胰腺和小肠等。各器官的获取可由不同手术组同时进行来完成。各中心可有不同的切取方法，但原则基本相同。在切取前经静脉全身肝素化（70IU/kg）。

1. 肝脏、肾脏获取

（1）体位和切口：平卧位后上腹部垫高，取腹部正中切口，上起剑突，下至耻骨联合。

（2）开腹后首先迅速探查各器官，确定供器官适用后，立即在肝脏和双肾表面覆无菌冰屑。如果事先已行股动脉及股静脉插管，可经股动脉插管重力灌注4℃的器官灌注液，同时开放股静脉。如果事先没有留置股动脉插管，则立即行腹主动脉插管。显露远端腹主动脉，在髂动脉分叉处上方2～3cm处剪开前壁，向近心端插入灌注管（改造后的Fr20气囊导尿管，气囊远端结扎，气囊近端剪2～3个侧孔），插入深度至胸主动脉水平，气囊内注入15～20ml生理盐水，结扎腹主动脉远端并固定好，用4℃的器官灌注液重力灌注，灌注高度为100cm左右。

（3）在小肠系膜根部显露肠系膜上静脉并剪开一小口，插入灌注管，插管同时另一只手轻握在小网膜孔处掌握插管深度，置管的最佳位置是在门静脉主干内。然后结扎肠系膜上静脉远端（一并结扎肠系膜上动脉以节省灌洗液）并固定好门静脉插管。在插管的同时开始用4℃的器官灌注液行门静脉灌注，灌注高度为100cm左右。

（4）在髂动脉分叉水平的下方切开下腔静脉，插入大口径的引流管引流灌注液至体外。

（5）在十二指肠球部上缘剪开胆总管，同时剪开胆囊底，用4℃的灌洗液80～100ml经胆总管冲洗肝内胆管，冲洗液从剪开的胆囊底流出。

（6）提起乙状结肠，在乙状结肠系膜中部剪开系膜，先向下剪至直肠上段系膜，然后游离切断全部结肠系膜及小肠系膜至Treitz韧带处。在近膈肌处显露出食管，钳夹后切断。紧靠胃壁剪开小网膜向下游离至十二指肠，注意是否存在变异的副肝动脉并避免损伤。靠近十二指肠剪断胰头，游离十二指肠直到Treitz韧带处（保留的胰腺只是方便解剖而不能用于移植，如需获取胰腺，详见胰腺获取部分）。至此消化道除直肠外均已游离，将其移出腹腔外。

（7）此时，腹腔内器官仅剩下双肾、胰腺、脾和肝脏。因移植时需要髂血管备用，此时一并切取。在近腹股沟处剪断双侧髂外动脉并向上游离，在输尿管与髂血管交叉水平的下方剪断双侧输尿管，扇形于腹后壁肌筋膜前方将后腹壁所有组织整块向上和向脊柱方向游离，再沿脊柱前面向上锐性游离至膈肌处。于膈肌上方剪断胸主动脉及下腔静脉近右心房水平，沿脊柱前方从上向下游离。至此整块将肝脏连同部分膈肌、胰腺、脾、双肾及双侧输尿管切取下来。同时一并切取的供者双侧髂动脉留在移植时备用。肝和双肾切取后需进一步灌洗。将其移至无菌容器中，剪开腹主动脉后壁，显露出双肾动脉开口，用保存液经双肾动脉进一步灌洗双肾，门静脉始终保持灌洗。待双肾和肝脏灌洗满意后，将其放入有4℃保存液的无菌容器中保存并运输，待受者回手术室后进一步修整。

2. 胰腺获取 胰腺获取一般与肝及双肾同时获取，获取的是全胰腺带十二指肠。切口、腹主动脉及门静脉插管同肝脏切取。只是切除胃肠道方式有所不同。首先提起胃，在幽门胃侧结扎胃，经胃壁向十二指肠腔内注射含有抗生素的生理盐水100～200ml 冲洗十二指肠。剪断结肠及小肠系膜同上，但剪断小肠系膜至距 Treitz 韧带 15cm 的小肠系膜处为止，小肠不切断。不切断食管，在胃窦部切断胃，近端胃向头侧牵开，十二指肠不游离，整块切取肝脏、胰腺、十二指肠、脾及双肾。进一步灌洗同上。灌洗满意后，排出十二指肠内液体，仍经幽门处胃壁向十二指肠腔内注射 60ml 保存液用于保存十二指肠。在距 Treitz 韧带 10cm 处切断空肠并结扎。整块切取的各器官装入有4℃保存液的无菌容器中保存并运输。回受者手术室后进一步修整。

若存在血管变异，因为是腹腔多器官联合整块切取，一般不会伤及变异的血管。在器官修整时，通过血管成形或间置血管移植物（Y 形移植物）进行血管重建。

因胰腺移植是可选择的治疗方法，肝移植是挽救生命的，故肝脏切取要优先于胰腺；存在血管变异时，血管重建优先考虑满足肝脏，胰腺血管重建可应用 Y 形血管移植物，或行节段性胰腺切取，或彻底放弃胰腺切取。

3. 小肠获取 多采用腹腔器官联合切取技术整块切取肝脏、胰腺、十二指肠、小肠、脾及双肾。然后根据器官移植的需要分别将肝、肾脏与小肠（包括胰腺）分离，如果需要胰腺移植还需要将胰腺与小肠分离。

（1）进腹后于腹腔内倒入大量冰屑，腹主动脉插管及灌注同肝脏切取。

如果仅获取小肠或小肠与肾脏，待小肠变苍白后将小肠与肾脏一并切取。如果同时获取肝脏则在胰颈部切开部分胰腺显露门静脉主干并切断，近端插管灌注门静脉系统，远侧断端作为肠系膜上静脉的流出道。如果需要同时获取胰腺则采用胰腺上缘的门静脉插管灌注。

腹腔器官色泽转为苍白后分别自腹主动脉与门静脉继续灌注灌洗液 1000ml、500～1000ml。切断并结扎幽门，距回盲部 15cm 切断并结扎回肠末端，切断胃结肠韧带与回肠系膜。如果同时移植结肠则需要在结肠中动脉左侧切断结扎横结肠系膜。需要移植的腹腔各器官灌注良好后，于膈上切断胸主动脉及下腔静脉，将腹主动脉、下腔静脉、肝脏、胰腺、脾、十二指肠、空回肠、双肾及输尿管整块切取。将其移至无菌容器中，剪开腹主动脉后壁，显露出双肾动脉、腹腔干及肠系膜上动脉开口，用保存液进一步灌洗。待各器官灌洗满意后，将其放入有4℃保存液的无菌容器中保存并运输。回受者手术室后进一步修整。小肠切取时不行肠腔灌洗，待修剪时再进行灌洗。灌洗液采用4℃的甲硝唑和内含阿米卡星 0.4g/L 的乳酸林格液。

（2）颈部血管获取：小肠移植需采用颈血管作为架桥。通常获取左颈总动脉与颈内静脉，取胸锁乳突肌前缘“工”字型口切开皮肤，上起颌下，下达锁骨上，获取颈总动脉与颈内静脉（带部分锁骨下动静脉），一并保存。

（3）器官分离：将腹主动脉背侧正中剪开，显露出腹腔干、肠系膜上动脉及左右肾动脉的开口，此时应注意检查有无变异肝肾动脉，首先在肾动脉与肠系膜上动脉开口之间劈开动脉袖片，暴露左右肾静脉，于左肾静脉上缘横断下腔静脉，将双肾与肝、胰腺、小肠、脾分离。随后在肠系膜上动脉与腹腔干开口之间劈开动脉袖片，在门静脉离断处切断肝十二指肠韧带，如果发现发自肠系膜上动脉的副肝右动脉，则副肝右动脉起始部近端的肠系膜上动脉也要留给肝移植物。至此尚剩余十二指肠、胰腺、脾与小肠在一起。根据移植术式进一步分离供器官。

（二）胸腔器官获取

1. 心脏获取 供者取仰卧位，垫高胸腹部。取胸骨正中切口。如同时获取肝和肾，可将切口延向腹部，行腹正中切口至耻骨联合。

剪开心包，在右心耳注射肝素。肝素化后，因心跳已停止，挤压心脏若干次。打开心包后，观察供心左心房、主动脉、肺动脉区有无损伤和病变。行升主动脉穿刺后，使用心脏停搏液灌注（灌洗液为4℃ Stanford 溶液：5% 葡萄糖溶液内含 KCl 25mEq/L、$NaHCO_3$ 25mEq/L 和甘露醇 12.5g/L）。阻断上腔静脉及升主动脉。

游离出上、下腔静脉、肺动脉和主动脉。随即在根部剪开下腔静脉及右上肺静脉。心脏周围置无菌冰屑。将上腔静脉在右心房以上 4cm 处切断，下腔静脉于其根部切断，并由此向上剪开右心房。

在肺静脉开口处切下左心房后壁，使其成为方形开口。自无名动脉起始部横断主动脉，肺动脉在其分叉处切断，取出供心脏。

2. 肺脏获取　体位与切口同心脏获取。气管插管后开胸，剪开心包至膈，游离上、下腔静脉，肺静脉内注射肝素，阻断腔静脉回流。在肺动脉圆锥根部注入前列腺素 E_1 500mg。肺动脉插管灌注。阻断升主动脉，剪开下腔静脉、左心耳，迅速于双侧肺动脉以4℃肺保存液灌注，保证双肺每个部分都获得有效的灌注，灌至双肺完全发白。并使灌注液由左心耳预先切开的小口内流出。无菌冰屑覆盖肺表面降温，膨肺后夹闭气管并切断，或用直线切割缝合器切断气管，剪断主动脉及上腔静脉，整体切取心肺。

单侧肺与双侧肺的切取方法：

（1）单肺切取：于肺静脉开口左心房处，保留0.5cm宽度的左心房壁将其剪下，肺动脉则从分叉处切断。主支气管在上叶支气管开口上端2个软骨环处切断，切取一侧肺脏。

（2）双肺切取：在右肺静脉与冠状静脉窦之间的中心部位剪开并切断左心房，保留含有4个肺静脉口的左心房袖。肺动脉在肺动脉瓣与肺动脉分叉处的中点切断，气管于隆突上2个气管环处切断，切取双肺。

将供肺放入有4℃保存液的无菌容器中保存并运输。

3. 心肺联合获取　体位与切口同上。游离升主动脉及上腔静脉后，于升主动脉、肺动脉分别插入灌注管，阻断升主动脉远端及上腔静脉，切开左心耳、下腔静脉，于升主动脉灌注4℃心脏停搏液，在肺动脉内注射前列腺素 $E_1$500mg，低压灌注4℃保存液直至双肺由红变白，在此过程中使双肺仍保持通气。

心肺灌洗完毕后，切断上腔静脉和下腔静脉，在远端切断升主动脉。退出气管插管，在中度膨肺状态下，用气管切割缝合器在气管隆突上第4、5软骨环处切断和封闭气管口，尽量避免污染。保留气管隆突周围软组织，分离气管，游离左心房后侧，将心肺整体切取，将供心肺放入有4℃保存液的无菌容器中保存并运输。

二、脑死亡供者的多器官获取

脑死亡供者常同时提供多个器官，如心、肺、肝、肾、胰腺、小肠等，所以在器官切取时各手术组应紧密有序合作，确保各获取器官都得到良好的保护。多器官切取一般由胸腔器官切取组和腹部器官切取组共同协作完成。

供者一般在气管插管，呼吸机辅助通气的状态下实施手术，如供者已行气管切开，要避免术中污染。如供者仍存在脊髓反射，应给予肌松药物。

1. 体位、切口及探查　平卧位，胸腹部常规消毒和铺巾。胸腹联合切口，上自胸骨上切迹，下至耻骨联合。胸组纵行切开心包及两侧胸膜后，仔细观察心脏、肺脏有无异常。腹组首先彻底探查腹腔，以排除腹腔肿瘤、结核等疾病。然后再仔细探查肝脏，肾脏以及其他需要切取的器官，确认器官的大小、颜色、质地是否正常，肝脏没有严重脂肪肝、肝硬化或肿瘤等。

2. 游离　确定各器官无异常后，胸组游离上、下腔静脉和主动脉。升主动脉远端游离至无名动脉起始处，肺动脉游离至左右肺动脉分叉，上腔静脉游离至近无名静脉汇入口处，下腔静脉游离至膈肌，上、下腔静脉均要套阻断带。

腹组游离肝脏左三角韧带，将食管推向左侧，切开膈肌脚，显露腹主动脉并预置阻断带。依次游离肾脏、肝脏、脾脏，胰腺、十二指肠。游离显露胆总管、肝动脉、门静脉，游离输尿管至膀胱汇合处。游离结扎肠系膜下动脉，在腹主动脉起始段预置阻断带。游离结扎肠系膜下静脉，经肠系膜下静脉插管，深度至刚入门静脉主干，以备灌注。全身肝素化后，结扎远端腹主动脉，在其近端行腹主动脉插管。

3. 原位灌注　上述游离过程完成后，即行多器官联合原位灌注。阻断上、下腔静脉，阻断升主动脉，待心脏跳动数个心动周期心脏排空后，升主动脉近心端插管作冷停跳液灌注，经肺动脉主干插管以器官保存液灌洗肺部。切开下腔静脉和左侧肺静脉减压，于心脏表面用大量无菌冰屑覆盖降温。同时腹腔内各器官覆无菌冰屑降温。当胸组夹闭升主动脉或阻断腔静脉的有效循环时，在腹主动脉膈肌水平进行阻断，腹腔器官灌洗开始，经腹主动脉与门静脉插管同时开始灌入冷器官保存液，经下腔静脉插管将血液及灌注液、心脏停跳液等引出。灌注至待切取器官无血色，流出液清亮或淡血水样液体为止。

4. 切取　灌洗近结束时准备器官整块切取，先将肺充气，于肺动脉上缘切断气管并将近心端缝合，然后切断主动脉及上、下腔静脉，游离肺和气管与周围组织及纵隔之间的粘连，整块切下供者心肺。

腹腔器官的切取由上而下进行，先剪断供肠两端及附在胰头的十二指肠，将食管向左侧掀开，提起胸主动脉及肝上、下腔静脉，在其后紧贴脊柱向下剪开腹主动脉与脊柱间的粘连直至腹腔动脉发出处，所有器官即被整块切取。肝脏、肾脏和小肠等也可分别切取。

将器官分别置入无菌塑料袋内，然后再外套2层无菌塑料袋，将盛有供器官的塑料袋置入盛满冰块的恒温箱内转运至受者手术室。

获取供器官后，同时切取供者的一段或几段血管，以备移植物血管重建吻合困难时架桥或作为间置材料。通常采用供者髂血管（包括髂总、髂内和髂外动、静脉）或颈部血管（包括颈总、颈内、颈外动、静脉，以及锁骨下动、静脉）。

三、活体供者器官的切取原则

目前临床已成功开展包括活体肾移植、肝移植、节段胰腺移植、小肠部分移植等活体器官移植，技术已趋成熟，上述活体供器官切取具体操作步骤详见各论。

活体器官的切取远比尸体供器官切取复杂，技术要求高。活体器官切取原则最关键是确保供者安全健康，存留器官能够满足供者生理代谢需求；其次切取的供器官不仅保留相对独立的解剖结构，也能保证移植受者生理代谢需要；另外切取时应遵循损伤最小原则。

术前应正确评估供器官的解剖结构及功能状态，指导手术方案。例如供肾的选择，双肾功能有差异时应该选择切取功能相对较差的一侧肾脏，以保证供者的安全。切取供肝时在保证供者安全的前提下，又要考虑切取的部分肝脏能够满足受者的需要，所以术前对切取的肝脏范围体积必须精确评估。在特殊情况下，如受者体重较大，供者体重较小时，还需要切取两位供者的肝脏移植给一位受者，施行双供肝移植。活体肺移植则常规需要两位供者分别切取左右各一叶肺，移植给一位受者。

与尸体器官切取不同的还有切取的器官不能在体内灌注，而是要在切取后立即在体外灌注。为了缩短热缺血时间，在切取前灌注装置必须准备完毕，器官切取后应立即行进一步低温灌注和修整。

（刘永锋）

第二节 器官保存的现状与原则

器官保存（organ preservation）是器官移植中至关重要的一个环节，因为供、受者的血型鉴定与组织配型、受者的选择、供移植器官的运输和移植手术的实施等都需要一定时间完成。器官保存的目的就在于使离体缺血的器官保持最大的活力，并于血液供应恢复后迅速恢复功能。因此安全有效的器官保存是移植成功的先决条件。

一、器官保存历史与现状

（一）器官保存方法的发展

早在1937年，R Bickford和F Winton采用低温延长组织存活时间取得了成功，次年器官移植的先驱Alexis Carrel和Charles Lindberg便提出器官体外保存的概念。此后的研究表明，离体的器官可以通过低温无血溶液进行灌洗保存，此发现促使科学家开始研究器官的低温灌洗保存。而自20世纪80年代开始，随着需移植治疗的疾病及移植器官种类的增加，多器官联合灌洗切取技术、单纯低温保存技术被应用于临床，是国内外器官移植中心广泛采用的标准方法。

在单纯低温保存技术发展的同时，低温机械灌注保存也在不断发展。早在20世纪60年代，学者们就开始尝试通过机械灌注泵建立人工灌注循环，对离体器官进行灌注保存。1967年Folkert Belzer等报道了通过持续机械灌注技术，成功保存犬肾72小时，但因设备较复杂，未能广泛应用于临床。近年来，特别在器官日益短缺、边缘供体与心脏死亡供体被纳入到供体来源中后，通过低温机械灌注来保护、挽救和评估供移植器官受到前所未有的重视。到目前为止，大多数美国及欧洲的移植中心已经用机械灌注法（mechanical perfusion，MP）来进行心脏死亡供体肾脏的保存。现行的器官保存方法包括单纯低温保存法和低温机械灌注保存法。

（二）器官保存液的发展

为了延长器官的低温保存时间，减轻低温造成的损伤，一类含有多种组分的电解质溶液-器官保存液被应用于低温器官保存。美国LA实验室的GM Collins等于1969年发明了Collins液，其在4℃下可有效保存肾脏达到30小时。1976年“欧洲移植协会”将其配方加以改进，定名为Euro-Collins液（EC液），并推荐该液作为临床肾移植的标准保存液。1988年Belzer等研究出一种多器官保存液UW液，1990年欧洲多个移植中心进行了验证试验，确立了UW液在促进移植物功能恢复方面的功效。1994年UW保存液成为腹腔器官的标准保存液。

在借鉴国外保存研究成功经验的基础上，我国移植工作者也相继研发了不同的国产器官保存液，如华中科技大学同济医院研制的 WMO 液，中国医科大学附属第一医院研制的 CMU 液、第二军医大学附属长征医院和上海市中心血站共同研制的 HC-A 液等，临床应用效果良好。

经过半个多世纪的努力，器官保存取得了巨大的进步，基本可以满足临床需求。以 UW 液为例，通过单纯低温保存法可以安全保存肾脏 30～36 小时，肝脏 12～16 小时，心脏、肺脏 6～8 小时。

目前器官保存的技术和保存液的研究都取得了一定的进步，器官保存的时间已经基本能保证临床应用的需要。然而随着 DCD 和扩大标准捐献（extended standard donation，ECD）供器官的应用增加，对器官保存提出了更高的要求，如何减少 DCD 和 ECD 器官的损伤成为器官保存领域研究者们面临的新挑战。

二、器官保存的原则

（一）控制代谢

在正常情况下，组织细胞常温下存活依赖于代谢底物的不断供应和代谢废物的及时清除。当代谢率很低或者停止时，组织细胞的活性也因此而延长。温度是控制代谢的重要因素。常温动物大多数酶的活性随温度每降低 10℃ 就减少到 1/2～3/4。此效应类似于 Van't Hoff's 定律，可用 $Q_{10}=(K_2/K_1)^{10(t_2-t_1)}$ 来表示，公式中 Q_{10} 是温度每改变 10℃ 的 Van't Hoff 系数，K_1 和 K_2 分别为温度 t_1 和 t_2 时的反应速度。从此公式中可看出，对于 Q_{10} 为 2 的酶促反应来说，当温度从 37℃ 降至 0℃ 时，器官的新陈代谢速度被降低至 1/13～1/12。因此，目前大多数器官保存方法均依赖于低温。

低温的保护作用在于降低对代谢底物的需求，使得细胞对能量物质供应的依赖性减小，保存器官活力，因此延长保存时限。研究表明，降温能够防止缺血的损害作用。例如哺乳动物肾脏可以耐受 45 分钟以内的热缺血；而在 15～25℃ 时则可耐受缺血 2 小时；5～15℃ 时可耐受 6～7 小时；在 0～4℃ 的情况下，缺血 12 小时仍保持活力。

低温保存器官的另一个主要益处是保存了线粒体的功能，从而保证了移植后器官的能量代谢。线粒体是有氧组织生成能量物质 ATP 的重要结构。热缺血导致线粒体活性快速下降，是使器官丧失活力的一个主要因素。

尽管低温可增强器官组织对缺血的耐受性，但低温本身也可以引起组织细胞损害，其只能减慢细胞死亡的速度，而不能防止细胞死亡。随着器官灌注技术的发展，常温或亚低温机械灌注保存研究也逐渐得以开展，其优点是可以保持器官的正常生理状态，并通过机械灌注系统随时补充能量代谢底物，清理代谢废物，目前，该技术仍处于实验研究阶段。

（二）减少损伤

器官在保存过程中要经历热缺血损伤、冷缺血损伤及缺血再灌注损伤，如何减少这些损伤与器官保存的成功密切相关。只有针对不同器官选择合适的保存方法和保存液，才能有效减少器官保存过程中的各种损伤，延长器官的保存时间及提高保存质量。

作为移植学的三大支柱之一，器官保存经过半个多世纪的发展，已成为一项成熟的技术。而各种保存液的使用也在不断改进中。随着对器官保存中细胞及器官损伤基本机制的深入了解，各种器官的安全保存时限将进一步延长。

扩展阅读

深低温保存

虽然低温可以显著降低器官的新陈代谢，但在 0℃ 时仍有低水平的代谢存在，因此器官的保存时间有限。而通过深低温保存（-196℃，液氮温度）则可使器官的新陈代谢几乎完全停止，极大的延长器官的保存时间。目前深低温保存已被广泛应用于细胞和小型组织（如角膜、皮肤、胰岛等）的保存。通过液氮的快速冷冻，可使细胞内的水分玻璃化，而不产生冰晶，从而避免冰晶对细胞的损伤。深低温保存虽然是一种理想的保存方法，但对于体积较大的人体器官来说，实际应用中仍存在很多的技术困难，目前尚无法应用于临床。

（朱有华）

第三节　器官保存损伤

器官在保存过程中主要经历热缺血损伤、冷缺血损伤及缺血再灌注损伤。这些损伤是引起术后移植物功能延迟恢复和（或）无功能的重要原因，显著影响移植物的长期存活。目前，随着对器官保存过程中组织和细胞损伤分子机制认识的不断深入，已能够采取一些措施来减少器官损伤。这些措施既可减少术后移植物功能延迟恢复和无功能的发生率，又使边缘供器官的应用成为了可能。

一、热缺血损伤

器官离体后氧和各种代谢底物中止供应，细胞内贮存的能量迅速耗尽，氧化磷酸化作用减弱及ATP的含量迅速降低，糖原分解和无氧糖酵解过程则代偿性增强，从而使ATP的合成在短时间内继续进行。但很快因ATP合成不足而导致细胞内ATP含量及pH下降、乳酸积累，引起细胞膜上的Na^+，K^+-ATP酶失灵。正常情况下，钠泵依赖于ATP主动耗能而排钠保钾，以保持细胞内负的膜电位，维持细胞内成分与容积的稳定。钠泵失灵后导致Na^+、Ca^{2+}及水分进入细胞及各个细胞器，此时超微结构的第一个表现就是内质网的空泡样变，与之相伴的是蛋白质合成障碍。线粒体随后也发生浊肿，细胞质内的膜性结构稳定性下降，溶酶体酶释放，并降解细胞成分，使细胞结构出现进行性损害，从而导致器官功能障碍。这种缺血损害在一定时间范围内是可逆的，但超过一定限度，即超过了细胞损伤可复性的临界点，将导致不可逆性损害。表现为缺血器官的血管内皮水肿、坏死、脱落，导致再灌注的困难，最终恢复血流后出现"不复流现象"（no-reflow phenomenon）。在常温35～37℃下器官组织能耐受热缺血的时间极短，故降低温度是成功保存器官的关键。

器官耐受缺血的程度取决于：①组织器官的种类（间叶性细胞>实质性细胞）；②功能状态（静息细胞>活动细胞）；③供者的年龄（青年>老年）；④周围温度（低温>常温）。因而各器官缺血后的复苏时间亦不相同。

二、冷缺血损伤

低温是器官保存的基本原则之一。但即使在低温下，代谢也不是完全中止的，所以低温保存器官是有一定时限的，而且低温本身还会引起组织细胞的损伤。

（一）低温对能量代谢的影响

低温对线粒体的主要作用是抑制其内膜上的腺嘌呤核苷酸（adenine nucleotide，AN）转移酶的活性而限制了ATP的合成速率，其结果导致ADP在细胞内蓄积并被腺苷酸激酶（adenylate kinase）分解为AMP，进一步分解成氧嘌呤（oxypurine），导致器官在保存及再灌注期间能量的缺乏。在有氧代谢恢复以后，AN再合成的速度与缺血时间成反比。在短期缺血后，AN的再合成是通过缺血组织中残存的嘌呤及核苷酸降解产物的补救合成途径来完成的。该途径简单经济，能量消耗少。但由于细胞膜对核苷酸的降解产物是通透的，随着缺血时间的延长，这些降解产物就会随着开放的血流进入循环内，被其他组织器官代谢成不可逆的最终产物尿酸，这时AN的再合成只能通过从头合成途径来完成，因此AN恢复的速度减慢。有学者认为，在保存期间使用AN的嘌呤前体或别嘌呤醇（allopurinol）可提高器官活力，并促进ATP的再生成。另一个恢复AN的途径就是直接给予ATP，而不是其嘌呤前体。正常情况下，细胞外的ATP不能进入细胞内而发挥效应。然而器官缺血或保存诱发的损害则打开了细胞对ATP的通道。已有研究证明，在保存液中使用$MgCl_2$-ATP可提高大鼠及犬的肾脏保存效果，说明$MgCl_2$有助于ATP进入细胞内发挥作用。

（二）低温导致细胞肿胀机制

细胞容量的调节依靠细胞膜的通透性及钠泵的活性，低温对这两个系统均有作用。正常情况下，细胞处于高钠低钾的细胞外液中，而细胞内则为低钠高钾，这一离子梯度主要靠钠泵主动转运来维持，这是一个耗能的过程。低温抑制细胞膜钠泵活性并降低细胞膜电位。结果Na^+及Cl^-沿着浓度梯度进入细胞内，而细胞内K^+、Mg^{2+}外逸，细胞由于水分的蓄积而肿胀（图5-1）。有学者认为，细胞水肿本身并不造成严重危害，但水肿可使细胞膜过度伸展而导致细胞内代谢的必需成分外漏，从而导致严重危害。尽管低温与缺血对钠泵的作用类似，

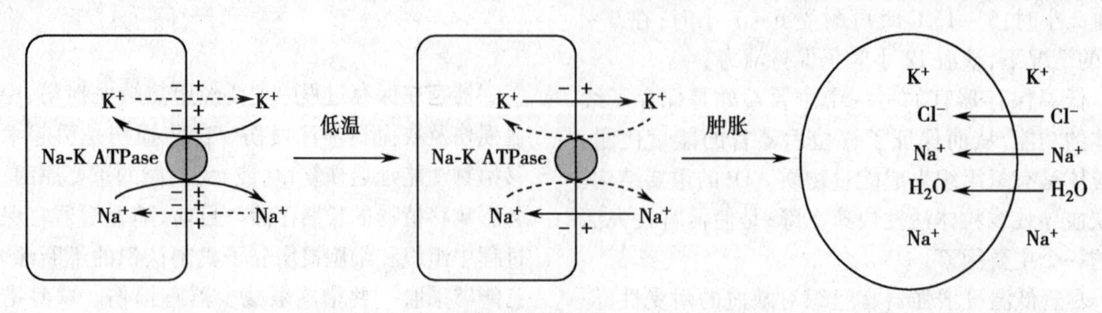

图5-1 细胞肿胀的发生机制

然而其机制是不同的。低温可控制代谢,因而保存了细胞的能量,而缺血导致能量的耗竭。因此,逆转低温对钠泵的抑制作用要比逆转缺血快得多。

(三)低温与细胞内酸中毒

即使在低温情况下,缺血亦可刺激糖酵解及糖原分解加强,细胞内乳酸和氢离子浓度增加,导致组织酸中毒。酸中毒可导致溶酶体稳定性下降,溶酶体水解酶活化,并改变线粒体的性质,从而最终导致细胞死亡。

三、缺血再灌注损伤

缺血再灌注损伤(ischemia-reperfusion injury,IRI)是指移植器官在经历缺血和保存后重新恢复血液灌注过程中引起的损伤。缺血再灌注损伤是移植术后移植物原发性功能障碍的主要因素,也是发生急性排斥反应的重要危险因素之一,甚至也可能是影响移植物长期存活的重要原因。如何降低缺血再灌注损伤对移植器官的影响依然是器官移植临床及基础研究的重要课题,亦是提高移植效果的关键(缺血再灌注损伤的研究进展详见第十二章)。

器官在保存期间所经历的损伤过程是影响移植后器官功能恢复的关键因素,热缺血损伤、冷缺血损伤和缺血再灌注损伤是最主要的三个损伤过程。对这些损伤的机制研究是关键,只有对器官保存中的损伤机制有了深入的了解,才有可能有针对性的采取相应的措施,减轻损伤,提高器官保存的效果。

扩展阅读

缺血预处理

使器官经历一个短暂的缺血和再灌注过程,激活其自身的应激保护反应,从而减轻随后的长时间缺血对器官的损伤作用,这被称为缺血预处理(ischemic pre-conditioning)。通过多年的研究,目前对于缺血预处理的作用机制已有了一定的了解,其主要与诱导一氧化氮合成酶、血氧合酶、抗凋亡信号通路和腺苷相关的细胞保护通路有关。有研究显示,通过对人体远端器官(如肢体)的缺血预处理,可对内脏器官(如肝脏)产生保护作用。目前对于缺血预处理尚处于实验研究阶段,如需应用于临床,尚需进一步深入研究。

(朱有华)

第四节 器官保存的方法

单纯低温保存(simple cold storage)和低温机械灌注(hypothermic machine perfusion,HMP)已成为临床广泛应用的两种器官保存的方法,其各有优缺点。前者的优势是设备简易,花费少,技术操作相对简单,但不耐受较长时间的热缺血。低温机械灌注法则要有专用的灌注装置,设备费用高,且需专门技术人员操作。其优点为在灌注期间可监测多项指标,对保存器官的活力进行评估和了解,能耐受较长时间的热缺血和冷缺血时间。

一、单纯低温保存

将中断血液供应的器官用一种预冷的特制保存液,以一定高度的重力快速滴注灌入动脉系统内,使器官迅速和均匀地降温至10℃以下,灌洗液的温度始终保持在0~4℃之间。灌洗完毕后将供者器官放入盛有0~4℃保存液的双层灭菌塑料袋中,再放入盛有冰块的保温箱中,直至器官移植。目前各移植中心采用的保存液大多为细胞内液型保存液,一般能够安全保存肾脏30~36小时,保存肝脏12~16小时,保存心脏、肺脏6~8小时。

对于单纯低温保存来说,快速降温是保存成功的关键。而将表面冷却和插管原位灌洗两种方法结合起来则器官的中心温度降低更快。从理论上讲,表面温度降至0℃,可提高器官对缺血损伤的耐受力20~50倍。但人类器官体积相对较大,表面冷却不能迅速地降低脏器的中心温度而使之经受了几分钟热缺血的时间,因此只能将器官对缺血损伤的耐受力提高12倍左右。表面冷却的降温速度与器官的大小显著相关,对于人类器官,尤其是肝脏和肾脏等实质器官来说,仅仅依靠表面冷却达不到有效保存的目的。若对表面冷却的器官加以低温灌洗,器官的中心温度从37℃降至0~4℃所需的时间可以从20分钟缩短至2分钟。主动脉插管原位灌洗能在3~5分钟内将腹腔脏器的中心温度降至10℃以下。

二、低温机械灌注

器官的灌注保存研究伴随着器官移植手术的实施而开始。1960年代Alexis Carrel和Lindbergh最初使用生理温度灌注,之后人们开始转向低温灌注方法。1968年Folkert Belzer等首次报道用冷沉淀血浆和Belzer灌流装置成功地保存人肾脏17小时，受到全世界移植医学界的重视。20世纪70年代，佐治亚医学院的Arthur Humphries领导的团队在肾脏离体低温灌注方面做了大量的研究和工作。随着对机械灌注科学原理的深入研究以及与单纯冷保存临床比较中的明显优势被人们所发现，低温机械灌注理念逐渐成熟。即以低流量低压将灌洗液泵入保存的器官内，并使灌洗液及器官温度维持在6～10℃，以期达到供应低温下代谢所需的基本营养，以及清除代谢废物的目的。

（一）低温机械灌注法在肾脏保存中的应用

1. 肾脏机械灌注系统　灌注器主要由脉冲式泵或非脉冲式泵（pulsatile or non-pulsatile pump）、制冷装置和灌注管路等部分组成。此外还设有一些辅助装置，如膜过滤器、气泡去除器、温度/压力/流量传感器等。目前已有成熟的机械灌注设备可供临床使用，如美国Organ Recovery System公司研制的LifePort肾脏转运器。

2. 低温机械灌注法在肾脏保存中的应用　由于供器官日益短缺，边缘供体、DCD供体被纳入到供体池中后，通过低温机械灌注来保护、挽救和评估供体器官受到前所未有的重视。目前大多数美国及欧洲移植中心已经用机械灌注法来进行心脏死亡供体肾脏的保存。芬兰的Moer开展了一项随机对照试验，对于同一供者的一对肾脏，一侧采用传统的单纯低温保存，另一侧采用LifePort机械灌注法保存；结果显示机械灌注能降低DGF风险34%，DGF持续时间缩短3天，提高1年内移植物生存率。

（二）低温机械灌注法在肝脏保存中的应用

目前肝脏机械灌注保存尚处于研究阶段，有多种灌注系统应用于动物模型研究，其中低温氧合机械灌注系统最受关注。该系统结构与肾脏机械灌注系统类似，但在其基础上添加了氧合装置，以提供肝细胞代谢所需的氧。目前大动物模型（包括人体）肝脏的机械灌注一般采用门静脉和肝动脉双重灌注，门静脉压力通常控制在3～4mmHg左右，肝动脉压力为20～30mmHg左右。

由于肝脏在血液供应、组织细胞结构和生理代谢等方面与肾脏有较大的差异，低温机械灌注法在肝脏保存中的应用尚不成熟，但国外学者已进行了有益的尝试。1990年BH Pienaar等应用门静脉脉冲式低温灌注技术成功保存犬肝脏72小时。2010年哥伦比亚大学的JV Guarrera等人使用芬兰Organ Asist开发的肝脏灌注系统进行肝脏灌注后降低了原发性无功能和血管并发症。这些灌注系统有望在短期内应用于临床。

单纯低温保存和低温机械灌注保存是目前最主要的两种器官保存方法，两者各有优缺点。虽然单纯低温保存仍然是目前应用最广泛的保存方法，但随着大量边缘供者用于临床，低温机械灌注保存日益受到人们的重视，其临床应用逐步增多。随着器官保存技术的不断发展，一些新的保存方法在也将逐步被应用于临床。

扩展阅读

常温机械灌注保存

虽然低温机械灌注保存可有效保存边缘供者移植物，但低温不可避免地会引起移植物的损伤，因此国外学者在低温机械灌注的基础上开发了常温（37℃）机械灌注（normothermic machine perfusion，NMP）保存技术。由于对温度和供氧的要求较高，NMP系统在低温机械灌注的基础上加强了温度控制和氧合系统。NMP最初采用的灌流液为自体血液，而目前主要为血红蛋白溶液或氟碳溶液，NMP的灌注方法与HMP基本相同。对于NMP的临床应用，国外学者提出了“器官复苏”的概念，即在移植器官单纯低温保存的终点，应用NMP系统对器官进行2～4小时的持续灌流。动物实验表明，该技术可有效减轻移植物低温损伤，提高移植物活力和改善移植后的功能恢复。

（朱有华）

第五节　器官保存液的开发与研制

器官保存液是影响器官保存效果的关键因素之一，自最初的Collins液应用于临床以来，其一直处于不断的改进和发展中。目前常用的器官保存液有UW液、HTK液、Celsior液等。其中UW液是目前器官保存的标准保存液。但是随着边缘供者器官在临床的逐步广泛应用，临床对器官保存液的要求也越来越高。在对现有保存液改进的同时，新型器官保存液的开发也在不断进行中。目前一批新型器官保存液已逐步应用于临床。

一、器官保存液的组成原则

针对器官在保存过程中经历的各种损伤，器官保存期间应尽量保持细胞内环境稳定，器官保存液的制备应满足下列要求：①减轻由于低温保存导致的细胞水肿；②防止细胞的酸化作用；③防止细胞间隙肿胀；④防止再灌注过程中氧自由基的损伤；⑤提供再生高能磷酸化合物底物。

1. 减轻由于低温保存导致的细胞水肿 目前一般通过在保存液中添加非渗透性物质来减轻细胞水肿，应用的非渗透性物质主要包括糖类和非渗透性阴离子。一般来说，所添加物质的分子量越大，效果越好。目前添加的糖类物质包括：葡萄糖（EC液）、蔗糖（PBS液）、甘露醇（HC-A液、HTK液、Celsior液、Belzer-MPS液）和棉子糖（UW液、IGL-1液）。其中葡萄糖和蔗糖由于在保存中仍会缓慢进入细胞内，因此已较少应用。添加的非渗透性阴离子目前主要有：枸橼酸盐（Ross液、HC-A液）、组氨酸盐（HTK液）、乳糖醛酸盐（UW液、IGL-1液、Celsior液）和葡萄糖酸盐（Belzer-MPS液）。

2. 防止细胞的酸化作用 通过在保存液中添加氢离子缓冲剂可有效防止细胞的酸化。目前添加的缓冲剂主要有：碳酸氢盐（EC液）、枸橼酸盐（Ross液、HC-A液）、组氨酸（HTK液）和磷酸盐（EC液、UW液、IGL-1液、Celsior液、Belzer-MPS液），其中组氨酸是目前缓冲能力最强的缓冲剂。

3. 防止细胞间隙肿胀 胶体成分被认为能有效地防止细胞间隙肿胀。目前保存液中添加的胶体主要有：羟乙基淀粉（UW液、Belzer-MPS液）、右旋糖酐（LPD液）和聚乙二醇（IGL-1液）。羟乙基淀粉（hydroxyethyl starch，HES）作为UW液中的重要胶体分子，在预防移植物间质水肿方面发挥了重要作用。但最近研究显示HES可增加UW液的黏滞度并易引起红细胞聚集，从而导致移植物微循环障碍，影响保存效果。聚乙二醇（polyethylene glycol，PEG）是一种新型大分子（35kDa）胶体物质，已在多种新型器官保存液中得到应用，被认为是一种潜在的HES替代品。

4. 防止再灌注过程中氧自由基的损伤 氧自由基清除剂是器官保存液的重要组分，在减轻缺血再灌注损伤中发挥了重要作用。目前添加的氧自由基清除剂有：还原性谷胱甘肽（UW液、Celsior液、IGL-1液、Belzer-MPS液）、别嘌呤醇（UW液、IGL-1液、Belzer-MPS液）和色氨酸（HTK液）。

5. 提供再生高能磷酸化合物底物 目前添加的高能磷酸化合物底物有：腺嘌呤（HC-A液）、腺苷（UW液、IGL-1液、Belzer-MPS液）和α-酮戊二酸（HTK液）。腺苷阻延了高能量的核苷酸裂解变成更多的可溶核苷，防止在缺血期可溶核苷的丢失，为再灌注期间ATP的合成提供前体。

二、器官保存液类型及常用保存液

根据保存液中的钾、钠离子浓度，一般将器官保存液分为三类：①仿细胞内液型保存液，如EC液、UW液、HC-A液；②仿细胞外液型保存液，如Celsior液、IGL-1液、LPD液、St. Thomas液、Belzer-MPS液；③非体液型保存液，如HTK液。目前常用器官保存液的配方组成见表5-1，其中应用于肾脏保存的主要有UW液、HTK液、Celsior液和HC-A液，而应用于肝脏保存的主要为UW液、HTK液和Celsior液。

1. Euro-Collins液（EC液） 1969年Collins等发明了Collins液，这是一种高钾、高镁和低钠的细胞内液型溶液，并且通过葡萄糖维持渗透压的高张环境。Collins曾用该液在4℃下成功灌洗保存肾脏达到30小时，移植后肾脏功能良好。1976年“欧洲移植协会”将其配方加以改进，定名为Euro-Collins液（EC液）。但由于其保存器官时间短，效果不佳，目前已被逐步淘汰。

2. UW液 1988年美国威斯康星大学的Folkert Belzer等在研制出了UW保存液，并应用UW液首次实现了保存肝脏达30小时以上，保存肾脏72小时。UW液的成功之处在于：①KH_2PO_4作为氢离子缓冲剂，减轻细胞内酸中毒；②腺苷作为合成ATP的底物；③$MgSO_4$、地塞米松有膜稳定作用；④别嘌醇可抑制黄嘌呤氧化酶（xanthine oxidase，XO）、氧自由基的生成；⑤还原型谷胱甘肽作为氧自由基清除剂；⑥乳糖醛酸盐、棉子糖代替葡萄糖或蔗糖作为非渗透性物质，防止细胞水肿；⑦大分子量的羟乙基淀粉（HES）防止细胞间质肿胀。目前UW保存液已广泛应用于多种器官的保存，为腹腔器官的标准保存液。

3. HTK液 HTK液是一种低钠离子浓度、稍高钾离子浓度及组氨酸为缓冲剂的等渗性液体。20世纪70年代初由德国研制而成，最早是作为心脏停搏液用于心脏移植，目前临床上可保存心脏4～8小时。HTK液可在较大的温度范围内（5～35℃）阻止细胞酸中毒，尤其是对热缺血时产生的酸中毒有较好的预防及中和效果。经过犬肾脏移植实验表明，保存效果优于EC液，并将其归功于特有的组氨酸/组氨酸盐缓冲对的缓冲能力。因此，1987年起也开始用于临床肾脏保存。近年来，HTK液在临床上也被用于肝脏的保存。

表 5-1　常用器官保存液的配方组成(mmol/L)

	EC	UW	HTK	Celsior	IGL-1	Belzer-MPS
电解质						
K^+	115	125	10	15	30	25
Na^+	10	30	15	100	125	100
Mg^{2+}	—	5	4	13	5	5
Ca^{2+}	—	—	0. 015	0. 25	0. 03	0. 25
缓冲剂						
枸橼酸盐	—	—	—	—	—	—
组氨酸	—	—	198	30	—	—
磷酸盐	60	25	—	—	25	25
碳酸氢盐	10	—	—	—	—	—
HEPES	—	—	—	—	—	10
非渗透性物质						
葡萄糖	180	—	—	—	—	10
棉子糖	—	30	—	—	30	—
甘露醇	—	—	30	60	—	30
乳糖醛酸盐	—	100	—	80	100	—
葡萄糖酸盐	—	—	—	—	—	85
氧自由基清除剂						
还原性谷胱甘肽	—	3	—	3	3	3
别嘌呤醇	—	1	—	—	1	1
色氨酸	—	—	2	—	—	—
胶体物质(g/L)						
羟乙基淀粉	—	50	—	—	—	50
聚乙二醇	—	—	—	—	1	—
能量底物						
腺苷	—	5	—	—	5	5
腺嘌呤	—	—	—	—	—	—
α-酮戊二酸	—	—	1	—	—	—
谷氨酸	—	—	—	20	—	—
pH	7. 3	7. 4	7. 2	7. 3	7. 4	7. 4
渗透压(Osm)	340	320	310	320	320	300

HTK 液组成特点如下:①钾离子浓度低;②组氨酸/组氨酸盐缓冲系统有较强的缓冲能力,组氨酸作为有效的非渗透性因子,可防止内皮细胞肿胀;③色氨酸作为膜稳定剂;④甘露醇作为非渗透物质,防止细胞水肿;⑤α-酮戊二酸作为高能磷酸化合物的底物;⑥HTK 液黏度低,易于扩散至组织间隙,也易于在短时间内使器官降温。

4. 高渗枸橼酸腺嘌呤液(HC-A 液)　高渗枸橼酸腺嘌呤液(HC-A 液)是上海第二军医大学附属长征医院与上海市中心血站于 1980 年研制成功的一种肾脏灌洗保存液。它是在 Ross 液配方的基础上改良而成的,其基本成分与 Ross 溶液相同,但进行了三项改良:①渗透压由 400Osm 降为 380Osm;②添加了腺嘌呤 0. 38mmol/L;③pH 由

7.1 调至 7.0。调整渗透压可减轻保存肾脏的脱水程度。HC-A 液中添加腺嘌呤可为缺血的供肾细胞提供一定的能量代谢底物,能增强肾脏对热缺血的耐受力,从而对延长供肾的保存时间有良好的作用。该保存液的创制者利用它保存犬肾脏达 72 小时,保存人体肾脏达 50 小时以上,保存时间最长的一例尸体肾脏达 57.25 小时,而移植后肾功能均恢复良好。

5. Celsior 液 Celsior 液是 1994 年由欧洲移植中心研制的保存液,最初应用于心脏保存,但后期研究表明其也可有效保存腹腔器官。其组成特点为:①仿细胞外液型保存液,高钠低钾,故 Celsior 液可进入受体循环系统,且可反复或持续性原位灌洗;②组氨酸缓冲系统,缓冲能力强大;③乳糖醛酸盐、甘露醇作为有效的非渗透性物质,防止细胞水肿;④还原型谷胱甘肽作为氧自由基的清除剂,可防止氧自由基的损伤;⑤谷氨酸作为高能磷酸化合物的底物;⑥较高的镁离子浓度以及轻度的酸中毒,可防止钙超载;⑦黏度低,易于扩散至组织间隙,也易于在短时间内使器官降温。

6. IGL-1 液 IGL-1 液是一种由法国里昂中心开发的多器官保存液,该保存液在 UW 液的基础上进行了改进:采用了高钠低钾的离子比例,从而减轻高钾离子对血管内皮细胞的损伤和对心肌的损害。同时以聚乙二醇(polyethylene glycol,PEG)替代了 HES,从而降低了保存液的黏稠度,加快了灌洗速度,提高了灌洗效果。IGL-1 液其余组成成分与 UW 液基本相同。研究表明,该保存液在肝脏、肾脏保存中优于 UW 液,被认为是 UW 液的升级换代产品。

7. LPD 液 LPD 液是含有胶体右旋糖酐的细胞外液型低钾保存液,是肺脏保存的标准保存液,国内外许多肺移植中心已经常规使用 LPD 液。临床实验表明,LPD 液在肺移植中优于 EC 液,它能减轻缺血再灌注损伤,改善移植后肺功能,减少移植后 30 天死亡率。

8. St. Thomas 液 St. Thomas 液是由英国 St. Thomas 医院的 G Braimbridge 于 1975 年研制的一种细胞外液型冷晶体心脏停搏液,其配方改良型被称为 St. Thomas NO. 2 液(STH-2 液)。St. Thomas 液是目前国内外应用最广泛的心脏停搏液。

9. Belzer-MPS 液 Belzer-MPS 液是 1983 年由 Belzer 等为机械灌注而在 UW 液的基础上改进而成的一种仿细胞外液型灌洗液,目前广泛应用于临床肾脏低温机械灌注保存,又被称为 KPS-1 液。

三、器官保存液的研制进展

随着科学技术的不断进步,保存技术也已到相应的发展。目前器官保存技术的发展呈现两个极端:保存技术方面发展较快,而保存液的发展较缓慢。尚未出现具有突破意义的新保存液,但是对于以往保存液的改进与添加物的研究已有了许多新进展。

1. 聚乙二醇在器官保存中的应用 针对羟乙基淀粉增加保存液黏滞度和易引起红细胞聚集的缺点,一种新型大分子物质——聚乙二醇被应用于器官保存,目前已在一些新型保存液如 IGL-1 液、SCOT 液、Polysol 液中得到应用。聚乙二醇由环氧乙烷聚合而成,为平均分子量 200 ~ 40 000Da 的乙二醇高聚物,目前应用于器官保存液中是分子量 20kDa 或 35kDa 的高分子量 PEG。PEG 作为一种非渗透性大分子物质,在器官保存液中可发挥保护细胞膜、维护细胞骨架完整性、防止细胞水肿、抗脂质过氧化、减少红细胞聚集和免疫调节的作用,可发挥 UW 液中 HES 的作用,并可避免 HES 的缺点,改善器官的保存效果。

2. 气体分子在器官保存中的应用 气体分子在器官保存中的应用是目前研究的热点之一。研究表明,除了传统的 O_2 外,CO、NO、H_2S 和 H_2 等一批重要的气体信使分子,通过气体灌注等方式,可在减轻移植物缺血再灌注损伤等方面发挥重要的作用。其中 CO 释放分子(CO-releasing molecules,CO-RMs)是当前国外研究的热点,该分子属于过渡金属羰基化合物,能在生理条件下以可控制的方式释放 CO。动物实验研究表明,保存液中添加 CO-RMs 可显著减轻肾脏、肝脏和心脏的缺血再灌注损伤,具有重要的临床应用价值。

2009 年日本学者 Hatayama 等创新性地提出了“气体保存”的概念,其将离体大鼠心脏悬挂在充满 CO、CO_2、O_2 和 He 混合气体的高压密闭容器中,在 4℃条件下保存 72 小时后行大鼠异位心脏移植取得了成功。该技术为传统的器官保存开辟了一条新的思路,值得进一步研究。

器官保存液在器官保存中处于核心地位,其通过各种不同的组分,有效减轻器官保存中的各种损伤,延长器官的保存时间。经过多年的研究和发展,目前已有多种成熟的器官保存液应用于临床,各有不同的特点,只有根据所保存的器官,有针对性地选择合适的器官保存液,才能取得理想的保存效果。同时针对现有保存液的改进和新型保存液的开发也在进行中。

扩展阅读

全氟碳化合物溶液

氟碳化合物液(perfluorochemical,PFC)又称氟碳化合物(fluorocarbons)溶液,即载氧保存液。1966年,美国医学博士Clark在实验室里研究氟碳化合物溶液,一次一只老鼠意外地掉进了此溶液中。过了很久,Clark察觉到这个不速之客,并将其捞出。结果,本应淹死的老鼠却抖抖身子,一溜烟地逃之夭夭了。于是Clark有意地将一只白鼠浸入氟碳溶液中,经几小时后,捞上来的白鼠安然无恙。Clark进一步研究证明,氟碳溶液具有很强的含氧能力,发现其载氧能力为水的10倍,是血液的2倍多。目前最适宜应用于移植器官灌洗的是全氟三丁胺(FC-43),无论在单纯低温保存或低温机械灌注中应用都有一定效果。我国熊汝成曾报道采用10% FC-43EC液的单纯低温法保存犬肾脏达96小时之久。由于氟碳化合物液有良好的载氧能力,它在器官灌注保存方面无疑比其他灌洗液更有优越性。

结 语

器官的切取与保存是移植成功的先决条件,经过半个多世纪的不断发展和改进,已经成为了一项较成熟的技术,被视为移植学的三大支柱之一。随着近年来对器官损伤机制的不断深入研究,新的理论和技术不断涌现,同时由于供器官的短缺,大量边缘供者器官被应用于临床,这些都对传统的器官切取与保存技术提出了更高的要求,如何提高边缘供器官的质量是广大移植工作者所面临的新挑战。

(朱有华)

参考文献

1. 刘永锋,梁健,王立明,等.腹腔器官联合快速切取的临床研究.中华器官移植杂志,1996,17(2):63-65.
2. D'Alessandro AM, Fernandez LA, Chin LT, et al.. Donation after cardiac death: the University of Wisconsin experience. Ann Transplant, 2004; 9: 68-71.
3. Timsit MO, Tullius SG. Hypothermic kidney preservation: a remembrance of the past in the future? Curr Opin Organ Transplant, 2011, 16(2): 162-168.
4. Rauen U, de Groot H. New insights into the cellular and molecular mechanisms of cold storage injury. J Investig Med, 2004, 52(5): 299-309.
5. McAnulty JF. Hypothermic organ preservation by static storage methods: Current status and a view to the future. Cryobiology, 2010, 60(3 Suppl): S13-9.
6. Taylor MJ, Baicu SC. Current state of hypothermic machine perfusion preservation of organs: the clinical perspective. Cryobiology, 2010, 60(3 Suppl): S20-35.
7. Maathuis MH, Leuvenink HG, Ploeg RJ. Perspectives in organ preservation. Transplantation, 2007, 83(10): 1289-1298.

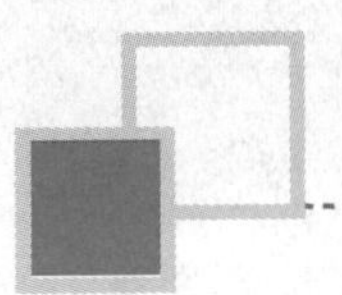

第六章　移植病理学

学习目标：

1. 掌握移植病理学的基本定义和其在器官移植中的作用
2. 了解移植病理学的发展历史
3. 了解移植病理学的基本研究方法和各移植器官病变的基本病理特点

移植病理学(transplantation pathology)是将病理学知识与方法应用于器官移植的交叉学科。该学科主要研究移植物的病理学变化及其发生机制，并与临床各项检查相结合以诊断移植后并发症和指导治疗，从而保障移植器官和受者的长期存活。因此，移植病理学被公认为诊断移植后并发症的“金标准”，并且在移植的基础研究中也是不可缺少的手段。

第一节　移植病理学概述

一、移植病理学的历史与现状

(一) 国际移植病理学的发展

1902 年 Alexis Carrel 创建了血管吻合技术，许多移植动物实验得以顺利实施但均以失败告终。其原因让研究者们百思不得其解。而解剖病理学观察发现，这些移植器官内都有炎症反应发生。1926 年 Carl Williamson 经过对犬移植肾脏的病理学观察，发现其内有大量淋巴细胞浸润以及显著的肾小球炎，率先提出这些病变是导致肾移植失败的真正原因，并用“排斥(rejection)”予以命名。但排斥的机制仍是一个谜。直到 1944 年，Peter Medawar 利用皮肤移植治疗二次大战中严重烧伤病人时，发现再次移植的来自同一个供者的皮肤，比第一次更快地出现坏死脱落，且病理学观察发现这些失活的移植皮肤中均有显著的淋巴细胞浸润，由此提出了“排斥”是机体免疫反应所致，奠定了排斥反应的细胞免疫学基础。这一理论主导了移植免疫学近半个世纪。20 世纪 90 年代，随着免疫学研究的深入、抗体检测技术的进步，尤其是 1991 年 Helmut Feucht 等开创性地建立了体液性排斥反应的病理学检测指标，即补体片段 C4d 的免疫组织化学染色方法，完善了对排斥反应效应机制的认识。该发现证明不仅移植后有细胞性排斥反应，而且体液性排斥反应同样重要，从而对排斥反应的诊断和治疗起到了巨大的推动作用。

表 6-1　国际移植病理学发展简史

1966 年 Kissmeyer Neilsen 等提出了移植肾脏“超急性排斥反应”的概念
1971 年 Holmes 等最早提出了小肠移植排斥反应的病理学特征
1973 年 Caves 等最早报道将心内膜心肌活检技术应用于移植心脏病理学诊断
1980 年 Jordan 等提出移植肾脏“加速性排斥反应”的概念
1988 年 Colvin 等提出了经典的排斥反应分类即超急性、加速性、急性和慢性排斥反应 4 种类型
1984 年 Snover 等提出了移植肝脏急性排斥反应的 3 个关键的组织学特点，即门管区内炎性细胞浸润、小叶间胆管损伤和肝内血管分支的血管炎

续表

1984 年 Burke 等最早报道了移植肺脏慢性排斥反应即阻塞性细支气管炎的病理学特点
1988 年 Stewart 等应用经支气管肺活检明确了移植肺脏急性排斥反应的病理学特点
1985 年 Williams 等确立粗针穿刺活检是移植肝脏病理学诊断的最佳手段
1987 年 Sibley 和 Sutherland 等报道了最大例数(100 例)的移植胰腺的病理学观察
1989 年 Billingham 等提出了移植心脏排斥反应的病理学诊断标准
1990 年 Goulet 等报道了儿童小肠移植中的慢性排斥反应,Todo 等报道了最多例数的移植小肠黏膜活检的病理学研究
1990 年 Garcia 等对小肠移植后移植物抗宿主病的病理学进行了充分研究
1991 年 Häyry 等提出移植心脏慢性排斥反应的多因素致病假说
1991 年 Hammond 等明确了移植心脏慢性排斥反应的体液免疫致病机制
1991 年召开了首届 Banff 移植病理学会并建立 Banff 移植肾脏排斥反应活检病理诊断标准,各移植器官病理诊断标准逐渐得以建立和完善
1991 年 Feucht 等建立了体液性排斥反应的病理学检测指标,即 C4d 的免疫组织化学染色方法
1992 年 Demetris 等提出移植肝脏的抗体介导性排斥反应机制及病理学表现
1981 年 Thiru 和 Calne 等以及 1983 年 Mihatsch 等和 1993 年 Randawa 等对 CsA 和 Tac 所致移植肾脏和肝脏药物毒性病理学变化进行了系统研究,明确了免疫抑制剂的毒性损伤是导致移植器官慢性失功能的重要因素之一

上述长期、系统的病理学研究(表 6-1),不仅揭示了移植排斥反应的免疫学本质,而且所有移植器官的基本病理特征均得以掌握并建立了国际统一的移植病理学诊断标准。这些成果被应用到移植后并发症的诊断和治疗中,极大地提升了器官移植的质量,并在体液性排斥反应、慢性排斥反应的发病机制以及非侵入性诊断等基础研究中也发挥着重要作用。

(二)我国移植病理学的发展

我国移植病理学研究始于 20 世纪 70 年代。老一辈移植学家和病理学家在我国最初的器官移植动物实验和临床尝试中,敏锐地观察了移植肝脏、肾脏、心脏和肺脏的病理学变化,为我国移植病理学研究奠定了基础。

20 世纪 90 年代,我国临床器官移植蓬勃发展,移植病理学的重要作用逐渐得到重视。部分移植中心的移植和病理医师密切配合,开展了移植肾脏、心脏、肺脏和小肠活检的病理学诊断工作并取得良好的效果。同时,慢性排斥反应的移植物动脉血管病、移植后 Kaposi 肉瘤和移植物抗宿主病等也开始有研究报道。

进入 21 世纪,我国临床器官移植日臻成熟,越来越多的移植中心常规开展了移植器官活检并积累了丰富的病理诊断经验,较多例数移植肾和移植肝的病理学观察研究成果不断涌现,移植心脏、小肠、胰腺和抗体介导性排斥反应的病理学研究也逐渐增多。为促进移植肝脏病理学诊断的协作和交流,2002 年成立了全国肝胆肿瘤及移植病理协作组,并提出了符合我国肝移植实际需要的《肝移植术后常见病变的病理诊断分级指南》。2009 年,我国首部《移植病理学》专著出版发行,系统建立了我国移植病理学的理论体系。2011 年我国首部肝移植病理学专著《肝脏移植临床病理学》也出版发行。

经过 40 余年的共同努力,我国移植病理学在专业人才、诊断能力、论著和基础研究各方面从无到有并取得了突出的成绩。随着研究的深入,移植病理学中仍有许多新的问题,如排斥反应的早期预警、移植后感染的诊断和免疫耐受的诊断等仍未解决,希望今后有更多对移植病理学感兴趣的医学生加入进来,展开更深入的研究。

二、移植病理学的作用

器官移植是一个连续、系统的医疗过程而非单纯的外科手术。这一过程中,病理检测在术前明确病人原发疾病、评估供者器官质量、明确诊断移植后并发症及评估治疗效果和相关基础研究方面都发挥着不可替代的作用。移植医生应充分认识到移植病理学的独特作用并予以合理应用,以保障移植器官和受者的长期存活。

（一）明确诊断受者的原发疾病

病人自身原发疾病是复杂多样的，且移植术后因体内致病因素持续存在、移植后应用免疫抑制药物和感染等多种因素，可导致复发性疾病（recurrent disease）或新发性疾病（de novo disease）。在相应的临床检查后，移植前对病人病变器官进行活检或对移植手术中切除的病变器官予以病理学检查，不但可以明确原发性疾病的诊断，而且可以预防术后复发性或新发性疾病。

（二）评估供者器官质量

评估供者器官质量是指观察供器官在移植前是否存在病变即所谓"预存性病变（pre-existing disease）"，和观察供器官的灌注及保存效果。该评估在器官移植中日益受到重视，这主要缘于越来越多地应用亲属活体器官、边缘供器官，术前借助活检以评估这些器官的质量，从而预防术后发生移植物原发性无功能（PNF）或移植物功能延迟恢复（DGF）。此外，该评估还可获得供者器官的组织学背景资料，为移植后并发症的鉴别诊断提供参照。

（三）明确诊断移植后并发症

应用活检病理学观察对移植后多种并发症进行诊断与鉴别诊断是移植病理学的核心内容。移植后并发症包括缺血再灌注损伤、不同类型的排斥反应、免疫抑制剂毒性损伤、感染、复发或新发性疾病以及移植后肿瘤等。这些并发症常共存或交替发生且缺乏特异性的临床表现，诊断困难。活检可直接观察移植器官的病变有利于明确诊断。现在得益于器械的改良以及经验的积累，活检的安全性已被显著提高。并且，常规染色和免疫组织化学染色、电镜和分子生物学方法等病理学技术日趋完善，可对移植后的并发症进行明确诊断。

（四）评估并发症的治疗效果

对于排斥反应或免疫抑制剂毒性损伤等并发症，在活检病理学明确诊断和针对性治疗后，可再次活检以观察疗效并调整治疗方案。

（五）相应的基础研究

在新型免疫抑制药物临床试用、抗排斥反应治疗方案的疗效比较、排斥反应诊断标志物的筛选研究以及研究成果的发表中，均需要以移植病理学检查作为结果分析的可靠依据。此外，活检也可为基础研究提供有价值的标本材料。

扩展阅读

C4d免疫组化染色方法的建立

20世纪60年代末，虽然已知移植肾超急性排斥反应是由预存抗体即体液免疫因素所致的移植肾迅速失功能。但大量移植肾急性排斥反应的病理学观察为淋巴细胞浸润，而荧光组化染色无免疫球蛋白沉积，以及实验研究证实淋巴细胞输注可以过继排斥反应，这都使得细胞免疫机制在急性排斥反应研究中占据主导地位。20世纪90年代，随着免疫组化技术的成熟和单克隆抗体试剂的广泛应用，得以对炎症中活化补体的细小片段进行精细的研究。1991年德国慕尼黑大学Feucht等对移植肾急性排斥反应的活检标本，利用抗补体片段C1q、C3c、C3d和C4d等单克隆抗体进行酶标记免疫组化染色，发现肾小管周毛细血管壁C4d染色呈强阳性。继而于1993年进一步报道了对术后4周内功能不良的移植肾活检予以C4d免疫组化染色，结果C4d阴性者移植肾1年存活率为90%，而C4d呈强阳性者仅为57%。由此初步提出移植肾内C4d阳性是早期诊断急性体液性排斥反应，并预示预后的重要组织学指标。随后C4d免疫组化染色以及抗体检测技术逐渐应用于多种移植器官的体液性排斥反应研究，使得体液免疫损伤机制得到确立，各移植器官体液性排斥反应的病理诊断标准陆续建立，各项针对体液性排斥反应的临床治疗方案也得以深入的研究和应用。

第二节 移植病理学的基本方法

移植病理学的基本方法包括获取移植器官标本和病理学诊断两个方面。前者主要是对移植器官进行活检，部分情况下对失功能而切除的移植器官进行解剖检查；后者是对上述标本经过组织学、免疫组织化学、超微病理及细胞学染色和相关分子生物学检查后的病理学观察。

一、移植器官活检

移植器官活检（allograft biopsy）是指在器官移植术前、术中尤其是术后，借助局部切取、穿刺等手术方法取得移植器官的活体标本供病理学诊断。其最大优点是快速和准确,便于及时指导临床进行针对性治疗,由此常被定位为移植器官并发症诊断的“金标准”。同时也应谨记,因活检取材的局限性及各种并发症的病变缺乏特异性,病理诊断必须与临床密切结合以提高诊断的准确性。

移植器官活检的方法有经皮穿刺活检(percutaneous puncture biopsy)、开放式活检(open biopsy)、内镜检查(endoscopy)或腹腔镜检查(laparoscopy)活检。其中以经皮穿刺活检应用最多,其又依据穿刺针直径的不同分为粗针(针径为0.9~1.2mm)活检,即可在穿刺针芯内取得活检组织条的活检(needle core biopsy);以及用细针(针径为0.6~0.9mm)穿刺抽吸组织液行细胞学检查的细针抽吸活检(fine needle aspiration biopsy,FNAB)。此外还有移植胰腺的胰液细胞学检查(pancreatic allograft juice cytology,PJC)和移植肺支气管肺泡灌洗液(bronchoalveolar lavage,BAL)的细胞学检查。

不同移植器官应采用不同的活检方法。对移植肝脏和肾脏,经皮肤粗针穿刺活检是最佳的活检手段,该方法可取得组织量充足的活检组织条,以满足对多种并发症的诊断需要;移植心脏常用心内膜心肌活检(endomyocardial biopsy,EMB);移植肺主要借助纤维支气管镜肺活检(transbronchial biopsy,TBB)以及移植肺肺泡灌洗液(BAL)的细胞学检查;移植胰腺根据不同的移植胰腺外分泌处理术式有不同的活检选择,包括经皮穿刺活检、剖腹开放活检、腹腔镜活检或膀胱镜经十二指肠活检(cystoscopic transduodenal biopsy)等,此外,还可利用部分胰腺移植术后近期胰管经腹壁短期引流至体外而收集胰液行PJC,对于胰液膀胱引流者,还可以收集尿液进行细胞学检查;对于移植小肠,因大部分小肠移植后均采用肠道连续性分期恢复的术式,早期将移植肠两端分别置于腹壁造口,便于直接观察肠管颜色和肠液分泌,可随时取造口处肠壁黏膜活检,也可借助内镜观察和经内镜肠黏膜活检(endoscopic mucosal biopsy)。

二、移植器官大体解剖检查

移植器官大体解剖检查(allograft anatomical examination)是对失功而切除的移植器官的解剖检查以明确其失功的原因,包括对大体标本的肉眼检查和对病变部位取材。基本方法为观察和记录移植器官大小、重量、形状以及外观颜色并摄影;检查动、静脉吻合口有无血栓栓塞或狭窄;观察器官剖面;病变部位标本取材。对于有教学或研究价值的标本可以制成标本长期保存。

三、移植病理学观察方法

(一) 组织学和细胞学观察

对上述取得的标本以福尔马林液等固定液固定、乙醇脱水和石蜡包埋并切片,经不同染色后行光镜观察,经分析和综合病变特点建立诊断。常用的染色方法为苏木素-伊红(hematoxylin and eosin,HE)染色。此外,还需要多种特殊染色,如对移植肾脏行过碘酸Schiff(periodic acid-Schiff,PAS)染色、Masson三色染色和过碘酸Schiff六胺银(periodic acid-silver methenamine,PASM)染色,以观察肾小管和肾小球病变;移植肝脏也需行Masson三色染色以观察纤维化改变等;对于前述的胰液细胞学检查、BAL的细胞学检查,可进行瑞氏染色或Giemsa染色,以观察炎症细胞和坏死脱落的实质细胞。

(二) 免疫组织化学

免疫组织化学染色(immunohistochemistry,IHC)是利用抗原-抗体特异性结合后加入荧光或酶与其底物反应形成的示踪物,以定位显示组织和细胞内待检成分的染色方法。其在移植病理学诊断尤其是体液性排斥反应、病毒感染等的诊断中具有重要作用。同时也有助于排斥反应免疫机制的研究,如观察移植器官内浸润的淋巴细胞类型和比例、各种免疫球蛋白的沉积情况等。

(三) 超微结构观察

即电镜观察。电镜较之光镜放大倍数高数千倍,可详细观察细胞内的亚细胞结构即细胞器包括线粒体、内质网和细胞骨架,以及某些大分子物质和病毒颗粒等。尤其适于移植肾脏穿刺活检标本中各种肾小球病变的鉴别诊断,是移植肾脏病理诊断的基本内容之一。

(四) 分子生物学检查

近来重组DNA、核酸分子杂交(包括原位杂交)、聚合酶链反应(polymerase chain reaction,PCR)、DNA测序等分子生物学技术越来越多地被应用于移植病理学诊断和研究中。它们在移植后病毒感染诊断、炎症因子检测中具有特别的优势。基因组学和蛋白组学技术也应用于排斥反应的早期预警研究中,将来可能取代活检成为更安全、快速的诊断途径。此外,许多病理学新技术如显微图像分析(image analysis,IA)、显微切割(micro-dissection)、激光共聚焦显微镜(laser scanning confocal microscopy,LSCM)和远程病理学(telepathology)技术等都已被应用于移植病理学的诊断和研究中。

扩展阅读

排斥反应的非侵入性诊断

非侵入性诊断(non-invasive diagnosis)又称无创性检查,是相对于移植物穿刺活检等有创伤性检查而言的检查途径。由于活检具有有创性,不便于多次、快速诊断等缺点,近年来非侵入性诊断成为排斥反应等并发症诊断和免疫耐受等研究的热点。随着多种分子生物学技术的应用,非侵入性诊断将来有可能取代活检,成为安全、快速、经济、可重复进行并可早期预警的诊断手段。由于人体血浆、血清和尿液等体液中含有大量蛋白质,能提供大量生理和病理状态的生物信息,通过对这些体液中蛋白质种类及其含量变化的分析,可达到诊断和鉴别诊断的目的。目前主要研究利用功能基因组学(genomics)和蛋白质组学(proteomics)等具有微量检测、高通量、大样本并结合计算机海量分析的现代分子生物学技术,检测移植受者血液和尿液标本中多种免疫学指标如排斥反应中黏附分子以及效应分子,并试图发现和确定其中特异性的诊断标志物。

第三节　常见移植器官的病理学表现

移植器官的病理学表现主要包括:缺血再灌注损伤、不同类型的排斥反应、免疫抑制剂毒性损伤、复发性疾病或新发性疾病、移植后感染和肿瘤。

一、移植肾常见病理学表现

(一) 预存性病变

预存性病变又称携带性病变,即供器官于移植前在供者体内已存在的病变,可因移植而携带进入受者。如高血压所致的肾细小动脉硬化和肾小球硬化,间质性肾炎等,其诊断依赖于供肾术前活检或移植术中活检。

(二) 缺血再灌注损伤

缺血再灌注损伤(IRI)的机制包括细胞内能量代谢障碍、氧自由基、细胞内钙超载、中性粒细胞释放活性物质、血液无复流现象以及细胞凋亡等。IRI常造成实质细胞变性甚至坏死,是导致移植术后DGF甚至PNF的主要原因。移植医生应通过良好的手术操作、器官保存和缩短缺血时间预防IRI。

肾移植中,轻度IRI仅造成肾小管上皮细胞刷状缘消失和细胞水样变性,重者导致急性肾小管坏死(acute tubular necrosis,ATN),即肾小管上皮细胞核消失和细胞崩解脱落,镜下可见大量坏死崩解的肾小管上皮细胞脱落入管腔内(图6-1)。

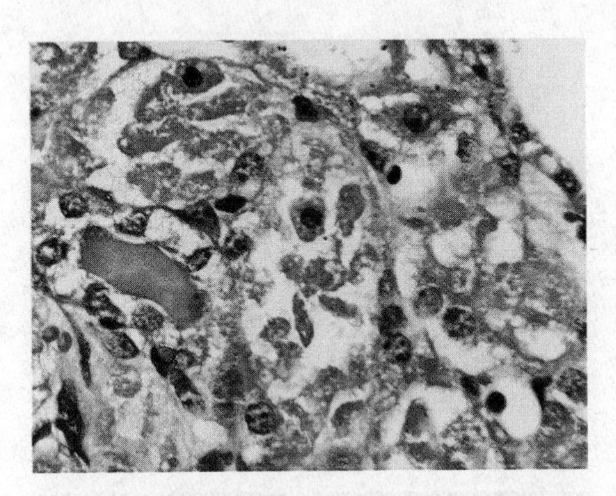

图6-1　移植肾急性肾小管坏死,图示大量坏死的肾小管上皮细胞崩解脱落入肾小管管腔内,上皮基膜裸露(HE染色　×400)

应注意将IRI与动脉栓塞所致的移植肾梗死、严重排斥反应性动脉血管炎所致的移植肾局部缺血坏死相鉴别。治疗上,严重IRI者需要进行透析。

(三) 排斥反应

排斥反应是移植后主要的并发症,是导致移植器官失功的重要因素之一。其发病机制为供受者遗传背景的差异、移植抗原(包括主要组织相容性抗原、次要组织相容性抗原、ABO血型抗原和组织特异性抗原等)刺激受者免疫系统产生的细胞免疫和体液免疫损伤。

1. **排斥反应的经典分类**　研究者们既往依据排斥反应的发生时间、临床表现和病理学特点将其分为超急性排斥反应、急性排斥反应和慢性排斥反应3种类型。

(1) 超急性排斥反应:超急性排斥反应(hyperacute rejection,HAR)是指迅猛发生的强烈排斥反应,常见于术中血管吻合开放数分钟后至24小时内。其发生机制为受者移植前多次输血、血液透析或妊娠等因素形成了预存抗体(preformed antibody),其与移植抗原结合后迅速激活补体级联反应,导致血液循环障碍及实质组织破坏,移植器官功能迅速衰竭,必须予以切除。大体表现为在血管吻合开放后移植肾由红润迅速变为紫黑色(图6-2A)。镜下见动脉血管管壁纤维素样坏死,毛细血管内广泛的微血栓形成,实质组织明显出血、水肿及大片缺血性和出血性坏死(图6-2B)。随着目前对HAR机制的认识和术前组织配型技术的提高,这一排斥反应已极少发生。

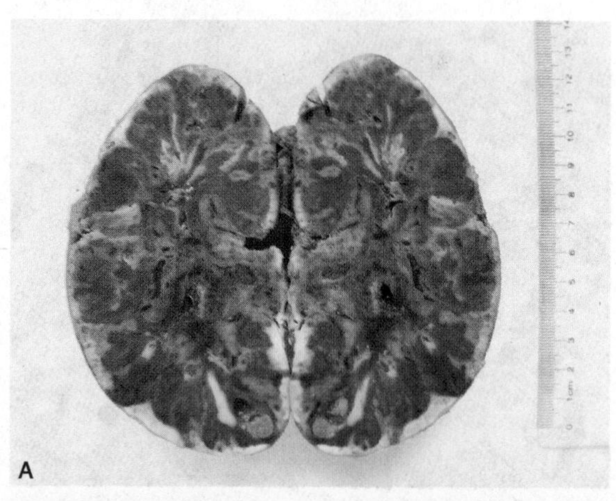

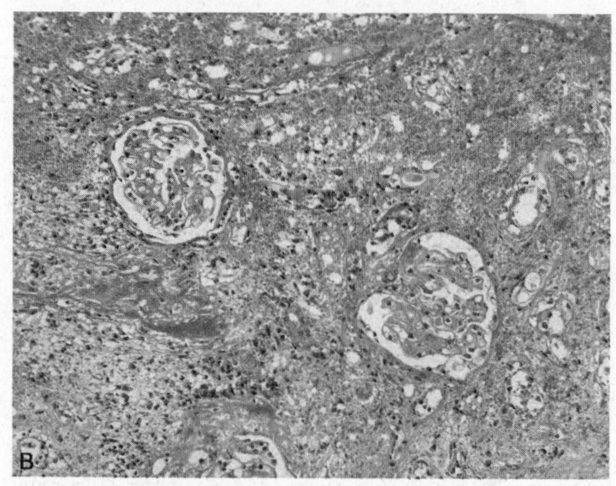

图6-2 移植肾超急性排斥反应(严重急性抗体介导性排斥反应)

A. 图示移植肾明显肿大、剖面可见肾实质内暗红色出血坏死区和灰白色缺血坏死区相间;B. 图示肾组织内大量出血以及肾实质出血性坏死(HE染色 ×100)

加速性排斥反应:加速性排斥反应的发病机制与HAR类似,为受者体内预存有抗供者HLA抗原或血管内皮细胞抗原的低浓度抗体所致,只是免疫攻击强度较弱、发生略晚。表现为术后3~5天发生的快速排斥反应,移植物功能常迅速丧失。病理学改变与HAR类似。

(2) 急性排斥反应:急性排斥反应(acute rejection,AR)是移植中主要的排斥反应类型,多发生于移植后数月,但随着强效免疫抑制剂的应用,其发生时间已不确定,诊断必须依据病理活检。AR包括两种免疫效应机制,其一为细胞免疫(即迟发型超敏反应),主要由细胞毒性T淋巴细胞及淋巴因子造成移植物损伤;其二为体液免疫,即受者体内逐渐产生的对供者特异性抗体(DSA)所致。在实际的病例中,常有两种免疫机制共同参与。

(3) 慢性排斥反应:慢性排斥反应(chronic rejection,CR)是指主要由免疫因素损伤导致的移植器官慢性失功,同时有多种非免疫因素的参与。通常发生于移植术后6个月至1年以上,但经活检发现术后3个月即可出现CR的早期病变,因此应注意利用活检早期发现和及时治疗。引起CR的免疫因素包括HLA错配、受者体内产生DSA、反复多次急性排斥反应和受者对免疫抑制剂的敏感性差或免疫抑制剂不足等。非免疫因素有移植器官严重的IRI损伤、免疫抑制剂毒性损伤、移植后高血压、高血脂以及巨细胞病毒感染等。

病理学上,CR的特征性病变为慢性移植物动脉血管病(chronic allograft arteriopathy,CAA),即移植器官的动脉血管分支因持续免疫损伤导致内膜呈向心性增生增厚,典型时形成"洋葱皮样"外观,最终导致管腔狭窄甚至完全闭塞(图6-3),实质组织因持续的缺血而萎缩及纤维化,移植器官功能逐渐丧失。

2. 排斥反应的新分类 目前,排斥反应依据其发病机制和病理学特征分为T细胞介导性排斥反应和抗体介导性排斥反应两种类型,以便精确地指导治疗。

(1) T细胞介导性排斥反应(T cell mediated rejection,TCMR):简称细胞性排斥反应(cellular rejection)。抗原递呈细胞递呈移植抗原启动迟发型超敏反应性炎症,主要通过细胞毒性$CD8^+$T细胞(CTL)杀伤靶细胞,同时巨噬细胞、NK细胞等多种炎性细胞也参与损伤过程。其病理学特征为移植物内可见不同程度的淋巴细胞浸润,进而炎性细胞损伤移植物实质结构。TCMR进一步依据其病理学表现分为急性和慢性活动性两种类型,前者以急性炎症的变质、渗出和坏死表现为主;后者则以慢性炎症的增生性变化为主。

1) 急性T细胞介导性排斥反应(acute T cell mediated rejection):又称急性细胞性排斥反应(acute cellular rejection,ACR)。其表现包括移植肾组织间质甚至肾小管上皮淋巴细胞浸润,呈肾小管上皮炎(tubulitis)(图6-4),以及淋巴细胞浸润动

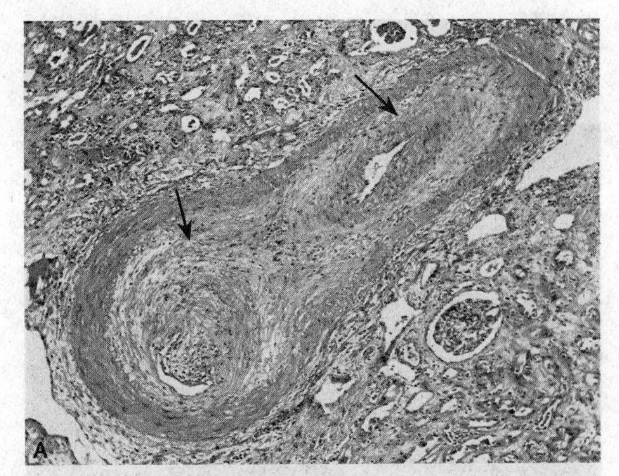

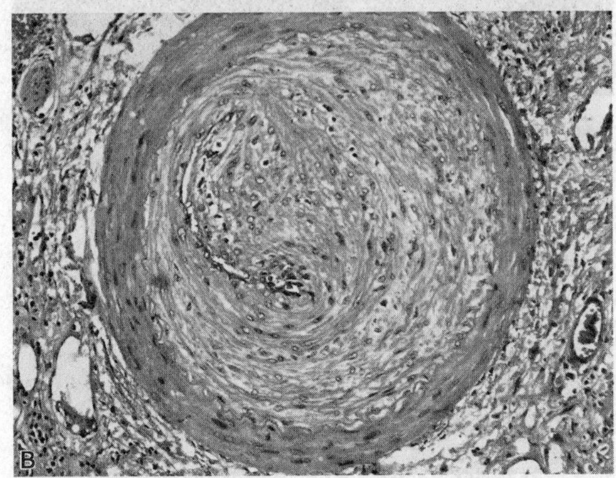

图6-3　移植肾慢性排斥反应，图示动脉分支内膜显著增生增厚（↑）致管腔明显狭窄（A）直至管腔完全闭塞（B）（HE 染色　×100）

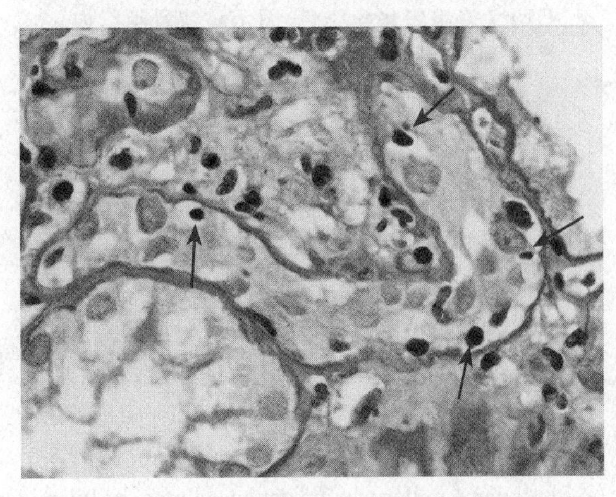

图6-4　移植肾急性 T 细胞介导性排斥反应，图示肾小管上皮层多个淋巴细胞浸润（↑）呈肾小管上皮炎表现（PAS 染色　×400）

脉血管内皮呈动脉内皮炎（endotheliitis）（图 6-5）或动脉内膜炎（endoarteritis）（图 6-6）。小管上皮层内浸润的淋巴细胞数量越多则 ACR 程度越重。严重者因血管病变致血液循环障碍、移植肾出血性或缺血性坏死。其诊断应排除抗体介导性排斥反应因素。

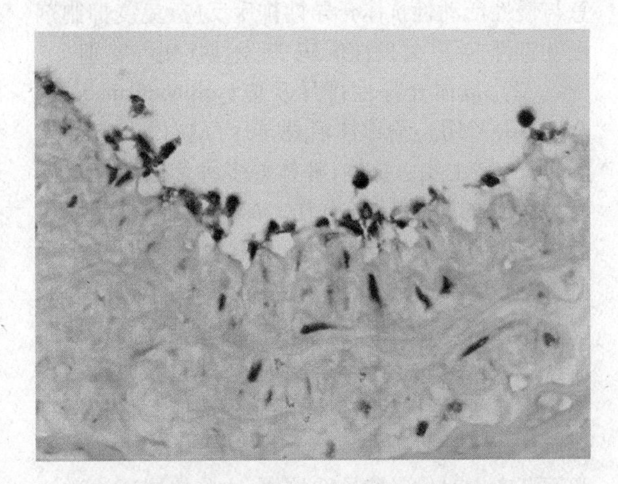

图 6-5　移植物血管性排斥反应所致动脉内皮炎，图示动脉内皮上 CD8^{+}淋巴细胞浸润，（CD8 免疫组化染色　×400）

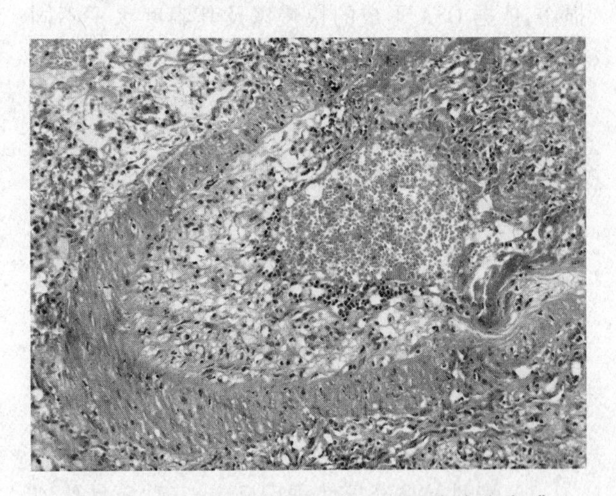

图 6-6　移植物血管性排斥反应所致动脉内膜炎，图示动脉内皮淋巴细胞浸润和内膜明显水肿增厚，管腔狭窄（HE 染色　×200）

临床表现为受者血肌酐显著升高、尿量减少、移植肾肿胀质硬、彩超示肾内血流阻力指数升高。应注意与严重缺血再灌注损伤和血栓形成鉴别。

2）慢性活动性 T 细胞介导性排斥反应（chronic active T cell mediated rejection）：又称慢性细胞性排斥反应（chronic cellular rejection，CCR）。即在 ACR 病变基础上出现了 CR 的动脉血管病表现。移植肾表现为慢性移植物动脉血管病（CAA），同时可见肾组织间质内淋巴细胞浸润、肾小管炎和（或）动脉内皮炎。表明在慢性病变的同时，急性炎症仍有进展。病理诊断中应排除抗体介导性排斥反应因素。

临床上多表现为血肌酐缓慢持续升高、蛋白尿、彩超示移植肾内血流灌注减少等,诊断中应注意与慢性活动性抗体介导性排斥反应、免疫抑制剂慢性毒性损伤、复发性疾病、新发性疾病等鉴别。

（2）抗体介导性排斥反应(antibody mediated rejection,AMR):简称体液性排斥反应(humoral rejection),是主要由抗体、补体等多种体液免疫成分参与所致的排斥反应损伤。AMR有两种免疫机制,其一为过敏性排斥反应,即移植术前因多次输血、血液透析或感染等因素使病人体内形成了高滴度的预存抗体,移植后其与移植抗原结合并迅速激活补体致血管内皮细胞损伤,形成严重的血管内皮炎甚至血管壁纤维素样坏死、血栓形成及移植器官缺血坏死。其二为移植后移植抗原刺激受者B细胞逐渐产生对供者特异性抗体,这些抗体通过激活补体和(或)抗体依赖细胞毒(antibody-dependent cell-mediated cytotoxicity,ADCC)作用形成排斥反应损伤,依据DSA形成的快慢以及其滴度水平不同可有不同程度血管炎表现。AMR不仅在超急性排斥反应,而且在急性和慢性排斥反应中均发挥了重要作用。

AMR的诊断原则为三位一体的综合诊断,即包括移植器官功能减退、受者血清检测到DSA和活检标本中具备AMR相应的病理变化及C4d免疫组化染色呈阳性3个方面。

AMR也依据其炎症病变表现分为急性抗体介导性排斥反应(acute antibody mediated rejection)和慢性活动性抗体介导性排斥反应(chronic active antibody mediated rejection)两种类型。

1）急性抗体介导性排斥反应:又称急性体液性排斥反应(acute humoral rejection,AHR),即由抗体、补体等体液免疫因素所致移植器官的急性炎症损伤,同时也常有细胞免疫的参与。其诊断应遵循AMR的综合诊断原则。

严重的AHR见于临床上的超急性排斥反应和加速性排斥反应,通常致移植器官迅速失功能。AHR表现为移植肾内动脉内皮炎,内皮细胞明显肿胀甚至形成大量的泡沫细胞(foam cell)致内膜明显增厚和管腔狭窄,导致移植器官内广泛的血液循环障碍甚至大面积缺血坏死、间质水肿及淋巴细胞浸润。以往通常进行免疫球蛋白IgG、IgM及补体C3、C5b-9的免疫荧光染色以诊断,但这些指标均缺乏特异性。目前应用补体片段C4d的免疫荧光或免疫组化染色以明确诊断,表现为肾小管周毛细血管(peri-tubular capillary,PTC)内皮C4d的广泛阳性(图6-7)。

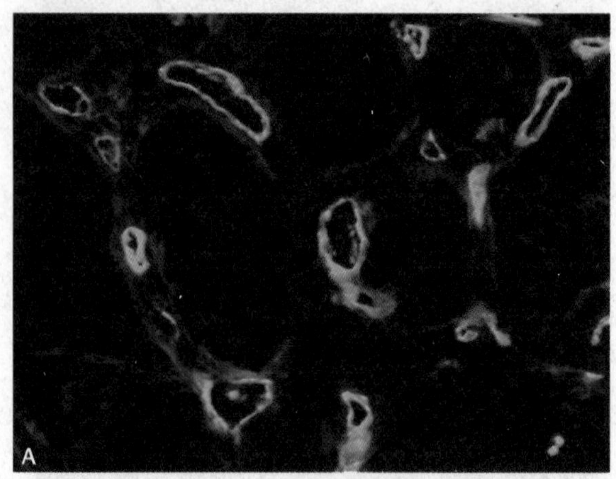

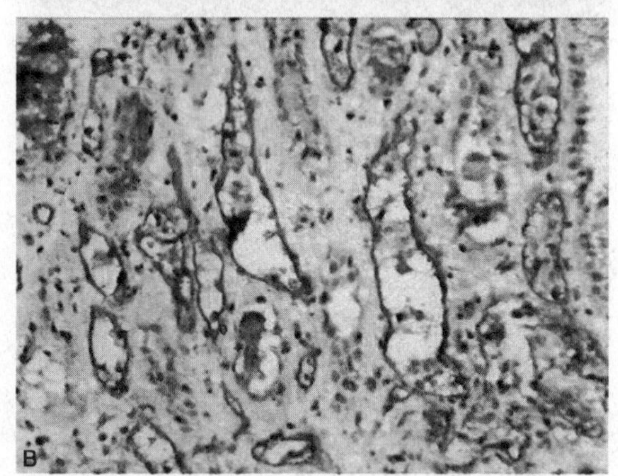

图6-7 移植肾急性抗体介导性排斥反应的C4d免疫组织化学染色,图示移植肾组织内PTC部位C4d呈明显阳性沉积(A. C4d免疫荧光组织化学染色 ×400;B. C4d免疫酶组织化学染色 ×400)

2）慢性活动性抗体介导性排斥反应:又称慢性体液性排斥反应(chronic humoral rejection,CHR),多由未经及时诊断和治疗的AHR病变进展而来,其特征性病变为移植肾出现慢性移植物动脉血管病(CAA)和C4d免疫组化染色阳性。近来发现移植性肾小球病(transplant glomerulopathy,TG或TGP)和移植肾肾小管周毛细血管基底膜多层变(peritubular capillary basement membrane multilamination,PTCBMML)也是CHR的相关病变。TG表现为肾小球系膜细胞及系膜基质明显增生,毛细血管基底膜呈双轨状并可有C4d在肾小球毛细血管内皮的沉积,进一步发展可呈肾小球硬化。但电镜下基底膜内无明显电子致密物沉积区别于复发性肾病或新发性肾病。PTCBMML表现为电镜下PTC基底膜增生呈多层，这两种病变体现了抗体介导性排斥反应损伤的靶部位是移植器官内广泛的毛细血管床。

（四）免疫抑制剂肾毒性损伤

移植肾免疫抑制剂毒性损伤主要为 CsA 和 Tac 的毒性损伤。CsA 肾毒性损伤（cyclosporine A nephrotoxicity，CsA-NT）有急性及慢性两种类型。急性损伤表现包括肾小管上皮细胞细小等大空泡变性（isometric vacuolization）（图 6-8）和细小动脉尤其是入球微动脉管壁平滑肌细胞空泡变性，严重时可致入球动脉完全阻塞。慢性损伤表现包括细小动脉管壁平滑肌细胞因坏死及脂质沉积后呈结节样透明样变（图 6-9），以及肾组织间质局灶性或条带状纤维化（stripped fibrosis）（图 6-10）。Tac 肾毒性损伤与 CsA 类似。

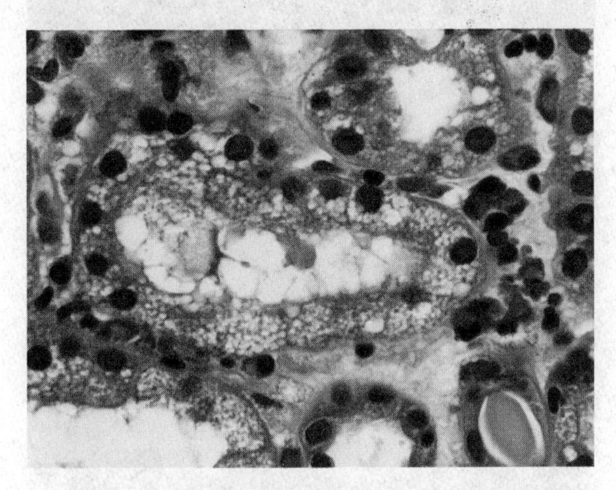

图 6-8 移植肾急性 CsA 肾毒性损伤，图示肾小管上皮细胞内细小等大空泡变（HE 染色 ×1000）

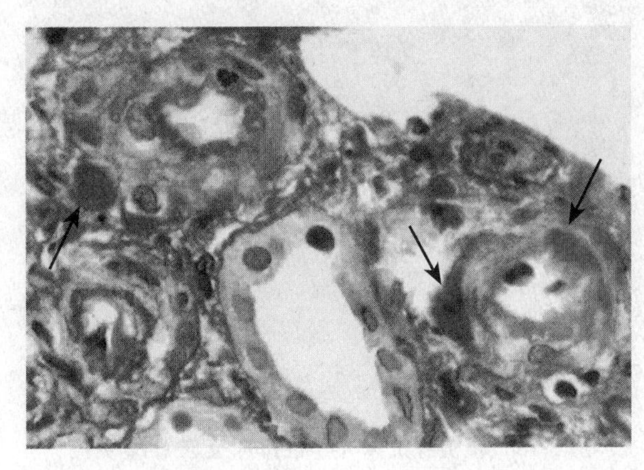

图 6-9 移植肾慢性环孢素 A 肾毒性损伤，图示细小动脉管壁结节样透明样变（HE 染色 ×400）

（五）移植肾复发性肾病及新发性疾病

复发性肾病（recurrent renal disease）为移植肾

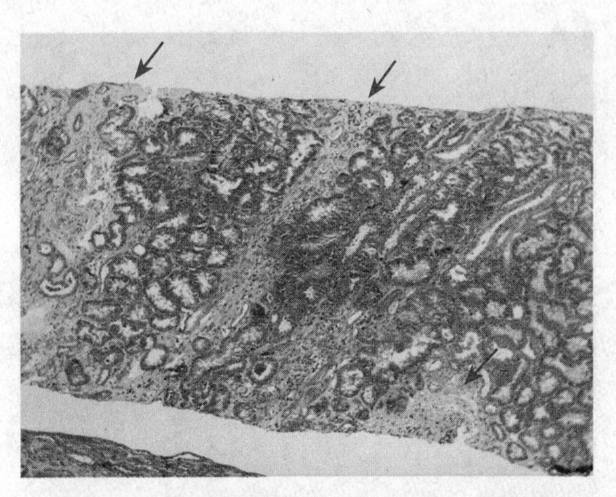

图 6-10 移植肾慢性环孢素 A 肾毒性损伤，图示肾组织间质条带状纤维化（HE 染色 ×40）

发生的与原发肾病相同的肾病；新发性肾病（de novo renal disease）是指在移植肾发生的与原发肾病类型不同的肾病。对于复发性以及新发性肾病的诊断，其前提必须是对原发肾病进行了活检明确诊断。

二、移植肝常见病理学表现

肝移植术后可出现多种并发症，其明确诊断应建立在充分结合临床的基础上行穿刺病理活检。

（一）移植肝原发性无功能

移植肝原发性无功能（PNF）为肝移植围术期主要的并发症之一，严重者导致移植肝功能衰竭需要再次肝移植。其危险因素包括受者基础状况差、供肝严重脂肪变和严重缺血再灌注损伤等。肝实质细胞、肝窦内皮和胆管上皮是主要靶部位。轻者表现为肝细胞小泡性脂肪变和水变性，重者可形成中央静脉周围局灶性或桥接性肝细胞凝固性坏死（图 6-11）和中性粒细胞浸润。研究者试图找到可预示 PNF 发生的组织学特征，结果显示供肝明显脂肪变（>30% 肝细胞大泡性脂肪变）（图 6-12）可增加肝移植术后 PNF 的发生率。因此在活体肝移植以及应用边缘供肝时应借助活检排除严重脂肪变的供肝。

（二）移植肝排斥反应

既往分类为超急性、急性和慢性排斥反应，但 1994 年国际胃肠病学会提出了新分类，包括体液性排斥反应、急性细胞性排斥反应和慢性排斥反应。

1. 移植肝体液性排斥反应　即移植肝内抗体介导性排斥反应（AMR）。由于肝脏复杂而特殊的免疫学功能和研究技术仍有限，目前认为肝移植 AMR 较少见，但对术后近期出现的移植肝原发性

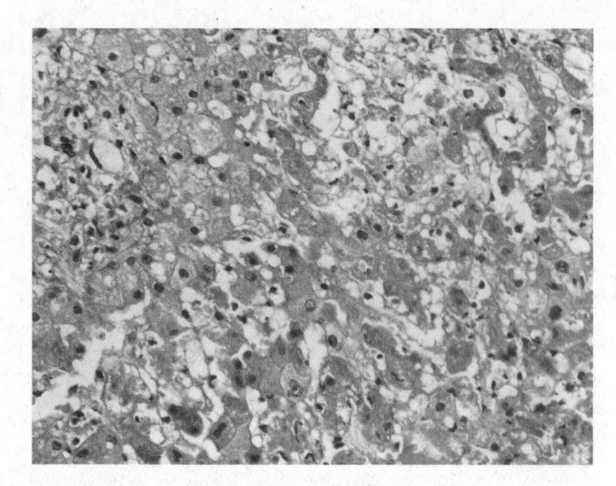

图6-11 移植肝原发性无功能,图示移植肝活检组织内肝细胞局灶性缺血性坏死(HE染色 ×400)

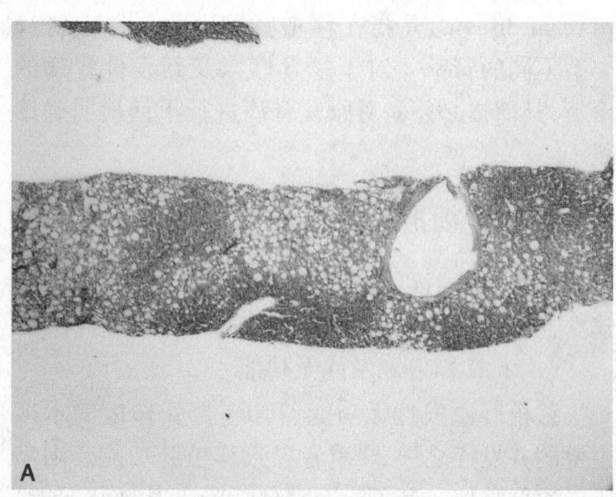

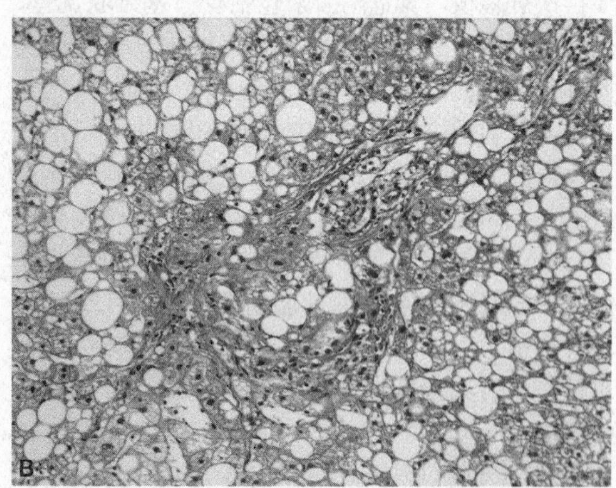

图6-12 移植肝术前活检可见超过60%的肝细胞有大泡性脂肪变性,图示大量肝细胞脂肪变,(Masson染色 A. ×40;B. ×400)

无功能,AMR是一个必须考虑的因素。针对移植肝AMR的病理学研究并不充分,对于ABO血型不合的肝移植受者,表现为肝窦内红细胞及中性粒细胞淤积、中央静脉和小叶间静脉微血栓栓塞、肝小叶内灶状肝细胞坏死。严重者肉眼可见移植肝肿大,呈深红色至紫黑色,肝重量明显增加。镜下常见大面积的肝细胞出血性坏死,血管变化包括动脉及静脉内膜炎致管腔狭窄及管壁纤维素样

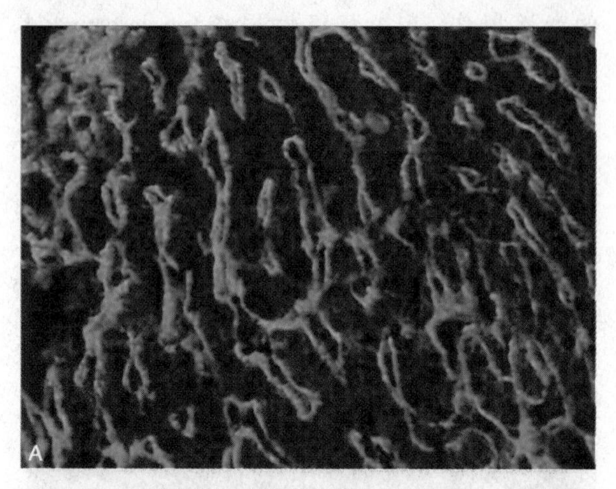

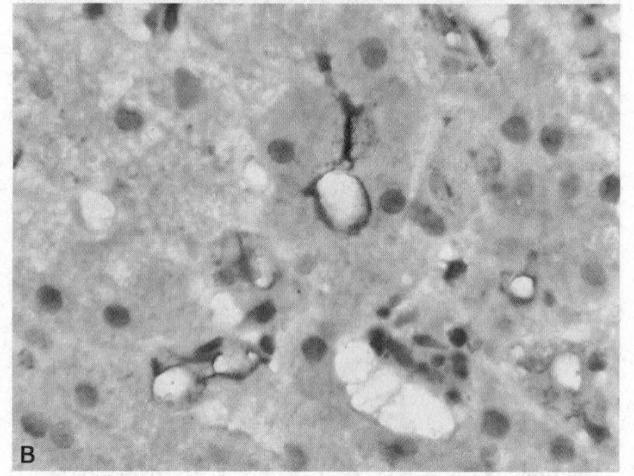

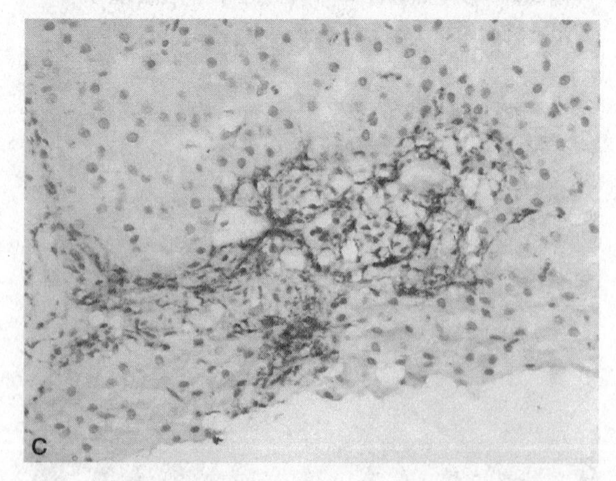

图6-13 移植肝抗体介导性排斥反应C4d免疫组化染色

A. C4d免疫荧光组化染色,见肝窦内皮弥漫性阳性 ×200;B. C4d免疫酶组化染色,见少许肝窦内皮呈阳性 ×400;C. C4d免疫酶组化染色,见门管区内纤维组织呈阳性 ×100

坏死。

由于肝脏独特的结构及免疫学特性，AMR 的组织学特异性指标 C4d 在移植肝内表达的部位和强度报道不一致，部分为肝窦内皮阳性表达，部分则表达于门管区纤维组织内。有些研究者认为肝活检标本冷冻切片及 C4d 免疫荧光染色优于甲醛固定及石蜡切片的辣根过氧化物酶染色（图 6-13），因此，C4d 免疫组化染色在诊断移植肝 AMR 中的意义尚存争议。其明确诊断应结合肝功能检查、组织病理学变化及 C4d 染色特点、和术后受者血清 DSA 复查以综合评估。

2. **移植肝急性细胞性排斥反应**　移植肝 ACR 在病理学上具有三联组织学特征，包括：①门管区内炎性细胞浸润（portal tract inflammation）（图 6-14）；②胆管的炎性损伤（bile-duct inflammatory damage）或排斥反应性胆管炎（rejective cholangitis）：即小叶间胆管上皮层淋巴细胞浸润（图 6-14）、胆管上皮细胞空泡变及胞核消失，严重者胆管上皮坏死脱落；③肝动脉及门静脉分支的血管内皮炎（endotheliitis）：表现为血管分支管周、内皮下或内皮层淋巴细胞浸润（图 6-15），严重者血管内膜水肿致血管管腔狭窄，这是诊断 ACR 最具特异性的表现。由于活检的局限性，单次活检难以同时观察到上述三种病变，ACR 病理学诊断中最重要的表现为血管内皮炎，在缺乏血管内皮炎表现时，须依据多数门管区炎症和 50% 以上小叶间胆管的炎性损伤确立诊断。ACR 时肝细胞坏死并不常见，但严重者可见门管区周边肝细胞坏死，或因 ACR 血管病变致肝细胞出血性或缺血性坏死。

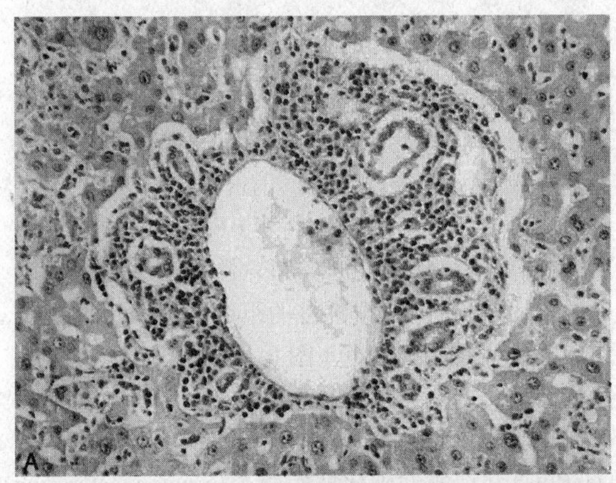

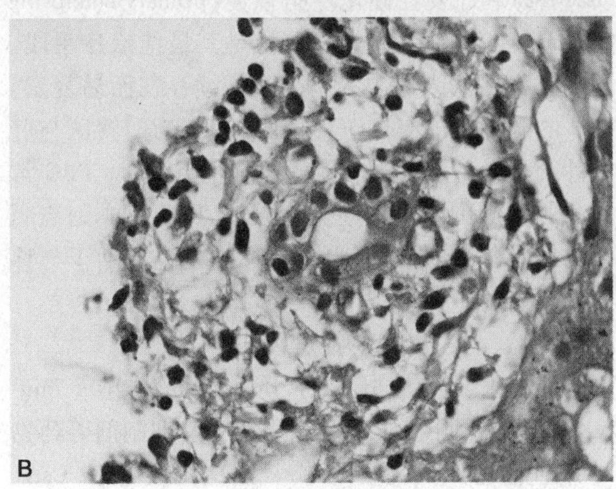

图 6-14　移植肝急性细胞性排斥反应，图示门管区内淋巴细胞浸润和小叶间胆管上皮炎

A. 门管区内大量淋巴细胞浸润 HE 染色　×40；B. 小夜间胆管上皮内淋巴细胞浸润呈胆管上皮炎表现（HE 染色　×400）

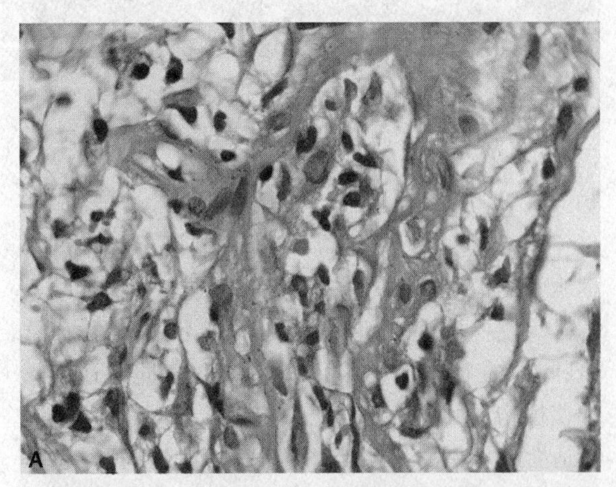

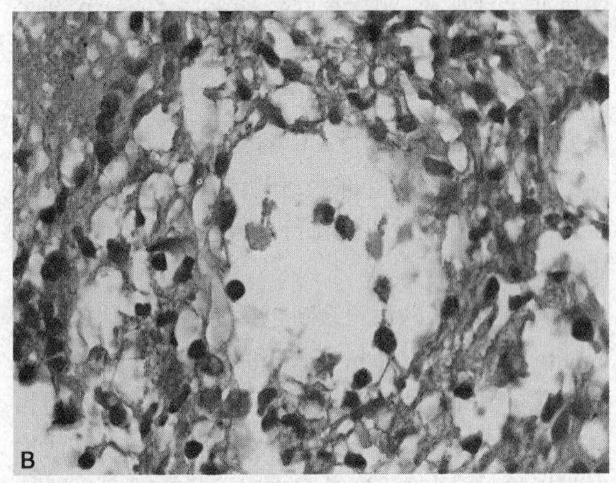

图 6-15　移植肝急性细胞性排斥反应

A. 门管区内小叶间动脉分支(HE 染色　×400)；B. 小叶间静脉分支血管内皮炎表现（HE 染色　×200）

有学者很早即认识到移植肝 ACR 中还具有一种“中央静脉周围炎（central perivenulitis，CP）”的病变类型，近来这一病变逐渐得到重视，并可能成为合并有 AMR 的损伤机制。其主要表现为中央静脉周围以及内皮下淋巴细胞浸润、中央静脉周围肝窦淤血及出血、中央静脉周围肝细胞（Ⅲ带肝细胞）

坏死脱失(图6-16)。CP可与门管区ACR的三联征同时存在也可单独出现。

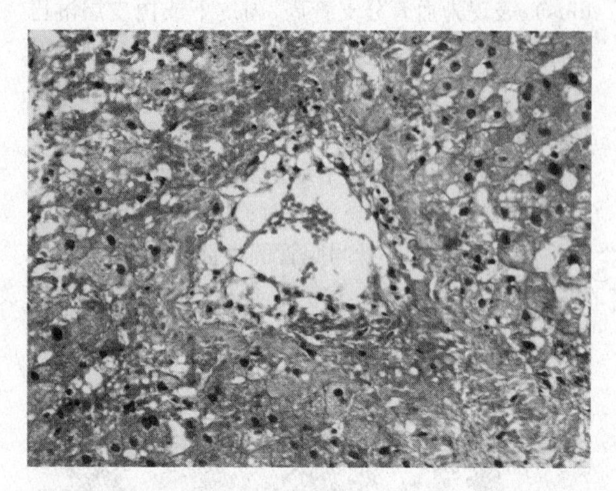

图6-16 移植肝中央静脉周围炎,图示中央静脉内皮淋巴细胞浸润及内膜水肿,管周淋巴细胞浸润和肝细胞明显出血坏死(HE染色 ×200)

3. 移植肝慢性排斥反应 常表现为移植肝末梢胆管的消失,1989年Ludwig等提出了胆管缺失性排斥反应(ductopenic rejection)的名称,但由于移植肝CR在病理学上不仅有胆管消失,同时还有慢性移植物动脉血管病表现,故"慢性排斥反应"仍是最适合的称谓。移植肝CR具有独特性,其发生率明显低于其他移植器官,肝移植术后5年CR的发生率约为4%~8%,而肾、心脏、肺及胰腺移植后CR的发生率高达30%~50%。更为独特的是近来研究发现有部分移植肝CR病变可予以逆转,组织学上可见消失的胆管再生,其机制可能是由于肝脏特殊的免疫特性及胆管独特的再生能力,尚待深入研究。

移植肝CR的病理诊断包括闭塞性动脉血管病(obliterative arteriopathy,OA)和末梢胆管消失这两种变化。其中动脉病变是最关键的病理特征,但因受累动脉主要为中等至大口径的动脉分支,肝活检中难以检见,因此活检组织中对OA的判定主要依据间接证据,即肝小叶中央肝细胞的缺血性改变如小叶中央肝细胞脱失。胆管缺失病变是直径<75μm的细小胆管尤其是小叶间胆管损伤,表现为胆管上皮变薄甚至胆管上皮消失,病理学上称为"胆管缺失性排斥反应",临床常称为"胆管缺失综合征"。其诊断要求必须在活检肝组织中50%以上的门管区内的小叶间胆管消失。上皮细胞标志物——细胞角蛋白(cytokeratin,CK)如CK19等免疫组化染色有助于识别萎缩的胆管(图6-17)。严格的CR诊断应是临床检查与连续活检病理学观察相结合的综合诊断。

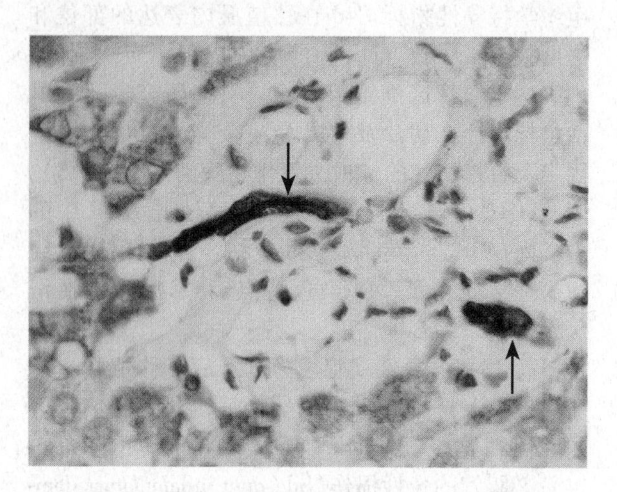

图6-17 移植肝慢性排斥反应,图示CK19免疫酶组化染色后显示汇管区内小叶间胆管上皮明显萎缩呈条索状(↑) ×400

(三)移植肝复发性疾病

主要有病毒性肝炎和自身免疫性肝病。前者为受者自身病毒性肝炎移植后复发或供肝携带以及输血感染所致,包括乙肝、丙肝、巨细胞病毒(cytomeglovirus,CMV)和EB病毒(Epstain-Barr virus,EBV)感染等。病毒性肝炎和急性排斥反应鉴别诊断并不困难,主要依据各自的组织特点并借助活检组织病毒免疫组化染色(图6-18)。自身免疫性肝病包括自身免疫性肝炎(autoimmune hepatitis,AIH)、原发性胆汁性肝硬化(primary biliary cirrhosis,PBC)和原发性硬化性胆管炎(primary sclerosing cholangitis,PSC)。虽然肝移植是其最佳治疗手段,但因移植后病人体内致病因素持续存在而易复发。AIH的病理特征有别于移植肝ACR,为门管区与肝小叶交界处的界板性炎症浸润(图6-19)。PBC常形成胆管周围肉芽肿性炎症浸润,PSC形成围绕胆管的纤维化,此外检测自身抗体结果也有助于与移植肝CR相鉴别。

(四)移植肝药物性肝损伤

移植肝药物性肝损伤(drug induced liver injury,DILI)是指肝移植术后应用的免疫抑制剂等药物对肝细胞造成的毒性损伤。这些药物包括CsA、Tac、硫唑嘌呤、激素、抗淋巴细胞抗体及静脉营养制剂等。CsA和Tac作为目前主要的免疫抑制剂,其肝毒性的病理学表现仍不明了,多数表现为肝细胞及毛细胆管内淤胆。硫唑嘌呤可致肝细胞淤胆及气球样变。静脉营养制剂可致淤胆、小叶中央肝细

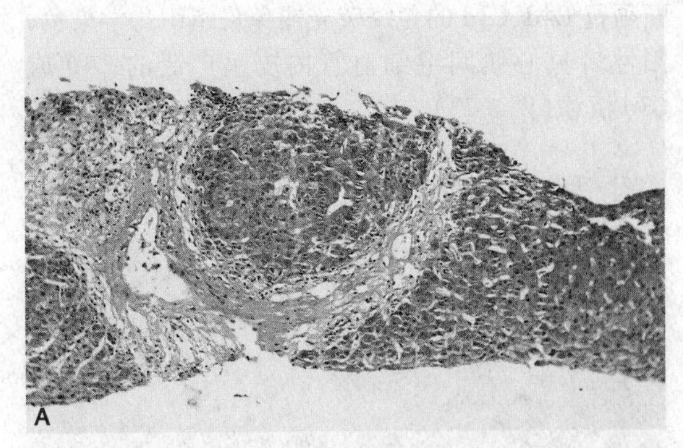

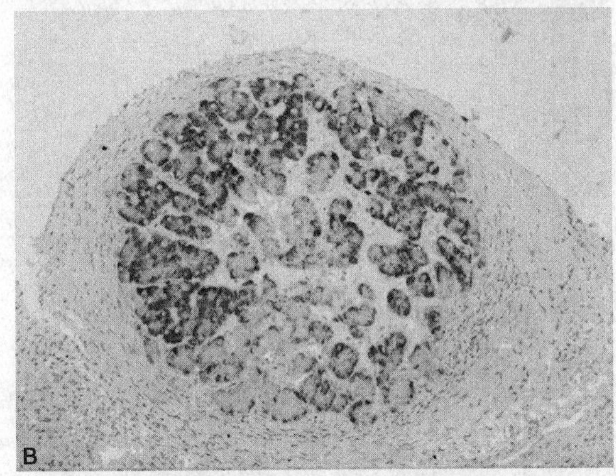

图 6-18　移植肝复发性乙肝病毒性肝炎及肝硬化
A. 移植肝活检组织内可见假小叶形成（HE 染色 ×100）；B. 假小叶内多数肝细胞呈 HBsAg 免疫组织化学染色阳性　×200

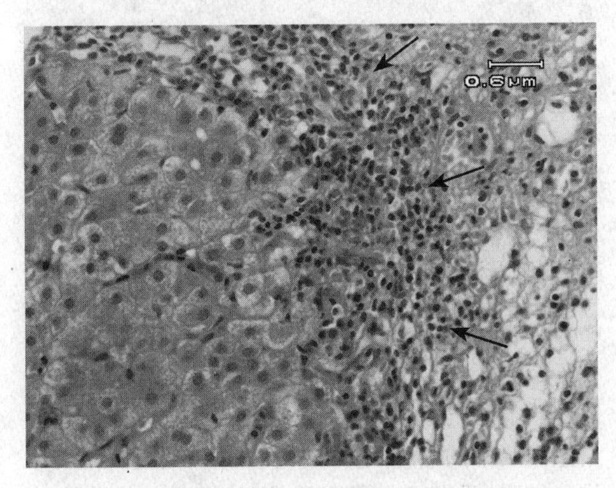

图 6-19　移植肝复发性自身免疫性肝病，图示在汇管区与肝小叶交界处特征性的界板性炎性浸润（↑）（HE 染色　×200）

胞气球样变，长期应用可致肝纤维化。总体而言，由于移植后各种药物所致的肝组织形态变化均没有特异性，因此其诊断应在病理活检基础上，密切结合免疫抑制剂用量和血药物浓度予以综合分析。

三、移植心脏常见病理学表现

移植心脏主要病理学表现包括缺血再灌注损伤、排斥反应、Quilty 效应和感染性心肌炎。单纯心脏移植和心肺联合移植具有相同的病理组织学表现。

（一）移植心缺血再灌注损伤

移植心 IRI 见于术后最初 3 周内，该损伤与供者严重颅脑损伤、蛛网膜下腔出血、儿茶酚胺的大量释放以及保存与再灌注密切相关，但其确切机制仍不明。部分文献将其称为移植心移植前损伤（pre-transplant injury）。心肌活检组织中表现为心内膜下小灶状的心肌溶解性坏死，少数表现为心肌缺血性坏死/凝固性坏死，国外文献中有时也称其为心肌缺失。

（二）移植心脏排斥反应

临床仍习惯依据发生时间和病理表现，将移植心脏排斥反应分为超急性、急性和以移植心冠状血管病为特征的慢性排斥反应。

1. 超急性排斥反应　肉眼可见移植心脏迅速肿胀并呈暗红色，心脏搏动消失。镜下见血管内皮细胞肿胀、血管内红细胞淤积甚至可见纤维素样血栓，心肌间质弥漫性出血、水肿和大片心肌溶解性坏死及坏死组织内大量中性粒细胞浸润。目前已明确其本质为严重的抗体介导性排斥反应，C4d 免疫组织化学染色呈弥漫性的心肌间毛细血管内皮 C4d 阳性沉积。

2. 急性排斥反应　移植心急性排斥反应分为急性细胞性排斥反应和急性体液性排斥反应两种类型。

（1）急性细胞性排斥反应：急性细胞性排斥反应（ACR）可发生于移植术后几周至数月内。表现为心肌间质不同程度的淋巴细胞浸润（图 6-20），轻者为单个微小灶状浸润，重者为多灶性甚至弥漫性浸润（图 6-21）、间质水肿甚至出血，严重者心肌细胞肿胀变性和局灶性溶解坏死，若能检见冠状动脉分支则常见动脉内膜炎（图 6-22）甚至管壁纤维素样坏死。

（2）急性体液性排斥反应：有报道移植心脏 AHR 发生率可达 40% 甚至更高，但多数心脏移植中心的报道未经活检证实。诊断主要依据 HE 染色和免疫组织化学染色两方面。严重者有心肌间质水肿、出血及中性粒细胞浸润和心肌内冠状动脉分支的血管内膜炎，因此又称为急性血管性排斥反应（acute vascular rejection，AVR）。进一步明确诊

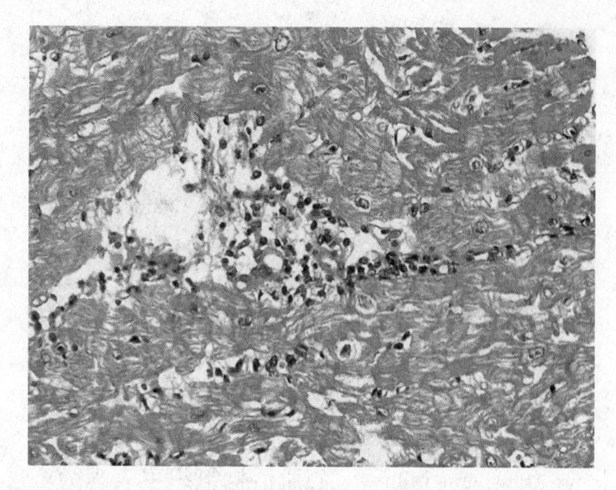

图 6-20　移植心轻微的急性排斥反应
图示心肌间质内单个微小的局灶性淋巴细胞浸润（HE 染色　×400）

图 6-21　移植心严重的急性排斥反应
图示心肌间质内弥漫性淋巴细胞浸润及局灶性心肌细胞坏死 HE 染色　×100

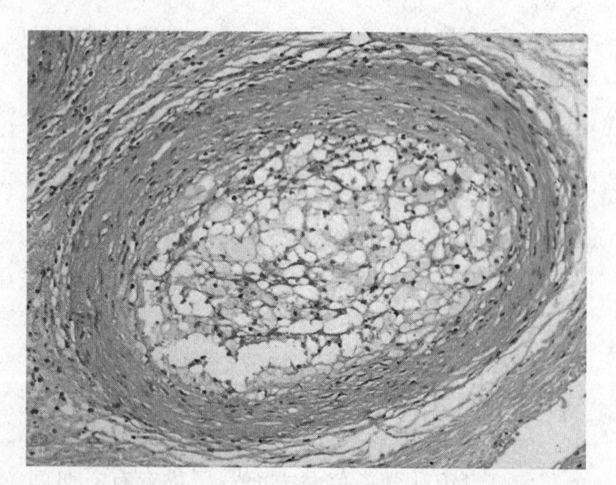

图 6-22　移植心急性细胞性排斥反应
图示冠状动脉分支内皮淋巴细胞浸润致内膜水肿和管腔明显狭窄 HE 染色　×200

断须行 C4d、C3d 的免疫荧光或免疫组织化学染色，阳性者见心肌间毛细血管内皮呈广泛的 C4d 或 C3d 沉积（图 6-23）。

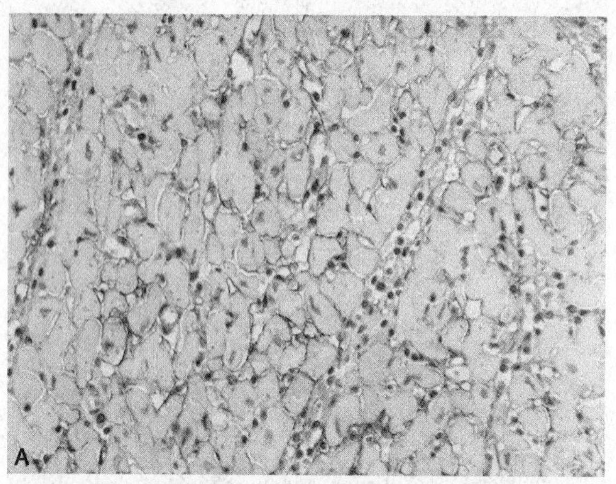

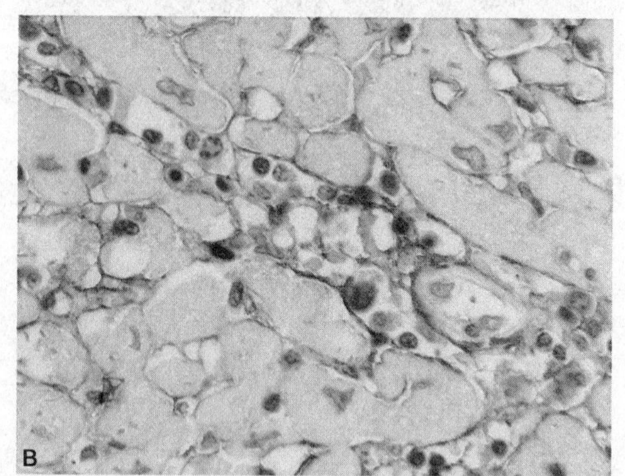

图 6-23　移植心脏急性体液性排斥反应
图示心肌活检组织内心肌细胞间毛细血管内皮弥漫性 C4d 阳性　×400

3. 慢性排斥反应　移植心 CR 的核心病变集中在心脏冠状动脉及其分支，故又称为慢性移植心动脉血管病或移植心冠状动脉血管病（transplant coronary artery disease，TCAD）。病变累及冠状动脉主干及管径>50μm 的各级分支，病变表现为冠状动脉内膜显著增生、增厚致管腔狭窄甚至完全闭塞。增生内膜中的细胞成分主要为大量平滑肌细胞、纤维母细胞、吞噬了大量脂质的巨噬细胞（或称泡沫细胞）以及不等数量的淋巴细胞。

4. Quilty 效应　又称 Quilty 损伤（Quilty injury）或类淋巴瘤病变（lymphoma-like lesions），由 Billingham 最先以出现该病变的病人姓氏命名。其组织学特征为心内膜下局灶性、密集的淋巴细胞浸润（图 6-24），没有明显的心肌细胞坏死，可伴有或不伴有急性排斥反应。Quilty 效应的产生机制曾被认为与免疫抑制剂、EB 病毒感染以及早期急性排斥反应有关,但仍未完全明确。

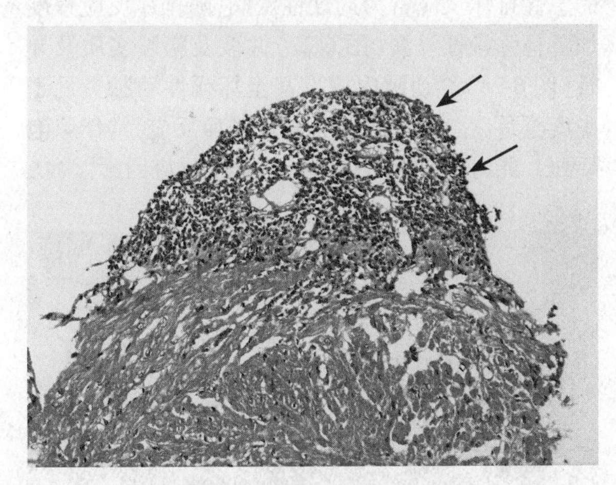

图 6-24 移植心 Quilty 效应

图示心内膜下局灶性、密集的淋巴细胞浸润(↑↑)(HE 染色 ×100)

5. 感染性心肌炎 心脏移植后感染性心肌炎(infectious myocarditis)为应用免疫抑制剂后的机会性感染。主要为细菌感染,占整个术后感染的50%,其次为病毒感染占40%。此外真菌感染及寄生虫感染各占5%,在心脏移植活检以及尸检中最常见的感染有巨细胞病毒(CMV)感染和弓形虫(toxoplasma gondii)感染。

四、移植肺常见病理学表现

肺移植术后并发症的诊断主要依赖 TBB 检查,主要病理学变化包括移植肺保存损伤、排斥反应和移植后因机体免疫力下降所致的机会性感染等。

(一) 移植肺保存损伤及植入反应

同其他移植器官一样,原发性无功能是术后早期导致肺移植失败及受者死亡的重要原因,一方面是供肺的保存损伤,另一方面是供肺质量不良。

移植肺保存损伤(lung preservation injury)是在移植肺缺血再灌注过程中产生的损伤,临床表现类似成人呼吸窘迫综合征。损伤包括移植肺局灶性至弥漫性肺泡损伤,致局部肺泡上皮细胞水肿、肺泡间隔毛细血管内微血栓、局部肺泡上皮坏死脱落和肺透明膜形成。组织学上见移植肺泡表面覆盖一层均匀薄层透明膜(图 6-25),PAS 染色和蛋白反应阳性。

移植肺植入反应(implantation response)实为急性肺水肿,常见于术后 1~2 天内。致病原因包括供肺切取时损伤淋巴管致淋巴液回流障碍、供肺神经离断丧失神经调控机制。灌注压力过高所致毛细血管内皮及肺泡上皮细胞的损伤等。胸部 X 线成像表现为肺部弥漫性阴影,组织学见肺泡间隔水肿和中性粒细胞浸润。

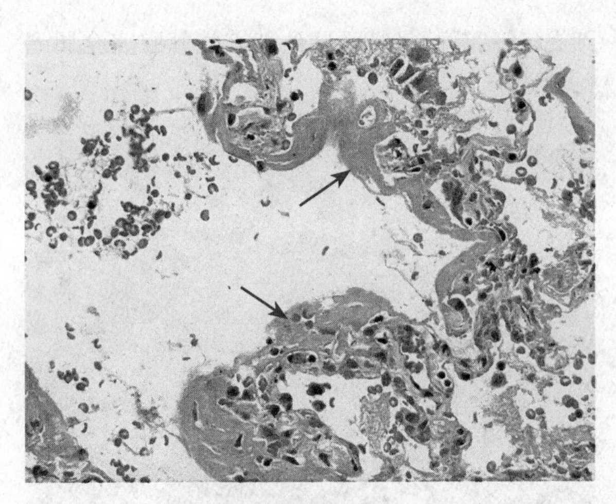

图 6-25 移植肺保存损伤

图示肺泡表面广泛透明膜形成(↑)(HE 染色 ×400)

(二) 移植肺排斥反应

1. 移植肺急性细胞性排斥反应 ACR 是肺移植术后 3~6 个月内常见的并发症,有报道其发生率为 30%~40%。ACR 的病理学变化包括血管病变和细支气管病变两个方面。这两种病变常同时存在,表明其本质为 ACR 损伤的两个不同方面。

(1) 细支气管病变:早期见细支气管周围有单个核炎性细胞的浸润,随着 ACR 程度的加重,炎性细胞浸润进入细支气管黏膜上皮层呈支气管黏膜上皮淋巴细胞浸润。严重者可见上皮层混有中性粒细胞浸润,黏膜上皮变性、坏死及黏膜溃疡。

(2) 血管病变:可累及动脉、静脉分支以及毛细血管。早期变化为小血管周围 2~3 层的单个核细胞围管状浸润以及血管内皮炎。随着 ACR 的进展,血管外周浸润的炎性细胞向周围肺实质扩展。

2. 移植肺慢性排斥反应 CR 是阻碍移植肺及受者长期存活的主要障碍,其病理变化也体现在血管和细支气管两个方面。前者与其他移植器官类似,即动脉内膜增生病变形成移植肺动脉硬化(graft atherosclerosis, GAS)。少数情况下导致静脉硬化,形成移植肺 CR 病变中特有的闭塞性细支气管炎(obliterative bronchiolitis, OB)。因 ACR 的反复损伤,OB 病理学表现为细支气管上皮坏死脱落形成局部溃疡样缺损、黏膜肌层断裂及黏膜下组织暴露,随后增生肉芽组织在修复局部缺损的同时突入细支气管腔内,最终可导致细支气管腔完全闭塞(图 6-26)。

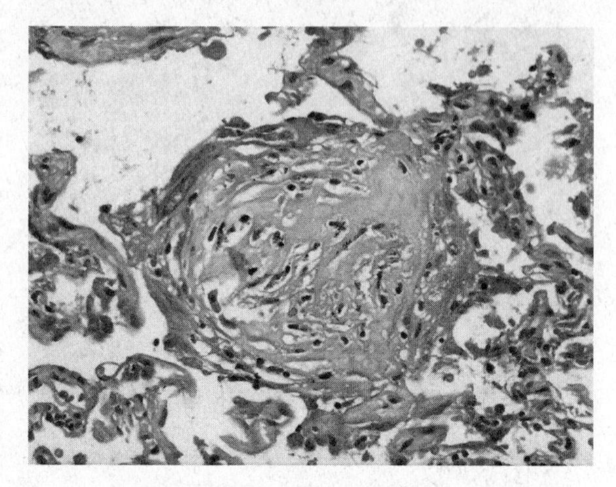

图 6-26　移植肺慢性排斥反应的闭塞性细支气管炎
图示移植肺呼吸性细支气管闭塞 HE 染色　×400

3. 移植肺抗体介导性排斥反应　随着近年来各移植器官 AMR 的确立,移植肺 AMR 逐渐被认识。移植肺 AMR 缺乏特异性组织病理学表现,常伴随 ACR 和 CR 存在。对于怀疑 AMR 者,应进一步进行受者血清内 DSA 检测和移植肺活检组织 C4d 免疫组织化学染色以明确诊断。

（三）移植肺感染

对于移植肺感染的诊断,收集气管分泌物或肺泡灌洗液(BAL)的细菌学涂片及细菌培养最为方便,无需进行纤维支气管镜活检(TBB)病理学检查。虽然对于巨细胞病毒感染,经 TBB 活检组织内找到病毒包涵体可明确诊断,但检出率非常低。此时可借助活检标本行原位杂交、病毒培养以及分子生物学检测病毒基因片段等辅助诊断。

五、移植胰腺常见病理学表现

（一）移植胰腺血管栓塞

血管栓塞为胰腺移植术后最主要的外科并发症,发生率约为 12% ~20% ,常见于术后 1 个月内。诊断主要依靠影像学检查。活检中仅表现为弥漫性缺血坏死。

（二）移植胰腺排斥反应

排斥反应是导致移植胰腺失功能的主要原因,移植胰腺排斥反应也依据免疫损伤机制分为细胞介导性排斥反应、抗体介导性排斥反应和慢性排斥反应。

1. 细胞性排斥反应　分为急性 T 细胞介导性排斥反应和慢性活动性 T 细胞介导性排斥反应两种类型。

（1）急性 T 细胞介导性排斥反应:表现为胰腺腺泡内淋巴细胞浸润、导管炎和血管内皮炎。轻微的急性排斥反应常为局灶性浸润,随排斥反应程度加重呈弥漫性浸润(图 6-27)并波及胰腺实质及导管(图 6-28)。动脉内皮炎甚至坏死性动脉炎见于中度至重度急性 T 细胞介导性排斥反应,常伴腺泡坏死。此时应排除抗体介导性排斥反应因素。

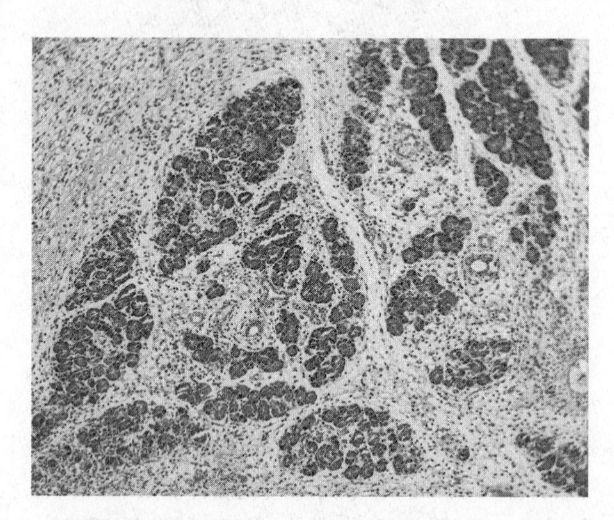

图 6-27　移植胰腺急性 T 细胞介导性排斥反应
图示胰腺小叶间隔内大量淋巴细胞浸润 HE 染色　×100

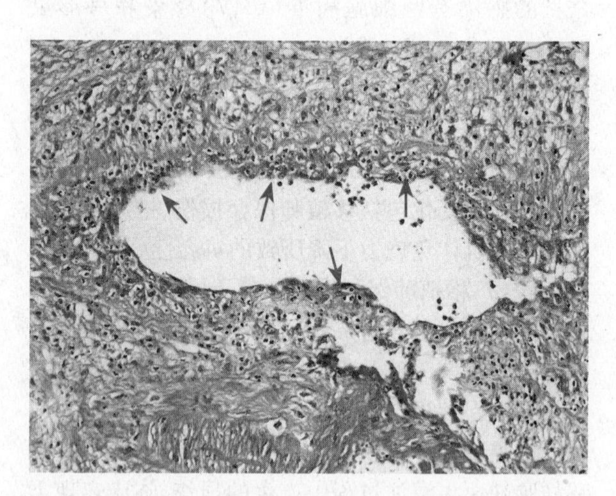

图 6-28　移植胰腺急性 T 细胞介导性排斥反应
图示胰腺小叶间隔内胰腺导管上皮大量淋巴细胞浸润呈导管炎 HE 染色　×200

（2）慢性活动性 T 细胞介导性排斥反应:表现为移植胰腺内动脉分支出现移植物动脉血管病。动脉内膜因大量纤维母细胞、肌纤维母细胞和平滑肌细胞增生而呈纤维性增厚,同时在增厚的内膜内可见淋巴细胞和巨噬细胞浸润,提示排斥反应炎症仍存在活动进展。由于活检取材的局限性,这一病变在移植胰腺活检中往往难以见到，而更多见于手术切除的移植胰腺内。

2. 抗体介导性排斥反应　分为急性抗体介导性排斥反应和慢性活动性抗体介导性排斥反应。明确诊断须有移植胰腺功能障碍、C4d免疫组化染色阳性和受者血清内供者特异性抗体阳性。

（1）急性抗体介导性排斥反应：这一广义的类型中实际包括既往的移植胰腺超急性排斥反应、加速性排斥反应和术后任何时间均可发生的急性抗体介导性排斥反应。

移植胰腺超急性排斥反应可发生于血管吻合开放后1小时内，移植胰腺功能迅速丧失。解剖可见严重动脉炎和静脉内血栓形成致胰腺广泛出血性和缺血性坏死。随着术前配型、器官保存和手术操作技术的提高，现已极少见，如果发生常难与血管栓塞相鉴别。加速性排斥反应与超急性排斥反应病理表现类似，仅发生时间稍晚，多见于移植术后数小时至数天内。急性抗体介导性排斥反应表现为胰腺腺泡内淋巴细胞和中性粒细胞混合浸润，严重者亦有血栓栓塞和胰腺实质坏死。部分急性抗体介导性排斥反应中也存在急性细胞性排斥反应病理学表现。这三者均须行C4d免疫组化染色以明确诊断。

（2）慢性活动性抗体介导性排斥反应：出现慢性移植物血管病和移植胰腺纤维化表现，同时C4d免疫组化染色呈阳性。

3. 慢性排斥反应　实为前述的T细胞介导性和抗体介导性排斥反应的终末病变，定义为因闭塞性动脉血管病及纤维增生使胰腺实质萎缩和纤维化。早期慢性排斥反应常与反复发生的急性排斥反应叠加存在。严重的慢性排斥反应的慢性血管病变与其他移植器官相同，进而导致移植胰腺纤维化及胰岛萎缩消失。

4. 移植胰腺胰岛炎　移植胰腺胰岛炎（insulitis）与复发性糖尿病密切相关，尤其是当供、受者为有血缘关系的亲属时。其表现为胰岛内不同程度的炎性细胞浸润及胰岛内B细胞破坏和消失，此时缺乏急性排斥反应的血管内皮炎表现。由于其多见于HLA相同的同卵双胎或兄弟姐妹间供胰移植中，而在无血缘关系的尸体供胰移植中少见，表明其发生机制与糖尿病一样，具有自身免疫性疾病的遗传易感性因素。

5. 移植后淋巴组织异常增生　移植后淋巴细胞增殖性疾病（post-transplant lymphoproliferative disorder，PTLD）与免疫抑制剂的应用和EB病毒感染有关。肿瘤细胞绝大多数为B细胞源性，应用免疫组织化学检测T细胞及B细胞表面标志有利于诊断。

六、移植小肠常见病理学表现

移植小肠排斥反应的病理诊断主要依赖内镜观察以及内镜下活检病理学诊断。

（一）灌注保存损伤

可能是由于小肠上皮具有较强的修复能力，移植小肠灌注保存损伤通常不严重。其常见于移植术后数天内并于1周内缓解。组织学上可见小肠黏膜绒毛水肿变短、上皮细胞核分裂增多、黏膜层内有少许中性粒细胞浸润和毛细血管淤血。

（二）排斥反应

1. 超急性排斥反应　移植小肠超急性排斥反应很少见，出现时可见黏膜层严重淤血及出血、大量中性粒细胞浸润、广泛的黏膜固有层毛细血管内纤维素样血栓。

2. 急性排斥反应　移植小肠急性排斥反应多见于术后30天内，约有80%的移植小肠在此期间发生1次或多次排斥反应。纤维内镜检查见黏膜充血、水肿而呈暗红色，肠蠕动减弱，严重者黏膜出现溃疡、出血，肠蠕动消失。活检病理学诊断主要基于3个特征：①黏膜层炎性细胞浸润（图6-29）；②隐窝上皮损伤，包括隐窝上皮炎性浸润（图6-30），隐窝上皮细胞嗜酸性变；③隐窝上皮内凋亡小体增多。急性排斥反应早期通常淋巴细胞浸润仅位于黏膜层，随后累及黏膜下层及肌层。黏膜变化包括绒毛变短、变钝，隐窝炎以及上皮细胞坏死脱落。严重时，黏膜层内出血、黏膜上皮大片脱落及

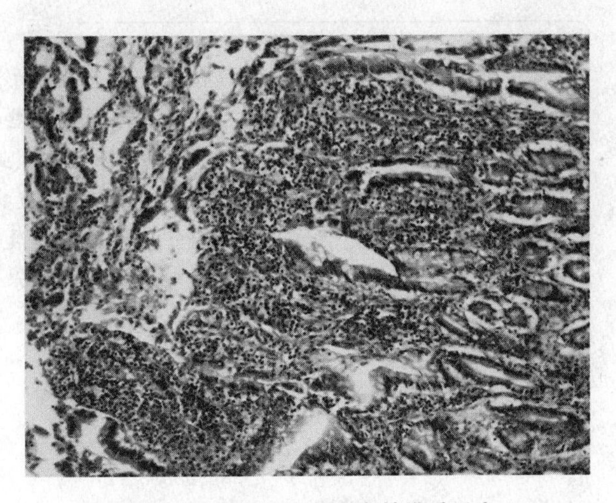

图6-29　移植小肠轻微急性排斥反应

图示小肠黏膜活检组织内较多淋巴细胞浸润　HE染色　×200

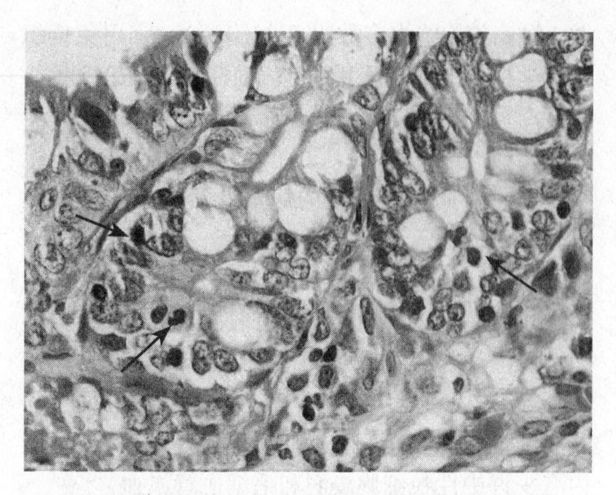

图6-30 移植小肠急性排斥反应的隐窝上皮炎
图示小肠黏膜活检组织内部分隐窝腺上皮内淋巴细胞浸润 HE 染色 ×400

溃疡形成。肠壁肌层及肠系膜内动脉分支出现血管内皮炎或纤维素样坏死。急性排斥反应依据炎性浸润、隐窝上皮凋亡以及黏膜损伤程度可进一步分为不确定性、轻度、中度和重度4种类型。

3. 慢性排斥反应 内镜检查见移植肠蠕动迟缓,黏膜色泽苍白。主要病理学特征同样为闭塞性动脉血管病,多见于黏膜下层及肌层。在肠黏膜活检中,血管病变常不易取得,肠系膜血管造影可助明确。其他的变化包括黏膜溃疡、绒毛结构紊乱、隐窝上皮内凋亡小体多以及黏膜下层纤维化。

目前已明确移植小肠急性和慢性排斥反应中同样可有抗体介导性排斥反应因素参与。其明确诊断除上述病变外,还应予移植小肠黏膜活检组织以 C4d 免疫组织化学染色。

扩展阅读

移植器官 Banff 活检病理学诊断标准

20 世纪 90 年代,活检病理学诊断在各国际移植中心得到广泛开展,但仅基于各自独立的经验。这种状态不利于移植病理学研究的协作和交流,全面认识移植器官的病理学变化、区分排斥反应的程度以便精确指导治疗。1989 年美国 Stanford 大学医学院的 Billingham 率先提出了移植心脏排斥反应诊断标准,并于 1990 年由国际心脏与肺移植学会(ISHLT)正式通过。1991 年在加拿大 Alberta 省的 Banff 国家公园召开了第一届移植肾脏病理学研讨会,由多个国际移植中心的移植医师、病理学家以及基础研究者共同提出了 Banff 移植肾脏活检病理学诊断标准。随后经历届 Banff 会议的讨论、协作研究和交流,陆续建立了移植肝脏、肺脏、胰腺、小肠、肢体、及复合组织等所有移植物的活检病理学诊断标准。目前全球各移植中心均依据这一系列的 Banff 标准进行移植物活检病理学诊断,其研究结果的发表均需要有 Banff 标准作为依据。移植学研究生和年轻医师应对 Banff 移植物活检病理学诊断标准中的病变特征和排斥反应分类有基本了解。限于本章篇幅限制,大家可参阅参考文献专著 5 予以进一步学习。

结 语

移植病理学是随着器官移植的发展而逐渐形成的新兴交叉学科。由于其基本概念形成时间短,往往并不全面,明确深入研究仍在完善,所以有些概念会有模糊不清的感觉。希望通过加强对移植病理学基础知识的教学和学习,使器官移植学专业的研究生和年轻医师能系统了解移植病理学在器官移植临床和研究中的独特作用,初步了解移植病理学的主要技术方法和各移植器官基本的病理学变化特征。这样便于学者结合器官移植学的发展前沿,选择高水平的、有创新性的研究方向进行深入研究,不断培养出基础扎实、视野开阔的和高水平的移植医学人才。

(郭 晖)

参考文献

1. Solez K, Racusen LC, Billingham ME. Solid organ transplantation: Mechanism, pathology and diagnosis. New York: Marcel dekker, Inc., 1996.
2. Ruiz, Phillip. Transplantation Pathology. Cambridge: Cambridge University Press, 2009.
3. 陈实,郭晖. 移植病理学. 北京:人民卫生出版社,2009.
4. 丛文铭. 肝脏移植临床病理学. 北京:军事医学科学出版社,2011.
5. Feucht HE, Felber E, Gokel MJ, et al. Vascular deposition of complement-split products in kidney allografts with cell-mediated rejection. Clinical and Experimental Immunology, 1991, 86:464.
6. Ludwig L. Terminology of chronic hepatitis, hepatic allograft rejection, and nodular lesions of the liver: Summary of recommendations developed by an international working party, supported by the World Congresses of Gastroenterology, Los Angeles, 1994. American Journal of Gastroenterology, 1994, 89: S177.
7. Demetris AJ, Murase N, Nakamura K, et al. Immunopathology of antibodies as effectors of orthotopic liver allograft rejection. Seminars in Liver Disease, 1992, 12:51.
8. Hammond EH, Yowell RL, Nunoda S, et al. Vascular (humoral) rejection in heart transplantation: pathologic observations and clinical implications. Journal of Heart Transplantation, 1989, 8:430.
9. Solez K, Colvin RB, Racusen LC, et al. Banff '05 meeting report: Differential diagnosis of chronic allograft injury and elimination of chronic allograft nephropathy ('CAN'). Am J Transplant, 2007(7):518-526.
10. 王政禄,张淑英,朱丛中,等. 906 例次移植肝穿刺活检病理分析. 中华器官移植杂志,2006,27:18-21.
11. 郭晖,林正斌,张伟杰等. 移植肾活检 1500 例病理组织学分析. 中华医学杂志,2011,91(8):520-523.

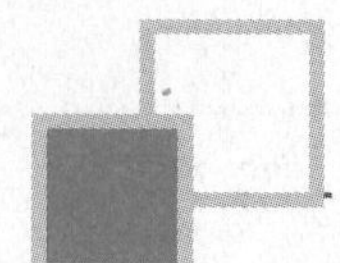

第七章　移植术后感染

学习目标：

1. 了解器官移植术后感染的危险因素
2. 初步掌握器官移植术后的感染时间表及高危病原谱
3. 了解常见感染的分类、临床表现和诊治原则

感染是器官移植术后最常见的并发症之一，也是移植受者早期死亡的重要原因。不同类型的器官移植、移植术后的不同时段以及不同的免疫抑制方案所导致的感染类型各具特点。移植医生有必要深入了解器官移植术后感染的易感因素、病原学特点及临床表现，以便及时制定出最佳的临床诊疗策略。

第一节　概　　述

由于移植受者的长期存活依赖于免疫抑制水平和抗感染能力之间的平衡，理想的状态是既能有效避免排斥反应的发生，又尽可能减少机会性感染，但目前"免疫抑制"和"感染预防"依然无法在所有受者中实现完美的平衡。

一、实体器官移植术后感染的易感因素

（一）微生物的流行病学暴露

器官移植受者对几乎所有微生物都是易感人群。微生物的流行病学暴露主要包括供者来源的感染、社区获得性感染、医院获得性感染、潜伏病原体的再复制等。

供者来源的感染主要是指供者组织、器官中的微生物在受者体内进一步活动，从而导致局部或全身的感染。某些病原体甚至可能在移植很多年后才重新开始复制和活动。这类感染性疾病的症状往往缺乏特异性，可表现为意识障碍、肝功能不全、切口裂开、不明原因低血压等。尽管部分移植中心已开始对供者进行常规的病原学筛查以排除潜在感染的可能，但供者来源的感染风险依然难以规避。尤其是对于在ICU接受了长时间治疗的供者而言，其携带多重耐药致病菌的风险增加，这些病原菌可通过血行途径定植在受者特定的部位，导致持续性发热甚至脓毒血症。

对于社区获得性感染而言，常见的病原学主要是各种呼吸道病毒（流感病毒、副流感病毒、呼吸道合胞病毒、腺病毒等）和细菌（肺炎链球菌、军团菌、李斯特菌和沙门氏菌等）。在一些特定的地区，也曾发生过爆发性的真菌感染（隐球菌和曲霉菌等），因此在诊断此类病人时需对本地区的微生物致病情况有所了解。

移植受者对于医院内的病原菌（尤其在术后早期）是非常易感的。对住院时间延长或者接受机械通气的受者而言，这个问题尤为突出。常见的病原菌包括：革兰阴性杆菌（铜绿假单胞菌等）、革兰阳性球菌（耐万古霉素的肠球菌（VRE）和耐甲氧西林的金黄色葡萄球菌（MRSA）等）、真菌（曲霉菌、非白色念珠菌和耐三唑类药物的念珠菌等）、梭状芽孢杆菌等。

（二）受者内在的免疫能力抑制水平

受者的免疫能力抑制水平是由多个因素共同作用的结果。包括：

1. 免疫抑制剂的种类、剂量、疗程；
2. 潜在的基础疾病，如糖尿病、粒细胞减少症等；
3. 各种导管，如导尿管、中心静脉导管、心室辅助装置等；
4. 可能影响免疫功能的因素，如低丙球蛋白血症、营养不良等；
5. 免疫调节病毒的伴随感染：如CMV、EBV、HHV-6、HHV-7、HBV、HCV等。

以上这些先天的、获得性的、代谢性的或者移植相关的因素一起决定了病人内在的免疫能力抑制水平。对于中性粒细胞缺乏的病人而言，细菌和真菌感染是主要的风险，而对于T细胞免疫缺陷的病人，病毒(CMV)和胞内感染(结核)则更为常见。

二、实体器官移植术后感染时间表

实体器官移植术后受者一旦出现感染并发症，病原学的诊断往往非常困难。尽管加强对病原学的检测能使治疗更具有针对性，但仍有1/3的肺部感染病原学不甚明确。因此，正确的初始抗感染策略有助于对感染的早期控制。

根据移植后不同时期感染的高危病原谱，我们通常把移植后的时期分为围术期(1个月内)、术后早期(1~6个月)和后期(6个月后)三个时间段(表7-1)。

表7-1 移植术后感染时间表

移植后1月内	移植后1~6个月	移植6个月后
耐药菌感染	接受卡氏肺孢子菌和病毒预防治疗	社区获得性肺炎
MRSA	多瘤病毒	尿路感染
VRE	梭状难辨杆菌肠炎	曲霉菌感染
念珠菌(非白色念珠菌)	HCV	诺卡菌属感染
吸入性肺炎	腺病毒、流感	迟发性病毒感染
导管相关性感染	新型隐球菌	CMV感染
切口感染	结核分枝杆菌	HBV感染、HCV感染
吻合口瘘和缺血继发的感染	未接受卡氏肺孢子菌和病毒预防治疗	HSV脑炎
梭状难辨杆菌肠炎	卡氏肺孢子菌肺炎	SARS
供者来源性感染(少见)	CMV、VZV、HSV、EBV	多瘤病毒
受体来源性感染(定植)	HBV	EBV感染
曲霉菌、铜绿假单胞菌	李斯特菌、诺卡菌属、弓形虫等	

MRSA:耐甲氧西林的金黄色葡萄球菌;VRE:耐万古霉素的肠球菌;SARS:严重急性呼吸道综合征

围术期的感染通常与移植手术相关。主要包括直接从供者获得的感染、受者体内潜伏的感染和医院获得性感染。免疫抑制剂的应用则激发或加重了感染。随着细菌耐药的增加，VRE、MRSA和耐氟康唑的念珠菌从供者过继给受者的风险相应增加。吸入性肺炎、手术部位(切口)感染、导管相关的脓毒血症、尿路感染是围术期最常见的感染。HBV和HCV可能在移植后早期就开始复制活动。移植受者还存在一些特殊的感染风险，如缺血脏器造成的二重感染和手术区积液(如血肿、淋巴管囊肿、胸腔积液等)。对于需要长期机械通气，或者存在肺功能不全、顽固性腹水、泌尿道或胆道支架的受者，感染的风险尤为明显。移植肾功能延迟恢复时，如需要接受再次手术探查甚至再次移植，更容易出现多重耐药细菌或者真菌的感染。

移植后的1~6个月是机会性感染最容易发生的时期，也是预防性抗感染治疗的关键时期。加强免疫抑制可增加免疫调节病毒感染的危险性，这些病毒包括CMV、肝炎病毒、EBV等，它们可通过级联放大内部复杂的联系，促进炎症介质和细胞因子的表达，增加对机会性感染的易感性。对于未接受CMV和卡氏肺孢子菌预防的受者，术后一旦出现肺部感染，应首先考虑CMV肺炎和卡氏肺孢子菌肺炎(pneumosystis jirovecii pneumonia，PCP)。对于已接受预防治疗的受者，需考虑其他病毒和真菌感染，如HSV、VZV、EBV、BKV、肝炎病毒、流感病毒等。对于不明原因腹泻受者，需考虑寄生虫、CMV和轮状病毒感染。

移植6个月以后，受者通常分为两种情况：一种是移植物功能稳定，长期维持常规剂量的免疫抑制剂；另一种是由于排斥反应等需增加免疫抑制剂，或有免疫调节病毒的慢性感染导致移植物功能不全。对于前者，药物的减量使得感染的风险下降。受者主要面对的是社区获得性感染的风险，也包括因为预防性抗感染结束后迟发性的病毒感染。在后一种情况，受者往往需要接受更大剂量的免疫抑制药物，付出的代价是各种机会性感染的风险随之增加，因此有学者建议特定人群应适当延长预防性抗感染的疗程。在某些人群中，慢性的病毒感染甚至可能导致移植物功能受损，例如 HCV 活动导致肝硬化，CMV 感染导致肺移植术后闭塞性细支气管炎（OB），EBV 感染导致移植后淋巴细胞增殖性疾病（PTLD）等。移植医生需在术后随访过程中密切注意受者早期感染的迹象，以制定相应的策略进行干预。

移植后感染是器官移植常见并发症。为降低术后感染的发生率，术前应仔细评估供者和受者的感染风险，在术后的免疫抑制治疗中遵循个体化治疗的原则。术后早期预防性抗感染可降低机会性感染的风险。对于已经发生的感染，早期诊断和正确治疗是提高病人生存率的关键。

（朱同玉）

第二节 移植术后感染分类

移植术后感染通常根据病原体类型分为细菌感染、病毒感染、真菌感染和原虫感染等；根据感染发生的时间，可分为移植后围术期（1 个月以内）、早期（1～6 个月）和后期（6 个月以后）；也可以根据感染的部位分为呼吸系统感染、消化系统感染、泌尿系统感染和神经系统感染等。本节将重点根据病原学类型介绍实体器官移植术后的常见感染及治疗原则。

一、细菌感染

细菌感染是实体器官移植术后感染的主要原因。大部分细菌感染发生在移植后的第 1 个月，其发生感染的危险性与移植手术的复杂程度及术后恢复情况相关。由于免疫抑制剂的使用，受者在移植后漫长的时期内，依然面临各种细菌感染的风险。对于不同类型和部位的感染，其可能的细菌学分布亦不尽相同（表 7-2）。因此在诊断感染的同时，应积极寻找感染灶，明确感染部位。以下将重点介绍不同感染类型的细菌学特征及处理原则。

表 7-2 移植受者感染的常见致病菌

分 类	微 生 物
革兰阳性需氧菌	金黄色葡萄球菌、表皮葡萄球菌、链球菌、肠球菌
肠道革兰阴性菌（需氧和兼性厌氧）	大肠杆菌、肺炎克雷白菌、奇异变形杆菌、阴沟肠杆菌、不动杆菌、黏质沙雷菌、沙门菌属
非肠道革兰阴性菌（需氧和兼性厌氧）	铜绿假单胞菌、洋葱伯克霍尔德菌、奈瑟菌属、流感嗜血杆菌、副流感嗜血杆菌
厌氧菌（革兰阳性、阴性菌）	脆弱拟杆菌、难辨梭状芽孢杆菌、消化链球菌属
分枝杆菌	结核分枝杆菌、非结核分枝杆菌

（一）肺部感染

1. 社区获得性肺炎（community acquired pneumonia，CAP） CAP 是指医院外罹患的感染性肺实质（含肺泡壁，即广义上的肺间质）炎症，包括具有明确潜伏期的病原体感染而在入院后平均潜伏期内发病的肺炎。肺炎链球菌是最常见的致病菌。CAP 也可由流感嗜血杆菌和其他革兰阴性杆菌（如肺炎克雷白菌、铜绿假单胞菌等）、革兰阳性球菌（如金黄色葡萄球菌）、非典型性病原体（如军团菌）等引起。

胸部 X 线和 CT 表现根据病原体和受者基础情况存在差异。肺部浸润影可为单叶或多叶，如不及时治疗则进展迅速。由于移植受者发生 CAP 后病原学检出率较低，因此需尽早留取痰涂片、痰培养以协助诊断。对于诊断不明或者抗感染治疗效果不佳的受者建议纤维支气管镜检查获得下呼吸道的标本以明确致病菌并确定抗生素的敏感性。血清学检查有助于诊断非典型性病原体。军团菌抗原可在痰和尿液中检测。近年来，结核分枝杆菌的发病率有所升高。以肺移植受者最多，其次是肾移植，心脏和肝脏移植相对少见。移植受者结核的治疗原则与普通病人相同，需要正规、足量、全程的抗结核治疗才能有效控制活动性结核。

2. 医院获得性肺炎（hospital acquired pneumonia，HAP） HAP 常见于手术后和长期住院的病人，在所有医院获得性感染中有较高的死亡率。细菌可从不同途径进入肺部，包括口咽部细菌的移位、食管胃内容物的误吸、空气飞沫的吸入、血源性播散等。呼吸机相关性肺炎（ventilator associated pneumonia，VAP）是 HAP 的特殊类型，常在机械通气 48 小时后发病。相比普通病人而言，移植受者机械通气后发生 VAP 的风险大大增加。

HAP 常见的病原菌包括:肠道革兰阴性菌(如大肠杆菌、克雷白杆菌、变形杆菌等)、金黄色葡萄球菌。其他细菌包括非肠道革兰阴性菌(如铜绿假单胞菌和流感嗜血杆菌)、厌氧菌、肠球菌等。抗生素耐药菌株常见。

由于标本获取的方法、广谱抗生素的使用会影响细菌的检出,从而导致对病情的判断出现偏差。即便在采集标本前仅短期的使用抗生素,痰培养的敏感性也会明显下降。

(二) 腹腔感染

腹腔感染常来源于胃肠道,也可来源于泌尿生殖系统通过血行性或淋巴播散,或来自外源性感染(创伤或手术)。腹腔感染在肝移植中非常多见。感染通常为多种细菌,包括肠道革兰阴性菌(大肠杆菌、肺炎克雷白菌、奇异变形杆菌等)、铜绿假单胞菌、需氧革兰阳性球菌(肠球菌、链球菌等)和厌氧菌(梭状芽孢杆菌、拟杆菌属、梭菌属等)。腹腔感染的治疗根据感染的病因和感染部位而定。对移植物周围感染性积液、血肿或尿液囊肿必要时需做经皮或开放引流。如果不能去除感染灶,将可能延长抗菌治疗的时间,从而增加发生细菌耐药的机会,甚至导致移植物功能受损。

(三) 切口及其他软组织感染

多种因素可导致切口感染的发生并影响其严重程度。致病菌反映了感染的来源,其种类根据近期抗生素的使用、住院情况以及基础合并症而不同。清洁手术切口感染常由金黄色葡萄球菌、凝固酶阴性的葡萄球菌和链球菌属引起;污染伤口感染反映了污染的来源(呼吸道、胃肠道和泌尿生殖系统)。在一些病人中,还可出现坏死性筋膜炎和肌坏死。这类累及筋膜、皮下组织和肌肉的致命性深部感染,容易迅速播散,并在感染早期出现脓毒血症。链球菌是最常分离出来的致病菌,也可发生厌氧菌、肠道革兰阴性菌和链球菌的混合感染。

诊断与切口、皮肤结节或坏死溃疡组织有关的感染,应采集引流液、分泌物以及创面拭子送培养,必要时可留取活检标本。

(四) 泌尿系统感染

泌尿系统感染是最常见的医院获得性感染,特别在肾移植中多见。常与留置导尿、留置输尿管支架、泌尿系统神经和结构异常、泌尿道结石相关。细菌通过尿道进入泌尿系统并向近端扩散,导致上尿路感染和下尿路感染。血行播散(特别是金黄色葡萄球菌)或邻近腹腔感染的播散也可导致上尿路感染。尿液培养最常见的细菌为:大肠杆菌、肺炎克雷白杆菌和变形杆菌属,有时沙雷菌属和铜绿假单胞菌也可引起导管相关性感染。革兰阳性菌包括腐生葡萄球菌、肠球菌、金黄色葡萄球菌。

对疑似尿路感染的移植受者应留取清洁中段尿进行定量细菌学培养。对肾移植受者而言,低水平的细菌尿可以是全身感染的危险因素。若感染是由输尿管支架引起,如不及时取出异物,感染可能迁延不愈,因为异物周围形成的生物膜使得抗生素很难在局部达到足够的抑菌浓度。

(五) 导管相关性感染

最常见的致病菌是凝固酶阴性葡萄球菌和金黄色葡萄球菌,约占所有导管相关性感染(catheter related infection,CRI)的2/3。各种革兰阴性菌及其他革兰阳性菌也可引起导管相关性感染。血管内导管相关的感染可局限于插管部位或导致全身性的血液感染。最常见的临床表现是发热。发生感染时导管置入部位可以完全没有感染的征象。对于局部感染或不能解释的发热需仔细评估导管感染的可能。

预防导管相关感染首先应严格遵守无菌原则,注意手卫生。置入过程最大限度地保证无菌屏障和穿刺部位的仔细消毒。对于怀疑存在感染的中心静脉导管,拔除导管是强制措施,因为保留导管可以数倍提高血液感染复发或转移性定植的几率。虽然有专家建议一旦导管拔除可以不需要治疗,但是更多的专家倾向于选择适当的抗生素治疗。对无合并症的凝固酶阴性的葡萄球菌治疗 5 ~ 7 天,对金黄色葡萄球菌感染病人治疗时间应为 10 ~ 14 天。

二、病毒感染

(一) 巨细胞病毒(cytomegalovirus,CMV)感染

1. 定义 CMV 感染的定义是用传统培养法或 shell-vial 快速培养法从血液、尿液或活检组织中分离出 CMV,出现 CMV-PP65 抗原血症,移植前 CMV 阴性者术后发生血清转换,CMV-IgM 阳性者移植后抗体滴度升高 4 倍或血液中检测到 CMV-DNA。当病毒学检查仅血清 CMV-IgG 阳性,称为静止性 CMV 感染;CMV-IgM 阳性和(或)CMV 抗原阳性时称活动性 CMV 感染。CMV 侵入肝脏、肺、胃肠道等组织并引起相应临床症状时,又称为 CMV 病。

CMV 感染可以是原发感染,也可以是潜在的病毒感染复发。移植受者从未感染 CMV,接受 CMV-IgG 阳性的供肠或血液而感染者称为原发性感染。另一种情况是受者在移植前有过CMV感染,体内亦有病毒潜伏,在免疫抑制剂的作用下,潜伏的CMV重新激活、繁殖或感染新的病毒株,称之为继发性感染。儿童以原发性CMV感染为主,成人主要是再次复发。原发性感染症状较重,而潜伏的CMV病毒复发则症状较轻。

2. 病因和临床表现 CMV感染是导致实体器官移植受者死亡的重要原因之一。CMV感染主要发生在移植后早期,但在接受CMV预防治疗的受者中可能会延迟发病。如果不给予预防治疗,估计发病率为30%～78%。CMV血清型阳性供者/血清型阴性受者(D+/R-)因存在细胞和体液免疫功能缺陷,故发生CMV病的风险最高,D+/R+次之,D-/R-最低。免疫诱导治疗或抗排斥反应治疗时应用多克隆抗淋巴细胞抗体或单克隆抗体均与CMV感染相关,其他危险因素包括粒细胞减少、合并HHV-6、HHV-7感染等。

CMV病通常表现为病毒血症,病人可有发热、疲软、白细胞降低、转氨酶升高等临床表现。活动性CMV感染导致病毒入侵器官的炎症,包括CMV肺炎、食管炎、结肠炎、肝炎、视网膜炎、脑炎以及移植物功能不全。肺部感染是CMV感染后最严重的并发症。其特征表现为:发热、进行性呼吸困难和低氧血症。早期或轻型CMV肺炎影像学仅表现为肺纹理增粗或散在的肺间质浸润。随着病情发展,CT扫描可见双肺弥漫性的磨玻璃样改变或实变,严重者可出现“白肺”。CMV对实体器官移植受者不仅有直接侵犯,还有间接损伤。主要包括:①通过免疫调节机制导致其他病毒或机会致病微生物的继发感染;②诱发移植物急、慢性排斥反应的发生;③通过损伤血管内皮细胞加速粥样硬化,从而增加心脑血管事件的发生;④增加PTLD的发生率。

3. 诊断 CMV感染的诊断方法有:病毒培养、核酸或抗原检测、血清学检测、组织病理学检测和免疫病理学检测等。过去诊断组织侵袭性CMV病主要依靠组织学,但这种方法会延迟诊断,而且临床可操作性差。用ELISA检测IgM抗体和IgG抗体,适用于早期感染和流行病学调查。IgG抗体阳性反映既往曾经感染CMV,可终身持续存在,而IgM抗体则与急性感染有关。由于免疫抑制剂的应用,抗体产生延迟,因此即使CMV-IgM阴性也不能完全排除CMV感染。CMV-DNA可直接从血液、脑脊液或组织标本中获得,采用PCR或其他方法测定。CMV-DNA的分析是非常敏感的,但对活动性感染和潜伏感染无法鉴别。PCR阴性对CMV病排除率高,但PCR阳性对疾病的预测价值较低。pp65抗原是CMV复制产生的最早的活动性抗原,其定量检测水平和CMV病毒血症及CMV感染的严重程度密切相关,因此可作为活动感染期快速诊断的靶抗原。

4. 预防和治疗 通常预防CMV感染的策略有两种:普遍性预防和优先预防。普遍性预防是指对所有“有风险”的受者在移植开始时或在移植后立即给予抗病毒治疗,并维持一定的时间。优先预防是通过实验室检测(如pp65抗原或CMV-DNA)对受者进行定期监测以便能在临床症状出现前早期发现CMV复制,尽早给予抗病毒治疗。普遍预防对处于高危状态的病人有益,而优先预防更适合于低度或中度危险的病人。

预防CMV的常用药物有:阿昔洛韦、伐昔洛韦、更昔洛韦、缬更昔洛韦和CMV免疫球蛋白(CMVIG)。建议实体器官移植受者接受3个月左右的预防性抗CMV治疗(口服更昔洛韦或缬更昔洛韦)。对于明确诊断CMV感染的病人,推荐静脉使用更昔洛韦5mg/kg,一天2次,疗程通常为2～3周。在抗感染的同时,应适时减少免疫抑制剂的剂量,同时应密切注意有无其他病原体的合并感染或继发感染。

(二) BK病毒(BK virus,BKV)感染

1. 病因和临床表现 BKV首次感染后可潜伏在肾小管上皮细胞及尿路移行上皮细胞内,在宿主免疫能力下降时可大量复制。BKV感染常发生在移植后第1年,但1/4的病人诊断被延迟。BKV感染后早期表现缺乏特异性,随着疾病的进展,可表现为病毒尿症、病毒血症、血肌酐持续上升。BKV对尿路上皮细胞的侵犯可引起局部溃疡、狭窄,导致输尿管狭窄和移植肾积水。近年来肾移植术后BKV的感染率不断上升,BKV相关性肾病(BK virus associated nephropathy,BKVAN)已经成为移植肾失功的重要原因。肾移植术后BKVAN的发病率通常在1%～7%左右。

2. 实验室检查 ①尿沉渣细胞学检查:尿液中的decoy细胞是指含有病毒包涵体的肾小管上皮细胞,能反映体内BKV的复制,由于其敏感性高,取样方便,适合作为BKV感染的筛查手段。建议肾移植术后前2年,每3个月接受一次尿液decoy细胞的筛查。②PCR检测:血清BKV-DNA的检测对于诊断BKVAN的敏感性高达100%,特异性88%。约一半以上血清BKV-DNA阳性的病人将出现肾功能进行性恶化,最终发展成为BKVAN。尿

液中BK病毒负荷量是血清中病毒负荷量的100～1000倍，部分移植中心也通过检测尿液中BKV-DNA早期诊断BKVAN。③免疫组化技术：使用SV40相关性T抗原交叉反应性抗体对肾活检组织进行免疫组化染色可协助诊断BKVAN。④电子显微镜镜检查：电镜是诊断病毒感染的有力手段。电镜下常可发现直径10～50nm，无包膜的电子致密物沉积，表明病毒处于复制期。

3. 诊断 BKVAN的确诊需要建立在肾组织活检的基础上。肾小管上皮细胞和肾小球上皮细胞核内出现不同表型的嗜碱性BK病毒包涵体。被感染的肾小管上皮细胞向小管腔内脱落，导致基底膜出现裸露斑。BKVAN的早期病变常局限于髓质，呈灶性分布。在疾病中期，近80%活检组织中可见间质浆细胞浸润和肾小管萎缩。晚期病理变化则以纤维化为主，仅见少数BKV感染细胞。

4. 治疗 对于BKVAN的治疗目前尚缺乏公认、规范的治疗手段。治疗原则包括：①调整免疫抑制剂：有学者提出，若明确BK感染后应首先将MMF减至半量，Tac浓度控制在4～6ng/ml，CsA浓度控制在75～125ng/ml，SIR浓度控制在4～6mg/ml。②抗BKV治疗：西多福韦具有抗BK病毒的作用，但其肾毒性限制了临床应用。来氟米特在体外实验和动物实验中对CMV、BKV、疱疹病毒均有抑制作用。有学者用来氟米特代替MMF治疗BKV感染取得良好效果。来氟米特负荷剂量100mg/d，3～5天后改为维持剂量20～60mg/d，使血药浓度控制在50～100ug/ml，84%的病人病毒负荷下降或肾功能得到改善。喹诺酮类药物在体外实验中具有抑制BKV的作用，有学者对两次尿检decoy细胞阳性的病人使用加替沙星（400mg/d）治疗10天而不减少免疫抑制剂的应用，部分病人病毒血症和病毒尿症改善，尿液decoy细胞转阴。IVIG在体外实验和临床试验中被发现具有一定抗BKV的作用，但对于移植物的远期预后影响尚有争议。

（三）单纯疱疹病毒和水痘带状疱疹病毒感染

单纯疱疹病毒（herpes simplex virus，HSV）感染主要由激活的内源性潜伏感染引发，也有通过移植物传播的初次感染的报道。HSV-1感染多发生在口腔、唇、眼、脑和腰部以上皮肤等部位。HSV-2感染多见于子宫颈、外生殖器和腰部以下皮肤等部位。常见的临床表现为：急性疱疹性口龈炎、皮肤疱疹、疱疹性角膜结膜炎、生殖器疱疹、疱疹性神经系统感染等。HSV感染主要发生在黏膜表面，偶尔会播散至内脏器官，引起食管炎、肝炎和肺炎。HSV肺炎出现可同时伴有弥漫性真菌、CMV或细菌感染等混合感染，死亡率超过80%。降低免疫抑制强度是预防HSV感染的主要措施。对于浅表感染的病人，推荐使用合适的口服抗病毒药（如阿昔洛韦，伐昔洛韦或泛昔洛韦）直至治愈。对于系统性感染的受者，推荐静脉使用阿昔洛韦，并且减少免疫抑制药物的剂量。静脉应用阿昔洛韦直至病人临床反应良好，然后替换为口服抗病毒药物（如阿昔洛韦，伐昔洛韦或泛昔洛韦）直至一个完整的14～21天的治疗周期。对于反复发生HSV感染的受者，建议使用预防性抗病毒治疗。

水痘带状疱疹病毒（varicella zoster virus，VZV）在儿童初次感染引起水痘，恢复后病毒潜伏在体内，少数病人在成年后病毒再发而引起带状疱疹，故被称为水痘带状疱疹病毒。VZV感染人有两种类型，即原发感染水痘和复发感染带状疱疹。播散性VZV罕见，多由原发性VZV感染引起，可导致肺炎、肝炎、弥散性血管内凝血和移植物功能不全。对于原发性水痘带状疱疹病毒感染者，推荐使用静脉或口服阿昔洛韦或伐昔洛韦治疗，同时暂时减少免疫抑制药物的剂量。药物治疗至少应持续至所有皮损结痂。对于单纯带状疱疹，推荐使用口服阿昔洛韦或伐昔洛韦治疗，至少持续至所有皮损结痂。对于弥漫性或侵袭性带状疱疹，推荐使用静脉阿昔洛韦治疗。对于水痘病毒易感的实体器官移植受者，建议在接触活动性水痘病毒感染者后进行药物预防。在暴露后96小时内应用水痘带状疱疹病毒免疫球蛋白（或静脉注射免疫球蛋白）；如不能获取免疫球蛋白或者已经超过96小时，暴露后7～10天开始为期7天的口服阿昔洛韦治疗。

（四）EB病毒感染

EB病毒（Elzatein-Barr virus，EBV）是一种嗜B淋巴细胞性人类疱疹病毒。EBV感染可引起传染性单核细胞增多症，并与鼻咽癌和淋巴瘤有密切关系。大约95%的成年人曾经感染过EBV。移植受者中EBV的感染主要来自移植的器官。血清学阴性的受者接受了血清学阳性的器官，使得EBV感染的风险增加。

EBV的复制和活动主要是由于机体对EBV的免疫监视不够导致。EBV可与被感染者的B细胞基因组整合，参与宿主DNA复制，使其发生永生化，可在B细胞内无限增殖，即性状转化。EBV转化的B细胞还可出现继发性基因突变或染色体易位等异常变化。大于90%的移植后淋巴细胞增殖异常（PTLD）为B淋巴细胞来源，其中约95%的病人合并有 EBV 的感染(详见第八章第一节)。

(五) 微小病毒 B19 感染

在移植受者中,微小病毒 B19(parvovirus B19)感染是导致难治性贫血、各类血细胞减少症、血栓形成性微血管病、纤维素性胆汁淤积性肝炎和移植物失功的原因之一。肾移植受者中,微小病毒 B19 感染的病人 23% 以上会出现严重贫血,大部分感染发生在移植后 3 个月内。国内已报道多例肝移植、肾移植术后微小病毒 B19 感染导致纯红细胞再生障碍性贫血的病例。骨髓检查发现典型的原红细胞,PCR 检测血中微小病毒 B19 的 DNA 可确诊。治疗以大剂量静脉丙种球蛋白为主(每天 0.5mg/kg,5 ~ 10 天)。在密切监测移植器官功能的前提下,尽可能减少免疫抑制剂的使用可能有助于感染的控制。

(六) 乙肝病毒和丙肝病毒感染

HBsAg 阳性对器官移植受者的远期存活存在影响。免疫抑制后乙肝病毒(hepatitis B virus, HBV)的复制和活动可能导致非常严重的后果。Fabrizi F 等对 6050 例病人进行了荟萃分析后发现 HBsAg 阳性是导致术后器官功能衰竭和死亡率增加的独立危险因素。肝功能检查和 HBV DNA 应被列为术前常规。但是,仅仅根据临床表现和生化指标对肝炎病人评估有时并不能确切反映肝脏组织学病变的程度。对于非终末期肝病病人,肝组织活检亦可明确有无合并肝硬化病变,准确判断肝组织病理改变的程度,评估炎症、硬化的分级,尤其是对于术前 ALT 异常的病人,可能是更理想的筛选方法。但由于肝组织活检存在一定风险,需严格把握指征。拉米夫定能有效抑制 HBV-DNA 的复制,且病人的耐受性良好,可作为治疗的首选。阿德福韦酯已证明可被用于治疗慢性 HBV,并对拉米夫定耐药的病人同样有效。

丙肝病毒(hepatitis C virus, HCV)的感染与多种因素有关,包括输血、透析以及器官移植等。HCV 感染对单独肾移植和胰肾联合移植受者的生存率均有不利影响。术前的肝组织活检能准确评价肝硬化程度以降低术后肝功能衰竭的风险。由于干扰素治疗导致移植物排斥的风险增加,故不作为常规推荐。但在移植前对 HCV 病人进行有效的抗病毒治疗将可能使病人在移植后获益。目前尚无其他有效的治疗药物。

三、侵袭性真菌感染

(一) 流行病学特点

侵袭性真菌感染(invasive fungal infection, IFI)是指真菌侵入人体,在组织、器官或血液中生长、繁殖,并导致组织损伤及炎症反应的疾病。IFI 已成为移植物失功和受者死亡的重要原因之一。其中小肠移植受者 IFI 发病率最高(40% ~ 50%),其次为肝移植受者(10% ~ 47%),心、肾、肺及胰腺等器官移植受者 IFI 发生率略低。IFI 的主要致病菌为念珠菌和曲霉菌,两者所致感染占 IFI 总数的 80% 以上。近年来,由于三唑类药物的广泛使用,非白色念珠菌感染呈上升趋势,曲霉菌及其他罕见真菌感染率明显增加。

(二) 危险因素

1. 免疫因素 大剂量激素维持性治疗、抗代谢类药物的医源性骨髓抑制和钙调磷酸酶抑制剂的针对 T 淋巴细胞特异性抑制,使移植受者处于深度、持续的免疫抑制状态。

2. 器官移植相关医疗与技术因素 受者合并糖尿病、重度营养不良、多器官功能衰竭、器官切取时的意外污染、ICU 住院时间延长等是重要的危险因素。

3. 环境因素 周边环境存在垃圾处理中心,医院空调系统和供水系统污染,旅行或生活在 IFI 高发区等都是 IFI 的高危环境因素。

4. 不同移植器官受者群体的特殊危险因素 ①肾移植排斥反应发生率高,在出现排斥反应后常需要大剂量激素冲击和(或)使用抗淋巴细胞抗体,发生 IFI 的机会大幅增加。②肺移植受者是肺部 IFI 的最高危人群,尤其是原发病为慢性支气管炎的老年受者。相当一部分单侧肺移植受者术前肺部有真菌定植,术后易复发,而且易发生气管、支气管吻合口 IFI。③心脏移植术后发生 IFI 与术中使用心室辅助装置、大量输血、长时间留置导管等有关。④肝移植后发生 IFI 与术中大量输血、肝脏原发疾病有关。⑤小肠移植受者中,连带部分结肠的小肠移植是发生 IFI 的高危因素。⑥胰腺移植的特殊性,包括肠道内胰腺外分泌腺引流、胰腺缺血再灌注损伤后胰腺炎、术前腹膜透析、肾移植后的胰腺移植及糖尿病等,是胰腺移植后并发 IFI 的特殊危险因素。

(三) 诊断

目前对于 IFI 的诊断主要依据以下 3 项:

1. 宿主(危险)因素 长期使用机械通气、体内留置导管、全胃肠外营养和长期使用广谱抗生素治疗病人;持续中性粒细胞减少症病人;长期使用糖皮质激素病人等。

2. 临床特征 ①主要特征:检查提示侵袭性

感染部位有特殊影像学征象，如肺部 CT 的“晕轮征”，实变区域内出现液化、坏死后的空腔阴影或“新月征”，颅内影像提示占位或骨质破坏等。②次要特征：肺部感染、泌尿系统感染、腹腔感染、中枢感染的症状和体征等。

3. 微生物学检查 ①被感染器官分泌物或组织液真菌培养阳性；②直接镜检感染组织学或细胞学检查真菌阳性；③痰液或支气管肺泡灌洗液、胸腹腔冲洗液等细胞学检查发现菌丝；④被感染器官分泌物或组织液检查，连续 2 次以上曲霉半乳甘露聚糖抗原检测（GM 试验）或 1,3-β-D-葡聚糖（G 试验）阳性；⑤血液、脑脊液等体液隐球菌抗原阳性；⑥无菌体液中，经直接镜检或细胞学检查，发现除隐球菌外的其他真菌；⑦未留置尿管的情况下，连续 2 次清洁尿标本培养酵母菌阳性或尿检见念珠菌管型；⑧血培养真菌阳性；⑨感染相关的标本中未培养和检测出任何致病细菌。

IFI 的诊断需结合宿主（危险）因素、临床特征、微生物检查、组织病理学进行分级诊断，分为确诊、临床诊断和拟诊。

确诊：确诊的条件包括至少 1 项宿主因素，1 项主要或 2 项次要临床特征，以及 1 项明确的活检组织病理学微生物证据，或培养和特殊染色的证据。

临床诊断：至少符合 1 项宿主因素，1 项主要或 2 项次要临床标准和 1 项微生物学标准。

拟诊：至少符合 1 项宿主因素，1 项主要或 2 项次要临床标准，有或没有疑似感染部位的微生物学标准。

（四）治疗

IFI 的治疗分为确诊治疗、临床诊断治疗和拟诊治疗（又称经验治疗）。由于移植受者免疫功能低下，IFI 病情进展迅速。其临床特征表现滞后，抗体反应迟缓，故应重视抢先治疗和经验治疗。

1. 拟诊治疗 又称经验治疗。对拟诊 IFI 的高危病人进行经验性治疗是有依据的。①真菌感染在高危病人中发病率高；②定植还是侵袭性感染很难鉴别；③器官移植受者 IFI 的诊断十分困难；④延迟治疗可能增加死亡率。在充分、全面评价移植受者的整体状况后，可根据以往的经验给予抗真菌治疗。起始经验性抗真菌治疗应该覆盖白色念珠菌、非白色念珠菌和曲霉菌。伊曲康唑、伏立康唑、泊沙康唑、米卡芬净和卡泊芬净都可以作为首选。侵袭性肺曲霉病首选伏立康唑，挽救性治疗可以选择两性霉素 B 脂质体（amphotericin B liposomes，L-AmB），病情稳定后改为伊曲康唑或泊沙康唑。

2. 临床诊断治疗 又称抢先治疗。针对临床有宿主因素、环境因素或临床特点的高危移植受者进行连续监测，检查内容包括影像学和微生物学相关项目。发现阳性结果，立即开始抗真菌治疗。减少移植受者因免疫反应低下而延误诊断和治疗，同时避免经验治疗带来的用药过度。对于微生物学证实的侵袭性念珠菌感染，主要应结合药物敏感结果进行用药。白念珠菌、热带念珠菌、近平滑念珠菌对氟康唑敏感，同时也可选择其他三唑类、棘白菌素类等药物；光滑念珠菌对氟康唑有不同程度耐药；克柔念珠菌对氟康唑天然耐药，应选择伊曲康唑、伏立康唑、泊沙康唑、米卡芬净、卡泊芬净和 L-AmB等。若微生物学证实为侵袭性肺曲霉菌，以往的经典治疗为 L-AmB，近年来首选伏立康唑，而 L-AmB 作为挽救治疗。

3. 确诊治疗 又称为目标治疗，是针对明确的真菌种类进行特异性抗真菌治疗。以获得致病菌的药敏结果为依据，采用有针对性的治疗，也可适当根据经验治疗的疗效结合药敏结果来调整用药。

四、卡氏肺孢子菌（pneumocystis carinii，PC）

1. 病因和病理 PC 是一种严重威胁移植受者的病原微生物。其寄生于人和其他哺乳动物的肺组织内，可引起卡氏肺孢子菌肺炎（PCP）。PC 生活史中主要有两种型体，即滋养体和包囊。既往大部分学者倾向于将其归为原虫，新近的一些研究发现 PC 和真菌的超微结构具有很多相似之处，故也有学者认为其本质是一种真菌。

健康人感染 PC 多数为隐性感染，当宿主免疫力低下时，处于潜伏状态的 PC 开始大量繁殖，并在肺组织内扩散导致间质性浆细胞性肺炎。特征性的病理改变是肺泡间隔的细胞浸润。肺泡间隔上皮增生，部分脱落，肺泡腔扩大，其内充满泡沫状物质，内含蛋白性渗出伴脱落变性的肺泡细胞、少量巨噬细胞、虫体的滋养体和包囊等。

2. 临床表现和诊断 临床上常表现为发热、干咳、呼吸困难三联征。早期的肺部间质渗出明显，而肺部听诊啰音少，体征与病人呼吸困难不对称是 PCP 的临床特征。后期可有少量黏液痰，病人出现持续性发热和进行性低氧血症。

影像学表现：10% ～20% 的早期 PCP 病人胸片表现正常或接近正常。两肺弥漫性网状、小结节间质性浸润征象，双肺弥漫性斑片状磨玻璃样影。CT扫描可见双肺不同程度弥漫性肺间质或肺泡渗出病变，早期呈磨玻璃样，后期则呈密度增高的实变影，伴随其他感染可出现密度不均、散在致密影。

实验室检查：大部分病人白细胞正常或者可能下降。乳酸脱氢酶（LDH）上升在这类病人中具有重要意义。由于PC可以存活在Ⅱ型肺泡上皮细胞中，而Ⅱ型肺泡上皮细胞可以生成LDH，因此在白细胞攻击病原虫的同时LDH可被释放入血。1,3-β-D-葡聚糖的浓度检测（G试验）在PCP的诊断中也有一定意义。支气管-肺泡灌洗（bronchoalveolar lavage，BAL）和经支气管镜活检染色是诊断PCP的金标准，一旦发现PC即可确诊。

3. 预防和治疗 建议肾移植术后受者接受3～6个月增效磺胺甲基异噁唑（复方新诺明，trimethoprim-sulfamethoxazole，TMP-SMX）的预防治疗。如果受者因急性排斥接受抗排斥治疗，则需接受至少6周的预防治疗。对于明确PCP的病人，首选静脉注射或口服TMP-SMX抗感染治疗。TMP的剂量为15～20mg/（kg·d），分3～4次使用，但需密切注意治疗过程中可能出现的肝功能不全、骨髓抑制、消化道反应等不良事件。不能用TMP-SMX的病人可用喷他脒[静脉4mg/（kg·d）]和阿托喹酮（口服750mg，每天2次）。克林霉素（静脉600mg，每天3次；或口服300～450mg，每天4次）和伯氨喹啉（口服15～30mg，每天1次）联合应用也有一定的疗效。新近的一些研究报道了抗真菌药物卡泊芬净用于挽救性治疗TMP-SMX治疗失败的病人，有一定的效果。

尽管糖皮质激素在非HIV病人PCP的治疗中仍存在争议，但是对于氧分压小于70mmHg（FiO_2 21%）或者肺泡-动脉氧分压差（$A\text{-}aDO_2$）大于35mmHg的病人，在PCP治疗的24～72小时内建议使用甲强龙治疗。其作用在于缓解缺氧，减轻肺纤维化，降低TMP-SMX的不良反应。根据专家共识的建议（疗程21天）：第1～5天，40mg，每日2次；第6～10天，40mg，每日1次；第11～21天，20mg，每日1次。

五、原虫感染

弓形虫（Toxoplasma）：弓形虫是一种机会性寄生原虫，其侵袭作用除与虫体毒力有关外，宿主的免疫状态亦起着重要作用，因此弓形虫病的严重程度取决于寄生虫与宿主相互作用的结果。各类器官移植术后均发现有弓形虫感染的发生，尤以心脏或心肺移植中弓形虫感染率最高。发热、淋巴结肿大及神经系统症状是弓形虫感染最常见的临床表现。术后1～2个月出现脑炎、脑膜脑炎、癫痫和精神异常应警惕中枢神经系统弓形虫感染。CMV感染可能是其诱发因素之一。

移植术后免疫抑制剂对体液免疫的影响导致血清学的阳性率下降。PCR法提供了一个简单易行、相对敏感的检测手段。既往也有从血液、脑脊液、肺泡灌洗液涂片染色及心肺组织中接种分离出虫体的报道。目前公认有效的抗弓形虫药物有乙胺嘧啶和磺胺嘧啶，也可通过螺旋霉素、克林霉素、阿奇霉素等药物治疗。

扩展阅读

G试验和GM试验

G试验是检测真菌的细胞壁成分1,3-β-D-葡聚糖，该法适用于除隐球菌和接合菌（毛霉菌）外的所有深部真菌感染的早期诊断，其敏感性和特异性都达到了80%以上，但G试验容易出现假阳性，也不是曲霉菌感染的特异性诊断指标。GM试验是检测曲霉菌细胞壁成分半乳甘露聚糖，主要适用于侵袭性曲霉菌感染的早期诊断。使用ELISA法检测BAL中的GM比血清检测敏感性更高。但应注意影响GM试验结果的因素：是否接受了青霉素类发酵的产物如哌拉西林-他唑巴坦、阿莫西林-克拉维酸盐等药物；是否存在于GM交叉反应的因素；是否接受抗真菌治疗而使GM试验的敏感性下降。GM试验联合G试验有望提高对侵袭性曲霉菌感染的总体预测价值。

（朱同玉）

第三节 移植术后感染的预防和治疗原则

器官移植受者术后罹患感染性疾病与移植的脏器有关，资料显示：肝移植术后感染发生率要远高于肾移植和心脏移植。术后合理使用抗感染药物，选择个体化免疫抑制方案以及相应的综合性治疗体系，对于降低术后感染的发生、提高受者生存率和生活质量具有至关重要的意义。

一、抗感染药物的应用

1. 预防性治疗(prophylactic treatment)　器官移植受者术后均处于不同程度的免疫抑制状态，因此术后常规给予抗感染药物预防感染的发生。目前最常使用的预防方案有使用小剂量的复方磺胺甲噁唑预防卡氏肺孢子菌、弓形虫、诺卡菌属等感染，以及使用更昔洛韦静滴或缬更昔洛韦口服，预防巨细胞病毒感染。

2. 目标性治疗(target treatment)　对诊断明确的特异性病原体，选择高度敏感、窄谱或相对窄谱的抗感染药物进行治疗。优点是针对性强，可以避免耐药，减少药物不良反应，节约医疗成本；但缺点也很明显，即术后早期病原体诊断困难，若等待病原体培养结果才开始治疗可能会延误了治疗的最好时机。对于革兰阳性菌(耐甲氧西林金黄色葡萄球菌、耐甲氧西林表皮葡萄球菌)可选用万古霉素、利奈唑胺或替考拉宁。革兰阴性菌中，对于产超广谱β-内酰胺酶(extended spectrum beta lactamase)阴性(ESBL)的大肠埃希菌和肺炎克雷白杆菌为代表的这类细菌，可选择三代头孢菌素。对于阴沟肠杆菌、沙雷菌及枸橼酸菌属这些高产β内酰胺酶(AmpC)的细菌，可以考虑碳青霉烯类、四代头孢菌素(头孢吡肟)。

对于非发酵菌属可以考虑加酶抑制剂，如头孢哌酮舒巴坦、哌拉西林他唑巴坦，以及四代头孢菌素(头孢吡肟)，也可以考虑碳青霉烯类。另外嗜麦芽寡养假单孢菌、洋葱假单孢菌等由于对碳青霉烯类天然耐药，治疗可选择磺胺针剂联合四代喹诺酮类。厄他培南是新一代碳青霉烯类抗感染药物，抗菌谱比亚胺培南窄，对非发酵菌属无效，但对铜绿假单胞菌、鲍曼不动杆菌、大肠埃希菌及大多数葡萄球菌属等有效，且在治疗过程中耐药性产生极低，可以作为移植前的预防用药。抗感染药物治疗同时，需积极寻找感染灶，能引流的部位尽可能充分引流，清除坏死组织对于控制感染亦十分重要，是抗感染药物有效治疗的基础。在感染的临床症状、体征消失，微生物学培养转阴，影像学变化恢复后，根据感染的严重程度、受者免疫抑制状态等，应继续使用抗感染药物5～7天，以防感染复发，常用的抗感染药物选择方案参见表7-3。

表7-3　常用抗感染药物的选择

种　类	常见细菌/真菌	药　物
革兰阳性菌	耐甲氧西林金黄色葡萄球菌、耐甲氧西林表皮葡萄球菌	利奈唑胺　万古霉素　替考拉宁
革兰阴性菌	ESBL(-)	三代头孢菌素
	ESBL(+)	碳青霉烯类
	高产AmpC酶	碳青霉烯类 四代头孢菌素
	非发酵菌属	加酶抑制剂，如：头孢哌酮舒巴坦、哌拉西林他唑巴坦 四代头孢菌素 碳青霉烯类
真菌		三唑类：氟康唑、伏立康唑棘白菌素类：卡泊芬净、米卡芬净 两性霉素B
原虫		TMP-SMX

3. 经验性治疗(empiric treatment)　在流行病学资料基础上，根据临床具体情况，及早使用抗感染药物，防止感染进行性发展。此时感染的病原学资料短期无法及时获得，盲目等待病原学检测结果，可能会延误治疗最佳时机，造成严重后果。临床医师可以根据本地区和本院的感染病原学流行病学报告，能有效指导临床抗感染药物的合理运用。在经验用药中，不应首选三代头孢菌素，因为耐甲氧西林金黄色葡萄球菌和ESBLs(+)细菌较多，应选用有酶抑制剂的广谱抗感染药物；治疗上采取“降阶梯治疗方案”，开始给予强效广谱抗感染药物，但碳青霉烯类一般不作为器官移植术后的一线用药，因为移植受者术后长期使用免疫抑制剂，一线选用此类药物会增加体内菌群失调几率，易诱导ESBL和AmpC酶的产生，并易造成二重感染。目前感染率正不断增加的非发酵菌科细菌如嗜麦芽寡养假单孢菌等也是在大量使用碳青霉烯类诱导下产生并对此耐药。若术前有明确的ESBLs(+)

革兰阴性杆菌的感染，且只对碳青霉烯类敏感，则首选碳青霉烯类。待获得病原学检测结果并根据药敏结果调整使用敏感抗感染药物，从经验性治疗转为目标性治疗，这样避免了因细菌耐药造成的抗感染药物频繁更改，最大限度的保障了治疗的效果。

4. 先发治疗（preemptive treatment）　主要针对拟诊受者，即对于一些高危受者，尚无明显的临床症状，但实验室检查高度提示受者有严重感染的可能，从而采取相应的治疗。例如对器官移植受者监测巨细胞病毒抗原、基因检测及培养，当确定巨细胞病毒脱壳时，在出现临床症状前予抗病毒治疗，即先发治疗，可及时降低病毒负荷，预防症状性巨细胞病毒病，提高治愈率。对于真菌感染也可进行先发治疗，近年来，随着诊断技术的进展与认识水平的提高，使得先发治疗成为可能，如肺部高分辨率CT的特征性改变（光晕征等），血清半乳甘露聚糖抗原检测（GM试验），1,3-β-D葡聚糖抗原检测（G试验）以及聚合酶链反应（PCR）等分子生物学针对真菌检测方法的特异性检测，其敏感性和特异性均达到80%以上。先发治疗的重要意义在于尽量降低经验性治疗所导致的抗感染药物过度使用及其带来的不良反应，降低药物耐药率，减少医疗成本，提高治疗效果。临床实践中，对器官移植受者进行连续性检测，如发现替代指标中GM试验、G试验阳性或者肺部高分辨率CT出现特征性改变即可开始抗真菌治疗。

二、个体化免疫抑制方案的应用

器官移植术后感染的发生率远远高于普通外科手术，近年来强调根据受者不同的临床情况，采取个体化免疫抑制方案，尽可能在保证移植物功能的基础上减少各种机会性感染的发生率，从而提高受者的术后存活率。个体化免疫抑制方案的选择与应用，是现今和未来器官移植术后免疫抑制治疗的趋势和方向。

1. 免疫抑制剂增加感染风险　抗排斥药物可通过多种作用环节产生免疫抑制作用。大量研究证明，受者暴露于免疫抑制剂的时间长短和剂量影响术后感染事件的发生和预后，免疫抑制剂的用量和血药浓度是器官移植术后发生感染的重要独立危险因素之一。

2. 最小化免疫抑制方案　研究显示感染发生率与免疫抑制方案强烈相关，低剂量免疫抑制方案并不增加移植物失功的风险，甚至可能有利于移植物功能的长期维持，但却可以减少感染的机会。Symphony研究显示，对于肾移植受者，标准剂量CsA组（血药浓度100～300ng/ml）的感染发生率显著高于低剂量CsA组（血药浓度50～100ng/ml）和低剂量Tac组（血药浓度3～7ng/ml）。Opticept研究表明，肾移植受者小剂量CNIs（CsA浓度95～165ng/ml，Tac浓度3～6ng/ml）联合霉酚酸酯方案的疗效与标准剂量CNIs组相当（CsA浓度190～270ng/ml，Tac浓度6～10ng/ml），但发生感染等不良事件的概率更低。近年来，较多临床研究发现在抗体诱导治疗的前提下早期撤除激素（肝移植受者无激素方案）是安全和有效的。

3. 严重感染时的免疫抑制方案选择　当受者发生严重感染，如巨细胞病毒感染所致重症肺炎、侵袭性真菌感染、多系统感染等情况时，除了合理使用抗感染药物，及时减少甚至停用免疫抑制剂非常重要。当发生威胁生命的严重感染时，只要移植器官功能正常，就应当将免疫抑制剂用量控制在尽可能低的范围，必要时撤除所有免疫抑制剂。若肺部重症感染，使用较大剂量的激素可缓解炎症反应有利于疾病的控制。当感染得到有效控制时，应及时逐渐恢复免疫抑制剂的使用。

4. 量化评估免疫状态　临床上需要针对病人当时的免疫状态制订量化、个体化的免疫抑制方案是一个难点，很多时候凭医生的经验或主观判断不能做出正确选择，因此对于器官移植受者免疫状态的量化评估尤为重要。近年来国内外探索一些新的方法来个体化监测器官移植受者的免疫状态，如ImmuKnow检测已被证明可以较好地预测移植受者发生排斥反应或发生感染的风险。此外还包括Th1/Th2免疫细胞分型在内的一些检测手段，其目的均是试图通过这些量化的指标来调节免疫抑制剂的用量。

三、综合性治疗

器官移植术后感染的预防和治疗除了抗生素的合理利用、个体化免疫抑制方案的选择，针对受者的不同情况进行各方面的综合治疗也同样重要。针对器官移植术后感染的预防和治疗，应做到以下几方面工作：

1. 完善术前检查　为明确受者在术前是否存在机会性感染，可在术前进行各种针对性的检查，包括肺部CT检查、血常规、超敏C反应蛋白、血培养、痰培养、尿培养、粪便培养等。主要针对肺部、腹部、中枢神经系统等常见感染部位进行影像学检查，包括体液病原学培养，对有效减少术后感染的发生非常有意义。

2. 控制血糖　器官移植术后容易发生新发糖尿病。而持续性、顽固性高血糖对感染的发生及预后均有负面作用。因此，围术期密切监测血糖，通过强化胰岛素治疗有效控制血糖对器官移植术后感染的预防和治疗同样有益。

3. 加强气道管理　器官移植术后当病人麻醉清醒、血流动力学稳定、自主呼吸功能恢复时应当及时拔除呼吸机、停止机械通气，尽可能避免不必要的机械通气而导致的呼吸机相关性肺炎的产生。在治疗中应重视气道管理及物理治疗，对于部分神志未恢复、腹部压力较高的病人，需要警惕吸入性肺炎的发生。

4. 早期开通肠内营养　肠内营养在许多方面都具有优于全胃肠外营养的优势，其中也包括对感染的预防和控制。器官移植术后建议早期开通肠内营养，有利于肝功能的恢复、促进蛋白的合成、改善肠黏膜的屏障功能、减少细菌移位的发生率、增强黏膜屏障功能，从而减少继发性腹腔感染的发生率。对部分存在进食困难、胃排空障碍的病人，可以根据情况留置空肠营养管达到早期开通肠内营养的目的。近年来，肠道微生态的研究证明使用肠道益生菌制剂可以调节肠道菌群微生态环境，减少腹腔感染的发生率。

5. 引流管理　术后保持各种引流管的通畅，严密监测各引流管引流液的量与性质，必要时进行引流管的冲洗，若确定无积液时尽早拔除引流管。同时，还应当尽早拔除包括深静脉导管、血透导管、导尿管在内的各种侵入性管道，减少病原体侵入来源。当病人出现不明原因的发热时，首先即应当拔除各种可能导致继发感染的导管。

6. 防护和隔离　做好器官移植病房的隔离和层流工作，减少院内交叉感染机会。对某些高危病人，如反复大剂量抗排斥治疗以及骨髓抑制的病人，更需要做好预防和隔离工作，戴口罩、紫外线消毒等措施都是最简便和最有效的。近年来，鲍曼不动杆菌、肺炎克雷白杆菌、屎肠球菌等多重耐药细菌检出率逐年提高，一旦出现容易导致院内暴发性感染造成严重后果，因此，符合正规操作流程的院内感染上报、预防、隔离工作非常重要。同时，需要在医院管理层面建立本院细菌流行病学的监测系统，建立细菌真菌感染数据库，定期获得感染病原学的流行病学报告，指导临床抗生素的合理运用。

7. 避免滥用抗生素　随着广谱强效抗生素的研发与应用，不可避免地导致临床上多重耐药细菌的出现与暴发流行。近年来，MRSA、VRE、多重耐药鲍曼不动杆菌、耐万古霉素的屎肠球菌、多重耐药产 ESBL 的肠杆菌科细菌越来越多见，给抗感染治疗及病人的康复带来极大挑战。因此，在重视抗感染治疗的同时也应该减少滥用抗生素的可能性。

扩展阅读

ImmuKnow 免疫功能测定

ImmuKnow 是由 Cylex 公司开发的免疫功能检测方法，已于2002年4月2日由美国食品药品管理局（FDA）批准，并开始应用于临床，近年来在我国部分移植中心已开始应用。该方法通过检测 T 细胞中代表性的 $CD4^+$ 细胞内的 ATP 浓度来评估器官移植受者的免疫功能，在一定程度上反映了病人的总体免疫反应状态。研究证明，根据 ImmuKnow 检测数据，可以定量观察病人的免疫系统，具有感染和排斥的风险评估意义，为调节免疫抑制剂用量提供依据，平衡免疫过度和免疫抑制不足，指导个体化用药，并优化免疫抑制方案。

（郑树森）

第四节　移植术后特殊部位感染

由于器官移植术后的免疫抑制方案较为一致，故术后的感染表现存在相当的共性。但不同的病人存在着不同的可以导致感染的危险因素（表 7-4），又使得移植术后存在着特殊部位的感染。了解这些部位的感染特点，可以更加合理的采取预防措施，及时的制订有效的治疗方案，提高受者生存率。

表 7-4　器官移植受者发生感染的危险因素

移植前	移植术中	移植术后
年龄>60岁	手术时间>8h	气管插管>3天
皮质激素治疗>5天	出血>8000ml	中心静脉置管>7天
营养不良	移植物缺血或损伤	导尿管>7天
糖尿病	胆总管空肠吻合术	使用广谱抗生素>7天
肾功能不全	肠瘘	ICU滞留>7天
慢性肺病		使用免疫抑制剂

续表

移植前	移植术中	移植术后
机械通气		非计划二次手术
使用广谱抗生素>7天		血液净化治疗
ICU 滞留>3 天		

一、移植物感染

腹腔内感染是腹腔器官移植术后较为多见的感染并发症，最多见于器官移植围术期。感染可能与手术本身有关，也可能与手术周围环境中的潜在性污染有关，或二者同时作用。

(一) 肝脓肿

肝移植后肝脓肿的发生率约为 1.0% ~2.8%，病因较复杂，治疗较困难，预后较差，治愈率仅58%。肝动脉血栓曾被认为是发生肝脓肿的最常见因素，然而随着移植技术的进步，包括肝动脉血栓形成在内的血管并发症引起的肝脓肿已逐渐减少，在缺血性胆管病变基础上发生的肝脓肿相对多见，其病理基础是供肝胆管弥漫性或局部缺血、坏死，胆泥形成甚至发生胆管铸型，在合并胆管感染的基础上发生肝段以致全肝形成局部或弥漫性的肝脓肿。

肝脓肿的病原体以需氧的革兰阳性菌及革兰阴性杆菌包括肠杆菌属和铜绿假单胞菌多见，真菌、病毒、结核杆菌等较少见，往往与胆汁或血培养的结果一致。肝移植后肝脓肿临床症状一般不典型，主要表现为低热、乏力、食欲减退伴恶心、呕吐等症状，当脓肿较大或合并胆管并发症时，可出现肝功能异常，白细胞轻度升高。诊断上影像学价值较高，常规 B 超、螺旋 CT 增强扫描对诊断肝脓肿有重要价值，近年来超声造影技术的推广为肝脏局灶性病变的诊断带来新的检查手段，能对病灶进行实时不间断观察，显著提高了对肝脏局灶性病变的诊断准确性。

治疗原则：根据穿刺液培养结果，合理使用抗生素。积极治疗原发病，充分引流，清除病灶。提高病人免疫功能，必要时可暂停免疫抑制剂。内科或普通外科治疗无效时可考虑再次肝移植。

(二) 胆道感染

研究显示肝移植术后胆道感染发生率为40% ~50%，通常继发于胆道并发症，包括胆管吻合口狭窄、胆漏、肝门部胆管缺血性改变、肝内外胆管结石、胆肠吻合术后反流性胆管炎。肝移植术后胆道并发症及胆道感染是影响受者早期存活率及长期生活质量的重要因素之一。未及时处理的胆道感染可能导致一系列严重并发症，如腹腔出血、肝脓肿、脓毒血症等。

胆道感染的诊断较容易，通常存在畏寒、寒战、高热、恶心、呕吐等临床症状，肝功能异常、结合典型的影像学表现即可诊断，若能取得胆汁标本进行病原学培养则更有助于胆道系统感染的诊断及治疗。常见的病原体包括肠杆菌科如大肠杆菌、肺炎克雷白杆菌、铜绿假单胞菌等，以及屎肠球菌等阳性菌，真菌感染较少见，常继发于长期广谱抗生素使用后。

胆道感染的治疗原则不同于其他部位感染，最重要的是解决原发胆道问题，通畅引流，去除病灶，尽可能取尽结石，减少反流。如吻合口狭窄需及时进行狭窄扩张及胆汁通畅引流，胆漏需保证胆汁引流通畅。逆行性胰胆管造影(endoscopic retrograde cholangiopancreatography，ERCP)是治疗肝移植术后胆道并发症的最常用手段，已被广泛使用，但也存在因为乳头功能破坏而导致肠液反流加重胆道感染甚至引起肝内脓肿播散等严重情况。

在及时解决外科胆道问题的基础上，通过鼻胆管、腹腔引流管、经皮经肝胆管引流术(percutaneous transhepatic cholangial drainage，PTCD)等途径取得胆汁标本，进行病原学培养，针对病原体的有效抗感染治疗也非常重要。当胆道问题无法通过 ERCP 或 PTCD 等介入手段有效解决，导致胆道感染反复发生迁延不愈时，可选择外科手术。胆管吻合口狭窄、胆漏、肝门部胆管缺血性改变、肝内外胆管结石等情况均可以通过外科手段进行胆道重建及再吻合术。

(三) 急性胰腺炎

胰腺移植后，由于胰腺外分泌经过膀胱引流、十二指肠与膀胱吻合口水肿、胰液引流不畅或因膀胱排空不畅、尿液潴留、尿液和胰液反流等多种因素都可引起移植物急性胰腺炎，发生率约5% ~11%。

临床主要表现为移植部位持续性疼痛或下腹痛，阵发性加剧，伴有发热、血淀粉酶增高。体检发现胰腺移植部位肿胀和(或)明显压痛和反跳痛。胰周引流液中淀粉酶明显增高(>1000U/L)，膀胱镜检查可发现十二指肠炎。超声波等影像学检查发现移植胰腺肿胀、胰腺周围积液，若剖腹探查可发现移植胰腺水肿、皂化等。

急性胰腺炎本身在发病早期并非为感染性疾病，但往往继发感染，病原菌主要为肠杆菌、肠球菌、金黄色葡萄球菌、厌氧菌等。

治疗原则:①治疗急性胰腺炎,抑制胰液分泌,抑制胰腺酶活性,镇静止痛,对症支持治疗;②选择合适抗生素,主要针对肠道菌群;③通畅局部引流,若腹腔内炎性渗出物较多,应给予置管引流。

(四)肾脓肿

移植后肾脓肿较少见,致病菌主要为大肠杆菌和其他肠杆菌及革兰阳性细菌。但由于长期使用免疫抑制剂和广谱抗生素,真菌感染的发生率有逐年上升趋势,主要病原菌为曲霉菌、毛霉菌等。

主要表现为突发寒战、高热,体温上升至39℃以上,伴有头痛、全身痛以及恶心、呕吐等,同时出现单侧或双侧腰痛,有明显的肾区压痛、肋脊角叩痛。但若是真菌感染所致肾脓肿,临床表现往往不典型,缺乏特异性,早期诊断困难。肾曲霉菌性脓肿的病理基础是由于曲霉菌形成团块堵塞小动脉,造成肾组织梗塞坏死,形成脓肿。CT或MRI检查可反映曲霉菌性肾脓肿的病理改变,具有一定的特征性。但因其可累及肾包膜及肾周围组织,需注意肾肿瘤鉴别。

治疗原则:①抗感染治疗:积极寻找病原体,选用合适抗感染药物,若有肾周积液,可在B超引导或CT定位下穿刺置管引流。②手术治疗:对于肾功能严重受损者,需行肾切除术。

(五)移植物血管感染

多见于侵袭性真菌感染,移植受者是真菌感染的高危人群,并且症状多不典型,甚至发展到播散阶段仍然难以诊断。其中曲霉菌和毛霉菌等感染近年有上升趋势。

感染的原因与其他真菌感染类似,包括围术期广谱抗生素的使用、术前存在贫血、低蛋白血症等免疫力减退表现、术后使用大剂量免疫抑制剂尤其是激素,以及移植物来源包括器官的获取、保存、修整等有关。

移植物血管真菌感染初期表现隐匿,诊断困难,后期感染加重可导致血管溶解破裂,发病突然,进展迅猛,短期内出现失血性休克,往往需要急诊手术止血,术后病理及病原学检查可明确诊断,但受者预后差。

治疗上包括手术治疗及抗真菌治疗。①手术治疗:对于血管破裂缺损者,血管条件差,无法进行修补,可切除破损部分,行端端吻合重建血管,对短期内大出血危及生命安全者,只能结扎出血血管,保证受者短期生命安全,为寻求二次移植争取时间,若是肾移植受者,往往需移植肾切除,包括供肾血管残端,部分髂血管,至切缘病理检查阴性。②抗真菌治疗:首选两性霉素B、伏立康唑、伊曲康唑等。

二、腹膜炎

由于移植物受污染、吻合口漏、肠穿孔,或Roux-en-Y胆肠吻合时,破坏了肠道的完整性以及丧失了Oddi括约肌的功能,肠道微生态失衡和肠道屏障功能受损。肠道细菌及各种代谢产物大量移位进入肠外器官,过度激活机体免疫系统,引起异常的免疫反应,造成腹腔内脓肿和腹膜炎。

在大多数腹腔内感染中,肠道革兰阴性需氧菌、肠球菌、厌氧菌以及念珠菌属是主要致病菌。腹部影像学的检查可以帮助确定有无腹腔内感染,在任何时候若怀疑有胆道并发症都应该行胆管造影。

治疗原则:积极治疗原发病,清除病灶,对腹腔积液均应尽量穿刺引流,保持引流通畅,并根据培养结果选取合适抗生素。有研究表明,早期使用微生态调节剂(纤维素和乳酸杆菌活菌制剂)可显著减少肝移植后腹腔感染的发生率。目前,越来越多的研究证明微生态疗法在预防、治疗微生物感染方面是一种有效的武器,国际新抗微生物战略小组的成立,世界卫生组织对微生物干预治疗方法的推荐,都是微生态深入研究的结果。

三、中枢神经系统感染

移植术后中枢神经系统的感染发生率虽然不如肺部感染、腹腔感染或胆道感染常见,但正因为其发生率较低而不易引起临床医生的重视,另一方面,由于免疫抑制状态可以弱化脑膜炎及脑炎的表现,诊断和治疗上的延误并不少见。移植术后中枢神经系统感染者如没有及时有效治疗预后通常不佳。因此,当移植受者出现无法解释的发热、头痛、意识改变、癫痫等症状时,需要考虑中枢神经系统感染的可能,应尽早行头颅磁共振及腰椎穿刺脑脊液检查。

脑膜炎最常由新型隐球菌感染引起,发病率约为2.8%,常同时合并肺部感染、腹腔感染及隐球菌血症,脑脊液墨汁染色诊断隐球菌脑膜炎的敏感性及特异性均较高。2010年美国感染病学会公布隐球菌治疗指南,移植术后隐球菌脑膜炎的治疗方案,推荐使用两性霉素B[3~4mg/(kg·d)]或两性霉素B脂质体[5mg/(kg·d)]联合氟胞嘧啶[100mg/(kg·d)]治疗至少2周作为诱导治疗,续以氟康唑(400~800mg/d,口服),8周后减量至200~400mg/d,总疗程为12个月。

脑脓肿是最严重的中枢神经系统感染并发症。文献报道移植术后脑脓肿的发病率约为0.63%,但病死率高达到73%~86%。病原体最多见为烟曲霉、奴卡菌等真菌(图7-1,图7-2),少见的有弓形虫等病原体。颅内真菌感染同样常合并机体其他部位的同类型感染,如肺部感染,因此病原学诊断常依据肺部病灶的活检或痰液的培养,一旦诊断明确,积极有效、足疗程的抗感染治疗非常重要。对经过长期抗感染治疗无法完全消除的病灶,可考虑外科手术治疗。

四、脓毒血症

较多的研究显示,肝移植病人菌血症的发生率高达29.1%,远比其他任何器官移植为高,且死亡率约24%~52%。菌血症常由以下途径进入机体所致:腹部、切口、血管插管感染、胆漏、胆管梗阻、腹腔局部积液、肝动脉血栓及肝脏梗死灶等。但有约1/3的病人无明确感染灶。而肺部感染造成的菌血症仅占10%~16%,且常由于穿刺或气管插管所致。近年来,许多移植中心改进了移植手术技巧,

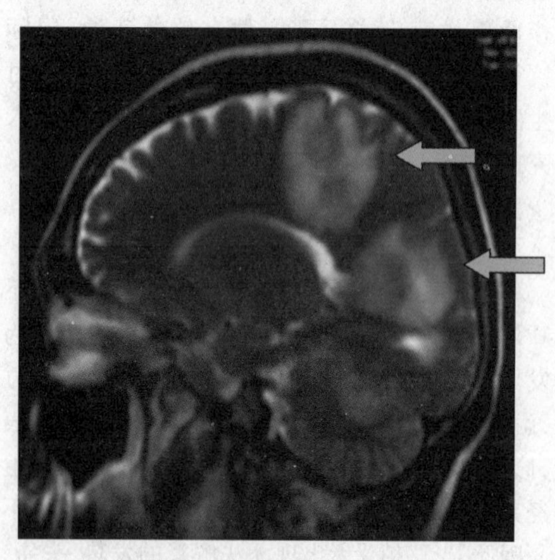

图7-1 曲霉菌感染后脑脓肿

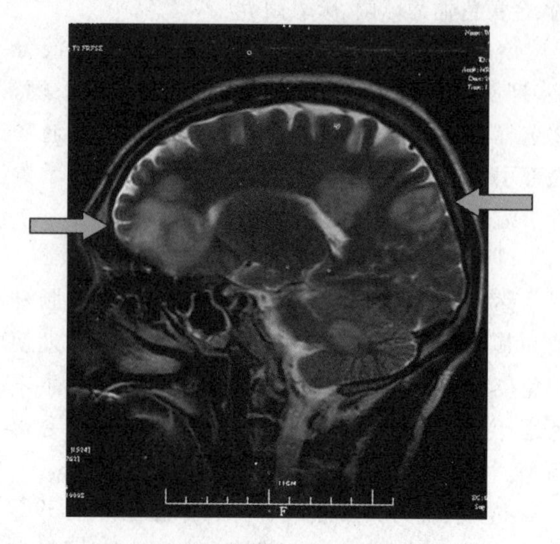

图7-2 曲霉菌感染后脑脓肿

使腹腔内感染(革兰阴性杆菌)的发生率明显下降,从病人血中分离出的细菌种类也证实了这种下降。目前,革兰阳性球菌(金黄色葡萄球菌、肠球菌、血浆凝固酶阴性的葡萄球菌)占移植受者术后菌血症的40%~59%。移植后发生菌血症的相关因素包括:糖尿病、血清肌酐水平>2.0mg/dl、监护室留置时间延长,以及发热时较高的APACHE Ⅱ计分(acute physiology and chronic health evaluation Ⅱ)等。

结 语

移植后感染是器官移植常见的,甚至可危及生命的并发症。为降低术后感染的发生率,术前应仔细评估供者和受者的感染风险,在术后的免疫抑制治疗中遵循个体化治疗的原则。术后应通过干预危险因素和早期预防性抗感染尽可能地降低感染的风险。对于已经发生的感染,早期诊断和正确治疗是提高病人生存率的关键。器官移植术后感染的预防和治疗是一个综合体系,需要我们从各个方面做好细致入微的工作,尽量降低术后感染的发生率,并努力减少因为感染而引起的不良事件,提高移植受者及移植器官的长期存活率。

(郑树森)

参考文献

1. Fishman JA. Infection in solid-organ transplant recipients. N Engl J Med, 2007, 357(25): 2601-2614.
2. 实体器官移植患者侵袭性真菌感染的诊断和治疗指南. 中华器官移植杂志, 2009, 30(7), 440-441.
3. 实体器官移植患者侵袭性真菌感染的诊断和治疗指南(续). 中华器官移植杂志, 2009, 30(8), 503-506.
4. Fishman JA. Infection in solid-organ transplant recipients. N Engl J Med, 2007, 357(25): 2601-2614.
5. Allen UD, Humar A, Limaye A, et al. The American Society of Transplantation Special Issue: AST Infectious Diseases Guidelines, 2nd edition. Am J Transplant, 2009, 9(Supp 4): S1-281.
6. 郑树森. 肝移植. 第2版. 北京: 人民卫生出版社, 2012.

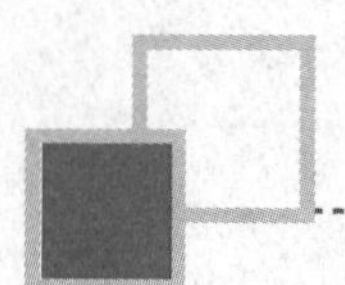

第八章　移植术后长期并发症及相关问题

学习目标：

1. 初步掌握移植术后常见长期并发症
2. 了解各种并发症的发病原因及治疗原则

在开展器官移植的早期阶段，感染和排斥反应是影响受者生存的主要因素。随着手术技术的不断提高、新型免疫抑制剂的临床应用以及围术期治疗经验的积累，围术期死亡鲜有发生，绝大多数移植受者可以长期生存。但由于长期服用免疫抑制剂，移植术后新发恶性肿瘤、代谢性疾病、心血管疾病以及神经精神问题等长期并发症成为影响受者生存时间和生活质量的主要问题。

第一节　移植术后新发恶性肿瘤

器官移植受者由于长期应用免疫抑制药物，免疫监视功能受损，恶性肿瘤的发生率显著高于普通人群。有关移植术后新发恶性肿瘤(post-transplantation de novo malignancy)的大样本研究多来自欧美等地的报道，国内则多为单中心报道和个案报道。国外文献报道最常见的移植术后新发恶性肿瘤的类型为：皮肤癌、移植后淋巴细胞增殖性疾病(post-transplant lymphoproliferative disorder, PTLD)和肛门生殖器肿瘤，其他部位的肿瘤发生率相对较低。国内文献报道的移植术后新发恶性肿瘤涉及消化、呼吸、泌尿等多个系统，但 PTLD 相对较少，皮肤癌则更加罕见。

一、危险因素和发病机制

移植术后新发恶性肿瘤的发生是免疫抑制、肿瘤相关病毒以及某些慢性疾病等多种因素共同作用的结果。其中长期免疫抑制治疗是最主要的致病原因，并且免疫抑制的强度和时间与肿瘤的发生呈正相关。

(一) 获得性免疫缺陷

器官移植受者的免疫监视系统受损是移植术后新发恶性肿瘤发生率高、病情进展迅速的最根本原因。免疫系统通过“肿瘤免疫编辑”保护宿主，对抗非病毒性恶性肿瘤的发展，帮助确定肿瘤的免疫源性。这一过程包括三个阶段：消除或监视、平衡和逃逸。在免疫功能正常的个体，免疫监视功能作为肿瘤抑制剂保护宿主不发生肿瘤。在器官移植受者，免疫抑制治疗造成的获得性免疫缺陷削弱了免疫监视功能，允许恶性肿瘤细胞增殖。有多篇文献报道，移植受者接受曾患恶性肿瘤供者的器官后发生了供者曾患的恶性肿瘤。这种现象提示恶性肿瘤细胞可以与供者功能正常的免疫系统取得平衡，而受者受损的免疫功能为肿瘤细胞提供了逃避免疫监视并增殖的环境。

(二) 病毒感染

长期免疫抑制使得移植受者易于发生多种病毒感染，部分受者会因病毒感染诱发肿瘤形成。病毒可以通过直接致瘤和间接致瘤两种途径引起肿瘤发生。直接致瘤途径包括病毒癌基因表达、激活致癌基因、促进细胞增殖、诱导细胞因子释放、免疫抑制和血管生成。间接途径包括与 Rb 和 p53 等抑癌基因相互作用，抑制细胞凋亡、引起免疫逃避和损伤细胞免疫。

致癌病毒通过多种细胞信号途径起作用，通过干扰受感染细胞的有丝分裂使受感染细胞永生化并增殖。在受感染的细胞中，病毒编码的基因产物能够抑制或降解多种对肿瘤具有抑制功能的蛋白质。宿主可以通过细胞介导的凋亡机制将病毒感染的细胞清除，否则将建立长期持续存在的慢性感染，后者可导致肿瘤的发生。例如，EB病毒可诱发PTLD，人单纯疱疹病毒8型（HHV-8）可诱发Kaposi肉瘤，人乳头瘤病毒（HPV）可诱发皮肤癌或宫颈癌。

（三）免疫抑制药物的直接致瘤作用

免疫抑制药物不仅使病人的免疫监视功能受损，使病人易于罹患致肿瘤病毒感染，而且能够直接激活原癌基因。CNISs可以通过增强肿瘤细胞的侵袭性、抑制DNA修复机制、抑制凋亡等多种途径促进肿瘤形成和肿瘤生长，通过促进TGF-β1基因转录和表达诱发肿瘤细胞的侵袭和转移潜能，以及通过刺激血管内皮生长因子促进肿瘤血管生成（图8-1）。

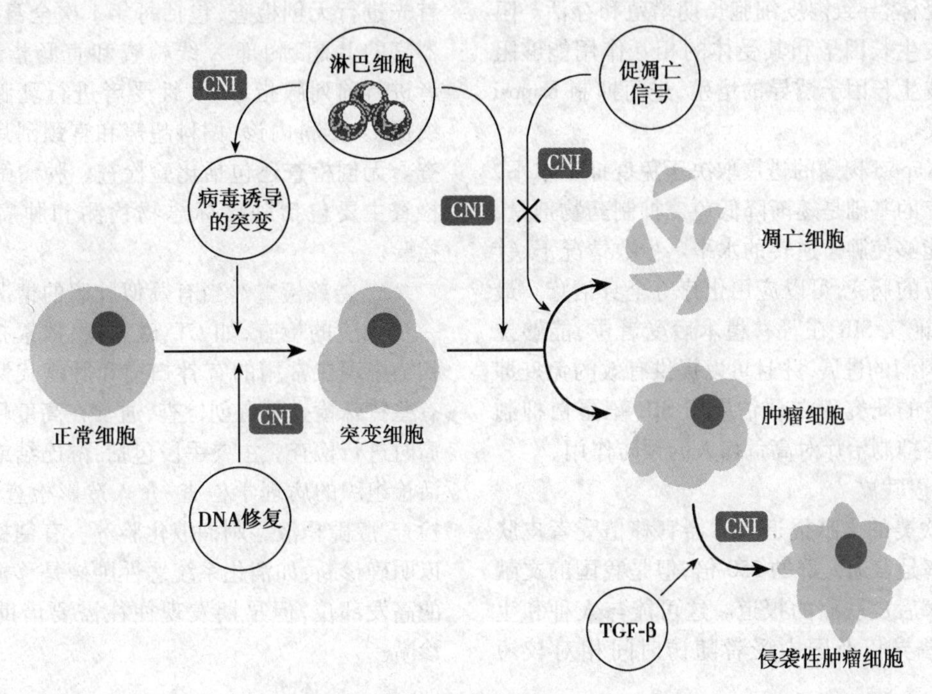

图8-1　免疫抑制药物诱发肿瘤形成的机制

（四）其他因素

最近有研究报道，肾移植术后吸烟者应用血管紧张素转换酶抑制剂或血管紧张素受体阻断剂增加呼吸道和胸部肿瘤的发病风险，而不吸烟病人应用这两种药物不会增加罹患呼吸系统肿瘤的风险。

二、常见恶性肿瘤

各种实体器官移植术后均可新发恶性肿瘤，最常见的肿瘤类型包括淋巴瘤和PTLD、Kaposi肉瘤、皮肤癌以及其他实体肿瘤。来自美国器官获取和分配数据库的资料显示，肾移植术后常见的新发肿瘤分别为：PTLD（1.58%），肺癌（1.12%），前列腺癌（0.82%），肾癌（0.79%）；肝移植术后常见的新发肿瘤分别为：PTLD（2.44%），肺癌和支气管癌（2.18%），原发性肝癌（0.91%），前列腺癌（0.88%）；心脏移植术后常见的新发肿瘤分别为：肺癌和支气管癌（3.24%），前列腺癌（3.07%），PTLD（2.24%）；肺移植术后常见的新发肿瘤分别为：肺癌和支气管癌（5.94%），PTLD（5.72%），结直肠癌（1.38%）。

（一）PTLD和淋巴瘤

PTLD和淋巴瘤是以淋巴样细胞过度增生为特征的一组疾病，通常是EB病毒感染或再激活的结果。PTLD的发生率与器官移植种类有关，小肠移植术后发生率最高，随后依次为肺移植、心脏移植、肝移植和肾移植。EB病毒血清学检测阴性的移植受者，绝大多数PTLD发生于术后1年内，在术后2到3年几乎没有新发的PTLD病例。

PTLD的发生率与免疫抑制剂剂量密切相关，接受较高剂量免疫抑制药物治疗的受者发生PTLD的风险显著增加。免疫抑制药物种类也对PTLD的发生存在影响，OKT3或抗胸腺免疫球蛋白等耗竭T细胞治疗显著增加PTLD的发病风险，CsA也有促进PTLD发展的风险，用于肾移植受者的协同刺激信号阻断剂贝拉西普也能增加PTLD（尤其是累及中枢神经系统的PTLD）的发生风险。

（二）Kaposi肉瘤

器官移植受者Kaposi肉瘤的发生率为普通人

群的500倍,占全部移植术后肿瘤的4%左右。Kaposi肉瘤是HHV-8感染驱动的多灶性血管增殖性肿瘤。HHV-8可能来自供器官感染,也可能是血清学阳性受者病毒再激活的结果。HHV-8是一种复杂的DNA病毒,感染后可导致细胞生长和存活异常、血管增生、炎症反应以及有利于肿瘤生长的免疫系统的改变。在体外,HHV-8能够上调血管内皮生长因子受体,导致内皮细胞长期增殖和存活。阻断血管内皮生长因子和其受体的相互作用能够阻断血管内皮生长因子诱导的增殖,进而抑制Kaposi肉瘤的进展。

由于Kaposi肉瘤的进展取决于免疫抑制水平,因此其治疗的基础是逐渐降低免疫抑制药物剂量,最终降至能够使肿瘤逆转的水平。少数情况下,针对特殊部位的病变,可以应用化疗等全身治疗。最近,有研究证实SIR在肾移植术后受者中,能够控制Kaposi肉瘤的进展,并且可以提供有效的免疫抑制。进一步的研究正在评估应用SIR靶蛋白抑制剂进行免疫抑制治疗对高危病人的预防作用。

(三) 皮肤癌

来自欧美的文献报道实体器官移植受者皮肤癌的发病率是普通人群的250倍,但是我国的文献罕有移植术后皮肤癌的报道。这可能与人种和生活习惯的差异以及国内受者随访时间相对较短有关。

罹患皮肤癌的危险因素包括日光暴露、年龄、肿瘤病史、免疫抑制等。CsA对所有类型皮肤癌的发生都有促进作用,Aza只增加鳞状细胞癌的发病风险,而服用MMF却能降低这种风险。虽然mTOR抑制剂能够降低恶性肿瘤的发生率,但是目前尚无预防皮肤癌的特异性免疫抑制治疗方案。

(四) 其他肿瘤

移植术后新发恶性肿瘤可以累及消化系统、呼吸系统、泌尿系统等全身多个系统,结直肠癌、乳腺癌、胃癌、肺癌、膀胱癌、宫颈癌等都有大量的文献报道。这些肿瘤都发生在应用免疫抑制药物的背景下,临床表现与普通人群相似。

三、预防及诊治特点

由于实体器官移植受者肿瘤和其他伴随疾病发病风险较高,治疗干预措施存在一定的局限,因此其预期寿命低于普通人群,对于肿瘤的预防和治疗建议也有别于常人。

(一) 筛查

恶性肿瘤病人的生存时间与疾病发现时间密切相关,因此在移植术后建议遵守长期筛查程序,以便早期发现恶性肿瘤。器官移植受者应该每年进行至少1次全面体检。检查内容应该包括与正常人群相同的常规检查和移植受者的特殊检查。

1. **常规检查**　常规检查项目的设定需要根据受者年龄、性别和原发病全面考虑。通常情况下首先进行无创检查,包括每年1次全身查体、腹部器官的B超、胸部X线检查和直肠指诊;男性受者进行前列腺指诊;女性受者进行乳腺扫描或X线摄影、妇科内诊、妇科超声和宫颈刮片细胞学检查。无创检查还包括化验检查。肿瘤筛选的化验检查主要包括肿瘤标志物检测和肿瘤相关酶学检验。

2. **特殊检查**　当有疑似肿瘤的情况则需要进一步相应的检查,如CT、磁共振、核素扫描。核素扫描中现在常用的有骨扫描和肿瘤代谢显像。还有些特殊检查是有创检查,通常在高度怀疑恶性肿瘤时进行检查。主要手段包括:淋巴结或肿块穿刺活检组织的病理学检查、介入造影检查、内镜活检检查、腔隙积液穿刺抽液化验等。有创检查往往可以明确诊断,如消化系统恶性肿瘤是移植群体肿瘤的高发部位,但早期发现往往需要借助内镜才能诊断。

(二) 预防

由于EBV、HHV-8、HPV、HBV及HCV等病毒感染与移植术后肿瘤的发病密切相关,在实体器官移植受者(尤其是上述病毒的原发感染者和慢性携带者)中,预防和控制病毒感染对于预防移植术后新发恶性肿瘤具有重要意义。

预防和控制移植术后病毒感染的措施包括:仔细筛查受者和供者的感染性疾病,预防性抗病毒治疗,加强术后监护,合理使用免疫抑制剂、实验室和其他诊断性检查,早期抗感染治疗。在心脏移植和肾移植受者中应用更昔洛韦治疗巨细胞病毒感染有助于降低淋巴瘤的发病风险。在移植前给予疫苗预防HPV相关的鳞状细胞癌具有一定的开发潜力。

在移植术后早期应用抗体进行诱导治疗时,有必要应用抗病毒药物预防淋巴瘤等并发症的发病风险。在肾移植中,应用诱导治疗时给予预防巨细胞病毒药物能够降低PTLD的发病率。在西班牙,60%的心脏移植受者接受诱导治疗,50%的受者接受预防性抗病毒治疗,这可能是西班牙的PTLD的发病率显著低于其他地区的原因之一。

（三）移植术后新发恶性肿瘤的治疗原则

与普通人群发生的恶性肿瘤相比，移植术后新发恶性肿瘤治疗的特殊性在于需要调整免疫抑制方案，降低免疫抑制负荷。停用或将CNIs减至最小剂量是治疗移植术后新发恶性肿瘤的基础。同时，为了保证正常的器官功能和避免排斥反应，维持足够的免疫抑制也是非常重要的。鉴于哺乳动物雷帕霉素靶蛋白（mTOR）抑制剂在预防排斥反应的同时，还具有抗肿瘤效应，在将CNIs减量或停药的同时给予mTOR抑制剂是较为合理的选择。

如果采用简单的减量或停用CNIs，只有20%的病人能够达到肿瘤治疗效果。绝大多数病人还应参照普通人群恶性肿瘤的治疗指南，选择手术、化疗、放疗、靶向治疗等方式进行治疗。

移植术后新发恶性肿瘤是器官移植术后长期生存病人中较为常见的并发症，也是造成病人远期死亡的重要原因之一。免疫抑制药物的应用是移植术后新发恶性肿瘤发生发展的重要推动因素。密切随访和定期筛查有助于早期发现移植术后新发恶性肿瘤。在仔细评估排斥反应发生风险的基础上，降低免疫抑制药物剂量或换用mTOR抑制剂有助于提高移植术后新发恶性肿瘤的治疗效果。

扩展阅读

神奇的西罗莫司

1964年，加拿大McGill大学的斯坦利·斯科利纳在南太平洋的复活岛相对隔离的土壤环境中发现了一种细菌分泌的特殊物质，他采集了一份土壤样本交给了惠氏药厂实验室，用于研发新型抗生素。1972年，研究人员从样本中筛选出了一种可抑制真菌生长的物质——西罗莫司（SIR），并准备用于治疗酵母菌感染。但是随后的细胞培养实验显示，SIR能够阻抑免疫细胞增殖。1989年SIR开始作为试验用药用于预防排斥反应。1999年，美国食品药品管理局批准SIR作为免疫抑制剂用于肾移植。20世纪80年代，研究发现SIR可抑制肿瘤生长。2006年研究发现SIR可以延长真核生物寿命。2007年起，SIR的两种衍生物开发用于治疗癌症。2010年研究发现SIR可以用于治疗阿尔茨海默氏症。

第二节　移植术后代谢性疾病

移植术后免疫抑制药物的长期应用对血糖、血脂和尿酸代谢影响显著，生活质量的提高、饮食结构改变也对代谢性疾病的发生发展具有推动作用。本节重点讨论移植术后新发糖尿病、移植术后高尿酸血症和高脂血症。

一、移植术后新发糖尿病

移植术后新发糖尿病是实体器官移植术后的常见并发症，对移植物存活和受者生存均存在不良影响。目前对于移植术后新发糖尿病的治疗主要参照2型糖尿病的治疗指南进行。

（一）定义

移植后新发糖尿病（new-onset diabetes mellitus after transplantation，NODAT），指的是移植前无糖尿病的病人于移植术后出现持续性高血糖。目前国际上采用“NODAT”替代了“post-transplant diabetes mellitus（PTDM）”来区别移植前存在的糖尿病。

（二）流行情况

NODAT大多发生在移植术后早期，由于缺乏统一的诊断标准，统计NODAT的发病率存在一定困难。Montori等对19项研究进行的荟萃分析显示，移植术后1年NODAT的发病率为2%~50%。

目前绝大多数NODAT的资料来自肾移植受者，肾移植术后1年发病率为13%~24%，肝移植术后1年发病率为2.5%~38%，心脏移植术后1年发病率为13%左右，肺移植术后1年发病率为6%左右。随着越来越多的高龄和肥胖病人成为移植受者，NODAT的发病率呈逐步升高趋势。

（三）危险因素

NODAT属于2型糖尿病，也是胰岛素抵抗增加和胰岛素生成减少的结果。除了2型糖尿病的传统危险因素以外，NODAT主要受到移植类型以及免疫抑制剂的影响。可能的危险因素包括：种族、肥胖、年龄、糖尿病家族史、移植前糖耐量减低、常染色体显性遗传多囊肾、遗传因素、CMV和HCV感染、免疫抑制剂和移植后体重增加等。

大多数免疫抑制药物对于糖代谢具有显著影响，是引起NODAT的主要原因。众所周知，糖耐量异常是糖皮质激素的副作用之一。糖皮质激素在增加糖异生的同时诱导胰岛素抵抗，从而诱发糖尿病。其致病作用与用药剂量直接相关。近年来随着器官移植术后糖皮质激素用量的减少，NODAT的发病率已经有了显著降低。一些研究证实通过减少糖皮质激素用量可以改善糖耐量异常状态甚至治愈糖尿病，但是由于这些病人存在发生糖尿病的遗传易感性，日后可能会出现糖尿病复发。今后的研究在关注减少糖皮质激素用量降低糖尿病发生的同时，应注意评估排斥反应的发生风险，以免因发生排斥反应而不得不给予大剂量糖皮质激素治疗。

CNIs也可能与NODAT的发生有关。其可能机制有：①能造成胰岛素抵抗，使胰岛素敏感性下降；②对胰岛β细胞有毒性作用，使胰岛素生成减少。Tac比CsA更可能引发NODAT，服用Tac者相对危险度（relative risk，RR）为1.50。一旦发生NODAT，首先应当减少这些药物的剂量。低镁血症是移植术后的常见问题，而且低镁血症的发生与CNIs的使用密切相关。研究发现，低镁血症会降低胰岛细胞的敏感性，而增加镁摄入能够降低糖耐量减低的风险。因此CNIs的致糖尿病效应至少在一定程度上与低镁血症有关，增加镁的摄入有望成为NODAT的预防手段。

虽然关于SIR的研究较少，但已有文献证实应用SIR会增加NODAT的发生率。SIR能够损害胰岛素对肝糖原合成的调控，通过甘油三酯的异位蓄积或是对β细胞的直接毒性作用造成胰岛素抵抗，诱发NODAT。

巴利昔单抗为IL-2受体的抗体，主要用于器官移植的诱导治疗。有研究发现，应用巴利昔单抗诱导治疗的肾移植受者NODAT的发生率显著升高，但是其发病机制尚不明确。

（四）诊断

目前绝大多数专家建议参照美国糖尿病协会的糖尿病诊断标准诊断NODAT。具体诊断标准如下：

对于术前不存在糖尿病的病人，在器官移植术后出现糖尿病症状者，随机血糖≥11.1mmol/L或空腹血糖≥7.0mmol/L或口服葡萄糖耐量试验（oral glucose tolerance test，OGTT）2小时血糖≥11.1mmol/L，可以诊断NODAT；对于无糖尿病症状者，需改日重复检查。

空腹血糖介于6.1～6.9mmol/L定义为空腹血糖受损，餐后或OGTT 2小时血糖介于7.8～11.1mmol/L定义为糖耐量异常。空腹血糖受损和糖耐量异常都是进展为临床糖尿病的预测因素，也是出现大血管和微血管病变的危险因素。

近年来人们越来越倾向将糖化血红蛋白（HbA1c）作为筛查糖尿病高危人群和诊断糖尿病的一种方法。HbA1c较OGTT试验简便易行，结果稳定，不受进食时间及短期生活方式改变的影响。2010年ADA指南已将HbA1c≥6.5%作为糖尿病诊断标准之一。对于器官移植受者，也可以用HbA1c筛查和监测NODAT。但是，鉴于HbA1c检测在我国尚不普遍，中国人群中用HbA1c诊断糖尿病的切点是否与国际上一致尚待研究证实，暂不建议应用。

密切随访对于早期诊断NODAT具有重要意义，在术后1个月内应每周随访一次，术后1年内每3个月随访一次，之后可以每年随访一次。随访内容以采集病史、体格检查和检测空腹血糖为主，必要时进行OGTT检测和HbA1c测定。

（五）治疗

对于NODAT的治疗包括移植前识别高危病人、移植后规律筛查、合理选择免疫抑制治疗方案以及治疗糖尿病。治疗目标是预防高血糖引起的症状和糖尿病的血管并发症。自我血糖监测、饮食控制、合理使用降糖药和胰岛素是治疗NODAT的基本措施。

鉴于肥胖和服用免疫抑制药物是NODAT的主要致病因素，一旦诊断NODAT、糖耐量异常或空腹血糖受损，即应合理控制饮食、减轻体重和增加运动量以控制血糖。同时，应重新评估免疫抑制方案，可供选择的免疫抑制治疗方案如下：①降低Tac、CsA或糖皮质激素剂量；②停用Tac、CsA或糖皮质激素；③应用CsA、MMF或Aza替代Tac；④应用MMF或Aza替代CsA。

NODAT病人患心血管疾病风险增加，因此也应进行积极预防，包括积极控制高血压和血脂异常。虽然在移植受者中，服用阿司匹林获益大于风险的证据尚不充分，但是考虑到NODAT病人患心血管疾病风险增加，应给予阿司匹林进行心血管疾病的初级预防和二级预防。

1. 口服降糖药物 推荐应用口服降糖药物作为NODAT的一线用药，但是在选择药物时，需要考虑降糖药物对免疫抑制剂、GFR以及移植相关骨质疏松的影响。对于肾功能受损的移植受者，应慎重使用二甲双胍。虽然肾功能异常病人使用二甲双胍存在发生乳酸酸中毒的可能，但是应用二甲双胍治疗有益于防治糖尿病的大血管并发症，因此，对于能够规律随访的肌酐清除率>45ml/min的病人，仍可以应用二甲双胍。

肾功能受损的病人使用磺脲类药物时，应首选格列吡嗪、格列苯脲和格列齐特，次选格列苯脲和一代磺脲类药物。那格列奈和瑞格列奈等氯茴苯酸类药物可以用于肾衰和肝衰病人，并且不引起不良的药物相互作用。但是CsA会升高瑞格列奈的药物浓度，增强降血糖作用，增加低血糖的风险。阿卡波糖等α-葡萄糖苷酶抑制剂既能抑制碳水化合物吸收，又能降低餐后血糖，但是其降糖作用比较弱，低血糖风险和药物相互作用较轻。噻唑烷二酮类药物为过氧化物酶体增殖物激活受体激动剂，能够促进外周组织摄取葡萄糖，抑制肝糖合成。目前尚未发现CNIs与罗格列酮或吡格列酮存在相互作用。但是这类药物容易引发水肿，因此不适于左室射血功能减低者。而且噻唑烷二酮类药物可引起骨密度降低，增加骨折风险。因此，移植受者应慎重使用此类药物。

2. 胰岛素　在调整生活方式或使用口服药物后血糖控制不佳时，使用胰岛素。胰岛素的应用也应在内分泌科医生的指导下进行。胰岛素无肝肾毒性，因此适用于肝肾功能不良的病人。胰岛素的使用要注意低血糖，在肾功能不良时可能排出减少，因此胰岛素的使用剂量应相应减少。

（六）预后

在普通人群中，糖尿病与心血管疾病的发病密切相关，这是高血糖、血脂异常、高血压和胰岛素抵抗等多种因素损害血管的结果。NODAT对移植物和受者生存情况影响的临床研究较少，结果也不完全一致。

NODAT严重影响肾移植受者的长期生存。研究显示肾移植术后未发生NODAT的病人10年生存率为75%，发生NODAT者的10年生存率为49%，胰岛素依赖的NODAT病人的10年生存率为39%。NODAT病人死亡的主要原因是心血管疾病，其次是感染和恶性肿瘤。但是从发生NODAT至出现心血管并发症存在一定的时间间隔，因此在术后8年内NODAT并不增加病人的死亡率。NODAT对肾脏移植物也具有不良影响，显著增加移植物功能衰竭的发生率。

在肝移植受者中，有关NODAT与病人生存率的相关研究较少，研究结果还存在争议。Baid等的研究显示NODAT病人的总体死亡风险增加，John等的研究显示NODAT病人的心血管或神经系统疾病、感染性疾病以及急性排斥反应的发生率增加，但是5年死亡率没有统计学差异。NODAT能够增加HCV感染病人移植后肝脏纤维化的风险，如果供者年龄大于55岁会进一步增加肝脏纤维化的发生率。

肺移植和心脏移植受者NODAT的资料更为罕见，有文献报道肺移植术后发生NODAT者5年死亡率增加27%，心脏移植受者发生NODAT后急性排斥反应的发生率增加，但对长期存活无明显影响。

二、高尿酸血症

高尿酸血症是常见的器官移植术后并发症，其发生率与器官移植类型和免疫抑制药物种类有关。肾移植和心脏移植受者以及服用CsA治疗的病人容易发生高尿酸血症。在CsA应用于临床以前，高尿酸血症的发生率为25%左右，但在广泛应用CsA后，肾移植术后高尿酸血症的发病率高达80%，其中10%的病人发生痛风。在肝移植受者中，文献报道的高尿酸血症的发生率为14%～50%，痛风的发生率也相对较低。

高尿酸血症容易导致尿酸在血中过饱和，尿酸钠结晶沉积在关节软骨、骨膜和周围组织中，导致痛风。另外高尿酸血症会增加心血管疾病和肾脏疾病的发病风险，对于慢性移植物失功和移植后高血压的发生具有促进作用。

（一）危险因素

高尿酸血症的危险因素包括GFR降低、利尿治疗、免疫抑制剂、高龄和肥胖等。由于GFR降低、高龄、肥胖等因素与普通人群相似，在这里着重介绍与移植相关的利尿治疗和免疫抑制剂对高尿酸血症的影响。

1. 利尿药物　利尿剂的应用是移植术后发生高尿酸血症的原因之一。由于肾移植受者常存在高血压和水肿，因此增加了袢利尿剂和噻嗪类利尿剂的应用。这些药物通过引起相对的低血容量干扰尿酸的清除和肾小管重吸收尿酸增加的机制引起高尿酸血症。

2. CsA　CsA是移植后高尿酸血症最常见的危险因素。在20世纪80年代初期，CsA进入临床之后，迅速成为器官移植术后的一线用药，器官移植受者高尿酸血症的发生率也随之显著增加。CsA引起高尿酸血症的机制包括尿酸盐在肾小管重吸收增加、GFR降低等。有研究报道在以CsA为基础的免疫抑制治疗病人中高尿酸血症的发生率高达85%，而不使用CsA的对照组高尿酸血症的发生率仅为19%～55%。这一现象不仅存在于肾移植受者中，在其他器官移植受者中也观察到了类似的结果。

3. 糖皮质激素 在开展器官移植之初就将糖皮质激素用于术后治疗,其主要的副作用包括高脂血症、水钠潴留、胰岛素抵抗和代谢综合征等。虽然有研究提出高尿酸血症与胰岛素抵抗和代谢综合征有关,但是由于很多免疫抑制方案都包含糖皮质激素,目前尚无高尿酸血症在无激素方案中的患病情况的研究数据。

4. Tac Tac 和 CsA 都是 CNIs,都可造成肾毒性和高血压。但是应用以 Tac 为基础免疫抑制方案的病人高尿酸血症的发生率显著低于应用 CsA 者。在肝移植中,应用 CsA 和 Tac 的病人高尿酸血症的发生率相似,并且血清尿酸水平与肌酐水平相关,但是在尿酸水平相同的情况下,应用 Tac 的病人具有更高的肌酐水平。

5. 其他药物 MMF 和 mTOR 抑制剂也是器官移植术后临床常用的免疫抑制药物,现有的研究显示这些药物对尿酸的代谢没有显著影响。

（二）诊断

正常嘌呤饮食状态下,非同日两次空腹血尿酸水平男性>7mg/dl 或女性>6mg/dl 可以诊断为高尿酸血症。

（三）治疗

对于无症状高尿酸血症病人仅需改善生活方式,如健康饮食、戒烟、坚持运动和控制体重等;对于发生痛风的病人,需积极控制急性痛风性关节炎,并在间歇期给予药物预防复发。无症状病人合并心血管危险因素或心血管疾病时(高血压、糖耐量异常或糖尿病、高脂血症、冠心病、脑卒中、心衰或肾功能异常等),血尿酸值>8mg/dl 应给予药物治疗;无心血管危险因素或心血管疾病的高尿酸血症,血尿酸值>9mg/dl 应给予药物治疗。

1. 营养管理 富含嘌呤的食物和酒精摄入过多是发生高尿酸血症和痛风的重要原因之一。研究显示,饮食中富含肉类(尤其是牛羊肉)、海产品会增加痛风的发病风险,肥胖、高血压和血脂异常也会造成器官移植受者高尿酸血症和痛风的发病率增加。

饮食中果糖含量增加也是高尿酸血症的重要原因。摄入的果糖在肝细胞内被果糖激酶磷酸化时,消耗 ATP 并生成 ADP,后者被分解代谢为多种嘌呤底物。这种磷酸的迅速消耗刺激单磷酸腺苷脱氨酶活化,导致血尿酸水平迅速升高。

在器官移植术后,病人的生活质量提高,食欲明显恢复,医生应注意评估病人的饮食习惯,推荐病人多摄入水果、蔬菜和低脂奶制品,少摄入碳水化合物、脂肪和果糖。调整饮食结构能够减少高尿酸血症和痛风的发生率。

2. 减少或避免应用增加尿酸水平药物 钙调蛋白抑制剂是高尿酸血症最重要的危险因素。多项研究证实将钙调蛋白抑制剂转换为 mTOR 抑制剂或 MMF 与激素等方案,能够改善肾功能并降低尿酸水平。但是完全停用钙调蛋白抑制剂可能会增加排斥反应的发生率,因此采取最低有效剂量的钙调蛋白抑制剂联合其他免疫抑制药物可能是当前较为安全的治疗策略。

利尿剂会加重高尿酸血症,在临床治疗高血压时,可以考虑选用氯沙坦等既能降压又可以降低尿酸水平的药物,尽量减少袢利尿剂和噻嗪类利尿剂的应用。

3. 降低尿酸水平 降低尿酸水平治疗对于病人和移植物是否有益尚存在争议。有研究显示给予肾移植受者别嘌呤醇治疗并不改善病人和移植物存活率,但是也有研究报道肝移植受者应用别嘌呤醇控制尿酸水平能够改善肾功能。

别嘌呤醇是最常用的降低尿酸水平药物。由于别嘌呤醇抑制黄嘌呤氧化酶,而后者参与 Aza 代谢,在同时应用 Aza 和别嘌呤醇时需要注意调整药物剂量,避免增加 Aza 的骨髓抑制作用。

苯并呋喃类药如苯碘达隆和苯溴马隆,通过增强尿酸排泄降低尿酸水平,在肾功能正常和肾功能受损时均可发挥作用。有研究报道苯溴马隆和别嘌呤醇在肾移植受者中都具有很好地安全性和耐受性,但是苯溴马隆能够更好地控制血清尿酸水平。降低血清尿酸水平治疗后肾功能无明显变化,但是痛风的发生率显著降低。

三、高脂血症

高脂血症是实体器官移植术后的常见并发症,也是诱发心血管疾病造成病人死亡的重要原因之一。心脏移植术后高脂血症的发生率高达 93%,肝脏移植为 66%,肾移植为 60%,肺移植为 52%。积极干预控制血脂异常,对于降低心血管事件发生率、提高受者生活质量和延长生存时间具有重要意义。

（一）病因

移植术后高脂血症是多种因素共同作用的结果,其中免疫抑制药物的应用是最重要的致病原因。CsA、激素和 SIR 都会增加胆固醇和甘油三酯水平。MMF、Aza 和 Tac 对于血脂的影响相对较小。

长期应用糖皮质激素显著增加胆固醇和甘油三酯水平。激素增强胰岛素抵抗,增加肝脏分泌极低密度脂蛋白。CsA 通过干扰胆汁酸合成抑制胆固醇降解,通过下调肝细胞低密度脂蛋白受体抑制低密度脂蛋白的摄取。CsA 可以刺激胆固醇合成,降低脂蛋白酶活性,减少极低密度脂蛋白和乳糜的清除。CsA 还可以通过损害胆汁磷脂分泌引起高胆固醇血症。SIR 也具有增加胆固醇和甘油三酯水平的作用,但其作用机制尚不明确。

(二) 诊断

目前国际和国内尚无统一的高脂血症的诊断标准。既往认为血清总胆固醇浓度>5.17mmol/L(200mg/dl)可诊断为高胆固醇血症,血清甘油三酯浓度>2.3mmol/L(200mg/dl)可诊断为高甘油三酯血症。目前建议在血清低密度脂蛋白胆固醇(LDL-C)浓度>130mg/dl 时开始药物治疗,以 LDL-C 浓度<100mg/dl 为治疗目标。对于高甘油三酯血症病人,甘油三酯水平>500mg/dl 应开始治疗。如果未来发生心脑血管疾病的风险很高应该更早的开始药物治疗和达到更严格的治疗目标。

(三) 高脂血症危害

高脂血症对受者和移植物存活都存在不利影响。升高的血脂水平,尤其是低密度脂蛋白胆固醇,显著增加心血管事件的发生风险。另外,高脂血症病人动脉粥样硬化加重,导致器官灌注减少,造成器官功能恶化。

高脂血症可能还参与了移植物的慢性排斥反应。研究显示高胆固醇血症加速与慢性排斥反应相似的增殖性血管病变的发展,低密度脂蛋白能够上调 HLA-Ⅱ类抗原的表达,对内皮细胞具有直接毒性作用,诱导巨噬细胞形成泡沫细胞加速动脉粥样硬化。

(四) 治疗

鉴于高脂血症存在诱发动脉粥样硬化和心血管事件的危害,器官移植受者应定期监测血脂水平,并根据情况采取饮食调整、锻炼、控制肥胖和糖尿病、服用降脂药物、减量或停用糖皮质激素等方式治疗高脂血症。

1. 调整生活方式 移植受者应限制饱和脂肪和胆固醇的摄入,规律进行锻炼,戒烟,控制高血压和糖尿病。应用口服避孕药物、抗抑郁药物、抗痤疮药物、β 受体阻滞剂、噻嗪类利尿药和抗感染药物等可能影响血脂的药物时,应仔细评估获益风险比。

2. 调整免疫抑制方案 由于免疫抑制药物在移植术后高脂血症的发生发展过程中发挥着重要作用,积极调整免疫抑制方案对于控制高脂血症具有重要作用。

糖皮质激素是众多免疫抑制方案中的重要组成部分,近年来早期停用激素和完全不用激素方案在临床获得了广泛应用,绝大多数研究都取得了与应用激素方案类似的预防排斥反应效果,而高脂血症的发生与应用激素明显相关。因此,对于有条件的病人,积极选用无激素或早期停用激素方案是防治高脂血症的良好选择。

钙调蛋白抑制剂尤其是 CsA 是目前大多数免疫抑制方案的主要药物,随着 SIR、MMF 等药物的临床应用,合并心血管事件高危因素的严重高脂血症病人可以考虑换用无钙调蛋白抑制剂方案控制高脂血症,但是需要严格评估发生排斥反应的风险和降脂治疗的风险获益比。

3. 降低低密度脂蛋白胆固醇治疗 降低低密度脂蛋白胆固醇是降脂治疗的首要目标。对于存在心血管疾病、外周血管疾病、脑血管疾病和糖尿病的病人,血清低密度脂蛋白胆固醇超过 130mg/dl 应开始药物治疗,治疗目标为低于 100mg/dl。他汀类药物、胆固醇吸收抑制剂、胆汁酸结合树脂和烟酸等药物均可有效降低低密度脂蛋白胆固醇。

他汀类药物被推荐为移植受者高脂血症的一线用药,能够降低胆固醇合成,引起细胞表达低密度脂蛋白受体增加,加速低密度脂蛋白胆固醇的清除。肝功能损伤和肌损害是这类药物的常见副作用。在用药前应检测肌酸激酶和转氨酶,用药后或剂量调整后 4~6 周应复查。转氨酶升高超过正常上限 3 倍,应减量或停用他汀类药物;肌酸激酶超过正常上限 10 倍也要停药。

依泽替米贝是目前唯一一个胆固醇吸收抑制剂。单纯应用依泽替米贝大约可以使血清低密度脂蛋白胆固醇降低 18%,联合他汀类药物可以进一步降低 25%。依泽替米贝通常用于无法耐受他汀类药物的病人和单用他汀类药物降脂效果不好的病人。目前尚未发现依泽替米贝的严重不良反应,也有资料证实其预防心血管事件的效果。

考来烯胺散、考来替泊和考来维纶是临床常用的胆汁酸结合树脂。这类药物的好处是不可吸收,但是由于这些药物需要服用很大剂量,目前在器官移植受者中已逐渐不再使用。另外,这类药物通过增加肝脏极低密度脂蛋白的合成增加甘油三酯水平,对于甘油三酯>400mg/dl 的病人,禁止应用胆汁酸结合树脂。

烟酸在使用剂量>1000mg/d 时能够降低低密度脂蛋白胆固醇 15%~25%,降低甘油三酯20%~50%,升高高密度脂蛋白胆固醇 20%~30%。烟酸的价格非常便宜,但是由于存在皮肤潮红、瘙痒、感觉异常等副作用,其临床应用并不普遍。对于不能耐受他汀类药物的病人可以应用烟酸治疗。

4. 降低甘油三酯治疗 高甘油三酯血症在移植术后病人也很常见，尤其是合并糖尿病、体重显著增加和肥胖病人。在大多数病人通过生活方式调整和控制血糖即能有效降低甘油三酯水平，但是对于甘油三酯显著升高的病人需要给予药物治疗。开始药物治疗的甘油三酯水平为>500mg/dl。虽然烟酸能够有效降低甘油三酯水平，但是考虑到其副作用，目前首选贝特类药物和ω-3脂肪酸治疗。

贝特类药物能够降低甘油三酯水平20%～50%，升高高密度脂蛋白胆固醇10%～30%，并且大多数病人都能很好地耐受。吉非罗齐和非诺贝特是常用的贝特类药物。吉非罗齐在不改变低密度脂蛋白胆固醇水平的情况下，通过升高高密度脂蛋白胆固醇和降低甘油三酯即可降低心血管事件发生率。贝特类药物也会引起心肌损害，特别是在与他汀类药物联合应用时应特别注意。另外，非诺贝特可以引起肌酐升高，因此仅在甘油三酯水平>500mg/dl时才建议应用贝特类药物，而且优先推荐应用吉非罗齐。

ω-3脂肪酸能够降低甘油三酯，对于甘油三酯水平>500mg/dl的病人，可以应用ω-3脂肪酸作为高甘油三脂血症的治疗选择。但是应用ω-3脂肪酸存在恶心、腹胀、腹泻等副作用，限制了其应用。为了获得显著的降低甘油三酯的效果，需要给予大剂量的鱼油。对于甘油三酯严重升高（>1000mg/dl）的病人存在发生胰腺炎的风险，短期增加鱼油的摄入有助于迅速降低甘油三酯水平。

代谢性疾病为肝移植长期存活病人的常见并发症，并且随着存活时间延长呈增加趋势。除了代谢性疾病本身对病人生活质量和生存时间的影响外，这些疾病还显著增加心血管事件的发生风险，威胁病人健康。积极改善生活方式对于疾病控制具有重要意义，合理的药物治疗有助于控制疾病进展、防治心血管并发症。

第三节 移植术后心血管并发症

由于外科手术的不断进步、移植相关感染防治的成功和新的免疫抑制剂的问世，外科并发症、移植相关感染和免疫性移植物丢失较前减少，病人移植后预期生存率较前升高。心血管并发症成为实体器官移植受者的常见并发症，也是器官移植受者的主要死亡原因之一，占实体器官移植后死亡的约30%。心血管疾病是肾移植后的主要死亡原因，是心脏移植和肝移植后最常见的三个死亡原因之一。但是，心血管疾病仅占肺移植后死亡病因10%。心血管疾病死亡率在肺移植受者中较低是因为肺移植后的生存期较肾移植、心脏移植和肝移植短。移植受者生存期越长，心血管疾病导致死亡风险越大。

肾移植后心血管疾病发生风险较移植前增加，几乎40%的肾移植受者发生心血管事件，常常发生在移植后的3个月内。高血压、糖尿病、高脂血症、左室肥厚和肥胖的发生率在肾移植受者中分别为80%、55%、60%、52%和32%。一些研究报道肾移植受者中每年心血管死亡的风险为3.5%～5%，是普通人群的50倍。

心血管系统并发症是肝移植术后最常见的并发症之一，发生率为25%～70%，有人报道41.6%的受者在术后6个月内发生一到两种心血管并发症。另有研究显示肝移植后心血管事件发生率从5年的9.4%升高到10年的25%，提示移植受者生存期越长，心血管死亡风险越大。虽然多数心血管系统并发症经积极治疗，能获得较好的疗效，但仍然是肝移植受者的主要死亡原因之一。有报道显示，肝移植术后因为心脏原因导致的死亡率第一年为1%～2.7%，一年后为2.6%，是肝移植术后受者第三大死亡原因，仅次于排斥和感染，占肝移植术后远期死亡率的20%。

心脏移植后1年高血压、高脂血症、糖尿病和心脏移植血管病变的发生率分别为73.3%、57.6%、27.8%和7.8%，心脏移植后10年以上事件的发生率增加至97.4%、93.3%、38.6%和51.9%。

一些流行病学研究表明，移植后心血管危险因素（例如高血压、高脂血症、肥胖和糖尿病）明显增加，这预示心血管事件和心血管死亡发生率在移植受者中也明显增加。这些并发症发生原因考虑与长期使用免疫抑制剂有关，尤其是与CNIs有关。移植术后心血管系统并发症包括高血压、心律失常、心力衰竭、肺动脉高压、冠状动脉粥样硬化等，其中高血压和冠状动脉粥样硬化是比较常见的远期心血管系统并发症。

一、高血压

高血压是移植后的常见并发症，一些研究报道肾移植术后高血压的发生率在80%～85%，大约50%或更多的肝移植受者会发生高血压。早期高血压影响移植物的存活，晚期则影响受者的生活质量，同时是导致移植受者发生心血管疾病的一个显著的危险因素，甚至可能产生严重的后果。如肾移植后合并血压升高者其急性排斥反应发生率远远高于血压降低者,降压治疗可明显减少其发生;高血压不仅是肾功能不全的表现,还会加重移植肾脏功能和结构上的损伤,逐步引起移植肾功能不全。移植术后高血压一般于术后几周内即可发生,受者收缩压可能增加 40 ~ 50mmHg,通常持续较长时间,并不随免疫抑制剂减量而消失。有研究显示在一组肝移植术后高血压病人中,50% 病人的高血压发生在术后 6 个月内,其余 50% 病人的高血压发生在术后 2 年半内。有文献报道器官移植术后高血压发病率逐年增加,直至术后第 5 年才保持稳定,提示移植术后高血压有随时间进展的趋势。另外,肝移植术后高血压的特点包括对钠离子敏感,以及与慢性肾衰竭有关。

移植术后高血压的原因是多方面的,CNIs(例如 CsA 和 Tac)的广泛使用是主要原因。CNIs 的使用会增加全身血管阻力,CNIs 能增加缩血管因子的释放(例如内皮素和血栓烷)并减少扩血管因子(例如一氧化氮和前列环素)的表达。CNIs 也可以增加水钠潴留从而加重高血压。虽然 CsA 和 Tac 都可以引起移植术后高血压,但使用 Tac 的受者中新发的高血压病人少于使用 CsA 的移植受者,并且血压也更好控制。其原因可能是在使用 Tac 的受者中内皮素-1 浓度增加低于使用 CsA 的受者。另外,移植后糖皮质激素治疗通过水钠潴留和抑制一氧化氮系统也会加重高血压。免疫抑制药物治疗的另一个重要作用也是加重移植后高血压的重要因素为正常夜间血压降低的消失,从而导致低估高血压相关心血管负荷。移植后血压升高的一个原因为全身血管收缩,内皮素-1 是一种强有力的血管收缩剂,它在移植后的几天内明显增加。移植后早期血压升高是受内皮素-1 调控的,而肾素水平在肝移植后 12 个月明显增加。移植后数周到数月,随着心输出量的降低,全身血管阻力开始增加。肾移植后高血压的病因还包括与移植肾相关的因素:急、慢性排斥反应,慢性移植肾病,肾动脉狭窄,复发性或新发性肾病,药物肾毒性,尿路梗阻,原肾高肾素潴留,红细胞增多症等。

目前实行的高血压指南对于移植受者的高血压治疗没有特殊推荐,移植术后高血压的治疗方案应该与普通高血压病人相似。大多数病人的目标血压低于 140/90mmHg,合并糖尿病、慢性肾功能不全和心血管疾病的病人目标血压低于 130/80mmHg。移植术后高血压的治疗包括改变生活方式和药物治疗。改变生活方式包括减肥、锻炼及限盐饮食等,如果生活方式改变不能有效控制血压则需要药物治疗,应根据可能的发病机制和临床经验推荐相应药物治疗(图 8-2),大多数长期存活受者需要药物治疗,有研究显示 30% 以上的肝移植受者需要 2 种或更多降压药物治疗以达到目标血压。由于钙通道阻滞剂强有力的血管扩张作用能减弱免疫抑制剂和内皮素导致的血管收缩,因此被广泛用于移植受者的高血压治疗。但是移植受者中约有三分之一出现二氢吡啶类钙通道阻滞剂的副作用(包括心动过速、面部潮红、水肿、头痛和便秘),这也限制了钙通道阻滞剂在移植中的应用。移植后高心输出量的病人和应用二氢吡啶类钙通道阻滞剂出现反射性心动过速的病人中,使用 β 受体阻滞剂可能获益。移植后第一年的高血压治疗中,血管紧张素转化酶抑制剂和血管紧张素受体拮抗剂不是一线用药。这是因为移植后大约 1 年的时间内肾素水平

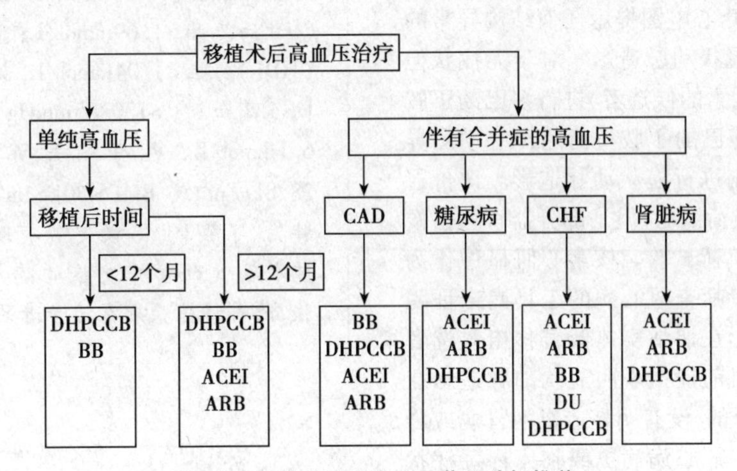

图 8-2　移植术后病人降压药物选择推荐

ACEI＝血管紧张素转化酶抑制剂;ARB＝血管紧张素受体拮抗剂;BB＝β 受体阻滞剂;CAD＝冠心病;CHF＝充血性心力衰竭;DHPCCB＝二氢吡啶类钙通道阻滞剂;DU＝利尿剂

较低。噻嗪类利尿剂能部分对抗 CNIs 的钠潴留作用,所以噻嗪类利尿剂最好用于需要联合用药治疗的病人。移植后高血压治疗可能获益的另一治疗策略为尽可能停用糖皮质激素。

二、冠状动脉粥样硬化性心脏病

肾移植、肝移植和胰腺移植受者冠心病发生风险比一般人群要高,冠心病致死率也比一般人群高。有研究显示,随访超过 4 年的肝移植受者与年龄、性别相似的非移植受者相比,心脏缺血事件发生风险增加 3 倍。有研究显示肾移植术后第 1 年心脏缺血事件发生率为 11%,其中心肌梗死发生率为 7.4%,绝大多数病人为第一次发作。尽管通过移植前心血管疾病评估,除外了术前有心脏疾病的病人,移植术后存活超过 10 年的肝移植受者,仍有大约 25% 发生心脏事件。而术前冠心病与移植后心血管疾病发病率的关系不明确。另外一组对存活超过 10 年的肝移植受者的研究显示动脉粥样硬化性疾病和恶性肿瘤是两个主要的死亡原因。移植术后发生心脏缺血事件的高危因素包括高血压、吸烟、糖尿病、高血脂及肾衰等,另外免疫抑制剂对冠状血管内皮的损害也是冠状动脉粥样硬化的一个主要原因。

尽管没有被正式采纳,但在移植受者中进行冠心病评估已达成共识。冠心病筛查程序必须适应移植个体的变化并应当反映移植中心的当地情况及诊断技术。移植受者筛查冠心病的心脏评估包括结构评估和生理评价。所有移植候选者应当接受心电图和经胸超声心电图:对于心电图提示心肌梗死/缺血或经胸超声心电图提示任何结构异常的移植候选者应进行冠状动脉造影。对于无症状但有一个心脏病危险因素的候选者,进行多巴酚丁胺负荷超声心动图。多巴酚丁胺负荷超声心动图异常或心脏结构异常则进行冠状动脉造影。评价冠心病的标准为运动负荷试验,但是部分器官移植候选者不能耐受运动负荷试验。核素心肌显像作为实体器官移植候选者筛查冠心病的工具尚未证明有效。冠状动脉造影在评估实体器官移植候选者中作用仍有争议。目前证据表明冠状动脉造影在候选者评估中是安全的,没有明显造影剂肾病或肾衰竭的风险。如果有冠心病病史或临床怀疑症状性心脏病,应进行冠状动脉造影。

预防心血管并发症的策略包括对一般人群具有的风险进行推断和对移植受者的特殊考虑。降低心脏风险包括改变生活方式(饮食控制、运动、控制体重和戒烟)、控制血压、控制糖尿病及改善高血脂,这些措施是适用于所有人群的。氟伐他汀在降低移植后 LDL-C 水平上是有效的并且耐受良好,能明显减少心脏性死亡和非致命性心肌梗死,但不能减少全因死亡。关于术前应用 β 受体阻滞剂在实体器官移植中作用的数据非常有限,小样本回顾性研究表明应用 β 受体阻滞剂能减少死亡率和心肌梗死。尽管没有在移植术后人群中的系统研究,但使用预防性小剂量阿司匹林是有益的。

随着移植术后生存率的延长,移植受者面临的死亡风险转变为心血管死亡。目前针对心血管并发症的预防和处理包括:调整免疫抑制方案及免疫抑制剂的血药浓度,避免使用肾毒性药物,尽量减少激素的用量,配合饮食治疗和规律锻炼,控制体重,加强随访和定期监测,如果仍未见明显改善,则可根据受者病情选择适当药物。

扩展阅读

移植术后心血管并发症的发生与移植术后代谢并发症(post-transplant metabolic syndrome,PTMS)密切相关,PTMS 包括肥胖、糖尿病、高血压、血脂异常等,是移植术后常见的并发症之一。PTMS 大大增加发生心脑血管事件的危险性,严重影响了移植受者的长期存活和生活质量,日益受到移植学界的重视。PTMS 的定义普遍采用 2002 年 Adult Treatment Panel Ⅲ criteria 即移植术后 1 年,相关指标至少符合以下其中三项:①腹部肥胖(男性腹围 >102cm,女性腹围 >88cm);②甘油三酯 >1.69mmol/L;③高密度脂蛋白(HDL)男性 <1.04mmol/L,女性 <1.29mmol/L;④高血压(>130/85mmHg);⑤空腹血糖 >6.1mmol/L。也有相关研究采用 BMI >28.8kg/m² 或 BMI >30kg/m² 代替"腹部肥胖"。了解 PTMS 的定义有助于早期筛选移植术后心血管并发症的病人,加强预防措施,改善移植长期存活受者的生存率。

第四节 移植术后骨病

器官移植受者术前存在终末期器官功能衰竭,长期的慢性疾病消耗已对骨骼造成严重影响,术后应用的免疫抑制药物具有造成骨质流失的副作用,术后早期的活动量降低也进一步加重了骨病的发展，使得骨质疏松和脆性骨折成为器官移植术后的常见并发症。

一、危险因素和发病机制

（一）免疫抑制药物

免疫抑制药物的应用是影响移植术后骨病发生发展的重要因素，糖皮质激素在骨丢失过程中起主导作用，钙调蛋白抑制剂也在一定程度上参与了骨病的发生。

糖皮质激素是绝大多数免疫抑制方案的重要组成药物之一。通常术后早期糖皮质激素的应用剂量较大，作为激素的一个副作用，松质骨的骨丢失也在这一时期异常显著。激素诱导的骨病的发病机制包括：降低Ⅰ型胶原、胰岛素样生长因子1和骨钙蛋白水平，诱导成骨细胞凋亡，抑制成骨过程；提高NF-κB受体激活蛋白配体水平，促进破骨细胞生成；抑制小肠吸收钙，增加肾钙排泄，影响性激素产生，造成骨丢失；引起肌无力，抑制代谢，加重骨丢失。

CsA可以作用于破骨细胞，直接造成骨丢失，也可通过影响T细胞功能间接造成骨丢失。另外，CsA还可以直接影响骨和矿物质代谢，加重移植术后骨丢失。在动物实验中，Tac也可以引起大鼠骨丢失，但是在人体尚未进行深入研究。虽然应用Tac也可造成迅速的骨丢失，但是丢失程度低于应用CsA者，这种差异可能与应用Tac者合并使用的糖皮质激素剂量更小有关。

在糖皮质激素减量至维持剂量或停药后，成骨功能恢复，但是Tac和CsA仍旧对骨吸收存在影响。此时，骨丢失速度减缓，在此前受严重影响的松质骨甚至会出现一定程度的恢复。

（二）移植类型对移植术后骨病的影响

移植类型和移植术前的伴随疾病对移植术后骨病的发生和严重程度具有重要影响，其中肾移植受者术前即存在肾性骨病，移植术后骨病的发病原因和疾病类型也更复杂。

肾移植术后主要有三方面的因素影响骨代谢：移植前已经存在的肾性骨病，免疫抑制药物对骨的影响，移植肾功能减退对骨的影响。在移植术后早期，免疫抑制药物的应用、住院时间延长和营养不良都会加重骨密度降低。移植术后持续性甲状旁腺功能亢进和移植肾功能减退导致的甲状旁腺激素水平升高都可导致骨丢失、软组织钙化、低磷血症和高钙血症。大约7%～10%的肾移植受者会发生一次或多次骨折，最常见的骨折部位为髋、踝和足。肾移植受者在术后10年内的骨折风险较透析病人高30%，10年后骨折风险有所降低，但仍高于健康人群2倍。

骨质疏松在肺移植受者（特别是慢性阻塞性肺疾病病人）中特别常见。长时间使用激素是骨质疏松发生的主要原因。移植前的骨密度降低与骨折的发生密切相关。肺移植术后1年腰椎和股骨颈骨丢失的比例为2%～5%，骨折的发生率可高达18%～37%。

心脏移植术后的骨丢失主要发生在术后第一年，腰椎骨密度可降低3%～10%，股骨颈骨密度降低6%～11%，在术后第二年骨密度趋于稳定，在第三年以后甚至有增加的趋势。但是单纯应用骨密度检测结果不能反映心脏移植术后骨折的发生风险。文献报道心脏移植术后第一年椎骨骨折的发生率为14%～36%，长期存活病人椎骨骨折的发生率为22%～35%。

骨丢失和骨折风险增加在肝移植术后也很常见。骨丢失的进展与心脏移植和肺移植相似，但在术后6个月内程度更重。在肝移植术后6～12个月骨折的发生率可高达24%～65%，以肋骨和椎骨最为常见。骨组织形态学研究显示骨丢失在术后6个月左右停止，随后出现骨量增加。绝经期前病人骨密度的增加显著高于围绝经期和绝经后病人，这可能是雌激素对骨骼的保护作用的结果。

二、临床表现和诊断

移植术后骨病主要是骨质疏松和骨质疏松导致的脆性骨折。移植术后骨质疏松的临床表现与普通人群骨质疏松相似，主要包括疼痛、身长缩短、骨折和呼吸功能下降等。

疼痛是骨质疏松最常见的症状，以腰背痛多见，仰卧时减轻，久立加重，日间疼痛轻，夜间加重。身长缩短多在疼痛后出现，主要是脊柱椎体压缩变形和背曲加剧所致。骨折是退行性骨质疏松最严重和最常见的并发症。呼吸功能下降为椎体骨折、脊椎后弯和胸廓畸形的结果。

骨质疏松的诊断主要依据病史、体格检查和骨密度测定结果确诊。骨折的诊断除疼痛、畸形、运动障碍等表现外，主要根据X线检查确诊。

三、治疗

移植术后早期骨丢失率发生率高，骨折风险增加，因此在移植的同时就应给予预防和治疗骨丢失的措施,同时尽可能降低糖皮质激素的剂量。

(一)移植前筛查

由于骨病在移植前非常常见,所有等待接受器官移植的病人都应进行常规筛查。筛查项目包括骨密度和骨代谢指标。移植前筛查有助于发现需要立即给予治疗的病人。筛查内容包含以下项目:病史、体格检查;骨密度测定;胸椎、腰椎影像学检查和椎体骨折评估;血清钙、甲状旁腺激素、25-羟维生素 D、甲状腺功能及骨转换标记物测定;性激素测定;尿钙和骨吸收标记物测定。

(二)改善生活方式

对于存在不良生活方式的病人,移植前应给予改善生活方式的建议,比如适当运动、戒烟、戒酒增加饮食中钙的摄入等。体育锻炼对于恢复骨密度具有重要作用。锻炼应在移植后 2 个月开始,持续半年,锻炼内容包括每周 1 天腰部伸肌运动和每周 2 天上、下肢运动。

(三)补充钙和维生素 D

在终末期器官功能衰竭病人,钙和维生素 D 缺乏非常常见。59% ~91% 的移植受者受严重维生素 D 缺乏影响,并且这种影响可以持续至移植后数年。虽然单纯补充钙和维生素 D 不能预防移植术后骨丢失,但是作为整体治疗的一部分,补充充足的钙和维生素 D 具有重要意义。推荐器官移植受者每天摄入 1000mg 钙和不少于 400IU 的维生素 D。

(四)补充活性维生素 D 代谢物

骨化三醇及其类似物可以用于预防和治疗移植术后的骨质疏松。这些药物可以逆转糖皮质激素诱导的小肠钙吸收减低,控制继发性甲状旁腺功能亢进,促进成骨细胞前体细胞分化成为成熟细胞。在应用活性维生素 D 代谢物时需要经常检测血钙和尿钙,警惕高钙血症和高钙尿等并发症。

(五)性激素替代治疗

虽然性激素替代治疗对骨骼具有保护作用,但是在移植受者中应用性激素替代治疗的研究非常有限。应在移植病情稳定后(一般为移植后 3 ~6 个月)开始激素替代治疗。激素替代治疗可以口服给药或经皮肤给药,可以周期性或持续给予黄体酮或口服避孕药。

(六)二磷酸盐

二磷酸盐为骨吸收抑制药物,可以用于预防移植术后早期骨吸收迅速增加导致的骨丢失。多项研究证实静脉应用二磷酸盐能够预防肾、心脏、肝、肺等器官移植术后的骨丢失。口服阿仑膦酸钠也能有效预防移植术后早期和晚期的股骨颈和腰椎骨丢失。

器官移植受者移植前存在终末期器官功能衰竭,具有罹患骨质疏松和矿物质代谢异常的高危因素。移植术后,大剂量糖皮质激素和钙调蛋白抑制剂的应用可导致快速骨丢失,增加骨折的发生风险。妥善处理移植前已经存在的骨病联合积极防治移植后的骨丢失有助于移植后骨病的防控。二磷酸盐是最为有效的防治移植术后骨质疏松的药物,治疗应在移植后立即开始,对于骨和矿物质状态应进行长期随访监测。

第五节 移植术后生育相关问题

心、肺、肝和肾等终末期器官功能不全的病人,均存在下丘脑-垂体-性腺轴功能障碍,影响了术前病人的性功能和生育功能。器官移植术后,受者下丘脑-性腺轴功能逐渐改善,受者的性功能和生育功能逐渐恢复,移植术后 1 ~6 个月内病人性腺功能恢复正常,育龄女性恢复排卵。术后成功妊娠并生育的女性器官移植受者数量逐渐增加。世界上第一个器官移植术后妊娠病例发生在 1958 年,该病人是一名同卵双生姐妹间肾移植受者。但由于免疫抑制剂对胎儿的影响以及妊娠导致的移植物功能丧失等因素,使得器官移植受者术后能否生育、生育的时机以及是否影响新生儿的发育成为器官移植领域的重要课题。

一、移植对性功能的影响

进展期的慢性肾衰竭的男性病人一般会合并生精障碍和睾丸损害,精液分析通常显示精子活力下降和无精,其中超过 50% 的病人存在勃起功能障碍(erectile dysfunction,ED)。机制可能是尿毒症会影响性腺类固醇激素的释放,血清中总睾酮和游离睾酮水平降低,促黄体激素(luteinizing hormone, LH)和卵泡刺激素(follicle stimulating hormone, FSH)和血清催乳素的浓度升高,进而进一步抑制睾酮的分泌,造成性功能障碍。也有研究认为可能与肾衰竭的病人长期使用塑料透析管路有关。女性病人也会出现月经紊乱、停经、性欲丧失。慢性肝病的男性病人多半会出现生精功能降低、性欲减退和男性乳房发育等表现,这也与下丘脑-垂体-性腺轴功能异常相关,尤其对于滥用酒精的肝病病人,损伤的程度与肝脏疾病的严重程度相关,Child-Pugh 评分越高的病人性功能越差。

器官移植受者，尤其是肾移植受者，一般性功能会在移植术后逐步恢复。有研究显示男性肾移植受者的雄激素水平与肾小球滤过率有关，肾移植术后由于肾功能的恢复，下丘脑-垂体-性腺轴功能也逐步恢复。也有报道在肝移植术后的男性病人中会有约30%的病人勃起障碍不能改善，这可能与术后个体化免疫抑制剂的使用、合并心血管疾病或糖尿病以及药物滥用有关。移植术后常用的CsA、Tac和MMF对人类生殖系统的毒性还不清楚，但可能使精子数量和活动度降低。有文献报道免疫抑制剂的血药浓度越低对男性精子质量的影响越低，生育能力就越能得到恢复和维持。一般建议移植术后开始正常性生活应在3个月后，这时移植器官功能趋于稳定，而移植早期不宜太频繁。生育时间应在移植术后2～3年，这时免疫抑制剂的用量逐步减少，对精子的影响减轻，便于生育。

二、移植对妊娠的影响

研究显示器官移植后1～2个月育龄女性病人的排卵周期就会恢复，进而能够妊娠，但是过早妊娠会对受者和胎儿带来很大风险。这主要与免疫抑制剂的使用相关。器官移植的育龄女性受者妊娠期间容易出现免疫抑制剂血药浓度的波动，同时由于妊娠期间胎儿与母体免疫的相关作用，导致进入母体的胎儿抗原可能会触发移植物排斥反应，从而导致急性排斥反应的发生，影响移植物的远期预后。

大量使用免疫抑制剂会使妊娠期间高血压和先兆子痫的发生率增加，有报道妊娠期受者的高血压和先兆子痫的发生率为一般人群的4倍，这可能与血栓烷和内皮素水平增加导致血管内皮功能不良、体循环血管阻力增加有关。有报道在使用激素的移植受者中高血压的发生率在22%～29%，而在使用CsA受者中高达68%～73%，使用Tac受者中为47%～54%，高血压的高发生率也在一定程度上促进了先兆子痫的发生。MMF的用药指南中指出它可能增加早期（前3个月）妊娠流产和胎儿先天性畸形的风险，特别是外耳和面部异常（包括唇裂和腭裂）以及四肢末梢、心脏、肾脏、食管畸形。另外，还可能降低血液中口服避孕药所含激素水平，降低避孕药效果，故服用MMF期间应接受避孕咨询或采取更有效的避孕方式。移植术后因为免疫内环境的改变，细胞因子分泌水平异常，会影响胎盘血管的形成，从而增加了妊娠期间的早产和流产的发生率，有报道器官移植术后早产的发生率高达50%，而一般人群约5%～10%左右。同时妊娠期间免疫抑制剂的应用也会增加感染的发生率，其中泌尿系感染的发生率高达40%，CMV感染为移植术后最常见的感染，可导致胎儿早产和低体重等严重并发症。

因此，对于育龄期的受者在移植术后早期采取避孕措施，目前推荐小剂量口服雌孕激素，使用宫内节育器可能会增加感染的风险。一般来说在移植术后2年，免疫抑制剂水平稳定且维持在较低水平，移植物功能稳定，没有合并严重的心血管和代谢疾病，受者的全身状况良好时才考虑妊娠。

三、移植对胎儿的影响

受者在妊娠期间服用免疫抑制剂可以通过胎盘进入胎儿体内，会对胎儿生长发育的各个方面产生影响，造成胎儿宫内发育迟缓、畸形、免疫系统功能紊乱等后果。如激素可导致胎儿胸腺发育不良；大剂量的Aza因为阻止了核酸的合成，抑制了骨髓的造血功能，可能会对胎儿的骨骼和中枢神经系统产生巨大影响，美国FDA将该药归为D类，即对胎儿有害药物。Tac、CsA等CNIs也可以通过胎盘，对胎儿体内的T、B淋巴细胞的发育和成熟产生影响，同时具有肾毒性，有增加胎儿肾损害的风险。而MMF通过阻断嘌呤的合成，抑制淋巴细胞增生，动物实验显示其可以造成小鼠胎儿的畸形，目前尚缺乏对人体的相关研究报道，故美国FDA将其列为C类，即对人类危险性不能排除的药物范畴。

目前因为CsA和Tac可以监测血药浓度而在选择上具有优势，而对于MMF等药物还没有妊娠期间的安全用药指南。由于免疫抑制剂可进入乳汁中，因此不建议进行母乳喂养。

扩展阅读

肝移植术后成功妊娠病例

1978年，Walcott及其同事报道了第一例肝移植术后成功妊娠的病例，该肝移植受者在应用Aza和强的松维持免疫抑制的情况下成功分娩出一重约2400g的男性胎儿，术后母亲和胎儿均恢复良好。Grow等人在1991年报道了肝移植术后成功妊娠分娩双胞胎的病例。随后有大量的关于肝移植术后成功妊娠的报道。截至2011年，美国全国移植妊娠登记中心（National Transplant Pregnancy Registry）的数据显示共有1185例女性移植受者成功妊娠1940次。

第六节 儿童移植受者生长发育的相关问题

儿童移植受者一般指年龄小于18岁的受者。对于这类受者，生长发育是一个很重要的特征。慢性肾衰竭和终末期肝病的儿童多半会出现生长受限和发育迟缓的表现。骨骼生长迟缓是慢性肾衰竭患儿的显著特征之一。生长迟缓的严重程度与肾衰的初始年龄相关，年龄越小的患儿，生长发育迟缓的程度越重。终末期肝病的儿童病人由于体内特有的生长激素抵抗现象也使得生长发育变缓。在移植术前使用生长激素(growth hormone,GH)或者合用胰岛素样生长因子-1(insulin-like growth factor-1,IGF-1)能够促进这些儿童的生长。

移植对于儿童生长发育的影响主要包括两个因素，一为移植的时机，二为移植术后激素的应用。以往对于低龄的肾衰竭病人多采取透析治疗，待年龄较大后再选择肾移植，但长期透析可造成病人生长受限、发育迟缓及生活质量差等。在肾功能不全的早期患儿即可出现生长滞后，术前患儿的平均身高及体重均显著低于正常同龄儿，移植术后生长发育将得到明显改善，但一些病程较长的病人最终身高及体重明显低于正常。大于12岁儿童移植后常常不生长或生长幅度很小。早期对低龄患儿进行肾移植、尽量在儿童发生严重生长发育延迟前施行移植手术非常关键。但因为儿童受者多使用成人供肾，由于供受者器官大小不匹配，低龄受者移植肾存活率明显降低。有报道小于2岁患儿尸体肾移植的5年存活率约为52.7%，而大于6岁的儿童受者5年生存率明显提高。儿童一般在7岁以下肾移植后生长发育会明显加快，而年龄大于12岁后肾移植尽管移植肾功能良好，但身高增长幅度有限。故一般认为合适的儿童肾移植受者年龄应在6岁到13岁之间。

同样对于终末期肝病的患儿在接受成功的肝移植后，随着生长激素-肝脏-胰岛素样生长因子轴的逐步恢复，大部分儿童能够恢复生长。但仍有15%～20%的儿童生长缓慢，Mcdiaymid SV等人的研究发现，与正常同龄同性别儿童相比，在肝移植时，患儿身高平均低1.5cm，而到了肝移植术后第5年，平均身高差高达7.9cm。影响生长的因素可分为两类，一类是移植时存在的因素，如患儿年龄、身高、疾病性质等，如小于2岁的胆道闭锁、生长严重滞后的患儿在移植术后生长发育恢复情况最好。另一类是移植后发生的因素，如移植物疾病、PTLD等。如原发病为肿瘤的患儿肝移植术后生长恢复亦差，这可能与术后进行化疗有关。

类固醇激素对生长激素和青春期性激素分泌有抑制作用，因而对患儿生长发育极为不利。在保证不发生排斥反应的情况下宜采用小剂量维持或改为隔日给药以减少对生长的影响，有研究表明在肾移植儿童停用类固醇激素治疗，对生长发育有较好的效果，但与此同时大约有30%的病人出现排斥反应，如何在排斥反应和生长发育间找到一个激素应用的平衡点，是一个需要认真权衡考虑的问题。

大量研究显示在肾移植或肝移植术后生长发育迟缓的患儿中应用生长激素治疗，能够得到很好的效果。但有报道称在肾移植术后使用生长激素的儿童中有27%的患儿会发生排斥反应从而导致移植物丢失，机制可能是生长激素参与了免疫调节，刺激合成抗体和IL-2，促进淋巴母细胞的增生，提高细胞毒性T细胞的功能，这些变化在增加免疫力的同时也增加了免疫排斥的发生率。但与此同时大量的临床试验又证明GH治疗不增加急性排斥的发生率。因此GH是否能够增加免疫排斥的风险目前还存在争论，目前国际的肾移植临床路径指南推荐：对于3岁以下儿童受者，至少每3个月1次监测生长和发育情况，包括头围测量。对3岁及3岁以上儿童，应每6个月检查1次，直到成年。对于肾移植术后持续生长发育障碍的儿童，推荐使用重组人生长激素(rhGH)，对于仍有发育可能的儿童，建议减少或避免使用皮质类固醇。

扩展阅读

生长激素-肝脏-胰岛素样生长因子轴

垂体分泌GH，GH在与肝脏上的GH受体(growth hormone receptor, GHR)结合后促进肝脏合成和分泌胰岛素样生长因子1(IGF-1)，GH是重要的正反馈因子，IGF-1具有负反馈作用。GH具有诱导GHR表达，促进STAT3合成与刺激IGF-1的分泌并加速蛋白质合成等作用，而血清IGF-1过高时，GH分泌受到抑制，血清IGF-1降低时，垂体合成GH增加。IGF-1能够转运氨基酸到肌肉细胞中，促进蛋白合成。除了在促进生长方面IGF-1还在一些组织中表现出胰岛素样功用，加快脂肪组织中葡萄糖氧化，刺激葡萄糖和氨基酸到肌肉的转运。同时还有免疫调节的作用，能够促进淋巴细胞的增生，刺激淋巴细胞的趋化和T细胞的增殖。对于终末期肝病的病人，由于正常肝脏细胞丧失，生长激素的受体减少，导致IGF-1合成下降，而在GH/IGF-1轴中由于IGF-1的减少，正反馈给垂体，引起血液中GH水平的升高，而在正常人中应该是高GH水平产生高IGF-1水平，所以学者将肝硬化病人的这种高GH和低IGF-1的状态称为生长激素抵抗现象。

第七节　移植与免疫预防接种

器官移植受者由于免疫抑制罹患传染病的危险性增高，并且一旦患病通常病情严重和并发症较多，有些病原微生物甚至可触发移植物排斥反应。因此，接种疫苗是最有效的预防措施。

器官移植受者接种疫苗必须考虑受者的原发疾病、免疫抑制治疗、供者的免疫力、移植距接种的时间间隔、移植物抗宿主反应等因素。由于在器官功能衰竭时对疫苗的免疫反应减弱，故应保证受者在患病早期得到免疫保护，因此建议尽可能在移植前接种疫苗。大约术后6个月，移植后当免疫抑制水平达到稳定状态时，预防接种应该重新开始。

2004年美国制定了针对器官移植受者的预防接种指南。指南中分别推荐了儿童及成年移植受者应该接受的免疫预防接种疫苗种类（表8-1和表8-2），并且对病人家属和护理人员及病人的密切接触者也做了相应建议。指南对各种疫苗进行了证据等级和推荐强度描述，证据等级为5级：Ⅰ级有广泛的系统研究，证据充足；Ⅱ级有合理的队列对照研究，证据较充足；Ⅲ级证据不充足，仅有病例研究综述或小样本病例研究；Ⅳ级有相反或不利的证据；Ⅴ级有充足的反对推荐的证据。推荐强度分为5级：A级为最强烈推荐，B级为一般性推荐，C级为选择性推荐，D级为一般性不推荐，E级为强烈不推荐。

表8-1　儿童受者和移植候选人的推荐预防接种疫苗种类

疫苗	疫苗类型	推荐强度		监测滴度	证据等级
		移植前	移植后		
流感病毒	灭活疫苗	推荐A	推荐A	不必	Ⅱ
乙型肝炎	灭活疫苗	推荐A	推荐B	需要	Ⅱ
甲型肝炎	灭活疫苗	推荐A	推荐A	需要	Ⅱ
百日咳	灭活疫苗	推荐A	推荐A	不必	Ⅲ
白喉	灭活疫苗	推荐A	推荐A	不必	Ⅱ
破伤风	灭活疫苗	推荐A	推荐B	不必	Ⅱ
脊髓灰质炎	灭活疫苗	推荐A	推荐B	不必	Ⅲ
流感嗜血杆菌	灭活疫苗	推荐A	推荐A	需要	Ⅱ
肺炎	灭活疫苗	推荐A	推荐A	需要	Ⅲ
脑脊膜炎	灭活疫苗	推荐A	推荐B	不必	Ⅲ
狂犬病	灭活疫苗	推荐A	推荐B	不必	Ⅲ
水痘	减毒活疫苗	推荐A	不推荐D	需要	Ⅱ
麻疹	减毒活疫苗	推荐A	不推荐D	需要	Ⅱ
腮腺炎	减毒活疫苗	推荐A	不推荐D	需要	Ⅲ
风疹	减毒活疫苗	推荐A	不推荐D	需要	Ⅱ
卡介苗	减毒活疫苗	推荐B	不推荐D	不必	Ⅲ
牛痘	减毒活疫苗	不推荐C	不推荐D	不必	Ⅲ
炭疽	灭活疫苗	不推荐C	不推荐C	不必	Ⅲ

表8-2 成人受者和移植候选人的推荐预防接种疫苗种类

疫苗	疫苗类型	推荐强度		监测滴度	证据等级
		移植前	移植后		
流感病毒	灭活疫苗	推荐 A	推荐 A	不必	Ⅱ
乙型肝炎	灭活疫苗	推荐 A	推荐 B	需要	Ⅱ
甲型肝炎	灭活疫苗	推荐 A	推荐 A	需要	Ⅱ
破伤风	灭活疫苗	推荐 A	推荐 B	不必	Ⅱ
脊髓灰质炎	灭活疫苗	推荐 A	推荐 B	不必	Ⅲ
肺炎	灭活疫苗	推荐 A	推荐 A	需要	Ⅲ
脑脊膜炎	灭活疫苗	推荐 A	推荐 B	不必	Ⅲ
狂犬病	灭活疫苗	推荐 A	推荐 B	不必	Ⅲ
水痘	减毒活疫苗	推荐 A	不推荐 D	需要	Ⅱ
卡介苗	减毒活疫苗	推荐 B	不推荐 D	不必	Ⅲ
牛痘	减毒活疫苗	不推荐 C	不推荐 D	不必	Ⅲ
炭疽	灭活疫苗	不推荐 C	不推荐 C	不必	Ⅲ

扩展阅读

疫苗接种与排斥反应

理论上疫苗接种有诱发排斥反应的可能。有文献报道在应用流感疫苗后出现供体特异的淋巴细胞增殖现象，但是没有理论支持。也有报道称在心脏移植受者中应用流感疫苗可导致低水平的排斥反应。最新的研究表明流感疫苗并不促进对移植物的细胞免疫和体液免疫。还有很多类似的报道但没有被证实。但是有很多报道已经肯定一些病毒感染如1978年的维多利亚A流感病毒、流感B病毒和腺病毒都触发了肾移植受者的排斥反应。因此，我们更应该认为是病原微生物而不是疫苗触发了排斥反应。

第八节 移植术后心理、精神与神经问题

器官移植是20世纪医学领域中具有划时代意义的技术，在全世界获得了快速发展。随着器官移植数量的大幅增加和效果的稳步提升，器官移植受者术后的心理、精神与神经问题越来越凸显出来。同时，随着生物医学模式向生物-心理-社会医学模式转化，移植器官的存活固然重要，而移植术后心理、精神与神经问题也逐渐引起了研究者的广泛关注。

一、移植术后的心理变化

几乎所有受者在移植后早期都会有欣慰感和再生感，但随着进一步的治疗及可能出现的并发症又会变得沮丧、焦虑甚至抑郁。这种负面情绪的严重程度与很多因素有关，但受者术前所承担的家庭和社会角色在此起着重要作用，比如“上有老、下有小”的中年受者心理压力通常较大，容易发生心理冲突和应激，因而负面情绪的严重程度可能更高。

由于器官移植要把外来的器官移植到受者的体内，因此受者在心理层面上接纳移植器官也是非常重要的一环，这一过程是一个心理同化过程，可以分为3个阶段：异体阶段、部分一体化阶段、完全一体化阶段。①异体阶段：多见于术后初期，受者对移植器官有异物感，觉得新器官不属于自己，有疏远感或分开感；②部分一体化阶段：受者逐渐习惯移植器官，异体感觉逐渐消退，受者对器官的关注逐渐减少；③完全一体化阶段：受者自然地接受新器官为身体的一部分，除非被问及或检查，否则不会主动提及。如果受者总把移植器官作为一个独特的部分，这提示受者的心理整合过程可能存在问题，严重时可表现为心理排斥，表现为焦虑与忧郁情绪，甚至时刻感到异物进入体内，自身的完整统一性遭到破坏。

器官移植术后病人面临着长期甚至终身治疗，需要高额的医疗费用，受者渴求长期生存、提高生活质量。这些因素都会明显影响移植受者的心理状态，大多数受者的焦虑和抑郁情绪较术后早期会得到一定程度的改善，但可能会持续相当长的时间甚至终身。此外，几乎所有移植受者都会对疾病复发、移植器官失功、死亡有强烈的恐惧感，这会导致受者情绪低落。大多数受者不能重返工作岗位，社会活动空间缩小，自我社会价值降低，一部分受者会因此感到自卑、沮丧，脾气暴躁，有压抑和负罪感，以致情绪低落。

二、移植术后精神与神经问题

器官移植术后神经精神并发症的总体发生率较高，文献报告发生率为8.3%～47.0%，大部分在术后早期发生，一般在术后第1～3周。虽有研究显示肝移植术后晚期神经精神并发症发生率高于早期，但出现早期神经精神并发症的肝移植受者死亡率高于晚期并发症受者。这些并发症通常也没有神经系统定位体征，头颅CT和MRI可能没有特异性表现，脑脊液检查大致正常。术后神经精神并发症临床表现多种多样，包括：①震颤和共济失调；②幻觉，包括幻听、幻视和被害妄想等；③焦虑和烦躁或者淡漠和抑郁；④缄默、闭锁、失语和痴呆；⑤癫痫；⑥头疼；⑦脑卒中；⑧脑病等。神经精神并发症可分为非器质性疾病和器质性疾病两大类。常见的非器质性疾病有反应性精神病、肝性脑病/代谢性脑病/脑水肿以及抗排斥物的副作用等。而器质性疾病则包括中枢神经系统感染、中枢神经系统脱髓鞘病变以及脑血管病变、无菌性脑炎等。

移植术后远期神经精神并发症以往常被忽视，但现在已经得到了广泛的关注。术后远期神经精神并发症多为非器质性疾病，多与病人的心理状态有关，有研究显示约有22%的病人会出现情绪异常，其中最常见的表现为焦虑和抑郁，个别病人可出现严重的抑郁症，甚至自杀倾向。

三、移植术后心理、精神与神经问题的防治

由于移植术后远期神经与精神问题多与病人的心理状态有关，故对病人进行适当的心理干预和辅导显得尤为重要。首先要在移植前后加强病人对相关器官移植知识的了解。有研究表明，病人对移植的期望值越符合实际，对移植基本过程越了解，术后生活质量提高就越多，心理状态越容易恢复正常。因此，移植术前就要对病人进行适当的教育。移植后病人最关心的是移植器官的存活与功能状态，而这会显著影响病人的心理状态，所以加强术后病人的健康教育也很重要。

国内外许多研究都肯定了社会支持能有效地缓解移植术后病人的心理压力。在临床工作中，对移植受者要给予更多的社会支持。国内有通过移植病友会、移植运动会等形式的组织和活动对病人进行健康教育、回访服务，这可以积极诱导病人的健康心理，避免出现严重的精神心理问题。在移植术后的治疗和后续随访过程中，要重视对病人心理状态的评估，如果发现有明显的异常情况，应该及时请专业的心理或精神科医师进行有针对性的心理辅导或心理治疗。

对于移植术后严重的抑郁或焦虑状态，单靠心理辅导或治疗无法获得理想的效果时，可以考虑药物治疗。可以应用的药物包括：①选择性5-羟色胺再摄取抑制剂（SSRI）：是这类病人的一线药物，其中舍曲林（sertraline）和西酞普兰（citalopram）最为常用；②5-羟色胺/去甲肾上腺素再摄取抑制剂（SNRI）；③去甲肾上腺素能和特异的5-羟色胺能抗抑郁剂（NaSSA）等。需要注意的是，有些抗抑郁药如奈法唑酮会抑制细胞色素P-450，这类药物会影响CNIs的血药浓度，故应尽量避免用于移植受者。

与其他病人相比，移植病人有着独特的心理历程和更突出的心理问题。了解病人的心理体验给予更多的心理关怀，能使病人以最佳的状态度过移植手术的难关，并最终达到完整的躯体、心理与社会的康复。

扩展阅读

在移植术后存在精神障碍的受者中，心理支持治疗非常重要。支持性心理治疗起源于20世纪初，是一种相对精神分析来说治疗目标更为局限的治疗方法，它的目标是帮助咨询者学会应对症状发作，以防止更为严重的心理疾病的出现。支持性心理治疗利用诸如建议、劝告和鼓励等方式来对心理严重受损的病人进行治疗。治疗的目标是维护或提升病人自尊感，尽可能减少或者防止症状的反复，以及最大限度地提高病人适应能力。

结语

远期并发症已经成为影响器官移植受者生活质量和长期生存的主要原因，移植医生应在日常随访中给予关注，指导受者改善生活方式，并根据受者的具体情况采取个体化的用药方案，最大程度地降低远期并发症的发生。对于远期并发症的治疗应在避免排斥反应的基础上，最大程度地降低免疫抑制剂的剂量，并采取针对性的治疗措施。

（朱继业）

参考文献

1. Gutierrez-Dalmau A, Campistol JM. Immunosuppressive therapy and malignancy in organ transplant recipients: a systematic review. Drugs, 2007, 67: 1167-1198.
2. Sampaio MS, Cho YW, Qazi Y, et al. Posttransplant malignancies in solid organ adult recipients: an analysis of the U. S. National Transplant Database. Transplantation, 2012, 27(94): 990.
3. Montori VM, Basu A, Erwin PJ, et al. Posttransplantation diabetes: A systematic review of the literature. Diabetes Care, 2002, 25: 583-592.
4. Elissa Tepperman, Danny Ramzy, Jessica Prodger, et al. Vascular effects of immunosuppression. Can J Surg, 2010, 53(1): 57-63.
5. Ballout A, Gofin E, Yombi JC, et al. Vaccinations for adult solid organ transplant recipient: Current recommendations. Transplant Proc, 2005, 37: 2826-2827.
6. Beresford TP. Neuropsychiatric complications of liver and other solid organ transplantation. Liver Transpl, 2001, 7 (11 Suppl 1): S36-45.

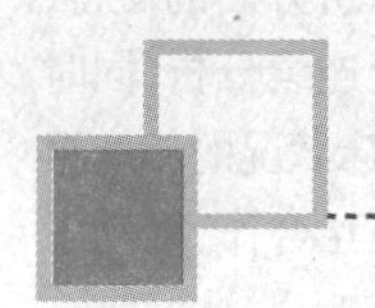

第九章　移植术后随访

学习目标：

1. 掌握器官移植受者随访的必要性和随访内容
2. 了解活体器官供者随访的必要性和随访内容

器官移植受者因术后长期服用免疫抑制剂，易发生感染、肿瘤及代谢性疾病等，同时免疫抑制方案需要适时调整，另外康复过程中受者还需要得到专业的健康生活指导。建立完善的随访系统有助于提高器官移植受者的长期存活率，最大限度地保护移植器官的功能，改善受者生活质量。随着近年来活体器官移植的不断增加，也应该重视对活体供者的随访。

第一节　移植受者随访

器官移植受者需要终身接受免疫抑制治疗。若免疫抑制不足，可导致排斥反应，最终使移植物丧失功能。而免疫抑制过度，不仅可导致慢性中毒、危及移植物的长期存活，还会诱发感染和肿瘤、降低受者生存率。此外药物毒副作用引发的一些疾病，如心血管疾病、高血压、高脂血症和高血糖等是影响受者及移植物长期存活的重要危险因素。因此必须坚持密切随访，个体化调整免疫抑制方案，及时防治相关疾病。移植医疗机构应建立随访系统，对器官移植受者进行长期随访。

随访不应仅局限于本单位或本地区的病人，否则将造成异地随访困难，进而导致跨地域病人失访。建议在各级卫生主管部门协调下，组织具备力量的医疗机构加强移植受者和活体供者的随访工作，逐步建立区域随访体系。建立移植和随访单位的双向转诊机制有助于避免失访，降低受者和活体供者出现并发症的风险。

一、移植受者随访过程中应注意的方面

（一）科学安排随访时间

移植术后受者的随访间隔应视移植时间的长短而定，原则上是先密后疏，需长期坚持。如对于肾移植受者，一般术后1～3个月每周随访1次，4～6个月每2周随访1次，6个月以后每4周随访1次，最低应每季度进行1～2次随访。对病情不稳定的受者，要酌情增加随访密度。

随访方式可采用门诊、电话、网络和书信等方法，门诊随访是最常用的方式。器官移植受者术后会接受随访工作人员的一系列指导，按照随访要求定期到移植门诊检查并接受门诊医生的诊治。门诊随访可以使医生与病人进行面对面的交流，同时可以建立门诊随访记录，方便资料的积累。电话随访可以随时进行，使用方便。移植中心的随访人员通过电话联系了解受者的情况并记录到移植受者档案中，并给予必要的健康教育和指导。另外，对于依从性欠佳的受者，不能按时做检查或不能按医嘱服用抗排斥药物的，随访人员需特别注意定期电话提醒和监督。网络随访可以提高工作效率，提升医疗服务质量，同时简化随访流程，降低经济成本，使医患沟通更加便捷。目前各大移植中心普遍建立了网络随访系统，通过网络数据库，使随访数据电子化、图形化。医患双方可以随时查看检查结果，并进行交流。信件随访比较少用，适合电话号码更改不能联系的受者和活体供者。

（二）移植术后不同阶段的随访重点

术后6个月内随访的主要目的是及时发现和

处理急性排斥反应以及各种感染。该阶段需要加强对免疫抑制剂血药浓度的监测,及时调整药物剂量,制订个体化用药方案。同时,在该阶段还应加强对免疫抑制剂不良反应的监测,重点关注高血压、高血糖和高血脂等事件。

术后1~2年,随访的重点内容是观察移植物功能和药物副作用,及时处理并发症。选择免疫抑制剂时需坚持个体化原则,同时加强对药物不良反应的关注,尽量选用对肝脏、肾脏毒性较低的药物。2年以上随访的重点是观察影响长期存活的疾病,包括高血压、高血脂、高血糖及高尿酸血症等对受者心血管事件的影响。同时加强肿瘤的早期监测,如胸部CT平扫、腹部和泌尿系统B超检查,并进行肿瘤标志物检查,如癌胚抗原、甲胎蛋白等,男性受者行前列腺特异性抗原检测,女性受者行乳腺和妇科方面检查。

二、器官移植随访系统

临床医生提高诊疗水平需要不断积累病例信息,这些是循证医学的主要证据。做好移植受者的随访工作并进行相关的临床研究依赖于对病人临床信息的不断积累。随着每年实施移植手术数量的增加,移植受者人群逐年增大,如果随访管理仍停留在手工操作会使许多重要临床资料流失,造成随访不全面,分析结果深度不够,不能达到新形势的要求。为了提升中国移植界的国际地位,保持国内、国际移植界对受者数据的互相交流和资源共享,必须加强移植受者长期随访工作,有效管理受者的临床资料,协助各移植中心开展高质量的临床研究。应用现代信息科学和数据库技术,进行病例管理及随访是临床医学信息化、现代化的必然发展趋势。应用数据库进行数据的整理和分析,便于回顾性分析治疗方案的临床效果,监测长期治疗的用药安全性和监控罕见不良反应,为循证医学中的个体化治疗提供最佳支持。

器官移植随访系统是针对专科疾病特点的特殊数据管理系统,可作为医院管理系统的补充,协助医师分析判断、做出正确决策。美国是目前器官移植开展最早和最多的同家,器官移植体系和法律保障体系也比较健全。1984年,美国通过了国家器官移植法(National Organ Transplant Act,NOTA),并根据该法律成立了国家器官获取和移植网络(Organ Procurement and Transplantation Network,OPTN)、器官资源共享网络(United Network for Organ Sharing,UNOS)和器官移植受者科学登记系统(Scientific Registry of Transplant Recipients,SRTR)。UNOS负责收集所有供、受者的数据资料,而SRTR主要提供科研和数据分析方面的支持,并对移植术前和术后的数据资料进行连续分析,同时每年科学地作出美国所有器官移植临床状况的年度报告。SRTR和OPTN之间分工不同,相互合作,推动了美国器官移植各领域的发展。

日本于2009年和2011年先后建立了肾移植注册随访系统(Japan Renal Transplant Registry,JARTRE)和肝移植注册随访系统(Liver Transplantation Registry in Japan,LITRE-J)。目前欧盟国家也建立了统一的器官移植注册和随访系统。与器官移植随访相关,具有重要临床和科研价值的大样本资料大多出自OPTN/UNOS,包括移植后恶性肿瘤、感染、糖尿病、急性排斥反应和心血管事件等的发生率,以及不同免疫抑制方案的疗效评估等涉及移植后的各个方面。

自80年代开始,我国部分医院就开始使用计算机管理移植受者的临床资料。但由于缺乏通用的病例登记和随访系统,全国各移植中心对移植受者的随访体系各不相同,质量也参差不齐。为了实时、快捷、科学、真实地监测中国器官移植手术的动态,2008年中国肝脏移植注册系统(China Liver Transplant Registry,CLTR)和中国肾移植科学登记系统(Chinese Scientific Registry of Kidney Transplantation,CSRKT)启动,全面记录了国内具有肝移植、肾移植准入资质的医疗机构移植相关的病例信息。2010年,中国心脏移植和肺脏移植注册系统也正式运行,表明中国的器官移植管理步入了信息化、现代化和国际化的轨道。这些中国器官移植科学登记系统为全国医疗机构开展器官移植相关的科学研究提供了详实的数据,为国家对移植机构资质认证、实施监管和制定相关法规政策提供了科学依据。

第二节 亲属活体供者随访

虽然移植技术日益成熟,但是供器官短缺是全世界移植医师都面临着的严重问题。除不断开拓脑死亡、心死亡后器官捐献以及扩大供者标准外,在特定的条件下活体器官移植也得到应用。随着活体器官移植的开展,活体供者逐渐成为移植界关注的新焦点。活体器官移植在术后急性排斥反应发生率、DGF发生率、长期存活率等方面均明显优于尸体器官移植。但活体器官切取是唯一对接受手术者没有益处的手术。在关注移植受者预后的同时，越来越多的移植医生、病人家庭和社会开始关注活体器官供者的健康与利益。尽管以往大量的研究表明，活体移植不会对供者健康造成确切的威胁，但由于其本身仍存在敏感且繁杂的伦理问题，供者术后生活质量及心理状态仍需要被长期关注。

一、活体供者随访过程中应注意的方面

（一）供者的并发症和死亡率

活体器官切取术是较复杂，必然有发生并发症的风险，严重者甚至死亡。文献报道活体供肾死亡率为0.03%，活体供肝死亡率为0.2%～1%。有报道活体器官供者术后可发生高血压、蛋白尿、切口疝、肠梗阻等并发症。国外较早报道的手术并发症发生率高达48%，随着手术技术及围术期管理水平的提高，目前围术期并发症的发生率已降至10%左右。对活体供者的死亡率和患病率进行长期随访，可为活体器官移植提供循证医学证据。

（二）存留器官的长期功能评估

虽然研究证实切除一侧肾脏或切除一部分肝脏或小肠后供者的长期风险非常低，但仍有少部分供者会出现与存留器官功能相关的疾病，甚至发生肾衰竭、肝功能异常等。这些情况提醒我们有必要对活体器官供者进行系统性的随访。为确保供者及受者的安全，必须遵循一些技术原则，如对于活体供肝者，保留至少30%的肝脏体积及充分的静脉引流；对于活体供肾者，如有明显肾脏疾病或存在发生肾脏疾病的高危因素，包括糖尿病、高血压、肥胖、结石等都是活体供肾的绝对或相对禁忌证。

（三）生活质量

大部分报道指出活体器官供者的感觉良好，自信度较高。但是也有报道器官捐献导致供者抑郁和家庭关系的破裂，甚至有供者在受者死亡后自杀的案例。因此有效地评估活体供者捐出器官后的社会心理变化情况非常重要。生活质量按照国际上通用的SF-36健康调查和25条问卷题目进行评估。生活质量随访可为前瞻性预测供者术后生活质量提供参考依据，也为潜在活体器官供者在决定捐出器官时消除担心、焦虑情绪方面提供帮助。

二、加强活体器官供者的长期随访

规律随访有助于较早地发现可能影响存留器官功能的危险因素。因此普及术后健康知识、保证定期随访、给予健康生活指导对供者十分关键。及时有效地进行心理疏导对供者术后情绪的稳定性和依从性起很大的作用。

伴随活体器官移植数量的不断增加，活体供者术后出现并发症和死亡的事件也随之增加。除了医学技术上的问题外，伦理和社会等新问题也不断出现。活体器官移植中为确保供者安全，除了术前对潜在供者进行严格的检测外，在活体器官捐赠前，供者还必须接受完整的医学和心理学评估，包括了解外科手术后的整个恢复过程。

各移植中心应建立供者登记机构，完善活体供者登记信息。鼓励和协助对供者进行长期随访和治疗，包括捐赠前后出现的各种情况。一旦发生与器官切取有关的并发症，将被重新视为影响健康的危险因素。供者健康的维持依赖术后定期随访，但定期随访会提高其就医和保险成本，所以供者的经济和社会福利情况会影响其随访频率。对于器官切取术给供者造成的直接和间接的经济负担，我国目前尚没有相应补助及优惠政策。在移植政策的完善过程中，供者随访等一系列新问题应该得到重视和研究，以便建立一个完善的医疗互助体系。主动捐献器官者应作为特殊人群对待，在其就医、随诊及出现重大疾病时将能得到医疗优惠政策支持。保证供者术后定期随访、提高其生活质量及健康水平对改善我国目前器官来源紧缺的现状有推动意义。只有更全面地保障供者的权益和安全，活体器官移植才能继续存在并健康发展。

结　语

移植领域现存的主要问题是供器官的短缺、药物的副作用以及移植物和受者的长期存活。为此，应重视和建立器官移植随访系统，对器官移植受者及活体器官供者进行长期随访，以期提高其生活质量和健康水平，进而推动我国器官移植事业不断向前发展。

（石炳毅）

参考文献

1. Kuo HT, Sampaio MS, Vincenti F, et al. Associations of pretransplant diabetes mellitus, new-onset diabetes after transplant and acute rejection with transplant outcomes: an analysis of the Organ Procurement and Transplant Network/United Network for Organ Sharing (OPTN/UNOS) database. Am J Kidney Dis, 2010, 56(6): 1127-1139.
2. Yuzawa K, Takahara S, Kanmochi T, et al. Evolution of registry and tracking system for organ transplantation in Japan. Transplant Proc, 2012, 44(4): 828-831.
3. Smits JM, Niesing J, Breidenbach T, et al. The making of a pan-European organ transplant registry. Transpl Int, 2013, 26(3): 307-314.

第十章 器官移植伦理学问题

学习目标：

1. 初步掌握器官移植中应遵循的伦理学原则
2. 了解器官移植所涉及的伦理学问题

在器官移植这一特殊专业领域中，医学伦理问题集中体现在器官来源及获取方式上。

如何获取这些器官，用于拯救他人生命或恢复他人健康，无疑给人们提出了一系列严肃的问题：如：①什么人可以被获取器官？②在什么样的生命状态下可以被获取器官？③什么人可以授权他人获取器官？④什么人有资格参与获取器官？⑤什么人、根据什么原则分配这些稀缺的器官资源？⑥什么人、在什么情况下可以利用这些器官维持其生命或健康？

从以上简要罗列的这些问题不难看出，这是一组相当复杂的医学社会学问题。其中充满了除科学、技术以外的伦理、法律、法规、规章、制度、宗教甚至地方政策等多方面内容。

第一节 伦理学基本概论

伦理学（ethics）是关于道德的科学，是对人类道德生活进行系统思考和研究的学科，又称道德学、道德哲学。伦理学一词源于希腊文（εтησs，ethos），意为风俗、习惯、性格等，原指动物不断出入的场所，住惯了的地点，后引申为“习俗”、“习惯”，而后发展为由风俗习惯养成的个人性格和品行。好的品行、德行才是“德性”。既然是源于“风俗”，出入的空间一定有规定的道和路径，有具体的按某一方向走行的路线。古希腊哲学家亚里士多德最先赋予其伦理和德行的含义，所著《尼各马可伦理学》一书是西方最早的伦理学专著。

在中国古代没有“伦理学”一词，19世纪后才广泛使用。它试图从理论层面构建一种指导行为的法则体系，即“我们应该怎样处理此类处境”，“我们为什么/依据什么这样处理”。因此，“伦理”主要指行为的具体原则。“伦”是中国词源中的类、辈、关系、次序；“理”为道理、原理、条理、法则。“伦理”一词源于西方，我们接受的是西方的词义。西方原本无“道德”特指的词，是由罗马哲学家西塞罗和塞涅卡，作为伦理学的译语，使用了“moralis”，由此产生道德这一正式概念。“道”是事物发展变化的规律，“德”是指立身根据和行为准则，指合乎道之行为。道德说明人的品质、原则、规范与境界。“伦理”与“道德”，在通常的语境和注释中容易被混用，在伦理学中，它们是有差异的。“道德”表达的是最高意志，主要是一种精神和最高原则；“伦理”表述的是社会规范的性质。道德是伦理的精神基础。一言以蔽之，道德是“你最好这样做，才会受到人们的尊重”；伦理是“你必须这样做，否则就会遭到人们的唾弃和谴责”；法律是“你必须这样做，否则就会受到实质性惩处或惩罚”。

医学是一种爱人之学、仁道之学，因为医学是关于“人”的身心健康的学问，医学从来就与伦理学同源。医学伦理学的演变经历了四个重要的历史时期：①希波克拉底时代：医学道德和人们朴素的自然观、道德观相连；②中世纪：以《祷文》为代表的医学道德规范，具有浓厚的神学色彩，医学伦理学以神正论为指导，其表达几乎是宗教教义的具体化；③文艺复兴时期以后：人正论取代了神正论，人道主义开始唤起良知、自由、平等与博爱，从而深刻地影响了医患关系，这是人类伦理思想也是医学伦理学发展的重要时期。按其发展,伦理学分为:希腊罗马伦理学、中世纪基督教伦理学、文艺复兴时期伦理学、近代伦理学、现代伦理学、新行为主义心理伦理学。

器官移植技术的不断发展,也带来了一系列社会问题,这些问题已经成为器官移植健康发展不可忽视的因素。作为一名器官移植医生,在掌握临床技能的同时也必须对相关伦理学问题,甚至心理学问题以及相关法规及指南有所了解,并将其付之于实践。做到"科学是准则,技术是手段,法律是底线,伦理是境界"。

著名哲学家康德有一句名言:"有两种伟大的事物,我们越是经常、越是执着地思考它们,我们心中就越是充满新鲜、有增无减的赞叹和敬畏:我们头上的灿烂星空,我们心中的道德法则"。斗转星移,时空有序;人和体健,医道无间。无法想象,完全没有道德、伦理、法律约束的器官移植将会是何等混乱的状况。

第二节　器官移植的"十大"伦理学原则

一、"非不得已,不得为之"原则

"非不得已,不得为之"原则(necessity)是医生为供者和受者施行器官捐献和移植术所必须遵守的一项最基本原则。医学的目的归纳为"使人类健康而自然地活着"。因此不难将移植学的目的归纳为"在不以牺牲生命质量为代价的前提下,借助于器官移植的特殊手段,扶助机体完成正常的生命周期"。基于器官移植治疗本身的特殊性、困难性和危险性,建议仅在下列情况时才行器官移植。

(1) 原发病危及生命;

(2) 无法解除的长期痛苦;

(3) 无法改善的生命质量问题;

(4) 无法改善的持续心理压力。

这就是"非不得已,不得为之"原则的基本内容。

二、知情同意原则

知情同意原则(well-informed consent)指供、受者均享有知情同意权,尤其是亲属活体器官供者。医务人员必须明确向其告知器官捐献的意义、器官捐献的过程、器官捐献的后果,特别是可能发生的不良后果。供者必须以书面形式表述器官捐献的意愿。至少应在术前知情同意书上签字。

三、绝对自愿原则

绝对自愿原则(absolutely voluntary)指供、受者在无外在压力下的自我选择。尤其是亲属活体供者,应由医务人员通过单独谈话以了解真实动机。并允许保留在手术之前任何时间取消捐献的权利。

我国《人体器官移植条例》第七条规定:"人体器官捐献应当遵循自愿、无偿的原则。公民享有捐献或者不捐献其人体器官的权利;任何组织或者个人不得强迫、欺骗或者利诱他人捐献人体器官。"

四、生命自主原则

生命自主原则(autonomy)指每个人都有选择自己生存方式的权利。这一权利不因个体健康与否而改变。无论医生和供者家属出于何种考虑,都不能替供者或受者本人做出是否应该捐献或接受器官的决定。任何捐献决定都必须由供者自愿做出。医务人员要通过分别谈话加以识别。在实际工作中,虽然潜在捐献者生前同意捐献器官用于移植,但如果其家属强烈反对捐献器官,那也应该尊重家属的意见。然而,一般说来,如果供者生前明确表示过捐献器官的意愿,家属通常不会反对。2005年英国正式通过法案规定捐献者生前所立下的意愿,家属反对无效。这在我国一时还难以实施。

首先保证病人能履行生命自主权。无论家属和医生出于何种考虑,都不应该替病人做出选择(处于昏迷或无判断力者除外)。但在很多情况下,病人自身并不能完全自由地选择自己的医疗方式,有时甚至连获悉真实病情的权力也被家庭其他成员剥夺了。事实上对病人病情善意的隐瞒,并不能达到预期的效果。有的病人会因为没有认识到自己病情的严重性而不能很好地配合治疗,使病情进一步恶化;有的则是对自己的病情异常敏感,从而不能保持一种积极健康的心态配合治疗。有时医生和家属认为对病人有利的治疗方案并不能让病人满意,也就是说医生和家属为他们选择的医疗方式、生活方式,并不是他们想要的。无论是器官移植的前期准备,还是术后的抗排斥治疗都需要病人的充分理解和配合。对器官移植治疗后病情的转归及可能出现的并发症都需要病人有足够的思想准备,因而必须由病人自己来选择。医务人员应向所有准备移植的病人详细说明移植的风险及益处,并与其讨论所有常见并发症、某些特殊受者可能具有的额外风险及可能的并发症(即使发生率相当低),并详细记录。特别是移植后感染以及患恶性肿瘤的风险都远大于正常人群,应术前和病人进行交谈。

五、"无害至上论"原则

"无害至上论"(primum non nocere; first do no harm)源于古代 Hippocratic 宣言。自 1954 年 Joseph Murray 实施人类首例双胞胎间活体亲属供肾肾移植以来,现代医学伦理学就没有停止过对活体器官供者"伤害"问题的讨论。因为这是历史上首次对一位健康人实施一个大手术,而手术的目的不是为了他自己,而是为了他人的康复。即使是不得已的情况,也要尽量将伤害限制在最小的程度。在操作前向供者解释器官获取的步骤。在具体操作过程中必须尽力避免损伤周围组织及所获取的器官。活体器官移植仅仅在尸体器官无法获得的前提下才能谨慎实施。

此外,在进行尸体器官获取后必须妥善缝合手术切口,保证体表的完整性。而且还要考虑使尸体的外形尽可能保持原状,必要时行专业尸体美容术及善后(火化)过程的妥善处理。如获取角膜须以义眼整容。始终维持死者的尊严。尸体是亲朋好友寄托哀思的载体,不负责任的善后处理有可能导致严重的医疗纠纷及民事诉讼,并直接伤害公众的器官捐献热情。

六、有利原则

健康者有无数个愿望,而病人只有一个,那就是恢复健康。有利原则(benefit)指以人为本,病人利益高于一切。应当制止对病人无利,甚至有害的医疗活动。亲属活体捐献时供者的利益相对较小,但不容忽视,主要体现在捐献者意愿的满足、荣誉感、社会的认同、亲人康复后家庭压力的释放等方面。

七、公平原则

供者短缺是一个全球性的问题,中国也不例外。既然供者数量远远无法满足受者的需要,那么如何秉持公平原则(fairness)公平合理地分配有限的供器官就显得尤为重要。本章建议的器官移植器官分配基本原则为:

1. ABO 血型相容原则;尽量采用血型相同,慎用血型不同原则。

2. 病情危重原则;MELD 评分等,Child-Pugh 分级原则。

3. 登记先后原则。

4. 预后良莠原则(同等条件下,预后好的应优先)。

5. 医学标准原则,如肝癌肝移植的米兰标准和严格扩大的米兰标准。

6. 器官大小匹配原则。

7. 原供受者所在地的近距离优先原则(亦称缩短冷缺血时间原则)。

8. 本国公民优先原则。

器官分配过程中必须贯彻公平、公正的原则,杜绝暗箱操作。此外,必须避免种族歧视和性别歧视,不可将经济实力或者个人价值、社会地位等作为器官分配的标准。

八、职业精神原则

器官移植是一项特殊的临床应用技术,职业精神原则(professionalism)指执业者要讲求职业道德,严谨求实,尽职尽责,持续学习和更新专业知识,不断提高业务能力,关爱病人,遵纪守法,这是对现代移植医生职业素养的基本要求。严格遵守准入制和资格认定制,并认真接受定期审查。

中国医师协会道德建设委员会在 2005 年 11 月 28 日举行的第二届会议上,向全国 210 万执业医师发出了《医师宣言》倡议书,推行新世纪的医师职业精神。

《医师宣言》强调将病人利益摆在首位,医师应该秉承公平、认真的原则为病人服务,尊重病人的自主权。

九、隐私保密原则

隐私保密原则(private confidential)指对供受者个人资料进行严格保密。相关医疗资料不得随意透露给医药厂商及家庭其他成员,除非事先征得病人本人同意。

十、非商业化原则

器官捐献行为是纯粹自愿的助人行为,是人类团结和爱心的最高体现。非商业化原则(non-commercial)指器官捐献行为不能用金钱来衡量和交易,但可以考虑由政府或非赢利组织设立专项基金对供者做出必要的补偿。例如:对于活体供者在住院期间所造成的误工、交通、营养等费用进行一定补偿;对尸体供者已发生的医疗费、丧葬费进行补偿等。

我国《人体器官移植条例》第三条规定:"任何组织或者个人不得以任何形式买卖人体器官,不得从事与买卖人体器官有关的活动。"医务人员不得将来历不明的器官植入人体。第二十一条规定:"从事人体器官移植的医疗机构实施人体器官移植手术,除向接受人收取下列费用外,不得收取或者变相收取所移植人体器官的费用:①获取和植入人体器官的手术费;②保存和运送人体器官的费用;③获取、植入人体器官所发生的药费、检验费、医用耗材费。"

第三节　现代移植学中的特殊伦理学问题及法规

一、应用死刑者器官进行器官移植

死刑者器官用于器官移植源于法国,尔后美国、新加坡、中国台湾等地区有过零星的尝试,但都因严重的伦理学问题和强烈的社会反对而未能持续。我国也曾利用死刑者器官进行器官移植。2010 年,我国开始推行公民逝世后器官捐献。

二、医疗机构不得擅自为外国人实施器官移植

中国人体器官移植应优先满足中国公民(包括香港、澳门、台湾永久性居民)需要。医疗机构在为香港、澳门、台湾永久性居民实施人体器官移植前,必须向所在省级卫生行政部门报告,省级卫生行政部门要及时向国家级卫生行政部门报告。

中国内地医疗机构及其医务人员不得为以旅游名义来华的外国公民实施人体器官移植。外国居民申请来华实施人体器官移植的,医疗机构必须向所在省级卫生行政部门报告,经省级卫生行政部门审核并上报国家卫生行政部门后,根据回复意见实施。

除《医疗广告管理办法》规定的内容外,医疗机构不得利用任何方式发布人体器官移植医疗广告。

对医疗机构及其医务人员违反规定实施人体器官移植的,要依法严肃处理,并撤销相应医疗机构人体器官移植专业的资质。

三、活体器官移植(捐献)的基本原则及要求

(一) 医生

必须遵守上述移植伦理学原则,以病人的利益为出发点,认真审查各个环节,而不是为了片面追求技术创新、申报基金、医院创收、个人晋升等,在条件不成熟的情况下从事活体供器官移植。这样做有可能会对供-受者双方造成伤害。

(二) 受者

必须明确同意接受其亲属为之捐献器官,并怀感激之情。医务人员不得协助家属进行善意的隐瞒。如父母不愿意接受子女捐献,尽管子女自愿,也不能实施移植。

(三) 供者

活体器官移植有其特定的定义:指在不直接威胁供者生命安全和不对健康造成持续性损害的前提下,由健康的成人个体自愿提供生理及技术上可以承受的,可供切取的全部或部分器官移植给他人。绝不以牺牲一个健康的生命为代价来换取另一个生命的健康。如何对待活体器官供者是整个现代器官移植伦理学的核心。

供者是否愿意捐献出自己的器官,这完全是个人问题,应由本人做出决定,任何个人都不能对其施加压力,更不能诱导其做出不符合当事人意愿的决定。更不能因为当事人在智力或生理方面存在某种缺陷而强迫其捐出器官,哪怕是用来救治自己的直系亲属,这种做法也是极不人道的。

在准备亲属活体供器官的过程中进行一系列的谈话,签署相关协议是必要的程序。但签署了协议,并不意味着不能反悔。原则上说,只要手术没有开始,供者随时有权退出捐献程序。但希望不要出现这种在最后时刻退出捐献的尴尬局面。因为有些供者之所以反悔,仅仅是出于对自身体验到的医疗环境、医务人员以及手术本身的恐惧感,并非真的不想用自己的器官来救助自己亲属的生命。对于这样的供者,医务人员应该与其充分交流,努力培养彼此之间的信任。术前向其讲明整个手术过程、术后并发症及手术对机体造成的近期和远期的影响,尽量使他(她)适应医院的环境和气氛。必要时可让其熟悉手术室的环境,或对其进行适当的心理辅导。

(四) 医疗机构

能开展尸体供器官移植的单位不一定都能开展活体供器官移植。开展活体移植的单位必须具备全面的技术实力和长期的实践经验,至少有能力对移植后供受者双方所出现的各种危急情况进行应急处理,包括具备再次移植在内的技术力量和资源实力。

(五) 管理机构

开展活体器官移植,还需要有专门的机构予以

统一管理。目的是保证活体器官捐献这一高尚行为的纯洁性。杜绝假器官捐献之名，行器官交易之实。目前，由于活体捐献的例数较少，而且主要集中在亲属活体捐献，可以暂由医院在公安部门协助下负责核查供者身份，并对供者进行一系列严格的评估，包括生理状况和心理状况，以确保供受者双方的利益。随着活体器官捐献的规模化，应及时成立专门的职能部门实施管理。

四、活体捐献的极限性问题

一个供者最多可捐献出多少种器官或某个器官的多大部分？一个受者最多可从多少位亲属获得多少个器官（如移植后屡遭失败）？“少少易善”应视为基本原则。

五、活体器官移植中子代捐给亲代问题

父母捐献给子女容易接受，子女捐献器官给父母则应慎重。因为子代相对亲代而言，有更漫长的人生道路需要完成，而在此道路上充满各种机遇和挑战（如继续教育、工作竞争、医疗保险等），其健康状况更为重要，非不得已不宜推荐子代给亲代的捐献模式。如以下情况可以考虑实施器官捐献：

1. 感情极度相依；
2. 父（或母）亲是捐献者家庭中唯一的法定监护人，担负监护多名未成年子女的责任，且而是家庭中唯一的精神和经济支柱。

若对子代捐献给亲代的事实进行隐瞒，其结果是一旦知道后对受者造成的心理伤害更大。

六、非亲属活体器官捐献

我国《人体器官移植条例》第十条规定：“活体器官的接受人限于活体器官捐献人的配偶、直系血亲或者三代以内旁系血亲，或者有证据证明与活体器官捐献人存在因帮扶等形成亲情关系的人员”。因此，现阶段不可实施非亲属活体器官捐献，否则极易给器官买卖以可乘之机。我国器官移植法禁止器官买卖、中介、交易。医务人员不得参与这类活动并从中牟利，不得将来历不明的器官植入人体。

七、对活体捐献者年龄的限制

我国《人体器官移植条例》第九条规定：“任何组织或者个人不得获取未满18周岁公民的活体器官用于移植”。

在美国，绝大多数肾移植中心将未满18岁作为肾脏捐献的一项绝对禁忌证。但也有些移植中心认为双胞胎间进行捐献时，即使小于18岁也是可以接受的。因为在他们看来，这种移植中受者的预后将会很好，而且由于双胞胎间的关系很密切，当供者看到受者健康状况日益好转时，就会在心理上获得很多益处。然而这种心理上的收益的重要性已经受到质疑。

英国医学会认为：要求未成年人活体非自愿捐献不可再生的组织或器官是不合适的。没有任何临床医生会完全任由父母来代表孩子做出决定，因为这些孩子太小，不能了解手术的性质、目的及可能出现的后果。总之，在可否用儿童作为供者（即使是双胞胎间的）这一问题上，存在很大争议。

由于技术的发展以及器官需求的日益增加，现在对于供者年龄的上限不断放宽。在美国，大约25%的移植中心对老年供者的年龄没有特别的限制。

八、活体器官捐献中帮助潜在供者选择退出时的“医学托辞”应用原则

（一）目的及意义

移植专家应用医学托辞是为了协助或引导具有潜在心理压力的活体器官供者退出捐献过程。简而言之，潜在供者在拒绝捐献时使用医生提供的“医学托辞”从而使他们能在退出捐献时免受“各种道义上的谴责”。

医学托辞本质上是为将某个特殊的活体器官供者排除在捐献程序之外而采取的一种不符合或夸大的解剖或生理原因的医学解释，以掩饰不选择该供者的真实原因。在这些案例中，自愿捐献者往往不愿或不能公开表达自己不想捐献器官的真正原因。

应用医学托辞在美国及其他国家的移植中心已经成为评估供者和征求捐献同意过程的一部分。健康认证组织联合委员会最新提议，移植中心必须为不愿意捐献器官的供者提供免受谴责的医学解释。移植中心需应用医学托辞确保供者得到有效的保护，从而避免他们在捐献过程中承受现实中或感觉上的压力。“活体器官捐献者的联合声明”提出，实践中应允许捐献者委婉拒绝捐献器官，促进征求同意过程的顺利进行，由捐献者自由决定是否捐献器官。

谨慎地促进捐献者和需要移植的病人尽早地进行交流，这样能最大程度地减轻供者的压力，消

除上述提到的需要用医学托辞来委婉拒绝捐献的一些问题。

（二）守口如瓶

James Capozzi 和 Rosamond Rhodes 指出，医生说谎可能会引起诸多问题，因为“当人们想隐瞒某些东西时，他们就得时刻留心，以免露馅”。只要他们还活在世上，就不得不继续使用这个托辞。另外，使用了医学托辞的捐献者可能不得不在以后的家庭或社交活动中不断撒谎，还不得不接受别人的杜撰和添油加醋。如果伪造的健康状况的托辞进入了潜在捐献者的医疗档案或被当成他们的家族史而被不断地重述，将会影响到他们未来的健康评估、保险甚至资格认证。

由活体器官供者引出了一个独一无二的关系，即移植医生面对的不是一个病人，而是两个病人，而且这两个病人处于截然不同的健康状态，其利益有时是相冲突的，移植医生有责任一视同仁。如果潜在捐献者表达不愿捐献的愿望后将面临一些现实风险，医生有义务保护捐献者在退出捐献时免受伤害。为不愿捐献器官的潜在捐献者提供医学托辞可能是唯一有效的保护手段。

（三）医学托辞的“可推敲-可信服性”

哲学家 Sissela Bok 提出了一个选择合理谎言的原则，她认为合理的谎言必须是“可推敲”和“可信服”的。这就是说，人们在公开场合被问及而且需要为谎言做辩护的时候不应该感到尴尬。此原则的应用不仅有助于减轻说谎者内心的压力和自欺欺人感，而且有助于消除私下的议论。

常规应用医学托辞作为支持和提高供者自主性的手段值得移植中心更进一步地积累经验和评估。

九、异种移植问题

在超急性排斥反应和公众担忧的人-畜共患传染病均能得到确实控制之前，应明文禁止任何形式的临床异种移植（详见第十二章）。

十、新技术、新药品、新检测手段在临床应用中的问题

在临床开展新技术和试用新药品、新检测手段等应遵守上述知情同意原则和绝对自愿原则，必要时给予经济补偿。不良事件发生时应立即停止。产生不良后果时应予以赔偿。

在对病人进行一些试验性的处理或治疗时，相关内容应该明确告诉病人。潜在受试者有权拒绝参与对他们的健康和治疗有损害的临床试验。

考核一项新技术、新药品或新检测手段是否可行，应从是否“安全、有效、经济”等方面评估。“安全”永远是第一考虑，不得盲目行事。

结 语

本章所论述的伦理学问题与我国现阶段器官移植的健康发展息息相关，只有专业人员互相学习、互相监督，加上严格的行政管理才能实践其约束作用，否则最多也只是“纸上谈兵”。

（陈忠华）

参考文献

1. 人体器官移植条例. 中华人民共和国国务院令第 491 号.
2. Gutmann T, Daar AS, Sells RA, et al. Ethical, legal, and social issues in organ transplantation. Lengerich: Pabst Science Publishers, 2004.
3. 唐莉，袁劲，陈忠华. 论人体器官有偿捐赠的可行性及伦理学问题. 中华医学杂志, 2005, 85(4): 279-282.

第十一章　器官移植实验动物模型

学习目标：

1. 了解动物器官移植模型历史
2. 掌握器官移植模型动物的选取原则
3. 了解移植动物的解剖、麻醉、围术期管理要点
4. 了解动物的各种器官异位及原位移植手术方式
5. 了解移植相关模型，包括皮肤移植、脑死亡及心脏死亡动物模型

20 世纪初血管外科迅速发展，研究者开始尝试大动物器官移植模型，其中犬做出了最突出的贡献（图 11-1）。早期研究主要探索各种术式，模型成功多以血流重建为标志。这些实验虽然克服了血管吻合、凝血机制障碍、感染的困难，但在将近半个世纪的时间里，移植的器官最终因排斥反应而未能长期存活。70 年代起，显微外科技术的发展使得各种器官移植操作得以在大鼠、小鼠体内开展。小动物实验不但可以减少研究成本，更重要的是可以使用遗传背景明确的近交系小动物，提高实验结果的准确性和重复性，显著推动了移植免疫学进展。

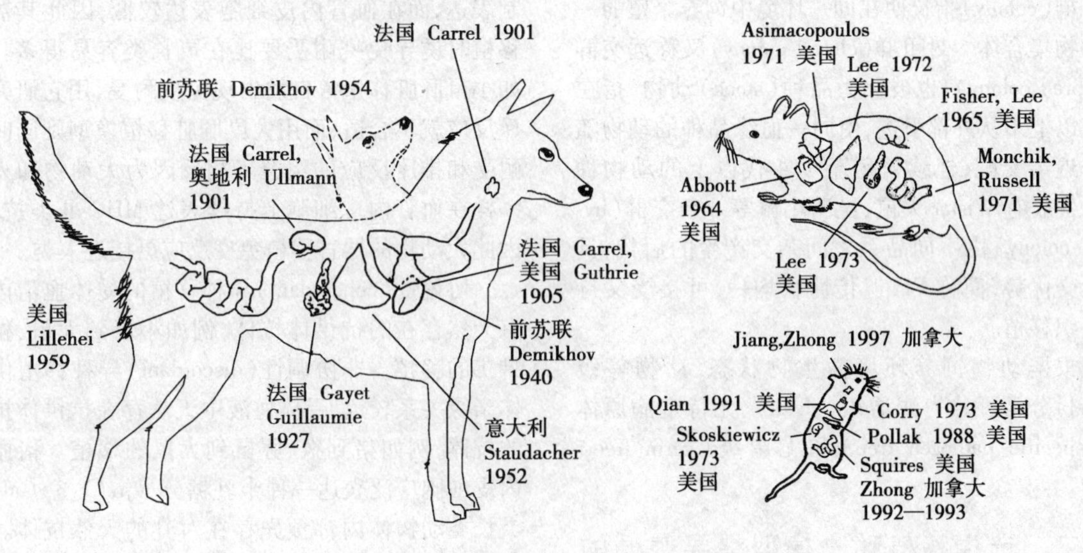

图 11-1　器官移植动物模型发展史

第一节　移植动物模型选取原则

在移植实验中，选取动物需要明确动物的分类概念，遵循一定的原则做出最佳选择。我国《实验动物管理条例》中对实验动物来源、饲养、操作以及环境条件均做出了明确规定。国内外科学刊物在发表涉及动物实验的文章时，都要求作者所在院所伦理委员会出具相关证明。在材料与方法中需要

明确描述动物的品种品系、来源批号、年龄性别、体重、等级、数量、饲养方式、实验环境、健康状况、实验处理包括处死方式等内容。

一、动物的类、种、系、群、级

动物按其遗传性状和生活环境被分为三类：①自然类动物是在自然界中未经人工培育驯化的动物，其遗传基因、生长、繁育以及所携带的微生物和寄生虫均受控于自然界，代表如猕猴、狒狒。②家养类动物是人类为满足社会生活需求在人居或者农场养殖的动物，与人有密切接触，代表如猪、犬、羊。③实验室类动物是在具有繁育资格的研究院所经过规范的繁殖饲养步骤培育出的动物，其遗传背景明确、携带微生物受严格控制，代表如大鼠、小鼠。

种(species)是指可以相互交配并且后代有繁殖能力的动物。系(strain)是指基因高度纯合的动物，包括近交系(inbred strain)，又称纯系动物，经连续至少20代的全同胞兄妹或亲子交配培育而成，例如C57BL/6小鼠。突变系(mutant)是在近交系的基础上出现某基因纯合突变的品系，常见突变的方式有转基因(transgene)或者基因敲除(knock out)。与该突变系小鼠对应的携带正常基因的纯系小鼠被称为野生系(wild type)。

群(colony)指长期在同一环境中饲养繁殖的一组动物集合体。封闭群(closed colony)又称远交群(outbred colony)，也被称为品种(stock)动物，指在五年以上不从外部引进，由同一血缘品种的动物随意非近亲交配，连续繁殖至少4代以上的动物种群。代表有Wistar大鼠、昆明小鼠等。杂交群(hybrids colony)由不同品系之间杂交产生的后代，具有杂交优势，简称F1，遗传性状均一，可接受父母的组织移植。

根据动物饲养环境微生物状态，动物等级(level)分类可分为清洁级(clean)、无特定病原体级(specific pathogen free)和无菌级(germ free)动物。

二、选择移植动物模型需要遵循的原则

1. 目的性　动物实验是为了研究病理机制，验证假设，回答和解决问题。移植模型选择需要考虑移植的器官、研究内容和术式。根据研究者的专业方向，移植实验可有器官特异性。根据研究内容，移植实验可分为免疫相关和非相关类。前者主要研究排斥反应和免疫耐受，术式可采取异位移植，要求使用遗传背景统一的纯系高等级动物，多采用小鼠或大鼠。非免疫相关类课题如欲研究移植器官功能如心肺功能，多采用原位移植，需要应用体外转流设施，宜选用猪、猴等大动物进行。其他研究如外科术式、器官保存、修复再生、药物代谢、生理变化等研究，对动物品系等级要求不高，可灵活选择。

动物移植模型根据供受体遗传类型分为同种和异种移植两类。同种异体移植小动物代表有不同品系的小鼠之间的移植。例如Balb/C小鼠供体心脏移植到C57BL/6小鼠受体。大动物模型例如不同个体的恒河猴或者猪之间的器官移植。同种异体移植术后常合并急性排斥反应，多由细胞免疫介导，如不采取免疫抑制措施，移植物只能存活数天。排斥反应的主要攻击目标为主要组织相容性复合体抗原，又称移植抗原，在人类、小鼠、大鼠分别被简称为HLA、H2、与RT1，位于第6、17、20号染色体上。同种异体移植也可发生超急性排斥或加速性排斥反应，由体液免疫介导。

用于实验的小动物大都比较年幼，免疫系统未完全成熟而胸腺功能比较活跃。这些近交动物未受过病原体免疫刺激，和人类的免疫系统截然不同。此外小动物MHC-Ⅱ类抗原主要于树突细胞限制表达，而在血管内皮细胞表达较低，因此其器官移植时诱导免疫耐受要比在灵长类容易得多。例如小鼠肝脏移植常自发出现免疫耐受，用它研究排斥反应就不合适，而用大鼠肝脏移植模型则同时有耐受和排斥反应的组合。相反因为大动物和人类一样在血管内皮细胞上持续表达MHC-Ⅱ类抗原，因此大动物的器官移植免疫反应更接近人类。

协调性(concordant)异种移植的受体血清内没有天然存在的抗供体抗体，例如小鼠到大鼠、猴到狒狒的移植。非协调性(discordant)异种移植供受体亲缘关系较远，受体血液中天然存在抗供体抗原的抗体，例如猪到猴、豚鼠到大鼠的移植。猪血管内皮细胞广泛表达一种半乳糖分子-α(1,3)Gal，而灵长类动物体内都预先存在对其的天然抗体。这些抗体结合半乳糖分子后由经典途径活化补体系统，吸引血小板聚集，激活凝血系统并诱导血栓形成，导致在数秒至数分钟之内移植物迅速失功，属超急性排斥反应。

2. 相似性　为指导临床，选取的实验动物在生理、解剖、功能、代谢、疾病特点应尽可能接近于人类。人类属于动物界脊索动物门脊椎动物亚

门哺乳纲真兽亚纲灵长目类人猿亚目狭鼻次目人猿超科人属人种。动物进化愈高,其功能、代谢、结构、病理反应就愈接近人类,其中非人灵长类动物最具优势,四个家族分别为大猿、小猿、新世界猴和旧世界猴。大猿代表是黑猩猩与大猩猩,小猿包括橙猩猩与长臂猿。因为猿在智商和情感方面与人类有太多的近似性而且濒危,因此国际法规定禁止大猿类被用于艾滋病和肝炎病毒学以外的研究。新世界猴代表有绒猴和松鼠猴。旧世界猴代表有猕猴和狒狒(图 11-2)。

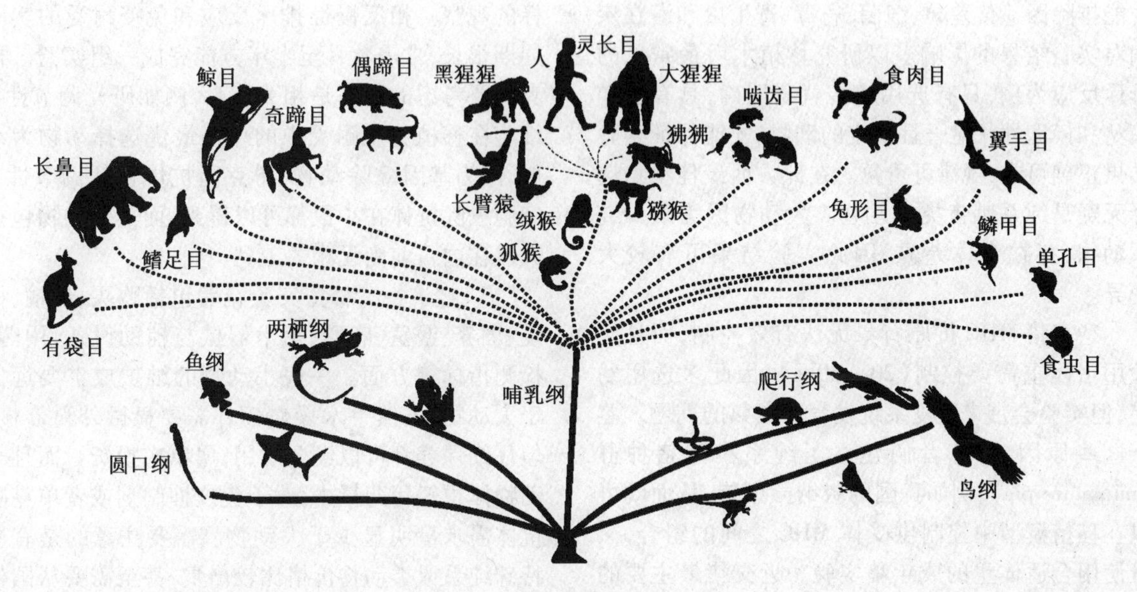

图 11-2　脊椎动物物种分化

以往数目相对较多,基因体型近似人类,在器官移植实验中被广泛采用。猴体重较轻,便于用药、可重复采血,在异种移植耐受方面比猪更有优势。猴类与人类的免疫系统有几个重要的相似点:①MHC-Ⅰ类抗原高度相似(90%);②一些细胞因子的基因和蛋白序列几乎相同(93% ~99%);③猴与人抗体之间的相似程度接近不同人个体之间的相似水平;④猴与人的 ABO 血型、血红蛋白、凝血和纤溶因子都很接近。

犬在早期移植研究中被广泛采用,为血管外科培训提供了良机。但免疫学试剂在犬类非常稀少,而且研究发现犬与人的解剖生理存在明显差异,如犬肝静脉具有压力控制瓣膜,对热缺血非常敏感,因此使用其做肝脏或者心肺移植受一定限制。犬与人关系密切,社会舆论压力使得犬在动物实验中的应用逐渐减少,同时伦理委员会多要求应用种群繁殖犬实验,使其应用更加困难和昂贵。

猪相对猴和犬有如下优点:①伦理问题少;②生长发育快、性成熟周期短、繁殖饲养容易、来源充足;③生理、解剖、体重、血压、血流动力学和免疫等指标与人类相似,人畜共患病较少;④适应实验条件很快,疾病较少;⑤遗传工程容易,方便转基因和克隆等操作;⑥相关免疫工具如单克隆抗体和猪细胞因子已得到广泛研发。利用猪进行移植生理、病理学等方面研究非常适宜,因为猪的器官大小、血流动力学指标与人十分相似,例如用于心脏死亡后供肝脏移植研究。相反大鼠肝脏耐受热缺血可达 120 分钟以上,移植后仍能存活,实验数据无法有效指导临床。

值得注意的是在一次对人类和 12 种脊椎动物的比较基因组学研究发现,除外非人灵长类,与人类最亲近的哺乳动物是啮齿类(大鼠、小鼠)。食肉类(猫、犬),偶蹄类(牛、猪)动物反而较远。从进化角度看,人、鼠和犬有共同的祖先。大约 9500 万年以前,犬分离成一个独立物种,大约 8700 万年前,啮齿类与灵长类分离。而黑猩猩则在大约 600 万年前与人类分离。

3. 可靠性　移植动物实验结果应该特异、可靠地反映出干扰因素的效应,从而为临床应用提供有效参考。因此理想的动物模型应该能够被不同时间、地点、人员所重复,甚至可以标准化。为了增强动物模型的可靠性,必须在:①动物品种、品系、年龄、性别、体重、健康状况、饲养管理;②实验及环境条件,季节、昼夜规律、应激、室温、湿度、气压、消毒灭菌;③实验方法步骤、药品生产厂家、批号、纯度规格、给药剂型、剂量、途径、方法;麻醉、镇静、镇痛；④仪器型号、灵敏度、精确度、实验者操作技术熟练程度等方面保持一致，一致性是重现性的可靠保证。

移植实验要尽量选用经遗传学、微生物学、营养学、环境卫生学控制而培育的标准化实验动物，才能排除因遗传差异、细菌、病毒、寄生虫和潜在疾病对实验结果的影响。以研究移植术后最常见的排斥反应为例，只有选用遗传背景明确，具有已知菌丛和模型性状显著且稳定的动物，才能保证实验结果正确可靠，规律可重复。在此方面最佳动物选择无疑是纯系啮齿类小动物。大动物因为缺少纯系动物，存在个体差异，因此实验结果可有较大变异。

杂交猪 MHC 抗原背景无法有效控制，而且实验用猪体重需要控制（20～60kg），因此多选用幼猪，但实验会带来免疫系统发育不成熟的问题。鉴于这些原因，研究者们建立了纯系小型猪种群（miniature pig），例如我国的版纳微型猪，从而既可以在移植模型中控制供受体 MHC 之间的组合，又可使用合适体重的成年猪实验。近交猪最主要的问题是繁殖困难。

4. 易行性 动物模型方法应尽量容易执行，包括手术和非手术两方面因素，前者包括器械和技术，后者包括饲养繁殖、麻醉、围术期管理、给药、术后指标观察和相关试剂等方面。小动物的优势是品系丰富、遗传背景清晰、来源充足、年龄性别体重可任选、繁殖容易、便于饲养管理、模型性能显著且稳定。但小动物体型小、血管细，血管吻合操作较困难，术后重复静脉给药不易。猪、犬、猴等大动物外科操作简便，静脉注射给药方便，但麻醉、围术期管理复杂。

实验小动物性别体重需选择合理，例如大鼠原位肝移植模型，供体大鼠最好为 200～250g 雄性，低体重大鼠出入肝脏管道过细，高体重大鼠多有脂肪肝，易出现移植肝无功能，受体选 250～300g 雄性大鼠，能较好耐受大手术。动物器官移植模型中，大鼠心脏异位移植最为简便，只需供体主动脉、肺动脉与受体腹主动脉、下腔静脉两个血管吻合。术后观察也很容易，只需体外触摸移植心跳动。相比肝脏移植则需要肝上、下腔静脉、门静脉、胆总管四个管道的吻合，必要时还需肝动脉重建。肾脏移植需尿路重建，胰腺移植需处理外分泌引流，小肠移植需要造瘘口管理，术后观察多需定期取血检测生化指标。

应用动物模型要考虑解剖因素，适当使用动物解剖便利条件可降低操作难度。例如大鼠肝脏分叶明显，行缺血再灌注、切除再生或者部分移植实验操作相对大动物容易。此外要考虑实验周期因素，有效控制实验进度。例如异种移植术后因超急性排斥反应发生极快，必须在短期内协调各监测指标的观察。相反慢性排斥反应和免疫耐受的实验周期很长，常需数月至半年方能完成一组实验。再者需要考虑的因素是相关工具，例如研究调节性 T 细胞在移植免疫耐受中的作用最优选择动物为小鼠，因为基因敲除动物、单克隆抗体包括调节性 T 细胞去除抗体在小鼠都可以得到，而其他动物包括大鼠在内目前尚无相关工具。

5. 经济性 移植实验花费包括购买、运输、检疫、饲养、繁殖、麻醉、手术器械与辅助设备、用药、检测指标等方面。一般小动物的维护成本要远低于大动物，虽然手术操作额外需要显微外科器械，但仔细保养都可以经久耐用，属单次投资。而且小动物体重轻用药量少，对于免疫抑制剂或者单克隆抗体需求量明显少于大动物。需要注意的是有些特殊纯系鼠类动物价格比较昂贵，甚至需要从国外公司订购。对此类研究要做好预实验，可采用同种非纯系动物模拟实验，待一切运转顺利再以纯系动物进行正式实验，减少失误降低成本。

目前大动物移植实验首选的动物是猪，非人灵长类动物因资源难得、生长缓慢、繁殖力低、需要特殊动物房和饲养条件等因素致成本较高。如需使用纯系微型猪，在正式实验之前可以用杂交幼猪进行预实验。此外非人灵长类动物的选择要考虑地域因素，我国猕猴的资源相对丰富，而狒狒主要产自非洲如使用需要进口。同小动物一样，大动物实验更应做好实验设计，条件允许时可采用供受体互相移植，也可以在供体尽量获取最多数量的器官，同时给予多个受体进行移植，从而节约资源。

扩展阅读

动物福利 3R 概念

1959 年，英国动物学家 William Russell 和微生物学家 Rex Burch 出版了《人道实验技术原则》，其中提出了 3R 概念，①Replacement：以试管法替代动物；②Reduction：借助统计方法减少动物数量；③Refinement：使实验优化给动物带来较小的痛苦。3R 原则经数十年的发展，目前已为许多国家科研工作者所接受，逐渐成为国际流行原则。

第二节　显微外科器械与技术

显微外科进步对器官移植学的发展起了关键作用。除实验研究外，显微操作对移植医生提高手术技能也很有帮助。显微外科训练必须是系统、规范和渐进性的，即使技术熟练的外科医生也需长期训练才能达到眼-镜-手-械的协调统一。

一、显微外科器械

现代显微手术器械是从眼科器械改良的，特点包括小而精的尖端、轻、平衡感好、渐进式咬合和无反光涂层。显微外科首要器械是放大镜，根据工作目的，工程师设计出了各种放大倍数(×2～40)的设备，从最简单的双目放大镜到最高端的手术显微镜。例如大鼠的胸主动脉可在肉眼下进行吻合操作。腹主动脉和下腔静脉可采用双目放大镜(×2.75)操作。股动静脉则需要在手术显微镜(×10)下进行(图11-3)。放大倍数取决于物镜、目镜和电子放大器。倍数越高，景深越浅，工作距离(焦距)越短，光圈越小，光线越暗，操作难度越大。

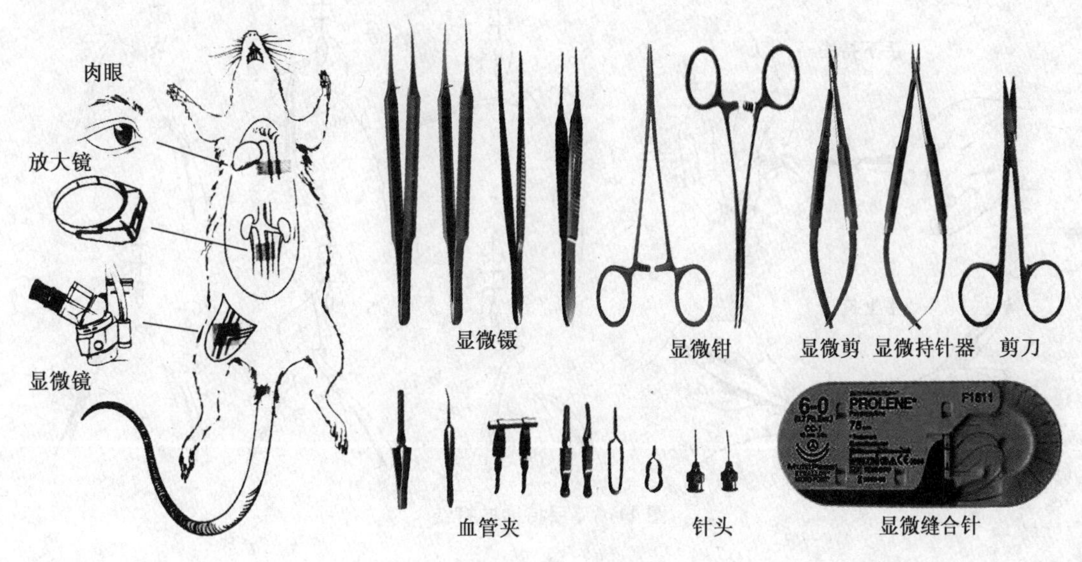

图11-3　显微外科器械

选择显微镜需考虑：①设备模块化利于快速组合替换；②便于移动；③保持立体视野；④更换放大倍速不必重新聚焦；⑤利用替换物镜可变工作距离100～400mm；⑥同轴冷光源照明，静动态摄影摄像光线充足；⑦两组目镜供助手或学生使用，屈光度和瞳距调节适应近视程度不同的操作者；⑧摄像接口；⑨固定底座；⑩可调支架灵活可折叠便于调整方向和角度。显微镜支架有两种，活动式(落地或桌面)和固定式(顶棚和墙壁)，都可提供二维移动。

双目放大镜因为轻便、经济、灵活，在一些直径超过3mm的血管操作中得到广泛使用，放大倍数从×2.25至×8。选择时需要考虑其焦距，如果过近，可能会导致污染。另外是重量，过长过重的设备不适合长时间佩戴。

常用的显微操作器械有镊、钳、剪、持针器、缝合针和血管夹，以及双极电凝器、手术刀、套管、注射器和针头。显微镊编号根据尖端宽度各有不同特点：1号镊适合抓取线尾；2号镊为直齿和宽柄，可牢固持取针头且比较灵活，适合初学者练习持针；3号镊适合做血管畅通实验；4、5号镊适合处理精细组织。蚊式钳有直、弯两种，适合血管阻断，牵拉线尾等操作。显微弹簧剪只用于微血管分离和切断，切忌剪线或分离肌肉、腱膜。

持针器由咬齿、关节和柄组成。咬齿是尖头圆边，最好是弯头可减少视线阻隔。手柄一般不带扣锁，因为易扭曲针头而且在松开时会增加不需要的动作。夹针位置一般为缝针中、后1/3交界处。针与持针器柄之间保持直角，以垂直角度进针以减少组织损伤。

显微缝合针极细，针头断面有圆形、V形、梯形和三角形，弧度有1/4、3/8、1/2圆周制式，针尾采用特殊工艺连接无损伤血管缝合线，多为聚酰胺(尼龙)或者聚丙烯纤维。编号从5-0至11-0，0越多线越细，拉力越小。包装时缝针固定于线板上，取线时先松开线再抓针，避免扭曲针头或拉断缝线。最弱的部位是针尾与线头连接部，要避免夹持。

血管夹的用处是血管对齐和缝合时暂时阻断血流。理想的阻断夹应轻便紧凑，提供均衡压力，既可阻止出血又不损伤血管。拥有合拢器的血管夹可以使血管吻合在无张力的条件下完成。

二、显微外科技术

显微镜下手术要求动作轻柔稳定，采取坐姿，调整座椅至合适高度，使前臂、手腕和手轻松摆平在桌面。两臂自然下垂，两手稍内翻，以拇指和食指夹持显微镊或者持针器。双手和前臂稍外旋，双手全部重量以尺骨承受，靠手腕轻微外旋和内旋完成动作。手势包括手下持法（夹持法）和手上持法（持笔法）两种，拇指、食指和中指协调轻轻挤压完成器械开合动作（图 11-4）。将显微镜打开，调灯光强度。将显微外科器械整齐有序地摆放在易触位置。如需将锐利的器械置入显微镜下时，需将尖端合拢，避免误伤。防止器械尖端互相接触，避免碰到硬物。放下器械时，轻柔将其放置于一柔软海绵垫上。欲调节握持部位时要避免用器械尖端叩击桌面。如果钳尖内面残留小片软组织或者凝血块时，用一小块湿纱布夹持后轻轻拉出。

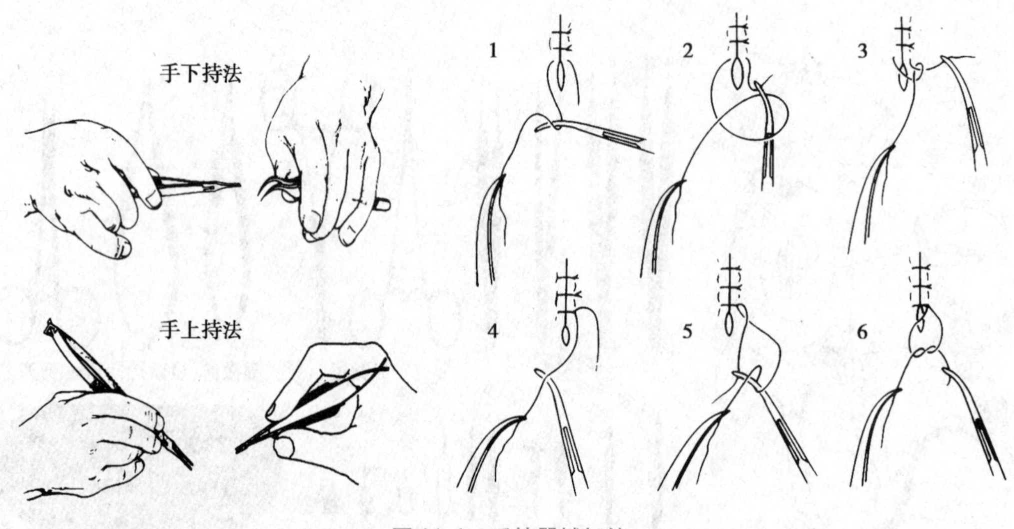

图 11-4　手持器械打结

防抖关键包括充分休息，避免上肢重体力劳动和运动。避免烟、酒、含咖啡因饮食、劳累、情绪激动和难过、外界干扰。不要操作过久，当遇到困难或者感觉劳累和紧张时可暂停。仔细琢磨解决问题后再继续操作。有耐心、不急于求成，循序渐进，稳步提高才能达到最佳效果。

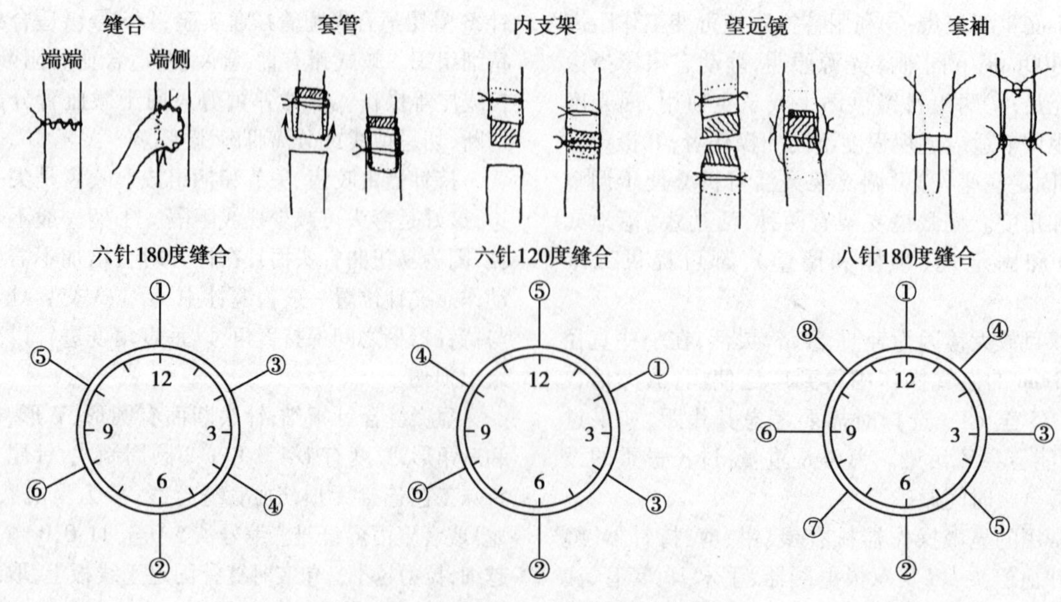

图 11-5　血管吻合法，间断吻合进针顺序

基本操作包括切开、止血、结扎、分离、显露和缝合。切开原则是显露充分、便于操作、减少损伤。止血包括压迫、结扎、电凝和局部药物等方法。结扎使用器械打结，常用方结、三重结和外科结，需避免假结和滑结。组织间的分离有刀、剪的锐性分离，也有钳、柄、棉球等钝性分离。手术视野的暴露取决于体位、切口、器械和照明。缝合的原则是等量、对称、平齐、无死腔。缝线选择、打结松紧都要适当。缝合方法根据吻合管径粗细分为间断(2mm以下)和连续(2mm以上)缝合。除缝合法外，血管吻合还可采用套管、内支架、望远镜式、套袖法等(图11-5)。

间断法血管吻合按照进针的顺序可分180度缝合法(第1、2针分别位于12点和6点种方位)和120度缝合法(第1、2针分别位于2点和6点种方位)。前者根据针距又可分为6针法和8针法，在不漏血的前提下尽量减少缝合针数。

血管吻合包括端端和端侧两种，待吻合的血管口径差别小于1/5～1/4时，将较小的血管断端轻度扩张后缝合；小于1/4～1/3，将较小的断端45°斜切后再缝合。如差别超过直径的1/2，需采取端侧缝合。吻合需管壁正常，吻合口张力适当无扭曲，轻柔操作避免损伤血管内膜形成血栓。边距为进针点与血管切缘之间距离，取决于血管壁厚度，应为动脉壁2倍、静脉壁3倍。针距为各针之间的距离，为边距1.5～2倍。以直径1mm血管为例，小动脉常缝8针，边距0.2mm针距0.3mm；小静脉常缝6针，针距和边距稍大。

端端吻合具体步骤(图11-6)：①以剪刀锐性离断血管。如血管痉挛，局部滴注1%～2%利多卡因。②用血管镊夹住血管断端外膜向外牵拉后剪除，以免缝合后血栓形成。③用0.1%肝素生理盐水冲洗两断端的管腔排出凝血块。④将血管两端的血管夹拉近，对端靠拢血管。⑤以弯血管镊头轻抵右侧血管断端上壁内部，以垂直角度从外向里进针，顺针弧方向出针。⑥以血管镊夹持左侧血管断端上壁外膜，以垂直角度从里向外进针，吻合两端边距要保持均等。⑦在血管上下极固定两针作为支持线。在血管外侧结扎需轻柔、稳定，慎勿撕裂管壁。⑧在二定点之间根据口径大小适当加针。在缝合最后两三针时，保持血管开放以便观察管腔内部，全缝完后逐一打结。⑨前壁缝毕后，将两端血管夹向上翻转，同法缝合后壁。缝合中随时以平头针伸入管腔，用肝素水冲洗。⑩吻合完毕后，先松远端血管夹。如吻合口有少许漏血，用纱布轻压几分钟即可停止，必要时可在漏血处补缝1～2针。如无漏血随即开放近端血管夹。

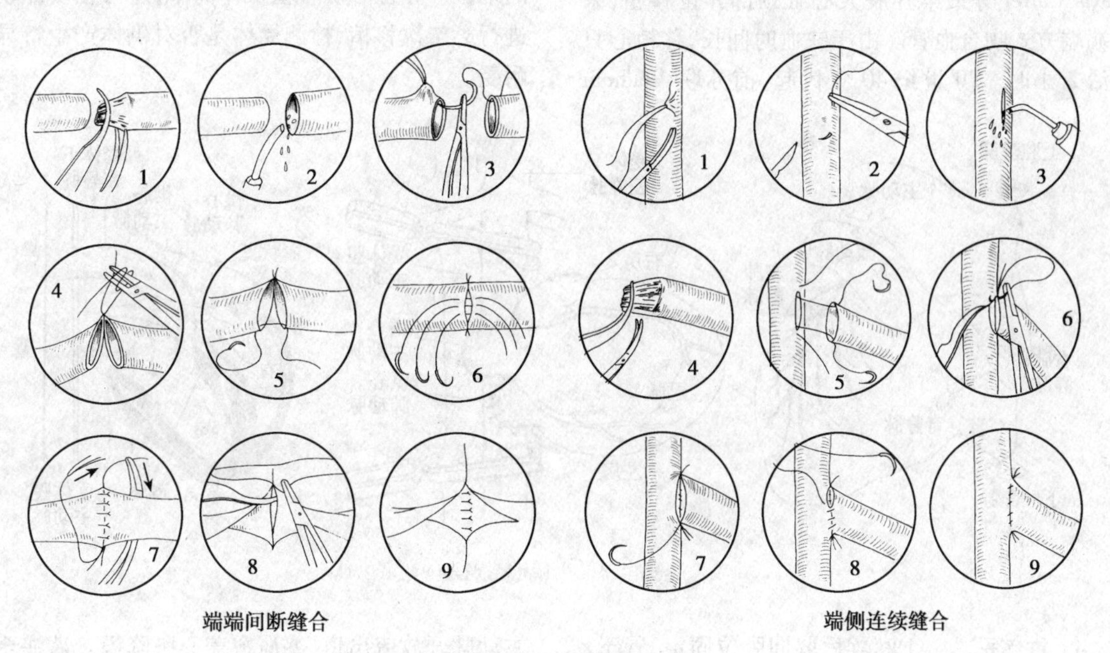

图11-6　端端吻合、端侧吻合

端侧吻合：上下两端置血管夹阻断侧端血管血流后，以左手持血管镊抓取部分前壁，右手持血管剪刀根据待吻合血管口径大小剪出一椭圆形侧切口，用0.1%肝素生理盐水冲洗两断端的管腔。修建端端血管为45°斜口，保证修建后口径与侧端血管壁切口一致。剪去血管外膜，吻合时先于上下两极固定缝合针，然后取上极支持针从上到下以连续法缝合前壁至下极，与下极支持线打结固定，将端端血管翻转，同法完成后壁吻合。

扩展阅读

显微外科训练步骤：1. 介绍显微镜，练习器械打结。2. 低放大倍数下7-0丝线缝合橡胶片。3. 低放大倍数下8-0尼龙线缝合橡胶片。4. 7-0丝线吻合1号硅胶管。5. 8-0尼龙线吻合1号硅胶管，放大倍速由低到高。6. 8-0尼龙线吻合2号硅胶管。7. 9-0尼龙线吻合1号硅胶管。8. 10-0尼龙线吻合2号硅胶管。9. 10-0尼龙线吻合3号硅胶管。10. 大鼠股动脉端端吻合。11. 大鼠股静脉端端吻合。12. 股动静脉瘘端侧吻合。13. 血管移植。14. 心脏移植。

第三节　心脏移植模型

心脏移植实验经历了几个阶段，最早期只是为了生理、药理及病理学研究，通常移植部位选择为颈部，偶尔也有腹部和腹股沟部位。1905年，法国Alexis Carrel等最早开展犬心脏颈部异位移植，采用端端方式吻合血管。由于缺血时间长，移植心只存活2小时。20世纪40年代起，前苏联Vladimir Demikhov利用犬探索了大量的胸腔内心脏移植术式。之后，研究者逐渐探索将移植心作为一个辅助血泵置于胸腔，与受体全身血液循环相接。随着低温和体外氧合等技术的进展，心脏原位移植成为了可能。

1964年Charles Abbott等最早开创大鼠异位心脏移植，由于该术式横断受体腹主动脉和下腔静脉，易引起双下肢瘫痪和尿潴留。1967年Tomita等将血管吻合改为端侧式减少了并发症。1969年Ono等人进一步修订，以连续法缝合显著缩短缺血时间成为标准术式。为降低难度，1971年Iver Heron等以套管法将大鼠供体主动脉、肺动脉分别与受体颈外、颈总动脉端端套合。但术后高发动脉血栓，而且颈部空间较小，周围组织粘连过多，限制供心搏动使冠脉供血不足，易影响实验结果。目前国际上多推荐腹部作为首次移植的部位。

小鼠心脏腹部异位移植

1973年Robert Corry等在大鼠模型基础之上很快建立起了小鼠腹部异位心脏移植模型（图11-7）。小鼠具有遗传背景简单，单克隆抗体丰富，近交系繁殖顺利等优点，心脏移植具有血管吻合直观，检测心跳方便，排斥反应确切等有利因素，使得小鼠心脏移植模型在移植免疫研究中取得了不可替代的地位。异位心脏移植操作简单，还可在受体动物进行第二次移植，检测受体是否对供体产生特异性耐受。

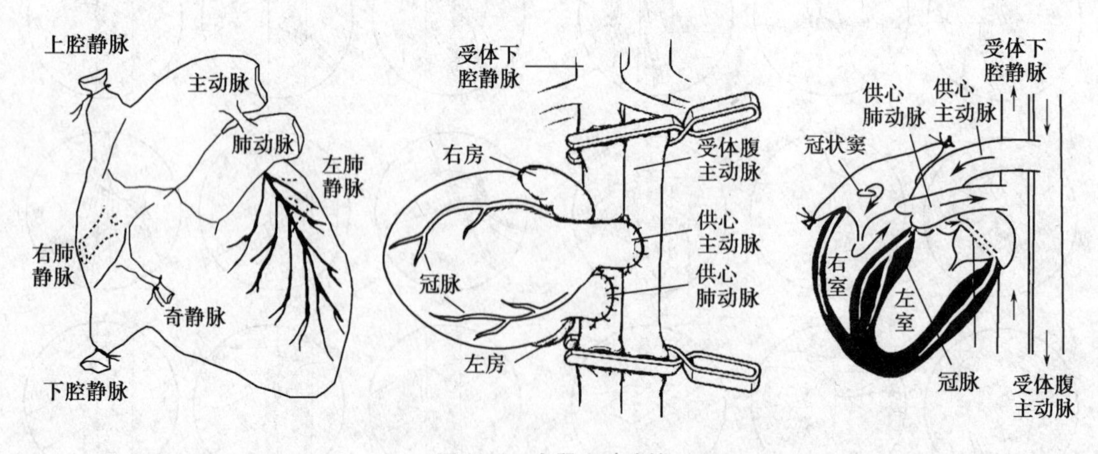

图11-7　小鼠心脏移植

1. **供体手术**　①麻醉后取仰卧位固定，置于×6倍显微镜下。②腹正中切口入腹，显露下腔静脉，用1ml注射器27G针头穿刺推注0.5ml肝素生理盐水（100IU/ml）。③剪开胸壁和膈肌，暴露胸腔。穿刺下腔静脉，以4℃肝素水灌注心脏，剪断降主动脉开放流出道，冰屑覆盖心脏降温。灌注至心脏完全停跳，心肌呈半透明状。④剪开心包，将胸腺组织向上推移，充分显露心脏。于靠近心房处以5-0丝线分别结扎并切断下腔和上腔静脉。⑤充分游离主动脉，于头臂干分支近端横断主动脉，将肺动脉在左右分叉处横断。⑥将肺静脉连同心脏后的组织结扎并切断，将供心置于4°C生理盐水中保存。

2. 受体手术　①麻醉后备皮固定消毒，置于×10倍显微镜下。②腹正中切口入腹，两侧拉钩固定。③剪开小肠与直肠间的系膜，将小肠推向左上腹以温盐水纱布包裹。④剪开结肠系膜和后腹膜，游离下腔静脉及与其伴行的主动脉。上至左肾静脉分支下方，下至左右髂血管分叉上方约0.5cm处。结扎腰动静脉分支、雄性小鼠的睾丸动、静脉。⑤以显微血管夹在游离区近远两端分别阻断腹主动脉、下腔静脉。于腹主动脉前壁根据供心主动脉直径大小作一纵行切口。⑥以11-0血管缝合线将供心主动脉和受体腹主动脉端侧吻合(每边约4～5针)。⑦同法剪开下腔静脉(位置略低于主动脉开口)，行肺动脉和下腔静脉端侧吻合，先缝后壁采用一针连续缝合法(每边约5～6针)。⑧吻合完毕后，以小棉球压住动静脉吻合口，先开放远端血流，无明显漏血后开放近端。⑨血供开放后，冠状动脉应迅速充盈，供心颜色转变鲜红，一般在1～4分钟内复跳。⑩复位肠管，分两层连续缝合关闭腹腔。

扩展阅读

因体外循环在小动物难以实施，小鼠心脏移植为异位，并非生理意义上的心脏移植。其血液循环是受者腹主动脉→供心主动脉→供心冠状动脉→心肌→冠状静脉→右心房→右心室→肺动脉→受者下腔静脉。移植心有充分血供但左室不射血，相当于有血供能节律收缩的肌性器官，而左心室易代偿增生或形成血栓。为改善血流动力学，1994年Daniel Steinbrüchel等在大鼠采用了人为制造房中隔缺损的办法。1995年Yokoyama等进一步改良，用右心房切口替代肺动脉与受体下腔静脉吻合。

第四节　肺脏、心肺联合移植模型

动物肺脏与心脏移植发展史基本平行。20世纪初法国Carrel与Charles Guthrie最早进行犬心肺移植的动物实验。1950年代苏联Demikhov进行了大量的犬肺脏、心肺联合移植术式研究，为临床肺移植开展奠定了基础。1983年Joel Cooper等采用大网膜包裹气管吻合口、延缓术后激素应用等技术，在一系列动物实验中取得良好效果并成功应用于临床肺移植。1971年Panayiotis Asimacopoulos等最早开展大鼠同种异体肺原位移植，但操作困难、手术时间长、死亡率高，阻碍了大鼠肺移植实验的普及。1989年Mizuta首次应用袖套技术，使肺移植基础研究得到了逐步推广。

一、大鼠左肺原位移植模型

因大鼠左肺为单独肺叶，而右肺则分为4个小叶，目前国内外单肺移植多以大鼠左肺移植模型作为标准。肺动、静脉的吻合和支气管重建采用三袖套法，所有操作均由单人在肉眼直视下独立完成，无需显微镜，但需小型动物呼吸机。

1. 供体手术　①取仰卧位，颈部气管切开插入14G静脉套管，接呼吸机。参数：频率70～90次/分，潮气量2.5～3ml，吸气与呼气比值为1∶2，吸入氧浓度为50%，最大吸入压力<20～25mmHg，呼气末正压2cmH_2O。经尾静脉注射肝素100IU/kg。②取腹部正中切口，剪开膈肌，U形剪开双侧前胸壁至锁骨暴露胸腔。离断左下肺韧带，游离肺门，解剖肺动、静脉。③剪断双侧上、下腔静脉，剪开左心耳，经右心室流出道插入18号套管针至左主肺动脉开口处，缓慢(20～40cmH_2O)灌注4℃的乳酸林格液至左肺变苍白。④游离左肺动静脉和主支气管在近心端离断。于吸气末用微血管钳夹闭支气管，使左肺处于半膨胀状态，离断取出左肺，置4℃保存液中。⑤肺动脉、肺静脉和支气管套管分别采用18号、16号、16号静脉留置针套管制作。动、静脉套管由体、柄组成，分别长2.0mm和1.0mm，管体内径分别为1.65mm和2mm。血管翻套管体外壁后以8-0血管线环扎固定。支气管内支架长2.5mm，内径1.65mm，尾端剪成斜形，将其作为内支架植入支气管，5-0丝线固定(图11-8)。

2. 受体手术　①气管插管及呼吸机参数同供体。②取右侧卧位，纱布垫高充分暴露。左胸后外侧切口，切断背阔肌和前锯肌，从第4肋间逐层进胸，4号丝线牵引两侧肋骨暴露胸腔。③离断左下肺韧带，游离左肺动脉，于远端处结扎。挤压排尽左肺余血，直血管钳夹受体肺门，剪去受体肺。离断受体支气管时保留2/3或1/2长度以备吻合。④将供肺置入胸腔。于肺静脉开口上下两极及前后壁中点以8-0血管线缝吊4针，牵引后使静脉口完全张开。套入供体肺静脉套管以6-0丝线固定。

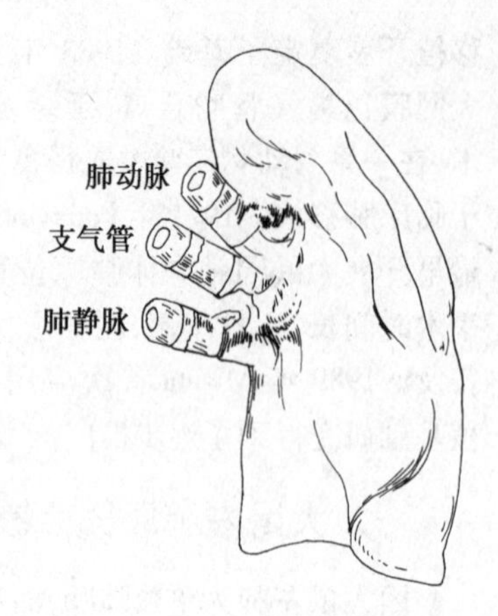

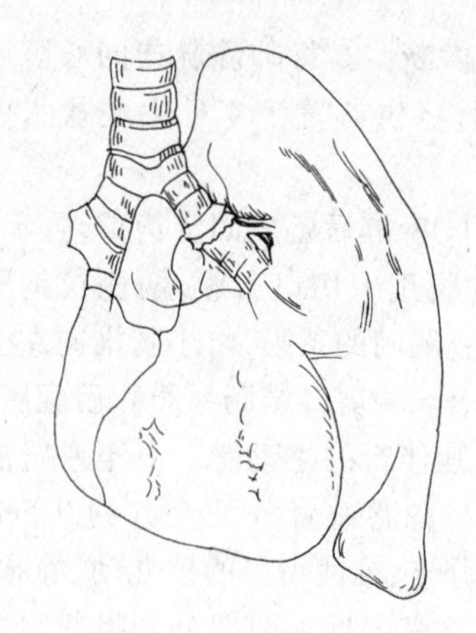

图 11-8　大鼠左肺原位移植

⑤以同样的方法吻合肺动脉。⑥清除支气管内的分泌物,于支气管膜部两端悬吊 2 针,套合支气管。⑦依次开放肺静脉、动脉和支气管,在呼吸机通气下,移植肺由白色变为粉红色,膨胀不良时可适当加大潮气量。⑧以棉签吸净胸腔内液体,留置 22G 胸腔引流管接负压吸引,3-0 血管线间断缝合关闭胸腔,3-0 可吸收线分层缝合肌层及皮肤,腹腔注射补液 1ml。⑨清醒后拔除引流管,自主呼吸恢复并达到 70 ~ 80 次/分时可脱机拔管。

二、大鼠原位心肺联合移植模型

1985 年 Wolfgang Konertz 等最早描述大鼠胸腔内心肺联合移植。1987 年 Jochum Prop 等最早建立了大鼠原位心肺联合移植模型。1990 年 Hiraiwa 等对该模型进行改进:在动脉吻合前建立内转流通路(左锁骨下动脉至腹主动脉),显著提高了生存率。这种模型中移植心肺血流通路为供体升主动脉→冠状动脉→冠状静脉→右心室→肺动脉→左肺→肺静脉→左心房→左心室→升主动脉→受体降主动脉。

1. 供体手术　麻醉与准备同单肺移植。①右侧卧位,行左侧开胸术分离肺周韧带游离肺门。②在第三肋间隙结扎并切断左侧上腔静脉和奇静脉。③换至仰卧位后正中切口入腹游离腹主动脉,完全切开胸腔。以 4-0 线结扎右侧肺门,切除右肺。④下腔静脉内注射肝素 100IU/kg。⑤腹主动脉钳夹阻断后插管。切断下腔静脉,通过插管向主动脉逆行灌注冷保存液直至心脏停跳。⑥结扎切断右侧上腔静脉,切断升主动脉和气管,移出供移植心、肺置冰浴盆保存。

2. 受体手术　①经第三肋间隙行左侧开胸术,以和供体相同方法切除受体自身左肺。②必要时切断奇静脉以分离胸主动脉。游离降主动脉近远两端各置一血管夹。在两夹间切一纵口。③以 8-0 血管线将供体升主动脉与受体降主动脉端侧吻合。④以 7-0 血管线行气管连续吻合。⑤以 8-0 血管线将移植心下腔静脉与受体下腔静脉端侧吻合后开放血管夹。⑥几分钟内供心复跳,将移植物置于受体左侧胸腔,查无出血后逐层关胸。

三、猪心肺联合移植模型

1. 供体手术　①正中开胸后游离升主动脉、肺动脉和前后腔静脉,在前腔静脉和升主动脉之间高位游离气管。②游离结扎切断奇静脉,打开双侧胸膜,切断肺下韧带。③肝素化 3 ~ 4mg/kg,结扎切断前腔静脉,肺动脉插管,主动脉根部插冷灌管,阻断主动脉远端,灌注 4℃ 的 St. Thomas 液(10ml/kg),切开后腔静脉。④经肺动脉插管灌注肺保存液(30ml/kg),灌注压力 20mmHg,心脏表面和两侧胸腔浇灌冷盐水,切断后腔静脉及气管,分离后纵隔,整块切除心肺。⑤供心肺置入冰浴盆内,修剪并在右主支气管上一个软骨环处切断气管。

2. 受体手术　①正中开胸,游离主动脉、肺动脉、前后腔静脉。切开双侧胸膜,肝素化(3mg/kg)。②建立体外循环,灌注流量 100 ~ 120ml/(kg · min),降温至 30 ~ 32℃,平均动脉压维持70 ~ 80mmHg。监测血氧饱和度,鼻温达 24 ~ 26℃ 时阻断。③在主动脉瓣上方横断主动脉,在肺动脉干中点横断肺动脉,从前腔静脉与右房连接处切开右房壁,靠近房室沟向后腔静脉方向延伸,在接近房室瓣环处切开房间隔,切开左心房外侧壁,切断头侧左房壁,取出心脏,在两侧肺静脉口中间纵行切开左房后壁,分离至左肺静脉。④制作心包索带以保护膈神经。游离肺门,结扎闭合左支气管取出左肺。同法切除右肺,切除肺动脉残留部分,保留动脉韧带周围组织,防止损伤喉返神经。⑤分离气管血管,切断气管。⑥供体心肺放入受体胸腔,左右侧肺经受体膈神经后通路放入胸腔,在右主支气管上 1 ~ 2 个软骨环处切断供体气管,用 4-0 血管线连续缝合气管膜部，开始肺通气。⑦以6-0血管线分别吻合前后腔静脉，5-0血管线连续吻合主动脉，同时复温。⑧吻合完毕后逐渐复温至36℃，开放前后腔静脉排气，开放升主动脉，心脏复跳循环逐渐恢复，停止体外循环。呼吸恢复，维持通气。

扩展阅读

1970年Sun Lee等最先建立了大鼠异位心肺联合移植模型，采用供体升主动脉与受体腹主动脉端侧吻合，供心右心房与受体下腔静脉吻合。1980年U Fox首创了单主动脉吻合术式，创立Fox循环。1982年Lee又简化该术式，只保留右上叶肺脏。循环通路为：受体腹主动脉→供体胸主动脉→左心室→冠脉→右心房→右心室→肺动脉→右肺→肺静脉→左心室→受体腹主动脉。改良的Lee术式无须显微放大设备，可由单人在肉眼下完成。该法操作简单，成功率高，是进行排斥反应、心肌保护、心脏保存以及缺血再灌注损伤等多方面研究的理想模型。但进出供心脏的血液从同一血管流过，心脏如不能及时复苏，易造成负荷过大，充血性心衰，且吻合口张力过大易漏血，造成手术失败。

第五节　肝脏移植模型

关于肝移植模型，研究者们长期以来认为是1955年由美国的C Stuart Welch完成首例犬肝异位移植。但2012年Ronald Busuttil等在美国移植杂志发文证实意大利的Vittorio Staudacher早在1952年就报道了犬肝原位移植模型。在20世纪60年代，美国Thomas Starzl等人进行了大量犬肝原位移植研究。但犬与人肝脏的生理结构有很多区别，例如犬肝内存在起着“节流阀”作用的肝静脉周围肌肉组织，另外犬肝对组胺介导的血管收缩效应非常敏感。

1961年美国的Sil Lee与Bernard Fisher开创显微外科缝合技术，但直至1973年Lee才首次报告大鼠原位肝移植模型。最初不但需门腔体外转流，而且所有血管都需显微缝合。1975年Lee为简化术式取消转流及肝动脉吻合，但无肝期必须短于25分钟，技术要求更高。1979年Kamada将袖套法技术应用于门静脉和肝下下腔静脉吻合，缩短无肝期至15分钟内，被认为是重要改良。同年Franz Zimmerman提出用支架管行胆总管吻合，减少了胆道并发症。二袖套法已成为大鼠肝移植的标准术式(图11-9)。

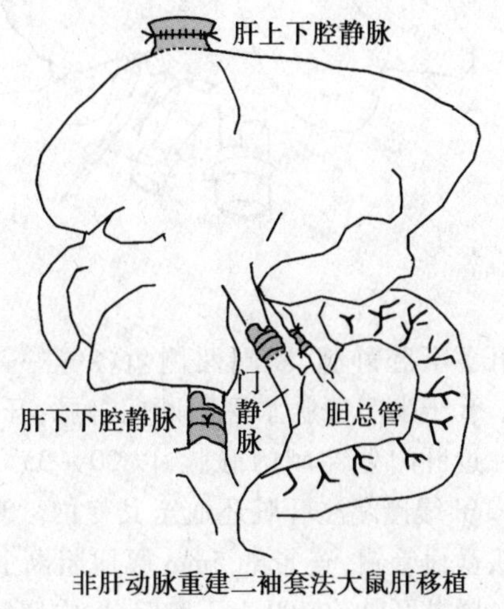

非肝动脉重建二袖套法大鼠肝移植

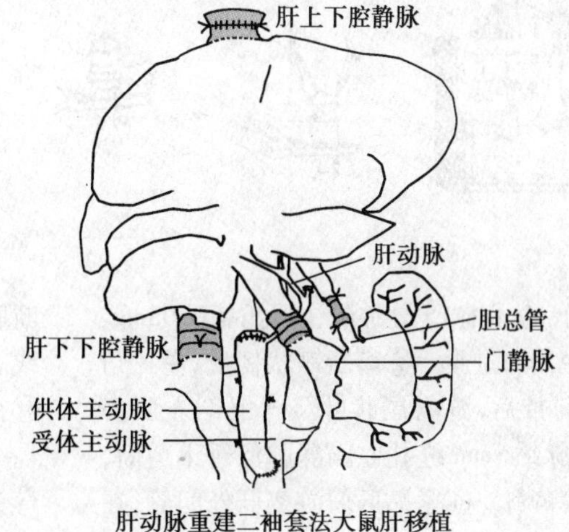

肝动脉重建二袖套法大鼠肝移植

图11-9　大鼠原位肝移植模型

1982年Rainer Engemann在Lee模型基础上改良并标准化肝动脉吻合的大鼠肝脏移植模型。虽有观点认为肝动脉重建与否对长期存活无影响，但只有重建才符合生理，非重建会引起慢性非特异性炎症，包括胆道上皮的缺血坏死、水肿、增生和纤维化。另有研究表明对于冷缺血时间长的供肝，动脉重建会显著提高生存率。1991年美国Shiguang Qian等首先报道了小鼠肝脏移植模型。小鼠血管更细，对显微外科技术要求更高。特别是动脉重建的小鼠肝脏移植模型需长期训练。

一、大鼠肝脏移植模型

1. 非肝动脉重建法　供体手术：①取十字大切口入腹。②离断镰状韧带游离肝脏尾状叶。游离肝下缘至左肾静脉平面的下腔静脉，5-0 丝线结扎右肾上腺静脉及腰静脉。③游离结扎剪断右肾动脉，紧贴下腔静脉以 8-0 血管线结扎切断右肾静脉。④游离肝外胆管，于胆总管前壁距肝管汇合部 3mm 处斜行剪开，向肝侧插入胆道支架管(长 5mm，内径 0.7mm，外径 1mm)，5-0 丝线结扎固定后离断胆总管。⑤穿刺下腔静脉远端，注入含 100IU 肝素的生理盐水 2ml。⑥结扎切断肝动脉。⑦骨骼化门静脉主干，结扎离断幽门静脉和脾静脉，自脾静脉和肠系膜上静脉汇合处远端以 16G 针头穿刺门静脉，以 2.5ml/min 的速度推注 4℃肝素(12.5IU/ml)林格液。在左肾静脉水平离断下腔静脉。经膈肌进入胸腔剪断下腔静脉。⑧灌洗 6ml 后，分离左右三角韧带与冠状韧带。紧贴肝上下腔静脉缝扎后剪断膈静脉，同法处理食管与肝左叶间交通支。⑨游离供肝时经门静脉再灌注 4ml 肝素林格液，以冷生理盐水浇注供肝表面，剪断门静脉。⑩提起肝下缘略向下拉，紧贴膈肌环下缘剪断肝上下腔静脉，将供肝移入修肝盘。

供肝修整：修肝容器内层保证供肝完全浸泡于保存液，外层装冰块保证低温。血管袖套由聚乙烯塑料管制成，口径略大于血管外径。以 200g 大鼠为例，门静脉内径 1.8mm，外径 2.1mm；下腔静脉套管内径 2.6mm，外径 2.8mm。套管总长 4mm 包含 2mm 管体及 2mm 管柄，管体外表作数道环形刻痕，以防结扎松脱。管体下缘可建成排齿状，以便固定外翻的血管边缘。

用弯血管钳尖端夹持门静脉袖套管柄，橡皮泥固定血管钳柄于修肝容器上。调整角度使供肝门静脉右侧壁与袖套管柄的长轴方向一致，用两把显微镊穿过袖套管腔，轻提门静脉断端通过套管腔，外翻于套管外壁，将门静脉断端钩于管体下缘排齿，5-0 丝线结扎。同法放置肝下下腔静脉袖套。以 8-0 的血管线在肝上下腔静脉左右两角各缝一牵引线(图 11-10)。

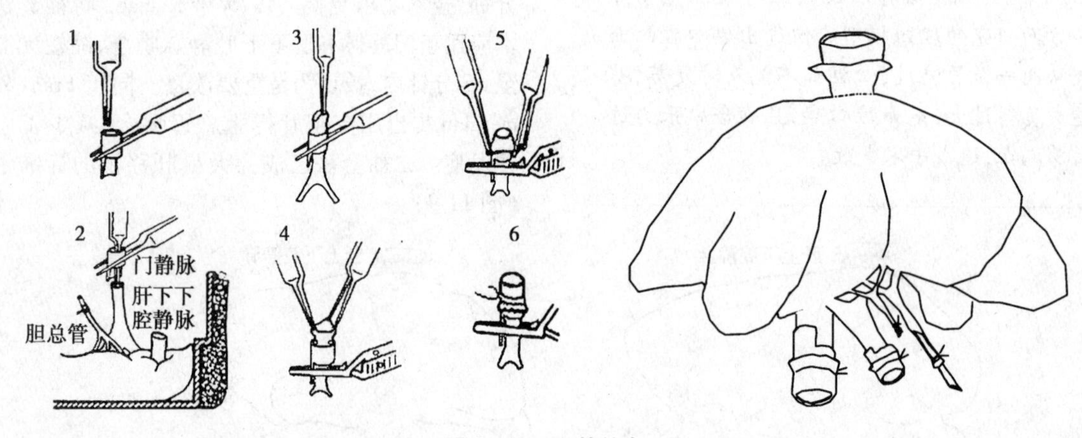

图 11-10 血管袖套

受体去肝：①术前 15 分钟肌注阿托品 0.03mg。取上腹部正中切口进腹。②离断镰状韧带、左三角韧带和肝胃韧带后，游离尾状叶。③解剖左膈静脉，远离腔静脉约 3mm 缝扎左膈静脉但暂不剪断，同法处理食管静脉。④紧贴肝门游离肝外胆管，在左右肝管汇合上方 3mm 处以 5-0 丝线结扎剪断左右肝管。⑤游离肝固有动脉，8-0 缝线结扎剪断。将肝总动脉及胃十二指肠动脉从门静脉后方剥离约 0.5cm，将门静脉游离至幽门静脉水平。⑥游离肝下缘至右肾静脉水平以上的肝下下腔静脉，5-0 丝线结扎右肾上腺静脉及腰静脉。切断右三角和右冠状韧带。⑦撤除麻醉，以 8mm 微血管夹于右肾静脉上方阻断下腔静脉，保留受体侧约 5mm 肝下缘组织，钳夹一把细直血管钳，紧贴该钳下方离断肝下下腔静脉，断端两侧角各缝一针 8-0 血管线。⑧于幽门静脉水平阻断门静脉，开始无肝期。⑨在近肝门处穿刺门静脉，以 30～35℃生理盐水 1～2ml 缓慢灌注肝脏还血至其变白。⑩以无损伤弯头微血管钳，连带约 5mm 膈肌阻断肝上下腔静脉。紧贴肝脏剪断肝上下腔静脉、左膈静脉和食管静脉，于门静脉左右支分叉处剪断门静脉。

供肝植入：①将供肝右侧 8-0 血管缝线缝合于受者肝上下腔静脉右侧角。②充分暴露肝上下腔静脉后壁，自右向左连续腔内缝合与左侧的牵引线打结。自左向右连续外翻缝合前壁至右侧角。③将受体门静脉血管夹下移，在门静脉前壁剪一小口，以一钩型钝针头向下轻微牵拉。钳夹供肝门静脉袖套管柄，保持血管腔持续冲洗的条件下，迅速套入受者门静脉腔内,5-0 丝线环扎。④移去门静脉血管夹开放入肝血流,等少量血液及残余气体从供肝下下腔静脉排出后夹闭,松开肝上下腔静脉阻断钳结束无肝期。⑤将供肝肝下腔静脉袖套管套入受者肝下下腔静脉,5-0 丝线结扎。⑥以 30ml 预热 35~40℃生理盐水冲洗腹腔肝脏复温。⑦提起受者左右肝管残端,于分叉处剪开 1mm,将胆总管支架管套入,5-0 丝线结扎。⑧经阴茎背静脉缓慢推注 5%碳酸氢钠注射液 2.0ml。⑨以生理盐水冲洗腹腔,2-0 丝线全层缝合关腹。

2. 肝动脉重建法　供者肝动脉游离的方法是清除腹主动脉周围的结缔组织,结扎脾动脉、胃左动脉、胃十二指肠动脉、肠系膜上动脉和双侧肾动脉,游离肝固有动脉直至腹主动脉。腹主动脉的游离范围自腹腔干上方至肾下水平,修整腹主动脉远端成袖管形。受者在肝下下腔静脉袖套吻合完成后,以连续法用 8-0 血管线将供体腹主动脉远端袖管与受体腹主动脉端侧吻合。通血后在肝门处可看到肝固有动脉的搏动,供肝颜色更加明亮。其他尚有几种改良动脉吻合术式,选用的吻合血管包括腹腔干、肝总动脉、肝固有动脉和右肾动脉。

二、猪肝脏移植模型

1. 供体手术　①取腹部大十字切口入腹。②游离肝周韧带,解剖第一肝门,于十二指肠球部上缘切断胆总管。③向下游离肝动脉和门静脉分别至腹腔干和肠系膜上静脉与脾静脉汇合处,向上游离至入肝处。④停呼吸机,静脉肝素化(3mg/kg)。⑤经腹主动脉插管向肝脏行重力灌注 4℃保存液,高度 1 米。阻断腹腔干上方腹主动脉,剪开膈及肝下下腔静脉,肝周置冰屑辅助降温。⑥在胰颈下方游离肠系膜上静脉并插入灌注管,尖端略超过脾静脉汇入处,灌注 4℃保存液 1000ml。⑦剪开胆囊排空胆汁,经离断的胆总管断端向肝侧注入 4℃生理盐水 20ml 冲洗胆道。⑧于膈肌环上方离断肝上下腔静脉,远离肝脏依次离断门静脉、肝下下腔静脉,自腹腔干根部切断肝动脉,完整取出肝脏后置于 4℃保存液中。

2. 供肝修整　修剪肝上、肝下下腔静脉,保留膈肌环约 3mm,4-0 无损伤线连续锁边缝合关闭膈静脉,游离肝动脉近侧至腹腔干开口处。门静脉保留灌注管持续 4℃保存液缓慢灌注待吻合前再做修整。

3. 受体手术　①经右侧颈内动脉和静脉分别插入 16G 单腔中心静脉导管,连接多功能生理监护仪,监测平均动脉压和中心静脉压,血氧监护仪记录血氧饱和度及心率。14Fr 导尿管行膀胱造瘘监测术中尿量。②取腹部肋缘下人字切口入腹,分离肝周韧带,游离门静脉、肝总动脉、胆总管、肝上及肝下下腔静脉,于胆囊管和肝总管的汇合处离断胆总管。③离断肝动脉,受体侧结扎。④以静脉钳阻断门静脉、肝上及肝下下腔静脉,进入无肝期,紧贴肝脏快速离断门静脉、肝上及肝下下腔静脉,移出受体肝脏。⑤将供肝置入受体腹腔,以 6-0 血管线连续端端吻合肝上下腔静脉。⑥以 5-0 血管线行门静脉端端吻合。开放门静脉血流,从肝下下腔静脉放血约 50ml 后夹闭,开放肝上下腔静脉血流,结束无肝期。⑦温盐水冲洗肝脏,检查吻合口及供肝断面无明显出血后,用 6-0 血管线端端连续吻合肝下下腔静脉。⑧以 7-0 血管线将供体肝总动脉与受体肝总动脉端端吻合。⑨以 6-0 PDS 缝线间断吻合胆总管,于吻合口内放置直径 3mm 的硅胶支架管,胆管直径小于 3mm 者采用插管后直接外引流。清洗腹腔,查无出血、胆汁漏后分层关腹。

扩展阅读

1966 年 Sun Lee 与 Thomas Edgington 最先报道了大鼠异位肝移植,但后来的临床结果发现此术式有严重缺陷,供肝受腹腔容积限制,而且供受体两肝脏间发生竞争抑制会导致其中之一失去动脉血供和静脉高压最后萎缩。因此以后绝大多数研究采用原位模型。

第六节　肾脏移植模型

与临床移植一样,在动物实验中开展最早的也是肾脏移植。20 世纪初法国的 Alexis Carrel 与奥地利的 Ullmann 几乎同时开展了犬肾移植实验。经过大半个世纪的探索,1962 年英国的 Roy Calne 等通过延长犬肾移植存活时间的实验开启了人类同种异体器官移植的先河。自 1965 年美国 Fisher 与 Lee 等人首次报道大鼠肾脏移植模型以来,国内外学者对手术方式不断改进使其日渐成熟。1970 年代,美国的 Skoskiewicz 等成功建立了小鼠肾脏移植模型,采用的策略和大鼠基本一致。1990 年加拿大的 Zhong 等人改进模型,将成功率提高到 90%以上。

一、大鼠肾脏移植模型

目前大鼠肾移植方法较多,肾动脉可用端端或端侧吻合,静脉可采用缝合、套扎以及通过临时内支架端端吻合(图11-11)。尿路重建包括供体输尿管-受体膀胱浆肌层隧道术、输尿管端端吻合术以及供受体膀胱吻合术。静脉吻合和尿路重建是模型的重点难点,也是手术成败的关键。

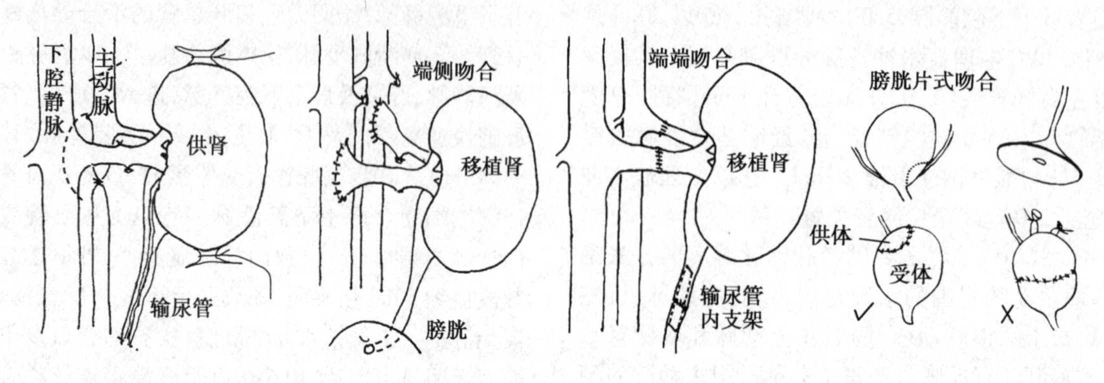

图11-11 大鼠肾脏移植模型

1. 供体手术 以左肾为例:①取腹正中切口入腹。②钝性分离左肾静脉,以5-0丝线结扎切断左肾上腺静脉、左生殖腺静脉。在肾上下极的脂肪组织各留一针支持线。③游离肾周脂肪和结缔组织,钝性分离输尿管至膀胱颈部,保护好输尿管周围结缔组织。④游离左肾血管上下方的腹主动脉和下腔静脉,向头、尾侧各1cm。结扎切断肠系膜上动脉、右肾动脉和腰动脉。⑤在左肾动脉上方6~8mm处以血管钳阻断,以0.7mm导管穿刺肾动脉下方的腹主动脉,缓慢灌注4℃林格液。肾周置以冰屑。灌毕拔管结扎,在主动脉阻断钳和结扎线的远端分别切断腹主动脉。⑥利用支持线向上轻提肾脏,以椭圆形切口带一部分腔静脉离断左肾静脉。⑦尽量靠近膀胱切断输尿管,将供肾置入4℃保存液中。

2. 受体手术 ①切口同供体手术。游离左肾血管水平以下的腹主动脉和下腔静脉2cm,结扎小血管分支。②将供肾以冰盐水纱布覆盖,置于腹腔右侧。在主动脉和腔静脉头尾侧间隔1cm距离各置一血管夹,在受体腹主动脉上纵行剪开,长度与供肾腹主动脉端口径相符。以9-0血管线连续缝合法行动脉端侧吻合(每边6~7针)。③同法完成静脉端侧吻合,用肝素生理盐水保持吻合区湿润。④吻合完毕后同时松开远近端血管夹开放血流。⑤游离并切除受体自身左肾。以无损伤钳钳夹受体膀胱底向尾部牵拉暴露膀胱后壁,在近膀胱颈部切开膀胱后壁约2~3mm。⑥以8-0线穿过膀胱前壁后穿出后壁膀胱切口,进入供肾输尿管开口并从其侧壁穿出,然后再通过后壁切口回到膀胱内并通过前壁穿出,拉动缝线将输尿管拉入膀胱内,将缝线松松打结。Z字形缝合膀胱后壁逐层关腹。⑦受体右肾根据情况可以在手术当时同时切除,或者在术后二次切除。

3. 其他术式 包括:①供左肾在腹腔右侧异位移植。②供肾原位移植-先行受体左肾切除,然后行供受体肾动、静脉端端吻合。尿路重建方式也可采用加内支架的供受体输尿管端端吻合。③供体膀胱片吻合式尿路重建:将供体膀胱沿左输尿管口修剪成一直径约3mm的圆形瓣。然后在受体鼠膀胱顶部剪一大小合适的切口,以6-0无损伤缝线行全层间断吻合。应避免过大的供体膀胱瓣(1/3~1/2),会造成神经性膀胱功能障碍。④采用供体右肾移植时要注意右肾动脉变异情况。为减少供体动物用量,也可获取双侧肾脏,分别移植于不同受体。还可以采取供体双肾整块获取,行双肾同时移植的术式。

二、猪肾脏移植模型

猪肾移植模型宜选体重在30kg左右的猪,腹腔内有足够的空间,运输和管理也比较容易。原位移植采用供肾动脉与受体主动脉端侧吻合,因为可以减少动脉血栓而成为首选术式。该术式可能并发症有输尿管漏、下肢截瘫和淋巴管漏。异位移植采用供肾动脉与受体髂内动脉端端或者髂总动脉端侧吻合,因为猪髂动脉比较细小,术后易发动脉血栓。异位移植因为对主动脉游离阻断少并且需要输尿管长度短,因此较少发生截瘫和尿漏。

1. 供体手术 供肾切取可取腹正中经腹腔切口或者侧腹膜外切口。采用正中切口时雌性比雄性更容易,且雌猪肾脏对缺血再灌注损伤的耐受要强于雄猪。如果要维持供体猪存活尤其是将来用该猪做移植受体时,多采用腹膜外横口。此种情况下必须决定获取哪侧肾脏。左肾动脉短,肾静脉长。右肾则相反而且右肾上腺紧靠肾静脉汇入腔静脉处,影响游离,一般首选获取左肾。步骤如下:①游离肾周组织分离肾脏血管,可用2.5%罂粟碱外滴肾动脉减轻痉挛。结扎并切断肾上腺静脉。②游离肾动脉下方腹主动脉3cm以供插管,结扎离断腰动脉分支。③静脉肝素化(200IU/kg)后在肾动脉下方横夹阻断主动脉,经其前壁插管,5~10分钟内灌注4℃肝素(500IU/L)盐水2L。④在肾动脉上方横夹主动脉,靠近腔静脉剪断肾静脉。⑤离断肾动脉时保留其开口周围的主动脉袖片。⑥游离输尿管,尽量保持其周围组织。⑦供肾修整,如果没有主动脉袖片应行动脉成型。⑧左肾静脉过长会扭曲折叠,而且上下两极分支汇合部远离肾门,应剪短后修整为两条血管或静脉成型。

2. 受体手术　①在供肾植入前切除受体自身肾脏,阻断腔静脉前给予肝素100IU/kg。②静脉吻合以6-0血管缝合线连续法,行肾静脉与下腔静脉或髂总静脉的端侧吻合,也可采用供肾静脉与受体肾静脉或髂静脉的端端吻合。③同法行肾动脉重建。④先开放肾静脉后开放肾动脉血流。⑤尿路重建主要分三种术式:输尿管肾盏吻合术、输尿管输尿管吻合术和输尿管膀胱吻合术。⑥用1-0线关闭腹腔,3-0线缝合皮肤。⑦灯照取暖,清醒后拔管,单独笼养。⑧术后可立刻进食水,根据情况给予补液、镇痛、抗血栓、预防应激性溃疡治疗。

三、猴肾脏移植模型

1. 供体手术　①腹正中切口入腹,游离左侧肾脏及全程输尿管后,游离左肾静脉至下腔静脉,左肾动脉至腹主动脉。②全身肝素化后切取供肾。③体外以4℃的保存液经肾动脉灌洗供肾,至颜色发白、静脉流出清亮灌注液为止,放置于4℃的保存液中。

2. 受体手术　①正中口入腹后先行左侧肾脏切除术,游离受体猴下段腹主动脉和下腔静脉至髂血管分叉水平以上约3cm长。②在手术显微镜下分别以7-0、8-0血管缝合线将移植肾静脉与受体下腔静脉、肾动脉与受体腹主动脉行端侧吻合。③开放血流后止血,观察移植肾颜色及泌尿情况,以7-0 PDS线行输尿管和膀胱黏膜间断吻合。④关腹前切除受体猴自身右肾。

第七节　胰腺、胰肾联合移植模型

胰岛素注射虽然可以延长病人生存,但不能理想控制糖尿病并发症的发展。胰腺移植更符合胰岛内分泌生理,是精确调节血糖代谢的有效措施。1927年Gayet使用导管法建立了犬胰腺移植模型。1957年Lichtenstein首次进行了血管吻合式胰腺移植。1967年Largiader等第一次建立了犬胰腺十二指肠原位移植。1972年Lee等最早建立大鼠胰腺移植模型。

除免疫反应外,胰腺移植主要问题是外分泌的处理方式,包括胰腺十二指肠移植、带十二指肠片胰腺移植、Roux-en-Y胰腺移植和膀胱引流式。第一种肠引流术式最符合生理,对供胰腺内外分泌功能保留最佳,但可有肠道出血和肠梗阻发生。膀胱引流术式方便以尿淀粉酶检测供胰功能,但有发生电解质紊乱的危险。

大多胰腺移植受者都合并终末期糖尿病肾病,因此也会行肾脏移植。1977年Maki等建立了大鼠胰肾联合移植模型,因应激严重术后死亡率很高。1984年Nolan等改进了模型,但需要间置一段供体腹主动脉仍比较复杂。同年Marni等报道另一模型,但需要门腔分流也同样比较困难。因为胰腺与肾脏在供体内解剖位置比较靠近,所有如果在受体采用膀胱外引流途径,则供胰腺和肾脏可以采用整块切取,共用动脉吻合口的术式。

一、大鼠胰腺移植模型

1. 供胰获取　①取正中切口入腹,解剖大网膜打开网膜囊,切断Treitz韧带。②以6-0丝线结扎脾门处血管。③在胰腺下缘结扎切断中结肠血管,将其与胰头分离,暴露出肠系膜上静脉,解剖游离十二指肠。在空肠曲分离肠系膜至肠系膜上静脉。④在幽门处切断胃网膜右血管,游离胰腺钩突。⑤在肝门处结扎切断胆总管和肝动脉。钳夹胃壁翻转后结扎切断胃血管。⑥将胰腺翻向右侧在膈肌与左肾动脉之间游离腹主动脉。结扎切断右肾动脉和其他分支。⑦在胰腺下缘结扎切断肠系膜上静脉,通过主动脉推注5ml 4℃生理盐水。保留腹腔干和肠系膜上动脉切取一段腹主动脉,尾侧结扎头侧开放。⑧在肝门处切断门静脉。⑨切断十二指肠两端后以冷生理盐水冲洗管腔,结扎封闭近端(图11-12)。

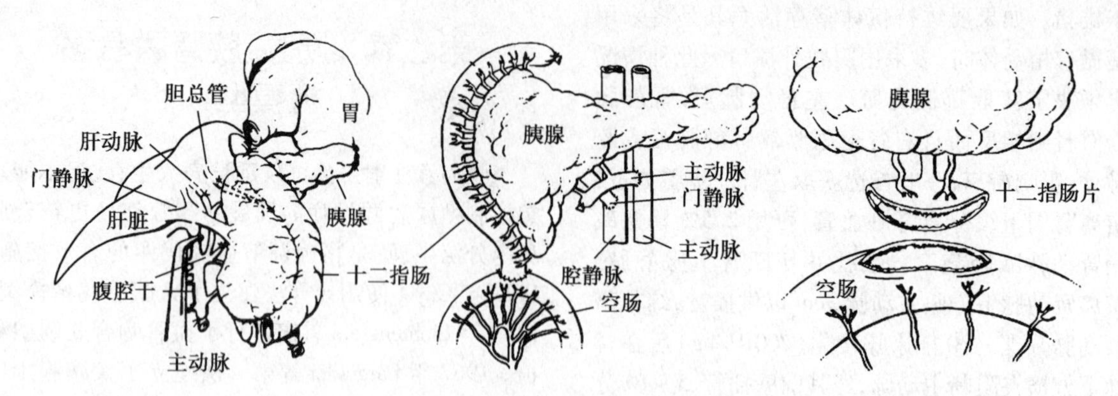

图 11-12 大鼠胰腺移植模型

2. 受体手术 ①在受体肾血管水平下将供胰与受体腹主动脉以 8-0 血管线外翻端侧吻合。②同法吻合供体门静脉与受体下腔静脉(腔静脉回流式),血管阻断时间约 20 分钟。③另一种静脉重建方式为供体与受体门静脉端侧吻合,称为门静脉回流,该方法需要在受体肝门处阻断门静脉。虽然门脉回流式更符合胰腺生理,但研究发现其对胰腺移植后长期内分泌功能没有显著影响。④对于胰十二指肠移植,以 6-0 小肠缝合线连续内翻合法,将供体十二指肠远端与受体第一个空肠袢行端侧吻合。

如果外引流方式选择十二指肠片法,则需要将供体胰头从十二指肠游离开,要注意避免损伤其血管弓。围绕十二指肠乳头修整保留一片 4mm×3mm 椭圆形十二指肠壁,需保证两条供应血管。受体采用一针缝合法将肠片与空肠袢吻合,然后以大网膜覆盖。

二、大鼠胰肾联合移植模型

1. 供体手术 ①腹正中切口入腹,脾周留置牵引线。剪开大网膜,将胃与胰腺分离,在幽门环处以 4-0 丝线结扎切断。②结扎切断胃短和胃左血管后,结扎切断食管下端移除断胃。将十二指肠与升结肠钝性分离。围绕十二指肠乳头保留总长度 6mm 的肠管,以 4-0 丝线结扎隔离十二指肠近远端。③在肝门内结扎切断胆总管和肝固有动脉,游离门静脉。④在胰腺远端结扎切断结肠中血管、肠系膜上血管、十二指肠远端和直肠,移除小肠和结肠。⑤切除左肾,牵拉左肾动脉断端结扎线游离腹主动脉。⑥将胰头左牵,游离右肾、输尿管、肝下下腔静脉,结扎切断腰血管,在右肾动脉发出右肾上腺动脉远端结扎切断。⑦在腹腔干上方以血管夹阻断腹主动脉近端,以 23G 导管穿刺在肾动脉水平下方腹主动脉,灌注 4℃ 生理盐水 4ml。在分叉处远端切断门静脉。⑧在肾静脉水平下方结扎切断下腔静脉尾侧端,在头侧则尽量靠近肝脏切断下腔静脉。⑨灌毕拔管,在左肾动脉残桩水平上方结扎切断腹主动脉尾端,头端在主动脉血管阻断夹下方切断。最后获得的主动脉段包含有腹腔干,肠系膜上动脉以及右肾动脉三个分支(图 11-13)。⑩将胰腺和右肾整块移出供体,置于 4℃ 保存液中。

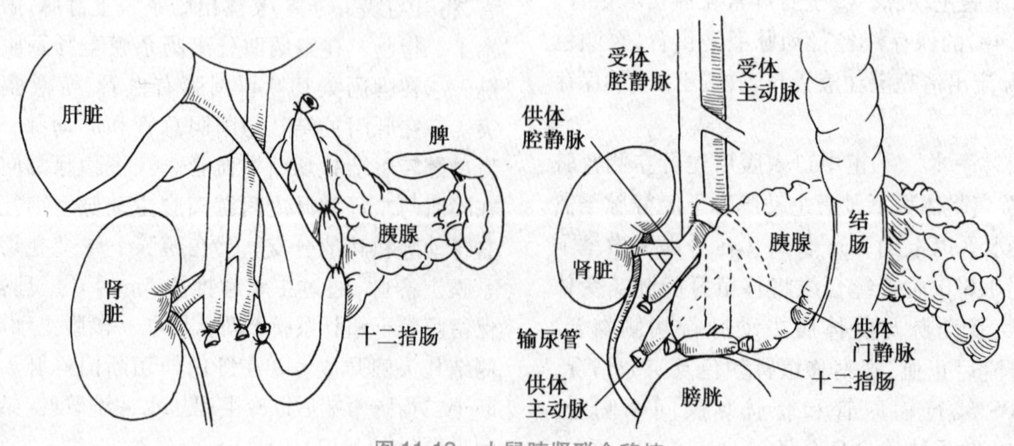

图 11-13 大鼠胰肾联合移植

2. 受体手术　①正中口入腹，游离左肾静脉至髂血管分叉水平下方的腹主动脉和下腔静脉。以血管夹阻断这两大血管及其分支。②根据供体血管吻合口的大小在受体腹主动脉和下腔静脉前壁总共开三个竖口，肝素水冲洗管腔。③将供胰腺和右肾以冷盐水冰袋包裹，置于受体腹腔左右两侧，以8-0血管线连续缝合依次行三处端侧血管吻合：首先最下方的是供体受体腹主动脉，其次是供受体下腔静脉吻合位于中间，最后是紧靠第二吻合口上方将供体门静脉与受体下腔静脉吻合。④松血管夹后，胰腺和肾脏血供都得到恢复。⑤以内支架（外径0.61mm、内径0.28mm）外加6-0丝线结扎法行输尿管-输尿管吻合重建尿路。⑥切除受体自身右肾。⑦切除供体十二指肠近远端残桩，修剪注意保留好胰十二指肠血管弓，6-0丝线连续法将十二指肠片与受体膀胱吻合。⑧切除供体脾脏和受体自身左肾。⑨将供胰尾部置于结肠后方左侧，供肾置于右结肠旁沟，逐层关腹。

扩展阅读

20世纪80年代美国Nolan等采用袖套吻合法简化了大鼠胰腺移植模型。该方法先切除受体左肾，尽量保留供肾血管长度以备血管吻合。血管吻合方式为供胰门静脉（16G）套管和受体左肾静脉吻合，受体肾动脉（20～22G）套管与供胰连带的主动脉端端吻合。

第八节　小肠移植模型

小肠移植分为三大类：单独小肠移植、肝小肠联合移植和腹腔器官簇移植。与其他器官比，小肠移植面临更强烈的排斥反应、移植物抗宿主病、脓毒症、淋巴异型增生以及肠吸收功能不全等问题。

1959年Lillehei等首次报道犬小肠移植。1970年Keaveny等最早建立了猪小肠异位移植模型。1972年Kunlin等人和Zimmermann等分别建立了猪原位小肠和十二指肠同种异体移植模型。因急性排斥反应移植小肠都很快失活。1988年加拿大Grant等使用CsA成功获得了猪小肠移植的存活，1990年同一小组报道了第一例成功的猪肝小肠联合移植。

1971年Monchik与Russell等最早建立大鼠小肠异位移植模型。1973年Kort等建立了大鼠原位小肠移植模型。1994年加拿大的Black等人创建联合结肠小肠移植。1995年Kiyochi等创立了保留外部神经的小肠移植术式。20世纪90年代初，Squires等与Zhong等分别创建了小鼠小肠移植模型。

一、大鼠小肠移植

大鼠小肠移植模型主要有五种：①腔静脉引流的异位小肠移植：供体门静脉与受体下腔静脉吻合，移植的小肠不与受体肠管相通。②腔静脉引流的原位小肠移植：受体切除自身空肠和回肠，移植小肠与剩余肠管端端吻合，静脉吻合方式同①。③门静脉引流的原位小肠移植：肠管吻合方式同腔静脉引流的小肠移植，静脉吻合采用供体门静脉与受体门静脉吻合。④小肠结肠联合移植：供体获取整体小肠、回盲瓣、盲肠与升结肠。受体切除空肠、回肠和盲肠后，与移植肠管近远端分别吻合，供体门静脉与受体下腔静脉吻合。⑤保留外源交感神经的小肠移植：供体小肠获取时，肠系膜上神经节及节后交感神经始终保持贴附于腹主动脉袖管和肠系膜上动脉。

1. 异位小肠移植　异位小肠移植可应用于免疫学研究，术式简单死亡率低，取活检观察病理变化非常容易。但异位移植因为移植肠道非功能肠道，因此排斥反应的终点-移植物失活不确切。相比之下原位移植模型更符合肠道生理学研究，移植肠管内环境包括营养、胃肠液和菌群都和正常肠道相同。此外受体存活决定于移植肠管的功能，排斥反应的终点明确反映为受体死亡。

（1）供体手术：①腹正中切口入腹后将小肠牵向右侧。分离十二指肠与结肠间的结缔组织至Treitz韧带。②将整段小肠顺时针旋转到结肠的头侧，游离中结肠与胰腺分开。③7-0丝线结扎中结肠和回结肠血管支后，游离并切除结肠、盲肠和1～2cm的回肠末段。④以三把蚊式钳将十二指肠向右侧牵拉成“C”字型暴露胰腺，结扎门静脉分支后将其与胰腺分开。⑤结扎切断肾动脉和腰动脉，游离一段包含肠系膜上动脉分支的腹主动脉。⑥阻断腹腔干，结扎幽门静脉和脾静脉。⑦腹主动脉插管，缓缓灌注4℃含肝素（500IU/ml）的乳酸林格液3～5ml。⑧切取小肠和其供应血管，置入4℃保存液中（图11-14）。

（2）受体手术：①游离受者肾下腹主动脉和下腔静脉，以改良Lee式钳或血管夹阻断近远端血流。

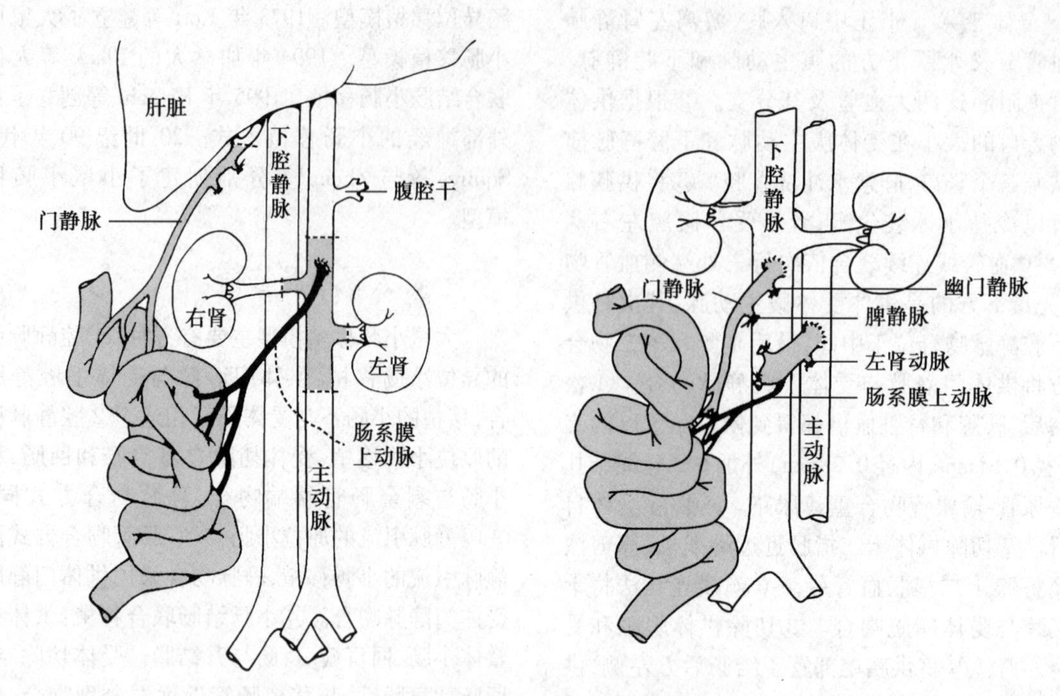

图 11-14　大鼠异位小肠移植

②以 30G 针头刺破腹主动脉前壁后纵形切开。在动脉开口稍上方水平将下腔静脉纵形切开，肝素水冲洗管腔。③将供小肠置于受体腹腔左侧，以 10-0 血管缝合线将供者主动脉袖管与受体主动脉连续端侧缝合。④同法吻合供者门静脉与受体下腔静脉。肠道外置术有四种不同方式：①移植肠管两端都外置造口，以 4 针 7-0 丝线将肠管浆肌层与腹膜缝合，以 5～6 针 5-0 丝线将肠管外翻黏膜与皮肤缝合。②肠管近端封闭，远端造口。③肠管近端造口，远端与受体回肠端侧吻合。④肠管近端封闭，远端与受体回肠端侧吻合。

2. 腔静脉引流原位小肠移植　原位移植供体手术与异位移植相同，因需要移植小肠在术后立刻发挥功能，所以对供小肠的质量要求更严。有损伤的肠管会增加肠内液体丢失、低血容量休克和吻合口瘘的风险。受体手术的血管吻合方式也和异位移植相同。不同的是肠道重建。首先要切除受体空肠和回肠，两侧各留 2cm 残端。以 7-0 丝线行全层连续缝合吻合肠管（图 11-15）。在吻合口内置一个空心粉支架有助吻合并减少肠腔狭窄的风险，吻合后将空心粉推向远端，会被很快吸收。

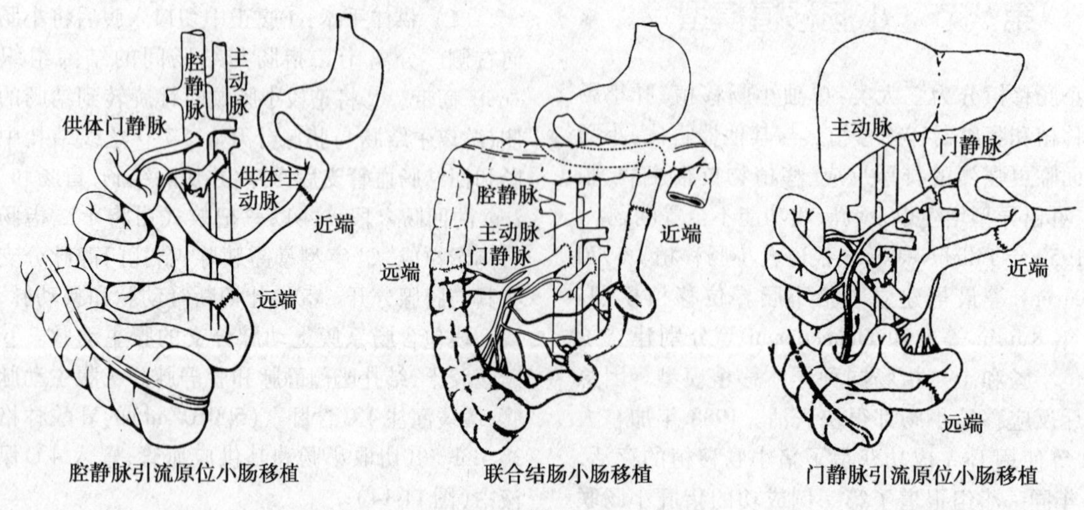

图 11-15　大鼠原位小肠移植模型

3. **联合结肠小肠移植**　此术式不增加排斥反应但可以减少食物在移植小肠通过时间，也是临床小肠移植术式之一。供体移植器官包括全长空肠和回肠、回盲瓣、盲肠和升结肠。肠管游离同前，保留肠系膜上动静脉的右结肠动静脉分支以获取升结肠。受体手术血管吻合同前。切除受体自身小肠、盲肠和右结肠血管近端升结肠。吻合口内置空心粉支架，以7-0丝线吻合供受体结肠。吻合供体空肠与受体十二指肠。

4. **门静脉引流原位小肠移植**　该术式模仿肠道生理，但因术式比较复杂只在特殊目的研究中适用，例如与小肠移植后肝肠首过代谢有关的药物研究。供体手术基本同上，注意保留足够长度的供体门静脉和腹主动脉蒂。受体手术在脾静脉和肝门之间游离受体门静脉，以侧夹阻断受体门静脉同时以静脉夹横夹阻断供体门静脉。将移植小肠置于受体腹腔右侧，将供体幽门静脉和脾静脉的结扎端置于受体尾侧。供、受体门静脉行端侧吻合，吻合完毕后开放受体门静脉但不要开放供体端。动脉吻合同前，完成后开放供体门静脉夹，然后开放动脉夹，移植肠管通血。小肠原位吻合同前。

5. **保留外部神经支配的小肠移植**　小肠移植后肠道壁内源性神经得到保存。但发自外部神经节的交感神经都被切断了，会影响移植小肠的一部分功能，包括蠕动、吸收、菌群、胆盐分泌和免疫反应。保留神经术式是研究小肠移植后交感神经支配与移植小肠功能间关系的重要工具，在临床应用中也取得了良好效果。

此术式小肠获取时需要保留门静脉、肠系膜上动脉以及与其相连的一段腹主动脉袖片，同时保留肠系膜上神经节和节后的交感神经轴突，分别贴附于腹主动脉和肠系膜上动脉。肠系膜上神经节有时会联通腹腔干神经节，后者位于腹腔干起始部，因此也需要保留腹腔干周围的组织。该操作的要点有：①避免触碰或游离主动脉前方的组织。②结扎切断主动脉分支的点要与主动脉保持足够远的距离。③避免损伤肠系膜动脉周围组织。见图11-16。

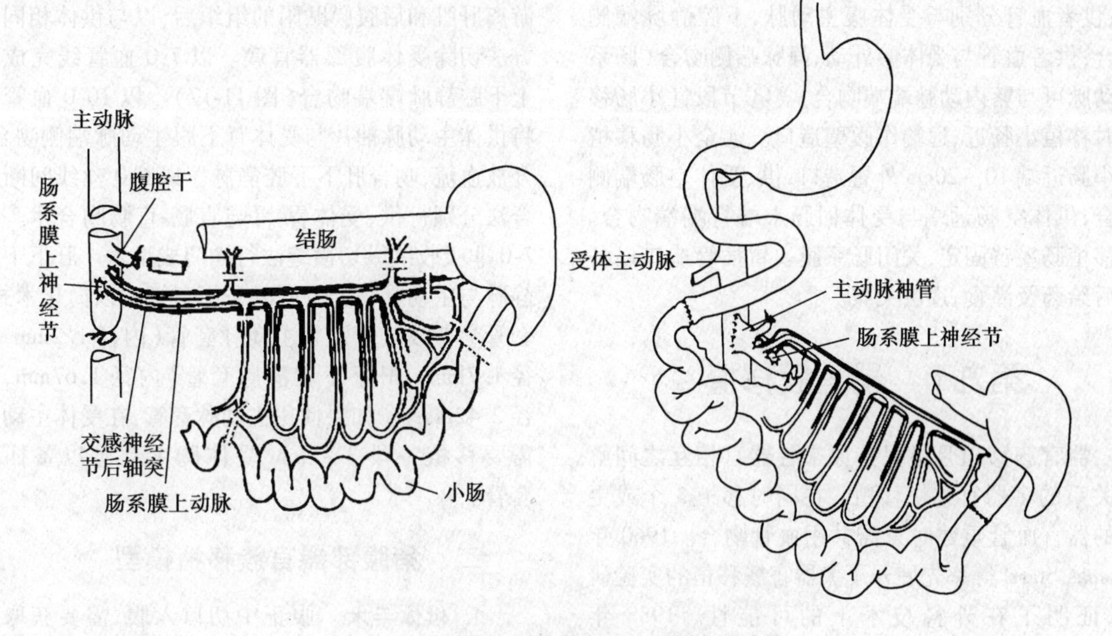

图11-16　保留外部神经支配的大鼠小肠移植

扩展阅读

为减少缺血时间，静脉吻合方式也可以采用套管法将供体门静脉套入受体肾静脉。供体小肠获取时紧贴肝门部剪断门静脉，将其引入外径2.1mm、内径1.6mm、长4mm的套管内。受体左肾静脉处理同大鼠肾移植模型，以两根9-0线牵引受体肾静脉，将供体带套管的门静脉套入。

二、猪小肠移植

1. 供体手术 ①腹正中切口入腹，剪开肠系膜根部暴露系膜静脉血管分支，处理结肠分支，切断、结扎胰十二指肠下血管。②切开十二指肠侧腹膜暴露胰头，游离门静脉及肠系膜上静脉，结扎、离断胰腺分支及脾静脉。③暴露腹主动脉及下腔静脉，离断肾血管。④解剖结肠和胰腺，游离肠系膜上动脉至肠系膜根部。⑤静脉给予5000IU肝素，腹主动脉插管，在膈肌下阻断主动脉，在脾静脉以下切断门静脉。灌注4℃保存液，高度100cm，压力9kPa，灌至肠壁苍白为止。⑥如行节段小肠移植在结肠动脉远端切断肠系膜上动静脉，如行全小肠移植将全部空回肠、门静脉、肠系膜上动脉连带一段腹主动脉整块切取。⑦将小肠置入4℃保存液中。

2. 受体手术 ①腹正中切口入腹后游离待吻合区血管，如行全小肠原位移植，需要切除受体自身小肠，仅保留3～5cm近端空肠和末段回肠。②以6-0血管线吻合血管的形式有三种：供者肠系膜上动、静脉分别与受体相应血管行原位端端吻合；供者血管分别与受体腹主动脉、下腔静脉端侧吻合；供者血管与受体髂外动、静脉端侧吻合（肠系膜动脉可与髂内动脉端端吻合）。③节段性小肠移植时移植小肠近、远端作腹壁造口。④全小肠移植时小肠近端10～20cm外置造口，供、受体空肠端侧吻合，供体空肠远端与受体回肠末端行端端吻合。⑤移植肠妥善固定，关闭肠系膜。胃插管造口以备术后给药及灌食，逐层关腹。

第九节 器官簇移植

器官簇移植是指保持原来各器官相互之间解剖关系的多器官整块移植。在同时移植3个或更多的器官血管重建时只需共用血管吻合。1960年Thomas Starzl等率先展开了犬器官簇移植的实验研究，证明了在外科技术上的可能性。1988年Gridelli等通过35例猪器官簇移植模型探索了获取、保存以及植入技术。1990年Murase等最先报道了大鼠腹部器官簇移植模型。临床上器官簇移植多用于治疗短肠综合征、小肠广泛切除后全肠外营养导致肝功衰竭或者腹部恶性肿瘤多器官受累的病人。

一、大鼠器官簇移植模型

1. 供体手术 上腹部大十字开口入腹。以一透明塑料薄膜包裹肠管，将肠管推向左侧。游离切开肝脏附着韧带，暴露肝上下腔静脉，向尾侧游离下腔静脉周围结缔组织至左肾静脉水平。结扎切断膈肌静脉、双侧肾上腺静脉和右肾静脉。结扎脾动、静脉后切除脾脏。游离腹主动脉，上至膈肌下至髂血管分叉部。将腹主动脉与下腔静脉和左肾静脉分离。结扎切断除腹腔干与肠系膜上动脉之外的所有动脉分支。从腹后壁游离十二指肠、胰腺和结肠。经阴茎背静脉注射300IU肝素，钳夹膈下腹主动脉，在主动脉髂动脉分叉部上方插管，5分钟内缓慢灌注4℃等渗盐水溶液10～20ml，压力50cmH_2O，在膈肌上方切断下腔静脉。在腹主动脉阻断钳下方腹腔干头侧端结扎切断腹主动脉，腹主动脉尾侧在肠系膜下动脉水平上方切断但不结扎，保持袖管开放。尽可能远离肝脏切断肝上、肝下下腔静脉。胃肠道的近、远端分别在贲门和直肠上1/3处切断。肠腔冲洗后将供移植器官整块置入4℃保存液中。

2. 受体手术 腹正中切口入腹，暴露肝上及肝下下腔静脉。结扎切断腹腔干、肠系膜上动脉。游离肝脏和后腹膜贴附的组织后，以与供体相同的方法切除受体腹部器官簇。以7-0血管线完成肝上下腔静脉端端吻合（图11-17）。以10-0血管线将供体主动脉袖片与受体肾下腹主动脉端侧吻合。开放血流，吻合肝下下腔静脉。以6-0丝线间断缝合法分别行供、受体胃-胃与直肠-直肠吻合术。以7-0非吸收线纵切横缝法行幽门成型术。肝下下腔静脉与主动脉吻合也可以采用套管法以简化术式。套管参考数值分别为主动脉套管（内径1.2mm，外径1.7mm），肝下下腔静脉套管（内径1.67mm，外径2.42mm）。如果使用主动脉套管，在受体主动脉需要移植一段3～4cm受体胸主动脉以备插入套管。

二、猪腹部器官簇移植模型

1. 供体手术 腹正中切口入腹，需要获取的器官包括肝脏、胃、十二指肠、胰腺、脾脏、小肠和大部分结肠。不必切取肾脏，脾脏最终在受体手术中切除。血管方面腹主动脉保留腹腔干、肠系膜上、下动脉分支、肝上下腔静脉、肾静脉近端的肝下下腔静脉。胃肠道近端于食管和胃交界处切断，远端于肠系膜下动脉末支供应区域以远的结肠切断。牵引肠系膜根部以游离其两侧的后腹膜。腹主动脉从髂总动脉分叉部起全部切取，向近端依次结扎切断腰动脉、肾动脉、肾上腺动脉、膈动脉等分支，只

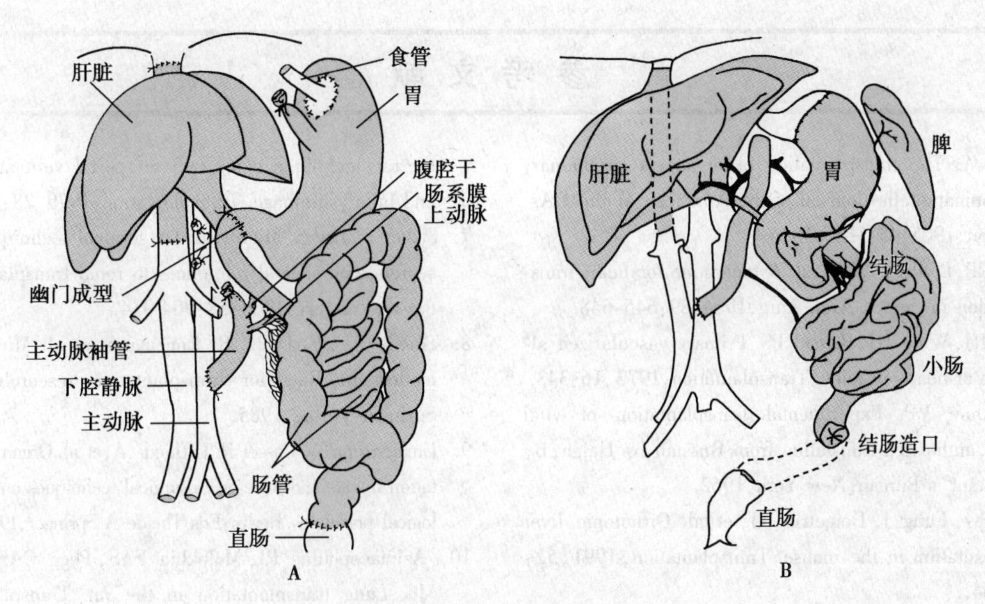

图 11-17　腹部器官簇移植

A. 大鼠腹部器官簇移植；B. 猪腹部器官簇移植

保留腹腔干与肠系膜上下动脉。切断所有肝周韧带游离肝脏，暴露肝上、肝下下腔静脉。此时，所有腹部器官及相应支配血管都应该游离完毕，静脉输注 5000IU 肝素全身肝素化。髂总动脉近端插管，在腹腔干头侧端横夹阻断腹主动脉，灌注 4℃乳酸林格液 2L，打开膈肌后切开右心房。最后切断肝上肝下下腔静脉、腹主动脉近远两端，将器官整块移出，置入冰盆中保存。以 5-0 血管缝合线连续缝合关闭腹主动脉近端。

2. 受体手术　腹正中切口入腹，上至剑突下至耻骨联合。受体自身腹部器官切除基本同供体，不同的是胃肠道远端保留肠系膜下动脉供血区，近端保留食管和 5 ~8cm 胃底部。除肾动静脉外，受体整体腹主动脉和下腔静脉分支都需切除。如需要转流，以 18 ~20G 导管联通股静脉至颈静脉，流速 500ml/min。结扎切断腹腔干和肠系膜上动脉。将受体腹部器官移出腹腔。将供体器官按解剖位置摆好后置入受体腹腔，5-0 血管线连续吻合肝上下腔静脉。将其他器官以湿盐水纱布包裹后牵拉至中线，同法吻合肝下下腔静脉。最后将供体腹主动脉远端袖管与受体肾血管水平以下腹主动脉端侧吻合。移除血管夹，器官通血后迅速停止体外转流。检查吻合口后彻底止血。重建消化道，将供体胃底部与受体胃残端以端端方式吻合。3-0 可吸收线全层连续缝合后外加 4-0 丝线行浆肌层间断缝合。以同样方式吻合供受体结肠。如果将移植结肠远端造口后外置，则需缝合关闭受体远端结肠。

结　语

做为比较医学的关键手段，动物模型在移植领域被广泛应用于外科术式、器官保存、免疫机制、器官修复、组织再生、药物研发、生理变化等研究。选择模型动物需要遵循目的性、相似性、可靠性、易行性和经济性原则。啮齿类小动物来源广泛、背景清晰、工具丰富、结果可靠，但需要熟练显微外科技术支持。猪、猴等大动物解剖近似、操作直接、用药便利、管理方便，但需要雄厚经济支撑及正确伦理指导。异位移植模型多利用供器官血管与受体腹主动脉、下腔静脉端侧吻合重建血流。原位移植模型相对复杂，不同器官各有特点。除外科操作外，移植动物的遗传免疫背景、解剖结构、麻醉及围术期管理也都是成功建立模型的关键因素。熟悉并掌握动物移植模型的建立，是推动移植科学发展的重要工具。

（刘　浩）

参考文献

1. Carrel A. The transplantation of organs: a preliminary communication. the Journal of the American Medical Association, 1905, 45: 1645-1646.
2. Abott CP, Lindsey ES, et al. A technique for heart transplantation in the rat. Arch Aurg, 1964, 89: 645-648.
3. Corry RJ, Winn HJ, Russel PS. Primary vascularized allografts of hearts in mice. Transplantation, 1973, 16: 343.
4. Demikhov VP. Experimental transplantation of vital organs, authorized translation from Russian by Haigh, B, Consultant's Bureau, New York, 1962.
5. Qian SG, Fung J, Demetris AJ, et al. Orthotopic liver transplantation in the mouse. Transplantation, 1991, 52: 562-564.
6. Kamada N, Caine RY. Orthotopic liver transplantation in the rat: technique using cuff for portal vein anastomosis and biliary drainage. Transplantation, 1979, 28: 47.
7. Fisher B, Lee S. Microvascular surgical techniques in research, with special references to renal transplantation in the rat. Surgery, 1965, 58: 904-914.
8. Thiede A., E. Deltz, R. Engemann, et al. Microsurgical models in Rats for transplantation research. Berlin: Springer-Verlag, 1985.
9. Timmermann W. Gassel H. J, Thiede A, et al. Organ transplantation in rats and mice; microsurgical techniques and immunological principles. Berlin: Eds Theide A Springer, 1998.
10. Asimacopoulus PJ, Molokhia FAS, Pegg CAS, Norman JC. Lung transplantation in the rat. Transplant Proc, 1971, 3: 583-585.

第十二章　器官移植基础与临床研究热点和前沿

学习目标：

1. 了解器官移植基础与临床研究的热点问题
2. 了解器官移植研究最新现状和未来发展方向

第一节　移植免疫耐受

移植免疫耐受是移植人一直追寻的理想目标。成功诱导免疫耐受可以使受者不需长期服用免疫抑制剂，在维持正常免疫应答的同时保证移植器官不发生排斥反应。免疫耐受的基础研究已经取得了令人鼓舞的成果，临床上亦有成功病例报道，但距离实际临床应用尚需克服很多障碍。

一、概述

移植免疫学的核心问题即以 HLA 配型为代表的供受者基因差异。而绝大多数的临床移植均在这种条件下施行。此时，宿主抗移植物（HVG）和移植物抗宿主（GVH）的排斥反应均不可避免地发生。因此，术后控制免疫系统便成了整个移植治疗的中心环节。非特异性的免疫抑制治疗以牺牲全身免疫防御能力为代价，使得感染的机会大增。此外，目前常规使用的免疫抑制剂均有不同程度的毒副作用，并且剂量也不易控制。

二、特异性免疫耐受的概念及定义

（一）广义免疫耐受

1. 自身免疫耐受　机体在胚胎发育过程中逐渐形成的免疫系统在与自体抗原接触过程中，禁闭了所有能与自体抗原发生免疫反应的细胞株，从而完善了自我抗原的“登记”过程。这种自体免疫系统不攻击自体组织、细胞的现象被称为自我耐受（self tolerance）。

2. 天然特异性免疫耐受　在天然情况下，生物间也存在一些相互特异性耐受状态，被称为天然免疫耐受（natural tolerance）。其中最好的例子是胚胎的着床、生长和发育过程。尽管母子之间 MHC 不完全相同，但在孕育过程中母亲也不会排斥胎儿。

人体内，尤其是正常体内含有多种微生物（亦称为正常菌群），一般情况下也不会引起感染，说明免疫系统有可能对某些有益菌株形成天然耐受。

实验观察中亦有同种猪肝移植和某些大鼠肝移植天然耐受的现象。

（二）移植学特异性免疫耐受

随着移植学的实验和临床实践两方面的发展，器官移植特异性免疫耐受已逐渐被赋予了一些特定的概念。归纳起来如下：

1. 研究对象为免疫系统已发育完善的个体，即研究对象已具备排斥一切异物的能力，而并非属于易于诱导耐受的胎儿或免疫系统尚未发育完全的新生儿。

2. 供者与受者 MHC 抗原不相同，甚至次要组织相容性抗原也不相同如（XY→XX）。即研究对象为排斥型或强排斥型配对。

3. 以诱导耐受为目的的治疗手段必须为具有“短疗程”和“非持续性”两大特点。

4. 停止治疗后移植物功能长期稳定，病理学检查无排斥反应迹象。

5. 这种免疫无反应性只针对供者抗原存在；对其他外来抗原刺激仍具有良好的免疫应答力。

以上5条可以作为评价临床特异性免疫耐受的客观指标。就实验研究而言,往往还要增上以下3点:

1. 第二次接触相同抗原时无超急排斥反应迹象(通过皮肤移植加以鉴定)。

2. 对第三方抗原刺激仍具有正常反应(皮肤移植)。

3. 能通过淋巴细胞和血清等过继输注将耐受状态转移给另一个正常个体。

目前利用实验室手段成功诱导各种免疫耐受已不足为奇,因而其评价标准也越来越严格。

扩展阅读

综上所述,临床供者特异性免疫耐受的定义可以简化为:免疫成熟个体在接受HLA配型不相容的器官移植后,应用诱导短疗程治疗出现的不用药(指免疫抑制剂)、不排斥、不感染的"三不状态"。由此可见,诱导标准的"临床供者特异性免疫耐受"相当困难。因此,Roy Calne曾提出一个折中的近似耐受"almost tolerance"概念:即将上述"不用药"改为"单一品种、小剂量维持用药"。

"operational tolerance",目前国内译为"操作性耐受"。实际上"operational tolerance"是指"该耐受状态本身正在运行之中",而不是"人为操控的一种耐受状态"。基于以上所述,免疫耐受具有获得性、活动性、不稳定性、不易确定性等特点。

三、经典免疫耐受研究简介

早在1597年,著名外科医师Gaspare Tagliacozzi就曾写到:"个体之异为移植之障也。"很难想象是什么原因让这位先哲竟然在个体生物学基础建立3个世纪之前就写下了如此精辟的论断。

(一) Medawar与移植排斥之谜的揭开

一直以来自体皮肤移植是治疗烧伤的理想方法,但是第二次世界大战期间,自体皮肤移植无法满足大量大面积烧伤病人的治疗,人们不得不开始探讨异体皮肤移植。1942年Gibson和Peter Medawar将从人体获得的50片皮片移植给一位22岁女性烧伤病人(兄→妹)。由于创面过大,15天后又进行第二批植皮。结果第一批皮片于15~23天后坏死;第二批皮片8天后坏死。敏锐的观察和联想力使他们得出结论:移植物的破坏与激活免疫机制有关。二次现象(second-set phenomenon)一词也由此产生。该重大发现激发Medawar通过一系列的经典实验证实排斥反应的机制是供者抗原激活受者免疫系统而产生的应答反应。循此线索,他带领他的学生Robert Billingham和Leslie Brent建立了移植免疫学的基础和分支。其中最重要的为揭示获得性免疫耐受的经典试验研究。Medawar也因此与下一节中将要介绍的Burnet一起分享了1960年诺贝尔医学奖。

(二) Owen、Burnet和Medawar与获得性免疫耐受现象的发现及理论贡献

1. Ray Owen与生殖器发育不完全的小雌牛(Freemartin)现象 雄性异卵双胞胎牛通常在成年后生育正常,但雌性却无生育能力。当时农民们将这种无生育力的雌牛称为"Freemartin"。出于发展畜牧业的需要,有学者专门收集和研究Freemartin。1945—1947年间,Owen发现这种异合子双胞胎因在子宫内共用一个胎盘和同一个循环系统,而成为先天性血细胞嵌合体,因而对相互的抗原不构成免疫应答反应。

2. Burnet的自限性识别(self nonself discrimination)理论 Owen的这一发现受到Burnet的高度重视。在1949年再版The Production of Antibodies时,Burnet不仅提出抗体形成的新理论,而且还对Owen的发现提出了理论解释。他提出:免疫反应在胚胎晚期形成,在这一特定时期内所接触的抗原均被冠以自体标记而被耐受。任何没有冠以此种自体标记的抗原,都会被认为是异己而激活免疫反应。并提出:在这期间如导入任何抗原都将诱导耐受,而且从此不会对其产生免疫反应。这一理论在Burnet关于抗体形成的克隆选择理论中得到进一步发展。

3. Medawar的免疫耐受经典实验 1953年,Medawar及其同事将Burnet理论付诸实验,并肯定该理论的正确性。其设计为:将同种血细胞注入胚胎或新生小鼠体内,待成年后再接受相同供者源的皮肤移植。实验证实不发生排斥反应。因而"获得性免疫耐受"一词由此产生(acquired immunological tolerance)。Burnet和Medawar也因此获得1960年诺贝尔医学奖。

扩展阅读

免疫特赦区

移植外科医生很早就意识到，机体某些部位比其他部位有利于植入移植物。如颅内、眼前房、睾丸等处。总之，是将移植物藏入一处免疫细胞“见”不着的地方，如血脑屏障等。但遗憾的是，进一步研究表明淋巴细胞仍有进入这些所谓特赦区的可能。此外，也因为这些部位的可利用空间十分有限，而且本身具有极重要的功能。因为要想在这些部位引入移植物所付出的代价太大，所以多年来没有产生实际临床应用价值。

母体对胎儿的天然耐受及其研究

前面提到，母体不排斥MHC不同的胎儿，这可能是天然耐受现象中最常见的、最普通的例子。对其耐受机制的探讨无疑将有助于设计临床诱导策略。关于这一耐受的假说很多，各有一定的实验支持。

(1) 子宫内膜不表达MHC抗原：但这一假设在灵长类动物似乎难以成立。

(2) 母亲处于免疫抑制状态：虽有观察证明母体怀孕时皮质类固醇激素水平升高，但实际上孕期内细胞、体液免疫监测均正常。

(3) 增强性抗体产生：孕期母体产生抗父亲源MHC抗体，而且多为非补体结合型。因此可能成为阻断性抗体，从而防止了细胞介导的胎儿排斥反应。

(4) 最近发现滋养层细胞表达DAF和MCP，有着协同耐受的作用。

(5) 胎盘组织没有表达必要的黏附分子(adhesion molecules)，而活化的淋巴细胞要在这些分子的协助下才能穿越葡萄糖基氨基葡萄糖及滋养层屏障，进入胚胎循环。

亦有大量实验证明是胚胎成功地让母体免疫系统不至于攻击自己。其方式是通过：①减低其反应性；②使之产生无害抗体；③使免疫攻击无效化(nullity)。

四、移植免疫耐受经典举例

(一) 剑桥免疫耐受现象

1980年代初，Roy Calne发现某些猪在同种肝移植后不用任何免疫抑制剂，移植物可以长期存活不遭排斥。

沿此线索进行研究，Kamada亦在某些鼠种之间获得同样效应。如DA→PVG大鼠原位心移植7天排斥，但同样组合的肝移植则不排斥。如先移植肝，后移植心，两者均不排斥。这意味着肝的不排斥特性亦可以保护另一个器官免遭排斥。肝脏很有可能产生某种因子，参与移植后的免疫调节，使其转向耐受而不是排斥的方向。早年多认为与肝脏合成和释放大量可溶性MHC-Ⅰ类抗原有关。Kamada称已提取到导致这种耐受的蛋白质。

剑桥免疫耐受现象的发现，诱发了很多诸如用肝加小肠之类的联合移植实验及临床应用，试图利用肝的这种特性来保护另一个强排斥型移植器官。

(二) 匹兹堡免疫耐受现象

匹兹堡免疫耐受现象即微嵌合体现象，是Thomas Starzl领导的中心发现的。有些肝移植后长期存活的病人，自行停止所用免疫抑制治疗，结果移植肝仍然长期存活，表明机体已对该移植肝产生了耐受。应用PCR技术对供者原细胞进行鉴定检查表明：供者型APC可以从移植物游出，分散到受者各个部位。包括定居在淋巴器官内。甚至皮肤取材也可以检查出供者型细胞的存在。因此他们将这种微观下的嵌合现象称为微嵌合体(microchimerism)。据推测，这些具有展示移植物抗原活性的细胞存在，可能是维持耐受的原因之一。

根据这一发现，Starzl还进一步指出：HLA配型虽不能预测尸肾移植或其他器官(如肝脏)移植的预后，然而却能明确地预测骨髓移植的结果。这些现象直到微嵌合体被发现之后才得到解释。供者白细胞从移植物中游出，分布于受者的广泛部位。很多年以后还能检测出这些供者源细胞。在这种微嵌合体条件下，宿主抗移植物和移植物抗宿主两种反应都不再发生。这两种反应在从前是两个完全不同的概念，但今天学者们认识到它们是相互作用的。这种相互作用引起组织抗原间的双向检测(互相识别)。从而解释为什么HLA配型具有盲目性以及为什么不能预测移植的结局。

这一发现，曾经刺激了很多试图从外周注入供者细胞制造嵌合体，然后再移植的实验及临床研究。如放射处理+抗淋巴细胞球蛋白+供者骨髓细胞输注可以诱导出大动物的同种肾移植耐受。

扩展阅读

嵌合≠耐受

耐受状态下必然有微嵌合体现象存在，但微嵌合体并不等于耐受状态的存在。就这一点而言是显而易见的。因为无论从理论上和实际观察中都认为，任何带血管的器官移植，只要血流重新建立，移植物和受者之间的双相细胞"移民"就开始进行，并一直维持下去。然而这并不意味着耐受即将形成。相反，正常情况下如不加常规免疫抑制剂治疗，几乎是100%排斥；加免疫抑制治疗也有很大一部分排斥，但受到一定的抑制，而仅有一小部分可能出现耐受。也就是说，无论用排斥个体和抑制个体或耐受个体作为研究对象都不排除检测到供者源细胞的可能。因此微嵌合体并没有直接回答关于耐受方面的问题。

很多用骨髓细胞和脾细胞输注诱导嵌合体的实验，仅有部分在加免疫抑制剂的情况下方可诱导极少数个例产生耐受（大动物实验）。临床仅处于个别试用阶段，尚未获得明确结果。

（三）费城免疫耐受现象

费城免疫耐受现象是由 Naji 领导的中心发现。其理论基础和实验为：在给糖尿病大鼠胸腺内注入同种胰岛细胞之前，如将外周绝大部分淋巴细胞耗竭（如用抗淋巴细胞球蛋白），此后由胸腺再产生成熟的新一批淋巴细胞会将与其接触过的移植物抗原认作为"自我"，而不去排斥，进而使糖尿病得以纠正。该理论亦称为淋巴细胞"再教育"。实际上是试图让机体再现胸腺在胚胎时期对 T 细胞按其 TCR 进行筛选的过程。

大量实验表明，胸腺内注射抗原确能在小动物中诱导出耐受。但用于大动物时，该方法未能得到应有的结果。就临床而言，因为正常成人胸腺都已发生退化，即使有可能诱导出耐受，其实用价值也比较局限。但在小儿移植治疗中有应用的可能。

五、临床移植免疫耐受研究进展

临床器官移植免疫耐受不单是在诱导方式上存在着困难，而且在耐受状态的诊断上也存在着困难。很多中心都观察到肝、肾移植后自动停药、长期存活、无排斥反应的病例。这些偶然的个案后面可能有一定的必然性。即在免疫抑制剂的长期作用下，移植物抗宿主和宿主抗移植物的反应性质均得到调和。机体逐渐将移植物作为"类自我"（as-self）加以接受。但问题在于要多长时间、有多大可能在一定的时间内形成耐受，并且可以停药。

1. 耐受病例的客观存在是对临床用药策略的质疑。如果将移植后 10 年的病人后全部停药，已经耐受的比例一定比想象的还高。由此推论，目前的免疫抑制用药具有相当的盲目性，至少①种类过多；②时间过长；③剂量过大。

2. 到目前为止，还没有明确诊断耐受状态是否存在的手段。因此，不得不普遍盲目用药。前面对临床移植免疫耐受所下的定义中很重要的一条为：停药后不排斥。这在理论上是正确的，但实际应用时却不可能。因为必须"确定不再排斥"后才能停药。在活体肝移植有几家中心根据临床多项指标试行停药，取得初步经验。但因为风险太大，在新技术尚未成熟之前仍建议谨慎使用维持量的免疫抑制治疗。

六、免疫耐受临床研究的局限性

免疫耐受的定义主要包括 4 个内容：①移植物长期存活且功能正常，停用免疫抑制剂；②体外实验证实无供体特异性免疫反应；③移植物组织学表现正常；④（动物实验中）受体对来自同一供体二次移植物耐受，对第三方移植物排斥。但是免疫耐受的临床研究，尤其是回顾性研究中，通常只能以上述第 1 条内容作为判断耐受的标准。

免疫耐受临床研究的局限性在于：①移植物功能稳定多长时间才能判断为免疫耐受，尚缺乏统一标准；②临床常规检查手段对移植物损伤不敏感，可能有损伤而无法发现排斥；③移植物损伤可能由其他疾病导致而并非免疫排斥，可能免疫耐受者因其他原因导致移植物损伤而被排除。

免疫耐受临床研究的难点在于：①临床免疫耐受发生几率很低；②诱导耐受的免疫学障碍较多，包括反应性 T 细胞及 TCR、免疫记忆（记忆性 T 细胞）、自稳增殖（homeostatic proliferation）等；③缺乏预测免疫耐受的标志物及有效检查手段。

七、临床肾移植免疫耐受研究进展荟萃

1. 1975 年，Owens 等最早报道临床移植免疫耐受现象。建议耐受者在发生排斥时才需再次用药。

Owens ML, Maxwell JG, Goodnight J, et al. Discontinuance of immunosuppression in renal transplant patients. Arch Surg,1975,110(12):1450-1451.

2. 1980 年 Zoller 等报道临床免疫耐受现象。但不建议受者停药,如发现受者自行停药,即使肾功能正常也需再次用药。但停药 3 年以上功能仍正常者可不再用药。

Zoller KM, Cho SI, Cohen JJ, et al. Cessation of immunosuppressive therapy after successful transplantation: a national survey. Kidney Int, 1980, 18 (1): 110-114.

3. 1993 年 Starzl 报道了 5 例肾移植受者停用免疫抑制剂,肾功能维持正常 27 ~29 年。

Starzl TE, Demetris AJ, Trucco M. Chimerism and donor specific nonreactivity 27 to 29 years after kidney allotransplantation. Transplantatio,1993,55:1272-1277.

4. 2009 年 Knechtle 用折中方案诱导耐受,停用大部分但不是全部的免疫抑制剂。方案:alemtuzumab(CD52 单抗)诱导+60 天 Tac+长期 SIR,8/10 受者成功停用其他药物,仅长期用 SIR。

Knechtle SJ, Pascual J, Bloom DD, et al. Early and limited use of tacrolimus to avoid rejection in an alemtuzumab and sirolimus regimen for kidney transplantation:clinical results and immune monitoring. Am J Transplant,2009,9(5):1087-1098.

5. 2007 年 Brouard 等发现了与耐受相关的 49 个基因,其中 33 个基因对耐受和慢排的特异性分别达到 99% 和 86%。

Brouard S, Mansfield E, Braud C, et al. Identification of a peripheral blood transcriptional biomarker panel associated with operational renal allograft tolerance. Proc Natl Acad Sci U S A, 2007, 104 (39): 15448-15453.

6. 2010 年 Newell 等发现免疫耐受病人区别于免疫抑制治疗中肾功能稳定受者的 30 个基因,其中 23 个基因为 B 细胞特异性。

Newell KA, Asare A, Kirk AD, et al. Identification of a B cell signature associated with renal transplant tolerance in humans. J Clin Invest, 2010, 120 (6): 1836-1847.

7. 2006 年 Massachusetts General Hospital 首次报道成功诱导肾移植耐受。6 例多发性骨髓瘤并肾衰病人,同时接受骨髓移植和肾移植,之后接受供体淋巴细胞输注作为肿瘤治疗方案之一。移植肾均存活 10 年以上,其中 3 例骨髓瘤完全缓解。

Fudaba Y, Spitzer TR, Shaffer J, et al. Myeloma responses and tolerance following combined kidney and nonmyeloablative marrow transplantation: in vivo and in vitro analyses. Am J Transplant, 2006, 6 (9): 2121-2133.

8. 2008 年该课题组研究了不合并恶性肿瘤的肾移植受者,给予骨髓移植联合肾移植,移植前进行环磷酰胺+胸腺照射+抗-CD2 单抗治疗,移植后进行暂时的 CsA 或 Tac 治疗。其中一例因早期体液排斥反应致移植肾丢失,其余四例均成功停药,保持移植肾功能正常 2 ~5 年。

Kawai T, Cosimi AB, Spitzer TR, et al. HLA-mismatched renal transplantation without maintenance immunosuppression. N Engl J Med, 2008, 358 (4): 353-361.

9. 2008 年,Stanford 大学也报道了肾移植联合造血细胞移植诱导免疫耐受。

Scandling JD, Busque S, Dejbakhsh-Jones S, et al. Tolerance and chimerism after renal and hematopoietic-cell transplantation. N Engl J Med, 2008, 358(4): 362-368.

10. 2012 年,Stanford 大学报道了诱导肾移植免疫耐受。方案:全淋巴照射+抗胸腺免疫球蛋白+CD34+造血干细胞输注,共 16 例,其中 15 例成功诱导嵌合体无 GVHD,其中 8 例受者停用免疫抑制剂 1 ~3 年未发生排斥。

Scandling JD, Busqueb S, Dejbakhsh-Jonesc S, et al. Tolerance and withdrawal of immunosuppressive drugs in patients given kidney and hematopoietic cell transplants. American Journal of Transplantation, 2012, 12: 1133-1145.

扩展阅读

克隆清除+"旭光"方案诱导临床移植"几乎耐受"(Clonal Deletion and Drug Added When Needed—CD+DAWN 方案简介:

1. 供者特异性免疫原细胞输注(DST 或干细胞),刺激克隆增殖;

2. 应用 Bortezomib 或全淋巴照射,清除增殖克隆;

3. 肾移植;

4. 尽量不用或少用免疫抑制剂;

5. 密切观察肾功能,必要时加用或加量。

一组 22 例,临床观察 1.5 ~2.5 年,仅用维持量激素;另一组 69 例,观察 13.3 月,58% 恢复常规用药;33% 仅用激素,9%(n=6)完全不用免疫抑制剂。

八、临床肝移植免疫耐受研究进展荟萃

1. 2005 年 Miami 大学报道,通过输注骨髓细胞来诱导肝移植耐受,发现输注骨髓细胞对于排斥或耐受的发生率几乎没有影响。

Tryphonopoulos P, Tzakis AG, Weppler D, et al. The role of donor bone marrow infusions in withdrawal of immunosuppression in adult liver allotransplantation. Am J Transplant, 2005, 5(3): 608-613.

2. 2007 年, Pittsburgh 大学报道了 1992—2006 年肝移植临床耐受资料。19% 肝移植受者停用免疫抑制剂,其中 29% 的受者后来发生了急性排斥反应。

Mazariegos GV, Sindhi R, Thomson AW, Marcos A. Clinical tolerance following liver transplantation: long term results and future prospects. Transpl Immunol, 2007, 17(2): 114-119.

3. 2007 年 Kyoto 大学报道, 15%(87/581)儿童肝移植受者停药,其中 54 例主动停药, 33 例因 EBV 感染而被动停药。发现耐受者外周血 $CD4^+CD25^+T$ 细胞增加。

Koshiba T, Li Y, Takemura M, et al. Clinical, immunological, and pathological aspects of operational tolerance after pediatric living-donor liver transplantation. Transpl Immunol, 2007, 17(2): 94-97.

4. 2007 年 Alberto Sanchez-Fueyo 在欧洲开展的一项研究,发现肝移植耐受者编码 γδT 细胞和 NK 细胞受体的基因表达增加,外周血 $CD4^+CD25^+T$ 细胞增加。

Martinez-Llordella M, Puig-Pey I, Orlando G, et al. Multiparameter immune profiling of operational tolerance in liver transplantation. Am J Transplant, 2007, 7(2): 309-319.

(陈忠华)

参考文献

1. Terasaki PI, Everly ML, Kaneku H, et al. A "new" road to tolerance: clonal deletion and drugs added when needed (DAWN). Clin Transpl, 2010: 253-260.
2. Trivedi HL, Kaneku H, Terasaki PI, et al. Clonal deletion using total lymphoid irradiation with no maintenance immunosuppression in renal allograft recipients. Clin Transpl, 2009: 265-280.

第二节 缺血再灌注损伤的研究热点与前沿

缺血再灌注损伤(IRI)是指移植器官在经历缺血和保存后重新恢复血液灌注过程中引起的损伤。IRI 包括获取供器官(甚至在获取前已发生)和体外保存过程中的缺血损伤,以及器官植入并恢复血流后的再灌注损伤。IRI 既可导致移植器官早期非免疫性失功,也可增加移植器官发生急性和慢性排斥反应的机会,增加感染和血栓形成的发生率。

近年来, DCD 移植数量逐年增加, DCD 供器官的热缺血时间较长, IRI 更为严重。如何采取更加有效的措施减轻损伤、改善供器官质量,保证移植术后功能恢复,也是研究的热点问题。

一、IRI 的发生机制

氧自由基损伤和炎症反应是 IRI 的经典作用机制,近年来有关 IRI 的新机制和新靶点也在不断涌现,为临床干预提供了更多可能的途径。IRI 过程包括多种细胞因子和化学物质参与,涉及多个基因激活及器官微循环改变等,是一个复杂的网络系统(图 12-1)。目前我们对于移植物的保存和缺血再灌注损伤、影响移植物恢复的分子途径和细胞机制的了解依然有限。

1. 氧自由基(oxygen free radical) 氧自由基是指氧原子最外层具有一个或更多的不成对电子,因其化学性质极不稳定而易与其他物质发生作用。生理状态下,机体内氧自由基在不断产生的同时又被抗氧化系统清除,不对机体产生危害。移植器官在经历缺血和再灌注后,过氧化氢(H_2O_2)和羟自由基(·OH)等氧自由基生成过多,同时内源性抗氧化物如超氧化物歧化酶(superoxide dismutase, SOD)失活,导致组织内氧自由基蓄积。氧自由基对蛋白质、核酸、多糖等均有毒性,既可氧化细胞膜磷脂产生脂质过氧化物(lipid hydroperoxide, LPO),造成多种细胞器如溶酶体、微粒体、线粒体破裂,释放各种酶及细胞因子而损伤细胞,也可介导血小板、中性粒细胞在微血管中黏附、聚集,造成微循环障碍并介导炎症反应,或直接诱导细胞发生凋亡。

2. 细胞内钙超载(calcium overload) 正常情况下,细胞内外存在悬殊的 Ca^{2+} 电化学梯度,这种梯度差依赖于细胞膜上的 Na^+, K^+-ATP 酶和 Ca^{2+}-ATP 酶维持, Ca^{2+} 作为细胞内第二信使,在维

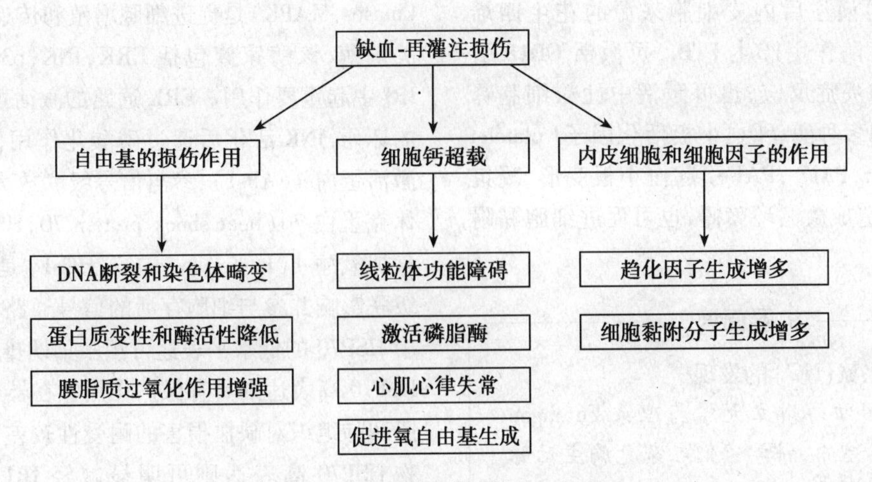

图 12-1　缺血再灌注的发生机制

持细胞增殖、分裂、运动、代谢等方面起重要作用。当移植器官经历缺氧、缺血、再灌注及氧化应激（oxidative stress）等刺激后，ATP 合成减少致 Na^+，K^+-ATP 酶和 Ca^{2+}-ATP 酶失活，跨膜 Ca^{2+} 内流增加，同时细胞内钙库释放 Ca^{2+} 增加而出现细胞内钙超载。

钙超载可通过多种机制引起细胞损伤：①激活细胞内 Ca^{2+} 依赖蛋白酶，使细胞内黄嘌呤脱氢酶（XDH）向黄嘌呤氧化酶（XO）转化，产生过量氧自由基；②激活 Ca^{2+} 依赖的磷脂酶 C 和 A_2，破坏细胞和线粒体膜的脂质双分子层结构；③促进血小板活化因子、花生四烯酸合成，引起血小板和中性粒细胞聚集；④溶解细胞骨架，破坏细胞完整性；⑤激活核酸内切酶致 DNA 断裂；⑥导致 Cl^- 和水伴随阳离子进入细胞内，引起细胞水肿。

3. 微循环障碍和细胞因子　移植器官在缺血再灌注后可表现为两种形式的微循环障碍，一种为无复流（non-reflow），另一种是复流奇象（flow paradox）。在再灌注早期常出现“无复流”，即在移植器官主要血管已经复流的情况下，大量血细胞拥挤在微血管内导致缺血持续存在，原因可能在于血管内皮细胞水肿，血细胞变形能力下降，血液黏滞度增高而出现微循环血流瘀滞，使得组织实际缺血时间远大于临床认为的时间，“无复流”的严重程度与缺血时间长短有关。“复流奇象”则是中性粒细胞与内皮细胞相互作用的结果，血管通透性的增加使得器官在再灌注后出现组织水肿，导致进一步的缺血和细胞损伤。

以 TNF-α、IL-1、内皮来源的趋化因子和黏附因子为主的多种细胞因子（cytokine）共同参与了 IRI 过程，既通过刺激产生过多的氧自由基直接损伤细胞，也介导其他的细胞因子产生链式损伤反应。细胞黏附分子（adhesion molecules）的异常表达会加重移植器官的 IRI，增加移植器官功能不良的发生，细胞黏附分子包括整合素家族（integrin）、免疫球蛋白（immunoglobulin）超家族、选择素（selectin）家族和钙黏蛋白（Cadherin）家族等，其中最重要的有细胞间黏附分子（ICAM-1）、P 和 E 选择素等。ICAM-1 属于免疫球蛋白超家族，又称 CD54，为单链跨膜糖蛋白，在多种器官的缺血再灌注模型中都可观察到 ICAM-1 表达增强，通过与其配体 $β_2$ 整合素（CD11/CD18）结合介导中性粒细胞的炎症反应，使用 ICAM-1 单克隆抗体阻断这一过程则可减轻器官 IRI。同样，如果将 ICAM-1 基因敲除也能使组织获得较强的抗 IRI 能力。

4. 内皮细胞来源的损伤因素　血管内皮细胞（endothelial cell，EC）不仅具有机械屏障功能，还可分泌多种生物活性物质并维持机体微循环稳定。缺血再灌注时，内皮细胞的屏障功能下降，微血管收缩、血小板凝集并发生过度炎症反应，可能与其分泌失衡的几种物质有关：①一氧化氮（nitric oxide，NO）在 IRI 中发挥双重作用，一方面与超氧化物阴离子（O_2^-）结合生成过氧化亚硝酸根离子（$ONOO^-$）等自由基导致损伤，另一方面可扩张血管平滑肌，抑制血小板凝集，改善内皮细胞屏障功能，抑制细胞黏附，改善微循环；②内皮素（endothelin，ET）可导致血管平滑肌强烈收缩并促进细胞黏附和炎症反应，研究发现内皮素受体阻滞剂可有效减轻 IRI，微循环紊乱是 NO 和 ET 间微妙平衡被破坏的结果；③白细胞三烯 B_4（leukotriene B_4，

LTB_4),缺血再灌注后内皮细胞来源的花生四烯酸经脂质氧化酶作用产生 LTB_4,可激活 CD18 引起细胞黏附和炎症反应,也可激活中性粒细胞释放氧自由基和多种酶;④血小板活化因子(platelet activating factor,PAF),PAF 引起血小板变形、凝集形成微血栓,造成微循环障碍,也可促进细胞黏附和炎症反应。

扩展阅读

一氧化氮(NO)的发现

在美国纽约州立大学药理系 Furchgott 教授的实验室中,科学家们在家兔胸主动脉环和螺旋条标本上研究血管活性药物受体间的相互作用,他们在一次偶然中发现凡是操作顺利,损伤较轻的主动脉环都能对乙酰胆碱(acetylcholine,Ach)产生舒张反应,而螺旋条标本因其内皮已被刮除而不出现类似现象,这一发现提示血管对 Ach 的舒张反应必须依赖血管内皮细胞的存在。1980 年初,Furchgott 和 Zawadski 将一篇题为"The obligatory role of endothelial cells in the relaxation of arterial smooth muscle by acetylcholine"的论文投送到 Nature 杂志,首次提出内皮依赖性血管舒张的概念,其中松弛血管内皮细胞的介质被称为内皮衍生舒张因子(endothelium-derived relaxing factor,EDRF),这就是现在我们熟知的 NO。NO 在体内具有重要生理及病理作用,在器官移植 IRI 中在对微循环调节中也发挥了重要作用,曾被 Science 杂志选为"明星分子"(molecule of the year)。

5. 细胞活化及信号传导通路 缺血性损伤是抗原非依赖性的过程,但在器官移植中,异种抗原可激活 T 细胞,而 IRI 中氧自由基、某些化学物质和细胞因子也可促使 T 细胞活化,进一步加重 IRI 发生。肝脏中的 Kupffer 细胞可作为抗原提呈细胞(APC)活化 T 细胞,Kupffer 细胞活化抑制剂可明显减轻 IRI,使用针对 T 细胞的免疫抑制剂,可在一定程度上减轻 IRI;能使外周血淋巴细胞归巢的 FTY720 也可明显减轻 IRI;抗胸腺细胞球蛋白(ATG)可通过直接抑制 T 细胞来减轻 IRI,这种保护作用在多种器官移植中均得到证实。

IRI 过程中有多种信号蛋白和酶发挥作用:①丝裂原活化蛋白激酶(mitogen activated protein kinases,MAPK)是促进细胞增殖和传递应激信号的关键酶,该酶家族包括 ERK、JNK、p38 等亚族,在 IRI 中起重要作用。ERK 通路的激活可以增加细胞的坏死,JNK 活化后通过磷酸化作用使 c-Jun 成为激活蛋白-1(AP-1),参与信号级联放大作用。②热休克蛋白 70(heat shock protein 70,HSP70)和血红素加氧酶-1(heme oxygenase,HO-1)是被很多信号级联影响并参与细胞存活的信号通路,移植物组织中 HSP70 的低水平表达可预示早期排斥反应发生,HSP70 高表达则具有保护作用。在器官移植中,心肌和肺组织对缺血损害的耐受性较差,如能使移植物 HSP70 高表达则可明显减轻 IRI 程度。增加 HO-1 的表达也可提高细胞的抗 IRI 能力。③调节细胞内基因转录的蛋白称为转录因子,核因子 κB(nuclear factor,NFκB),JAK-STAT 和 Fox 蛋白都参与器官移植 IRI,促炎症细胞因子、黏附分子和凋亡调控分子的转录都受 NFκB 和激活蛋白-1(AP-1)调节,再灌注早期 NFκB 的 mRNA 表达和蛋白合成增加,加重 IRI,因此在转录水平对 IRI 进行调控成为近年的研究热点。④Toll 样受体(TLRs)家族既可通过特异性识别病原微生物和内源性介质激活天然免疫系统,也可激活获得性免疫系统,供器官 IRI 恰好同时诱发上述两种免疫防御系统,TLRs 活化加重移植物损伤,其中 TLR4 的研究最多,此外 TLRs 还参与急性和慢性排斥反应,临床上可通过 TLRs 诱导免疫耐受,因此有关 TLRs 的研究越来越受到关注。

二、影响 IRI 的因素和防治措施

1. 影响 IRI 的因素 缺血时间、再灌注压力、器官需氧程度等都对移植物的 IRI 产生影响,其中缺血时间影响最大,器官恢复血供后的再灌注损伤随缺血时间延长而逐渐加重,如果缺血时间过长则会发生不可逆的细胞损伤甚至坏死,反而不表现为再灌注损伤。再灌注压力越高,其造成的再灌注损伤也越严重。此外,不同器官耐受缺血的时间长短不同,对氧需求较高的器官更容易发生 IRI,如移植心脏耐受缺血的时间最短。不同器官保存液对于器官抗 IRI 的保护作用也不同。肺移植由于缺氧不明显,其 IRI 表现为非特异性的肺泡损伤、肺水肿、肺移植后早期的低氧血症,目前已有专为肺脏保护而设计的低钾、低右旋糖酐保护液。

基因芯片技术又称基因微矩阵,强调各基因间

相互联系、相互作用的网络化调控系统，近年来被广泛用于器官移植研究领域，其中在IRI的研究中可通过发现基因表达的变化来寻找移植物功能受损的始动因素。目前发现，IRI早期主要是抗损伤因子的表达，而随着再灌注时间的延长，损伤因子也开始上调。

2. IRI的防治措施　器官移植IRI是一个多因素参与、多种通路共同发挥作用的复杂病理生理过程，研究其发生机制有助于制定措施来预防和减少器官移植的IRI，目前已证实有多种药物、基因治疗和手术方法可有效减轻IRI。

缺血预处理（ischemic preconditioning，IPC）可抑制血管内皮细胞凋亡，诱导内源性保护物质释放，IPC还可通过促进NO等扩血管物质的产生和释放，同时抑制缩血管物质，扩张微血管来改善微循环，进而减轻器官IRI。

蛋白酶抑制剂可通过抑制多种与IRI相关的蛋白酶活性、减少细胞因子释放、增强机体氧自由基清除力、抑制中性粒细胞活化，减轻IRI。蛋白酶抑制剂可分为非选择性和选择性两种。非选择性蛋白酶抑制剂包括尿胰蛋白酶抑制剂乌司他丁（ulinastatin，UTI）、加贝酯（gabexate）、MG132等，可抑制促炎性细胞因子活化的多条通路或活性酶。选择性蛋白酶抑制剂则特异性地抑制通路上的特殊酶靶点，包括钙蛋白酶抑制剂、丝氨酸蛋白酶抑制剂（抑肽酶）、人中性粒细胞弹性蛋白酶抑制剂等，由于蛋白酶抑制剂对IRI的各种通路均产生影响，其最终作用的结果还有待进一步研究。

1996年，有学者首次报道经肝静脉系统持续进行加氧灌注可显著延长供肝保存时间并有利于保存后供肝功能恢复，其原理是通过改善组织供氧以减轻IRI，目前，加氧灌注技术已成为抑制多种实体器官保存期间组织缺氧损伤的一种有效手段。需要注意的是，单纯加氧灌注而不结合使用抗氧化剂，会诱发自由基大量产生而造成组织损伤，因此加氧灌注须同时使用抗氧化剂。

近年来我国DCD器官被越来越多地应用于临床，因此需要特殊保存技术来减轻IRI，体外膜肺氧合（ECMO）可在DCD供者心脏停搏前为供器官提供临时的血液循环和氧合，在心脏停跳后也能争取更充裕的获取器官时间。研究表明，在使用ECMO后，DCD供器官的移植效果可接近脑死亡供器官。

结　语

自1960年Jennings首次提出缺血再灌注损伤的概念以来，有关IRI的研究一直是医学界关注的热点。目前认为，器官移植IRI的病理过程中涉及多个基因激活及组织微循环改变等，是一个复杂的网络系统，参与IRI的细胞/因子很多，包括T淋巴细胞、内皮细胞、中性粒细胞、氧自由基、黏附因子、内皮素、一氧化氮、凋亡调控分子、血小板活化因子等，对其中的单一因素进行干预可能延缓IRI的发生，但不会完全阻断整个过程，IRI的始动环节尚不十分明确。各种器官保存液、保存技术、药物、基因治疗都有助于减轻IRI，这对于改善移植物功能、扩大供器官来源、提高受者生存率都会产生重要影响。

（朱继业）

参考文献

1. Lee JH, Hong SY, Oh CK, et al. Kidney transplantation from a donor following cardiac death supported with extracorporeal membrane oxygenation. J Korean Med Sci, 2012, 27(2): 115-119.
2. Huber JM, Tagwerker A, Heininger D, et al. The proteasome inhibitor bortezomib aggravates renal ischemia-reperfusion injury. Am J Physiol Renal Physiol, 2009, 297(2): 451-460.
3. Martin M, Mory C, Prescher A, et al. Protective effects of early CD4(+) T cell reduction in hepatic ischemia reperfusion injury. J Gastrointest Surg, 2010, 14(3): 511-519.
4. Kaudel CP, Frink M, Schmiddem U, et al. FTY720 for treatment of ischemia reperfusion injury following complete renal ischemia; impact on long-term survival and T-lymphocyte tissue infiltration. Transplant Proc, 2007, 39(2): 499-502.
5. Georgiev P, Dahm F, Graf R, et al. Blocking the path to death: anti-apoptotic molecules in ischemia/reperfusion injury of the liver. Curr Pharm Des, 2006, 12(23): 2911-2921.

第三节　边缘供者的研究热点与前沿

目前进入移植等待名单的病人不断增多，但供器官数量却没有相应增加。合理应用边缘供器官移植，取得了较满意效果，在一定程度上扩大了供体来源，缓解了器官短缺。随着认识的不断深入，边缘供者的界定标准也在不断变化。故此，如何通过对边缘供器官进行评估和修复，更大程度地提高边缘供器官利用率，是今后的研究热点。

一、边缘供者定义

边缘供者（marginal donor）又称扩大标准供者（extended criteria donor，ECD），目前没有固定统一的定义，通常是指在供者相对短缺的情况下，适度地降低供者入选的标准，使按既往界定标准排除在供者之外的人群通过一系列严格评估而最终进入供者池的供者。供者本身存在某种对器官移植相对不利因素，但又非绝对禁忌，在供者紧缺前提下可以慎重采用的器官供者，例如老年供者，甚至是伴发有高血压、糖尿病、肾功能不全甚至是肝炎或HIV感染的供者，某些患有肿瘤的供者等。受者由于边缘供者的危险因素增加而更易出现移植物原发无功能或功能延迟，甚至导致受者长期存活率下降。

二、边缘供器官定义

边缘供器官又称边缘移植物（marginal graft），是指从老年供者获取的器官或由于供器官存在其他不利因素，移植后发生原发性功能障碍和原发无功能风险较大的超标准移植物。例如冷缺血时间较长的移植物、脂肪肝、减体积肝脏或肝炎病毒（HBV和HCV）阳性病人提供的肾脏等。目前，是否选用边缘供器官进行移植主要取决于移植医生对供器官特点和受者自身情况的综合判断。

三、常用边缘供者

UNOS/SRTR资料显示近年来老年供者、肝炎（HBV和HCV）供者明显增加。

（一）老年供者

随着供者年龄增长，供肝重量、容积以及血流量均有减少。UNOS调查显示，1987—1992年间，50岁以上的肝脏供者由2%增至17%，这与移植物6个月存活率负相关。但同一时期也有报道认为，50岁以上供体的移植效果与年轻供者相同。现在肝脏供者的年龄多大于60岁，而且正由50岁逐渐增至80岁。供者年龄大于70岁时，移植术后受者与移植物的生存率与小于70岁的供体移植并无差别。也有报道称，80岁以上的供体肝移植也可收到良好效果，尤其对于恶性肿瘤病人或肝功能稳定病人效果尤其明显。超过60岁的供者肝缺血耐受力差，而且一旦受损难以恢复。因此对老年供肝应尽可能缩短肝缺血时间，减少缺血再灌注损伤所引起的微循环障碍。

肾移植目前使用老年供者是一种趋势。2002年，年龄大于50岁的供者占所有供肾者的1/3，老年（65岁以上）尸体供肾现占9%，比过去增加5倍。根据美国UNOS统计资料分析尸体供肾60岁以上与41岁以下的尸体供者比较，肾移植10年存活率要低大约25%，随着年龄的增加半寿期由12年减到6年。

在选择老年供者进行移植时，一定要谨慎。应注意如下危险因素的存在，如脂肪变性、缺血时间延长等，这可增加移植物功能障碍发生率。对受者的选择也非常重要，病情危重的病人不适合接受边缘供体移植，严格筛选病人有助于获得最佳效果。

（二）感染

曾经感染过乙型肝炎的供者可以有选择性地匹配给一些受者。接种了乙肝疫苗、对乙肝病毒有免疫的受者人群可以安全接受此类器官。此外，HBV活动性感染或生命垂危的受者，也可接受此类器官，但同时要联合应用抗病毒药物或免疫球蛋白。HBsAb阳性的供者进行肝移植后，不会将HBV传播给受者。Noujaim等应用39例HBcAb阳性供者行肝移植手术，术后乙型肝炎复发率为10%，受者及移植物存活率良好。

有研究发现：丙型肝炎肝硬化的受者接受HCV（+）的供者肝脏，与HCV（+）的受者接受HCV（-）的供者肝脏相比，两种情况移植物存活率相同，并且病人存活率、移植物存活率、丙型肝炎复发率及复发时间与严重程度均无差异。从病毒的基因型仅可以判断干扰素的治疗效果，但不能反映疾病的严重程度，因此在决定是否将HCV（+）的供者肝脏移植给HCV（+）的受者时，病毒基因型并不是重要的考虑因素。

很明显，活动性肝炎（伴或不伴肝硬化）的供者肝脏不应用来进行移植。有肝炎病毒感染史的供者应行肝活检进行检查。此外，还应将供肝纳入肝脏评分系统帮助判断移植物是否可用。

携带HBV或HCV的供者，可将病毒传播至受者，接受HBV阳性供者肾脏，10年后将威胁受者生命，曾注射过HBV疫苗的受者，感染概率减少，但不排除新基因型病毒感染的可能。供者和受者HCV均为阳性者，术后5年人/肾生存率与阴性者一样,传播率为2.4%,新感染率为0.5%。因供移植器官严重短缺,现一般认为受者HBV或者HCV阳性,可接受同型阳性供者器官用于移植;供者HBV阳性、受者阴性则禁用。

人免疫缺陷病毒(HIV)感染供者禁用。HIV血清学阳性供者不能供移植器官。CMV和EB病毒阳性供者,术后须采取预防措施。儿童供者有水痘病毒感染者也禁用,因可能发展成脑炎。

如果供者仅显示较轻的菌血症,或提示用抗生素有高治愈率,可被接受为供者。金黄色葡萄球菌、铜绿假单胞菌或者耐青霉素的链球菌的菌血症至少治疗2周,停用抗生素1周血培养阴性,确保痊愈才做供者。相反,难根治的败血症应被排除在供者之外。

四、边缘供器官

(一)缺血时间延长

冷缺血时间(cold ischemic time,CIT)延长是导致移植物原发无功能和移植物功能延迟的一个独立危险因素。CIT每增加6小时,DGF发生率增加3%。急性和慢性排斥反应率也增加,CIT每延长1小时排斥反应的危险性增加4%。较长的CIT的肾移植术后则需要适当调整免疫抑制剂,早期采用抗淋巴细胞抗体诱导,推迟CNIs的应用,有可能在预防排斥反应的同时减少DGF的发生。

供肝CIT延长(欧洲的调查统计为超过12小时;美国为超过10小时)明显影响受者的存活率。欧洲肝移植登记处的数据显示。供肝CIT超过15小时,移植物5年存活率为57%,CIT在12~15小时者为64%,CIT小于12小时者为67%。

越来越多的证据表明CIT是独立于其他危险因素的一个重要因素,在同样条件下缩短CIT也能取得较好的结果,尤其是使用边缘供体时。

Simpkins根据UNOS/OPNT活体肾移植资料,分析CIT与DGF之间的关系,结果显示活体供肾CIT 0~2小时与4~6小时组DGF率分别为4.7%和8.3%。

DCD供器官存在热缺血时间,关于热缺血时间对移植物功能的影响,参见第四章DCD相关内容。

(二)恶性肿瘤供者供器官

随着供者年龄的增长,恶性肿瘤的发病率随之升高。恶性肿瘤可通过供者器官传播,经移植传播肿瘤的危险性大约在0.01%。供者曾患低度肿瘤并治愈多年(如皮肤癌,除了黑素瘤外)或者低度恶性中枢神经系统(central nervous system,CNS)肿瘤和传播的危险性特别低的肿瘤也可以考虑作为供者。

大多数原发脑瘤病人并不是供移植器官的禁忌证,因缺少系统性旁路,这种肿瘤很少发生转移。而有些CNS肿瘤病人不应作为供者,如:星形细胞瘤、胶质母细胞瘤、Ⅲ或Ⅳ期髓母细胞瘤以及脑室腹膜分流或手术后突破血脑屏障的肿瘤、小脑肿瘤和上述肿瘤化疗时间延长的供者,这些肿瘤传播给受者的风险较高。

据UNOS数据显示:在过去8年中,共有108 062例受者接受了有肿瘤病史的供者提供的器官移植手术,共有21种肿瘤术后发生复发,供受者间的传播率为0.02%。

目前认为:非黑色素瘤皮肤癌、多数的CNS肿瘤和原位癌病人提供实体器官进行移植,效果安全。而黑色素瘤、绒毛膜癌、淋巴瘤、乳腺癌、肺癌、肾癌和结肠癌在供受者间的传播率较高,尽管这些肿瘤的无瘤生存时间较长。移植医生可以根据病人状态和实际情况决定是否采用此类器官。

(三)脂肪肝

在备选供者中经常会发现肝脏脂肪变性,这是发生保存性损伤的高危因素,易在移植术后导致移植物功能障碍。重度脂肪变性对保存性损伤和缺血再灌注损伤非常敏感,术后易导致早期移植物功能不良(initial poor function,IPF)和不可逆性移植物原发性无功能。肝脂肪变性超过30%时,PNF发生率为25%。同时,脂肪肝对内毒素、内皮损伤、ATP储备下降、窦内皮肿胀、保存性损伤和缺血再灌注损伤之后的充血都异常敏感。

供肝的脂肪变性分为大泡性脂肪变性和微泡性脂肪变性。大泡性脂肪变性的病理特点包括脂肪滴大,占据肝细胞大部分,肝细胞核被挤向周边,这通常见于过度饮酒、肥胖、糖尿病和高脂血症人群。微泡性脂肪变性的病理特点包括脂肪滴小,变性的肝细胞多位于小叶中央,这多与急性病毒感染、药物中毒、败血症和一些代谢紊乱所致的线粒体损伤有关。

供肝脂肪变性常见于尸体供者,活体供者中也时有发生。据统计,有将近20%的活体供者存在中重度脂肪变性,随着尸体供者平均年龄的稳步增长和肥胖人群的增加,可以预见在尸体供者和活体供者中,肝脏脂肪变性的发生率将进一步增加。

供肝重度脂肪变性时,PNF和移植物功能障碍的发生率很高。早期有研究对移植后供肝功能进行多因素分析,结果表明脂肪变性是影响供肝功能的最重要的危险因素。但若脂肪肝在移植时不存在其他禁忌证,也可取得良好的远期生存效果。

镜下评估尽管也受一定程度的主观因素影响,在不同观察者间有所差异,但仍不失为金标准。冰冻切片是用于评估的有效手段,这样可以缩短供器官切取后到移植前的时间。脂肪变性的严重程度按病变侵占肝实质面积划分如下:轻度≤30%、中度30%~60%、重度>60%。有研究显示,包括供者年龄和脂肪变性严重程度的评分系统可有效预测脂肪肝的移植效果。

更为重要的是区分大泡性脂肪变性和微泡性脂肪变性。与大泡性脂肪变性相比较,即使是重度的微泡性脂肪变性也可安全使用,并且移植物/人的生存效果与没有脂肪变性的肝脏移植效果相似。但是,中重度的大泡性脂肪变性则与PNF高发有关。

在活体供者中,可通过BMI预测是否存在脂肪变性,CT/MRI以及形态学检查可以很好的评估脂肪变性程度与预后的相关性。轻中度脂肪变性的供肝可以用于移植,在大泡性脂肪变性<30%的供肝中,移植后脂肪变性可迅速消失并且肝脏再生能力没有损伤。而且,在活体供者肝移植中,轻度脂肪变性并不增加移植物功能障碍的发生风险和发病率。与大泡性脂肪变性<5%的供肝相比,当病变在5%~30%时,会出现一定程度的高胆红素血症和一过性的肝内胆管炎。

五、应用边缘供器官受者的选择

在边缘供器官移植中,受者的选择十分重要。边缘供器官不应移植给高危人群,而应移植给MELD评分较低、合并症较少的低风险受者。与高危受者相比,这些低风险受者能够耐受移植后即刻发生的较大损伤,因而移植物功能良好。当边缘供体移植给高危受者后,受者及移植物生存率显著降低。有研究显示肝移植中低危受者(MELD≤9)接受脂肪变性的肝脏后,移植效果令人满意;风险居中的受者(MELD 10~19)在接受脂肪变性小于30%的供肝后发生中度损伤,在接受脂肪变性大于30%的受者后发生重度损伤;高风险受者(MELD≥20)在接受脂肪变性达30%~60%的供肝后,移植物功能不良,当脂肪变性大于60%后,移植物功能进一步恶化。

边缘移植物正确选择、正确使用可获得较好的移植效果。因此,供受者的选择和供器官的正确使用至关重要。在应用边缘供者时,应尽可能保证受者移植后安全存活,能够保证术后正常的移植物功能,世界许多移植中心对ECD在临床应用效果进行了评价,普遍认为边缘供者甚至高危边缘供者的应用都使每年在等待移植的过程中死去的病例大为减少,将在一定程度上解决供移植器官来源不足问题。

(刘永锋)

参考文献

1. Bahadur MM, Binnani P, Gupta R, et al. Marginal donor kidney in a marginal recipient: Five year follow-up. Indian J Nephrol, 2010, 20(2): 100-102.
2. Foster R, Zimmerman M, Trotter JF. Expanding donor options: marginal, living, and split donors. Clin Liver Dis, 2007, 11(2): 417-429.
3. Hashimoto K, Miller C. The use of marginal grafts in liver transplantation. J Hepatobiliary Pancreat Surg, 2008, 15(2): 92-101.

第四节 器官保存与体外修复的研究热点与前沿

在过去的十年中,等待移植的病人数量不断增加,但可用于移植的供器官数量却没有得到相应增加。由于供者的短缺,限制了器官移植手术的大量开展,同时也造成相当一部分病人由于无法及时施救而在等待移植期间死亡。目前,选用ECD、DCD等边缘供者扩大供者池已成为国际共识。但是,接受边缘供器官的受者在移植术后发生移植物功能障碍和原发性无功能的几率较高,而对边缘供器官进行有效评估和体外修复是提高器官(尤其是边缘供器官)利用率、降低术后并发症发生率和扩大移植物来源的关键所在。

一、器官评估

(一)器官活力评估

在肾脏的低温机械灌注过程中,相关生化指标和肾脏血管耐受性可作为肾脏活力评估的有效指标,但仅凭这些并不足以做出舍弃器官的决定。有研究者发现,在猪肝的低温机械灌注过程中,肝脏型脂肪酸结合蛋白(liver fatty acid binding protein, L-FABP)和AST的累积释放量分别满足线性和对数方程式,而每一个方程又以β系数为标记,从而判断肝脏的可用性。与此类似,对已决定废弃的人类肝脏进行低温机械灌注,灌注液中AST的累积释放量有助于从绝对不可用供肝中筛选出尚有移植价值的肝脏。这样的功能评估有望成为评估器官活力的有效手段,但理想的功能评估需要常温或接近常温的条件以保证供肝的解毒能力、代谢合成能力和胆汁分泌能力等。另外,有研究显示通过监测胞浆内的酶也可以评估器官之前存在或正在发生的损伤。

（二）热缺血损伤程度的评估

虽然研究者已提出一些评分标准可对热缺血损伤程度进行定量分级,从而进一步判断移植物活力,但并未广泛应用于临床。Scarpa 等通过氘(^2H)核磁共振成像技术发现,(2-^2H)/(3-^2H)的分泌率之比与热缺血损伤呈线性相关。但并没有实验就此关系与预后作进一步研究。Net 等通过动物实验证实:供肝常温循环灌注后,根据黄嘌呤水平可预测受者存活情况,特异性为 60%,敏感性为 80%。常温循环时,门静脉和泵内血流量,在存活者和死亡者之间是有区别的。Nagayama 等采用微透析技术,在供肝内插入探针,以 2μl/分钟的速度输注林格液,定时收集标本、通过高效液相色谱仪检测嘌呤代谢产物。结果发现:热缺血期间供肝微透析环境下的次黄嘌呤水平与移植物活性有一定的相关性。

二、供器官的体外修复

（一）器官保存液的不断完善

为改善微循环灌注效果,提高移植物存活率。现有研究不断对灌注液进行完善改良。UW 液是目前肝移植应用最为普遍的灌注液,UW 液低温保存可在某种程度上减轻保存性损伤,为肝移植提供有利保障。此外,向灌注液中添加药物成分,如:肝素和酚妥拉明;添加五种复合物(α 酮戊二酸、左精氨酸、乙酰半胱氨酸、硝酸甘油、PGE1)也收到了良好的临床效果。2005 年以后,Polysol 灌注液研发问世,与 UW 液相比,它能为移植物持续代谢提供充足的养分,其选用聚乙二醇(PEG)作为胶体成分,可在保护肝细胞功能、降低氧耗、保持良好微循环状态等方面取得较好效果。

在器官保存过程中,对灌注液氧合,也能很好的维持 DCD 器官活性。在肝脏中,该技术以 18mmHg 的压力向肝上下腔静脉注入湿化及过滤后的氧气,并在最后灌注的 100ml UW 液中加入总计 75 000IU 的超氧化物歧化酶。Saad 和 Minor 等还指出静脉血氧化有利于高能量磷酸盐的合成,并可以减少 DCD 肝脏的保存性损伤。动物实验显示,热缺血时间 45 分钟、冷缺血时间 4 小时,有氧灌注组移植猪的存活率是 100%,而对照组的存活率为 0。还有研究提出,在肝脏灌注的初始阶段选用黏度较低的溶液,可以使微循环获得较好的灌注效果,提高移植物存活率。基于上述结论,有的中心在动脉初始灌注时选用高渗性柠檬酸盐溶液,或者林格氏乳酸盐与 UW 液的复合物。

（二）机械灌注

连续机械灌注可以持续提供移植物基本必需的底物,例如:糖、氨基酸、核苷酸、氧等,同时持续排除毒性代谢产物,阻断生物降解的过程;还可以保持微循环结构。

中国医科大学附属第一医院联合国内 7 家移植中心开展了多中心前瞻性临床研究,通过对 100 例 DCD 供肾低温机械灌注的观察,发现低温机械灌注不仅可以减少 DGF 的发生,还可以通过灌注参数进行边缘供肾的评估,提高了边缘供肾的利用率,缩短了边缘供肾的恢复时间,节省了边缘供肾受者的住院时间和医疗费用。

肝脏的机械灌注根据灌注通路可分为单纯门静脉灌注和门静脉与肝动脉同时灌注。根据灌注温度不同,肝脏机械灌注可分为常温灌注(37℃)、亚常温灌注(20℃)和低温灌注(4～6℃)。灌注方式和灌注温度不同,对移植物保存的效果也各有利弊。如:肝脏的门脉循环与肝动脉循环汇集于肝窦处,灌注液在门脉系统处于低压/高流状态,而在动脉系统处于高压/低流状态,这种压力不均极易造成肝窦内皮损伤;低温机械灌注可降低器官代谢水平,维持肝细胞活性,但是复温时,氧耗增加,出现部分细胞损伤;而常温机械灌注可模拟生理状态下机体代谢状况,减少复温损伤,但在保存期间易发生污染,多用于器官离体的短时段研究。目前关于肝脏的机械灌注的灌注的温度、流量、压力、灌注方式的取舍、氧合与否和灌注液成分的改良都有待于进一步论证。

哥伦比亚大学移植中心研制了肝脏的双通道低温机械灌注装置,并通过大量动物实验研究和临床实验研究取得满意效果,即将投入临床应用。

（三）体外膜肺氧合

体外膜肺氧合(extracorporeal membrane oxygenation,ECMO)的原理是将体内的静脉血引出体外,经过特殊材质人工心肺旁路氧合后注入病人动脉或静脉系统,起到部分心肺替代作用,维持人体脏器组织氧合血供。由于 ECMO 技术可以保证重要脏器的灌注及氧合,移植学者们将其应用于 DCD

供器官，以期减少热缺血损伤，改善供器官灌注及氧合，增加供器官利用率，可以挽救一些被认为不适合进行移植的 DCD 供器官，扩大供器官来源，目前已有一些移植中心在这方面做了积极的探索，并取得了一定成绩。

最常见的此类 DCD 供体是患有不可逆的脑损伤并已经宣布脑死亡，当这类病人发生心脏死亡或者病人家属要求撤除心肺支持时，脏器缺血损伤即已经发生，ECMO 试图减轻由此缺血所导致的脏器功能损伤。ECMO 提供较低的器官灌注治疗，在此过程中，应监测动脉血气分析并调整灌注液，并监测其他反映脏器活力的指标。当各项指标稳定后，再进行器官的切取及移植。

ECMO 应用程序为在病人家属签字同意器官捐献后，通知 ECMO 小组并留置 ECMO 所需导管。导管可以通过经皮穿刺或切开直视留置于股动脉及股静脉，静脉导管管径选号为 Fr21～23，动脉为 Fr19，以确保流量在成人能达到 5～6L/min。为避免心脏复跳，于膈上升主动脉内预先留置球囊导管，并通过 X 线确认。在撤除生命支持并宣布临床死亡后，将升主动脉球囊充气并启动 ECMO（图 12-2）。ECMO 环路中氧气浓度为 100%，监测动脉血气分析使 $PaCO_2$ 维持于 30～50mmHg；输注碳酸氢钠使 pH 维持在 7.1 以上；环路中输注肝素使 ACT 维持在 500 秒以上。监测泵后环路内血气分析、电解质，并根据结果及时调整 ECMO 参数及液体输注。在家属最后告别结束之后，将供者推入手术室

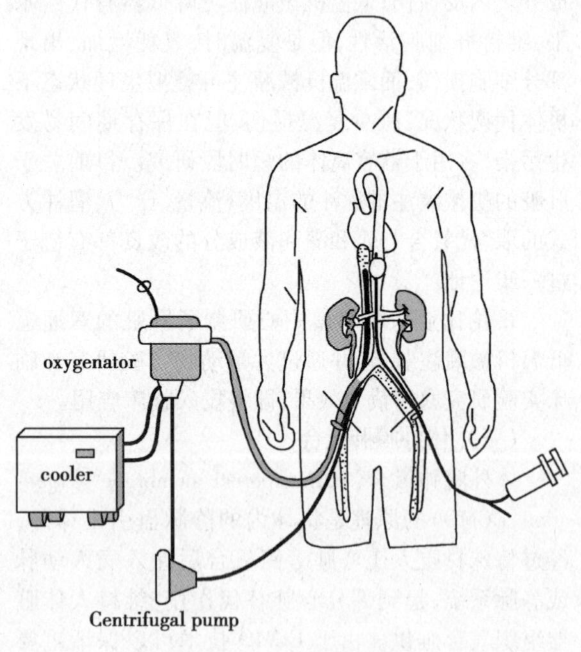

图 12-2 ECMO 示意图

进行器官的切取。美国密歇根大学及我国台湾地区台湾大学都有成熟的经验报道，密歇根大学研究结果显示该项研究共计 15 例供者完成 ECMO，共获取 24 例肾脏、5 例肝脏、1 例胰腺并成功应用于移植，使可利用脏器增加了 33%。在 24 例肾移植中，发生 DGF 为 2 例（8.3%），显著低于同期 DBD 供器官肾移植。

经过不断的改进，目前 ECMO 应用于 DCD 已经有了系统的指南，可以进行原位常温、低温、渐近低温等多种腹部脏器灌注模式，所获得的肾脏、肝脏、胰腺均有成功进行移植的经验。

（四）其他医疗干预

对于可控制的 DCD 来说，为保证供器官的质量，在病人家属同意并且对病人病情无影响条件下，可于终止治疗开始前对其进行必要的医疗干预，这包括：血液检测和供者评估（ABO 血型化验、HLA 配型、病毒学筛查、器官功能评估）；血管插管准备、暴露血管、血管插管、原位灌注；应用抗凝药物（肝素）、血管扩张剂（酚妥拉明）、溶血栓药（链激酶）。此外，对不可控制的 DCD 还应给予心脏按压和机械通气。此外，为保证供器官的质量，部分国家和地区的移植中心认为在宣告病人死亡前，可对其进行必要的侵袭性手段施以医疗干预。如，支气管镜检查（评估供肺的可用性）、留置动脉导管（生命指征监测）、插入灌流导管（气管切取时灌注冷保存液）、心肺复苏加强生命支持（对于可控制的 DCD 供者，在器官切取相关措施准备好之前，供者突发心搏骤停）。一项研究显示：DCD 供猪肝移植模型中，供肝热缺血时间 45 分钟，冷缺血时间 8 小时，在 UW 液中加入内皮素缩血管肽拮抗剂 TAK-044，并对受体注射内皮素拮抗剂和血小板活化因子拮抗剂，则移植物存活率为 100%，而对照组的存活率为 17%。由于该方案不直接作用于供者，因而不受伦理学质疑，有望应用于临床。

（刘永锋）

参考文献

1. Moers C, Pirenne J, Paul A, et al. Machine perfusion or cold storage in deceased-donor kidney transplantation. N Engl J Med, 2012, 366(8): 770-771.
2. Magliocca JF, Magee JC, Rowe SA, et al. Extracorporeal support for organ donation after cardiac death effectively expands the donor pool. J Trauma, 2005, 58(6): 1095-1101.

第五节 再生医学与器官移植

一、再生医学的定义与研究范畴

再生医学(regenerative medicine)是一个既古老又年轻的科学领域。由于学科间的交叉以及科学问题的复杂性,人们对再生医学的基本概念、范畴、意义及前景等还缺乏深入的了解。虽然再生医学的概念还未被明确界定,但一般被认为有广义和狭义之分。广义上讲,再生医学是一门研究如何促进组织器官缺损后生理性修复、再生与功能重建的科学。其宗旨是通过研究机体的正常组织功能、创伤修复与再生的机制,寻找有效的生物治疗方法,或构建新的组织与器官,以维持、修复、再生或改善损伤组织和器官的功能。狭义上讲是指利用生命科学、材料科学、计算机科学和工程学等学科的原理与方法,研究和开发用于替代、修复、改善或再生人体各种组织器官的技术。其技术和产品可用于治疗因疾病、创伤、衰老或遗传因素所造成的组织器官缺损或功能障碍。

再生医学不等同于组织工程学,实际上组织工程学是再生医学治疗手段的一种体现。再生医学的范畴涉及细胞分化与调控、干细胞、组织工程、组织器官移植与功能重建,也涉及细胞与分子生物学、发育生物学、生物力学、材料学和计算机科学等,任何与再生修复有关的内容都可以包含在再生医学范畴内。再生医学是生命科学、医学、生物工程学、材料科学、化学等领域中快速发展最具活力和潜力的领域。

在20世纪之交,利用再生医学修复受损组织或器官似乎还遥不可及。虽然人们早就认识到,生理性再生在人的一生中始终存在,但在病理过程中,病损组织或器官的再生却一直未引起足够重视。再生是所有疾病与创伤治疗中的一个十分重要的环节,因为致病因子导致的病理过程对组织器官的损害包括解剖结构、形态学及功能学等方面,仅靠传统治疗方法很难达到完美修复。因此,采用多种技术与方法去实现结构、功能与形态的完美修复就成为再生医学的研究目标。

再生医学的发展经历了3个阶段:第一个阶段源于1981年小鼠胚胎干细胞系和胚胎生殖细胞系的成功建立,这项成果直接导致了基因敲除技术的产生,标志着再生医学理论的诞生。第二个阶段始于1998年美国科学家Thomson等人成功地培养出世界上第一株人类胚胎干细胞系,从此,在全球范围内的科学家希望将胚胎干细胞定向分化以构建一个丰富的健康组织库,用来替代一些被疾病损伤及老化的组织或器官,以达到治疗与康复的效果。该研究可以称为再生医学的真正开始。但由于获取胚胎干细胞所带来的伦理等问题,其应用一直受到多方面因素的制约。第三个阶段是2006年底日本京都大学Yamanaka和美国科学家Thomson两个研究组分别在Cell与Science上报道的利用4种转录因子联合转染人的体细胞成功地诱导出多能干细胞(induced pluripotent stem cell,iPS),这些成果使得科学家们能克服伦理学的瓶颈,使得再生医学离临床又近了一步。目前,再生医学研究的主要内容包括:干细胞与克隆技术、组织工程、组织器官代用品、异种器官移植。不过,再生医学研究中涉及的技术平台还没有完全建立,所涉及的伦理道德问题还缺乏相应的规范。

二、再生医学与干细胞的关系

干细胞(stem cell)的“干”译自英文“stem”,意为“起源”。干细胞的准确定义一直存在争议,目前较普遍的观点认为干细胞是一类具有自我更新能力(self-renewing)的多分化潜能细胞。干细胞既可以自我复制,又可在一定条件下分化成具有多种功能的细胞。干细胞按照发育状态分为胚胎干细胞和成体干细胞。胚胎干细胞是一种全能干细胞,具有形成完整个体的能力。成体干细胞存在于成熟的组织中,例如骨髓、脐带血和外周血中的造血干细胞或间充质干细胞、神经组织中的神经干细胞、胃肠道中的肝脏干细胞和胰腺干细胞等。这些干细胞发育潜能受到一定的限制,为多能干细胞或专能干细胞。干细胞研究是目前细胞工程最活跃的领域,以此为基础的再生医学已涉及生命科学的许多重要领域,如神经修复、组织修补、关节置换、造血和免疫系统重建、组织或器官的替代、和部分遗传缺陷疾病的治疗等。因而,干细胞相关基础与应用研究将有希望促使人类实现修复和制造组织器官的梦想,是医学科学发展的重要方向之一。

虽然胚胎干细胞具有形成完整个体的特性,是最理想的移植细胞,然而人体胚胎干细胞主要从死亡胎儿的原始生殖组织分离或者体细胞核转移产生的胚胎中分离,涉及伦理问题,使得胚胎干细胞的研究和应用受到限制。成体干细胞所受伦理学争议相对较少,因此成为更有价值的研究对象,目前研究较多的是骨髓、脐带血和脂肪来源的干细胞。此外，诱导多潜能性干细胞是通过在分化的体细胞中表达特定的几个转录因子，以诱导体细胞的重编程而获得的可不断自我更新且具有多向分化潜能的细胞。由于不涉及伦理学问题，因此具有广泛且重要的临床应用价值。目前，研究者正在对干细胞生长、分化、发育的分子调控机制的探索，有助于我们更好认识干细胞，从而进行体外扩增和诱导干细胞定向分化，以及建立体内干细胞生长、迁移、分化直至具备功能的重新构建的技术。

总之，再生医学的革命是基于一系列干细胞生物学的突破性发现而发展起来的，从某种意义上讲，再生医学的诞生和发展取决于干细胞研究的开展与深入。但在这一领域尚有一系列的问题需要解决，首先如干细胞的鉴定与分类、不合时宜的分化、免疫排斥、基因表达模式调控和潜在致瘤性等问题。其次是筛选合适的临床适应证和建立规范的治疗方案，这些问题都急需出台相关的法规从而规范干细胞治疗。21 世纪是再生医学的时代，在进行再生医疗过程中，必须遵循五大原则：科学性、安全性、伦理性、社会性和公开性。随着干细胞基础与临床研究的深入，干细胞必将在再生医学中有着广泛的应用前景。

三、间充质干细胞在实体器官移植中的应用

间充质干细胞（mesenchymal stem cell，MSC）是一类多能干细胞，最早从骨髓中分离得到。目前发现，几乎所有组织间质中均可分离出 MSC，如脂肪组织、脐带（血）、胎盘、肾、肝等。MSC 在一定条件下可分化为成骨细胞、成软骨细胞、脂肪细胞和成肌细胞，具有强大的组织修复功能，并参与骨髓造血微环境的建立。MSC 具有低免疫原性，并具有天然的免疫抑制与调节功能，这些特性是 MSC 应用于实体器官移植的关键。体外实验显示，MSC 能抑制 T 淋巴细胞增殖、抑制树突状细胞成熟和诱导 Treg 生成，同时分泌炎症抑制因子作用于靶组织发挥作用。另外，MSC 能减轻 T 淋巴细胞、B 淋巴细胞和巨噬细胞的浸润，诱导 T 淋巴细胞无应答，减轻炎症渗出程度，抑制特异性抗体的分泌。目前，MSC 在肾移植方面应用的结果主要来自动物实验，临床应用刚刚起步。研究证实，MSC 能有效延长移植的肾脏、胰腺、胰岛、肝脏和心脏的存活时间，减轻排斥反应。随着免疫抑制剂诱导治疗常规地应用于器官移植领域，虽然可以减少移植器官的排斥，但毒副作用明显，并增加机会性感染的风险。因此，间充质干细胞作为一种免疫调节细胞，在实体器官移植中将越来越受到重视。

在肾脏移植中，MSC 通过下调一些促炎症因子分泌，如白介素 1、肿瘤坏死因子 α、转化生长因子 β，保护早期移植肾功能，提高移植肾存活率。此外，MSC 通过其抗氧化作用来减轻肾脏的缺血再灌注损伤。临床试验显示，输注 MSC 受者的移植肾功能恢复较快，并且明显降低移植肾排斥和机会性感染的风险，优于传统抗 IL-2 治疗。在肝脏移植中，在大鼠的异种肝移植模型中，供者脂肪来源的 MSC 可抑制受者的 T 淋巴细胞增殖，减少急性排斥反应的发生，显著延长受者的存活时间。同时，MSC 具有促进肝细胞再生作用，其具体机制尚不清楚，可能与 MSC 的分化及其分泌的肝细胞生长因子有关。在胰腺或胰岛移植中，MSC 可促进胰岛细胞分泌胰岛素。同时，MSC 经诱导可分化为胰岛细胞样细胞。胰岛细胞联合 MSC 经门静脉输注，可促进体内胰岛素生成，改善糖尿病症状。研究表明，胰岛细胞联合 MSC 联合移植易形成稳定嵌合体，并诱导受者的特异性免疫耐受，嵌合状态与移植物存活时间呈正相关，MSC 和胰岛来自同一供者可能优于 MSC 来自第三方者。另外，在实体器官移植中，MSC 与不同免疫抑制剂存在不同的协同或拮抗作用，值得进一步研究。

从 1995 年 MSC 开始应用于临床至今，MSC 在器官移植领域的研究和应用取得了一定进展。然而，将 MSC 的优越潜能成功地应用于临床实体器官移植的过程是复杂的，需要更多的基础研究来明确如何将 MSC 更加有效地应用于器官移植，并且良好对照的临床试验能大大加速这一过程。目前，许多 I 期临床试验正在进行，以评估器官移植术前、术后输注 MSC 的安全性。初步结果显示采用 MSC 是安全、有效的。国际上成立了一个“实体器官移植 MSC 应用研究小组（MISOT 小组）”，建立了专门的网络交流平台（http://www.misot.de），并召开专题会议讨论实体器官移植时应用 MSC 的相关问题。重点问题包括：MSC 用于实体器官移植是否会导致肿瘤和纤维化的发生？MSC 是否会诱发免疫反应？何种类型的 MSC 更适用于实体器官移植？器官移植所用的 MSC 对培养条件有什么要求？MSC 输注途径哪个更好？如何确定 MSC 输注数量？如何选择输注时机？在 MSC 正式进入临床实体器官移植前，鼓励进行积极的探索，选择非人灵长类动物进行相关试验也是必要的。

四、再生医学与器官再造

2008 年 6 月,30 岁的 Claudia Castillo 成为世界上第一个接受由自体干细胞培养的气管并整体移植成功的病人。手术的成功证明了科学家们长久以来的预言——作为“替换件”,干细胞可以被用来制造人体的各个器官。目前器官再造技术主要有三种方式:①采用经典组织工程构建器官;②利用“囊胚互补”技术构建器官;③“全器官去细胞”支架构建器官。利用这些技术,研究者在体外以构建了心脏、肾脏、肝脏、肺、气管、胰腺等多种人工器官。

(一)经典组织工程构建器官

细胞移植主要是通过注射健康的细胞来替换已受损的细胞。以心脏为例,最早的方法是将外周血或骨髓来源的祖细胞直接注射到受损心肌中。虽然少数研究观察到直接注射祖细胞后心脏功能的改善,但临床治疗失败案例很多,原因在于注射到心肌中的细胞存活率很低,大约 90% 注射到心脏损伤部位的细胞在第 1 周内死亡。注射的心肌细胞缺乏分化能力,也无法与宿主心肌细胞发生整合,参与心脏电节律和收缩功能。随后人们采用组织工程方法,将“种子细胞”种植在三维生物支架材料上培养,然后将这种复合体移植到病人体内受损部位。随着时间推移,血管网络逐渐建立,其中种植的细胞可以依赖弥散的氧气和营养物质而存活下来,新的组织逐渐在支架材料上形成。而这种支架材料在一定时间后会完全降解。这种方法大大提高了细胞的存活率。目前使用较多的支架材料主要有胶原等生物性支架材料以及聚酯类可降解聚合物支架,这些材料具有良好的生物相容性,适宜于组织工程构建器官。

(二)“囊胚互补”技术构建器官

囊胚互补最早由 Chen 等人报道,他们证实将野生型小鼠胚胎干细胞注入 Rag2 基因缺陷小鼠在囊胚期的内细胞团,发育出表型正常的小鼠。因为 Rag2 基因敲除引起小鼠胚胎发育过程中 T、B 淋巴细胞系缺失,所以该小鼠体内 T、B 淋巴细胞完全由野生胚胎干细胞发育而来。这项技术的前提是需要一个突变小鼠囊胚,它能提供细胞发育的微环境,但同时不具有能继续发育成器官的种子细胞。在该囊胚中注入外源性多能干细胞(pluripotent stem cell,PSC)后,将定植于其中、替代原先的种子细胞,发育成一个供者特异性的器官。

随着诱导性多潜能干细胞(iPS)技术的发展,人们已经可以获得个体化、自体来源的 PSC。因为器官发育过程中细胞之间的相互作用十分复杂,目前从 iPSCs 形成器官还无法在体外完成。然而,已有研究者通过基因操作技术,将小鼠囊胚制作成一个确定已无法发育成器官的突变小鼠囊胚,并将外源 PSC 导入其中,利用囊胚互补作用使得这些外源 PSC 得以分化发育,重新形成器官。目前,研究者已成功地在 Pdx1 基因缺失小鼠体内再生了外源 PSC 的胰腺。在该新生胰腺中,缺陷细胞完全被外源性细胞所替代。同时,该胰腺能产生包括胰岛素在内的多种激素,并能明显降低糖尿病小鼠的血糖。另外,利用此项技术,研究者在 Sall1 基因缺陷的小鼠囊胚中成功构建了新的肾脏。

囊胚互补技术为器官重建提供了一种新思路,同时也为器官发育的细胞与分子机制展示了一个新的视野。不过,要将此技术用于临床还有许多的难题需要克服,例如异种胚胎间发育存有很大差异,可能难以实现囊胚互补。没有合适的途径控制多潜能干细胞分化,而且在动物体内获得人类器官的方式要面临严峻的伦理质疑等。

(三)全器官“去细胞支架”构建器官

近年来,一种新的、充满前景的器官重建方法逐渐形成。将同种异体甚至异种的心脏、肝脏和肺等器官的细胞去除(称为“去细胞化”过程),形成天然的三维生物支架,然后将备选的祖细胞或者有功能的实质细胞种植到生物支架(称为“复细胞化”过程)。在动物模型中,这些种植的细胞在三维生物支架的适宜环境中逐渐生长,形成有功能的组织结构。最早采用去细胞支架而重建的器官是皮肤,应用美国 LifeCell 公司的尸体皮肤制造的脱细胞后组织基质材料而形成的人工皮肤 AlloDerm,这项技术已应用二十多年,并在临床皮肤移植中取得了较好的效果。随后,研究者构建了多种人工器官,包括心脏、支气管、肝脏、肺、膀胱等。

目前,最常采用的去除细胞的清洗剂如 Triton-X、十二烷基硫酸钠、脱氧胆酸,经过适当的去细胞化步骤,这些支架可以保留完整的天然成分和超微结构,主要富含Ⅰ型胶原、葡萄糖胺聚糖、纤维连接蛋白、层粘连蛋白以及多种生长因子。这些支架的超微结构极其复杂,它提供了重要的微环境,支持内部的细胞黏附、生长、增殖和分化。种植的“种子细胞”主要包括胚胎干细胞、胎儿细胞、成体源干细胞或祖细胞(包括脐带血)、iPSC 等。构建的器官多数情况下需要在体外灌注培养。适宜的培养装置、营养/氧气供应、灌流液、生物-物理刺激对器官构建起到支持作用。Ott 等研究者在大鼠模型上通过冠脉灌注去除心肌细胞,保留细胞外基质,从而获取一个具备完整瓣膜、血管的心脏支架。然后用新生大鼠心肌细胞进行透壁注射,并经主动脉灌注内皮细胞,随后将人工心脏放在模拟生理的环境中进行培养。8天后,人工心脏对外来电刺激产生节律和收缩反应,收缩力可稳定维持在2.4mmHg(相当于2%成年鼠或25%16周胎鼠心脏功能)。另有研究者报道在自体去细胞的膀胱支架上种植平滑肌细胞和膀胱上皮细胞,可以重建人工自体膀胱应用于膀胱病变病人,这些膀胱具有贮尿功能并显示正常的膀胱组织结构。

目前,利用"去细胞支架"构建人工器官的研究已取得了巨大的进展。然而,许多问题尚待我们去解决。例如如何让细胞在种植时分布更好,如何更好地模拟生理的培养环境。此外,对于实体器官的构建,虽然动物实验证实可以在移植后短期内出现血液的再灌注,到目前为止,重建的实体器官还无法长久地在体内获得功能。但随着科技的发展,科学家们相信,技术的、遗传学的和外科手术的突破能使医学在21世纪发生一场革命,在克服众多障碍之后,将人工器官应用于人体终将成为现实。

扩展阅读

干细胞发展史

1896年,E. B. Wilson第一次使用"干细胞"这个词,指能够产生子代细胞的一种较原始细胞。干细胞的研究起始于20世纪40年代对造血干细胞的研究,这是最早发现、研究最多且最先应用于临床治疗的成体干细胞。1976年,Friedenstein从骨髓中分离得到间充质干细胞。1978年,第一例试管婴儿Louise Brown在英国诞生。1981年,美国华盛顿大学研究者建立了小鼠胚胎干细胞系。1997年,克隆羊多莉(Dolly)诞生,震动整个世界,美国Science杂志把此事件评为当年世界十大科技成果之首。1998年,美国威斯康辛大学学者分别从人体外受精的胚胎内细胞团和5~9周胎儿的性腺脊中成功培养了第一例胚胎干细胞和胚胎生殖细胞,把世界干细胞的研究推向高潮。2006年,日本京都大学和美国威斯康辛大学学者分别采用基因改造方法,将人类体细胞逆转为类似胚胎干细胞,称之为"诱导多潜能干细胞"。干细胞已成为继人类基因组之后最具活力、最有影响和最有应用前景的生命学科。

结 语

疾病以及组织或器官缺损的治疗手段迫切需要加以改进。再生医学是组织或器官再生的希望,可以刺激那些以往认为不可修复的组织进行自我修复,或者从活体内提取细胞进行体外器官制备,之后再植入体内。再生医学必将成为现代临床医学的一种崭新的治疗模式。再生医学研究的深入与应用是对医学最重要的拓展与完善,对医学治疗理论、治疗和康复方针的发展有重大的影响。重视再生医学不仅是学科发展、临床应用的需要,同时也是国际竞争的需要。

(谭建明)

参考文献

1. 余跃. 干细胞基础与临床. 北京:中国科学技术大学出版社,2008.
2. Uccelli A, Moretta L, Pistoia V. Mesenchymal stem cells in health and disease. Nat Rev Immunol, 2008, 8(9): 726-736.
3. Hoogduijn MJ, Popp FC, Grohnert A, et al. Advancement of mesenchymal stem cell therapy in solid organ transplantation (MISOT). Transplantation, 2010, 90(2): 124-126.
4. Kobayashi T, Yamaguchi T, Hamanaka S, et al. Generation of rat pancreas in mouse by interspecific blastocyst injection of pluripotent stem cells. Cell, 2010, 142(5): 787-799.
5. Badylak SF, Taylor D, Uygun K. Whole-organ tissue engineering: decellularization and recellularization of three-dimensional matrix scaffolds. Annu Rev Biomed Eng, 2011, 13: 27-53.
6. Ott HC, Matthiesen TS, Goh SK, et al. Perfusion-decellularized matrix: using nature's platform to engineer a bioartificial heart. Nat Med, 2008, 14(2): 213-221.

第六节 生物人工肝

急性肝功能衰竭(acute liver failure, ALF)是病人短期内发生大量肝细胞坏死,出现严重的肝脏功能损害,在起病8~24周内出现肝昏迷的一种综合征。传统内科治疗难以逆转ALF的预后,其死亡率高达80%。迄今为止,肝移植是治疗ALF的最有效手段,但存在供肝缺乏和等待供肝时间过长等问题。生物人工肝的发明为ALF病人的治疗提供了有效支持。

一、生物人工肝的定义

人工肝又称人工肝脏支持系统（artificial liver support system，ALSS），起源于20世纪50年代，通过模拟人工肾脏透析的原理，改善ALF病人的生化指标和肝性脑病症状，暂时维持病人生命，为病人自身肝再生、肝功能恢复争取宝贵时间，使得病人有机会等到供肝并向肝移植过渡起到了桥梁作用。目前，人工肝基本分成3大类：①生物型人工肝（bioartificial liver，BAL）：指以人工培养的细胞为基础构建的体外生物反应装置；②非生物型人工肝（non-bioartificial liver，NBAL）：通过透析、过滤吸附及血浆置换等方式，以清除病人血液中毒素为主的装置；③组合型生物人工肝（hybrid bioartificial liver，HBAL）：由生物及非生物部分共同组建成的人工肝支持系统。

NBAL虽然可去除病人体内的有毒物质，减轻肝脏压力，但无法替代肝脏的合成分泌及生物转化功能。Demetrion教授于1986年首次提出了BAL的概念，即由肝细胞和人工解毒装置共同组成的循环系统。该系统不仅有NBAL的清除毒素的作用，还具备肝细胞的合成和代谢功能。构建BAL的三要素包括细胞来源、生物反应器及细胞培养方式，这些要素一直是人们研究的重点，目前虽取得一些进展，但仍存在许多理论和临床实践上亟待解决的问题，如最佳细胞来源、体外细胞长期稳定性及活性的提高和生物反应器重建肝脏的三维结构等。

二、生物人工肝细胞来源

肝细胞是BAL的核心部分，细胞在生物反应器内的活性及其自身的功能在很大程度上决定了BAL的治疗作用。人体肝细胞是上皮细胞源性的，需要实质细胞之间及与非实质细胞的接触才能发挥作用，现有的BAL装置无法完全模拟肝细胞在体内的微环境。BAL使用时的肝细胞大多功能低下，关键酶活性丧失，严重影响BAL效能的发挥。理想的细胞来源应该是功能上接近在体肝细胞，来源广泛且临床应用时无免疫排斥反应及疾病传播的可能。因此，寻找一种能在BAL中具有高活性、高稳定性的细胞系，是目前亟待解决的问题。目前在BAL中使用的细胞来源有如下几种：

（一）人类原代肝细胞

自体肝细胞因具备相同的免疫原性，理论上不会发生免疫排斥反应，是最为理想的BAL细胞来源。但临床上终末期肝病病人自身病态肝细胞的数量和质量无法满足BAL肝细胞的要求，不可能作为BAL的细胞来源。同种异体肝细胞是另一个比较好的细胞来源，但同样来源短缺，且存在异体免疫排斥和疾病传播的可能，因此目前已基本被摒弃。

（二）永生化肝细胞株

由于人类原代肝细胞难以获取，限制了其作为理想细胞来源的应用，研究者便设想通过导入含肿瘤基因的病毒/质粒以及诱导端粒酶保持端粒的长度建立人类永生化肝细胞株，使肝细胞具备无限扩增的能力。这类细胞采用成人肝细胞作为源细胞，免疫排斥反应小，但肝功能保留不全，还存在致癌的风险。

（三）肝细胞株非永生化

肝细胞株主要为肿瘤源性的HepG2、C3A细胞株，其具有无限增殖能力，在体外培养显示出良好的活性及稳定性，具有正常肝细胞的绝大多数功能，如白蛋白合成、P450活性及尿素代谢。但C3A细胞本身的代谢解毒能力较弱，且作为肿瘤源性细胞株，有可能转移到免疫妥协的病人身上定植，理论上仍存在肿瘤定植可能。

（四）异种肝细胞

异种肝细胞是由动物肝脏分离而来，其优势在于数量多、分离获取方便且细胞来源稳定。猪肝细胞是目前BAL基础研究与临床试验中应用最多的一种，其尿素合成、白蛋白分泌以及细胞色素P450活性等多种肝细胞功能与人类肝细胞接近。但猪肝细胞应用于临床治疗存在着异种免疫排斥反应和病毒传播的可能。比如猪逆转录病毒是普遍存在猪体内，且在培养液中能检测到，但多年来的基础和临床研究均未见该病毒感染人的相关报道。因此，猪肝细胞仍然是当前最为公认的BAL理想细胞来源。

（五）干细胞

干细胞由于具有无限增殖和定向分化的潜能，被视为极具希望的BAL细胞来源。目前多种起源的干细胞如胚胎干细胞、祖细胞、造血干细胞、骨髓干细胞以及转分化干细胞均有一定的研究。但干细胞分化所需要的微环境十分复杂，诱导周期相对较长，定向分化的肝细胞数量有限，远远无法达到构建BAL所需要的细胞数量的最低标准，从而限制了其在该方向的应用。如何提高干细胞的诱导效率和数量是亟待解决的问题。

三、生物人工肝生物反应器

生物反应器是 BAL 的核心组成部分，一个理想的 BAL 反应器应能达到如下要求：①为肝细胞提供良好的长期生长代谢环境；②能发挥必需的肝脏功能；③体积要尽可能的小；④要尽可能地减少死腔。就结构而言，生物反应器可分成以下四种：

（一）单层/多层平板式

Shito 等设计了一种带有内膜氧合器的平板单层生物反应器，该反应器采用的是肝细胞单层贴壁培养，其优点是细胞分布均匀，微环境一致，研究结果显示其中的肝细胞活性稳定，功能较强。由于是单层平板，其表面积与体积之比下降，不能有效利用空间。褚薛慧等自行研制的多层平板式新型生物反应器（图 12-3），采用 65 块平板，每块平板上覆以壳聚糖纳米膜，细胞在壳聚糖纳米膜上有更好的生长及功能属性，并借鉴灌注床的构型大大降低因介质流动造成的剪切力而导致的细胞脱落问题。

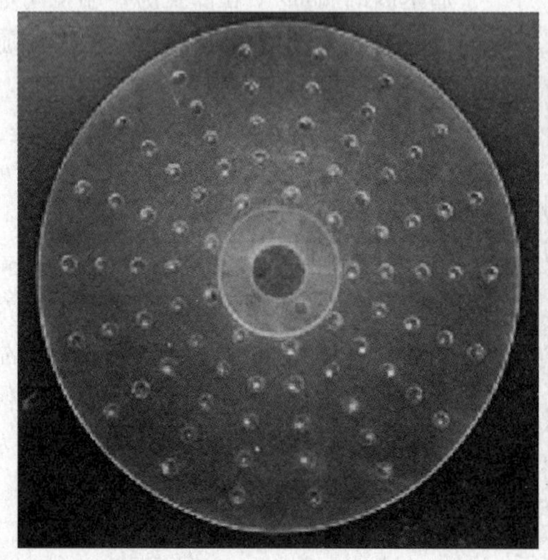
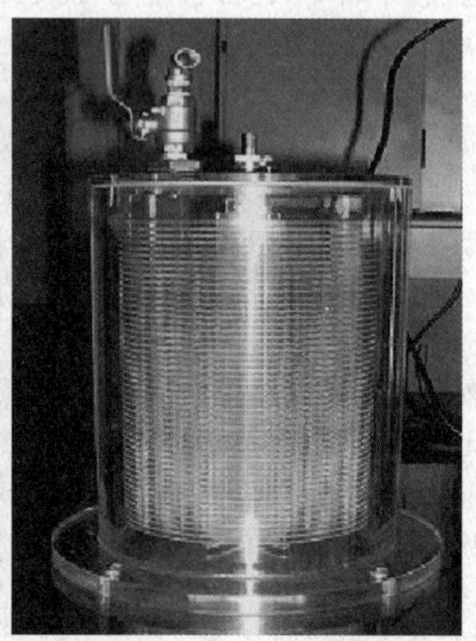

图 12-3 多层平板式反应器实物图

（二）中空纤维管式

中空纤维管分为内腔和外腔，一般将肝细胞黏附生长于外腔，内腔通过血浆。血浆经物质交换后回输入病人体内，是目前应用最多的一类反应器，如美国 HepatAssist 生物人工肝系统及德国 MELS 体外肝功能支持系统。内外腔间可根据不同来源的细胞选择合适分子截留量的生物半透膜。中空纤维管反应器的最大优点是表面积与体积比大，便于代谢物的转运，且保持最小的死腔。但由于肝细胞在反应器中分布不均，也易造成细胞活力的下降。

（三）灌流床/支架式

该生物反应器提供固相载体使肝细胞黏附固定，肝细胞黏附并生长于孔隙中，其三维生长结构得以重建，物质传递和细胞间联系得以加强，并可大大降低因介质流动而造成的剪切力损伤，使用时血浆直接流经种有肝细胞的支架孔隙，细胞在这些多孔载体内培养可维持较高的功能活力，辐流反应器即采用此种构型。

（四）微囊悬液式

该生物反应器是将肝细胞用一种半透膜材料包裹，制成多孔微囊，然后进行灌注培养。其优点是所有细胞有相同的微环境，有大量细胞培养的空间，减少免疫反应的发生。缺点是细胞稳定性差，物质交换能力受限。

四、细胞培养方式

BAL 发挥功能所需的细胞数量为 1×10^{10}，如此大规模的体外细胞培养是 BAL 应用的难题。为了尽量保持细胞的活性和功能，研究者不断改进细胞的培养方法。目前 BAL 应用的细胞培养方式主要有悬浮培养、单层贴壁培养、微载体培养、微囊化培养以及共培养等（图 12-4）。

（一）悬浮培养

肝细胞本身具有相互黏附的倾向，因此悬浮培养时会相互聚集而形成球形体。悬浮培养即利用该项特性，通过被覆培养瓶、旋转培养箱、液喷流槽等多种方法，限制肝细胞贴壁，使其聚集形成一个个的球形体，从而提供类似于体内的三维生长微环境。悬浮的肝细胞胞间接触加强，其内可见细胞间胆小管、细胞连接等结构，可促进其生长和代谢功

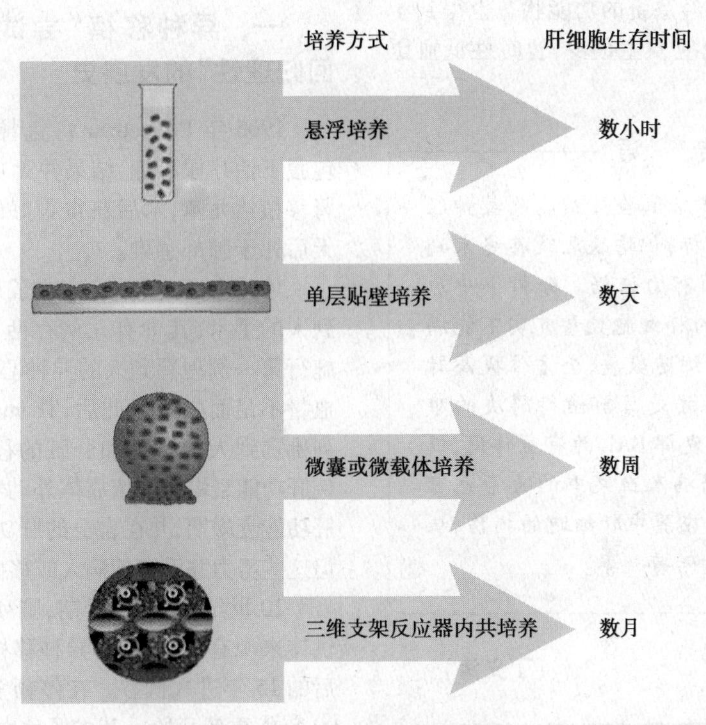

图 12-4　常用细胞培养方式

能。悬浮培养虽然简单经济，但形成的球形体大小不容易控制，中心的肝细胞容易因营养物质和氧气的缺乏而坏死，所以必须控制形成的球形体的直径（<15μm）。

（二）单层贴壁培养

肝细胞是贴壁细胞，贴壁培养时活性和功能发挥较好，以此构建支架使肝细胞黏附贴壁，可以更好地发挥肝细胞的作用。但 BAL 中肝细胞数量达到 1×10^{10}，肝细胞贴壁需要很大的培养空间。

（三）微载体培养

微载体是指直径在 60～250μm、由天然葡聚糖或其他聚合物组成的微球，目前最常用的是 Cytodex-3。该方法是将肝细胞黏附于微载体表面生长，由于微载体具有较大的表面积与体积比，可以在有限的培养空间培养更多的细胞，而细胞聚集后相互间紧密的接触，也可以增强肝细胞的功能表达。

（四）微囊化培养

微囊实质上是一种半透膜，其分子截留量一般为 75～100kDa，用这种半透膜做成的微囊包被肝细胞，既具有良好的通透性，又能起到免疫隔离屏障的作用。目前常用的为海藻酸钠-聚赖氨酸-海藻酸钠微囊，其具有良好生物相容性和通透性，已得到广泛的应用。

（五）共培养

共培养是指将肝细胞和肝非实质细胞或其他非肝细胞在一起培养，这些细胞主要有肝星状细胞、窦状隙内皮细胞、胰岛细胞和骨髓干细胞等。肝细胞与以上不同类型的细胞相互作用，可以形成有利的细胞微环境，保持细胞间直接的相互接触，抑制肝细胞的凋亡。已有研究证明，共培养可以延长肝细胞生存时间，促进肝细胞的合成分泌代谢功能，因此，共培养将是今后 BAL 的一个发展趋势。

五、生物人工肝的临床应用

1987 年，Matsumura 首次将 BAL 系统成功应用临床治疗病人，该病人共接受两次 BAL 治疗，分别持续了 5 小时和 4.5 小时，期间未发生任何不良反应事件。自此不同类型的 BAL 应运而生，迄今为止，共有 10 种 BAL 装置应用于临床研究，主要包括：HepatAssist，Extracorporeal Liver Assist Device（ELAD），TECA Hybrid Artificial Liver Support System（TECA-HALSS），the Bioartificial Liver of the Amsterdam Medish Centrum（AMC-BAL），the Liver Support System（LSS），the Bioartificial Liver Support System（BLSS），the Radial Flow Bioreactor（RFB），Modular Extracorporeal Liver Support System（MELS），Hybrid Bioartificial Liver（HBL）and Bioartificial Hepatic Support（BHS）。病人经过 BAL 治疗后，临床和生化指标（包括转氨酶、血氨、总胆红素、凝血酶原时间、INR、颅内压和脑灌注压）、肝移植过渡期和存活率

均有不同程度改善，神经系统的功能状态也得到了改善或稳定，而不良反应发生很少，暂时性低血压最为常见。

结 语

目前BAL的临床试验虽然能改善神经系统症状和生化指标，但均缺乏改善终末期肝病病人生存率的有力证据。分析个中原由，BAL中有功能的肝细胞数量其实不能满足病人实际所需的细胞数量，全方位提高肝细胞在体外的活性才是目前亟待解决的难题之一。同时积极发挥BAL的有益作用，提前降低肝功能衰竭病人血浆中的毒素也可减少随后对生物反应器中肝细胞的损伤，从而间接提高BAL的治疗效率。

（丁义涛）

参考文献

1. Strain AJ, Neuberger JM. A bioartificial liver-state of the art. Science, 2002, 295: 1005-1009.
2. Demetriou AA, Brown RS Jr, Busuttil RW, et al. Prospective, randomized, multicenter, controlled trial of a bioartificial liver in treating acute liver failure. Ann Surg, 2004, 239: 660-667.
3. van de Kerkhove MP, Hoekstra R, Chamuleau RA, et al. Clinical application of bioartificial liver support systems. Ann Surg, 2004, 240: 216.
4. Kuddus R, Patzer JF 2nd, Lopez R, et al. Clinical and laboratory evaluation of the safety of a bioartificial liver assist device for potential transmission of porcine endogenous retrovirus. Transplantation, 2002, 15, 73 (3): 420-429.

第七节 异种移植

将某物种的细胞、组织、器官作为移植物移植到另一物种，并期望其存活，称为异种移植（xenotransplantation）。人类期望用飞禽走兽的身体部分装备自已以获得特异功能，这一意图由来已久，其中古埃及的狮身人首神像就是一个典型。此外，用动物的肢体、器官来治疗疾病的愿望，在人类对解剖和病理知识有所了解之前就已经相当强烈。在器官严重短缺的情况下，异种移植曾被称为"逃避性追求"。

一、异种移植"尝试—放弃—复兴—回归理性"的发展史

1905年Princeteau将兔肾切片移植于病人肾包膜下治疗尿毒症，结果并无功效。同年他又将兔肾移植给儿童，术后获得很好的肾功能，但患儿16天后死于肺部感染。

1964年Reemtsma实施了几例黑猩猩肾脏移植到人的手术，其中有几例存活了数月。同年Hardy施行第一例猩猩到人的异种心脏移植，但由于心排血量不足而失败。此后，Thomas Starzl进行了一系列狒狒到人的肾脏和肝脏的移植。虽然有大约50例肝功能衰竭病人依靠体外动物肝脏的灌注度过了肝功能衰竭期，并在自身的肝功能改善后得以存活，但这些努力并没有使病人或移植物存活达到1年。

20世纪60年代后期，脑死亡概念的建立使得供体来源有了渠道，对异种移植的需求和兴趣在随后的15年进入低谷。在停顿多年之后，于20世纪90年代重新开始。其主要动力为：①同种器官明显短缺；②异种移植排斥反应及其防治研究有了新的思路。

1984年10月26日，Loma Linda大学Bailey医生领导的小组为一名患有左心发育不全综合征的女婴实施了首例狒狒到人的异种心脏移植，20天以后婴儿死亡。此后，匹兹堡医生尝试了2例狒狒到人的肝脏移植。1997年Deacon等报道了将胎猪的神经细胞移植给数十例患有帕金森或亨廷顿病的病人。其中1例病人在术后8个月死于其他并发症时，其体内的猪神经组织仍然存活良好。

20世纪90年代以来，人们对异种移植排异反应的发生机制有了更深的研究，并能通过基因工程手段对动物的某些基因进行修饰。1995年McCurry根据人补体调节蛋白（CRP）在猪体内的表达有可能使猪器官免遭人体补体系统攻击的设想，开始研究将CRP基因导入动物胚胎，希望通过遗传工程途径使这种转基因动物的器官获得抵御人体补体破坏的能力。McCurry于1995年构建属于CRP的衰变加速因子（DAF）转基因猪，将该猪的心脏移植给狒狒，术后不用免疫抑制剂，3例接受猪心的狒狒中2例移植心存活长达数小时至十几小时，而没有发生HAR。

英国剑桥大学的D White小组1996年进行了转基因猪的探索。他们将人DAF基因导入猪体内并得到表达，用这种猪的心脏和肺作人血浆活体灌注实验，结果表明，器官获得了抵御人补体系统对

其血管内皮细胞损伤的能力。2000 年,西班牙的 Ramirez 和英国剑桥大学的 White 合作,实施了转 DAF 基因猪到狒狒的异种肝移植,存活 4~8 天,可以维持正常的蛋白和凝血水平,均未发生 HAR。加拿大 Western Ontario 大学在 1999—2002 年共实施 24 例转 DAF 基因猪到狒狒的肾移植实验,均未发生异种 HAR,最长存活达 75 天。Roslin 等首次报道用全身淋巴组织 X 线照射,加 CsA 和甲泼尼龙可以诱导猴心对狒狒的异种移植物长期存活达 255 天。美国麻省总医院实施 10 例转 DAF 基因猪给狒狒的心脏移植,采用去除抗 αGal 抗体、胸腺照射和眼镜蛇毒因子(cobra venom factor,CVF)诱导治疗;MMF、抗 CD154 单抗、甲泼尼龙和肝素维持治疗,移植心存活 139 天。美国 Mayo Clinic 报道 10 例转入 CD46 基因的猪到狒狒的心脏移植,采用抗胸腺细胞球蛋白(ATG)、抗 CD20 单抗、Tac、SIR 和一种中和抗 αGal 抗体的静脉用药 TPC,移植心平均存活 76 天,最长存活时间达 113 天,仅 3 例死于排斥反应。

2002 年 Science 报道 Lai 等应用核转移技术成功地获得了敲除 α-1,3 半乳糖基转移酶(αGT)基因的猪,虽然只敲除了等位基因上的一个 αGT 基因位点,但可以清除异种天然抗原的表达。2003 年 Science 报道美国 PPL Therapeutics Inc 构建了异种天然抗原基因 αGT 基因完全敲除的猪,随后美国麻省总医院进行了 αGT 基因敲除猪的肾脏或心脏移植到狒狒的临床前实验,采用一种以抗 CD154 单抗为基础的免疫抑制方案,移植心存活时间显著延长(2~6 个月,平均 78 天)。但加拿大 Western Ontario 大学对 αGal 基因敲除猪到狒狒的肾移植实验得到了不同的结果,他们采用两种临床可能接受的免疫抑制方案,大部分移植肾在 16 天内发生较严重的急性血管性排斥反应。免疫学研究证明,诱导产生的抗非 αGal 抗原的抗体也能介导严重的急性血管性排斥反应。

近年研究结果表明,动物所携带的微生物可以感染人类细胞。某些病毒甚至可以感染神经细胞。主要问题是:①动物病毒是否能经移植物传给病人;②移植病人是否会再将这些病毒在人群中传播。于是,一个新的名词"xenosis"应运而生,专指异种移植使疾病得以在人类中产生或传播,即"异种移植感染"或"人畜共患病"。

二、异种移植的分类

1970 年 Roy Calne 首次将异种移植分为"协调性"和"非协调性"异种移植。进化关系较近,存活时间以天计算的,类似于第一次同种移植排斥反应的异种移植,称为协调性异种移植,如猩猩与人、狗与狼、大鼠与小鼠之间的移植均属此类;而进化关系较远,排斥时间以分钟或小时计算的,类似于第二次接触抗原的同种移植反应的异种移植,称为非协调性异种移植,如猪到人或猴与猪之间的移植属于此类。

三、影响异种移植走进临床的四大障碍

(一) 伦理学障碍

1984 年 Loma Linda 大学 Bailey 实施首例狒狒到人的异种心脏移植后,各国新闻媒体作了广泛的报道(即著名的"Baby Fae"事件),20 天以后,这个闻名世界的婴儿死亡。医学界、哲学界、宗教界、新闻界和公众都对这个医学事件产生的伦理学和社会问题进行热烈的讨论。异种移植一方面能为得不到同种供器官的病人带来生的希望,另一方面又存在着给整个人类带来潜在流行病的风险(跨物种感染)。同时,在利用动物作为人类器官和组织供源的问题上,由于各国的文化传统、宗教信仰、价值观念不尽相同,一直存在许多争论。异种移植后病人是否会遭到社会某些方面的歧视尚难以估计。

(二) 解剖学障碍

普遍认为异种移植的供体必须与受者具有相似的生理和形态学特征。显然,供体动物应从非人灵长动物中选取,因其与人类具有最为密切的生理学相似性,且具有相近的系统发生。但选用非人灵长动物进行临床异种移植也存在一些严重问题:由于非人灵长动物的智商很高,许多人不愿意将它们作为器官供体使用;许多非人灵长动物濒临灭绝,且繁殖慢,与家畜相比,繁育费用相对昂贵;与人类具有相似的系统发生,有可能带有许多人畜共患的危险病原。因此,在选择供体动物时,通常选择遗传学关系与人不太密切的猪。首先,猪的器官的生理学和解剖学与人的很相似;其次,猪在无菌环境中能大量、经济地饲养,并且不涉及伦理学问题。

(三) 生理学障碍

异种器官移植是否能完全代替原有器官功能?异种器官是否会将动物属性或习性传染给人?

某些蛋白和激素具有物种特异性,异种移植可能会影响人体功能。在进行器官移植时,器官的大小是一个重要的考虑因素。成年猪的器官容量和重量都与人相似,并且其心血管指标包括血压、心排血量以及左心室的工作指标都与成人非常相似。实验证实大鼠到豚鼠的心脏移植不易于存活,其原

因为豚鼠的血压比大鼠低得多,大鼠心在豚鼠的体内实际上处于异种低血压状态,以致供血不足。此外,肝移植时,异种肝所合成的蛋白质或酶类在人体若找不到受体,可能形成代谢障碍并发症。

(四)免疫学障碍

异种反应性天然抗体(XNA)、补体系统、内皮细胞三者被称为异种移植的三大免疫学屏障。三者之间虽然相互作用,但最新研究表明以补体系统被激活最为关键。

1. 异种反应性天然抗体　机体内存在着XNA,这种天然抗体在移植术后很快与供者器官内皮细胞表面的移植物抗原发生特异性反应,从而导致补体系统激活,此种补体反应称为经典途径(classic pathway)。其结果为异种移植物很快对内皮细胞呈现广泛的超急性损伤。最新的研究发现,异种天然抗原αGal基因完全敲除的猪体内会产生抗αGal细胞毒性天然抗体。

2. 补体系统　受者的补体系统可以直接被供者器官内皮细胞抗原所激活,而不需要天然抗体参与反应。这种形成的补体激活似乎是通过替代途径(alternative pathway)完成的,并且有受者的循环抑制蛋白(H因子)参与。

3. 内皮细胞　现已比较明确,静息状态的内皮细胞形成一层很薄的单层膜,作为组织与血细胞、血浆及蛋白质之间的屏障。这种静息状态的内皮细胞既不能激活凝集素,也不能激活中性粒细胞的附壁作用。当内皮细胞与IL-1、TNF、内毒素等物质接触时,即发生一系列代谢和结构的改变,这一过程称为内皮细胞激活。激活的内皮细胞与静息时相反,它可以促进血小板凝集、产生纤维蛋白、诱导中性粒细胞附壁,激活的内皮细胞单层间的结构改变也使其对血浆蛋白和血细胞的通透性增加。观察表明,异种移植时,受者的XNA和(或)补体均可激活内皮细胞产生上述连锁反应。

除以上所述三大屏障之外,特别值得一提的是供者上皮细胞的补体抑制蛋白系统。供者器官内的补体抑制蛋白,由于物种间的结构差异,不能抑制受者补体系统的活化,即该蛋白不具有保护自己不受受者补体系统攻击的功能。此种情形亦称为受者补体与供者补体抑制蛋白不相匹配(incompatibility)。此时,补体的激活是抗体介导式的,如上述屏障之一所述;或是自发性的,如屏障之二所述。熟悉这一机制对理解用转基因动物作为供体为什么会避开HAR很有帮助。

HAR发生时,主要受攻击的靶细胞为内皮细胞。上述三种屏障通常由一个或多个因子参与反应。

四、异种移植排斥反应

1. 超急性排斥反应　组织学改变与ABO血型不相容的同种移植物相类似,是一种由抗体介导的排斥反应。以血栓形成、出血及异种移植物破坏为特征,这一系列变化由血管吻合后数小时内出现的内皮细胞激活和损伤、补体沉积、血小板聚集及凝血级联反应被激活所引起。

2. 延缓性异种移植物排斥反应　如果通过清除天然抗体、抑制补体或转基因等方法逆转HAR,使协调性和非协调性异种移植物的排斥反应延迟,随后,在恢复血流24小时内所发生的、移植后几天至几周内移植物丧失活性的过程,称为延缓性异种移植物排斥反应(delayed xenograft rejection,DXR),或者急性血管性排斥反应(acute xenograft rejection,AVR)。DXR或AVR是目前影响异种移植走向临床的主要免疫学障碍。

3. 急性及慢性异种排斥反应　在克服HAR与DXR或AVR方面的进展使得理解异种移植中细胞介导的排斥反应的机制变得尤其重要。目前认为其主要由T细胞介导。异种移植的细胞免疫反应的程度很强,不能被同种移植非特异性免疫抑制药物所抑制。因此,许多学者认为异种移植的关键是要诱导对异种抗原的免疫耐受或不反应性。

五、特殊感染问题

Patience等发现猪内源性逆转录病毒(PERV)在体外可感染多种人细胞,引起人们对异种移植安全性的关注,即带有PERV的猪细胞、组织、器官一旦植入处于高度免疫抑制状态的病人体内,是否可能如同免疫缺陷病病毒一样,突破种间屏障而造成在人类中的大流行。尽管在接受猪源器官或组织细胞移植的人体内,尚未发现PERV感染的证据,但国际上要求对人类异种移植建立远期评估体系。其焦点是异种器官或组织可能带来无法预料的感染性。因为许多人开始相信艾滋病的流行同一种原先未知的非致病性的逆转录病毒有关,当这些病毒从某种灵长类转移到人类中时,这种新的疾病便发生了。猴免疫缺陷病毒(SIV)和其他一些外源性逆转录病毒经常在非人类的灵长类中被发现,使得人们担心这些病毒如果转移到人类中也可能成为危险的致病原,而且其他未知的逆转录病毒将来也许会成为棘手的临床问题。

除了外源性的逆转录病毒外,在猪的基因组中发现了内源性的 PERV 序列。据报道,当猪细胞和人细胞在体外共同培养时,这些逆转录病毒序列能转移到人细胞中。这些结果提示,临床上的异种移植也许会使新的逆转录病毒基因序列转染整合到人类受者的 DNA 中,其本身不一定具有致病性或会导致传染性病毒的形成。要产生致病性,转移的逆转录病毒序列必须与人体内源性的逆转录病毒或前病毒重组,重组后这些逆转录病毒序列可能会产生一种对人类既有致病性又有感染性的新病毒。

因而,迄今对异种移植感染危险性的争论,并非主要针对个体受者所承受的风险,而是针对整个社会可能面临的危险性,即异种移植可能产生新的威胁整个人类的致病原。2003 年第七届异种移植大会上,德国的 Robert Koch 研究所和 Immerge Bio Therapeutics 公司联合报道了目前对非人类灵长类动物 PERV 的感染性问题研究的长篇报告,发现在应用与临床免疫抑制相似的治疗方案中,给予大剂量的病毒,均不能使狒狒感染 PERV A、PERV B 和 PERV A/C,表明 PERV 和非人灵长类动物并不存在交叉感染。这是目前以猪为供者异种移植安全性问题的重要资料。

目前发现的潜在病原体包括 porcine endogenous retrovirus (PERV)、porcine cytomegalovirus (PCMV) 及 porcine lymphotropic herpesvirus (PLHV)。到目前为止,异种移植的临床试验阶段尚未发现来自猪的病原体感染给人类。

1998 年 2 月,Bach 等提出成立新的异种移植立法委员会,以立法的形式暂停和延迟其临床应用。此提案遭到以 Sachs 为代表的推进派的反对。他们在 Nature Medicine 1998 年 4 月刊中指出:应小心从事而不是延迟,因为已有很多病人在等待供体时死去。

六、异种移植的临床进展

(一) 动物筛选系统和程序的建立

现已知有 500 多种感染微生物可以从动物传染给人,病毒感染是器官移植术后主要的并发症,而供器官无疑是感染源之一。猴病毒 8 型(SA8)、巨细胞病毒(CMV)、EB 病毒在狒狒中很常见。几乎所有灵长类动物都带有这 3 种病毒。与人类的 HIV 相对应的 SIV 可以在某些猴体中发现,但在狒狒中并不常见。现尚不明了 SIV 是否会引起人类疾病。匹兹堡移植中心在 1992 年施行的一例临床肝移植所用狒狒来自 San Antonio。预选阶段,首先排除 SIV 或 HIV 阳性者。匹兹堡移植中心与 San Antonio 西南生物医学研究所的病毒专家、动物学家合作,尽量筛选出无害的或危险性小的动物作供体。当血型和个体选择合适后即行隔离。由两位实验员分别独立进行逆转录病毒、疱疹病毒、肝炎病毒以及弓形虫等 20 多种检疫工作。有弓形虫病症状或逆转录病毒阳性者均不在考虑之列。Foamy 病毒除外,因为此种逆转录病毒没有发现与疾病有关。

严格检疫之后才进行供受者组织配型检测、肝功能测定、凝血因子测定。最后仅将最佳配合的动物运到匹兹堡移植中心。在此还要做出最后的选择。检查项目几乎重复预选程序。

(二) 现代异种器官移植的临床个案报道

1. 狒狒到人异种肝移植 1992 年 6 月 28 日 Thomas Starzl 首次进行了狒狒到人的肝异种移植,以治疗乙型肝炎肝功能衰竭。术后近期病人恢复顺利,黄疸消退,移植肝体积增加,没有出现排斥反应迹象,但病人最终于术后 70 天死于严重的真菌感染和败血症。尸检证明真菌感染侵入脑内引起蛛网膜下腔出血是死亡的主要原因。经过分析认为,为防止 HAR,手术前后过量使用了多种免疫抑制剂,大大地削弱了病人的抵抗力,以致无法抵挡真菌感染。此外,胆道泥样物阻塞也可能是死因之一。

另一例狒狒到人肝移植术的受者为一肝昏迷期的病人。根据第一例肝移植经验,减少环磷酰胺的剂量,以期减少感染的危险性,并将狒狒骨髓白细胞经静脉注入受者体内,以诱导免疫耐受。但遗憾的是,该病例并没有足够的时间观察骨髓输注对延长存活的作用,病人于 26 天后由于胆道肠道吻合口瘘死于腹膜炎和败血症。

2. 猪到人异种肝移植 1992 年 10 月 11 日,美国 Cedars-Sinai 医疗中心收了一名自身免疫性肝炎引起的暴发性肝昏迷病人,生命垂危,但当时没有合适的供肝来源,便决定移植一个猪肝到腹腔内,作为暂时性过渡,以期自身残余肝再生后恢复功能,然后再作人尸体肝移植。手术获得成功,观察 6 个多小时,未见 HAR 发生,并有胆汁不断流出,凝血功能转为正常,颅内压下降。但在人尸肝到来 2 小时前,病人脑压突然回升而不幸死去,总共存活 24 小时左右。这个病人的治疗明确地告诉我们,猪肝脏能在人体内存活,并可行使功能和分泌胆汁。

七、临床异种移植国际指导原则荟萃

1. 2004 WHO WHA57. 18 决议 ①只有在国家卫生当局严格有效的管理和监督下,方可允许异种移植;②按照国际公认的科学标准,合作制定全球统一的规范、建议和准则,包括保护措施,以防止带菌移植物感染接受者或该传染因子潜在的二次传播风险，尤其是跨国传播；③支持国际合作和协调以预防和监测由异种移植造成的感染。

2. 2008 年 11 月 WHO“异种移植临床试验指南全球咨询会”，《长沙公报》 强调：①供体动物的来源及管理；②潜在的感染风险；③临床试验中透明的管理体系；④受者及大众的利益风险分析；⑤受者选择及教育；⑥受者的终身随访；⑦医疗团队的要求；⑧建立全球性的管理体制；⑨政府部门的支持等。

3. WHO 在 2011 年 10 月在日内瓦再次召开会议，肯定《长沙公报》的可行性，指出需要寻求更多的证据来降低异种移植风险/利益比，优化检测异种人畜共患病（xenotourism）监测方法的可靠性，建立异种移植档案库，利用 WHO 预警体系防范异种移植相关感染。

4. 美国 FDA 于 2003 年 4 月出台相关指导，主要内容包括动物来源，产品及关于在临床前及临床上使用异种移植产品的问题。此外，美国 PHS（Public Health Service）于 2011 年 1 月出台了异种移植感染性疾病的指导原则。

5. 国际异种移植学会，IXA（international xenotransplantation association）异种移植临床研究的伦理学问题意见书：

1）风险/利益分析，异种移植的临床研究必须将其对病人和整个社会的风险降到最低；

2）个人尊重以及知情同意；

3）人畜共患病：异种移植的潜在风险不会局限于执行手术的国家。由于受者可以在一个没有监管的国家接受手术，而后不事先声明自己是异种移植物受者进入另一国家，这就使整个国家的人承受感染的风险，要通过国际合作来解决这一问题；

4）通过临床前实验确保受者的收益大于危害；

5）关于供体动物使用的伦理学问题。

结 语

由于器官资源匮乏，异种移植的基础研究至关重要。尽管深层的科学工作已经解决了多方面的问题，但临床应用仍有很多障碍，要像同种移植一样真正成功，还有很长的路要走。

（陈忠华）

参考文献

1. First WHO Global Consultation on Regulatory Requirements for Xenotransplantation Clinical Trials—The Changsha Communiqué.
2. Second WHO Global Consultation on Regulatory Requirements for Xenotransplantation Clinical Trials.
3. OECD/WHO Consultation on Xenotransplantation Surveillance：Summary，WHO/CDS/CSR/EPH/2001. 1.
4. WHO Guidance on Xenogeneic Infection/Disease Surveillance and Response：A Strategy for International Cooperation and Coordination，WHO/CDS/CSR/EPH/2001. 2.
5. WHO：Xenotransplantation：Guidance on Infectious Disease Prevention and Management，WHO/EMC/ZOO/98.
6. Fishman，J. A. and Patience，C. Xenotransplantation：Infectious Risk Revisited. American Journal of Transplantation，2004，4：1383-1390.
7. Sykes，M.，A. Apice，et al. Position Paper of the Ethics Committee of the International Xenotransplantation Association. Transplantation，2004，78（8）：1101-1107.

第八节 免疫抑制剂应用

器官移植的飞速发展不仅得益于器官保存、手术技术及手术材料等方面的进步，很大程度上还得益于过去几十年免疫抑制剂的发展和应用。尤其是 20 世纪七、八十年代以 CsA 和 Tac 为代表的 CNIs 的发现和应用，大大减少了器官移植术后排斥反应的发生，使器官移植进入了一个新纪元。随后，许多新型免疫抑制剂的研发也取得了显著的临床疗效，为移植术后免疫抑制剂的应用提供了更多的选择方案。

目前器官移植的重心和注意点不再仅仅局限于移植后近期的生存率和并发症的防治，而主要着眼于移植后远期的并发症和死亡率。尽管各类免疫抑制剂具有良好的抗排斥作用，但是移植术后的长期生存率并不十分满意。通过长期随访发现，慢性排斥反应只占远期移植物功能丧失和病人死亡的一小部分，而与免疫抑制剂相关的并发症如感染、药物的肾毒性、肝毒性、心血管疾病、代谢性疾病、复发性疾病和恶性肿瘤等却占了大部分，因此寻找药物疗效和毒性的最佳平衡点已成为目前器官移植术后免疫抑制剂应用的重要研究热点。

一、免疫抑制剂的诱导、维持和抗排斥治疗

目前的免疫抑制治疗多采用联合用药方案，最

常用的方案是 CNIs+激素+抗代谢类药物。除此之外，围术期的免疫抑制诱导治疗逐渐受到重视，其原理是通过抗淋巴细胞的多克隆或单克隆抗体清除体内免疫细胞来进行诱导治疗，可以降低排斥反应的发生率，延迟 CNIs 的使用或降低其使用剂量，减少激素的使用剂量或早期撤除激素，从而减少相关的并发症，减轻药物毒副作用。美国的资料显示，1997 年肝移植的诱导免疫抑制治疗约占 7%，而到 2008 年，抗体诱导治疗的比例上升到了 26.7%。而在肺移植中，目前有高达 60% 的病人接受诱导治疗。免疫诱导的药物主要为抗 CD25 单克隆抗体（约占 14.6%）、抗胸腺细胞球蛋白（ATG，约占 11.4%）、抗 CD3 单克隆抗体（OKT3，约占 2.5%）、阿伦单克隆抗体（约占 1%）等。此外，在一些血型不合的器官移植中，围术期采用利妥昔单克隆抗体清除 B 细胞，诱导体液免疫抑制的方案，比传统的血浆置换、脾切除等方法具有显著的疗效，已成为血型不合器官移植的常规诱导方案。

在免疫抑制的维持治疗中，目前仍然主张应用 CNIs 为主，一般联合激素和（或）抗代谢类药物。近年来，CNI 类药物中 Tac 的使用有逐渐增多的趋势。数据显示，1995 年 CsA 和 Tac 在肝移植受者中的用量各占 50%，而到 2008 年，Tac 的用量已经超过了 90%。其次，激素现在仍是除了 CNIs 之外最重要的免疫抑制药物，但由于其并发症较多，目前有主张减少使用的趋势。一些研究发现，不含激素的免疫抑制方案效果令人满意，因此越来越多的学者开始主张激素早期撤除甚至不用激素。在抗代谢类药物中，MMF 由于比 Aza 免疫抑制效果更强而且几乎没有肾毒性，已逐步取代 Aza。而 mTOR 抑制剂（如 SIR 和依维莫司）作为相对较新的免疫抑制剂，由于其潜在的抗肿瘤作用且无肾毒性的优点，在抗代谢类药物的使用中也占有一定比例，但早期使用 SIR 有增加肝动脉血栓形成的风险，以及影响切口愈合等副作用，其使用量呈逐年下降的趋势。对于长期生存受者的维持治疗中，免疫抑制剂的单药应用也逐渐增多。许多移植受者在出院后 6~12 个月如果移植器官功能良好，逐渐停用其他药物而最终达到单药应用。据美国的统计数据显示，在肝移植受者中，术后 1 年约有 34% 达到了单一用药，而术后 3 年约有 50% 达到单一用药，这些病人绝大多数应用 Tac。

对于维持治疗过程中出现的急性排斥反应，一旦病理证实，常规的治疗方法是大剂量激素冲击疗法。也可根据病变程度不同，调整基础免疫抑制剂的强度，一般都可以得到满意的控制。但仍有 15%~20% 的急性排斥反应对激素冲击治疗无效者，需接受单克隆抗体如 OKT3 等药物治疗。但是，对 HCV 的受者，治疗急性排斥反应时首先应尝试增加 CNIs 或抗代谢药物的剂量，因为激素可能会加重 HCV 的感染。

二、激素的撤除

长期使用激素会引起许多不良反应，如高血脂、高血压、糖尿病、骨质疏松、病毒性肝炎或肿瘤复发等。因此近年来，越来越多的移植中心开始重视早期撤除激素或小剂量激素甚至无激素方案在免疫抑制治疗中的应用。尤其是在肿瘤病人，早期激素撤除可明显降低移植术后肿瘤的复发率，提高受者长期生存率。虽然有报道称早期撤除激素可能增加移植术后排斥反应的发生率，但大多数研究认为，减少使用甚至不用激素是安全有效的，移植物及受者的存活率均未受到影响，相反，移植术后糖尿病、CMV 感染、细菌感染、心血管疾病的发生率却明显降低。

在一项回顾性研究中，Opelz 等分析了激素撤除对肾移植和心脏移植受者长期生存的影响。结果显示，在 6 个月后逐步撤除激素，移植物和受者的 7 年生存率明显优于激素长期使用组（移植物生存率分别为 81.9% 和 75.3%，受者生存率为 88.8% 和 84.3%）。也有学者尝试小剂量激素维持治疗。在一项针对 51 例肾移植的病例分析中，研究者在 2 个月内将激素用量快速降低至 2mg/d 并维持治疗，通过分析其受者和移植物生存率、急性排斥发生率、药物副作用等，最终得出结论是低剂量激素维持治疗是安全有效的，并且有利于减少心血管并发症。

近年来，更多的研究开始重视不含激素的免疫抑制方案。在一项多中心随机对照研究中，538 例肾移植受者接受达克珠单抗+Tac+MMF 方案（n=260）或 Tac+MMF+激素方案（n=278）治疗，随访 6 个月排斥反应的发生率无明显差别。另外一项类似多中心大样本的肝移植随机性对照性研究，使用 Tac+达克珠单抗方案与 Tac+激素方案相比，两组的移植物生存率分别为 90.5% 与 92.2%，急性排斥发生率为 25.4% 与 26.5%，而糖尿病的发生率、CMV 感染发生率在无激素组明显降低。另有一项多中心的研究显示，采用无激素方案的肾移植受者，急性排斥反应的发生率略有升高，但移植物和受者的生存率均无明显改变。因此，目前的观点认为，通过抗体诱导治疗，激素的撤除是可行的，但其安全性、可靠性需要更大样本量、更长随访期来证实。

此外,对于术前病情严重的肝移植病人,激素是否可以撤除值得商榷。有报道称无激素方案会增加术后肝肾综合征的发生率,从而导致受者术后死亡率显著升高(死亡率分别为46%和26%)。

三、CNIs 的撤除

CNIs 是目前最常用的免疫抑制剂,它的使用极大地改善了移植受者的预后,减少了排斥反应的发生以及排斥反应所致的病人死亡。但这类药物本身亦可引起许多并发症,如肾功能损伤、糖尿病、高脂血症、腹泻等,使病人不能耐受甚至危及生命。早期的肾功能损害是肝移植术后较常见的并发症,甚至会影响受者的生存率。据报道,肝移植术后肾功能不全的发生率约为12% ~51%,而发生肾功能不全后其死亡率可高达44% ~50%。其原因除了术前存在肝肾综合征、术中低血压、术后低蛋白血症、感染等多种因素以外,CNI 类药物的肾毒性占了相当大的比例。而在肾移植中,CNI 类药物的肾毒性也被公认为是引起移植肾慢性失功的主要原因。目前对 CNIs 的观点逐渐趋向于减少用量、延迟使用以及后期改用其他药物进行维持治疗等,有些中心还尝试采用不含 CNIs 的治疗方案。

一项 UNOS 的研究报告对 16 989 例肝移植受者进行了分析,结果显示,联合 ATG 或抗 CD25 单克隆抗体诱导免疫抑制治疗,减少或延迟 CNIs 的用量并不影响受者的生存率,但病人的肌酐清除率和糖尿病的发病率等明显得到了改善。在另一项类似的研究中,Ekberg 等将 1645 名肾移植受者分成4组,分别接受标准剂量 CsA、低剂量 CsA、低剂量 Tac 和低剂量 SIR,并联合 MMF 和激素治疗,其中低剂量组均采用达克珠单抗进行诱导,移植后 12 月的结果显示,低剂量 CsA 组和低剂量 Tac 组肾功能不良和急性排斥反应的发生率更低,尤其以低剂量 Tac 组更为显著。

此外,由于 SIR 的肾毒性更小,一些学者则主张在出现相关并发症后将 CNIs 换成 SIR。已有研究发现,在移植术后出现肾功能不全时,改用 SIR 可以使50%的受者肾功能好转。而在另一项研究中,525 例肾移植受者术后采用 SIR+CsA+激素方案治疗,并在 3 个月后逐步停止 CsA,结果这些受者显示出更好的肾功能和血压状况。

近年来,一些中心开始评估完全不使用 CNI 类药物的免疫抑制方案。在一项对肾移植的随机对照研究中,一组采用 SIR+MMF+激素治疗,另一组则采用 Tac+MMF+激素方案,结果显示,两组病人的移植物1年存活率、急性排斥反应发生率并无显著性差异,肾功能亦无明显差别。美国一项最新肾移植临床试验也发现,达克珠单抗+belatacept(CTLA4-Ig)诱导后采用 MMF+激素方案与达克珠单抗+CsA+MMF+激素方案疗效相当。而在肝移植中,多数研究也认为,采用无肾毒性的药物如 mTOR 抑制剂、抗体诱导和 MMF 等均有助于改善移植术后的肾功能,但撤除 CNI 类药物可能与早期急性排斥反应增加有关。因此是否应该撤除 CNI 类药物仍存有争议。

四、mTOR 抑制剂的抗肿瘤应用

目前,器官移植中的肿瘤相关问题越来越受到人们的重视。随着移植术后生存时间的延长,原发肿瘤复发或新发恶性肿瘤已经成为影响移植术后远期生存率的一个重要原因。文献报道,约有 50% 器官移植受者的远期死亡与恶性肿瘤有关。一般来说,移植后的恶性肿瘤可发生于皮肤、淋巴组织及各种实体脏器,其发生、发展可能与机体的免疫抑制状态有关。

体外研究发现有些免疫抑制剂具有促进肿瘤的作用,如常用的 CNI 类药物,它具有加速肿瘤细胞生长,促进肿瘤血管发生和抑制 DNA 修复等特性。而且长期免疫抑制状态与肿瘤的发生几率增加可能有关。但是,有研究证明 mTOR 抑制剂 SIR 具有抗肿瘤作用。体外实验显示,乳腺癌、神经胶质瘤、白血病、前列腺癌、卵巢癌、肾癌细胞对 SIR 更加敏感。动物实验也表明,SIR 在发挥抗排斥反应的同时也能抑制肿瘤的生长。因此,越来越多的学者开始意识到 mTOR 抑制剂在临床中的作用。许多研究结果显示,mTOR 抑制剂对于器官移植术后的各类肿瘤如皮肤癌、肝癌等都有一定的防治作用。一项 SRTR 的数据显示,30 424 名使用 CNIs 治疗的器官移植受者中约 1.81% 术后发生了新生恶性肿瘤,而这一数据在 504 名使用 SIR 治疗的受者中仅为 0.6%。Stallone 等人报道了 15 例肾移植术后出现皮肤 Kaposi 肉瘤的病人,在用 SIR 替代 CNIs 治疗 3 个月后,所有肿瘤完全消失。也有研究发现,肝癌肝移植的病人术后采用 mTOR 抑制剂治疗能明显减少术后肿瘤的复发。在一项 97 例肝癌肝移植的研究中,45 例进行 SIR+低剂量 CNIs 治疗,52 例进行常规剂量 CNIs 单药治疗,术后 3 年肝癌的复发率前者显著低于后者,分别为 6.7% 和 17.3%,而无瘤生存时间明显提高,分别为 79% 和 54%。最新一项更大样本的研究显示,在 2491 例肝癌肝移植中,109 例接受了超过 6 个月的 SIR 治疗,对照其余无 SIR 治疗的受者,3 年和 5 年的生存率分别提高了 6.4% 和 14.4%。且另外一种 mTOR 抑制剂依维莫司已上市并在临床用于肾癌治疗。

虽然 mTOR 抑制剂具有抗肿瘤方面的优势,但由于其容易导致骨髓抑制、高血脂、淋巴水瘤、切口愈合不良、动脉血栓形成等不良反应,因此,临床使用受到一定的限制。对于术后发生恶性肿瘤高危的移植病人,尤其是术前即为恶性肿瘤者,如何合理使用免疫抑制剂,有待进一步的研究。

五、基因多态性和个体化治疗

影响免疫抑制剂疗效的因素贯穿于人体对药物的吸收、分布、代谢、排出等多个环节。相同剂量的免疫抑制剂,在不同受者体内所产生的药物反应有显著的差别,其中 20% ~95% 药物个体差异是遗传因素引起,而且将伴随人的一生。目前临床普遍通过血药浓度监测来调整免疫抑制剂的用量,虽为病人的个体化用药带了希望,但随着临床实践的开展,发现尽管多数病人的药物浓度能得到控制,但仍有部分病人由于种种原因(药物剂量过大、达到有效浓度时间过长等)不能取得满意的疗效或出现药物毒副反应。因此,寻找免疫抑制剂代谢相关基因的差异,为移植受者制定基因导向性的免疫抑制剂个体化用药策略,成为今后的发展趋势。

近年来,一些研究发现 CYP3A 基因与 MDR-1 基因的多态性与免疫抑制剂在体内的代谢相关并影响其疗效。CYP3A 又称细胞色素 P4503A,参与体内许多药物的代谢。研究发现携带 CYP3A5 *1 等位基因的人群可以高表达其产物,而 CYP3A5 *3/ *3 的人群几乎检测不到 CYP3A5 的表达,因此分别称为快代谢型和慢代谢型。不同人种 CYP3A5 *1 等位基因出现频率不同,中国人群中为 39% ~63%,而在白人和黑人分别是 5% ~15% 和 45% ~73%。研究结果显示,区分 CYP3A5 的基因型能预测 Tac 的口服需药量。在一项 180 例的肾移植研究中,携带 CYP3A5 *1 等位基因的受者与 CYP3A5 *3/ *3 基因型受者相比,维持相同的血药浓度所需要的 Tac 剂量要大得多。同样的结果也见于心脏移植和肺移植。由于 CYP3A5 主要分布在肝脏和小肠,在肝移植中,供、受者的 CYP3A5 基因型对 Tac 个体用药差异都有影响。有研究结果发现供者因素影响更大,并且当供、受者均为 CYP3A5 *3/ *3 基因型时,病人所需要的 Tac 剂量最小。此外,MDR-1 基因的表达产物 P-糖蛋白(P-gp)是一种膜蛋白,表达于小肠上皮细胞、胆管上皮细胞、肾小管上皮细胞等。一项关于 MDR-1 基因 C3435T 多态性(3435 位点的 C 突变为 T)与免疫抑制剂浓度关系的研究发现,表型为 3435CC 纯合子时 P-gp 高表达,活性高,可以增加药物排泄,降低血药浓度,而 CT 或 TT 表型时 P-gp 表达降低,活性下降,血药浓度较高。已有报道显示 MDR-1 基因多态性与肝移植术后 CNIs 血药浓度,以及与 CNIs 药物相关并发症有关。

综合目前的研究进展,虽然已经明确某些遗传因素与药物药代动力学个体差异密切相关,也注意到了随之产生的一系列相关的临床效能问题,但临床上距离真正基因导向性的个体化用药还有很大差距,有待更多的探索和进展。

扩展阅读

细胞色素 P450(cytochrome P450 或 CYP450,简称 CYP):一类亚铁血红素-硫醇盐蛋白的超家族,它参与内源性物质和包括药物、环境化合物在内的外源性物质的代谢。主要存在于肝脏、肠道中,细胞中,细胞色素 P450 主要分布在内质网和线粒体内膜上,作为一种末端加氧酶,参与了生物体内的甾醇类激素合成等过程。近年来,对细胞色素 P450 的结构、功能特别是对其在药物代谢中的作用的研究有了较大的进展。根据氨基酸序列同源相似性的程度,CYP450 分为 17 个基因家族和许多亚家族,包括 CYP3A4,CYP3A5,CYP2D6,CYP2C9,CYP2C19 等。氨基酸序列有 40% 以上相同者划为同一家族,以阿拉伯数字表示;同一家族内相同达 55% 以上者为一亚家族,在代表家族的阿拉伯数字之后标以英文字母表示;在同一亚家族的同工酶则再以阿拉伯数字表示。

名词来源:当将 CO 气泡通过由联二硫酸钠所还原的鼠肝微粒体悬浮液时,在该悬浮液的差视光谱中可出现一个峰值在 450nm 的强吸收峰,该吸收峰与其他血红蛋白/一氧化碳结合物的吸收峰位置不同(后者峰位在 420nm 左右)。这种色素由 Omura 和 Sato 表述为细胞色素,并命名为 P450,意即一种在 450nm 处有最大吸收峰的细胞色素,P 是 Pigment 的缩写。

结 语

器官移植的成功离不开免疫抑制剂发展。随着各种强效免疫抑制剂相继应用于临床,过去几十余年来,器官移植的成功率取得了巨大进步。但是如何维持受者最合适的免疫状态,避免免疫抑制过度增加机会性感染、药物毒性和肿瘤发生的风险或免疫抑制不足造成排斥反应的发生,仍然是今后器官移植的热点和前沿问题。此外,随着对免疫抑制剂相关遗传因素的深入研究,个体化的免疫抑制治疗将成为今后重要的发展趋势。

(郑树森)

参考文献

1. Scherer MN, Banas B, Mantouvalou K, et al. Current concepts and perspectives of immunosuppression in organ transplantation. Langenbecks Arch Surg, 2007, 392(5): 511.
2. Kawahara T, Asthana S, Kneteman NM. m-TOR inhibitors: what role in liver transplantation? J Hepatol, 2011, 55(6): 1441.
3. Beckebaum S, Cicinnati VR, Radtke A, et al. Calcineurin inhibitors in liver transplantation-still champions or threatened by serious competitors? Liver Int, 2013, 33(5): 656.
4. Wiesner RH, Fung JJ. Present state of immunosuppressive therapy in liver transplant recipients. Liver Transpl, 2011, 17(3): S1.
5. Ware N, MacPhee IA. Current progress in pharmacogenetics and individualized immunosuppressive drug dosing in organ transplantation. Curr Opin Mol Ther, 2010, 12(3): 270.

第九节 生物学标记物在器官移植中的应用

目前急性排斥仍然是影响移植器官长期存活的主要因素之一,同时可造成移植物失功的难治性排斥比例逐年升高,受到越来越多的关注。而与三十年前相比,对于急性排斥、难治性排斥诊断与监测的策略一直没有得到很大的发展。作为急性排斥诊断的主要方法,病理穿刺活检是有创性检查,存在相关并发症(如出血、移植物破裂)的危险,无法短期内反复检查,门诊动态观察随访较为困难,同时活检的费用和移植受者的接受程度也制约活检的开展。此外移植物穿刺存在穿刺时间和穿刺部位不能很好反映移植物整体情况,甚至与临床表现完全不一致等缺点,所以寻求无创性检查来监测移植物功能、诊断急性排斥,已经成为移植界关注的课题。近十年来,特别是在肾移植领域中,在运用新的血、尿标记物,运用系统生物学(转录组学、蛋白组学、代谢组学)等来监测和诊断急性排斥的方面获得了长足的发展。

一、血尿生物标志物

(一) 血液标志物

良好的血液标记物应具有较好的稳定性和重复性,测定方法快速、简便,费用最好低廉,同时有较好的特异性和敏感性等特点。一般来说血液中的标记物可以反映整个机体免疫状态,目前主要集中在外周血单个核细胞一些免疫分子(如ICAM-1、IL-4)和细胞毒T细胞效应蛋白(颗粒酶和穿孔素)的表达、可溶性的细胞因子受体和淋巴细胞标志物(如sIL-2R、sCD30),这些血标记物在反映受体全身的免疫状态方面有一定的价值,但由于无法直接反映移植物的变化,利用血标记物诊断急性排斥多存在敏感性低或特异性不高的问题,限制了在临床的运用。在肾移植排斥研究中,发生血管性排斥、小球炎、管周毛细血管炎时,循环中的内皮细胞可以反映血管内皮细胞的损伤程度,特别是血中的一些抗体,如抗内皮细胞和抗供体特异性抗体在诊断血管性排斥、抗体介导的排斥时具有独特的价值。

Segal等的研究提示在发生急性排斥反应的心脏移植受者中,其血清P-选择素和凝血酶原片段1.2(F 1.2)水平均有明显上升,该项指标可能对移植物状态及抗排异治疗效果的评价有一定价值。Schowengerdt等的研究发现在急性排斥病人中其外周血白细胞的CD69表达会明显增加,他们认为评估移植后病人外周血白细胞CD69的表达可能会对移植物排异的早期诊断有一定意义。有关肝移植、心脏移植、肺移植的生物标记物文献报道大多为血液标志物,如:抗HLA抗体,IL-6、IL-8、TNF等细胞因子,某些补体片段,P-选择素,凝血素,CD69膜蛋白,可溶性CD30,内皮素,血栓素A2,血清硝酸盐,cGMP等;通过研究上述指标,找出可监测和诊断急性排斥的特异性和敏感性较高的生物学指标。

(二) 尿液标志物

尿蛋白除少部分来源于血浆蛋白,大部分由肾脏产生,故尿液标志物多在肾移植领域中报道较多。在生理性和病理性刺激下,肾小球和小管作出相应的反应,引起尿蛋白排出的变化,大量聚集于移植肾的免疫细胞释放的免疫分子和炎症介质通过肾间质和小管排出体外,使得尿液更能直接反映移植肾免疫状态,另一方面由于尿标本的易得性,便于反复检查以及门诊追踪随访。急性排斥时尿标记物主要集中在细胞毒T细胞效应蛋白和各种细胞因子包括白介素、黏附分子、趋化因子、生长因子以及某些免疫细胞表面的标志物。急性排斥时尿液中很多因子变化并不特异,在感染性炎症、缺血再灌注损伤或是慢性炎症时都可以出现类似的变化,如TNF-α在急性排斥和泌尿系感染时都可以明显升高。

尿液标记物在尿液中的稳定性以及浓度水平不同,文献报道结果并不完全相同;据目前文献综合来看,颗粒酶和穿孔素,趋化因子Mig、IP-10可能是有价值的标记物。最近研究发现,Fractalkine价值可能优于颗粒酶和穿孔素、Mig、IP-10,不仅能较好地诊断急性排斥,可以与其他并发症很好的区别,敏感性和特异性均较高,而且能估计其对激素治疗的反应、预测短期移植肾失功的风险。由于免疫反应是个非常复杂的过程,许多因素均参与其中,试图通过一种标记物来同时获得很高的敏感性和特异性非常困难,有学者把几种不同阶段的标记物结合起来作为一个组合来监测移植肾免疫状态显然要优于单个标记物,研究发现,将Fractalkine、颗粒酶B、IP-10这三种尿标记物组合起来,诊断急性排斥的敏感性和特异性可以分别达到83.6%和95.0%。

二、转录组学与蛋白组学水平的生物标志物

转录组学的研究主要是通过基因芯片来实现,具有代表性的研究是Sarwal通过肾移植病人基因表达谱的研究发现以往没有认识到的分子异质性可能提示了肾移植排斥反应过程以及对治疗反应的多样性,有3个分子标记被认为对超过1300个基因的表达产生了影响,并根据聚类分析结果把发生急性排斥反应分为三类:Ⅰ类急性排斥反应的特点是大量的T细胞、B细胞、巨噬细胞以及NK细胞在组织中激活、浸润;Ⅱ类排斥反应程度相对缓和,其基因表达谱特点与移植后药物中毒及感染相似;Ⅲ类排斥反应是一种免疫静息的排斥反应,并且有自愈的倾向。

蛋白组学应用蛋白芯片、表面增强激光解吸电离飞行时间质谱(surface enhanced laser desorption/Ionization time of flight mass spectrometry, SELDI-TOF-MS)、毛细管电泳-质谱联用技术(capillary electrophoresis-mass spectrometry, CE-MS)进行分析,发现急性排斥和移植肾功能稳定者能够明显区分开,而且这些差别均在病人血清肌酐明显升高前就能发现,能够帮助早期诊断急性排斥反应,并且发现有一种多肽在急性小管间质性排斥显著异常,而急性血管性排斥反应中没有这种现象。

在肝移植领域中,文献报道大鼠肝移植模型中,发现血浆miR-122和miR-192反映肝脏急性损伤,而miR-146a可能与细胞性排异相关。另一综述总结了近几年在肝脏疾病及肝移植中miR-155的表达及可能作用机制,提出microRNA可成为肝移植中潜在的生物标志物。

三、代谢组学水平的生物标志物

代谢组学在移植领域的研究较转录组和蛋白组学相对较少,但是随着毛细管电泳、高效液相色谱、高通量核磁共振分光计发展,能够同时对上千种代谢产物进行测量,代谢产物病理状态下的改变能够在几分钟甚至几秒钟反映出来,但是免疫抑制药物的使用和慢性感染对代谢产物的影响较大,以及对许多代谢产物的认识不够深入,也一定程度上阻碍了它在移植中的应用。

在肾移植中,通过检测葡萄糖、乳酸、柠檬酸、2-酮戊二酸、氧水平,局部pH水平等代谢分子,来评估缺血灌注损伤、免疫抑制剂的药物毒性、器官功能评价等。肝移植研究中,检测胆汁中的磷酸酰胆碱,肝导管中的丙酮酸、谷氨酸、精氨酸、甲基精氨酸二甲基精氨酸等来监测有无缺血,再灌注损伤及移植物失功等;在心脏移植中,检测尿中硝酸盐,及血脂、各类脂蛋白、磷酸酰胆碱、血栓素A2等监测急性排异及缺血等。在肺移植术后相关研究中,对于肺移植受者呼出气体的分析(如FeNO)和呼出气体冷凝沉积物(exhaled breath condensate, EBC)的成分分析,从而发现无创诊断和监测移植肺排斥的新生物学标记物是近年来的研究热点之一。近来研究发现EBC的pH与移植肺慢性排斥反应存在一定的相关性。同时,对于呼出的挥发性有机化合物(volatile organic compounds, VOCs)的测定也是目前的研究热点。

随着新技术的出现,转录组学、蛋白组学已在移植领域表现出了新价值,使研究者对基因和蛋白质

表达谱改变的分析更加全面迅速。系统生物学高通量的研究技术能够发现并证实过去没有认识到的与器官移植相关的基因和蛋白质及其相互关系,加上对代谢组学研究的深入,使我们能够把三者的信息整合起来,从整体的观点监测移植物的免疫状态。

结 语

无创性监测和诊断技术是今后发展方向,新的血、尿标记物,运用系统生物学(转录组学、蛋白组学、代谢组学)在器官移植急性排斥的无创诊断与监测中有很大的临床应用前景,有人预测将会逐渐取代病理活检,但无创性技术在许多方面尚待完善。目前血、尿标记物的结果主要还来自于小样本回顾性研究,需有大样本前瞻性临床研究来验证,同时需进一步研究新的更敏感和特异的标记物,系统生物学研究尚处于起步阶段,真正应用于临床还有很长的距离。

(陈江华)

参考文献

1. Li B, Hartono C, Ding R, et al. Noninvasive diagnosis of renal-allograft rejection by measurement of messenger RNA for perforin and granzyme B in urine. N Engl J Med, 2001, 344: 947-954.
2. Peng WH, Chen JH, Jiang YG, et al. Urinary fractalkine is a marker of acute rejection. Kidney Int, 2008, 74, 1454-1460.
3. Hu J, Wang Z, Tan CJ, et al. Plasma MicroRNA, a Potential Biomarker for Acute Rejection After Liver Transplantation. Transplantation, 2013, 95(8): 991-999.
4. Gehrau RC, Mas VR, Maluf DG. Hepatic disease biomarkers and liver transplantation: what is the potential utility of microRNAs. Expert Rev Gastroenterol Hepatol, 2013, 7(2): 157-170.
5. Labarrere CA, Jaeger BR. Biomarkers of heart transplant rejection: the good, the bad, and the ugly! Transl Res, 2012, 159(4): 238-251.
6. Barnes P J, et al. Exhaled nitric oxide in pulmonary diseases: a comprehensive review. Chest, 2010, 138(3): 682-692.
7. Chow S, Yates D H and Thomas P S. Reproducibility of exhaled breath condensate markers. Eur Respir J, 2008, 32: 1124-1126.
8. Dompeling E, Rosias P P and Jöbsis Q. Exhaled breath condensate sample collection: standards and open issues. Eur Respir Soc Monogr, 2010, 49: 152-161.
9. VR Mas, CI Dumur, MJ Scian, et al. MicroRNAs as Biomarkers in Solid Organ Transplantation. American Journal of Transplantation, 2013, 13: 11-19.

第十三章　肾移植

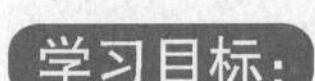
学习目标：

1. 掌握肾移植的适应证与禁忌证
2. 了解肾移植手术操作步骤
3. 了解肾移植术后免疫抑制剂的使用原则和常见用药方案
4. 了解肾移植围术期管理和术后并发症处理
5. 初步掌握肾移植术后排斥反应的发生机制、类型和临床治疗方法
6. 了解肾移植术后随访和远期并发症处理

肾脏移植在所有临床器官移植中开展最早,完成例数最多,临床技术最为成熟,已成为治疗各类终末期肾病(end-stage renal disease,ESRD)最有效的手段。供肾短缺,移植受者免疫状态监测,个体化免疫抑制治疗和慢性移植物肾病防治是肾移植领域亟待解决的问题。

第一节　肾移植概述

一、肾移植现状

自1954年Joseph Murray实施世界第一例成功的肾移植开始,近60年来各国肾移植数量呈逐年增加趋势。根据美国美国器官资源共享中心(UNOS)报告:截至2005年底,全世界522个中心共施行了肾脏移植685 844例,2005年施行了32 892例。我国的肾移植起步较早,1960年,吴阶平实施了国内首例尸体肾移植,由于术后缺乏有效的抗排斥药物,移植肾一个月后失功。1972年,广州中山医院和北京友谊医院密切合作成功实施我国首例亲属肾移植,病人术后1年因重症肝炎死亡;此后国内各主要中心均陆续开展了肾移植。中国肾移植科学登记系统(CSRKT)资料显示:截至2013年10月我国已实施肾移植总数109 246例次,其中心脏死亡供体(DCD)肾移植2137例次。目前每年肾移植数量在5000~6000例次左右,在2009年施行肾移植6766例,2010年5562例,2011年5314例,2012年5804例,目前每年肾移植总数仅次于美国,尤其是供肾来源结构和以往比较有较大的变化,在2012年活体肾移植比例29%,心脏死亡供体(DCD)肾移植比例12%,而在2013年1月至10月全国共进行肾移植5097例次,其中DCD肾移植数量达到1241例次,占24%,可以预见活体供肾和DCD供肾比例将会进一步增加。

近20年来,随着移植免疫学认识的不断深入、组织配型与肾脏保存方法的不断改进、强有力免疫抑制剂的临床应用、移植医师临床经验的不断积累,肾移植短期存活明显提高,超急性排异反应罕见,急性排异反应明显减低。但移植肾长期存活并没有同步提高,慢性移植肾肾病、移植肾带功死亡等问题仍然是影响移植肾长期存活的主要危险因素,在免疫耐受治疗方案不能成功实施之前,个体化治疗方案依然是临床移植医师的理想选择。同时由于每年进入等待肾移植的终末期肾病病人人数不断增加,供肾短缺将严重阻滞肾移植的进一步发展,如何扩展供肾来源需要引起移植医师、国家卫生行政部门和社会各界人士的持续关注和思考。

1. **影响移植肾长期存活的因素**　随着移植免疫学的不断发展,组织配型技术不断提高,供肾配型已由最早的淋巴细胞毒交叉配型发展到目前采用更为敏感的流式细胞交叉配型实验,肾移植术后超急性排斥反应已非常罕见;同时移植肾保存技术也得到进一步提高，使用机器持续低温灌注使术后移植肾延迟复功机会明显减少。

近年来新型免疫抑制剂的推陈出新和临床医师药物使用经验的不断积累，术后早期急性排斥反应已下降至10%以下，但是难治性排斥反应以及由此产生的移植肾失功依然是移植医师的处理难点。这一类排斥反应目前证实往往是抗体介导的排斥反应（AMR），AMR包括超急性、急性和慢性。急性AMR的治疗与急性细胞性排异反应的治疗不相同。早期积极治疗可使受损的移植肾功能得到较好的恢复，但慢性AMR是导致移植物失功的重要原因。慢性AMR可能与供者特异性抗体（DSA）持续存在有关。

当然由于病人免疫状态等方面存在差异，一种方案不可能适合所有病人。在成功诱导免疫耐受之前，免疫抑制剂合理应用和个体化治疗依然是移植工作者不断探索和仍未解决的难题。对肾移植受者的免疫状态的评估仍然缺乏特异性的指标，目前主要从以下几个方面进行综合判断：移植前及移植后是否有群体反应性抗体（PRA）尤其是抗供体特异性抗体（DSA）的产生对肾移植长期预后明显相关；而T细胞亚群动态检测：$CD3^+$、$CD4^+$、$CD8^+$、$CD4^+/CD8^+$比值、$CD4^+$绝对计数以及Th1/Th2、细胞因子、免疫细胞分型等检测手段均在临床肾移植中得到应用。其他指标和临床资料包括未成熟DC的微嵌合程度、调节性T细胞（Treg）数目与比例、供-受者HLA抗原匹配程度、是否二次移植、有无多次急性排斥发生病史、急性排斥发生时间、程序性活检资料、ImmuKnow定量和动态检测等。通过监测上述免疫指标可以更加客观和实际地反应病人的免疫抑制状态，并进一步指导临床免疫抑制剂的用量，以减少免疫抑制过度或免疫抑制不足。

而病人的遗传背景如药物代谢酶的基因多态性、受者相关细胞因子基因多态性对免疫抑制剂药代动力参数：$CsA\text{-}C_0/C_2$、$Tac\text{-}C_0$、$SRL\text{-}C_0$、MPA-$AUC_{0\sim12}$（或简化公式估算）产生影响，在药物使用过程应根据基因类型选择合适的免疫抑制剂。而在非免疫相关的评估指标包括：供者状况如供者年龄、体重、供者器官状况、女性供者给男性受者、热/冷缺血时间、EBV-DNA、CMV-DNA病毒定量动态监测、CMV-PP65、CMV-IgG、IgM抗体定量及动态变化、是否有HBV及HCV的潜在感染、心血管状态，有无移植后新发糖尿病、高血压、高脂血症等。对于非免疫因素临床医师应根据病人的临床指标及时处理并动态随访。临床医师可以根据上述免疫学或非免疫学指标对肾移植受者尽可能采用适合每一个病人的个体化治疗方案。

2. 供肾短缺　供肾短缺已成为肾移植持续发展的主要障碍。终末期肾病病人等待肾移植时间越来越长，增加供肾来源是当前普遍关注的热点。

一方面需要增加有血缘关系的亲属和夫妇间活体供肾，活体肾移植有较好的长期存活，临床医师需要加强关注活体供者的安全性和尽可能减少对供者的伤害，包括增加腹腔镜活体供肾切取等微创手术，同时对供者术后长期随访工作需要进一步完善。此外活体供肾标准放宽应用结果显示，高血压供者若肾小球滤过率（GFR）好、无蛋白尿，并不影响移植物功能。肾交换计划允许活体供受者间交换肾，这一计划扩大了获得配合更好的非亲属活体肾的机会。

增加扩大标准供肾（ECD）的应用：供者标准放宽界定如下：①年龄≥60岁。②年龄50到59岁而具有以下3条中的2条：血清肌酐>1.5mg/dl，死亡原因为脑血管意外，有高血压史。需要注意适用ECD受者一般为等待移植时间长并经严格选择者，如受者年龄≥60岁，糖尿病受者年龄≥40岁，透析效果不佳或受限以及非致敏者。资料显示ECD肾移植移植物丢失的危险性较非ECD肾移植高70%，长期存活并不理想，但与继续透析病人比较存活时间长5年，且费用低于透析，是ECD能够实施的主要原因。

心脏死亡供者（DCD）的应用在中国实施后明显增加了肾移植移植数量，在2013年1月至10月已占肾移植总数的24%，部分缓解了供肾不足。DCD的一年移植物存活率与标准供肾（SCD）相仿，长期效果也与SCD组相似，但DGF的发生率较高（20%～40%），如何在取肾前期、取肾和植肾过程、围手术处理过程减少DGF的发生至关重要。

此外边缘供肾的应用（包括移植2个边缘肾）、血型不合肾移植也成为增加供肾来源的途径。尽管如此，供肾短缺问题仍未获解决，扩大应用仍有争议。

二、展望

1. 免疫低反应性或免疫耐受的建立　随着对移植抗原识别、提呈以及免疫系统的激活和应答等免疫学本质的认识，免疫耐受诱导策略的建立是器官移植的最高追求目标。移植免疫耐受是指在无免疫抑制剂维持治疗的前提下，免疫功能正常的个体对异基因移植物不发生病理学可见的免疫反应的状态，即将供者器官、组织移植给受者后，在不使用或短时间使用免疫抑制剂的情况下，移植物能够健康有功能的长期存活，无排斥反应发生，但对其他抗原的免疫应答仍保持正常。尽管移植学者在小鼠移植模型中已经比较容易诱导出移植耐受，但在人体中，成功诱导出免疫耐受仍面临很大困难。临床通过获得稳定而长期的嵌合现象，清除预致敏免疫细胞，利用共刺激分子或细胞活化因子的阻断药物诱导T、B细胞无能，以及过继输注抗原特异性的免疫抑制性细胞包括干细胞等，可以从不同角度促进移植耐受的产生。

目前国外已有麻省总医院和斯坦福大学通过肾移植联合非骨髓的供者干细胞输注治疗方法成功诱导免疫耐受长期停用免疫抑制剂的病例报道。国内浙大一院采用相类似的治疗方法在2例肾移植受者成功停用免疫抑制剂3年和1年3个月，但能否在临床推广应用仍需要扩大样本才有可靠的结论。

2. 异种移植或克隆器官研究　虽然异种移植在实际应用方面仍面临很多问题，如生理功能不相容及各种排斥反应等，但仍可能依靠分子生物学和免疫学的技术手段加以克服。利用人体胚胎干细胞克隆出与受者相同的肾脏是最理想的解决方案，目前学者们正在探索如何在体外模拟肾脏胚胎发育过程，期望探明人类胚胎干细胞体外诱导分化的内外干预因素及其作用机制，从而为肾脏体外克隆提供理论依据。

3. 其他　在成功诱导免疫耐受之前，免疫抑制剂的合理应用和个体化治疗依然是移植医师研究的重点和难点，通过建立或发现客观的评估体系或特异性的免疫学指标对肾移植受者的免疫状态进行动态监测，及时指导个体化用药。

晚期移植物失功的预防依然是今后工作的重点。对于造成晚期移植物失功的免疫因素和非免疫因素进行综合评估，分析免疫和非免疫因素在慢性移植物失功过程中的作用及相互影响，探索有针对性的治疗方法。同时应以预防为基础，术前就需要减少缺血再灌注和手术损伤，术后及时处理高血压、高血脂、糖尿病、药物对肾脏的毒性作用和肾小球超滤等非免疫因素。强调防止慢性移植肾功能障碍的发生发展，应贯穿于移植的全过程。

总而言之，随着肾移植的基础和临床研究的不断深入，移植工作者任重而道远，既要脚踏实地、不辞辛苦，又要不断创新、开阔思路，坚持求实和创新，肾移植甚至整个器官移植事业必将迎来更加广阔的天地。

结　语

供肾短缺已严重阻碍肾移植的发展，一方面需要通过增加DCD供肾等各种途径增加供肾来源，同时对延长移植肾长期存活需要引起移植医师的更多关注，包括减少心脑血管事件、肿瘤、感染导致的移植肾带功死亡，预防和治疗因免疫因素和非免疫因素导致的慢性移植肾肾病，此外诱导特异性免疫耐受治疗策略的建立是器官移植医师的最高追求目标。

（陈江华）

第二节　肾移植受者选择、适应证和禁忌证

肾移植术已开展多年，对于术后的排斥治疗及术后并发症的防治，都取得了丰富的经验，使移植肾的近期存活率明显提高。做好移植肾受者的选择对提高移植肾的远期存活率非常重要，应综合考虑受者肾脏原发疾病及年龄等因素，因其与移植肾原发疾病复发密切相关。

一、肾脏疾病的类型

肾移植受者原发疾病的选择标准不断更新，其范围也不断扩大。但一些疾病肾移植术后并发症的发生及生存率仍有较大差距。最常见的肾脏疾病类型是肾小球肾炎，其次是慢性肾盂肾炎、间质性肾炎、糖尿病、肾血管疾病、多囊肾、多系统疾病及镇痛剂肾病等。

（一）肾小球肾炎

在我国的肾移植受者中，原发病为慢性肾小球肾炎者占90%以上。各种不同类型的肾小球肾炎受者，其移植后五年内的复发率是不尽相同的。

局灶性节段性肾小球硬化（focal segmental glomerulo sclerosis，FSGS）术后复发的特点是如果第一次移植后出现复发，二次移植后的复发率升高；如果第一次移植后无复发，二次移植后也不易复发。其总的复发率约在30%左右。

全称膜性肾病（membranous nephropathy，MN）受者术后移植肾再发MN的发生率为1%，其本身的复发率约为10%。再发的MN经治疗后多可获

得部分或完全缓解，而复发者移植肾的存活率下降。

Ⅰ型和Ⅱ型膜增生性肾小球肾炎（membranoproliferative glomerulonephritis，MPGN）的复发率分别为20%～30%和95%。虽然其复发率较高，但多数受者的临床预后良好，移植肾的失用率为10%～15%。

IgA肾病（IgA nephropathy）是导致肾衰的一种常见的肾炎类型，其移植肾的复发率约为50%，但多数受者蛋白尿及血尿轻微，病情发展慢，较少出现肾功能减退。紫癜性肾炎的复发率虽高，多数受者在5～10年内的预后还是较好的。

抗基膜肾炎（goodpasture syndrome）受者其移植肾约有55%可见IgG沉积于基底膜，但出现临床病变者仅占5%。多数学者认为，此类病人应等待抗体水平降至正常半年后再行肾移植手术。

（二）间质性肾炎和肾盂肾炎

对于此类病因的病人，行移植前应检查确定其引起间质性肾炎和感染的原因，针对病因给予治疗，必须彻底控制感染后方可施行手术，以防移植肾发生感染。对于肾盂肾炎反复发作和感染不能有效控制的病人，可考虑先切除无功能的肾脏再行肾移植术。

（三）遗传性疾病

多囊肾受者移植肾的存活与其他原发性肾疾病受者无明显差异。对于合并囊内感染、反复出血或多囊肾过大而影响移植手术者行移植术前应切除病肾。

Alport综合征病人接受肾移植术也可获得良好效果。尽管有报道移植肾基底膜可见IgG的线性沉积，但未见移植肾新月体肾炎的发生。

（四）代谢性疾病

1. 糖尿病肾病 近十余年来，糖尿病肾病行肾移植的数目呈不断上升趋势。目前，国际尚无完全统一的手术指征。对于1型糖尿病和达到胰岛素依赖期的2型糖尿病合并肾衰竭的病人可以考虑行胰肾联合移植或胰岛肾联合移植（参见第十七章）。

影响病人存活的主要因素是受者年龄和血管病变的程度特别是冠状动脉和肢体血管。年轻糖尿病病人行肾移植术，其长期存活率并不比其他原发病低，对于伴有视网膜和神经病变者，移植后还可使病情稳定或好转。对于年老的特别是年龄超过60岁晚期糖尿病肾病病人，选择维持性透析治疗比肾移植效果好。为了提高糖尿病病人肾移植术后的生存率，术前应对其糖尿病作系统的治疗，血糖应控制在11mmol/L以下，尿糖应在（++）以下，同时给予静脉营养液以改善病人的营养状况，使糖尿病得到良好和稳定的控制。

2. 胱氨酸病和草酸病 这两类疾病的病人接受肾移植手术多能取得较好的治疗效果。但草酸病病人部分移植后移植肾间质可有草酸盐沉积，从而导致移植失败。

3. 淀粉样变 淀粉样变病人行肾移植术后的死亡率较肾小球肾炎者高。原发性淀粉样变术后短期内即可复发，继发性淀粉样变经积极治疗原发病后其复发率可降低。移植肾在10年内出现功能衰竭者也不常见。

4. 痛风 痛风性肾病受者移植肾的存活已有较大的改善。问题是如果术后同时使用别嘌醇和硫唑嘌呤，可导致骨髓抑制，因此，对于需要别嘌醇作维持治疗的受者，不宜使用硫唑嘌呤。CsA没有类似的相互作用，但其可使血尿酸水平升高。

（五）多系统疾病

1. 系统性红斑狼疮（systemic lupus erythematosus，SLE） 狼疮性肾炎仍处于活动的病人应等待血清学指标转阴后再考虑行肾移植术。术后复发机会并不多，对于术后复发的病人，病情发展较慢，经积极治疗可获得良好效果，对移植肾存活不会造成很大影响。

2. 血管炎 可引起肾功能损害的血管炎主要见于结节性多动脉炎、微小多动脉炎和Wegener肉芽肿等三种类型。由于其疾病本身的进展及免疫抑制疗法所致的并发症的影响，它们的预后一般都较差。检测抗中性粒细胞胞浆抗体（anti-neutrophil cytoplasmic antibodies，ANCA）水平有助于疾病活动性的判断。已有对经临床及实验室检查确认无原发病活动的病人行肾移植的报道，术后效果良好。

（六）溶血尿毒症综合征（hemolytic uremic syndrome，HUS）

HUS病人行肾移植术的主要问题是术后的病情复发以及CsA在引起复发中的作用。从有限的临床资料总结表明，尸体肾的选择对移植肾的存活影响最大。对于因病情复发导致首次移植失败的病人，再次移植时不宜使用CsA。

（七）肾脏肿瘤

对于已明确诊断为恶性肿瘤的病人应用免疫抑制药物，将会加快病情恶化而影响预后。肾母细胞癌和肾细胞癌是两种常见的原发性肾癌，国外学者报道，它们术后一年内的复发率为48%，1～4年的复发率为15%，而4年以上者则未见复发，因此建议在恶性肿瘤治疗稳定3年以上才慎重考虑是否行肾移植术。

二、受者年龄

肾移植的成功率与受者的年龄密切相关，以16～45岁受者术后的发病率及死亡率最低。随着移植技术的提高，受者的年龄范围并无绝对，但对于高龄及幼儿受者的手术还应慎重。

（一）高龄受者

高龄受者心脑血管等疾病的发生率明显升高。60岁以上的肾移植病人，由于术前有近25%的病人存在动脉粥样硬化特别是冠状动脉和肾动脉，术后并发症的发生率及心脑血管病变的死亡率也有所升高。但只要把握好手术指征，其移植肾的存活率与同期50岁以下病人相比没有显著的差异。

（二）儿童受者

临床数据认为，对小儿尿毒症受者行肾移植术优于透析治疗，有利于患儿的生长和精神发育及减少透析所带来的精神压力。一般认为以儿童供肾为好，尤其是婴幼儿。如果接受成人的肾，则对儿童血管系统的手术操作有一定的难度，开放移植肾血流时，由于需要较多的血液灌注，可能对血流动力学造成影响。

三、肾移植适应证

①慢性肾脏病终末期或其他肾脏疾病导致的不可逆转的肾脏功能衰竭者；②年龄在65岁以下及全身情况良好者，但年龄并非绝对；③心肺功能良好能耐受手术者；④活动性消化道溃疡术前已治愈；⑤恶性肿瘤新发或复发经手术等治疗后至少稳定2年以上无复发；⑥肝炎活动已被控制，肝功能正常者；⑦结核病术前应正规抗结核治疗明确无活动者；⑧无精神障碍或药物成瘾者。

四、肾移植的绝对禁忌证

①未治疗的恶性肿瘤；②结核活动；③艾滋病或肝炎活动；④药物成瘾（包括止痛药物或毒品）；⑤进行性代谢性疾病（如草酸盐沉积病）；⑥近期心肌梗死；⑦存在持久性凝血功能障碍者如血友病；⑧估计预期寿命小于2年；⑨其他脏器功能存在严重障碍包括心肺功能、肝功能严重障碍。

五、肾移植的相对禁忌证

①年龄大于70岁；②周围血管病；③精神性疾病、精神发育迟缓或心理状态不稳定；④癌前期病变；⑤基础疾病为脂蛋白肾小球病、镰状细胞病、华氏巨球蛋白血症等肾移植术后高复发机会的疾病；⑥过度肥胖或严重营养不良；⑦严重淀粉样变；⑧合并复发或难控制的复杂性尿路感染；⑨淋巴细胞毒抗体或PRA强阳性，且未经预处理。

结　语

对于终末期肾脏功能衰竭的病人，因为可以采取透析延长生命，因此治疗上并非绝对依赖肾脏移植。在当前供肾严重短缺的情况下，移植医生必须严格掌握肾脏移植的适应证和禁忌证。在对潜在受者进行客观全面而彻底的评估之后，谨慎实施移植手术，从而最有效地利用好供肾资源，为病人制订最佳治疗方案。

（于立新）

第三节　肾移植手术

一、术前准备

尿毒症受者透析时间越短，肾移植术后的人、肾存活率越高。但由于供肾缺乏，除部分活体移植受者外，绝大部分病人会经历较长时间的等待。部分受者在等待过程可能发生一些透析病人常见的并发症，尤其是心脑血管并发症较为严重，而且恶性肿瘤、感染类疾病的发生率增高。此外病人可能发生对肾移植手术不利的疾病或并发症，包括：严重动脉粥样硬化、长期无尿导致膀胱功能不良等影响手术操作的疾病；体内产生抗HLA抗体等问题；长期透析导致精神类疾病等。所有上述情况在术前准备阶段应当充分评估，以减少肾移植术后并发症的发生。

（一）受者的术前评估

肾移植受者术前评估，应当从尿毒症病人有意接受肾移植手术时即开始，术前评估可以分为五个部分：手术风险评估、手术条件评估、免疫状态评估、肾脏原发疾病的评估和社会心理评估。

1. **手术风险评估**　手术风险评估主要评估影响围术期和术后长期生存的危险因素。包括：尿毒症并发症的评估、恶性疾病的评估和感染类疾病的评估。

（1）尿毒症并发症的评估

1）水、电解质、酸碱代谢紊乱

①水钠代谢紊乱：常见类型为水潴留和低钠血症。尿毒症的病人如果不适当限制水分，或诊疗过程中补液过多，可导致水潴留，血容量急剧增加，血钠稀释。可出现皮下水肿和体腔积液，易引起血压升高、心功能不全、肺水肿和脑水肿。

②钾代谢紊乱：高钾血症是尿毒症病人最严重的电解质紊乱。尿毒症病人肾脏排钾能力下降，当钾摄入过多、酸中毒、感染、创伤、消化道出血、应用保钾利尿药、血管紧张素转换酶抑制剂等情况发生时，容易出现高钾血症。高钾血症可以造成神经肌肉系统和心肌的毒性作用，容易引发严重的心律失常。术前和术中根据需要可能会多次检测血钾，并对高钾血症进行对症处理。

③代谢性酸中毒：尿毒症病人由于人体代谢的酸性产物如磷酸根、硫酸根和有机酸等物质因肾的排泄障碍而潴留，同时肾小管排泄 H^+ 和重吸收碳酸氢盐的能力下降，可以发生尿毒症性酸中毒。轻度慢性酸中毒时，多数病人症状较少；重症病人可出现明显食欲不振、呕吐、虚弱无力、呼吸深长等症状。

2）心血管病变：心血管病变是尿毒症病人最常见和严重的伴发疾病，也是影响肾移植受者术后长期存活的主要原因。高血压是终末期肾病常见的并发症。长期的高血压，加上同时可能存在的酸中毒、高钾血症、贫血及毒性物质等作用，可以引发充血性心力衰竭，心律失常和心肌梗死等。

肾移植术后首位死亡原因就是心脑血管疾病，因此心血管系统疾病的评估尤为重要。需要详细询问有无充血性心衰、心绞痛、心肌梗死和中风病史。如有心血管系统症状或有心血管疾病高危因素（例如高脂血症、高血压、糖尿病和心血管病家族史等），需要运动负荷试验，必要时需要进行心脏血管造影检查。近期有心血管疾病的病人，例如6个月内有心肌梗死史，或合并有充血性心力衰竭、不稳定心绞痛、室性心律失常或超声心动图有异常改变，病人的手术并发症发生率或病死率明显增加。因此术前需要进行经皮腔内冠状动脉成形术或者冠脉搭桥手术的尿毒症病人，应当先于肾移植手术之前完成。

3）消化系统病变：尿毒症病人可以有食欲不振或消化不良，病情加重时可出现厌食、恶心、呕吐或腹泻。胃黏膜糜烂或消化性溃疡导致的消化道出血发生率比正常人明显增高。由于尿毒症病人多合并有不同程度消化系统病变，而肾移植术后免疫抑制剂的应用可诱发消化道疾病的加重甚至严重消化道大出血危及生命，因此术前对消化系统病变进行严密评估至关重要。

消化系统病变的术前评估：彩色多普勒超声检查可明确有无胆道结石，对于有消化道出血史的病人胃镜和肠镜检查很有必要，并针对消化道溃疡等疾病术前需要治疗痊愈后3～6个月后才可考虑肾移植。

4）血液系统病变：尿毒症病人血液系统病变的主要表现为贫血和凝血障碍。贫血的主要原因是由于促红细胞生成素缺乏，即肾性贫血；若有消化系统症状时同时可以伴有缺铁、营养不良等造血原料缺乏的因素；若有血小板功能异常，病人可以有出血倾向，若造成出血，也可加重贫血程度。

5）神经系统病变：尿毒症病人神经系统病变可表现为尿毒症性脑病和周围神经病变。原因为毒性物质的蓄积、电解质和酸碱平衡紊乱或高血压所致的脑血管痉挛等。早期症状可有头痛、恶心、呕吐或轻度的意识障碍等，严重时可有淡漠、谵妄、惊厥、幻觉、昏迷、精神异常等。周围神经病变多为对称性多发性感觉运动神经病变。最常见的是肢端袜套样分布的感觉丧失，也可有肢体麻木、烧灼感或疼痛感，甚至可以出现双足下垂、双手肌无力。

6）骨骼系统病变：尿毒症时肾脏生成1,25-$(OH)_2D_3$ 减少，使肠道对钙的吸收减少；高磷血症加重上述改变。甲状旁腺代偿性分泌更多的PTH以维持血钙，导致继发性甲状旁腺功能亢进，使骨重建加快。引发的肾性骨病包括纤维囊性骨炎和骨质疏松症等改变，可出现骨痛、行走不便、骨畸形或自发性骨折。有高钙血症的病人术前应及时治疗纠正，必要时需要切除甲状旁腺。

（2）既往肿瘤史评估：由于肾移植受者长期应用免疫抑制剂，免疫功能下降，这可以导致体内潜在的恶性肿瘤生长，或者曾患过的恶性肿瘤复发。因此，术前必须接受检查，以除外体内可能存在的恶性肿瘤，并对既往肿瘤部位、恶性程度、治疗和随访情况进行评估。近期罹患恶性肿瘤，其移植术后恶性肿瘤的复发率增高，受者生存率降低，因此是移植的禁忌证。对于有恶性肿瘤史的尿毒症病人，随访2年无复发，可考虑肾移植。有些恶性程度较高的肿瘤，例如乳腺癌、结肠癌或黑色素瘤，则需随访5年以上无复发。恶性程度较低的肿瘤，如宫颈原位癌、低度恶性基底细胞癌等，则需随访2年。

（3）合并感染类疾病的评估

1）肝炎病毒评估：所有等待肾移植的尿毒症病人，均应定期检查病毒血清学状况和肝功能情况。对于HBV表面抗体（HBsAb）阴性的病人，应在术前接种乙肝疫苗，有利于病人增强肾移植术后对乙肝病毒的抵抗力。并且应在接种后监测乙肝抗体的滴度，以了解接种效果，必要时可以复种。

对于乙肝病毒表面抗原（HBsAg）或HCV抗体阳性的病人来说，在等待移植期间，应定期检查病毒复制情况和肝功能，并在肾移植术前再次复查，以备术后预防和治疗。同时可进行肝组织活检，以评估肝硬化的程度和进展。

如HBV DNA阳性，或乙肝病毒e抗原（HBeAg）阳性，伴有肝功能异常，则提示存在病毒复制活跃，传染性较强，近期应禁止移植。此时应当在术前进行抗病毒治疗，同时护肝支持治疗。待病毒复制减低且肝功能稳定后再择期肾移植。如HCV RNA阳性，或伴有肝功能异常，也可采取同样的措施。

对于上述病人或携带者，在病情稳定时，可不采取相关治疗，在等待肾移植的同时定期检测肝功能和病毒血清学指标。

对于有明确临床或放射学证据存在门脉高压，或经肝活检证实有肝硬化的病人，估计不能耐受移植手术或术后药物治疗，可考虑采取肝肾联合移植。

2）HIV病毒感染：人类免疫缺陷病毒（HIV）感染人类免疫系统细胞，导致免疫系统失去抵抗力，引发各种疾病及癌症，导致艾滋病（获得性免疫缺陷综合征）。HIV感染曾经是肾移植手术的禁忌证，但随着高效抗逆转录病毒治疗药物的应用，HIV阳性的尿毒症病人，也可以获得较好的生存率。国外部分移植中心的数据表明，精心选择HIV阳性的尿毒症病人，其移植后生存率可以与HIV阴性的非洲裔美国人受者相近，高于HIV阳性的透析病人。

3）其他感染：细菌感染，例如牙周脓肿、透析管路的细菌感染、泌尿系统感染和结核菌感染；病毒感染，例如人乳头瘤病毒（HPV）感染、巨细胞病毒（CMV）感染、EB病毒（EBV）感染、人类T淋巴细胞白血病病毒Ⅰ型（HTLV-1）感染、风疹病毒感染和带状疱疹病毒感染。对于仍有尿液的病人，建议接受尿培养检查。此外常规开展HPV、CMV、EBV和HTLV-1的血清学检查。还要接受胸部X射线和结核菌素（PPD）试验。

2. 手术条件评估 手术条件的评估主要是评估手术所需要的血管条件是否合适，并评估有可能影响肾移植手术操作或移植肾长期存活的泌尿系统疾病。

（1）血管条件的评估：若病人有外周血管疾病，则有可能有间歇性跛行的病史，查体可以有下肢动脉搏动减弱或有杂音，一般多普勒超声检查可以发现有无动脉粥样硬化斑块或动脉管腔的狭窄，必要时可以做动脉血管造影检查。严重的腹主动脉和髂动脉病变，使移植肾血管无法吻合时，可以在肾移植手术之前行腹主动脉到股动脉的血管置换。若手术部位之上的动脉存在狭窄，移植手术之前要进行动脉的球囊扩张。

（2）泌尿系统疾病的评估和治疗

1）泌尿系统畸形：有些病人，特别是儿童，其慢性肾功能不全是由于泌尿系统畸形引起，肾移植前需要进行手术矫正。例如，后尿道瓣膜病、膀胱输尿管反流等。

2）原位肾脏切除：原位肾脏的慢性感染，巨大的多囊肾影响移植肾安放，严重的膀胱输尿管反流，药物无法控制的肾性高血压等，需要行原位肾脏切除。

3）神经源性膀胱：对于高压、低顺应性膀胱，药物治疗无效，则有可能需要在移植手术前进行尿流改道，以预防术后高压膀胱对移植肾功能的损害。

3. 免疫状态评估 免疫状态的评估包括ABO血型（详见第二章第四节中ABO血型原则）、HLA分型、抗HLA抗体和供受者交叉配型。具体检测方法见第二章第四节。

4. 肾脏原发疾病的评估 如果尿毒症病人的原发疾病是肾小球肾炎，则移植后肾小球肾炎在移植肾上有复发的可能。而多囊肾和慢性肾盂肾炎等则基本不复发。尽管肾小球肾炎复发率比较高，复发导致肾功能丧失的却比较少见。不同类型的肾小球肾炎，其复发几率和进展程度不同。详细资料可参考本章第二节肾移植适应证和禁忌证。

5. 社会心理评估 社会心理评估的目的是要确保等待移植的尿毒症病人能够理解肾移植的基本过程和可能面临的风险，而且能够坚持术后长期应用免疫抑制剂和随访治疗。如果病人既往有依从性差的历史，在术前需要表现出有足够的意愿和能力来接受肾移植及后续治疗，才能将其列入受者等待名单。而且其术后的随访安排要较其他人更为密集。

若病人有酗酒和违禁药物成瘾的历史，应当接受康复治疗，而且应当定期进行药检抽查，证实已经确实戒断。戒酒或戒除违禁药物半年,可列入受者等待名单。

已经得到积极控制的精神类疾病或智障不是肾移植的绝对禁忌证,是否能接受肾移植手术,要看个人对肾移植手术及术后治疗方案的依从性如何。

（二）供肾的准备

1. 活体供肾　多数开放手术活体取肾和部分腹腔镜活体取肾,肾脏周围组织已经在供肾切取过程中得到了处理,因此使得供肾修整手术非常简单。供肾血管长度的保留既要考虑供者手术切除的安全性,又应考虑受者血管条件。但要注意,首先要迅速找到供肾动静脉,将低温肾脏保存液快速注入肾动脉冲洗肾脏。

2. 尸体供肾　供肾切取详见第五章。对于尸体供肾修整,则需要去除过多的肾周脂肪,并结扎分支血管。右侧较短的肾静脉可以用供者腔静脉或股静脉来延长。活体、尸体供肾均要注意移植肾输尿管的保护。

3. 供肾保存　通常将移植肾放置于纱布缝制的肾袋中,肾袋夹层中置入生理盐水冰屑,放入0～4℃的保存液中,放入冰盒内保存。对于边缘供肾、DCD供肾行机械灌注,一方面可以降低术后移植肾DGF的发生几率,另一方面可以对供肾质量进行评估。

（三）受者术前准备

麻醉诱导完成,麻醉师留置深静脉导管后,膀胱内置入双腔气囊导尿管。在手术开始前给予预防性应用抗生素,抗体诱导治疗最好在移植肾开放血流前输注完毕。

二、尸体肾移植手术

1. 移植部位　一般推荐腹膜外髂窝作为成人或体重超过20kg儿童的常规移植部位。体重较轻的儿童接受成人供肾可将移植肾放置于右侧下腰部。

2. 手术切口和髂血管显露　下腹部弧形或斜行切口,上端始于由髂前上棘上方两横指,向下内斜行切开,止于腹中线切开皮肤、皮下组织,电凝止血(图13-1)。切开腹外斜肌腱膜,沿腹直肌鞘外侧缘与腹内斜肌和腹横肌的移行部切开或切开腹内斜肌和腹横肌。游离腹壁下动静脉并切断、双重结扎。男性保留精索向外牵拉;女性的圆韧带通常可以切断、结扎,也可以保留向外侧牵拉。将腹膜向内推,即可显露髂血管。

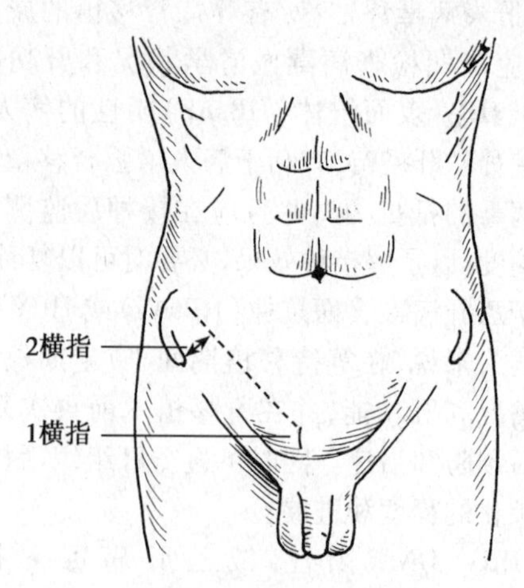

图13-1　肾移植手术切口

在腹膜外暴露髂血管,游离髂外静脉。如果供肾静脉较短,可以游离髂外静脉和髂总静脉,并向上提拉,暴露其他静脉分支,例如髂内静脉和梨状肌静脉。可以将这些静脉分支切断、双重结扎,从而达到充分游离的目的。

若准备应用髂内动脉,则游离髂内动脉全长,结扎其细小分支。若准备应用髂外动脉,则游离足够长的髂外动脉。

血管周围致密的淋巴管应仔细结扎,以防止术后淋巴漏的发生。并注意不要损伤生殖股神经。

3. 血管吻合　在进行供肾血管与髂部血管吻合前,应预先设计好肾脏安放的位置,然后调整好血管吻合的位置和长度,防止血管过长或过短,过长容易导致血管扭曲成角,过短则吻合口张力大。有人主张先吻合动脉,因为如果动脉粥样硬化严重,则动脉吻合的位置可能发生较大的变化,静脉吻合的位置会需要相应调整。先吻合动脉、后吻合静脉还可以降低髂静脉和股静脉血栓的发生几率。但在移植肾静脉过短等情况下,也可先吻合静脉。

移植肾动脉通常与髂内动脉作端端吻合,或与髂外动脉作端侧吻合(图13-2)。髂内动脉若有轻度的动脉粥样硬化斑块可不予特殊处置,中度的则需要做动脉内膜切除术,严重的则放弃利用髂内动脉。若髂内和髂外皆不可用,则可以应用髂总动脉、腹主动脉、脾动脉或原位肾动脉。有动脉粥样硬化需要应用髂总或腹主动脉时,推荐应用动脉打孔器,可减少局部血栓形成的几率。

二次肾移植的病人,如果第一次移植时已经用了一侧的髂内动脉,则第二次手术时,应尽量保留对侧的髂内动脉,对男性病人可保障阴茎海绵体的血液供应,降低医源性阳痿的发生率。

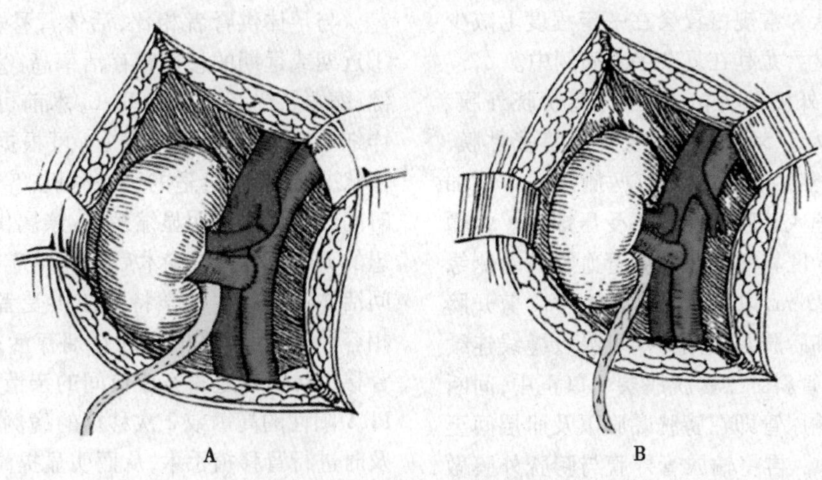

图 13-2 移植肾血管吻合方法

A. 肾动脉与髂内动脉端端吻合；B. 肾动脉与髂外动脉端侧吻合

静脉和动脉的血管吻合，一般应用 5-0 或 6-0 的无损伤血管缝合线。

（1）动脉吻合方法

1）供肾动脉与髂内动脉端端吻合：用心耳钳在髂内动脉起始部阻断血运，剪断髂内动脉末端，用肝素生理盐水冲洗管腔。以外翻式缝合固定吻合口的上下两端。然后连续或间断缝合吻合口的前壁和后壁，吻合完成前应用肝素生理盐水冲洗血管腔。

2）供肾动脉与髂外动脉端侧吻合：供肾动脉最好带有一小部分腹主动脉片，这样供肾动脉与髂外动脉吻合时血管壁的厚度比较接近，并可避免吻合口的狭窄。用心耳钳钳夹吻合部位的全部髂外动脉壁，阻断血流，并适当将髂外动脉向上提起以减轻吻合口张力和方便缝合。根据供肾动脉或腹主动脉片的大小，用动脉打孔器或尖刀在髂外动脉壁切开相应的长度，切开髂外动脉后用肝素盐水冲洗血管内的血液。以外翻式缝合固定吻合口的上下两端。然后连续缝合吻合口的前壁和后壁，吻合完成前应用肝素生理盐水冲洗血管腔。

3）多支供肾动脉的吻合：以两支动脉为例，如两支动脉口径相近，在腹主动脉上的开口相距较远，可将两支动脉缝合成一个开口，再与髂外动脉作端侧吻合。若两支动脉相距甚远无法合并，则可以分别与髂内和髂外动脉吻合。如果两支供肾动脉在腹主动脉上的开口相距较近，则可利用腹主动脉片直接与受者髂外动脉或髂总动脉作端侧吻合。直径小于 1.5mm 的肾上极小血管可予结扎，而肾下极的动脉可以与腹壁下动脉作端端吻合。

（2）静脉吻合方法：常规采用供肾静脉与髂外静脉端侧吻合。用心耳钳阻断游离的髂外静脉两端，按供肾静脉口径纵行剪开髂外静脉壁，以肝素生理盐水冲洗静脉管腔。以外翻式缝合固定吻合口的上下两端。先连续缝合内侧缘，再缝合外侧缘。吻合完成前应用肝素生理盐水冲洗髂外静脉及肾静脉管腔。

（3）恢复肾脏血运：在恢复肾血运之前，应分别仔细检查肾动静脉吻合口的缝合情况。询问开放前使用的药物是否输注完毕。同时将血压适当提升，以提高供肾的血流灌注。先开放静脉，再开放动脉。正常情况下移植肾颜色及张力迅速恢复。肾脏胀大饱满，色泽红润，触之有一定张力和搏动感。按压肾静脉无阻力。肾脏功能恢复较快者，经过 1～3 分钟即可看到输尿管内尿液流出，输尿管恢复蠕动。

4. 输尿管膀胱吻合　输尿管膀胱吻合一般采用膀胱外径路而不采用膀胱内径路，以缩短手术时间。移植肾血液灌注恢复后，再对输尿管长度进行修整，保证输尿管无血供障碍及出血。一般不要保留太长的输尿管，以免输尿管末端血运不良。如果输尿管太短（例如移植肾输尿管损伤、三次移植），或很长一段血运不好，则有可能需要做移植肾输尿管与原位输尿管端端吻合，或移植肾肾盂与原位输尿管的吻合。如果受者曾经接受膀胱扩大手术，则要注意保护该段系膜血运。儿童双肾为成人供肾时，或重复肾重复输尿管做供肾时，可将两条输尿管末段侧侧吻合形成一条管路后再与膀胱进行吻合。

可选择留置移植肾输尿管双 J 管，通常型号为 16cm 长，直径 6F 或 7F。是否常规留置双 J 管尚有不同意见，通常认为常规留置会在一定程度上减少术后并发症的发生，尤其在复杂手术病例中。

选择膀胱前外侧壁为植入区，分离膀胱外膜，切开肌层，长度为2.5～3cm，深度直达膀胱黏膜，但不切开黏膜。然后向肌层切口两侧黏膜下略加分离，以输尿管埋入膀胱肌层内不受压即可。将输尿管断端剪成45度斜面或在输尿管血管的对侧缘断端纵行剪开0.5cm，以扩大吻合口大小。剪开膀胱黏膜，输尿管和膀胱黏膜用5-0可吸收缝线连续缝合。再将输尿管斜卧于膀胱肌层切口正中，间断缝合膀胱肌层，输尿管即在膀胱黏膜下及肌层间至少潜行1.5～2cm。再将输尿管外膜与膀胱外膜做间断缝合加固。

留置引流管后，逐层关闭切口，完成手术。

结　语

术前评估对于减少肾移植术后早期和远期并发症的发生，提高生存率有重要意义。术前需要对肾脏移植的适应证和禁忌证进行严格评估，包括尿毒症病人原发肾病的类型，尤其要注意预防术后早期发生严重的复发性肾病，肾移植手术基本较为成熟，手术过程注意血管吻合和输尿管吻合技术，同时要避免周围神经尤其是股神经运动支的损伤。

（傅耀文）

第四节　活体肾移植

活体肾移植（living related donor kidney transplantation）是将健康人一对正常肾脏中的一只取出，并植入符合免疫学配型的终末期肾脏病病人体内的一个过程。由于宗教信仰、经济状况、传统观念和法律的差异，各国的活体供肾来源比例有所不同。目前美国是利用活体供肾数量最多的国家，其活体肾移植每年达6000余例，活体供者数量与尸体供者数量相当。在日本活体供肾一直是器官的主要来源，占肾移植总数的60%以上。而在绝大多数的欧洲国家，活体供肾数量则均少于10%。在我国，受法律和伦理学的影响，活体供肾肾移植所占比例相对较低。但是，随着尸体供肾数量的减少和民众传统观念的改变，我国活体肾移植数量近年来有了明显的增加。

与尸体供肾者相比，活体肾移植有以下优点：①近期或远期的移植肾存活率高；②扩大了供肾来源，缩短了受者等待时间；③术前可以对供肾进行详细检查，保证供肾质量；④可根据供者和受者身体状况，选择最合适的手术时机；⑤供肾冷、热缺血时间较尸体供肾明显缩短；⑥亲属供肾移植可有理想的HLA配对，减少术后排斥反应的发生；⑦亲属间活体供肾的生物学特点使供受者有较好的组织相容性，有利于移植肾的长期存活；⑧亲属间活体肾移植可以促进家庭成员间的亲情关系；⑨对部分PRA阳性的高敏或2次移植的病例，经预处理后能及时进行肾移植手术，从而明显提高了高敏受者的移植成功机会。总之，目前国内外大量的研究数据表明，活体肾移植的疗效明显优于尸体肾移植。其中，肾移植术后的排斥反应及常见并发症（如感染、血管并发症等）的发生率均较尸体肾移植低，同时人/肾长期存活率也明显高于尸体肾移植。

在活体供肾肾移植中，为保证供者的安全，同时为提高移植肾的长期存活率，供者的选择和术前的全面评估显得至关重要。

一、供者评估

（一）活体供者范围

活体供肾包括血缘相关的活体供肾和血缘无关的活体供肾。①血缘相关供肾：最佳亲属供肾者是病人的同胞兄弟姐妹，其次是病人的父母或子女；较远的有亲缘关系的亲戚，如堂（表）兄弟姐妹、叔、伯、姑、舅、姨等，如果HLA相匹配亦可考虑供肾；②非血缘相关供肾：一般指病人的配偶或无血缘关系的亲戚、朋友等供肾。在国外不乏这种无血缘关系的供肾者。在美国，非亲属肾移植在活体肾移植中所占比例已超过30%，其中还包括来自陌生人的自愿供肾。另外，由于亲属供受者不匹配，随着产生了供者交换移植，甚至有病例报道，供者连锁交换移植达10次。过去认为非亲属供肾的肾移植效果并不优于尸体肾移植，但应用供者特异性输血后，存活率明显提高。在供肾缺乏的情况下，非亲属供肾是可行的，但供肾必须基于感情和自愿，而非出于经济方面的原因。

我国对于活体供肾来源有明确法律规定。亲属活体供者与受者仅限于以下关系：①配偶，仅限于结婚3年以上或者婚后已育有子女；②直系血亲或者三代以内旁系血亲；③因帮扶等形成亲情关系：仅限于养父母或和养子女之间的关系、继父母与继子女之间的关系。同时，活体供肾者还必须符合以下所有五项条件:①年龄大于18岁;②完全自愿、无偿,且不受到任何压力、强迫或利诱;③具有完全民事行为能力;④完全知情,完全清楚一侧肾脏切取后可能遇到的风险;⑤符合医学选择标准。

(二) 评估流程

活体供肾移植应该将对供者的身体、心理及社会适应性的影响减少到最低点。供者的评估主要目的是确定合适、安全的和健康的候选供肾者,在完全知情同意的前提下再进行医学评估。

1. 捐献意愿评估 活体供肾的捐献必须是在无外在压力和商业利益下做出的决定。评估原则包括:①确认符合法律、法规、医学伦理学和医学原则;②确认活体器官捐献者本人真实的意愿;③医疗机构应当充分告知供受者及其家属获取器官手术风险、术后注意事项、可能发生的并发症及预防措施等;④供受者签署知情同意书(详见第四章)。

2. 医学评估及程序 医学评估包括肾功能检查、肾脏解剖结构的检查、内科疾病的筛查、供受者淋巴细胞毒试验和组织相容性抗原分型、肾血管影像学检查。一旦发现禁忌证,即不符合捐献条件时,则终止其他检查,以合理降低医疗评估费用。推荐按设定程序计划依次进行下列检查,进行筛选。

(1) ABO血型;

(2) 肾功能检查(GFR、血清肌酐值、肌酐清除率);

(3) 肾脏解剖结构的检查(B超检查,包括形态大小、排除畸形、结石和肿瘤等);

(4) 全面的内科疾病筛查(采集详细病史、体格检查、实验室检查:血液/尿液检查、胸部X线成像和心电图);

(5) HLA配型及淋巴毒实验;

(6) 肾脏血管/尿路检查。

初步条件包括血型相配、肾脏解剖和功能正常,然后考虑年龄、肥胖、肾血管、动脉硬化及骨骼畸形问题。经初步筛选合格者,应详细了解病史、体格检查和相关实验室及特殊检查。血清学检查排除存在感染性疾病,静脉肾盂造影和动脉造影了解未来有无潜在发展成高血压和肾脏疾病的危险。病史中应注意有无禁忌的情况,如患过癌症、高血压、肾病、糖尿病或全身性疾病可能涉及肾脏者。物理检查也要注意相类似情况,如高血压、慢性心脏疾病、慢性肺病、慢性感染或恶性肿瘤。年轻者单纯心电图检查和胸部X线已足够了解心肺状态;老年有心血管危险因素者,应做心脏负荷试验和超声心动图;血糖升高或有糖尿病家族史,必须作糖耐量试验,测定糖化血红蛋白。50岁以上者排除存在肿瘤,推荐腹部B超、大便潜血试验、女性乳房影像学检查、宫颈拭子、男性前列腺特异抗原PSA。

3. 供者评估检查项目

(1) 必需检查:①ABO、Rh血型鉴定;②供、受者淋巴细胞毒试验;③供、受者HLA分型;④血常规;⑤尿常规、尿培养;⑥肝功能、血电解质、血脂、血糖、凝血功能检查;⑦病毒检测(HBV、HCV、HIV、梅毒、巨细胞病毒、EB病毒);⑧心电图、胸部X线;⑨总肾功能(血清肌酐,计算肌酐清除率)和分肾功能测定;⑩影像学检查:腹部及盆腔B超,肾血管及尿路成像检查(CT三维成像)。

(2) 选择性检查:(在以上这些检查存在异常或年龄、病史需明确时,进一步对供者进行评估)①动态血压监测;②超声心动图;③24小时尿蛋白定量或尿蛋白/肌酐比;④结肠镜检查;⑤乳房X线照片;⑥前列腺特异性抗原;⑦2小时口服糖耐量试验;⑧血液高凝性检查;⑨结核菌素皮肤试验;⑩有特殊接触史时,要筛查传染病(如疟疾、锥形虫症、血吸虫病、类圆线虫病);⑪必要时行心脏应激试验、膀胱镜检等。

(三) 活体供肾禁忌证

1. 绝对禁忌证 根据2004年阿姆斯特丹论坛制定的捐献者安全评估项目及标准,以下情况不适于捐献肾脏:

(1) 年龄小于18岁;

(2) 严重高血压或伴有高血压所引起的器官终末期损害(高血压以24小时动态血压为准,如24小时动态血压提示高于140/90mmHg者一般不被接受为捐献者);

(3) 有糖尿病病史或两次空腹血糖>126mg/dl (7.0mmol/l)(或OGTT两小时血糖>200mg/dl (11.1mmol/l))者;

(4) 蛋白尿:任何情况下,24小时蛋白尿>300mg;

(5) 与年龄不符的肾小球滤过率异常;

(6) 血尿:有持续性镜下血尿者;

(7) 肥胖症:不赞成BMI>35kg/m^{2}的人捐献肾脏;

(8) HIV阳性者;

(9) 复发性尿石症或双肾结石史;

(10) 存在栓塞性疾病的高危因素;

(11) 有下列恶性肿瘤病史者:黑素瘤、睾丸癌、肾细胞癌、绒毛膜癌、血液恶性肿瘤、支气管癌、乳腺癌和单克隆丙种球蛋白病等；

（12）中-重度肺脏疾患；

（13）曾患有心肌梗死或经治疗的冠状动脉疾病者；

（14）未控制的精神疾病；

（15）身体情况差，不能耐受取肾手术者。

2. 相对禁忌证

（1）ABO血型不相容；

（2）肥胖（体重指数（BMI）>30kg/m^2）；

（3）尿路结石症状发作一次；

（4）轻度尿路畸形；

（5）年轻供者其一级亲属中有多人患糖尿病或家族性肾病史；

（6）有妊娠期糖尿病病史；

（7）慢性感染活动（如结核、乙肝、丙肝、寄生虫等）；

（8）既往有精神障碍者；

（9）下列肿瘤不是绝对禁忌证：声带原位细胞癌、宫颈原位细胞癌、基底细胞癌、未转移的皮肤棘细胞癌、颅脑肿瘤。

（四）医学评估内容

1. 供者年龄　供者年龄没有绝对要求，但是，从伦理学角度考虑，至少要在18岁以上（含18岁）。年龄上限没有严格界定，应当在供者的利益得到保证的情况下，考虑肾脏捐献的可行性。通常，供者年龄过大会增加围术期的风险，且随着年龄的增长，硬化肾小球增多，有效肾单位减少。大多数移植中心都有一个供者年龄上限，超过此标准的人不能成为供者，但各中心标准相差很大。而且，越来越多研究表明，利用老年活体供肾仍可获得较好的移植肾存活率和功能。各个移植中心的供者年龄上限变得没有那么严格。据美国器官分享网（UNOS）统计有资质的移植中心报告：59%的移植中心已无年龄限制，8%以55～60岁为上限，21%以65岁为上限，5%以70岁为年龄上限，4%以75岁为上限，3%未知。

2. 供者肾脏功能的评估　肾功能的精确评估对于确保捐献者有正常的肾功能及受者移植的安全性至关重要。在初筛时可采用公式法，如果总肾小球滤过率（GFR）偏低，则不适合供肾。初步筛选后合适的供者需要行放射性核素检查。

临床上估算的肾小球滤过率（eGFR）常用的计算公式有：

Cockroft Gault公式，简称C-G公式，即[（140-年龄）×体重（kg）×0.85（如果女性）]/[72×Scr（mg/dl）]

肾脏疾病改良计算公式，即简化MDRD公式，186×$Scr^{-1.154}$（mg/dl）×年龄$^{-0.203}$ ×0.742（如果女性）。

另外，在多数移植中心以收集24小时尿计算肌酐清除率或碘酞酸盐、二亚乙三胺五乙酸（DTPA）清除率来更准确地计算肾小球滤过率。目前公认，小于40岁的候选供肾者的GFR下限应不低于80ml/（min·1.73m^2），40岁以后GFR平均每年下降0.9ml/（min·1.73m^2）。因此，随着供者年龄增加，候选供者年龄增加，候选供者的GFR值也可相应下降。

推荐使用核素扫描测定双肾GFR，只有在总GFR>80ml/（min·1.73m^2）和分肾GFR>40ml/（min·1.73m^2）的潜在供者才能作为候选对象。

3. 体重指数（BMI）　BMI超过30是肾脏捐献的相对禁忌证，超过35是绝对禁忌证。对BMI超过30的捐献者需进行仔细的术前评估，以除外心血管、呼吸系统和肾脏疾病。应忠告他们：围术期手术风险较大，远期有发生肾脏疾病可能，并建议捐献前减肥，在达到理想体重后再考虑捐献。

4. 高血压的评估　严重高血压药物控制不佳或已有较长高血压病史且合并有靶器官损害者不适合捐献。轻度高血压，且血压易控制，年龄大于50岁，GFR大于80ml/（min·1.73m^2）者可考虑作为候选供者。轻度高血压合并有微量白蛋白尿或有其他终末期器官损伤则不适合作为候选供者。

5. 糖尿病　糖尿病或糖耐量异常者不能作为候选供者。

6. 蛋白尿　推荐使用24小时尿蛋白定量检测。24小时尿蛋白总量大于300mg，禁忌捐献。尿微量白蛋白监测虽是肾脏疾病比较可信的指标，但不是评估肾脏供者的金标准。

7. 镜下血尿　反复或多次镜下血尿，又不能排除泌尿系统肿瘤、感染、慢性肾病等疾病者，不应作为候选供者。

8. 肾结石　肾结石病史不是捐献的绝对禁忌证。既往有肾结石病史者，确认无高钙血症、高尿酸血症，或代谢性酸中毒，以及无胱氨酸尿症或高草酸尿、无泌尿系感染和无肾脏钙质沉着，并且得到受者的同意后方可捐献。推荐使用既往曾排出结石的肾脏作为活体供肾，捐献后应长期随访。

9. 遗传性肾脏疾病　常染色体显性成人多囊肾（ADPKD）、常染色体隐性遗传肾脏疾病、先天家族遗传性出血性肾炎、先天性肾病综合征、膀胱-输尿管反流、小脑视网膜血管网状细胞瘤病、家族性肾上腺脑白质营养不良等不适合作为活体供者。

10. 恶性肿瘤　临床和亚临床恶性肿瘤明显随年龄增加而增加，特别是年龄大于50岁。不同国家之间肿瘤风险有不同。有以下恶性肿瘤病史者禁忌供肾：黑素瘤、睾丸癌、肾细胞癌、绒毛膜癌、血液恶性肿瘤、支气管癌、乳腺癌和单克隆丙种球蛋白病。已经治愈的无转移癌症，如结肠癌（Dukes A，>5年）、宫颈原位癌、低度恶性非黑色素瘤皮肤癌可以作为供者；正在患有或未经治疗的其他恶性肿瘤不应供肾。同意接受癌症病人捐献肾脏前必须进行包括供、受者在内的讨论，告知不能完全排除癌转移的可能性。

11. 肾脏血管平滑肌脂肪瘤　双肾血管平滑肌脂肪瘤者不适合作为供肾。单侧肾脏血管平滑肌脂肪瘤直径为4cm以上，如瘤体可完整切除可考虑移植。单侧肾脏瘤体直径1cm以下，可考虑移植，移植后应用B超进行系统随访。

12. 传染性疾病　供者传染性疾病情况的医疗评估是非常重要的一个方面。患急性传染病者和患有确认可通过器官移植传播的传染病者不能捐献器官。有肺结核病史并接受过足量正规治疗，不合并肾脏结核的潜在供者仍然可以捐献肾脏。活动的结核分枝杆菌感染和泌尿系结核是供肾的禁忌证。HIV是供肾的绝对禁忌证，高度怀疑HIV感染不作为肾移植的捐献对象。HCV是相对严格禁忌证。不仅因为增加受者HCV感染率，而且增加受者肾小球疾病的几率，通过移植感染HCV的几率接近100%。所有捐献者都需要接受HCV抗体检测，假如结果阳性，需进行HCV-RNA检测。HBV感染是移植相对禁忌证，所有供者需要检测HBsAg、HBeAg、HBcAb，若HBcAb阳性需要做DNA检测。对于接受HBV感染供者者，受者可考虑使用疫苗联合应用HBV免疫球蛋白、抗病毒药物治疗。

13. HLA配型　原则上，若家族中有多个供者可供选择，理论上应选择基因位点匹配的最好。若供者的匹配位点相同的话（如：双亲和同胞都有一个基因位点相配），应该先选择双亲作为供者，因为考虑到如果第一次肾移植失败，年轻的兄弟姐妹可作为二次移植的供者。

14. 肾血管的评估　文献统计，25%捐献者单侧肾脏有多根动脉，7%双肾有多根血管。肾动脉为单支适合于肾脏捐献。如两个肾脏均为单支血管，左肾静脉较长利于植入，故常选用左肾作为供肾。如受者为婴儿或小儿，一些外科医生常选择右肾为供肾利于腹腔植入。多支肾动脉可增加ATN和尿瘘的发生率，但对受者和移植肾远期存活无影响。肾动脉分支和较短肾血管的确认，有利于估计供肾获取的手术难度。为血管吻合和止血安全，单支供肾动脉主干至少长14mm。

（五）社会心理学评估

社会心理学评估在供者起始评估时是非常重要的。它能为正确进行评估提供有力保证，揭示供者动机，以除外强迫因素。严重的精神疾患不仅可影响供者评估进行，还会由于手术应激引起负面影响，这是活体供肾的禁忌证。对于那些所谓的利他主义者或非血缘关系的供者来说，心理测试就显得格外重要，因为他们可能对这种利他行为所造成的放大效应并不十分清楚。另外要求供者的社会家庭关系稳定，不会由于受不适当的家庭及社会压力而捐献，捐献后不会造成家庭关系的恶化。

二、供肾获取

自19世纪50年代第一例活体肾移植开展以来，活体肾移植逐渐发展。活体供肾取肾手术方式目前主要分为开放式活体取肾术（open living-donor nephrectomy，OLDN）及腹腔镜下活体取肾术（laparoscopic living-donor nephrectomy，LLDN）两种，不同移植中心对手术方式选择习惯可能不同。传统的开放式活体取肾术是通过切除供者的第11肋间或12肋床从侧腹部切开一条长形切口获取肾脏。此种术式使健康供肾者面临感染、气胸、出血、疼痛、住院时间及康复期过长等种种风险。于是，之后逐渐被小切口的开放取肾术、前入式经腹或腹膜外的开放取肾方式所取代。

腹腔镜活体供肾切取术是一种可选择的手术方法，自1995年Ratner等人首次开展了腹腔镜活体供肾切取术以来，由于更小的手术切口带来的是更少的术后切口疼痛、更短的住院时间、更为美观的切口、更少的手术不良体验。但是不同的移植中心仍有不同的手术习惯。在美国，腹腔镜供者肾切取术比开放手术供者肾切取术更常见；在欧洲，虽然活体供肾肾移植数量不断增加，但是腹腔镜活体供肾切取术的数量仍较少。目前认为LLDN具有与OLDN相似的安全性和有效性，其术后移植肾功能、排斥反应率、泌尿系统并发症、受者和移植物的存活率相似，LLDN围术期供者死亡率与OLDN的0.03%相似。然而，在镇痛药物剂量、疼痛、住院天数和恢复工作时间等方面，LLDN较OLDN更有优势。

(一) 供者术前准备

1. 心理准备 作为一个健康的人,尽管捐献肾脏出于自愿,但要经受一次较大的手术并切除一个健康的肾脏,在临近手术时难免会出现畏惧心理,包括对手术本身的恐惧和切除一侧肾脏后对将来健康状况所造成的影响。因此,术前应对供者做详细的解释工作,树立信心,消除恐惧心理,配合治疗。

2. 常规术前准备 按常规肾切除手术术前准备。

(二) 供肾选择

1. 双侧肾功能无明显差异,GFR低者作为供肾,应将较好的肾脏留给供者。

2. 选用供肾血管容易暴露,且为单枝的一侧肾脏。如果肾脏有多根动脉,应选用肾动脉数目较少的肾脏,若供肾动脉大于3根最好放弃。

3. 选用供者今后可能发生问题的一侧肾脏,如未婚年轻妇女右肾在今后妊娠时可能发生肾积水,故最好取右侧。

4. 选用供肾切取后血管残端容易处理,对供者较为安全一侧的肾脏。

(三) 活体供肾切取术切取原则

1. 必须最大限度地降低供者死亡率。

2. 最大限度地减少手术并发症。

3. 保护供肾的解剖完整和功能。

(四) 开放活体供肾切取术

在活体供者切除一个肾脏的标准方法是经过腰切口的开放肾切除术。手术入路通常是腹膜后途径,既可以用12肋下切口,也可以用经12肋床切口或11肋间切口,较少情况下也可以使用前面的旁正中切口经腹腔途径。在肾切除过程中一定要注意避免牵拉肾脏以免引起肾动脉牵拉损伤。还要避免分离肾门部,特别是输尿管和肾动脉之间的部位,以避免破坏输尿管的血液供应。此外,切除输尿管要到盆腔入口以下,在游离输尿管时要注意保留一定的输尿管周围组织。

1. 手术解剖要点 ①熟悉腹膜后的解剖结构,精确定位肾脏在腹膜后的解剖位置;②明确肾门处肾动、静脉的解剖和毗邻关系;③熟悉肾动、静脉的走形和分、属支。

2. 麻醉体位及切口 采取全身麻醉,供者平卧后腰部抬高成折刀位,行肋缘下切口,长约10cm。

3. 手术注意事项 ①术中尽量避免损伤胸膜,尤其选用高位经腰切口;②保证输尿管有较好的血供;③在游离肾动、静脉时,宜先静脉,后动脉,可缩短肾动脉痉挛时间;游离时应尽量减少翻动和牵拉肾脏,动作应轻柔,以免造成肾动脉的持续痉挛导致移植肾功能延迟恢复;④游离肾血管时应先做好肾脏灌洗准备,灌洗液的温度应保持在0~4℃;⑤保证肾脏切取后能及时得到灌洗,尽量缩短缺血时间;⑥注意肾窝彻底止血。

4. 开放式供肾切取术优缺点 该术式简便,安全可靠,发生出血等并发症的概率低且易于处理,热缺血时间短,手术视野广,对设备要求低,外科医师容易掌握。但是,开放式活体取肾术容易诱发感染等并发症,且腹壁切口愈合瘢痕明显,愈合周期较长,术后疼痛较剧烈。

(五) 腹腔镜活体供肾切取术

1. 供肾切取选择的原则 原则上与开放手术相似,一般首选左肾,因左肾血管较长便于腹腔镜手术操作和肾移植手术。对于一侧肾动脉多支、对侧肾动脉单支的情况,选择血管情况简单的供肾。

2. 供者的术前检查 供者的术前检查同开放供肾切取术,术前同样需要行CT检查,肾血管三维重建有利于制订手术方案。

3. 手术 腹腔镜活体供肾切取主要有两种途径,经腹腔途径和经后腹腔途径。目前国外以经腹腔途径为主,其优势是操作空间大,解剖标志清楚,但存在易损伤腹腔内脏器、腹腔脏器干扰操作、术后可能发生肠粘连等问题。传统观念认为经后腹腔途径操作空间小、解剖标志不清,手术难度大。但国内大多数移植中心首选后腹腔镜途径行肾上腺手术及肾脏手术,对后腹腔结构、解剖标志、操作注意点及难点相对熟悉,对腹腔干扰少,不必放置胃管,克服了因腹腔内既往有手术、外伤、感染等病史不能应用腹腔镜的限制,并且CO_2吸收量小,在后腹腔镜手术方面积累了大量经验,因此后腹腔镜活体供肾切取术更具优势。

腹腔镜手术术前准备包括留置导尿,酌情放置胃管,静点广谱抗生素预防感染。麻醉均需采用气管内全麻。

(1) 经腹腔途径腹腔镜供肾切取术

1) 经腹腔途径腹腔镜左肾切取术:供肾者取右侧45°斜坡卧位。腹部切3个穿刺孔。沿结肠旁沟切开侧腹膜,结肠脾曲处切断膈结肠韧带,将左半结肠推向内下,在脾脏下方切断脾结肠韧带,使脾脏向膈肌方向推移,切断结肠肾韧带,暴露肾周筋膜,用超声刀切开肾筋膜及脂肪囊,顺脂肪囊与肾被膜之间纤维组织游离肾脏，向下游离输尿管直至髂血管分叉处，注意保护输尿管血供，沿输尿管内侧向上分离到肾门处，于肾门腹侧打开左肾静脉鞘，分别于近肾静脉处游离切断左肾上腺中央静脉、左精索静脉（或左卵巢静脉）和起始于肾静脉并骑跨在主动脉上的腰静脉，于肾静脉后方将左肾动脉鞘切开，分离左肾动脉直至腹主动脉平面，将肾周围组织完全游离，于髂血管分叉处切断输尿管。离断肾蒂血管前，于腹中线绕脐孔做一5cm切口（为保持气腹，不切破腹膜）。以直线切割缝合器或Hem-o-lok夹闭（血管近心端上2个，远心端不上，以保留足够长度的血管）肾动脉和肾静脉后切断，经脐孔放入内装袋，抓住肾周组织将肾放入袋中。切开脐部切口腹膜，立即将供肾取出进行灌注。也有报道采取其他切口，如耻骨上弧形切口取出肾脏。重建气腹，检查肾窝有无活性出血，停止气腹后关闭各切口。

2）经腹腔途径腹腔镜右肾切取术：取右肾者手术方法与左肾相同，但由于肝脏覆盖在肾脏中上极，需在肋缘下锁骨中线上切小口置5mm的Trocar，助手用三叶钳挑起肝脏，以利肾脏及肾蒂血管的分离，避免损伤肝脏和周围组织。腹腔镜右肾切取术的手术难度高于左侧，右侧途径肝脏妨碍右肾上极的游离，而且使用血管夹使肾静脉长度缩短1.0～1.5cm。曾有报道接受LDN所取右肾移植的病人出现移植肾静脉血栓，原因是供肾静脉短且薄，影响吻合。

（2）后腹腔途径腹腔镜供肾切取术：气管插管全麻后插入导尿管，90°侧卧位，供肾侧向上，不需置入胃管。

1）手术操作通道的建立（Trocar的置入）：一般置入3～4个Trocar，第4个Trocar用于助手置入抓钳等器械为术者暴露视野。置入的先后顺序有两种方法，与术者的操作习惯有关。①腰部取3个穿刺点入路，第12肋下缘1～2cm与骶棘肌外侧缘1cm交界处向脐方向纵形切开约1.5～2cm切口（A点），切开皮肤及皮下组织后钝性分离肌肉至腰背筋膜，用止血钳分开筋膜进入腹膜后间隙，示指或中指分离腹膜后间隙，置入水囊或气囊扩张器扩张后腹腔，注生理盐水或空气400～700ml，持续3～5分钟后放空取出扩张器。水囊扩张器可以购买，但价格较贵，目前国内多为自制气囊（F16一次性硅胶尿管插入8号手套手掌部，7号线系紧两端，松紧度适中，可以在体外实验充气及放气效果），经济、实用。置入Trocar，由此插入腹腔镜镜头并建立CO_2气腹，气腹压力维持12～15mmHg。在髂嵴上缘或髂前上嵴内上方2cm左右，直视下置入10mm Trocar（B点，置入观察镜）。腋前线与肋缘下2cm交界处，置入5mm Trocar（C点）。②于腋中线髂嵴上约2cm切开一约2cm切口（A点，置入观察镜），钝性分离肌层，直达腹膜后间隙，置入水囊扩张器，扩张方法同前，建立腹膜后操作空间。第2个点选在第12肋下缘1～2cm与骶棘肌外侧缘1cm交界处（B点），第3个点位于肋下缘2cm与腋前线交叉点（C点）。一般进镜孔选择10mm Trocar，操作孔以右手优势的术者可以选择右手位10～12mm Trocar，左手位选择5mm Trocar，12mm Trocar的优势为可以通过直径较粗的器械如直线切割缝合器。第4个点在C点下方6cm腋前线处（D点），置入5mm Trocar。

2）手术操作步骤：腹腔镜下首先在腰大肌前缘打开Gerotas筋膜，然后按解剖层次在脂肪囊内紧贴肾脏被膜表面进行游离，超声刀或剪刀切断肾脏表面与肾脂肪囊间相连的纤维组织和小血管，游离的顺序一般为肾背侧、腹侧、上下极，紧贴腰大肌寻找肾血管，将肾动脉和肾静脉周围的纤维组织和淋巴组织尽可能分离干净，使肾动脉、肾静脉完全游离。游离出肾动脉、肾静脉先不切断，肾动脉尽量向腹主动脉方向游离，肾静脉尽量向下腔静脉方向游离，左肾静脉的腰静脉、生殖腺静脉和肾上腺中央静脉需要分离、离断。输尿管向下游离至距离肾脏下极7～8cm处，用Hem-o-lok夹或钛夹夹闭远端输尿管，再用剪刀剪断输尿管。在肾脏完全游离，输尿管切断后，为缩短肾脏热缺血时间，在切断肾血管之前预先切开皮肤切口至肌层。肾血管的处理可使用Hem-o-lok夹，分别于血管近心端上2个，远心端不上，以保留足够长度的血管，也可使用直线切割缝合器，其缺点是会导致肾血管缩短0.3～0.5cm。先夹闭动脉，再夹闭静脉，然后再迅速剪断肾血管，直接迅速切开长约5cm的小切口取出肾脏。置入引流管，逐层缝合各个切口。

（3）改良术式：针对腔镜活体供肾切取可能影响移植肾的近期及远期效果，减少对供者的损伤，对手术步骤进行了改进。

1）减少腔镜器械（超声刀、电钩等）对供肾的热损伤。分离肾脏时，应用剪刀进行肾被膜外与肾周脂肪囊间锐性分离，达到快速、减少超声刀对肾脏热损伤。由于腔镜视野清晰，可以看到肾被膜与脂肪囊之间疏松的结缔组织，血管很少，利用剪刀可以快速分离，而且无热损伤，偶尔遇到小的血管可以用超声刀等止血。

2）改良取肾切口。在腹腔镜C、D两点取切口（如图13-3），切开皮肤及皮下，肌层予以钝性分离，沿腹外斜肌、腹内斜肌、腹横肌的肌纤维走形钝性分离，几乎不需切断肌肉和神经（图13-4）。这种方式可减少供者术后疼痛不适，提高其生活质量。

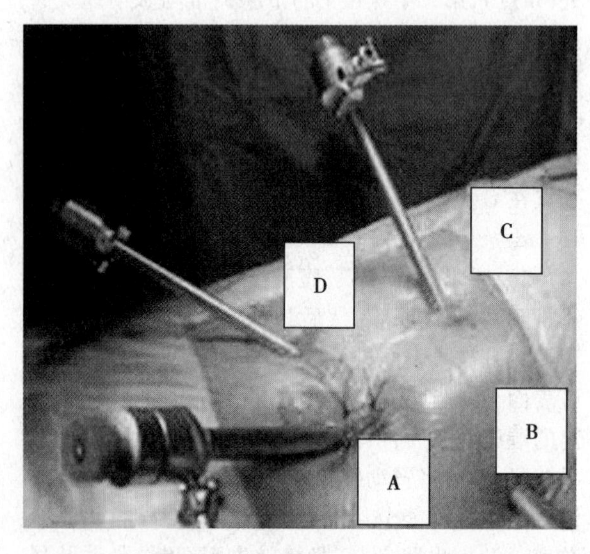

图13-3 切口取C、D两点连线

3）手辅助离断肾蒂，减少热缺血时间。腔镜下充分游离肾动静脉及其属支，暂时不切断肾蒂。切开操作孔C、D两点皮肤，钝性分离肌层至腹膜后手术区域，经切口伸入左手，掌心托住肾脏，使血管呈紧张状态，重建气腹。由于切口较小，手与切口结合非常紧密，气腹重新建立后并无明显漏气现象，术区视野显示良好。术者在腹腔镜直视下用Hem-o-lok于肾动脉近心端夹闭，共两个，之后切断动脉，同样方法夹闭及切断肾静脉。准备3～4把钳夹先上好Hem-o-lok夹，以减少换钳后临时上夹的时间。快速取出肾脏，置入冷的器官保存液中，快速进行冷灌洗及肾脏修整。

（4）注意事项

1）CO_2气腹压不超过15mmHg，因气腹压可引起肾血流量减少，影响肾脏功能，并导致尿量减少。实验证明，腹内压的增大与尿量的减少及GFR的降低呈正相关，15mmHg的腹内压，维持4小时，可导致肾脏的血流量降至正常标准的70%。因此手术过程应注意扩充血容量，常规给予5～7L晶体溶液，静脉给予12.5g甘露醇或40mg呋塞米以利尿。

2）各个Trocar的位置不是一成不变的，可以根据个体差异适当调整位置。可选择性应用第4个Trocar，利于助手用器械为术者暴露更好的手术视野，减少副损伤发生率，节省手术时间。虽然在供者体表增加一个直径约5mm的伤口，但其切口较小，并未明显增加病人的疼痛及影响其美观。

3）分离输尿管时，避免过多游离输尿管表面的组织及输尿管的营养支血管，保证输尿管的血供，避免出现移植肾输尿管坏死。切断输尿管时应用剪刀、超声刀切断输尿管容易影响输尿管末端血供，增加移植后漏尿的机会。

4）为防止血管痉挛，局部可喷洒罂粟碱。处理左肾静脉时，需先夹闭、切断相关属支，避免出血。

4. 术后处理

（1）吸氧，测血压及心电监护，保持引流管通畅，注意引流量，观察有无内出血情况，密切观察生命体征变化。

（2）供肾者可应用抗生素预防感染，补液3000～3500ml，排气后可进流质饮食，并根据胃肠道功能恢复情况逐渐向普通饮食过渡，术后2～3

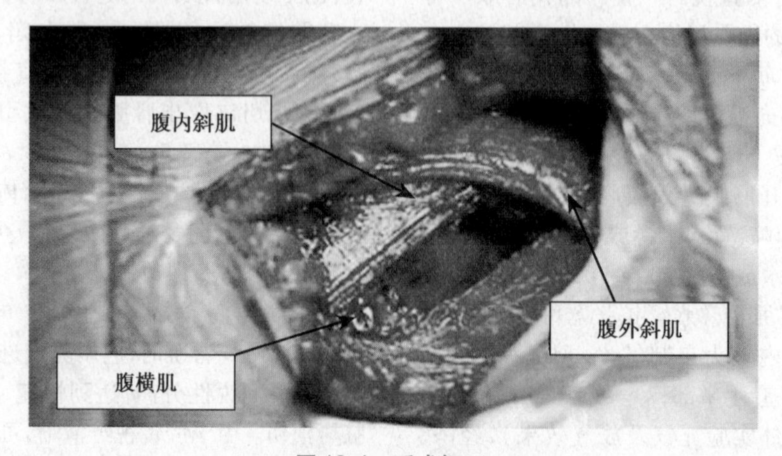

图13-4 手术切口

天左右根据引流情况可拔除引流管，术后2天拔除尿管。

（3）术后第1天查血生化及血细胞分析，观察血肌酐变化，术后7天复查，注意化验结果。7天左右切口拆线。

5. 并发症及其相关评价

（1）术后并发症：腹腔镜应用于供肾切取术初期，文献中报道手术相关并发症较开放手术高，包括输尿管损伤、器官丢失等，但是随着手术经验的积累和技术不断提高，近期文献报道并发症发生率及死亡率与开放手术相似。

（2）手术时间和失血量：LLDN相对于OLDN技术要求较高，学习曲线较长。腹腔镜手术技巧需要一定的熟悉过程，在开展腹腔镜取肾术初期，一般操作时间较长，而随着腔镜手术技能的不断提高，手术时间与开放手术相比，无显著性差异。术中出血量方面，LLDN一般出血不多，很多文献均证实LLDN的出血量与OLDN相似，甚至更少。

（3）微创的相关特征：不同文献报道术后镇痛剂的应用时间和剂量不同，但是结果均证实LLDN相对于OLDN应用的镇痛剂剂量和时间明显减少。LLDN组供者术后恢复更快，平均住院时间、恢复正常体力活动及恢复工作时间均较短，切口美观。

（4）移植肾功能的影响：腹腔镜手术中的气腹压及器械的热损伤等可造成移植肾功能的影响，术中避免过高的气腹压及器械热损伤，可减少移植肾功能延迟恢复发生率。LLDN和OLDN移植肾功能延迟恢复发生率、移植肾1年血肌酐水平、急性排斥反应发生率、移植肾存活率均无明显差异。

（5）供肾热缺血时间：热缺血时间直接影响移植肾术后早期肾功能的恢复情况以及移植肾长期存活。不同文献中LLDN的平均WIT不同，波动在2.9～8.7分钟之间，高于开放手术组的1.4～3分钟，但是LLDN和OLDN两组受者术后肾功能恢复和长期存活相似。

6. 手辅助腹腔镜活体供肾切取术　手辅助腹腔镜供肾切取术，多采用经腹腔途径。术者通过特殊手辅助腹腔镜器械，将一只手（通常为左手）伸进术区，配合其他器械完成手术。此方法增加了手触诊与协助手术操作的灵活性，有利于术者在手术操作工程中产生三维立体感，从而降低了手术难度，与腹腔镜供肾切取术相比，手助腹腔镜供肾切取术学习曲线短，较易被临床医师掌握。此方法在国内应用不多，主要受其需要特殊的、昂贵的手辅助腹腔镜器械限制，而且达到学习曲线后并没有显示出较常规腹腔镜更好的优势。

7. 单孔及自然腔道腹腔镜活体供肾切取术　经脐入路单孔腹腔镜（laparo-endoscopic single-site surgery，LESS）已应用于供肾切取术，手术可以通过脐部的一个小切口完成，并取出肾脏，美容效果优于传统腹腔镜手术。经阴道自然腔道（natural orifice transluminal endoscopic surgery，NOTES）供肾切取术也是一种选择，经阴道置入器械完成手术，同时经阴道取出肾脏，体表无切口和瘢痕。此两种术式还处于初始阶段，各种手术器械操作均受到限制，存在局限性。

（六）活体供肾者的不良事件

1. 活体肾移植的供者死亡情况　由于活体肾移植的供者为健康人，同时，他们又是为了救治终末期肾衰竭的病人，因此，在捐献肾脏的过程中死亡使人感到极为失望和异常痛心。这也违背了活体肾移植治疗行为的初衷。根据伊朗的活体肾移植研究报告，2003年全伊朗完成活体肾移植15 000余例，手术期间供者死亡3人，死亡率0.02%。来自美国三个较大的研究报告和很多单中心报道的活体肾移植的供者死亡率为1/3000，其中，导致死亡的最常见原因有肺栓塞、心肌梗死、心律失常和肝炎等。

2. 供者并发症　活体肾移植供者的手术并发症（包括各种）发生率约32%，但围术期并发症约4.4%，其中，危及生命的严重并发症约0.2%。文献报道的围术期并发症情况（表13-1）。供肾切除术后供者近期并发症包括出血、肺梗死、感染、肝炎、心肌梗死等，发生率1.8%。远期并发症较常见的有高血压，对供者10年以上随访显示：约25%发生高血压，男性供者发生率高于女性，但与普通人群无统计学差异；捐肾以后不会引起肾功能进行性恶化，发生尿毒症的机会跟正常人群相比无明显增加。

活体肾移植供者的手术并发症根据其严重程度分为五个等级，即，Ⅰ级并发症轻微无需治疗；Ⅱ级需要药物治疗；Ⅲ级需要手术治疗。其中，无需全麻手术的属Ⅲ-a，需全麻手术的属Ⅲ-b；Ⅳ级有严重的生命危险，需ICU监护或致残；Ⅴ级并发症导致死亡。

此外，尚有捐献肾脏后供者出现对侧肾功能下降，甚至自己需要透析的病例。还有个别报告供者出现高血压和对侧肾脏肿瘤的报道。尽管这些病例的数量极少，但也应引起重视。

表 13-1 围术期并发症情况

并发症	开放手术（n=5660，%）	手辅助腹腔镜（n=2239，%）	完全腹腔镜（n=2929，%）
再次手术	0.4	1.0	0.9
不需要再次手术的并发症	0.3	1.0	0.8
出血	0.15	0.18	0.45
肠梗阻	0.05	0.27	0.01
肠损伤	-	0.1	0.14
疝	0.18	0.5	0.03
深静脉血栓形成和肺栓塞	0.02	0.09	0.1
气胸	0.09	0.05	-
横纹肌溶解症	-	0.09	0.13

（七）活体供肾者随访

肾切除后，因残留肾的高滤过率导致 GFR 代偿升高至原有双肾的 75% ~80%。代偿程度直接取决年龄依赖的肾脏储备功能。一项肾切除后长达 35 年的随访证实了该手术的安全性。肾功能的降低与那些同龄健康人的肾功能下降有相同趋势。伴随肾脏高滤过率，尿白蛋白排泄可升高，但幅度小，不会引起肾功能的损害。肾切除后高血压的发生，随着年龄增大有所增高，但多数研究表明其发生率在不同年龄群体中有差异。活体供肾者远期存活率并无明显降低，实际上还较正常死亡率低。造成这一结果最可能的原因是只有那些身体健康的人才能成为供者。

术后应对供者进行长期随访，建立随访登记系统。按照供者的意愿于当地或者在接受手术的医院进行。活体供肾术后随访重点观察供者远期肾功能、血压、血糖及尿蛋白。一旦出现相关并发症应予以积极治疗。尽量避免由于饮食、生活习惯、医疗及日常活动中存在对肾脏有损伤的危险因素。

（八）活体器官捐献移植的伦理学问题

1. 医生　必须遵守上述移植伦理学原则。以病人的利益为出发点，认真审查各个环节。

2. 受者　首先保证能履行生命自主权。无论家属和医生出于何种考虑，都不应该替病人本人做出选择（处于昏迷的或无判断力者除外）。无论是器官移植的前期准备，还是术后的抗排斥治疗都需要病人的充分理解和配合。对器官移植治疗后病情的转归及可能出现的并发症都要病人有足够的思想准备，因而必须由病人自己来选择。医务人员应向所有准备移植的病人详细说明移植的风险及益处，并与其讨论所有常见并发症、某些特殊受者可能具有的额外风险及可能的并发症（即使发生率相当低），并记录成文字。移植后感染以及患恶性肿瘤的风险都远大于正常人群，应事先和病人进行交谈。

3. 活体器官捐献者　活体器官移植有其特定的定义：指在不直接威胁供者生命安全和不对健康造成持续性损害的前提下，由健康的成人个体自愿提供生理及技术上可以承受的，可供切取的部分器官移植给他人。决不以牺牲一个健康的生命来换取另一个生命的健康。如何对待活体器官捐献者是整个现代器官移植伦理学中的核心。

首先是生命自主原则。他们有权知道，而且也必须知道自己捐出器官后，对现在和以后的生活会有何种影响。这样他们才不至于做出使自己后悔的决定。

其次是绝对自愿原则。供者是否愿意捐献出自己的器官，这完全是个个人问题，应由他（她）本人做出决定，任何个人都不能对其施加压力，更不能诱导其做出不符合当事人意愿的决定。更不能因为当事人在智力或生理方面存在某种缺陷而强迫其捐出器官。

在准备亲属活体供器官的过程中进行一系列的谈话，签署一定的协议是必要的程序。但签署了协议，并不意味着不能反悔。原则上说，只要手术没有开始，供者随时都有权退出捐献程序。但希望尽量不要出现这种在最后时刻退出捐献的尴尬局面。因为有些捐献者之所以反悔，仅仅只是出于对自身体验到的医疗环境、医务人员以及手术本身有种恐惧感，而并非真的不想用自己的器官来救助他人生命。对于这样的捐献者,医务人员应该与其充分交流,努力培养彼此之间的信任。术前向其讲明整个手术过程、术后并发症及手术对机体造成的近期和远期的影响,尽量使他(她)适应医院内的环境和气氛。必要时可让其熟悉一下手术室的环境,或对其进行适当的心理辅导。

4. 活体肾移植中子代捐给亲代问题　父母捐献给子女容易接受,子女捐献器官给父母则应慎重。因为子代相对亲代而言,有更漫长的人生道路需要完成,而在此道路上充满各种机遇和挑战(如继续教育、工作竞争、医疗保险等),其健康状况更为重要,非不得已不宜推荐子代给亲代的捐献模式。如:①感情极度相依;②父(或母)亲是捐献者家庭中唯一的法定监护人,担负监护多名未成年子女的责任,而且是家庭中的唯一精神和经济支柱。

5. 非亲属活体器官捐献　根据我国《人体器官移植条例》规定,现阶段不可实施非亲属活体肾捐献。否则极易给器官买卖以可乘之机。我国禁止器官买卖、中介、交易。医务人员不得参与这类活动并从中获利,不得将来历不明的肾脏植入人体。

6. 对捐献者年龄的限制　我国《人体器官移植条例》第九条规定:"任何组织或者个人不得获取未满18周岁公民的活体器官用于移植。"

由于技术的发展以及器官需要日益增加,现在对于捐献者年龄的上限不断放宽。

7. 活体肾移植中的特别隐私问题　①接受者对捐献者的持续"内疚感"有时会导致终身的心理压抑。②捐献者对接受者的"重大施舍感",严重时会发展到企图完全控制受者的个人行为,甚至人身自由。③配偶间的捐献时,捐献方一旦发现接受方对婚姻有所不忠,可能是心理上的致命打击。世界上不乏"受害方"向"不忠方"起诉要求索回所捐肾脏的案例。因此,术前应单独询问接受方是否存有个人隐私。④此外,子代向亲代捐献时,也有查出子代血型并非出自亲代原配的案例,从而导致家庭崩溃。启动术前检查方案前应进行亲代双方的单独谈话,排除相关隐私。专业术语为:"无隐私承诺:若有隐私,后果自负"。

三、交叉和跨血型肾移植

活体器官捐献肾移植中供-受者选配最常见的生物学-免疫学障碍为:①ABO血型不相同或不相容;②交叉配型不相容;③HLA全错配(相对障碍)。

为了解决以供受者ABO血型不相容和交叉配型不相容等问题,使更多的活体捐献肾脏可用于移植。1997年,Ross等提出了在两对供受者之间进行配对交换。目前,以欧美为代表的一些国家普遍采用"配对交换移植方案";而以日本为代表部分移植中心则采用经过特别设计的"跨血型移植方案"。现将两种方案介绍如下。

(一)配对交换移植(paired-exchange transplantation)

目的:使不相容的供-受者找到与之相容的供-受者,通过供肾的相互交换,从而使多个受者都能完成ABO相容的肾移植。

配对交换肾移植又因交换的对象和方式不同分为两类:

1. 两对和(或)两对以上相互交差配对交换

(1)两对ABO血型不相容或交叉配型不相容:例如A型供者-B型受者同B型供者-A型受者交换(见图13-5)。

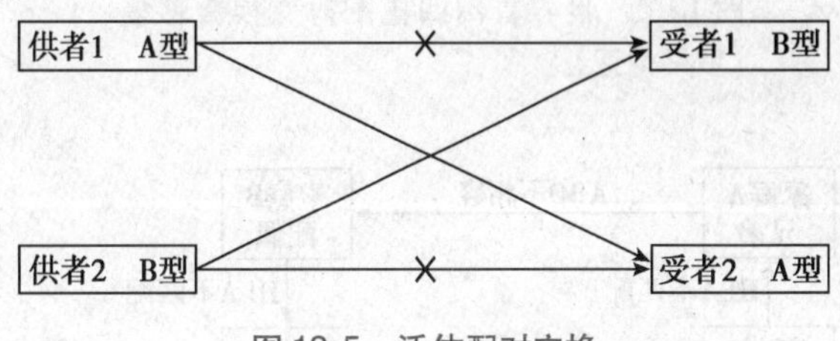

图13-5　活体配对交换

(2)一对ABO血型不相容或交叉配型不相容,另一对相符:例如一对是A供者-O型受者(不相符)另外一对相符但不一致(如O型供者-A型受者)(见图13-6)。

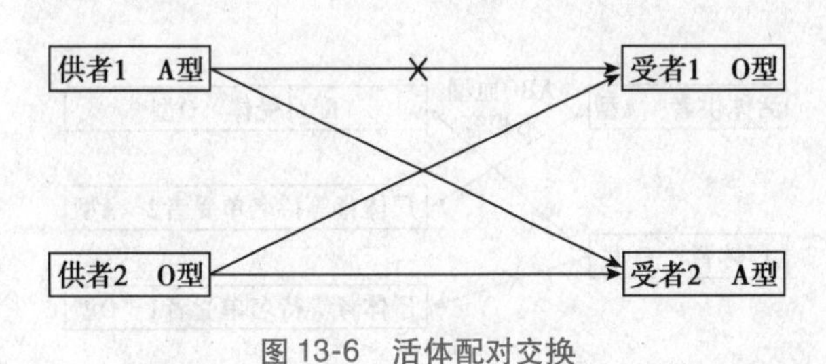

图13-6　活体配对交换

(3)两对以上组配型交叉捐献移植:见图13-7。

(4)多对复杂型交差捐献移植:见图13-8。

(5)多对复杂型交差捐献移植:见图13-9。

2. 等待名单配对交换

(1)ABO血型不相容等待名单配对交换举例:见图13-10。

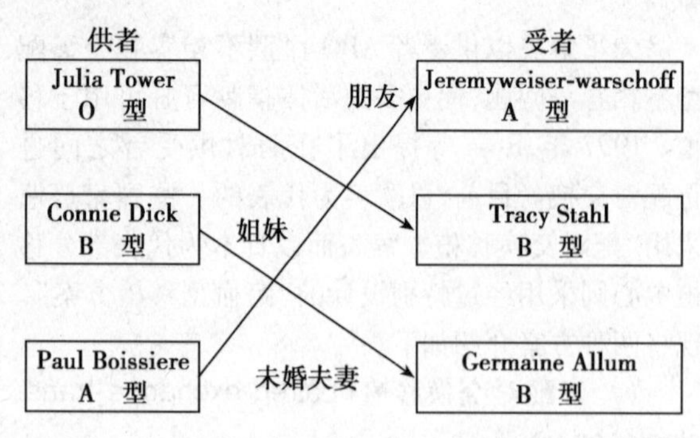

图 13-7 世界首例三重配对交换肾移植(美国)

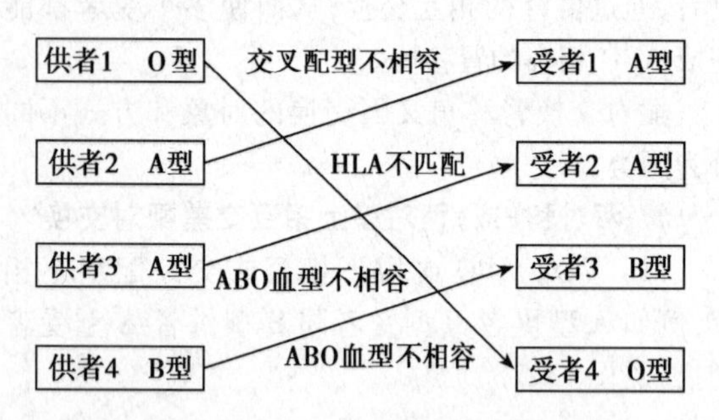

图 13-8 世界首例四重配对交换肾移植(罗马尼亚)

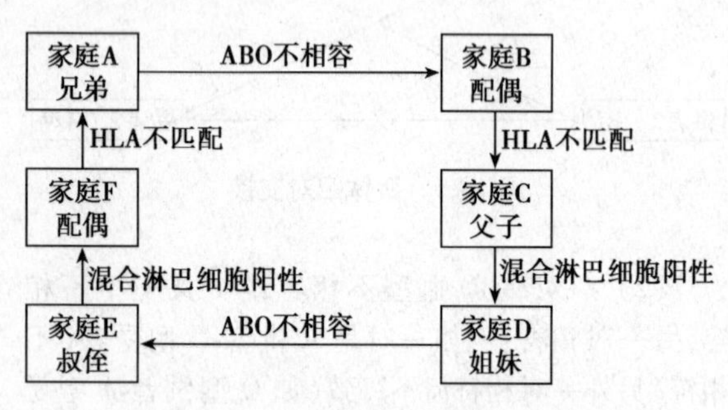

图 13-9 六重配对交换肾移植(韩国)

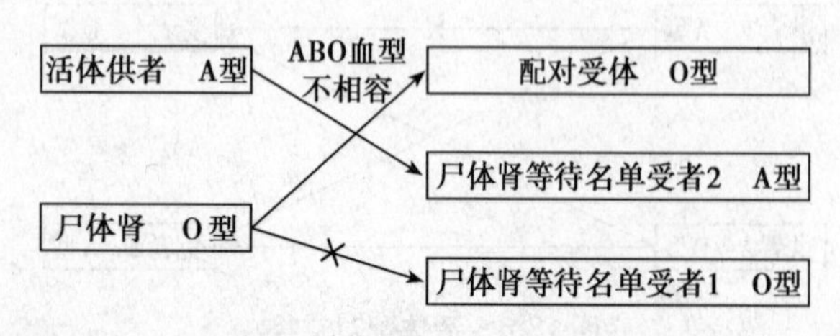

图 13-10 等待名单配对交换

(2) 交叉配型不相容等待名单配对交换:见图13-11。

交换计划有助于减少病人等待供者的时间,让病人及时接受肾移植手术而重获健康,然而由于它的可行性以及引起的伦理学争议,使得在应用这一计划时必须有相应的严格措施保证。

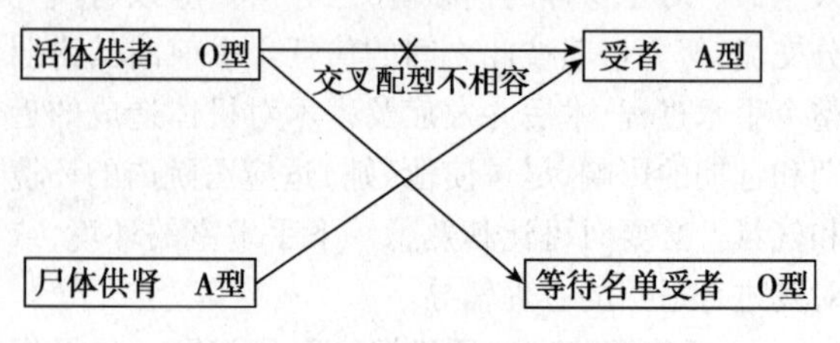

图 13-11 等待名单配对交换

扩展阅读

中国首例夫妻交叉肾移植

2006 年 4 月武汉同济医院成功完成了中国首对夫妻交叉肾移植。受者:男,O 型血,48 岁,因慢性肾小球肾炎、慢性肾功能不全、尿毒症而血液透析 4 个月。供者一为受者一的妻子,A 型血,46 岁,身体健康,自愿无偿捐献肾脏给丈夫,但血型不容,主动提出捐献一侧肾脏给医院以交换合适供肾给丈夫。受者二为女性,A 型血,48 岁。2001 年出现尿毒症,2004 年行首次肾移植术,2005 年移植肾衰竭。曾于 1996 年接受直肠癌根治术。供者二为受者二的丈夫,O 型血,48 岁,身体健康,自愿无偿捐肾给妻子行再次肾移植术,血型相容但不相同。2 对夫妻于 2006 年 4 月 12 日在全麻下同时行供肾切取和交叉肾移植术,经过顺利。

供者情况:供者一术后恢复顺利,5 天出院,无手术并发症。出院后早期自诉有抑郁症状,每日需口服安定入睡,后在家庭关怀下逐步好转。供者二于术后 6 天顺利出院,无手术并发症。二例供者术后随访至今 6 年余,均身体健康。

对潜在的受者来说关键问题是找到一个与之 ABO 血型和交叉配型都相容的供者。对于那些有供者捐献但是与之血型不相容的受者,有三种选择:①加入到尸体肾等待名单;②实施 ABO 血型不相容的活体供肾移植;③加入配对交换计划。但是在大多数情况下,O 型供者 A 型受体这一对通过交换而得到益处的可能性是不大的,除非他们出于人道主义原因,不然很少有热情参加这种配对交换。

伦理学上都非常关注由此而带给人们的压力。通过配对交换这种担心会更大,因为对于那些不情愿或者犹豫不定的供者来说,再也不能因为 ABO 血型不相容或者交叉配型不相容而请求放弃捐献。因此为了最大限度减低供者这种压力，移植专家必须从伦理学的角度确保每一个潜在的活体供者是完全出于自主，自愿的并且是不带任何压力的。

由于O型和B型病人等待尸体肾的平均时间超过3～5年，ABO血型不相容的活体供肾移植开展仍然存在许多未解决的问题，所以开展配对交换计划对于解决供受者不相容有着重要的作用，通过交换计划提高本来就短缺活体供者的利用，这对于还没有接受脑死亡的国家来说更为重要。

然而活体配对交换从最初提出到现在，在全球范围内并没有大量实施，这其中有很多原因，主要是因为缺少系统性的方案，使得找到能同时进行配对交换的供受者的数量非常有限。

(二) ABO血型不相容肾移植(ABO-incompatible kidney transplantation)

1. 有关概念　人类与同种器官移植有关的主要抗原系统大致分为两大类：①人类白细胞抗原(HLA)系统；②ABO血型抗原系统及Rh血型抗原系统。ABO血型即人类血型抗原，分为A型、B型、AB型和O型。其中A型可进一步分为A1和A2亚型，在A1亚型的红细胞上含有A、A1和H抗原。而本小节所讨论的ABO血型抗原，尤其是血管内皮细胞表面的ABO抗原，在诱导器官移植排斥反应中的权重远大于HLA。这就是为什么血型相同或相容原则，一直以来都是选择供-受者的第一原则。其选配原则与临床输血基本一致。违背这一原则的器官移植将极易发生强烈的免疫排斥反应。因此，临床常规上将ABO血型不容列为肾移植的禁忌证；除非有准备的"跨血型移植方案"谨慎实施。由此可见，跨血型肾移植技术是一项非常规的特殊治疗方案。同时也是一项较复杂的、需要精心策划和严密监测的治疗方案。

2. 相关背景　供肾短缺一直是困扰移植学界的难题。病人的等待肾移植时间越长，健康状况也越差。在美国，O型受者平均等待时间为1337天。20世纪70年代，为了拓宽供肾来源，有个别移植中心开始尝试在血型不相容的供受者间开展肾移植，但大多数因为超急性排斥反应而失败。此后，血型相容被认为是肾移植的先决条件和首要原则。20世纪80年代中后期，随着双滤过血浆分离置换技术及免疫吸附技术的逐渐成熟，临床已能有效清除人体中的天然抗A、抗B抗体。同时，得益于一系列新型强力免疫抑制剂的先后推出。血型不相容肾移植近年又在日本及欧美的一些移植中心恢复，并有一批受者术后肾功能长期稳定，其中东京女子医科大学实施案例相对较多。

3. 针对ABO血型抗原的特殊处理及治疗

(1) B淋巴细胞消耗剂利妥昔单抗是避免同种凝集素滴度反弹、阻止抗体介导的排斥反应和提高移植物生成率的关键性制剂。

1) 优点：不用切除脾脏和(或)不用环磷酰胺类制剂；

2) 缺点：利妥昔单抗可导致持续性B细胞耗竭，因而可能增加感染风险。

(2) 抗体去除技术。

1) 双滤过血浆分离置换术；

2) 半选择性或抗原特异性免疫球蛋白吸附，清除现有的ABO血型抗体，能有效地减少同种凝集素滴度。

(3) 补体抑制剂可以促进同种异体适应状态。

4. 其他参照肾移植后常规免疫抑制治疗的"三联方案"，建议不停用激素

扩展阅读

多米诺肾移植

2011年12月19日，经过4个月的合作，如同多米诺骨牌般连续的30次活体取肾手术和30次肾移植手术，最终完成了美国迄今为止最长的肾移植链条。这个链条共维系着30名肾脏捐献者和30名幸运的移植受者。这个链条的原理是：有捐肾意愿的人如果不能跟患病的亲人相配对，他可以选择把肾捐给能够配型成功的陌生人，而陌生人须承诺他们的亲属也会在配型成功的时候捐出自己的肾，延续下去，最终形成一个完整的环。由于供肾短缺，病人等待移植的时间逐渐延长。很多病人的亲友愿意捐献肾脏，但是因为交叉配型阳性或ABO血型不相容而难以实现直接移植，通过建立供肾交换是可行的解决办法。在美国，第一次供肾交换发生于1999年。随后，供肾交换越来越被大众所接受，交换数量也从2006年的93例迅速增加到了2010年的553例。研究表明，如果美国各移植中心开展更多的肾脏交换计划，每年将增加1000例病人可以获得可移植肾脏。因此，活体供肾交换计划不仅可有效扩大活体供肾移植的数量，而且是绝大多数因ABO血型不相容或交叉配型阳性而难以寻找相容性供者的首选。

结 语

活体肾移植的开展可以有效缓解供肾不足的矛盾，其近远期预后均优于尸体肾移植。我国目前活体肾移植供者以亲属捐献为主，特别是父母亲捐给子女，同时也提倡兄弟姐妹和夫妻供肾。供肾者在术前应接受严格的医学评估。手术方式包括开放式供肾切取术和腹腔镜下活体供肾切取术。微创外科技术的发展促进了活体供肾切取方式从传统开放手术向腹腔镜供肾切取的转变，并显示出手术创伤小、出血少、术后恢复快、疼痛轻、美观、供者易于接受等优点。腹腔镜活体供肾切取和开放供肾切取在移植肾功能、急性排斥反应、移植肾功能延迟恢复率、移植肾存活率等无明显差异。目前国内尚无对供肾者捐献后近期和远期预后的大样本研究，长期、持续的随访和医疗保健制度也亟待建立。

（陈江华 田野 陈忠华）

第五节 肾移植术后管理

一、术后早期管理

尿毒症病人术前全身状态较差，加之手术创伤、围术期大剂量激素及其他免疫抑制药物的应用使病人处于免疫抑制状态，术后易并发感染和其他并发症。因此，肾移植术后早期应注意观察病人生命体征，维持水电解质、酸碱平衡，合理使用免疫抑制剂，注意各引流管的管理并进行合理的营养支持治疗。

（一）保护性隔离

肾移植术后早期由于大剂量免疫抑制药物的应用，病人处于免疫抑制状态，易罹患各种感染。因此应对受者采取保护性隔离措施，隔离期约为2周。尽量减少移植病区人员流动，禁止探视或允许家属固定时间探视，禁止非移植病区工作人员随意出入，避免交叉感染。进入移植病区需换鞋或带鞋套，戴口罩、帽子。保持隔离区循环通风，定时室内空气消毒。

（二）术后监护

1. **持续心电监护，监测体温、脉搏、呼吸、血压等生命体征，记录中心静脉压** 术后早期，由于麻醉后刚刚苏醒、水电解质酸碱代谢紊乱、移植肾多尿或少尿等原因，病人生命体征不平稳或易波动，因而应严密观察生命体征的变化。如病人出现难以控制的高血压，应静脉使用降压药物，注意发现心律失常并及时处理，同时也应注意病人呼吸状态。

2. **准确记录出入液量** 肾移植术后病人可能迅速进入多尿期、也可能因为一些原因发生少尿甚至无尿，个体差异大，变化快，因而准确记录出入液量非常重要。

尿量是观察移植肾功能的主要指标，术后应记录每小时尿量，并及时了解尿量动态变化情况。大多数病人术后早期会出现多尿现象，多者每小时可达2000ml以上，应适当合理补液，避免心肺负担过重。当尿量少于100ml/h时，在保证足够的循环液量前提下，排除了入液量不足的可能后，可适当用呋塞米20～80mg利尿，但24小时总量应小于200mg。

肾移植术后少尿和无尿是常见的临床表现，其原因是多方面的。常见的原因有供肾冷、热缺血时间过长、术中低血压、排斥反应、急性肾小管坏死等。短者数小时，长者2天～3周，甚至1～2个月后才开始排尿。通常少尿期越长，表明病情越重，预后越差，尤其在伴有体内高分解代谢的情况下，水和电解质的紊乱更为严重。①血容量不足：肾移植术后如果尿量少于30ml/h，则需考虑有无血容量不足的可能性。部分病人移植前透析脱水过度，加上术中创伤渗血较多，未能及时补足，术后常出现少尿甚至无尿。如中心静脉压低，尿量少，在短时间内增加输入液体的速度，若尿量随之增加，则可认定为输液不足，必须调整输液速度。若经以上处理后尿量仍不增加，而且血压有上升趋势，则应减慢输液速度，甚至暂停输液，进一步寻找少尿或无尿的原因。②低血压：肾移植术后对血压的要求是收缩压>130mmHg，或平均动脉压>100mmHg，以保证移植肾血流灌注。尿毒症病人术前大多有高血压，术前1天应停用长效降压药物。如果术后发生低血压，应尽早应用升压药物，可静脉泵入多巴胺。③电解质及酸碱平衡紊乱：术后严重低钠血症、代谢性酸中毒等亦可导致少尿，应及时纠正。④应注意检查导尿管是否通畅、有无血块阻塞等。如果在术后早期少尿的同时出现明显肉眼血尿，应想到移植肾输尿管和膀胱吻合口或膀胱出血的可能。少尿伴有移植部位肿胀、疼痛加重，除了出血外还应考虑是否有尿外渗，为了明确原因，应行B超或穿刺检查,必要时手术探查。⑤肾后性梗阻:肾后性梗阻的原因可能是由于输尿管膀胱吻合口水肿、血块或狭窄、输尿管扭曲或受压等引起,可根据B超和磁共振等检查作出诊断。输尿管膀胱吻合口狭窄大多需手术纠正,手术中将输尿管与膀胱黏膜重新吻合,并置放支架管,长度以15~20cm的双J管为宜,术后1个月左右拔除。输尿管扭曲时,应通过手术纠正。另一原因为负压引流管从输尿管上方跨过造成压迫。因此,在吻合输尿管与放置负压引流管时应注意这两个细节,避免给病人造成不必要的痛苦。⑥移植肾动、静脉栓塞或扭曲、折叠:经同位素肾图、彩色多普勒血流显像仪或经皮穿刺肾动脉造影等检查可明确诊断。一旦确诊应立即手术探查。准备好冰屑,将移植肾降温以降低代谢水平,减轻损害,及时取出栓子,但多数情况下,在得出明确的诊断时,移植肾已不能挽救而被迫切除。⑦如以上各原因皆可排除,应考虑加速性排斥反应或ATN的可能性。

3. 体重 病人体重随尿量多少及补充的液体量和饮食波动较大,术后早期应每日监测体重,以便及时调整补液量,并根据体重调整免疫抑制药物剂量。

4. 移植肾局部体征 主要观察移植肾区有否隆起、触痛、移植肾质地以及移植肾区血管杂音。

5. 饮食 术后早期需加强营养,促进病人一般状况的恢复。

(1) 肠功能恢复后即可依次进半流食和普食;

(2) 在术后恢复阶段应强调高蛋白、高热量饮食;

(3) 一般状况恢复后应适当控制饮食,以免体重过快增长;

(4) 尽量避免高脂饮食。

(三) 切口及引流管的处理

1. 切口 隔日更换敷料一次,观察伤口有无红肿、硬结及异常分泌物,发现异常时随时更换。随着外科技术的成熟和常规术后预防措施,伤口感染情况很少出现,但在一些老年和糖尿病肾病病人中,由于术后大量激素的应用,出现血糖升高,影响伤口愈合,除应用胰岛素控制血糖外应加强支持治疗,以利伤口愈合。另外,应注意免疫抑制药物对伤口愈合的影响。

2. 引流管 放置引流管有利于及时了解术后创口的变化情况,但要保持通畅。目前肾移植手术创口内常规放置引流管。及时记录引流量和性质,当引流量较多时,要注意创口是否有出血、尿漏或淋巴瘘等,一旦明确原因则需给予相应的处理。根据引流量一般于术后3~5日拔除。引流量多或发生漏液(尿)时可延长放置时间。

3. 留置导尿管 可防止移植术后早期尿潴留、通过尿液颜色可观察出血等情况。一般留置1~3日,有漏尿时可延长留置时间,但泌尿系感染的发生与留置导尿管的时间成正比。

4. 输尿管支架管 是否放置支架管仍有争议。输尿管放置支架管可能有利于防止漏尿、吻合口狭窄和输尿管梗阻的发生,但会增加感染的机会。一般应在手术后2周内拔除。发生漏尿时留置时间可适当延长,但不超过3个月。

(四) 维持水、电解质及酸碱平衡

肾移植术后早期由于各种因素对移植肾的影响,绝大多数病人会出现多尿,尿量可达每小时500~1000ml。多尿的原因可能有:①移植肾的缺血再灌注损伤,导致肾小管重吸收功能下降,原尿浓缩不足,尿生成增多;②蓄积于体内的尿素氮等代谢产物大量排出并随之产生渗透性利尿作用;③术中使用利尿药物。在多尿期,排出的尿液中含有高浓度的钠、钾离子。此期如处理不当,必然会引起低血钾或低钠以及严重脱水等并发症,严重的可危及病人生命。因此,维持水、电解质及酸碱平衡是肾移植术后的主要治疗措施之一。

术后早期强调充分水化。应按“量出为入”的原则补充葡萄糖液和晶体溶液。一般尿量在每小时200~500ml,可以按林格氏液与5%葡萄糖液比例为2:1输入;尿量大于每小时500ml时,比例可改为3:1。此外,每日补充10%氯化钾40~100ml,可预防低钾血症。当尿量小于每小时500ml,给予与尿量相当的补液量,尿量大于每小时500ml时,补液量控制在排尿量的80%~90%。多尿期也可以按循环输液表(表13-2)依次输入各种液体,可以简化程序,提高效率。

(五) 其他临床观察、处理

注意胃肠功能的恢复情况,可使用质子泵抑制剂等预防溃疡病及消化道穿孔的发生。MMF可引起胃肠道反应如腹痛、腹泻,如有类似的不良反应可减量或暂停使用,但应同时密切监测肾功能;注意观察肝功能和血常规变化情况,如出现胆红素和GPT升高、骨髓抑制现象,需仔细查找病因和对症处理。同时注意术后应用大量激素可导致反应性精神障碍等副作用。

表 13-2 肾移植术后多尿期循环输液表

补液顺序	液体名称	补液量(ml)
1	平衡液	500
2	10%葡萄糖液	500
3	林格液	500
4	5%葡萄糖盐水	500
5	平衡液	500
6	5%葡萄糖液/10%葡萄糖酸钙	500/10
7	林格液	500
8	5%碳酸氢钠	125
6	平衡液	500
10	10%葡萄糖液	500
11	林格液	500
12	MG-3 溶液	500

(六)实验室检查

术后检测肝肾功能、电解质、血常规、尿常规和凝血功能,每天1次,连续检测3天,待肾功能恢复正常后,调整为每周2次,若检测结果稳定可酌情减少检测次数。CsA 或 Tac 浓度测定每周2次,1个月后可改为每周1次浓度检测。细菌、真菌培养(痰、咽拭子、中段尿)每周1次。T细胞亚群及细胞因子酌情检测。术后1周内每日行移植肾床头超声检查,之后可每2~3日一次。

二、免疫抑制治疗

免疫抑制治疗是肾移植成败的关键。理想的免疫抑制治疗应该既保证移植肾不被排斥,同时对受者免疫系统的影响尽可能的小,而且药物的毒副作用也要尽可能的少。由于不同个体对药物的吸收和反应不同,故应采取个体化治疗,并且随着移植时间不同,免疫抑制剂的剂量和种类也应不断调整。免疫抑制治疗的基本原则是联合用药,以减少单一药物的剂量,在增加免疫抑制协同效应的同时减轻其毒副作用。

(一)免疫诱导治疗

诱导治疗主要在肾移植术中及术后近期应用。常用免疫抑制方案包括:

1. 甲泼尼龙 500mg,i. v. ,qd×3d。

2. 抗体的诱导治疗(选择一种):①抗 CD3 单克隆抗体(OKT3),2~5mg,i. v. ,qd×10~14d;②抗淋巴细胞球蛋白(anti-lymphocyte globulin,ALG),i. v. ,qd×7~10d;③抗胸腺细胞球蛋白(anti-thymocyte globulin,ATG),2~3mg/kg,i. v. ,qd×7~10d;④抗 CD25 单克隆抗体(anti-CD25 monoclonal antibody,anti-CD25 MAb,巴利昔单抗,Basiliximab),20mg,i. v. ,手术当天及术后第4天各1次。

(二)免疫维持治疗

移植排斥反应机制复杂,免疫抑制药物作用又有限,并且不同的免疫抑制药物作用机制和环节各不相同,即使最大剂量的单一药物也不可能完全防止或抑制免疫应答的所有反应。近年来,可供临床应用的免疫抑制药物日益增多。维持期免疫抑制治疗通常是以二联或三联方案联合应用。能得到公认、并被广泛应用于临床的免疫抑制方案介绍如下。

1. CsA、硫唑嘌呤(Aza)、泼尼松(Pred)三联免疫抑制药物应用方案 80年代中期至90年代中期,CsA、Aza、Pred 三联免疫抑制药物方案作为基础免疫抑制治疗方案广泛应用于临床。具体用法:CsA 在肾功恢复正常或接近正常后应用,起始量 8.0~10.0mg/(kg·d),急性肾小管坏死时 CsA 适当减量;Aza 在骨髓造血功能恢复稳定后应用,用量为 50~75mg/d;Pred 在冲击治疗停止后应用,起始量 40~80mg/d,维持量 10~20mg/d。

该方案使急性排斥反应的发生率明显降低,使移植肾的急性排斥反应由>50%减至<30%,移植肾1年存活率上升至>85%。

2. CsA、MMF、Pred 三联免疫抑制药物应用方案 90年代中期始后,日益广泛采取 CsA+MMF+Pred 的新三联免疫抑制方案。具体用法:CsA 在肾功恢复正常或接近正常后应用,起始量 6.0~8.0mg/(kg·d);MMF 术后开始应用,用量 1.5~2.0g/d;Pred 在冲击治疗停止后应用,起始量 40~80mg/d,维持量 10~20mg/d。

CsA、MMF、Pred 三联免疫抑制方案是经典的免疫抑制治疗方案,该方案有利于移植肾功的早期恢复、移植肾功的长期稳定及慢性失功的免疫治疗,使急性排斥反应发生率明显下降。MMF 的临床应用使 CsA 剂量显著减少,肾毒性明显减少。

3. Tac、MMF、Pred 三联免疫抑制药物应用方案 Tac 于 1994 年被美国 FDA 批准用于肝移植临床,1997 年被批准用于肾移植临床。目前该方案已被广泛应用于各种实质器官的临床移植。具体用法:Tac 在肾功恢复正常或接近正常后应用,起始量 0.08~0.12mg/(kg·d),MMF 原则同 CsA、MMF、

Pred 三联；Pred 用量减低，维持期用量 5～10mg/d。

Tac、MMF、Pred 三联免疫抑制药物应用方案是目前应用最多的免疫维持治疗方案，排斥反应发生少，肝肾毒性作用轻，可减少激素用量。但胰腺损害几率高，易致移植术后血糖升高。

（三）转换治疗

转换治疗包括在应用 CNIs+MMF+Pre 三联方案的病人出现肝、肾毒性，牙龈增生，血糖升高，或药物浓度一直不达标时，CsA 与 Tac 之间的相互转换。

另外，在稳定期的受者中用西罗莫司（SRL）替代或者撤除其他免疫抑制剂，也称为转换治疗。

转换使用的类型包括：①减量使用 CNIs：在原有 CNIs+MMF+皮质类固醇三联方案中减少 CNIs 的用量，加用 SRL，构成低剂量的四联方案；②替代 MMF：将原有 CNIs+MMF+皮质类固醇三联方案中不能耐受 MMF 病人的 MMF 撤除，换为 SRL；③替代 CNIs：在原有 CNIs+MMF+皮质类固醇三联方案中撤除 CNIs 后，加用 SRL 构成三联方案。

转换的时机：早期转换目的在于及早减少或者去除 CNIs 的肾毒性，改善移植肾功能，减少慢性移植物肾病的发生和降低其程度，或者替代不能耐受的其他免疫抑制剂；后期转换的目的是延缓慢性移植物肾病的发展，或者作为伴发肿瘤的移植受者的免疫抑制治疗。其他转换指标包括：血肌酐<2.5mg/dL（220μmol/L）；GFR>40ml/min；蛋白尿<0.5g/d。

转换治疗所需的 SRL 目标浓度：在术后 6 个月内转换者，SRL 浓度为 8～10ng/ml；在术后 6 个月以后转换者，SRL 浓度为 5～10ng/ml。转化后，除四联方案外，MMF 和皮质类固醇的剂量不变。

（四）免疫抑制药物浓度监测

由于机体对免疫抑制药物吸收、体内分布、代谢和排泄都有很大个体差异，即使病人服用相同剂量的免疫抑制药物，其血浓度也有较大的差异，而浓度更直接地反映了抗排斥的量效关系和量毒关系。因此，在肾移植后治疗过程中监测病人免疫抑制药物血药浓度具有重要的临床价值。

1. CsA　移植后近期每周监测 2～3 次。移植 3 个月后如血药浓度稳定，可逐渐过渡到每月监测 1 次。移植后近期内，倾向于在 CsA 服药前浓度（C_0）监测的基础上同时进行 C_2 的监测，以后则有选择地进行 C_2 监测。CsA 的目标浓度范围见表 13-3。

表 13-3　中国肾移植受者应用 CsA 微乳化剂的目标浓度参考值

移植后时间（月）	C_0（ng/mL）	C_2（ng/mL）
0～1	200～300	1200～1400
1～3	150～250	1000～1200
3～6	100～200	800～1000
6～12	70～110	700～900
>12	50～100	≤600

2. Tac　移植后初期每周监测 2～3 次。移植 3 月后如血药浓度稳定，可逐渐过渡到每月监测 1 次。一般监测服药前谷值浓度。

治疗窗谷值浓度：移植后 3 个月内 7～12ng/ml；3～6 个月 5～9ng/ml；6 个月后 3～7ng/ml。

3. MMF　近年来，越来越重视 MMF 的药代动力学。MPA 谷值浓度变异大，与 MPA-*AUC* 相关性差，因而临床应用的可靠性差，有必要监测 MPA-*AUC*。一般是通过 3 到 4 个时间点的取样，测得其浓度后代入计算公式，得到简化 *AUC* 估算值。

肾移植成年受者联合应用 CsA 时，MPA 简化 *AUC* 可以通过服药后 3 个时间点（30 分钟、2 小时和 4 小时）的浓度测定，采用以下公式加以估算：$MPA\text{-}AUC_{0\sim12h}=14.81+0.80\times C_{0.5}+1.56\times C_2+4.80\times C_4$。

监测频率：移植后 1 周、1 月和 3 月；免疫抑制方案有重要改变，如药物减量或转换；出现主要的临床不良事件，如排斥反应、感染、腹泻等；怀疑受者依从性差。

MPA-*AUC* 范围：肾移植受者联合应用 CsA 时，推荐 MPA-*AUC* 目标范围为 30～60mg・h/L。移植后近期调整 MMF 剂量，使 *AUC* 接近 45mg・h/L。在维持期应根据 CNIs 和 Pred 的剂量以及病人的具体情况，调整 MMF 剂量，使之达到目标暴露范围。

4. 西罗莫司（SRL）　服药后 1 个月内，每周监测服药前血药浓度 1～2 次，达到浓度稳定状态后可减少检测频率。

肝功能异常者，维持剂量减少约 1/3。肾功能不全者一般不需调整剂量。

建议治疗窗谷值浓度：5～12ng/ml。

三、随访

重视肾移植术后随访工作，对于提高肾移植受者的长期存活及生活质量有着十分重要的意义。

由于器官来源匮乏,如何使有限的资源最大限度地发挥功能,加强随访显得尤为重要。另外,肾脏移植受者是一个特殊的群体,需要终身服用免疫抑制药物,在移植后不同的时间段,免疫抑制药物也需要进行相应的调整。

(一) 提高肾移植受者依从性的策略和随访教育

掌握不同时期受者的心态变化和关注重点。受者在接受肾脏移植前后的不同时期存在着不同心态,要根据其不同的特点进行不同的教育。①对刚刚接受移植手术后的住院病人,除要教育病人及时和准确地反映病情变化外,要强调服药对移植肾的重要性,严格遵守服药的时间和准确的服药剂量;②出院的病人早期有谨小慎微害怕的心态;要教育病人按医护人员的要求按时进行检查和随诊,有病情变化及时与自己的随诊医师联系,以便能得到及时的诊治;③移植时间较长的病人容易产生马虎大意情绪,应经常督促其定期做相关的检查,以便及早发现与移植相关的疾病。

(二) 随访时间间隔及方式

术后随访是受者长期存活的有力保障。随访的次数视术后时间长短而定,原则上是先密后疏。一般情况下,手术后2~4周需要每周复查1~2次;2~3个月内可每周随访1次;4~6个月是每2~3周随诊1次;7~12个月时3~4周可就近进行化验后,与随访的医师联系以便得到及时的治疗指导;2年以上病人可每月或每2个月化验,每个季度来医院随访;对移植时间大于5年以上的病人,最低应每年随访1~4次。对病情不稳定病人的随访要视情况而定,适当的增加随访的密度。关键是要建立病人与随访医师的联系方式,确保有病情变化时,能与随访医师及时联系取得治疗方面的指导。

随访的方式很多,重要的是要及时更新与病人或家属进行联系的信息包括电话、住址和电子邮箱,以便能及时与病人保持联系。随访有门诊、书信、电话、网上沟通和视频。最常用的方式是门诊随访,可直接询问与病人相关的情况,指导用药和提出注意事项。随着通讯和网络的发展,可以电话或网上进行沟通和咨询。

(三) 随访的一般检查项目

随访的一般检查项目应包括血常规、尿常规、血生化、药物的浓度监测和相应的影像学检查。生化检查的内容包括定期的肝功能、肾功能、血糖、血脂分析[总胆固醇(TC)和甘油三酯(TG),高密度脂蛋白胆固醇(HLD-C)和低密度脂蛋白胆固醇(LDL-C)],以及电解质。影像学包括:胸片、腹部和泌尿系统B超(移植肾超声及原双肾超声)。

(四) 随访的特殊检查项目

对早期病人除要重视急性排斥反应的临床监测外,可进行不定期的免疫状态方面的了解,包括进行淋巴细胞亚群(CD3、CD4、CD8)、B细胞和NK细胞以及群体反应性抗体(PRA)、影像学等的监测。

对长期随访病人要进行肿瘤相关方面的监测。要增加影像学如肺部CT或腹部CT平扫、腹部增强CT;进行肿瘤标志物的检查如癌胚抗原(CEA)、甲胎蛋白(AFP)、CA199、CA153、CA724等;男性需要进行前列腺特异性抗原(PSA)检测;女性需要进行乳腺和妇科方面的体检。

(五) 肾移植后随访重点

术后早期应以及时发现和处理急性排斥反应和监测感染情况为随诊的重点;而后期随访的重点包括:发现和处理非免疫因素如高血压、高血脂、高血糖、肥胖、高尿酸血症、肿瘤的早期发现等。

1. 术后3~6个月　在此时间段随访的重点是对感染的监测和急性排斥反应的早期发现和处理。应对所服用的免疫抑制药物进行血药浓度检测,及时调整药物的剂量,以免因药物浓度过高可能造成的免疫抑制过度和药物的副作用而诱发感染或药物中毒;或因药物浓度过低可能造成免疫抑制不足而诱发急性排斥反应。

2. 术后1~5年　在此时间段随访的重点是监测移植肾功能、药物副作用及术后并发症。

3. 术后>5年　在此时间段随访应重点关注非免疫因素方面和肿瘤。对高血压病人要将血压控制在相对理想的水平;对高血脂病人要进行干预性治疗;对高血糖病人要将血糖控制在接近正常水平,尤其是控制好餐后血糖;要每年进行1~2次全面体检,早期发现肿瘤,早期治疗可取得满意的疗效。

4. 生活、工作指导　肾移植受者及移植肾存活率并不完全说明移植后的生活质量,移植受者的康复率才能真正代表其生活质量。欧洲移植中心对康复情况有六种分类:第一类为恢复全日工作;第二类为恢复部分工作时间;第三类医学上认为可恢复工作,但未能找到工作;第四类医学上认为可工作,但病人保险收入高于工作收入;第五和第六类病人均不能工作,在家或在医院。目前国内无明确分类,一般认为术后3个月可恢复半日工作,6个月后恢复全日工作。

扩展阅读

个体化用药原则

个体化治疗方案是理想的临床治疗方法。影响个体化治疗方案制订的影响因素有多种,主要包括体重、体表面积、基因多态性、年龄、性别等,其中体重和体液容积与药物分布与浓度之间关系密切。个体化治疗剂量应依据药物时量曲线和表观分布容积来确定,但由于计算和影响因素复杂且不易校正,不能检测实际组织中药物分布浓度等原因,临床工作中多采用药物血浆或全血浓度来替代。血药浓度可受多种医学、遗传背景及代谢因素影响,主要包括肝脏药物代谢酶的功能和基因多态性、消化系统吸收和排泄功能、其他药物对肝药酶的药物间相互作用、尤其是合并有肝胆系统疾病及其他系统并存疾病等病理状态。近来有学者提出根据病人免疫状态决定免疫抑制剂的组合和用药,然而目前仍未找到能完全反映肾移植受者免疫状况或免疫水平的明确标志,因此该理论虽然合理却仍难应用。总之,目前临床上制订个体化治疗方案需根据病人实际应用效果和临床检测结果来摸索。

结　语

肾移植术后围术期管理是肾移植能否取得圆满成功的关键,包括围术期水、电解质和酸碱平衡的管理,早期内外科并发症的诊断和治疗,诱导期和维持期免疫抑制剂的运用均需要在这一阶段完成,此后才能定期对肾移植病人进行定期的随访。

（薛武军）

第六节　肾移植术后并发症

随着医疗技术水平的提高及新型免疫抑制剂的不断发展和临床应用,术后早期并发症已明显下降,移植肾近期存活率有了明显提高。但是根据美国器官移植共享网络的数据显示肾移植术后长期人/肾存活尤其是十年以上的长期存活率并没有明显提高。肾移植术后的存活率与移植术后尤其是长期并发症密切有关,肾移植术后并发症包括原发性移植物无功能和移植物功能延迟恢复,外科及内科的近期、远期并发症等。

首先,在肾移植手术前需要对受者进行充分和全面评估,严格掌握受者的手术适应证、绝对禁忌证和相对禁忌证。评估一般情况、重要脏器功能、原发疾病和伴随疾病、既往疾病史等。

其次,尽管肾移植外科技术已很成熟,近年来术后外科并发症的发生率也在显著减少,但是外科并发症可直接导致移植物失活甚至受者死亡,因此仍然需要引起临床医生高度重视。一般来说肾移植外科并发症可归纳为:血管并发症、尿路并发症、淋巴系统并发症、切口并发症,除了尿毒症病人体质差、凝血机制障碍、动脉粥样硬化、动脉炎、排斥反应、免疫抑制剂影响等客观原因外,取肾、修肾、移植时误伤或经验技术不足等因素也需引起重视,绝大多数的外科并发症可以通过熟练精细的手术操作和仔细完善的围术期管理来避免。

再次,病人接受肾移植术后早期,急性排斥反应和感染成为肾脏移植最常见的并发症,合理应用免疫抑制剂,应既能预防和治疗急性排斥反应又能减少免疫抑制剂相关副作用,如何选择合适的免疫抑制方案、如何对高敏及高危病人进行预处理、如何处理移植肾功能延迟恢复、各种免疫抑制剂的作用机制和毒副反应等都一直是我们探索和研究的热点问题。

此外,肾移植术后远期并发症主要包括感染、心血管疾病、慢性移植肾肾病、新发/复发移植肾肾炎、胃肠道并发症、尿路并发症、高血糖、肿瘤及骨质疏松等。这些并发症部分发生于围术期,而大部分在肾移植术后远期发生,多数属于内科并发症,临床医师在早期通过改变生活方式和习惯预防一些并发症的发生,此外可以定期随访化验,及时诊断和处理已发生的并发症。

总之,完善的术前准备,熟练的外科操作,术后密切随访,选择合适的个体化免疫抑制方案对于预防和治疗各种肾移植术后并发症均显得非常重要。而针对各种不同的并发症,诊治方案需要全面细致,并注意考虑到肾移植术后这一特殊免疫抑制状态,合理用药,适时调整治疗方案,从而获得更好的治疗效果以延缓移植肾功能不全的进展,最终达到改善并延长病人长期存活的目的。

一、原发性移植物无功能和移植物功能延迟恢复

（一）原发性移植物无功能

原发性移植物无功能（primary non-function，PNF）是器官移植后短期内发生的严重并发症，在不同器官移植中的具体定义不尽相同。原发性移植肾无功能定义：肾移植术后肾功能从未恢复，需要透析治疗，通常需要切除移植肾。

发生PNF的危险因素：包括供者年龄偏大、供者有高血压病史、供者血清肌酐水平升高、器官缺血时间过长等。如果能够明确导致移植肾功能异常的继发性原因，如排斥反应、外科并发症等，则不能诊断为PNF。

目前尚无成熟的监测PNF发生的指标，但有一些和炎症反应、凝血机制相关的细胞因子、趋化因子已被研究证实可用于监测PNF。

（二）移植物功能恢复延迟

肾移植手术是个系统工程，有多种因素影响着移植肾功能的恢复，造成移植肾功能延迟恢复（delayed graft function，DGF）。这些影响因素包括供者因素、供肾因素和受体因素。随着边缘供者（marginal donor）和心脏死亡后器官捐献（donation after cardiac death，DCD）的使用增加，DGF的发生率也随之上升。尸体肾移植术后DGF的发生率约为10%～50%，亲属活体肾移植中DGF发生率大约为6%。

1. DGF定义　一般指肾移植术后1周内血肌酐未恢复正常，至少需要进行一次透析治疗。

2. 造成DGF的原因　很多原因均可以造成DGF，包括术后早期加速性排斥或急性排斥反应、药物肾毒性、外科并发症、肾小球肾炎复发等。此外，尚有部分DGF无明确病因，其绝大多数原因为急性肾小管坏死（ATN）。移植后ATN主要是缺血性损伤造成的，肾毒性和免疫学因素可加重其损害。引起缺血性损伤的原因包括：

（1）供者因素：包括供者性别、年龄，原有基础疾病如高血压、糖尿病等。由于供者器官的短缺，将有越来越多的边缘供者提供肾脏。

（2）供肾因素：供肾获取前低血压、低灌注，供肾缺血再灌注损伤，供肾热、冷缺血时间较长等。

（3）受者因素：围术期血容量不足、低血压导致移植肾灌注不足。

3. 临床表现　临床表现为术后少尿或无尿，排除排斥反应等其他因素，一般在数天至数周，少数病人可达数月才恢复功能，尿量恢复一般在肾小管上皮细胞再生修复后出现，多尿期过后肾功能逐渐恢复。

4. 病理表现　ATN的病理变现为肾小管上皮细胞刷状缘消失，细胞核消失，较为严重的可见肾小管上皮细胞明显的水样变性，形成空泡，细胞核完全消失，更严重者可见肾小管上皮全层坏死，大量脱落在肾小管管腔内，坏死的小管上皮细胞核消失。

5. 诊断　主要根据临床表现、实验室检查、影像学资料初步诊断，最终需要移植肾穿刺病理活检来明确病因。

（1）临床表现：主要表现为肾移植术后少尿或无尿，部分病人表现为早期尿量较多，而后尿量突然减少，血清肌酐不降反升，经过血液净化治疗后尿量逐渐恢复正常，血肌酐进行性下降至稳定水平。临床症状可伴有低血压或高血压、水肿、胸闷等容量过多的症状。

（2）血液检查：血清肌酐下降缓慢或先降后升的U形变化。如未透析血钾呈逐渐上升。血红蛋白恢复缓慢或下降。

（3）影像学检查：彩超可见移植肾肿胀、肾皮髓质界面模糊、髓质锥体明显低回声和阻力指数增高等。CT及MRI对移植肾和肾周的情况判断同样具有一定帮助。

（4）移植肾活检：经皮移植肾穿刺活组织病理检查是诊断DGF和鉴别诊断的金标准。

6. 预防与治疗

（1）预防：一般来说，DGF的预防比治疗更重要。主要针对可能存在的危险因素加强预防，减少DGF的发生。

1）尽量避免应用高龄供者，减少边缘供肾机会，尤其是父母活体供肾时更明显。

2）获取供肾时应注意保持适当的灌注压、灌注量和灌注时间。灌注压力过低易造成供肾灌注不充分，压力过高可造成供肾灌注损伤。灌注时应尽快将整个肾脏的温度降低至0～4℃。尽量减少热缺血和冷缺血时间，在冷缺血时供肾温度应保持在0～4℃，温度过低、过高均可对供肾造成一定损伤。

3）肾移植前尽量使受者的身体状况得到充分改善，对于PRA较高的致敏病人，应在适当处理后，最好能在PRA转阴后再行肾移植，配型时避开致敏位点。

4）由于尿毒症病人一般都有肾性高血压，手

术中开放移植肾血供之前将血压保持在比正常血压高出10～20mmHg的水平，中心静脉压保持在12cmH_2O，并在术后早期将血压保持在此水平附近，以保证移植肾的灌注量。

5）合理有效的免疫抑制剂方案有效减少急性排斥反应的发生。

6）其他：包括缺血预处理、使用血管扩张剂、应用抗炎症反应制剂等，但这些方法尚未成熟应用于实际临床。

（2）DGF的治疗包括移植肾功能延迟恢复的常规治疗及针对DGF的病因治疗。常规治疗如下：

1）透析治疗：移植肾发生DGF后出现少尿或无尿，需记录24小时出入量，量出为入，行血液净化过渡治疗。维持病人体内水、电解质和酸碱平衡，清除体内的炎症介质，减轻水钠潴留，防止心衰，可使用细胞膜稳定剂促进移植肾小管的再生与功能的恢复。等待移植肾功能恢复过程中需要注意维持血压稳定，避免脱水过度，如有出血倾向，血液透析时应减少抗凝剂使用剂量或行无肝素透析。

2）免疫抑制剂的调整：在透析过渡期间，免疫抑制剂需做调整，可使用较大量的激素和MMF，CNIs可选择应用Tac，常规减半维持浓度在4ng/ml左右。急性排斥反应风险较大者可考虑抗胸腺细胞球蛋白（ATG）、抗淋巴细胞球蛋白（ALG）或抗CD3单克隆抗体抗排斥治疗，必要时可应用免疫球蛋白。移植肾活检提示有急性排斥时应尽早使用ALG、ATG或OKT3，抗体介导的排斥反应需要采用血浆置换或免疫吸附联合免疫球蛋白治疗。

3）其他药物治疗：必要时可应用利尿剂和改善微循环的药物例如前列腺素E等以促进移植肾功能恢复。

4）预防感染及支持治疗：发生DGF时病人仍处于尿毒症状态，加上肾移植后为防止急性排斥发生仍需使用免疫抑制剂，体内免疫力较差。如病人进食少、营养较差者，易发生低蛋白血症，更增加感染机会，可在透析过程中输注白蛋白或血浆，注意预防感染发生。

原发性移植物无功能（PNF）是器官移植后短期内发生的严重并发症，加强对供者肾脏的筛选是预防PNF的有效措施；移植物功能恢复延迟（DGF）在肾移植中较为常见，可增加移植物早、晚期丢失的风险，缺血再灌注过程中的多种基因表达的上调或下调与移植物功能恢复延迟密切相关，因此减少缺血再灌注损伤是预防DGF的重要措施。

扩展阅读

DGF和慢性移植物肾病

移植物功能延迟恢复与慢性移植物肾病（CAN）：DGF可以增加CAN的发生率。在DGF的回复过程中，肾组织细胞再生，再生细胞除分化为肾脏实质细胞还可转分化为成纤维细胞，从而出现细胞基质合成增多，出现慢性纤维化。同时，DGF的过程中不可避免地出现肾单位的毁损，最终造成慢性移植物肾病。在DGF缺血再灌注的过程中，细胞表面分子表达增加、宿主免疫应答持续激活均是造成CAN的原因。目前，在动物实验中已有一些药物证实可以预防DGF，如心房利钠肽，内皮素受体的拮抗剂，热休克蛋白等，但距正式应用于临床还有一定的距离。

二、外科相关并发症

随着肾移植手术的不断成熟，术后外科并发症的发生率正在逐年降低，目前肾移植后外科并发症发生率约为2%～20%，这些并发症可直接影响移植肾功能，甚至危及受者的生命，因此越来越引起临床的重视。导致外科并发症的原因有供受者因素及外科技术因素。一般来说，可能导致外科并发症的供者因素包括：多支肾动脉、动脉内径过小以及修剪输尿管时管周组织剥离过多。而对于移植受者来说，肥胖受者发生切口感染及裂开的危险性较高；由于内在疾病或者药物引起凝血功能障碍、血小板功能障碍的受者，术后出血风险增加。外科技术因素包括：外科技巧、移植肾放置位置及手术经验。

外科并发症的短期影响包括移植肾失功或丢失，围术期发病率和死亡率增加，住院时间延长，住院相关医疗费用明显增加等。因此术前积极预防、术中认真避免外科并发症的发生对于移植病人的健康存活相当重要。

肾移植外科并发症根据发生的时间可分为早期并发症和晚期并发症。早期并发症可出现在手术后数小时或数天内，发生率高，后果严重，例如术后出血、术后感染，移植肾破裂、移植肾动静脉吻合口破裂等，需要及时诊断，紧急处理。晚期并发症发生于术后数天、数月或数年后，通常以肾动脉狭窄、输尿管狭窄等多见。下面将对肾移植术后常见的外科并发症的临床特征、诊治要点及预防措施进行简要阐述。

（一）血管并发症

肾移植术后血管并发症后果非常严重，可直接影响移植肾和病人存活。这些并发症包括：术后大出血、移植肾动静脉血栓形成或狭窄、移植肾动脉瘤等。据报道，血管并发症的发生率约为0.1%～8.3%。一般来说，由于活体肾移植时能控制多种不利因素，因此，血管并发症发生率较尸体肾移植要低。

1. 移植后出血　移植术后出血是常见的血管并发症，一般来说主要有两大原因。一个是受者本身凝血功能障碍（如术前长期服用抗凝或抗血小板药物、血小板病、血管性血友病及凝血因子缺乏等），另一个是移植肾动静脉破裂（包括动静脉吻合口破裂、肾动脉假性动脉瘤破裂、感染导致血管破裂等）。肾移植术后出血的发生率约为1.9%～8.3%。

术后出血发生时，病人一般会出现移植肾区疼痛、肿胀感，同时下腹部、膀胱直肠区有便意和下坠感。对于一些术后早期的急性大出血，移植肾区可突然隆起并伴肌紧张和压痛、反跳痛等急腹症表现，出血量大的病人还会有全身发冷、烦躁不安、血压下降、脉搏细数等失血性休克的征象。在引流管尚未拔除的病人中，还可见术后引流管内大量血性液体流出。超声检查可发现移植肾周有大量积液。

对于有出血高危因素的受者，手术前应停用所有抗凝及抗血小板药物，术中及术后可输入凝血因子、新鲜血浆或者血小板等，减少出血的发生。同时术中要仔细解剖、精细止血，尤其在血管吻合过程中必须暴露良好，必要时使用放大镜协助操作。术后早期软化大便，避免排便时腹压过高。对于术后24小时内发生的急性大出血，一般需要紧急手术探查，查找出血原因，及时修补缝扎出血点。对于一些伴有严重感染导致动脉破裂的病人，必要时应行移植肾切除手术，保证病人的生命安全。对于一些出血量较少的肾周及腹膜后血肿，如果血色素保持稳定，血肿较小并且无压迫症状时，可保守观察直至完全吸收。

2. 移植肾血管血栓形成　肾动脉或者肾静脉血栓的发生率约为0.3%～6%，它会导致移植肾血液供应差，直接影响移植肾功能及预后。通常认为冷缺血时间延长、血管管径过小、供肾为右肾、移植肾放置后血管扭曲打结、移植肾多支血管、血管吻合不良、肾动脉灌注时内膜损伤等都是术后移植肾血管血栓形成的高危因素。一般多见于术后1～2周，儿童供肾或者受者是儿童更易发生移植肾动脉血栓形成，发生率可高达12%。

移植肾血栓形成的典型临床表现为：突发无尿或者少尿，伴随肾功能急剧恶化，伴有移植肾区急性疼痛及血尿，移植肾区压痛。彩色多普勒检查可见移植肾血管阻力指数增高、舒张期逆向血流及血液灌注减少。核素灌注扫描可显示灌注延迟和减少、示踪剂摄取受损或几乎无示踪剂清除的情况。

临床上一旦发现有移植肾动脉主干栓塞，应尽快行手术探查。对于肾动脉血栓形成早期，可行溶栓或者切开血管，取出血栓。并用低温肝素溶液进行冲洗，必要时可切除原吻合口，重新行血管吻合。对于移植肾已无法挽回的病人，应尽早行移植肾切除手术。

早期诊断和干预可能是挽救移植肾的唯一机会，对于一些不能解释的无尿、血尿症状应保持高度警惕。对于术前有血栓形成倾向或者高凝状态的受者，围术期全身肝素化可能对病人有益。此外，取肾和供肾动脉插管时要避免动脉内膜损伤、提高血管吻合技巧、术中精细操作、肾静脉无扭曲等方面也是预防移植肾血管血栓发生的关键要点。

3. 移植肾动脉狭窄　移植肾动脉狭窄可导致移植后肾性高血压，最终导致移植肾失功或者受者死亡。它是肾移植术后最常见的血管并发症，发生率约为1%～23%。移植肾动脉狭窄通常发生在吻合口附近，并且在术后3个月～2年内最易发生。取肾及供肾灌洗时肾动脉内膜损伤、血管吻合或者肾动脉扭曲成角、供肾血管或者受者髂血管内有动脉粥样斑块及肾动脉周围血肿等压迫都是引发移植肾动脉狭窄的高危因素。

移植肾动脉狭窄的最常见临床表现是恶性高血压或者难治性高血压，伴随移植肾功能逐渐丧失。移植肾区可闻及血管杂音。彩色多普勒检查可见狭窄处血流速度变快（收缩期最大速度可>2m/s）、血流变窄变细，亮度增强，小叶间动脉及弓形动脉的阻力指数均下降。收缩峰血流速度高或者阻力指数低说明存在动脉狭窄。此外，肾动脉造影及磁共振血管成像也是诊断移植肾动脉狭窄的检查方法。

临床上如果移植肾功能稳定，彩超提示峰收缩期流速<180cm/s，阻力指数>0.5，移植肾动脉狭窄小于60%，则可采取保守治疗，应用血管紧张素转换酶抑制剂（ACEI）和（或）血管紧张素受体拮抗剂（ARB）降压药可取得较好的临床疗效。而对于肾功能恶化、移植肾动脉狭窄>70%或者狭窄进行性发展的病人，是可行经皮腔内肾动脉成形术（percutaneous transluminal renal angioplasty，PTRA）。据报道，该手术的成功率为70%～90%，这取决于医疗中心的经验以及肾动脉狭窄的类型。总体来说，PTRA对于远离吻合口的小狭窄较有效，术后再次狭窄的发生率约为10%～33%，如果成形同时置入血管支架，则可降低复发率。对于血管成形失败的病人，可采取开放手术。一般行狭窄段切除、血管重新吻合，有报道手术成功率为33%～76%，术后复发率约12%。对于复杂的狭窄，还可采取移植肾自体移植。开放手术的危险性较高，如移植肾无法低温处理易导致移植肾功能损伤甚至失功、输尿管损伤等。

对于肾动脉狭窄的最佳治疗方法仍然是积极预防其发生。在供肾切取及植入过程中，必须使供肾及受者血管的损伤最小化。尽量减少对血管的不必要钳夹，从而减少因钳夹导致的内膜损伤及其内膜瘢痕形成。外科操作必须精细，保证吻合口通畅，同时积极控制心血管疾病发生的危险因素，以减少粥样斑块的形成。

4. 动脉瘤和动静脉瘘 术后发生的动脉瘤大多是假性动脉瘤，往往由吻合口处动脉部分的破裂所造成。病人可能无症状，在行常规超声检查时发现。但是，当动脉瘤破裂时，病人表现为低血压和腹痛。超声对诊断动脉瘤很有价值，确诊必须行血管造影。如病人动脉瘤发生破裂必须行修补手术。手术方式取决于是否存在感染和出血程度。如有存在感染或发生大出血，挽救移植肾的希望不大。最佳选择就是切除移植肾，同时用自体静脉修补破裂的血管。如未发生感染和大出血，修补动脉瘤后挽救移植肾有一定可能。

动静脉瘘可能发生于肾穿刺活检后，通过超声检查较易诊断。无症状的动静脉瘘可简单的观察，因为大多数动静脉瘘会自愈。造成显著出血的动静脉瘘可行选择性动脉插管栓塞。

（二）尿路并发症

肾移植的尿路重建方法，经过多年不断的探索和改进，目前已成为一种定型的标准手术，即膀胱外-输尿管膀胱吻合黏膜下抗反流措施。肾移植术后尿路并发症的发生率为4%～20%，主要包括尿漏及输尿管狭窄，偶见输尿管坏死。尿路并发症的发生可能与移植术中是否常规留置输尿管支架相关。国外一项201名肾移植受者的前瞻性、随机性试验中，留置输尿管支架组尿漏的发生率为0.9%，远低于未留置输尿管支架组的8.9%。并且留置输尿管支架组的输尿管梗阻发生率也远低于未留置输尿管支架组（0∶7.7%）。肾移植术后输尿管并发症是肾移植早期失败的重要原因，且直接影响到病人的长期存活，需要引起临床移植医师的重视。

1. 尿漏 尿漏一般在肾移植术后1周内出现，以吻合口漏及膀胱漏多见。术后48小时内的尿漏主要原因是输尿管较短与膀胱缝合时张力较大或者输尿管与膀胱吻合不严密所致。吻合口裂开而发生的尿漏通常在肾移植后第5天左右，吻合口裂开的主要原因是：取肾及修肾时损伤输尿管远端供应血管，导致输尿管部分或全段坏死。

发生尿漏时临床表现为伤口引流量增加（清亮或淡血性液体），自行排尿减少，伴有低热。对于已拔除伤口引流管的病人，可见移植肾区皮肤水肿、胀痛和压痛。临床检测引流液肌酐值超过血肌酐的两倍以上，同时超声检查可见移植肾周液性暗区。

术后早期的尿漏一般以吻合口及膀胱漏居多，多为部分漏，如果尿漏较少，无脓毒血症症状，已经留置了输尿管支架管，一般不需手术修补，可予保守治疗。只要保持引流液通畅，充分有效膀胱引流，多能自行愈合。但愈合时间长短不一，少则几天，多则可达数周。对于保守治疗无效、尿漏程度较重的病人，可根据需要进行外科手术修补。目前修补的方法有：输尿管膀胱再吻合术、移植肾输尿管受者输尿管吻合术及膀胱瓣替代缺损输尿管吻合术。

目前临床上尿漏发生仍有一定比例，因此术中精细操作，强调取肾时、修肾时及移植时保护好供肾输尿管血供、术中合理选取输尿管长度，避免过短及过长、输尿管-膀胱黏膜吻合口应均匀整齐，避免膀胱黏膜裂开，上述几点对于预防肾移植术后尿漏至关重要。

2. 输尿管狭窄 肾移植术后输尿管狭窄的病因复杂，其发生率为0.5%～6%，大多数输尿管梗阻发生在术后1年内。术后早期发生输尿管梗阻多与手术吻合过程中的技术因素相关，包括：肾盂输尿管出血，凝血块堵塞输尿管膀胱吻合口；术中输尿管-膀胱吻合过于紧密，导致吻合口狭窄；输尿管过长，术后扭曲；腹壁下动静脉及精索压迫输尿管等。术后3个月以后发生的输尿管狭窄多见于：供肾输尿管远端血液供应不佳导致输尿管缺血坏死、纤维化；BK病毒感染致输尿管周围炎症形成纤维瘢痕狭窄；肾盂、输尿管反复感染导致输尿管壁增厚形成的狭窄等。

肾移植受者发生输尿管狭窄、梗阻时，病人可出现少尿、无尿，血肌酐缓慢上升，移植肾区胀满感，超声等影像检查可见肾盂输尿管扩张。静脉尿路造影可显示梗阻的位置及长度和原因。

根据梗阻的原因及进展速度，一般来说，对于术后早期由于手术技术原因导致的急性梗阻，应当首先考虑手术治疗。可行输尿管膀胱重新吻合术去除梗阻原因。对于缺血导致的晚期梗阻，首先考虑经皮及内镜处理。输尿管远端和较短的狭窄可应用顺行支架植入或经皮扩张术。经皮或者内镜治疗失败需进行外科手术干预，近端梗阻可行自身肾盂输尿管吻合术或者肾盂形成术。远端及较小范围的梗阻可通过再次植入修复。

术中保证供肾输尿管长度合适、远端血供正常且供肾位置放置合适、术中完善吻合技术、防止输尿管膀胱吻合口狭窄、术后积极预防感染仍是目前减少肾移植术后移植肾输尿管狭窄的有效方法。

（三）切口并发症

肾移植术后切口并发症的发生率为5%～10%。手术切口感染可能导致伤口裂开，长期发展可能会发生切口疝。淋巴囊肿会影响到切口愈合，并与受者应用抗增殖免疫抑制剂如西罗莫司等相关。其他可能导致切口愈合的因素包括老年受者、糖尿病及肥胖受者和再次手术等。

1. 切口感染 伤口感染一般发生在术后5天左右。通常由伤口内血肿、尿漏和淋巴囊肿所致。严重感染可能威胁移植肾功能，甚至发生败血症危及病人生命。

切口发生浅部感染时，受者可出现局部红肿、疼痛，可伴随发热，伤口或者引流管可出现脓液。深部切口感染早期不易发现，病情进展可导致严重败血症和全身真菌感染。致病菌多为革兰阴性杆菌，尤其是大肠埃希菌多见，其他有葡萄球菌及肠球菌。临床上超声及CT扫描可以帮助明确诊断。

切口感染的处理原则为：早期诊断、有效引流、合理用药。发生切口感染时，需行抗感染治疗及伤口引流，并且及时应用针对皮肤及泌尿系感染的一线抗生素。对于浅表的感染灶，可对伤口进行填塞和包扎，加强消毒换药，同时适当应用抗生素。如果在深部的脓肿，则需在局麻下行伤口探查和引流，局部可予3%过氧化氢、生理盐水反复冲洗，同时根据药敏结果选择抗生素抗感染治疗，如怀疑真菌感染者，还需加用抗真菌类药物。对于深部肾周脓肿，保证引流通畅是治疗能否成功的关键，同时还需警惕有无肾周积液沿腹膜外扩散至膈下和盆腔。

预防切口感染的最根本措施还是取决于良好的外科技术和取肾过程及术中严格无菌操作。同时术前充分透析，加强受者的营养支持治疗，纠正低蛋白血症及贫血，对于预防术后切口感染的发生也是大有益处的。

2. 切口裂开 由于移植受者长期贫血及低蛋白血症状态，并且术后有可能大剂量使用糖皮质激素及西罗莫司等免疫抑制剂，同时尿毒症病人手术切口易于渗血、渗液，导致切口积液，愈合不良，上述因素均可导致移植受者术后发生切口愈合不佳、切口裂开可能。

因此术前、术后积极改善受者营养状况，加强支持治疗，纠正贫血及低蛋白血症、仔细的手术操作，切口分层严密缝合对于预防移植受者术后切口裂开的发生有重要意义。

3. 切口内神经损伤 肾移植手术在分离髂血管及腹股沟韧带近端时，拉钩及血肿压迫或者术中电凝止血有时会损伤股浅神经或股神经皮支。股浅神经损伤时，术后移植受者会出现股四头肌无力、活动受限，同侧小腿伸直障碍，一般术后2～5天恢复。股神经皮支股损伤时，股侧方会麻木、皮肤感觉障碍，一般术后3～6个月恢复。临床上病人如出现上述症状，可予维生素B族类药物进行对症治疗，可加快神经恢复，同时术中精细分离也是避免发生相关神经损伤的最重要方面。

（四）淋巴漏及淋巴囊肿

肾移植术后淋巴系统并发症主要有淋巴漏及淋巴囊肿，大多数淋巴液从肾移植术中被切断的淋巴管和淋巴结处溢出、积聚形成。

淋巴漏主要是术中分离髂血管时切断的淋巴管未予结扎或者结扎处脱落造成淋巴漏所致。术后早期漏出的淋巴液可从引流管中引出，一旦拔除引流管后，继续漏出的淋巴液即在髂窝处积聚形成淋巴囊肿，较大的囊肿还可压迫移植肾及输尿管。

淋巴漏一般发生在术后1周至数周内，偶见发生在1年以上者。早期的淋巴漏表现为术后伤口引流管持续引出透明色或乳糜色或淡黄色液体，移植肾区可出现逐渐增大的囊性包块。囊肿压迫输尿管可引起肾脏积水，压迫髂血管可造成静脉血栓及双下肢肿胀。压迫膀胱可出现尿频、尿急。精索受压可出现阴囊肿大。引流液或者穿刺液化验蛋白含量高，乳糜试验阳性，而肌酐浓度明显低于尿液,与血肌酐水平相当。超声检查可发现圆形、孤立的液性暗区。

一般情况下因手术疏忽而漏扎被离断的淋巴管,淋巴漏不会很多,只要引流通畅、不发生感染,随着创面的愈合,淋巴漏会自行愈合;如果术后数日伤口淋巴液引流较多且无减少趋势,则可在术后1个月窦道形成后,通过引流管注入红霉素500mg加50%葡萄糖20ml,使其局部淋巴管发生无菌性粘连可控制淋巴漏。对于较大的淋巴囊肿,可行囊肿穿刺或者切开引流,囊内注射硬化剂。

术中精细操作,分离髂血管时仔细缝扎髂血管周围细小淋巴管,修肾时仔细结扎肾门处淋巴管对于预防术后发生淋巴漏及淋巴囊肿有较大帮助。

扩展阅读

放置输尿管双J支架管的利与弊

输尿管双J支架管最早于1978年Finney首次应用于临床,至今已有30余年历史。双J管具有支架和内引流作用,能解除输尿管因炎症、水肿造成的暂时性梗阻,可以预防术后漏尿和输尿管狭窄。目前,对肾移植术后双J管留置时间的长短并无定论。长期留置可能导致生物材料表面细菌定植、生物膜形成、盐类及生物大分子沉积等,从而诱发感染。国内外研究者近年希望设计新型的生物降解材料输尿管支架,在完成其内引流和支撑作用后能自行降解并随尿液排出体外,目前临床应用的生物降解材料多为脂肪族环酯和环氧烷烃以及氨基酸的无规和嵌段共聚物,此类聚合物具有良好的生物相容性,可形成一系列降解速度可调的产品。随着科技的进步,一些新的医用生物材料、新的制作工艺不断涌现,开发良好的涂层、引入具有生物活性的药物可能是今后一段时期的主要研究方向。

三、排斥反应

当终末期肾病受者接受了不同遗传背景供者的肾脏,由于供、受者移植抗原不同,在不使用免疫抑制剂的情况下移植肾可能受到体内淋巴细胞为主的免疫活性细胞和抗体的"攻击",即发生排斥反应。排斥反应根据发生的时间、机制和移植肾病理有不同的分类方法。根据排斥反应发生的时间,通常可分为超急性、加速性、急性和慢性排斥反应;根据排斥反应发生的机制不同,分为细胞性和体液性排斥反应;根据移植肾病理形态的不同,可分为小管间质性排斥反应和血管性排斥反应,不同的排斥反应的临床表现,治疗方法以及预后大不相同。

随着新型免疫抑制剂不断在临床应用,肾移植术后排斥发生率在逐年下降,国内外主要的移植中心急性排斥反应发生率大约10%~25%,但是排斥反应仍然是肾移植术后早期最主要的并发症之一,也是导致移植肾失功的主要原因。虽然移植肾排斥反应的发生机制和详细过程并不完全清楚,但一般认为排斥反应主要由T淋巴细胞介导免疫应答反应。近十年来,抗体介导的排斥反应越来越受到重视,超急性和加速性排斥反应主要以抗体介导为主,急性和慢性排斥反应除了淋巴细胞以外,抗体介导也起了重要的作用,尤其对于激素冲击治疗无效的急性排斥反应,抗体介导的排斥反应往往起了主要的作用。

(一)发病机制

目前已知的移植肾排斥反应的发生机制主要包括:移植肾损伤,抗原的递呈、识别和T淋巴细胞的活化,免疫应答。

1. **移植肾损伤** 在肾移植的过程中,无论肾脏的切取、灌注保存,还是移植手术,由于缺血、缺氧不可避免地造成移植肾的损伤,为淋巴细胞的活化提供了有利的局部环境,除了可以诱导急性排斥反应以外,还与慢性排斥反应与慢性移植肾损伤密切相关。损伤一旦诱导免疫反应发生,可进一步加重移植肾损伤,造成恶性循环。

2. **抗原的递呈、识别和T淋巴细胞的活化** 移植肾植入受者体内以后,受者T淋巴细胞通过直接识别,即识别供者的同种异基因MHC分子,以及经供者抗原递呈细胞加工处理并与MHC分子结合的多肽抗原。直接识别引起的淋巴细胞的活化主要导致移植后早期排斥反应的发生。另一种间接识别是由受者的抗原递呈细胞随血液进入移植肾,或外周免疫器官将移植肾细胞表面脱落的MHC抗原分子捕获,经加工处理与受者的MHC分子结合表达于细胞膜表面,再由受者的淋巴细胞识别。间接识别与移植后期的慢性排斥反应密切相关。

3. **免疫应答** 包括细胞免疫应答和体液免疫应答。T淋巴细胞经过抗原识别和活化,不断地分裂和增殖,除了细胞毒T淋巴细胞直接针对移植肾细胞产生破坏效应,活化的T淋巴细胞还通过分泌免疫因子介导非抗原特异性的免疫应答。具备抗原特异性的细胞毒T淋巴细胞直接与移植肾细胞表面的MHC-Ⅰ类分子结合，通过分泌穿孔素和颗粒酶B，造成移植肾细胞破裂和溶解。体液免疫应答通过预存的和新产生的抗体介导。超急性和加速性排斥反应主要由预存抗体引起，而急性和慢性排斥反应的体液免疫应答依赖T淋巴细胞的协同作用，在病理上，肾组织补体C4d阳性是抗体介导的体液免疫应答的一个主要标记。

（二）超急性排斥反应（Hyperacute Rejection，HAR）

超急性排斥反应（hyperacute rejection，HAR）是急性抗体介导的排斥反应的一种特殊类型，是受者对移植肾发生迅速和剧烈的免疫应答，它发生的主要原因是肾移植术前多次妊娠、反复输血、再次移植、长期透析以及与肾移植抗原有交叉反应的微生物感染等原因诱导受者体内预先存在针对供者的特异性抗体（例如ABO血型抗体，HLA相关抗体及抗供者血管内皮抗体），通过攻击移植肾内皮细胞以及补体系统的活化来损伤移植肾，属于Ⅱ型变态反应，发生率大约1%～3%。近年来随着术前完善的免疫学检查和配型技术，超急性排斥反应发生率已经明显下降。

超急性排斥反应一般发生在移植肾手术血管开放后即刻至24小时内，也有延迟到48小时发生的报道，供肾血供恢复后数分钟内移植肾从开始充盈饱满、色泽红润、输尿管间隙性蠕动逐渐变软，移植肾可呈现暗红色至紫色，颜色逐渐加深，并出现花斑，肾动脉搏动会减弱甚至搏动完全消失，移植肾呈现高度肿胀，甚至会出现破裂，肾表面可见细小血栓形成，输尿管蠕动消失，尿液呈明显血尿且分泌减少直到停止。其病理表现为肾内大量中性粒细胞弥漫浸润，肾小球毛细血管和微小动脉血栓形成，肾小球及间质血管坏死，随后发生广泛肾皮质坏死，最终供肾动脉、静脉内均有血栓形成，在免疫组化中可见管周毛细血管C4d染色阳性，电镜下可见肾小球毛细血管内皮细胞脱落，血栓形成，上述病理改变可见于同一个肾脏中，不同活检区域其病变程度也不尽相同。根据术后早期突发血尿、少尿或无尿，移植肾超声显示皮质血流无灌注且伴有明显肿胀，在除外移植肾急性肾小管坏死、移植肾动静脉栓塞及输尿管梗阻外，肾活检显示典型改变者可明确诊断。

对于超急性排斥反应目前尚无有效的治疗，一旦发生多数都不可逆，确诊后就应行移植肾切除术。对于超急性排斥反应关键在预防。移植术前要对供、受者进行良好组织配型，包括ABO血型、HLA配型、淋巴细胞毒试验、淋巴细胞交叉配型以及群体抗体的检测，可以检出受者体内预存的抗供者的抗体，预测体内HLA抗体和致敏程度，从而最大限度地避免超急性排斥反应的发生。一般认为群体反应性抗体>20%～30%，是高敏受者，需要通过多种方法预处理，包括全身淋巴组织照射、血浆置换、免疫吸附、特异性的单克隆抗体、大剂量丙种球蛋白输注以及供肾体外循环，清除和消耗受者体内预存的抗体，降低超急性排斥反应的发生。当然避免术前反复大量输血、多次妊娠、长期的血液透析以及微生物的感染，也是有效预防抗体产生的有效手段。

（三）加速性排斥反应

加速性排斥反应（accelerated rejection，ACR）通常发生在移植术后24小时至7天内，其反应剧烈，进展快，移植肾功能常迅速丧失，其发生机制和病理改变与超急性排斥反应相似，多由于体内预存较低滴度的HLA抗体或预先有致敏因素存在，有人把加速性排斥反应也称为延迟性超急性排斥反应。抗体与移植肾抗原结合引起细胞浸润，导致T细胞介导的由相同抗原再次刺激引起的再次免疫应答，诱导新的抗体产生并攻击血管内皮细胞，表现为小血管炎症和纤维素样坏死，因此除了体液性因素以外，细胞性因素也在加速性排斥反应中起了重要的作用。

移植肾加速性排斥反应的临床表现为肾移植术后肾功能在恢复过程中尿量突然减少，移植肾功能迅速丧失，移植肾肿胀、压痛，常伴有体温及血压升高，同时还可以出现恶心、腹胀等消化道症状，该类排斥反应较剧烈，病程进展快，血肌酐急速升高。发生时间越早，排斥反应程度就越重，全身症状越明显。发生加速性排斥反应时彩色多普勒超声一般提示移植肾血管阻力指数增高，肾脏体积明显增大。病理上该类排斥反应以肾小球和间质小动脉的血管病变为主，表现为坏死性血管炎，淋巴细胞浸润血管内皮细胞，血栓形成，重者可发生血管壁纤维素样坏死，间质出血有肾皮质坏死，免疫组化可发现肾小管周围毛细血管C4d沉积，电镜下可见小动脉膜有纤维蛋白及电子致密物的沉积。加速性排斥反应的诊断还需与急性肾小管坏死、肾动脉栓塞、肾静脉血栓形成等鉴别，移植肾活检有助于明确诊断。

加速性排斥反应总体治疗困难，效果较差，目前临床上常用的治疗方法有：①尽早使用抗胸腺细胞球蛋白(ATG)、抗淋巴细胞球蛋白(ALG)或抗CD3单克隆抗体等,疗程一般5~10天;②大剂量丙种球蛋白,0.4mg/(kg·d),一般使用7~10天;③血浆置换、免疫吸附去除抗体。虽经积极治疗仍有大部分加速性排斥反应无法得到缓解,对治疗无反应或有短暂反应。如果加速性排斥反应治疗无效时应尽早切除移植肾,恢复透析状态,以避免感染、充血性心力衰竭和消化道出血等并发症发生。

(四) 急性排斥反应

急性排斥反应(acute rejection,AR)是临床最常见的排斥反应,发生率10%~30%,可发生在移植后任何阶段,但多发生在肾移植术后1~3个月内,随着移植后时间延长,其发生率逐渐下降。对急性排斥反应进行有效的预防、准确的诊断和及时的治疗是延长人/肾长期存活的关键。急性排斥反应危险因素包括:①供者因素:供者年龄大,肾脏缺血时间长,HLA-DR不匹配,边缘供肾等;②受者因素:青少年、病毒感染、某些基因多态性;③移植肾功能恢复延迟;④免疫抑制药物的选择:围术期采用抗体诱导治疗和新型免疫抑制剂Tac+MMF+激素的联合治疗,更有利于预防早期急性排斥反应的发生。

急性排斥反应临床主要表现为尿量减少、体重增加、轻中度发热、血压上升,可伴有移植肾肿胀,并有移植肾压痛,还可以伴有乏力、腹部不适、胃纳减退等症状,近年来随着新型免疫抑制剂的大量运用,典型的排斥反应已不多见。发生急性排斥时病人血肌酐会显著上升,尿液中蛋白及红细胞也会显著增多,彩色多普勒超声往往提示移植肾胀大,皮髓质交界不清,移植肾动脉阻力系数明显升高等,血常规中有时可见中性粒细胞升高、贫血及血小板减少,近年来一些诸如血氧水平依赖的功能磁共振成像(blood oxygenation level dependent magnetic resonance imaging,BOLD MRI)也开始应用于无创性急性排斥的诊断。急性排斥反应的病理穿刺提示间质和肾小管上皮细胞单核细胞浸润(小管炎),在较为严重的急性血管性排斥中亦可见单核细胞在血管内皮细胞浸润(血管内膜炎),伴有间质水肿等。1991年由肾脏病理学家、肾脏病学家和肾移植外科学家在加拿大的Banff城首次提出了移植肾排斥反应的诊断标准(Banff标准),为临床诊断、治疗、估计预后提供了重要依据,目前在国际上已被广泛接受,最新修订的是Banff2007标准,详见附录。临床上诊断急性排斥反应虽然不是很复杂,但是我们还需排除急性肾小管坏死、肾后性梗阻、肾动脉狭窄、肾静脉血栓形成、CsA中毒、多瘤病毒感染、移植肾肾盂肾炎等情况,尽早行移植肾活检有助于鉴别。

急性排斥反应根据发生机制的不同,可分为淋巴细胞介导的急性细胞排斥反应和抗体介导的急性体液性排斥反应。前者与T细胞的活化增殖有关,而后者主要为B细胞的作用。这两者在发生机制、病理表现、免疫检测和治疗方法上均存在较大差异,因此将分别论述。

1. 急性细胞性排斥反应

(1) 免疫学机制:急性细胞性排斥反应(acute cellular rejection,ACR)发生的主要免疫学机制包括T细胞通过直接和间接途径,依赖于T细胞受体(TCR)和共刺激双信号,同时在细胞因子和黏附分子的参与下进行活化与增殖,具体过程详见第二章。

(2) 组织病理学改变:ACR的病理表现以间质水肿和局限性(主要在毛细血管和肾小管周围)炎症细胞浸润最为突出,可造成内皮细胞的变性和坏死。

(3) 治疗

1) 皮质类固醇冲击治疗(pulse steroids):大剂量皮质类固醇冲击是治疗急性排斥反应首选和最常用的方法,一般应用甲泼尼龙(MP)0.5~1.0g静脉滴注,连用3天,可根据排斥反应的程度适当增减剂量,也可一次或分次注射。对于排斥反应较轻的病人也有使用较小剂量的冲击治疗,如MP 120~250mg(2mg/(kg·d)),连续3~5天。也有文献报道大剂量和小剂量皮质类固醇冲击治疗效果无明显的差别。

2) 抗体治疗:对皮质类固醇冲击治疗无效的急性排斥反应称为耐皮质类固醇的急性排斥反应(steroid resistance acute rejection),约占急性排斥反应的20%~40%。对于激素治疗不敏感的急性细胞性排斥反应需要使用单克隆或多克隆抗体。目前常用主要有抗人淋巴细胞免疫球蛋白(antilymphocytic globulin,ALG)、抗人胸腺细胞免疫球蛋白(antithymocyte globulin,ATG)和抗CD3单克隆抗体OKT3三种。

①ALG作用机制在于抑制经抗原识别后的淋巴细胞激活过程,从而特异性地破坏淋巴细胞,其使淋巴细胞耗竭的机制包括直接的淋巴细胞毒性、补体依赖性的细胞溶解、调理素作用等。一般应用剂量为[2.5~5mg/(kg·d)],滴注时间应大于6小时,7~10天为一疗程。ALG为异种血清产品,具有强烈的抗原性,应用前应使用皮质类固醇和抗

组胺类药物预防过敏反应。

②ATG 是一种主要作用于 T 淋巴细胞的选择性免疫抑制剂，可识别排斥反应时出现的绝大多数种类的 T 细胞表面的活性物质如 CD2、CD3、CD4、CD8、CD11a、CD25、HLA-DR 等，通过补体依赖的细胞溶解和 FC 依赖的调理素作用使 T 细胞耗竭。ATG 的治疗剂量为 1～1.5mg/(kg·d)，静滴时间亦不少于 4 小时，连用 7～10 天。应用前也应使用皮质类固醇和抗组胺类药物预防过敏反应。

③OKT3 是一种针对人体 T 细胞表面 T3 抗原的鼠源性抗体，其通过作用于 T 细胞表面的 T3 抗原识别结构，不仅能清除 CD3+细胞，阻断 T 细胞识别抗原的功能，还能阻断已产生的杀伤性 T 细胞的功能和细胞介导的细胞毒性。治疗剂量为 5mg/d，连续 5～10 天为一个疗程。

对于反复发作的急性排斥反应，是否再次使用皮质类固醇冲击治疗，应根据情况而定。如果排斥程度较轻，或者是首次急性排斥数周后再次发生的急性排斥，可以考虑再次皮质类固醇冲击治疗。如果发生耐皮质类固醇的排斥反应，或在使用皮质类固醇治疗的同时肾功能急剧恶化，建议尽早改用单克隆或多克隆抗体治疗。

2. 急性体液性排斥反应

(1) 免疫学机制：急性体液性排斥反应(acute humoral rejection，AHR)发生的主要免疫学机制包括：

1) 同种异型抗体主要通过四条不同途径损伤移植物血管内皮细胞：①通过激活补体经典途径，形成膜攻击复合体；②通过可溶性补体片段募集炎症细胞产生炎症反应；③通过补体裂解片段与移植物内皮细胞表面受体作用激活吞噬细胞的吞噬作用；④通过抗体依赖的细胞介导的细胞毒作用(ADCC)。前三条途径均依赖补体，补体片段 C4d 在肾小管周围毛细血管(peritubular capillaries，PTC)上的沉积是非常有力的证据。目前，检测 C4d 的存在已经成为诊断急性体液性排斥的重要手段。

2) 继发于血管内皮损伤的体液性排斥机制包括：血小板的活化和血栓形成；移植物血管内皮细胞和成纤维细胞增生；细胞性和(或)体液性应答引起的免疫细胞浸润。急性体液性排斥反应中并不发生血栓形成，而是一个渐进性的移植物损伤-修复-损伤的过程。

(2) 组织病理学改变：AHR 的病理表现以急性或亚急性排斥性血管炎为主，镜下可见血管内皮细胞水肿、增生肥大和空泡变性、内皮从基底膜分离坏死、肾小球基底膜破坏、微血栓形成并由小血管向大血管蔓延。免疫荧光还能发现受损血管壁上含有多种免疫球蛋白、补体和纤维蛋白沉积物。

(3) 治疗：抑制和清除产生同种异型抗体的免疫细胞：B 细胞(更确切应为浆细胞)是最主要的分泌抗体的细胞，因此在治疗体液性排斥反应过程中，抑制或清除 B 细胞以阻止和减少同种异型抗体的产生非常重要。目前相关的治疗药物和方法有静脉注射免疫球蛋白(intravenous immunoglobulin，IVIG)、抗淋巴细胞抗体、血浆置换和免疫吸附。

1) 静脉注射免疫球蛋白(intravenous immunoglobulin，IVIG)：IVIG 能迅速降低肾移植受者外周血中同种异型抗体水平，其抑制体液性排斥反应的作用机制包括：阻断巨噬细胞表面的 FC 受体；通过 IgG 与 C3b 和 C4b 结合，抑制补体介导的移植物血管内皮的损伤；调节细胞因子及细胞因子拮抗剂的产生；IVIG(即抗独特型抗体)可中和循环自身抗体；选择性刺激某些表达抗原受体的 B 细胞克隆或 T 细胞，对免疫系统进行整体上的调节；通过阻断 T 淋巴细胞受体/抗原递呈细胞的相互作用而抑制 T 淋巴细胞激活。IVIG 的治疗剂量为 0.4～2g/(kg·d)较为合适，一般 7 天为一疗程，同时联合血浆置换或免疫吸附治疗。

2) 抗淋巴细胞抗体：单克隆抗体通过结合淋巴细胞表面受体清除特定的淋巴细胞亚群和抑制淋巴细胞功能。利妥昔单抗(Rituximab)可特异性靶向作用于 B 细胞表面 CD20 分子的单克隆抗体。近年来，越来越多的证据表明利妥昔单抗能明显延长发生了严重的、激素抵抗的体液性排斥反应的移植肾功能。利妥昔单抗的标准剂量为 375mg/m^2，每周 1 次，共 4 次，静脉给药。

3) 血浆置换(plasma exchange，PE)：PE 是将血浆中的异常成分去除分离，然后将细胞成分加入置换液共同输回体内，以清除体内致病物质(自身抗体、同种异型抗原、免疫复合物等)。PE 可有效清除受者血液中同种异型抗体和其他因子，可有效治疗体液性排斥反应。血浆置换应每日或隔日一次，可结合 IVIG 同时应用，血浆置换至少 4 次，治疗效果评估应以供者特异性抗体降至控制水平以下和(或)血清肌酐与治疗前相比降低 20%～30% 为标准。

4) 免疫吸附(immunoadsorption，IA)：是在血浆置换的基础上发展而来的，是通过免疫手段高度选择性地吸附某种物质的血浆置换方式。它是将抗原、抗体或某些具有特定物理化学亲合力的物质作为配基与载体结合，制成吸附柱，利用其特异性吸附性能，选择性或特异性地清除病人血中内源性致病因子，从而达到净化血液、缓解病情的目的。在肾移植受者中，IA 作为一种体外特异性清除受者外周血中免疫球蛋白的方法，最初用来预防和治疗 ABO 血型不相符或高致敏受者的体液性排斥反应，近年来则越来越多地应用于治疗和逆转抗 HLA 抗体引起的体液性排斥反应。

（五）慢性排斥反应（chronic rejection，CR）

慢性排斥反应（CR）一般发生在移植术后 3～6 个月以后，据报道慢性排斥反应以每年 3%～5% 的速度增加，肾移植术后 10 年约有一半的病人发生慢性排斥反应，它是影响移植肾长期存活的主要因素。慢性排斥反应主要由体液免疫和细胞免疫共同介导的慢性进行性免疫损伤，有时候也是急性排斥反应未有效逆转的后续反应。其病因包括免疫因素和非免疫因素，如供受者 HLA 匹配不佳、免疫抑制剂不足、供肾缺血再灌注损伤、急性排斥的程度和次数、病毒感染、高血压、高脂血症等。临床表现为蛋白尿、高血压、移植肾功能逐渐减退以及贫血等，彩色多普勒超声检查可表现为移植肾体积变小，皮质回声增强，移植肾动脉阻力指数增高。慢性排斥反应主要通过移植肾病理穿刺活检诊断，其病理表现为间质广泛纤维化，肾小管萎缩，肾小球基底膜增厚硬化并逐渐透明样变最终肾小球硬化，同时伴有小动脉内膜增厚，狭窄直至闭塞。在诊断慢性排斥时，我们同时应排除急性排斥反应、免疫抑制剂中毒性损伤、肾动脉狭窄及移植肾复发性/新发肾炎等情况。

目前对于慢性排斥反应无特别有效的治疗方法，处理原则为早期预防慢性排斥反应的发生及保护残存肾功能。在预防方面，我们应尽量减少肾脏缺血时间、减少 HLA 错配、减少边缘供肾的利用、避免免疫抑制剂中毒发生、积极预防 CMV 感染等；在减慢肾功能损害的进展速度方面，我们应积极对症处理高血压、高脂血症及蛋白尿，使用 ACEI 或 ARB 制剂、他汀类药物、冬虫夏草制剂等，此外可以根据移植肾的病理情况，如果免疫活动明显的，可适当增加免疫抑制剂，转换为 MMF 治疗和优化其剂量，如无明显的蛋白尿，还可以考虑引入 mTOR 抑制剂（西罗莫司）治疗，而对于 C4d 阳性诊断抗体介导的慢性排斥反应可考虑强化免疫抑制治疗，包括血浆置换、免疫吸附和使用丙种球蛋白。

扩展阅读

同种异体器官移植是目前治疗各种不可逆终末期器官衰竭的好方法，但排斥反应和长期服用全身免疫抑制剂的副作用仍然限制器官移植的长期存活。因此，人们在致力于寻找一种有效的方法，使得移植器官在不应用免疫抑制剂的情况下能够长期、有功能地存活。这种理想的方法就是免疫耐受，即移植物抗宿主和宿主抗移植物反应的性质得到调和，机体将移植物作为自我或类自我加以接受。研究者们在诱导免疫耐受方面做了大量的工作，但是常常存在局限性。采用骨髓或外周血干细胞移植诱导免疫耐受的方法已在动物模型和少数临床病例中进行了较深入的研究，是目前达到临床免疫耐受最有望取得突破的方法。

四、慢性移植物肾病

慢性移植物肾病（chronic allograft nephropathy，CAN）是移植肾远期失功最重要的原因之一。认识慢性移植物肾病的发生机制及危险因素，然后进行相关的治疗干预，对促进和改善移植肾的长期存活十分重要。

（一）CAN 的发展和诊断

1991 年首次提出 CAN 概念。1992 年，第 4 次 Alexis Carrel 移植器官慢性排斥反应和动脉硬化讨论会确立了 Banff 分类标准，将传统的移植肾慢性排斥反应定义为 CAN。目前认为，CAN 是指肾移植术后出现的一组以肾功能进行性减退，同时伴有蛋白尿增多、逐渐恶化的高血压为主要表现的临床综合征；组织学表现以慢性移植肾间质纤维化、肾小管萎缩及进行性动脉血管内膜纤维性增厚等为特点的非特异性病理改变；其最终结果是移植肾衰竭。

Banff97 标准中，将 CAN 进行了明确的定义和分级，CAN 的严重性按照组织病理学所见的肾小管和间质严重程度分为Ⅰ级（轻度）、Ⅱ级（中度）和Ⅲ级（重度），分级以间质纤维化（Ci0 到 Ci3）和小管萎缩（Ct0 到 Ct3）的程度来确定，并认为 CAN 可以伴有或不伴有血管的改变。因为 CAN 包括所有原因引起的有纤维化的慢性移植物功能障碍，妨碍了准确的病因诊断和合适的有效治疗，2005 年第八次 Banff 会议有专家提议不再使用这一名称，而以间质纤维化-小管萎缩-非特异性病变（interstitial fibrosis and tubular atrophy not otherwise specified，IF-TA-NOS）来替代CAN，但由于移植界临床医师广泛使用CAN，2007年西班牙国际移植病理大会Banff07会议上仍然决定继续使用这一名称。

（二）CAN的病因

引起CAN的原因众多，但大致可以分为免疫源性因素和非免疫源性因素两大类：

1. 免疫源性因素 包括供受者HLA匹配、急性排斥反应、亚临床型排斥反应、慢性体液性排斥反应、缺血再灌注损伤等。

HLA作为人体组织细胞的遗传学标志，是导致移植物排斥反应的主要抗原。虽然近年来新型免疫抑制剂应用使得急性排斥反应发生率明显下降，移植肾短期生存率明显升高，但是越来越很多的临床研究显示：供受者之间的HLA匹配程度仍然是影响移植肾长期存活的重要因素之一。不同的HLA位点错配数的受者移植肾远期生存率有显著差异。

有研究发现，如果急性排斥反应在移植后早期发生并且能完全逆转，其长期存活率与未发生者没有明显差异，但反复发生急性排斥反应及血管性排斥反应者、排斥反应经治疗后移植肾功能未完全逆转的病人移植物晚期失功的可能性较高，且移植肾长期存活率较低，提示急性排斥反应也是CAN的致病因素。亚临床型急性排斥反应（subclinical acute rejection，SCR）是指移植肾功能稳定、没有临床症状的受者通过肾穿刺活检发现移植肾小管间质大量炎症细胞浸润，其病理表现与急性排斥反应相似。据报道，大约10%～30%程序性活检可出现亚临床排斥反应。与未发生SCR者相比，反复发生SCR的病人的肌酐清除率下降快、移植肾长期存活率明显降低。慢性体液性排斥反应（CHR）是由同种异体抗原依赖的免疫性因素引起的移植肾慢性损伤。众多研究显示：供者特异性抗体（donor specific antibody，DSA）在CAN的发病中起了重要作用。

缺血再灌注损伤是指移植肾恢复血供后，由于缺血细胞内钙的超负荷和氧自由基消除功能的减退，使得缺血细胞损伤进一步加重的现象。由于缺血再灌注损伤后细胞完整性遭到破坏，趋化因子、黏附分子等大量细胞因子集中释放，激发宿主的免疫反应，引起一系列免疫反应。移植肾冷、热缺血时间的长短是缺血再灌注损伤轻重的关键因素，过长的冷、热缺血时间可引起严重的缺血再灌注损伤，是造成移植肾延迟复功的主要因素。根据文献报道，移植肾延迟复功者其3年的移植肾存活率较无移植肾延迟复功者低16%。较长的移植肾冷、热缺血时间，可引起严重的移植肾延迟复功，造成肾小球基底膜破坏，肾小管上皮细胞坏死、脱落，无法修复，导致广泛纤维化，大量肾单位丧失功能，残余的肾单位由于高灌注、高囊内压、高滤过进一步加重纤维化，最终导致移植肾功能完全丧失。

尽管已有不少有关免疫性因素引起CAN的研究，但对其确切的发病机制并不清楚，一般的观点是基于Ross提出的“损伤反应”假说。根据这一假说，免疫性因素引起血管内膜损伤，启动并最终导致移植物血管病变和间质纤维化的炎症反应。

2. 非免疫源性因素 非免疫源性因素包括供肾质量、钙调免疫抑制剂的使用、病毒感染、移植后高血压、高血脂等诸多因素。

供肾质量：运输、应激、损伤所导致的供肾病变及供肾获取和移植肾手术中对供肾的损伤，均可增加DGF的发生率，进而增加CAN的风险。此外移植肾功能受移植肾质量与受者代谢需要比值的影响，质量越大者其代谢需要也越高，因此移植时应考虑到供肾质量和受者质量的匹配。

CNIs主要指CsA与Tac。CNIs的肾毒性包括急性和慢性，CAN主要与慢性CNIs肾毒性有关。CNIs一方面通过抑制急性排斥反应来提高移植物生存率，另一方面可以引起入球小动脉内皮细胞表面血管紧张素受体表达上调，改变花生四烯酸代谢，提高血栓素和内皮素水平，减少NO合成，导致入球小动脉持续收缩，从而引起肾小球缺血及萎缩，最终导致慢性肾间质纤维化和肾功能不全。早在1984年就有学者报道心脏移植受者长期使用CsA不仅发生了可逆性的肾小球滤过率降低（急性肾毒性），还伴有不可逆的、进行性肾小管、间质损伤和肾小球硬化，引起了不可逆转的肾功能恶化（慢性肾毒性）。此后在更多详细的组织学分析中发现了CsA和Tac治疗可引起肾小动脉玻璃样变、肾小管萎缩和间质纤维化以及肾小球Bowman's囊增厚、纤维化与局灶性节段性或球性肾小球硬化。慢性CNIs肾毒性随移植后时间的延长而逐渐进展，到移植后第10年，几乎所有病人均可出现慢性CNIs肾毒性引起的损伤。

CsA和Tac虽然引起CNIs肾毒性机制相似，但有大量证据显示Tac的肾毒性低于CsA。动物实验表现Tac的缩血管作用比CsA弱，这在人体试验中也得到证实。另外，Tac的致纤维化作用也相对较低，尽管这些结果在最近的研究中未得到证实。对于肾脏之外的实体器官移植，单中心和多中心研究显示Tac在肾功能方面比CsA有优势。当肾移植中Tac和CsA的效果相似时（急性排斥发生率相似），可观察到与CsA相比，Tac治疗时血清肌酐水平更低，肾小球滤过率更高，甚至有更好的移植物存活率。肾功能不全的病人从CsA转为Tac后肾功能显著改善。SYMPHONY研究是近期开展的大型多中心随机试验，比较了不同的免疫方案，结果显示低剂量Tac对移植物功能和移植物存活率的作用优于CsA。

移植术后，由于使用免疫抑制剂，病人抗病毒免疫机制削弱，病毒感染相当普遍，常见的是巨细胞病毒（CMV）和多瘤病毒（BKV）。CMV是一种常见的病原体，肾移植受者由于术后早期应用大剂量免疫抑制剂，活动性CMV感染率可高达50%～75%。研究显示，持续CMV感染的肾移植受者，肾活检组织中细胞因子表达显著升高，引起血管通透性增加，血管内皮损伤和动脉内膜增厚。BK病毒（BKV）是DNA病毒。流行病学调查显示90%以上健康成人暴露于BKV。研究表明，约5%肾移植受者出现移植肾BKV相关性肾病，它常导致输尿管溃疡、输尿管狭窄、膀胱炎和移植物肾病。约45%的病人会出现移植肾失功。

高血压是肾移植术后常见并发症。高血压引起肾小球入球小动脉压力升高，刺激血管紧张素Ⅱ生成，促进TGF-β分泌，导致肾小球纤维化，从而加速CAN发展。多种因素（免疫抑制剂应用、饮食、肾功能减退等）均可引起高脂血症。CAN的血管损伤与动脉粥样硬化有类似的病理改变，提示高脂血症与CAN的发生可能有关。有学者对706例病人的回顾性调查发现，高甘油三酯血症是移植物失功的独立危险因素。

3. CAN的防治 CAN是影响移植肾长期存活最重要的因素。针对各种可能引起慢性移植肾肾病的原因和危险因素采取相应的措施，进行积极预防和治疗极为重要。针对不同CAN的病因，其治疗手段包括免疫干预治疗和非免疫干预治疗。

（1）免疫干预治疗：尽量减少HLA错配，尽量缩短冷/热缺血时间，避免边缘供肾；预防急性排斥反应，一旦发生急性排斥反应力求完全逆转；提倡程序活检，早期发现和治疗亚临床排斥和慢性排斥反应以及调整免疫抑制剂方案等。

CNIs是目前广泛应用的免疫抑制剂，由于CNIs在CAN的发生发展中起着重要作用，因此停用和替换CNIs成为未来的方向。大量循证医学数据表明，一旦临床或移植肾穿刺活检提示CNIs的肾毒性，应尽早实施低肾毒性免疫抑制剂方案的转换，以控制CAN的发展，改善移植肾的长期预后。但应注意结合病人移植后的时间以及个体排斥风险作出合理评价，来决定是否完全停用CNIs。

低肾毒性免疫抑制剂方案转换的具体措施包括：①调整CNIs剂量：加强监测CsA和Tac的血药浓度，及时调整剂量，尽可能减少药物引起的肾毒性。②CsA转换为Tac：CsA抑制T淋巴细胞的作用较Tac弱，但对TGF-β的上调作用较强，易引起肾组织的纤维化。因此CAN病人可用Tac替代CsA。③使用非CNIs免疫抑制剂：目前常用的非CNIs免疫抑制剂有MMF、西罗莫司等。MMF既能抑制T淋巴细胞的增殖，又能抑制单核细胞的浸润和细胞间黏附分子-1的表达。此外，CAN中的血管内膜增厚和纤维素样坏死与抗原抗体复合物、补体、免疫球蛋白及抗内皮细胞抗体等因素有关，而MMF能抑制抗体的形成，减少CAN的风险。西罗莫司本身没有肾毒性，它可阻断mTOR及蛋白质的合成和转导，抑制调控细胞周期的关键性细胞因子，具有抗增殖作用的特点，也是替代CNIs的重要免疫抑制剂。

（2）非免疫干预治疗：包括预防和治疗肾移植术后高血压、高血脂，改善肾小球内的“三高”现象，延缓和避免肾小球硬化和间质纤维化等。

CAN病人均有不同程度的高血压。高血压可以加重移植肾损伤，加快移植肾衰竭的进程，因此严格控制血压十分重要。降压治疗首先要改善生活习惯（戒酒、低盐饮食、运动、控制体重等）。其次，要合理选择降压药物。血管紧张素转换酶抑制剂（ACEI）和血管紧张素Ⅱ受体拮抗剂（ARB）有明确的肾脏保护作用，可以降低入球肾小动脉的血压，还可以抑制TGF-β_1的表达，减少蛋白尿量。因此ACEI和ARB常常作为CAN病人降压治疗的基础用药。对147例使用ACEI或ARB的肾移植病人的评估发现这些药物是有效和安全的。不少研究发现ACEI和ARB能延缓CAN病人的肌酐升高。需要注意的是，使用ACEI或ARB前应首先排除移植肾动脉狭窄，并在用药后的前几周严密监测肾功能变化。

对脂质代谢紊乱的病人，除饮食控制外，应使用他汀类调脂药，使血脂达到满意控制水平。多中心试验证实氟伐他汀对肾移植后血脂异常疗效明显，且对CsA血药浓度无影响。无横纹肌溶解等不良反应,安全性良好。

总之,CAN 目前仍然是移植物失功的重要原因。但 CAN 病因复杂,需明确其不同病因,给予针对性的治疗。相信随着对 CAN 更深入的认识、早期干预,将会给肾移植病人带来更大福音。

扩展阅读

移植肾活检的类型和意义

移植肾活检是诊断移植肾病变的重要手段。临床工作中,移植肾活检分为两种类型,一种为指征性活检(indicated biopsy),另一种为程序性活检(protocol biopsy)。前者是指病人出现明显的病情改变或实验室指标异常(如血肌酐进行性升高、新发或加重的蛋白尿等)时所进行的活检;而后者是指无论移植肾功能如何,肾移植术后某一时间段内在预定的几个时间点对受者进行常规活检。移植肾活检的结果有助于提示移植肾功能丧失的原因、发现亚临床排斥反应、预测慢性化病变以及指导治疗方案的调整,从而改善移植肾的长期预后。

五、其他内科并发症

(一) 心内科并发症

1. 心血管系统

(1) 肾移植后高血压:肾移植后高血压(post-transplantation hypertension,PTHT)是肾移植术后常见并发症,PTHT 的诊断参照原发性高血压的诊断标准。在 CsA 应用前发生率为 40% ~50%,CsA 治疗者中发生率更高,可达 70% ~90%。不同移植中心报道的 PTHT 发生率均大于 50%。术后 1 个月高血压的发生率为 70%,术后 2 年为 58% ~73%。

PTHT 的常见病因如下:①移植前因素:移植前存在的高血压和左室肥厚(LVH),体重指数,原发肾病类型;②供者相关性因素:老年、女性供肾,供者高血压,右侧供肾;③移植相关因素:缺血时间延长,功能延迟恢复,急性排斥(AR)与 CsA 中毒,慢性排斥,移植肾动脉狭窄,梗阻性移植肾病(淋巴囊肿、输尿管狭窄),移植肾失功;④药物相关因素:钙调免疫抑制剂,激素。

PTHT 的治疗包括病因治疗、降压药及肾功能的维护。对于可去除的 PTHT 病因,针对性的病因治疗可以治愈 PTHT。应用降压药治疗的基本原则,是根据 PTHT 的原因与病理生理特点用药,以保护移植肾功能为基点。常用药物包括钙通道阻滞剂(CCB)、利尿剂、血管紧张素转换酶抑制剂(ACEI)、β-肾上腺素能受体阻断剂、血管紧张素受体拮抗剂(ARB)等。CCB 是 PTHT 治疗中最常用的降压药,被大多数肾移植中心作为首选降压药。ACEI 对肾小球高滤过和肾单位不足引起的高血压能有效地降低血压,改善肾血流动力学,同时能够抑制被认为在慢性化中起重要作用的转化生长因子-β(TGF-β)的活性,延缓慢性移植肾肾病的进展。目前的高血压指南明确地提出一般高血压病人降压目标为 140/90mmHg,伴有糖尿病的高血压病人降压目标为 130/80mmHg。在肾移植病人中部分术后病人存在较顽固的高血压,此时往往需要应用 2 种或 2 种以上的药物以使血压达到目标水平。若病人在联用 2 种药物后血压仍未得到控制,则需要联用 3 种或 3 种以上的药物。临床医师应熟悉各种降压药物的优缺点进行合理和最优化的组合。临床常用抗高血压药在肾移植受者中应用的优缺点比较(表 13-4)。

表 13-4 临床常用抗高血压药优缺点比较

种类	优点	缺点
小剂量噻嗪类利尿剂	费用低、减轻水肿、降血钾	升高肌酐
β-肾上腺素能受体阻断剂	费用低、提高冠心病病人的生存率	高血脂
ACEI	减少蛋白尿、减少红细胞增多症	升高肌酐、贫血、咳嗽、血钾升高
ARB	减少蛋白尿、减少红细胞增多症	费用高、升高肌酐、贫血
钙通道阻滞剂	升高 CsA 浓度、增加肾血流量	水肿
血管扩张剂	减轻充血性心衰的后负荷	心率增快

ACEI:血管紧张素转化酶抑制剂;ARB:血管紧张素受体拮抗剂

(2) 缺血性心脏病:心血管疾病是肾移植后受者早期和晚期死亡的主要原因之一,占 25% ~ 50%。肾移植受者发生心血管疾病的危险因素包括男性、肾移植前原有心血管疾病、糖尿病、高血压、高血脂、吸烟以及移植肾功能不全。因此,对于准备进行肾移植的病人进行心血管疾病的筛查十分重要。确定病人有无存在缺血性心脏病的危险因素,阻断和减少危险因素,根据危险因素和冠脉疾病的存在与否,控制血脂水平到相应的目标(表 13-5),从而降低缺血性心脏病的发生率。目前提倡对有潜在心血管疾病表现的病人进行移植前常规冠状血管造影。

表 13-5　肾移植受者血清低密度脂蛋白水平的饮食和药物治疗水平与控制目标

状态	饮食调节	药物治疗	治疗目标
没有冠脉疾病,危险因素≤2 个	≥160mg/dl (4. 1mmol/L)	≥190mg/dl (5. 0mmol/L)	<160mg/dl (4. 1mmol/L)
没有冠脉疾病,危险因素>2 个	≥130mg/dl (3. 4mmol/L)	≥160mg/dl (4. 1mmol/L)	<130mg/dl (3. 4mmol/L)
有冠脉疾病	≥100mg/dl (2. 6mmol/L)	≥130mg/dl (3. 4mmol/L)	<100mg/dl (2. 6mmol/L)

(二) 代谢性疾病

1. 移植后糖尿病　移植后新发糖尿病、空腹血糖受损和糖耐量异常详见第八章第二节。

2. 甲状旁腺功能亢进症　肾移植术后甲状旁腺功能亢进是肾衰竭甲状旁腺肥大引起的后遗症,发生率为 33%,表现为高钙血症,常发生于移植后的第一周,也可延迟至移植后 6 个月或更长时间出现。高钙血症与甲状旁腺腺体大小相关。肾移植成功后,肾功能接近正常,大多数病人腺体开始缩小,增多的细胞不再分泌激素。但如果腺体很大,而甲状旁腺细胞代谢率低,缺乏细胞清除机制,腺体缩小至正常大小需几个月或几年时间。短暂高钙血症通常在肾移植后一年内缓解,血钙浓度一般为 2. 6 ~ 3. 1mmol/L。一些病人可持续较长时间。大多数情况下高钙血症和低磷血症无并发症,自行缓解率高,对甲状旁腺功能亢进的治疗可以暂时采用保守疗法。轻度甲状旁腺功能亢进症者控制血磷至正常,通常足以防止症状性高钙血症,直至腺体恢复。持续高钙血症或血钙无法降至 3. 1mmol/L 以下,可考虑切除甲状旁腺。出现骨质脱钙,骨痛和移植肾丧失功能时,应行甲状旁腺切除术。手术后早期严重的症状性高钙血症对保守治疗无反应时亦应考虑甲状旁腺切除术。

3. 高尿酸血症　高尿酸血症和痛风是移植后的常见并发症。Lin 等发现,84% 用 CsA 和 30% 用硫唑嘌呤治疗者可出现高尿酸血症。用 Tac 受者高尿酸血症的发生率与 CsA 治疗者相似。24% 用 CsA 治疗者出现症状性痛风,而用硫唑嘌呤治疗者很少出现痛风。移植肾的 GFR 下降引起尿酸排泄减少是并发高尿酸血症的一个因素。利尿剂直接减少尿酸排泄及降低血容量,在高尿酸血症的发生中起主要作用。高尿酸血症的治疗参考第八章。

4. 高脂血症　高脂血症在肾移植术后病人中较为普遍,其发生率为 60% ~70%。高脂血症是心脑血管疾病的主要危险因素之一。在移植受者中,能够导致高脂血症的有年龄、肥胖、蛋白尿、抗高血压治疗、糖皮质激素的用量、移植前高脂血症、CsA 和西罗莫司治疗、肾功能不全、糖尿病等。其中糖皮质激素的累计剂量作用最为明显。在对高脂血症的监测中要注意对 LDL-C 的监测的重视,是血脂治疗和达标的标志性指标。对肾移植病人移植后必须检测血脂,对于进行降脂治疗和其他处理的病人需要每 2 ~ 3 个月评价血脂。同时评价治疗效果。具体药物治疗参考第八章。

(三) 消化系统并发症

1. 肝功能异常　丙型肝炎病毒(HCV)、乙型肝炎病毒(HBV)和巨细胞病毒(CMV)是造成持续性肝功能异常的主要原因。在肾移植后的免疫抑制状态下,它们再次活化。其他原因包括药物(如抗排斥反应药物、抗真菌药物、降脂药物)和酗酒。

HCV 感染在肾移植病人中的发生率为 5% ~ 45%,抗 HCV 抗体阳性是肾移植术后死亡和移植物功能衰竭的一项独立危险因素。HCV 感染无针对性药物。在非移植病人中普遍应用的干扰素 α,

由于可诱导急性排斥反应,用于移植病人需要谨慎评估、权衡利弊。

HBV 阳性移植病人发生肝衰竭风险较高,抗病毒药物包括:拉米夫定、阿德福韦和恩替卡韦。这些抗病毒药物使用的剂量应根据肾功能进行调整。使用过程注意随访乙肝病毒的 DNA 拷贝数和药物本身可能产生的病毒变异和肾毒性等问题。

对慢性肝脏疾病病人进行随访时,需要定期监测肝功能和肝炎血清学。当出现肝功能异常时,临床医师应积极寻找病因,并相应地调整有关药物的剂量。必要时需要减少甚至撤除具有潜在肝脏毒性的抗排斥药物如 Tac 和 CsA 等。

2. 胃肠道并发症　肾移植受者中最常见的胃肠道并发症包括:口腔损害、食管炎、腹泻、消化性溃疡、结肠出血和穿孔。肾移植后 10% ~16% 的病人可出现严重的胃肠道并发症,其中 10% 的并发症可危及生命,大部分并发症与免疫抑制剂的使用有关。治疗应参照非移植病人的相关疾病的指南标准,但需注意避免使用对肾功能有损害的药物,并需要尽可能保护移植肾的功能。

3. 胰腺并发症　肾移植受者中急性胰腺炎的发病率约为 2%,而死亡率则超过 60%。危险因素包括:甲状旁腺亢进症(可发生于移植前,并在此后持续存在)、胆石症、免疫抑制剂(包括皮质类固醇、硫唑嘌呤)、高甘油三酯血症和 CMV 感染。病人可不出现明显的急性胰腺炎征象。临床医师必须对这一病症保持高度的警惕,并根据血淀粉酶、脂肪酶的升高以及异常的影像学检查结果作出诊断。CT 扫描显示,胰腺和(或)周围组织出现水肿及炎症性改变。ERCP 检查可发现胰腺实质内因坏死所致的渗出性改变。病人可呈暴发性病程,并出现系统性炎症反应综合征(SIRS),细胞因子及补体系统的广泛激活可导致多系统器官衰竭和死亡。幸存者可出现胰腺假性囊肿、胰腺脓肿或慢性胰腺炎等并发症。胰腺并发症的死亡率极高,治疗包括经鼻胃管胃肠减压、胃肠外或肠内营养支持。急性胰腺炎出现感染应手术清创、切除坏死组织,充分引流。

(四)血液系统并发症

1. 移植后红细胞增多症(post transplantation erythrocytosis,PTE)　肾移植受者中,移植后红细胞增多症的发病率约为 10% ~15%,且常发生于移植后 2 年内。男性病人及移植物功能良好的病人中更为多见。30% ~40% 的 PTE 病例可自行缓解。

PTE 病人可表现为多血质、头痛、不适及困倦。血栓栓塞性疾病、高血压和心血管并发症的发生率高于对照组。

PTE 的病因包括:原位肾脏的获得性囊性肾病或多囊性肾病,以及同种异体移植物中的移植物动脉硬化或肾积水。确切的病理机制仍不清楚。由于 PTE 仅出现于肾移植受者中,所以某些肾脏相关的因素可能在发病机制中起到一定作用。

PTE 治疗的目标为将红细胞压积降低至 45%。在排除移植物存在肾动脉硬化症后,可应用血管紧张素转换酶抑制剂(ACEI)治疗 PTE。血管紧张素受体拮抗剂(ARB)也有效。应建议病人戒烟,并且避免应用利尿剂。对于 ACEI 治疗无效的病人,必要时可采用反复静脉放血治疗。

2. 白细胞减少与血小板减少　肾移植病人的白细胞减少与血小板减少可能为药物源性或与感染相关。硫唑嘌呤和吗替麦考酚酯(MMF)可诱发白细胞减少症。当存在低白蛋白血症和肾功能不全时,病人循环中的游离 MMF 浓度升高,导致 MMF 诱发白细胞减少症的危险也随之增加。MMF 还能与缬更昔洛韦相互作用,并引发白细胞减少症。

抗淋巴细胞抗体如抗胸腺球蛋白(ATG)、抗 CD3 单克隆抗体(OKT3)、抗 CD52 单克隆抗体(如 CAMPATH-1H)和抗 CD20 单克隆抗体应用后,可导致淋巴细胞减少。

临床治疗前应对导致白细胞减少的病因作细致全面的检查,然后再进行针对性治疗。对于接受硫唑嘌呤和 MMF 治疗的病人,应监测白细胞计数,若出现白细胞减少,则应停用这些药物。在绝大多数情况下,白细胞减少是可逆性的。

血小板减少症可发生于硫唑嘌呤、抗 mTOR 制剂、ATG、抗 CD3 单克隆抗体和 CAMPATH-1H 应用后,或与 CMV 感染相关。血小板减少症是溶血尿毒综合征(HUS)的标志,也可见于噬血细胞综合征中。治疗包括停用有关药物(若为药物诱发)和应用抗病毒药物(治疗 CMV 感染)。

3. 贫血　肾移植后贫血的发病率约为 30% ~40%。可能是由于 EPO 的缺乏或由于以下情况所造成的对 EPO 抵抗,包括:移植物失功、铁缺乏、恶性肿瘤、骨髓抑制、氧化应激/炎症、自体免疫性溶血性贫血、HUS、甲状旁腺亢进症、药物、噬血细胞综合征和病毒感染(包括 CMV 和微小病毒 B19)。

各种原因引起的铁缺乏(如消化道溃疡和恶性肿瘤等)也是肾移植术后贫血的主要原因。

硫唑嘌呤与MMF可造成骨髓抑制从而造成贫血,同时可伴有白细胞减少和血小板减少症,巨红细胞症是常见特征。其他可造成贫血的药物有西罗莫司、ACEI、ARBs和抗病毒药物(如更昔洛韦)。

贫血可能增加全因死亡率和心血管性死亡率。应根据贫血的病因而进行针对性治疗。

(五)移植术后肿瘤及防治

移植手术后并发肿瘤的类别不仅与受者的年龄、性别、术前所患疾病的种类以及病程有关,而且与术后免疫抑制剂的类型、时间、某些病原体(特别是EB病毒)、乙肝病毒(HBV)等密切相关。移植后恶性肿瘤的发生率与普通人群相比明显升高(详见第八章第一节)。

(六)中枢神经并发症

器官移植的受者,在移植后各个时期均可发生中枢神经系统(CNS)并发症,包括中枢神经系统感染和免疫抑制剂毒副作用中枢并发症(详见第八章第八节)。

(七)骨骼系统并发症

常见并发症包括骨软化、骨质疏松和骨坏死。

1. 骨软化 骨软化是一种低转运性骨病,特点是骨质样基质积聚增加。常见于慢性肾脏疾病时,肾脏1,25-二羟维生素D_3合成能力降低。慢性酸中毒的去矿物质作用在发病中也起一定作用。骨中铝积聚产生骨软化,成功移植后,随酸中毒纠正,维生素D_3代谢改善,骨代谢环境改变,可有效地排出铝。可染色的骨铝降低,骨组织病变改善,骨软化程度减轻。保持功能正常的移植肾比去铁敏治疗更有效。

2. 骨质疏松 激素引起的骨质疏松和其后的变化是移植远期发病的常见原因。移植时和移植后6个月对腰椎和髋骨进行双能X线的骨密度测定。有密度降低的病人可口服钙剂和维生素D。绝经后的女性病人仍可以从激素替代治疗中获得好处。二磷酸盐可以抑制破骨活性,可被用来治疗移植后骨质疏松。然而,磷酸盐不适合用于有低转运性骨病的病人。低转运只能通过骨活检证实。对于高危病人有必要减少甚至停用激素。当然,骨质疏松的治疗应在移植前有效控制包括高磷血症和高PTH。

3. 骨坏死 尤其股骨头坏死,是肾移植术后的严重并发症之一,影响肾移植受者的康复和生活质量,其发生率可高达40%,目前大多数肾移植中心低于10%。由于肾移植前血透已将钙和磷控制在较好的水平,且因CsA等的应用减少了排斥反应而使皮质类固醇用量减少,骨坏死发生率降低至2%。骨坏死的发病机制还不十分清楚,激素治疗是一个主要的致病因素,甲状旁腺功能亢进和肾性骨营养不良也可引起骨坏死。股骨头坏死开始发生的时间平均在移植后12.2个月,髋部受累者80%为双侧性,14%的病人膝受累,14%肩受累。一般表现为髋部疼痛和运动受限,疼痛可涉及膝部,骨坏死可单独影响膝和肩。症状在X线片改变前数月即已出现,磁共振成像是最敏感的早期诊断技术,放射性核素骨扫描可能有帮助,但假阴性率很高。经皮穿刺髓内压测定可显示压力升高和静脉流出受阻,这种异常早于结构性骨坏死。股骨头坏死的治疗较棘手,首先考虑减少或停用激素,在股骨头萎陷前行核心减压可缓解疼痛,但不改变病程。当髋臼软骨明显破坏和股骨头萎陷时,需行全髋关节成形或置换术,以便更好地恢复功能。

扩展阅读

mTOR免疫抑制剂与肿瘤

近年来关于哺乳动物西罗莫司靶蛋白(mammalian target of rapamycin,mTOR)的研究已涉及多学科多领域。mTOR是一种丝/苏氨酸蛋白激酶,在细胞生长、增殖、分化、细胞周期调控等多个方面起到重要作用。mTOR相关的信号通路多个元素的调控异常与肿瘤的发生密切相关,对mTOR信号通路的深入研究对肿瘤的靶向性治疗具有重要意义。mTOR抑制剂如西罗莫司、依维莫司等能够抑制由于该信号通路异常引起的癌基因的转化、肿瘤的生长和肿瘤血管生成。因此器官移植术后已发生肿瘤或具有肿瘤发生高危因素的受者提早使用mTOR免疫抑制剂可以减少肿瘤的发生和提高肿瘤的治愈比例。

结 语

肾脏移植已成为治疗终末期肾病的最为有效的治疗手段，同时在实体器官移植中，肾脏移植数量最多、技术最为成熟。但是肾移植术后长期人/肾存活尤其是十年以上的长期存活如何进一步提高仍然是临床医师研究和探索的热点课题。

术前应严格掌握肾移植适应证和禁忌证，完善的术前准备、熟练的外科操作、术后密切的随访观察及定期监测相应指标、选择合适的个体化免疫抑制剂方案对于预防和治疗各种肾移植术后并发症均显得非常重要。此外，肾移植术后远期并发症主要包括感染、心血管疾病、慢性移植肾肾病、新发/复发移植肾肾炎等。这些并发症多数属于内科并发症，临床医师在早期通过药物及生活方式调整等各种措施来预防一些并发症的发生，此外可以定期随访化验及时诊断和处理已发生的并发症。

而针对各种不同内外科并发症，诊治方案需要全面细致，并注意考虑到肾移植术后这一特殊免疫抑制状态，合理用药，适时调整治疗方案，最终达到改善并延长病人的长期存活。

（陈江华）

参考文献

1. G Karam, T Kälble, A Alcaraz, et al. Guidelines on Renal Transplantation. European Association of Urology, 2013.
2. Abecassis M, Adams M, Adams P, et al. Live Organ Donor Consensus Group: consensus statement on the live organ donor. JAMA, 2000, 284: 2919-2926.
3. Pietrzyk M, Hoffman U, Kramer BK. Chronic allograft nephropathy. N Engl J Med, 2004, 350(12): 1254-1256.
4. Tooher RL, Rao MM, Scott DE, et al. A systematic review of laparoscopic live-donor nephrectomy. Transplantation, 2004, 78(3): 404-414.
5. Delmonico FL. Exchanging Kidneys-Advances in Living-Donor Transplantation. N Engl J Med, 2004, 350: 1812.
6. 黎磊石. 中国肾移植手册. 第2版. Philadelphia: Lippincott Williams & Wilkins, 2009.

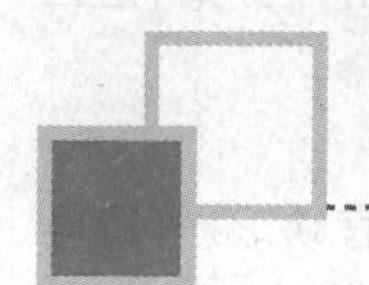

第十四章　肝移植

学习目标：

1. 了解肝移植的历史与现状
2. 掌握肝移植适应证、手术时机与禁忌证
3. 初步掌握肝移植的各种术式
4. 了解肝移植围术期管理与随访
5. 了解肝移植术后并发症的诊治

自1963年Thomas Starzl完成世界首例肝移植以来，临床肝移植(liver transplantation，LT)历经半个多世纪的发展，随着外科技术、影像学及介入技术的不断进展，新型免疫抑制剂的问世，围术期管理水平的提高，肝移植取得了令人满意的效果，成为常规的治疗终末期肝病的有效手段。扩大"供肝池"、免疫抑制剂合理化及个体化应用、原发病复发和肝癌肝移植术后肿瘤复发综合防治将始终是今后移植工作者面临的巨大挑战。

第一节　概　述

一、肝移植历史与现状

1955年，肝移植的概念在医学文献中被首次提出。面对肝移植这个全新的概念，当时的质疑和困惑很多。1956年，美国加州大学的Jack Cannon教授首先提出了肝移植的最初设想并进行动物试验。但由于当时移植的手术技术不够完善，同时也不能很好地克服排斥反应的问题，移植不能确保成功，故而很难在临床上推广应用。1963年，自肝移植的先驱者美国医生Thomas Starzl成功实施全球首例人体肝移植以来，肝移植已经成为公认的治疗终末期肝病的有效手段。术后5年生存率可达到80%以上。来自UNOS的最新数据显示，截至2013年7月，全美肝移植例数已达121 730例，其中尸体肝移植达116 873例，活体肝移植4857例。来自欧洲肝移植注册(European Liver Transplant Registry，ELTR)的最新数据显示，截至2011年12月，欧洲肝移植总例数达93 778例，其中85 134例为成人肝移植，8644例为儿童肝移植。

中国肝移植起步于20世纪70年代，限于当时的条件，在此后10余年均处于停滞状态，直到20世纪90年代初我国肝移植才迎来了第二次高潮。

世界卫生组织2010年全球器官捐献与移植调研结果显示，我国2010年肝移植数量在全球58个数据上报国家中排第二位，仅次于美国，据CLTR提供的数据显示，截至2013年7月，我国总计完成肝移植总例数已近25 000例，术后生存率已接近国外先进水平。活体肝移植在我国起步较晚，近年来获得迅猛发展，数量也在不断增加，已超过1800例，占肝移植总数的7%。

现阶段我国肝移植的整体手术效果明显改善，术后受者生存率已接近国外先进水平，肝移植围术期死亡率已降至5%以下，对不同年份的术后移植物生存率分析发现，自2007年起，移植物的1年生存率>80%。肝癌肝移植受者术后1年、3年、5年累积生存率及无瘤生存率均已接近国外先进水平。随着核苷酸类药物及乙型肝炎免疫球蛋白的广泛使用，肝移植后乙型肝炎的复发得到有效控制。

二、肝移植进展

(一) 解决供肝短缺瓶颈

过去的10年中，等待移植的病人数量持续增长，而用于移植的器官数量却没有得到相应增加。供者短缺是当前全世界肝移植所面临的共同难题，随着受者的不断增多，供者短缺的矛盾越发突出。如何扩大供者池成为目前移植界面临的最大挑战之一。

1989年Strong等利用成人左肝外侧叶对一个胆道闭锁的患儿成功实施了世界首例活体肝移植（living donor liver transplantation，LDLT），成为肝移植发展史的又一里程碑。活体肝移植在东亚地区开展例数最多，全世界近70%的活体肝移植分布于日本、韩国和中国香港、中国台湾地区。随着供者短缺、受者增多矛盾的日益突出及活体肝移植技术的日趋成熟，制定适合中国大陆国情的伦理制度和法律法规以推动活体肝移植的有序进行显得尤为重要。

2010年，原卫生部和红十字总会共同推进中国公民逝世后器官捐献工作，这将有力地促进中国器官移植事业健康有序发展。而如何判定供肝功能、改善肝移植的预后将是今后研究的方向。

此外，近年来，边缘性供肝的使用也成为扩大供肝来源的方法。边缘性供肝的应用势必增加肝移植术后并发症，包括PNF、IPF、排斥反应、血管及胆道并发症、HBV复发等。研究边缘性供肝危险因素及其预防策略有助于临床肝移植的健康发展。

除了积极扩大供者来源外，建立有效的移植前病情评估体系，供者器官进行合理的统一分配对实现供者的合理应用十分重要。如UNOS根据病人终末期肝病模型（model for end-stage liver disease，MELD）评分、年龄、等待时间、血型、是否有肝癌及肝癌分期等综合因素进行排序，提高供肝分配的公平和时效性。目前，中国大陆已建立中国人体器官分配与共享系统（China Organ Transplantation Response System，COTRS），COTRS将严格遵循器官分配政策，实行自动化器官匹配，以病人病情的紧急程度和供受者器官匹配的程度等国际公认医学需要、指标对病人进行排序，通过技术手段最大限度地排除和监控人为因素的干扰。

（二）进一步改善肝移植远期预后

1. 完善肝癌肝移植受者选择标准 无论是西方国家还是我国，肝癌肝移植均占肝移植一定比重，但当前紧缺的供肝资源和术后高复发转移率是影响肝癌肝移植开展的主要障碍。有选择地实施肝癌肝移植，对更多能获得较好预后的肝癌病人尽早实施肝移植，才能达到供肝资源的最合理利用。因此，探索科学合理的肝癌肝移植标准是肝移植领域的研究热点之一。

2. 建立有效的肝移植术后乙肝复发防治体系 慢性乙型肝炎病人行肝移植面临最大问题是肝移植后短期内乙肝高复发率。明确乙肝复发的危险因素、建立预警模型和安全有效的治疗方案，是延长受者生存期的有力措施。

3. 完善肝移植围术期管理

（1）人工肝支持：由于供者器官缺乏，等待肝移植的病人绝大多数在等待过程中因为肝功能衰竭而死亡或丧失最佳移植时机。如何在移植术前稳定肝功能，缓解肝功能衰竭，为移植病人争取宝贵的等待时间和提供尽可能理想的术前准备，是进一步提高手术成功率和受者存活率的重要手段。人工肝支持系统（artificial liver support system，ALSS）是发挥这种桥梁作用最有效的过渡性方法。

（2）围术期肝肾功能评估：围术期肾功能不全关系到手术成功和病人存活，并直接影响免疫抑制方案的选择。研究表明，肝移植术后急性肾功能不全的发生率为39%～56%，有接近1/4的受者系中度到重度的肾功能不全，需肾替代治疗者的病死率升高近10倍。建立围术期评价肾功能的指标将有助于及时预防与治疗、降低死亡率。

根据受者的重要参数变化，建立肝移植预后评分，不仅可预测转归，并且及时指导治疗策略选择，为及时干预提供量化参考，早期预防各种严重并发症的发生。

扩展阅读

3D打印与肝移植

3D打印也称快速成型技术的一种，它是一种以数字模型文件为基础，运用粉末状金属或塑料等可黏合材料，通过逐层打印的方式来构造物体的技术。该技术在珠宝、鞋类、工业设计、建筑、工程和施工（AEC）、汽车，航空航天、牙科和医疗产业、教育、地理信息系统、土木工程、枪支以及其他领域都有所应用。据英国《新科学家》周刊网站报道，来自美国的一家公司已经发明出可以打印微型肝脏的3D打印机，尽管该微型肝脏只有0.5cm厚、4mm见方，却具有真正肝脏的大多数功能。为制造这种肝脏，打印机叠加了约20层肝实质细胞和肝星状细胞，还添加了来自血管内壁的细胞。这些东西形成一张精妙的管道网向肝细胞供应养分和氧气，使细胞组织得以存活5天以上。细胞来自手术或活组织检查中切除的多余组织。相信在不久的将来，该项技术可以有效缓解人体供肝短缺的瓶颈。

结　语

肝移植在半个世纪的发展中已经取得了相当大的成就，对于人类健康事业的贡献与日俱增。特别是近年来，中国大陆的肝移植发展迅猛，不仅在数量上仅次于美国，而且预后也接近国际水平，但仍旧面临着供者短缺、肝癌肝移植、原发病复发等巨大挑战，相信在一代代移植工作者的共同努力下，肝移植一定会给晚期肝病病人带来更大的福音！

（郑树森）

第二节　肝移植适应证、手术时机与禁忌证

肝移植是治疗急性肝衰竭和慢性终末期肝病的有效方法。成功的肝移植需要达到两个主要目标：一是延长病人的生存时间，二是提高病人的生活质量。当前各肝移植中心普遍面临着严重的器官短缺问题，为了合理分配这些稀缺的器官以获得最佳的移植效果，需要严格评估移植候选者，筛选具有适应证且没有禁忌证的病人，选择合适的手术时机进行移植。

美国成人肝移植受者受者中，23.5%的受者为丙型肝炎，其次为肝脏恶性肿瘤，占20.9%，酒精性肝病则占17.6%。根据CLTR的2011年中国肝移植报告显示，在我国成人肝移植受者受者中，72.27%的受者为肝硬化，78.32%的受者为乙型肝炎，这与我国乙型肝炎发病率高相关。肝癌肝移植受者占42.51%，肝癌肝移植受者中，符合Milan标准的肝癌受者占35.10%，合并肝硬化的占79.93%，有乙型肝炎的占88.61%。儿童肝移植中胆道闭锁和Wilson病为主要病因类型，分别占36.8%和23.1%。

一、肝移植适应证

1\. 急性肝衰竭　通常也称为暴发性肝衰竭，是既往没有慢性肝病病史而出现的急性肝功能恶化，包括急性肝衰竭（acute liver failure，ALF）、亚急性肝衰竭（subacute liver failure，SALF）和慢加急性肝衰竭（acute on chronic liver failure，ACLF）。急性肝衰竭病情凶险，在2周内即出现黄疸、凝血障碍，继而发展至脑水肿、肝性脑病、代谢性酸中毒、肾功能不全等。若不行肝移植，病人将因肝衰竭或败血症及多脏器功能衰竭死亡，死亡率为100%。亚急性肝衰竭往往在发病2周后逐渐出现复杂的临床进展，在8周内出现黄疸、凝血障碍等，若不行肝移植病人的死亡率亦接近100%。慢加急性肝衰竭是指在已知或尚未发现的慢性肝病基础上，病人出现以黄疸（血清胆红素≥5mg/dl）和（或）凝血功能障碍（INR≥1.5，或凝血酶原活动度<40%）为最初临床表现的急性肝脏功能损害，发病4周内出现腹水和（或）肝性脑病。在我国，导致急性肝衰竭的病原学因素包括：多种原因引起的肝硬化，甲肝、乙肝、丙肝和血清反应阴性的肝炎等。在西方国家，对乙酰氨基酚等药物中毒是急性肝衰竭的主要原因。而亚急性肝衰竭大都是因服用了特殊药物而诱发的严重肝损伤。慢加急性肝衰竭的病因还包括有酒精性肝病、胆汁淤积性肝病、代谢性肝病、非酒精性脂肪性肝炎等。

妊娠期急性脂肪肝又称产科急性假性黄色肝萎缩，可以发生急性肝衰竭，是妊娠晚期特有的少见致命性疾病。移植肝原发无功能（PNF）是肝移植术后的一个严重并发症，常导致受者发生急性肝衰竭，危及受者生命。以上两种特殊的临床诊断也是肝移植的适应证。

由于很难预测这部分病人有哪些会自行恢复，加之病人的病情可能会突然发生恶化，诊断为急性肝衰竭的病人应尽早转诊到肝移植中心进行移植前评估，做好充分术前准备，随时进行肝移植手术。而一旦病人因脑水肿引发脑干的不可逆改变，包括肝移植在内的任何手段都无法挽救病人。

2\. 慢性肝病引起的肝硬化、门脉高压症　广义上讲，各种慢性肝病引起的肝硬化、门脉高压症都是肝移植的适应证，因为只有肝移植是根治这些疾病的方法。但是这类病人的病情差别很大，并非所有病人一经诊断肝硬化、门静脉高压症就需要进行肝移植手术，应该严格根据病人的病史、体征及辅助检查结果进行评估，合理选择肝移植的手术时机。

在我国现阶段，慢性乙型病毒性肝炎是导致肝硬化、门静脉高压症的最主要原因，丙肝后肝硬化也呈逐年增多趋势。对于尚未发生过门静脉高压症食管胃底静脉曲张破裂出血的病人，主要依据黄疸、肝性脑病、腹水以及Child-Turcotte-Pugh（CTP）评分和MELD评分进行充分评估，年龄≤11岁的儿童应用儿童终末期肝病模型（pediatric end-stage liver disease,PELD)评分系统评估(表 14-1)。CTP 评分≥7,MELD 评分>10,肝功能恶化或出现门脉高压症的并发症如腹水、门脉高压性胃肠道出血、黄疸或脑病等,即应考虑进行肝移植手术。对于已发生过门静脉高压症食管胃底静脉曲张破裂出血的肝硬化病人,即使肝功能处于代偿期,也应考虑接受肝移植治疗。

表 14-1 评分系统

CTP 评分:

因素	1 分	2 分	3 分
肝性脑病	无	中度	重度
腹水	无	轻度	中度
胆红素(mg/dl)	<2	2-3	>3
白蛋白(g/dl)	>3.5	2.8-3.5	<2.8
PT(延长 s)	<4	4-6	>6
INR	<1.7	1.7~2.3	>2.3

CTP 评分:A=5~6,B=7~9,C=10~15

酒精性肝病也是导致肝硬化、肝功能失代偿的重要原因。长期酗酒会导致肝脏损伤后修复瘢痕形成最终导致肝硬化肝功能失代偿。这些病人可同时合并乙肝或丙肝感染相关性慢性肝病,更易进展至肝功能失代偿期。戒酒可有效阻止疾病进展,而移植后继续饮酒会导致移植肝功能受损。因此大多数移植中心要求酒精性肝病病人至少戒酒 3~6 个月,CTP 评分≥7、出现过食管胃底静脉出血或者自发性细菌性腹膜炎的病人可进入移植等待名单。

巴德-吉利亚综合征(Budd-Chiari syndrome,BCS)、药物性肝硬化、单发的自身免疫性肝硬化或合并原发性胆汁性肝硬化(primary biliary cirrhosis,PSC)/原发性硬化性胆管炎(primary sclerosing cholangitis,PBC)也是肝移植适应证。

MELD 评分:

MELD 评分=0.957×Ln(肌酐 mg/dl)+0.378×Ln(胆红素 mg/dl)+1.120×Ln(INR)+0.643

PELD 评分:

PELD 评分=(0.436×年龄)-(0.687×Ln(白蛋白 g/dl))+(0.480×Ln(胆红素 mg/dl)+(1.857×Ln(INR))+(0.667×生长停滞)×10

注:年龄<1 岁为 1 分,年龄>1 岁为 0 分;生长停滞状态低于平均水平 2 个标准差以上为 1 分,否则为 0 分。

3. 病毒性肝炎相关性慢性肝病　慢性乙型肝炎感染是亚洲及非洲慢性肝脏疾病流行地区的最常见病因,也是全球肝炎死亡最常见的原因。在我国,乙型肝炎相关性慢性肝病是肝移植的常见适应证。肝移植术后早期乙型肝炎复发导致移植肝功能受损是移植术后令人头疼的问题,但目前有效的核苷类抗病毒药物和人乙型肝炎免疫球蛋白(HBIG)能很大程度上避免移植术后乙肝复发。

丙型肝炎相关性慢性肝病是西方国家中最常见的肝移植适应证。美国大约有 500 万人感染丙型肝炎,其中近 20% 的病人存在慢性炎症损伤,并逐渐进展至肝硬化和肝衰竭。了解移植前的丙肝病毒载量及其基因型有助于预测肝移植预后。因为失代偿性丙肝相关性慢性肝病无法耐受干扰素治疗,同时高病毒载量的病人移植后丙肝复发风险更高。根据国际肝移植协会(International Liver Transplantation Society,ILTS)指南,丙肝病人在等待肝源期间,如果 CTP 评分在 8~11 分可考虑抗病毒治疗,但其副作用发生率亦很高。病人在移植期间存在病毒血症,移植术后更易出现丙肝复发。慢性丙型肝炎感染的另一个重要的风险是进展为肝细胞癌(hepatocellular carcinoma,HCC)。美国统计表明 20 世纪 60~70 年代美国丙型肝炎大流行导致目前 HCC 发病率的上升。

4. 肝脏恶性肿瘤　肝硬化病人每年有 2%~8% 发生 HCC。肝移植已经成为早期 HCC 的主要治疗手段,因为肝移植不仅治疗 HCC,还能降低复发的风险,并且可以治疗肝硬化相关的并发症。对于 HCC 病人实施肝移植的适应证仍存在争议,目前肝癌肝移植的选择标准有很多。在国际上,HCC 的移植标准主要参考 Milan 标准、加州大学旧金山分校(University of California at San Francisco,UCSF)标准和匹兹堡标准。其他尚有 Turkey 标准、Berlin 标准、东京 5-5 标准、京都标准、Asan 标准等。采用以上标准的 HCC 病人实施肝移植均取得了较好的预后。这些标准主要是基于肿瘤大小、个数、血管侵犯等影像学指标而建立。

在国内,许多移植中心正致力于建立中国的肝移植标准,期望能适当扩大 Milan 标准而又能获得较好的移植效果。浙江大学医学院附属第一医院肝移植中心结合 10 余年的研究成果提出了肝癌肝移植杭州标准,该标准认为,HCC 肝移植受者应符合以下条件:累计肿瘤直径≤8cm,或累计肿瘤直径>8cm,但术前血清甲胎蛋白≤400ng/ml 且肿瘤组织学分级为高或中分化。加州大学洛杉矶分校肝移植中心 Busuttil 教授和香港大学玛丽医院范上达教授对杭州标准给予肯定。肝移植已经成为治疗HCC的重要手段，但因供者短缺、术后肿瘤复发风险高，对受者的选择标准格外严格。Milan标准可能会使部分适合接受肝移植并得到良好疗效的肝癌病人错过接受移植的机会，也不太适用于活体供肝肝移植受者的筛选。杭州标准的建立，突破了肿瘤直径5cm的限制，并增加甲胎蛋白和肿瘤组织学分级作为限制条件，扩大了肝癌肝移植手术指征（表14-2）。

表14-2　肝癌肝移植标准

标准名称	标准内容
Milan标准	单个肿瘤结节，直径不超过5cm；多结节者不超过3个，最大直径不超过3cm，无大血管浸润，无淋巴结或肝外转移
UCSF标准	单一肿瘤直径≤6.5cm；肿瘤数目≤3个，每个肿瘤直径≤4.5cm，累积肿瘤直径≤8cm；无肝内大血管浸润；无肝外转移
Turkey标准	无肝外转移侵犯；无大血管侵犯；腹水中没有癌细胞
Berlin标准	没有血管侵犯；单个肿瘤不考虑直径；多个肿瘤总直径≤15cm和最大直径≤6cm
京都标准	肿瘤数目≤10个，肿瘤最大直径≤5cm，PIVKA-Ⅱ≤400mAU/ml
Asan标准	肿瘤数目≤6个；最大肿瘤直径≤5cm；无大血管侵犯
杭州标准	累计肿瘤直径≤8cm，或累计肿瘤直径>8cm，但术前血清甲胎蛋白≤400ng/ml且肿瘤组织学分级为高或中分化

由于大多数适于肝移植的肝癌病人的肝功能尚好，如果单纯依据肝功能状态分配移植肝，会导致肝癌病人无法及时接受肝移植手术。目前国际上公认的做法是根据肿瘤分期的不同可以给予其不同程度的优先，例如美国的UNOS系统对T1期病人的MELD评分增加20分，T2期增加24分。在等待肝移植的同时，可行经肝动脉化疗栓塞（transarterial chemoembolization，TACE）或射频消融对肿瘤进行治疗，以达到更好的疗效。

其他适用肝移植的不常见肝脏原发肿瘤包括上皮样血管内皮细胞瘤和肝母细胞瘤。由于肝脏转移瘤预后差，一般不作为肝移植的适应证。但是，切除原发灶后的神经内分泌瘤可能有较好的移植预后。

5. 胆汁淤积性肝病　原发性胆汁性肝硬化（PSC）是一种胆汁淤积、胆管炎症损伤的自身免疫性肝病，是导致慢性肝功能衰竭的原因之一，表现为自身免疫指标阳性和免疫抑制剂治疗有效，多见于女性，肝移植数年后可复发，但疾病一般进展不到需二次移植程度。原发性硬化性胆管炎（primary biliary cirrhosis，PBC）也是自身免疫性疾病，多见于男性，进展缓慢，胆汁淤积数年后可见肝内和肝外胆管瘢痕形成。约90%溃疡性结肠炎病人合并原发性硬化性胆管炎，少部分（<10%）病人会恶变发生胆管癌。如果反复发作的胆管炎症状影响了病人的生活质量，需要反复经内镜或经皮胆汁引流，或者存在胆汁淤积性神经病变及严重的代谢性骨病，可考虑进行肝移植治疗。

在儿童胆汁淤积性肝病中，需行肝移植的最常见原因是先天性胆道闭锁和硬化性胆管炎，胆道闭锁是儿童肝移植的首要病因（60%～70%），肝移植是先天性胆道闭锁发展至终末期唯一有效的治疗手段。肝门空肠吻合（Kasai）手术是病人在接受肝移植以前的一种过渡性治疗，术中需特别注意肝门

扩展阅读

先天性胆道闭锁（congenital biliary atresia）是先天性疾病中最常见的畸形之一，是导致新生儿梗阻性黄疸并需手术治疗的疾病。先天性胆道闭锁的病因目前尚不清楚，临床上典型病例常为足月产婴儿，在生后1～2周内往往被家长和医生视作正常婴儿，大多数并无异常，粪便色泽正常，黄疸一般在生后2～3周逐渐显露，有些病例的黄疸出现于生后最初几天，可能误诊为生理性黄疸。当粪便变成棕黄、淡黄米色，以后成为无胆汁的陶土样灰白色，尿色加深至红茶色；同时患儿出现进行性加重的黄疸、腹胀、肝肿大、腹水等，结合辅助检查可以明确诊断胆道闭锁。部分诊断明确的先天性胆道闭锁患儿可以行葛西手术（Kasai portoenterostomy），但部分患儿因术后无胆汁或者胆汁分泌不足而仍有黄疸，而无法行葛西手术的患儿终究会发展至肝硬化进而至肝衰竭而死亡，此时唯有行肝移植。

纤维块的剥离及肝门空肠重建，这是手术中最重要的部分。无论既往是否曾接受过 Kasai 手术，此类病人大部分需接受肝移植。其他可以导致肝硬化、肝功能失代偿的需行肝移植的胆汁淤积性肝病包括 Alagille 综合征和 Byler 病。

6. 代谢性肝病　代谢性肝病可导致肝功能失代偿和不可逆损害，是肝移植适应证之一，包括 Wilson 病、遗传性血色病、α_1-抗胰蛋白酶缺乏症等。由于这类疾病还影响其他器官系统，因此肝移植前需评估有关的系统，以排除妨碍肝移植的系统性疾病。其他影响肝外器官功能，但肝脏合成功能仍完好的代谢性疾病，如 1 型高草酸尿症或家族性高胆固醇血症也是肝移植适应证，移植后有关的代谢障碍将得到纠正。在儿童中，具备肝移植适应证的代谢性疾病是尿素循环缺陷、Criggler-Najjar 综合征、高酪氨酸血症和囊胞性纤维症等。

扩展阅读

肝豆状核变性（hepatolenticular degeneration, HLD）由 Wilson 在 1912 年首先描述，故又称为 Wilson 病（Wilson Disease, WD）。肝豆状核变性是一种常染色体隐性遗传性疾病，以铜代谢障碍引起的肝硬化、基底节损害为主的脑变性疾病为特点。本病通常发生于儿童和青少年，少数成年期发病。发病年龄多在 5～35 岁，男性多于女性。病情缓慢发展，可有阶段性缓解或加重，亦有进展迅速者。根据青少年起病、典型的锥体外系症状、肝病体征、角膜 K-F 环和阳性家族史等诊断不难。如果 CT 及 MRI 有双侧豆状核区对称性影像改变，血清铜蓝蛋白显著降低和尿铜排出量增高则更支持本病。对于诊断困难者，可行肝脏穿刺做肝铜检测。

7. 其他疾病　复杂多囊肝（伴或不伴肾病）伴发出血、感染、疼痛、巨大囊性扩张、门脉高压症、胆道梗阻和恶变是肝移植适应证。肝包虫病等及各种引起肝功能衰竭的疾病也是肝移植的适应证。非酒精性脂肪性肝炎（non-alcoholic steatohepatitis, NASH）是肝硬化的另一个原因，其组织学特征表现为脂肪浸润、炎症反应和与之相关的肝脏损伤和纤维化。近年来，我国 NASH 的发病率也有所升高，成为肝移植适应证之一。

表 14-3 总结了肝移植的适应证。

扩展阅读

肝移植时代的门静脉高压症治疗。门静脉高压症是慢性肝病、肝硬化的主要并发症之一，目前公认肝移植是唯一能去除病因，彻底根治肝硬化门静脉高压症的手术。肝移植的安全性、根治性和良好的远期效果已为人们所接受。在肝移植时代对于肝硬化门静脉高压症病人的治疗，传统的断流和分流手术仍然具有相当重要的地位。肝功能代偿较好（Child A 级或部分 B 级）的肝硬化病人通常不具备肝移植指征，传统的断流和分流手术可以使病人获得较满意的生存期和生活质量。需要指出的是，无论是门体断流手术还是各种分流手术都会在腹腔内形成粘连，给以后的腹腔手术，包括肝移植造成一定的困难。为了根据病人的具体情况制订个体化的治疗方案，我们应该为病人提供各种治疗手段，包括综合内科治疗、内镜治疗、介入治疗及外科治疗，无论采取何种治疗手段，对肝硬化门静脉高压症病人的处理必须要考虑到病人将来可能接受肝移植的前景。

表 14-3　肝移植适应证

肝移植适应证
急性/亚急性/慢加急性肝衰竭
各种病原引起的肝硬化
病毒性肝炎
药物性肝损伤
酒精性肝病
胆汁淤积性肝病
代谢性肝病
非酒精性脂肪性肝炎
妊娠期急性脂肪肝
移植肝原发性无功能
慢性肝病引起的肝硬化、门脉高压症
乙肝后肝硬化
丙肝后肝硬化
自身免疫性肝硬化
酒精性肝硬化
巴德-吉利亚综合征
药物性肝硬化
血吸虫病性肝硬化
隐原性肝病
胆汁淤积性肝病
原发性胆汁性肝硬化
原发性硬化性胆管炎

续表

继发性胆汁性肝硬化
胆道闭锁
Alagille 综合征
Byler 病
肝脏恶性肿瘤
肝细胞癌
胆管细胞癌
上皮样血管内皮细胞瘤
肝母细胞瘤
神经内分泌肿瘤(原发灶已切除)
代谢性肝病
肝豆状核变性
遗传性血色病
α_1-抗胰蛋白酶缺乏症
1 型高草酸尿症
家族性高胆固醇血症
糖原累积症
半乳糖血症
Criggler-Najjar 综合征
高酪氨酸血症
囊性纤维化
其他
复杂多囊肝
非酒精性脂肪性肝炎

二、肝移植手术时机

肝移植手术时机的选择除了要考虑供肝来源的因素,还应综合分析病人的病因、病程、肝功能代偿状况、合并症的存在等多种因素。术前肝功能情况愈差,术后并发症愈多,恢复时间愈长,医疗费用也愈高。因此,我们应对我国肝移植受者预后进行科学的分析评估,建立完善的供者器官分配体系标准,保证受者具有公平合理的器官获取权,适时掌握肝移植手术时机。

对于急性肝衰竭、亚急性肝衰竭、慢加急性肝衰竭等急症病人,因病情危急,随时可能危及病人生命。如无手术禁忌证,应为这些病人尽早实行肝移植手术,以及时挽救病人的生命。此时因肝脏功能恶化不能维持人体的需要,在接受移植前许多病人还需要接受"人工肝"支持治疗,暂时替代肝脏的部分功能,改善病人的一般状况,为肝移植创造更好的条件。

对于良性终末期肝病,选择适当的手术时机是手术成功与否的关键问题。最好的手术时机是病人肝功能进入失代偿期,但尚能耐受手术。一般认为良性终末期肝病,当出现下列情况之一时,即应考虑实施肝移植:

1. 出现一种或多种并发症:食管胃底曲张静脉破裂出血、顽固性腹水、肝肾综合征、肝性脑病、自发性腹膜炎、严重凝血功能障碍等。

2. 严重影响生活质量,如难以控制的瘙痒、严重嗜睡、严重慢性疲劳和进行性营养不良等。

对于肝脏恶性肿瘤病人手术时机的选择目前仍有较大争论,主要是由于如果选择了肝癌晚期无法切除的巨大肿瘤和肝内多发性肿瘤病人,术后免疫抑制剂的大量应用,会导致肿瘤的复发或远处转移。国内外大量报道小肝癌合并肝硬化肝移植术后远期存活率与良性肝脏疾病相近,因此小肝癌合并肝硬化应尽早实施手术,以免肿瘤远处转移丧失移植手术机会。对于无肝外转移的进展期肝癌,已失去手术切除或其他治疗的可能性,遵循不提倡、不优先移植的原则,虽然术后复发率较高,一般认为只要经济条件许可,有适当供者,为延长生命,提高生活质量,也可以考虑肝移植手术。

三、肝移植禁忌证

(一)绝对禁忌证

1. 重要器官功能障碍不能耐受移植手术　如肺、心、脑、肾等严重疾病。

肝肺综合征(hepatopulmonary syndrome, HPS)导致的严重肺动脉高压或低氧血症会给肝移植造成巨大风险。平均肺动脉压(pulmonary arterial pressure, PAP)≥50mmHg 术后死亡率为 100%,是肝移植的绝对禁忌证。氧气依赖的慢性阻塞性气道疾病和晚期肺纤维化是肝移植禁忌证。

有症状的冠心病、严重的心室功能障碍、晚期心肌病、严重的心脏瓣膜疾病和主动脉瓣狭窄心室功能差者,严重脑水肿是肝移植禁忌证。

2. 酗酒和药物滥用　对于大多数移植中心,戒酒是移植前的必要条件,至少戒酒 3~6 个月,急性酒精性肝炎是移植禁忌证。戒酒不仅可能使肝脏急性损伤得以恢复,还为精神评估和术前准备提供了机会,并减少移植后再次酗酒。约 20%~26% 的病人在移植后 4.5 年再次酗酒,这将严重影响移植肝的存活时间。滥用鸦片、镇静剂和大麻类药物的病人是移植禁忌证,这些病人需要全面的精神评估和治疗。

3. 难以控制的全身性感染　除肝脏本身感染如胆管炎外,系统性感染、无法控制的全身性细菌和真菌感染是肝移植绝对禁忌证,应该在移植前彻底治愈才能进行肝移植。

4. 肝脏恶性肿瘤伴肝外远处转移

5. 肝外恶性肿瘤　肝外恶性肿瘤病人至少需要5年无瘤期才可考虑行肝移植。

（二）相对禁忌证

1. 年龄　由于高龄伴随着更大的心肺风险，因此年龄是肝移植的相对禁忌证。老年病人需要全面的术前评估以排除绝对禁忌证，如严重心肺疾病和恶性肿瘤。65岁以上的病人移植术后1年和5年存活率与年轻病人相比明显降低。

2. 肥胖　由于病态肥胖病人（BMI>40）相关的心血管疾病发生率明显升高，导致移植后长期生存率降低，BMI>35的肥胖病人在不同的移植中心有个体化的处理方法。因此肥胖是肝移植的相对禁忌证。

3. 获得性免疫缺陷综合征（acquired immune deficiency syndrome，AIDS）　早期，由于担心HIV感染病人应用免疫抑制剂后可能导致艾滋病进展，艾滋病曾经是肝移植绝对禁忌证；但是，随着高效抗逆转录病毒药物的应用，病毒控制率得以提高，艾滋病病人现在可以有选择地接受肝移植。艾滋病病人的肝移植绝对禁忌证包括多种药物耐受的不可控艾滋病毒、脑白质病、重度营养不良、需要生命支持和存在机会性感染者。艾滋病病人行肝移植需要与艾滋病专家协作进行。

4. 复杂手术史　既往上腹部复杂手术史将会延长肝移植手术时间、增加失血量和手术相关并发症，属于相对禁忌证。

5. 其他疾病　门静脉血栓形成或门静脉海绵样变性曾经被认为是禁忌证，现已成为肝移植的相对禁忌证。胆管细胞癌曾是肝移植适应证，但因为预后差已被视为相对禁忌证，尤其是对于晚期病人。

结　语

随着器官供需矛盾不断加重，合理选择肝移植受者，选择恰当的手术时机对于提高肝移植的疗效非常重要。目前在肝癌肝移植等方面还存在诸多争议，我们应该根据国内外先进经验，综合分析供肝来源、受者的原发病、合并症等多种因素，对肝移植受者预后进行科学的评估，建立适合中国国情的完善的器官分配体系。

（朱继业）

第三节　尸体供肝肝移植

尸体供肝肝移植是临床最常见的肝移植类型，根据供肝完整性的差别，可进一步分为全肝移植、减体积肝移植、劈离式肝移植。

一、全肝原位移植

全肝移植是指移植物为结构完整的整个肝脏，肝脏为人体内最大的单个实质器官，从伦理学立场出发，全肝移植必定属于尸体肝移植，是开展最早、应用最广的肝移植。绝大多数的全肝移植为原位肝移植，即在切除受者原有病损肝脏基础上重新植入一完整供肝，故此，全肝移植的医学技术属性可概括为同种异体原位尸体全肝移植；根据是否保留受者原有肝后下腔静脉，其又可分为经典式肝移植和背驮式肝移植两种术式。

1963年3月1日，Thomas Starzl施行了人类首例经典原位肝移植，病人为患先天性胆管闭锁的3岁男孩，病人于手术完成前死亡；此后4年间，其共施行7例临床肝移植，受者最长存活时间仅有23天；1967年，Thomas Starzl终于成功完成了1例肝移植并使病人获得长期存活。其后，经典原位肝移植长时间作为标准肝移植技术，1983年前临床肝移植均采用该经典技术；1989年Tzakis教授才系统描述了背驮式肝移植技术（piggyback technique）。

随着外科技术的不断进步、新型免疫抑制剂的应用和器官保存技术的发展，目前良性疾病全肝移植1年存活率超过85%，5年存活率超过70%，其已成为治疗众多肝脏疾病的有效手段。在整整半个世纪中，肝移植经历了尝试、确立、发展与成熟的艰苦历程而最终凝练成了如今的肝移植技术。

（一）术前评估与术前准备

1. 术前评估　肝移植受者多伴发肝功能失代偿及全身多脏器功能受累，且病情时有突发或急进性变化，详尽、动态的术前评估既是术前诊疗的需要，也是提高手术安全性的客观要求。肝移植受者术前评估应包括：原发疾病的诊断与功能评价、手术适应性评价及手术解剖学评价；其评价方法包括：病史、体格检查、实验室检查、影像学检查、内镜检查及功能性检查等。

（1）原发疾病的诊断与功能评价：肝移植适应证疾病种类可概括为：急性肝衰竭、慢性肝病引起的肝硬化、门脉高压症、病毒性肝炎、胆汁淤积性肝病、肝脏恶性肿瘤、代谢性肝病及其他疾病。临床诊疗中,应对肝移植候选受者的原发肝脏疾病进行缜密诊断,并评价病损肝脏的功能状态。病毒性肝炎是我国肝移植的最主要适应疾病,对此类病人应动态监测其病毒学标识、复制水平及疾病进展态势,予以必要的干预或治疗;例如,乙肝感染者术前HBV-DNA呈高复制水平为肝移植术后乙肝复发的危险因素,移植等待期间采用适当的抗HBV核苷类似物治疗则有助于降低复发风险。各种慢性肝病并发的原发性肝癌病例约占我国肝移植总数的40%,移植术前应对其仔细评估与妥善治疗,治疗应注意把握安全性、有效性与功能性的统一。

(2) 全身状态评估:全身各脏器受累是晚期肝病的重要临床特征,移植候选受者多应接受胃肠、心、肺、肾、脑等重要器官的疾病筛查及功能评价,而营养状态、内分泌功能(胰岛、甲状腺等)的评价亦常不可或缺。感染是肝功能衰竭的常见并发症及肝移植受者术后早期死亡的最主要原因,因此应对合并感染的移植受者进行病原学及感染病情的全面评价。应依据病人病情施行有序、递进式排查。

(3) 社会心理评估:在原发疾病的诊断与功能评价的基础上,应对移植候选受者进行系统的手术适应性评价。从伦理与公众利益角度看,供器官(直接或间接)属于社会资源,因此,在手术适应性评价时应既考虑适应要素,又考虑禁忌要素;充分考量手术禁忌证是确保手术成功与疗效的重要前提。例如,对酒精性肝病病人,需要评价其酒精依赖程度及戒断时间等,以预测病人回归社会的可能性及移植肝丢失风险。在我国,针对移植候选受者开展社会心理评价及经济状况评估易被忽视,应予以重视。

(4) 手术解剖学评价:肝移植是一种复杂的高侵袭性腹部手术,针对移植候选受者进行解剖学评价是顺利、成功施行手术的关键。四期强化薄层CT扫描与重建是准确施行解剖学评价的常用方法,对比剂过敏者可选用MRI检查。外科医师应对影像学检查资料进行认真判别与分析,与影像医师联合阅片有助于获得更多、更准确的解剖学信息,而外科团队的集体讨论有助于制订更合理的手术预案。

对移植候选受者应仔细进行身体测量(胸围、腹围及上腹前后、左右径),以评估其接受供肝的允许容积。对曾接受过上腹部手术的移植候选者应仔细询问病史,调阅病历资料,预判肝移植手术难度及病肝切除完成时间;对曾接受肝切除者还应综合预判接受供肝的允许容积。

2. 术前准备　全肝移植属亚急诊手术,其供肝来源于脑死亡或心脏死亡的供者,一旦确定合适供者,即应启动移植受者的术前准备,为缩短冷保存时间,其术前准备应务求联动、快速与高效。

术前准备包括受者术前准备和手术相关事项准备两个方面。前者主要内容包括:禁食水、清洁皮肤与肠道、必要的检查与评价(备血、血气分析、凝血功能检查、感染评价或筛查以及必要的紧急会诊等);后者包括:组建手术团队(通知与人员调集)、药品、血液及血液制品的准备、设备与手术器材准备(转流设备与耗材、血液回收设备、特殊器械等)。

(二) 全肝移植术

1. 经典原位肝移植(standard orthotopic liver transplantation)　经典原位肝移植是将肝后下腔静脉连同受者病肝一起完整切除,将供肝肝上、肝下下腔静脉与受者下腔静脉残端吻合的手术方式。

(1) 体位及切口选择:病人取仰卧位,胸背部可置放扁枕以改善开腹后肝脏的暴露。沿两侧肋缘下做弧形切口,切口右侧端达右侧腋中线,切口左侧端达左侧腹直肌外侧缘或左侧腋前线,附加上腹正中切口并与上述弧形切口交汇,因其形似Mercedes-Benz汽车车标而惯称为"奔驰"切口(图14-1)。该切口可获肝脏区域的充分暴露,最常采用;为保证术者对肝上下腔静脉有良好视野,常需切除部分或全部剑突。为避免切口特别是交汇区血运不良,弧形切口不宜过于靠近肋弓且宜将切口交汇点降低;为此,某些移植中心已将"奔驰"切口转换为倒"T"型切口。

手术切口应依据病人情况与手术需求妥善选取。对于便于显露的病例或供肝容积较小情况,也可尝试采用反"L"切口;肝移植受者或曾接受过上

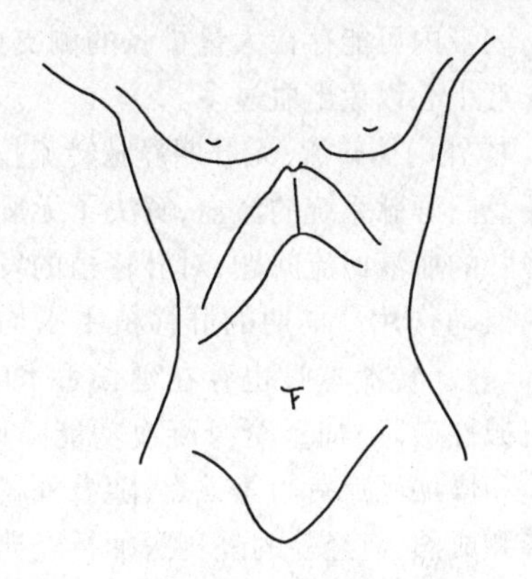

图14-1　肝移植手术常用的"Mercedes-Benz"切口

腹的肝脾手术，此时应结合原手术切痕设计手术切口，且应努力借用原手术切口；对接受多次肝脏手术的病人，偶需采用右上腹胸腹联合切口。

（2）病肝切除：受者病损肝脏全部切除是原位肝移植术的基本组成和关键环节。术前应根据病人病情与病变性质或特点认真设计手术方案，术中应从始至终认真控制出血，肝切除离断部位的保留侧与切除侧应有区别地予以妥善处理，以提高手术的安全性及其效率。对于解剖困难的复杂病例更应有序完成手术操作，做到由浅入深、由易到难、由简单到复杂、由危险到不危险；对于肝脏恶性肿瘤的肝移植手术操作应有别于良性肝病病例，减少对肝脏的搬动及对肿瘤区域的挤压。

肝移植全肝切除术主要包括两组操作：①全肝周韧带或间隙的切断与分离。②第一、二肝门区功能结构的解剖与切断。不同术者针对不同病例的具体操作有所差别，但宜有序进行。通常的操作程序多由肝前、肝左间隙入手（A），然后过渡至右肝上、右肝下及肝后间隙（B），进而施行第一、第二肝门区解剖及重要管道的处理（C）。施行A、B步骤后即完成了全肝游离。对于肝癌病例，推荐选用A、C、B顺序，以减少操作时肿瘤区的血流灌注。具体操作步骤如下：

以电刀切开镰状韧带直到肝上下腔静脉水平，切断左冠状韧带、左三角韧带及肝胃韧带以使左半肝完全游离。解剖第一肝门，依次切断肝左动脉、肝右动脉和胆总管。充分游离门静脉主干，汇入门静脉的细小属支须结扎切断。完成第一肝门解剖后，助手将肝脏移向左侧，离断右冠状韧带、右三角韧带、肝结肠韧带及肝肾韧带，结扎并切断右肾上腺静脉。切开下腔静脉表面的腹膜，将肝后下腔静脉自腹膜后完全游离，至此，肝脏已完全游离。由于肝移植受者往往存在凝血功能障碍、血小板水平低且肝周韧带内可能存在大量扩张的侧支血管，游离时应非常小心以免出血过多。

（3）体外门体转流：无肝期静脉转流技术可减轻体循环及门静脉系统的淤血，解决了无肝期肠道及下腔静脉的血液回流问题，对肝移植的发展起到了极大的推动作用。早期的肝移植手术均采用这一技术，但静脉转流本身也存在延长手术时间、对血小板机械性破坏、加重全身凝血功能障碍、增加感染风险和增加医疗费用等缺点，随着外科技术的不断完善和成熟，有经验的外科医师行经典式肝移植时可将无肝期控制在30～40分钟之内，目前多数移植中心已采用不转流的肝移植技术。但是，对于术前伴有严重肝肾综合征、活动性消化道出血、心脏疾病、阻断试验血流动力学不稳定、肝脏周围粘连广泛而游离困难和预计无肝期较长的病例，应用静脉转流技术仍会给病人带来好处。

体外静脉-静脉门体转流的方法：分别于股静脉、门静脉和腋静脉置管，通过离心泵将门静脉和下腔静脉的血液转流至腋静脉，回流入心脏（图14-2）。也可通过右颈内静脉插管代替腋静脉插管。

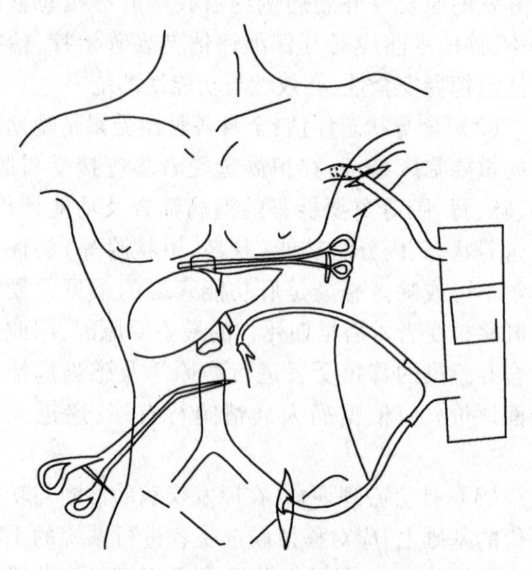

图14-2　体外静脉-静脉转流

（4）移植肝植入：依次钳夹门静脉、肝下下腔静脉、肝上下腔静脉，注意使血管处于正常的解剖位置，避免血管扭转，靠近肝脏切断血管，移除病肝。对于腹膜后的出血可予以缝合止血。分别以3-0、4-0、5-0 Prolene缝线依次吻合肝上下腔静脉、肝下下腔静脉和门静脉，吻合方式采用两点固定连续外翻缝合（图14-3）。行肝下下腔静脉吻合时需用每升含25g白蛋白的生理盐水或林格氏液灌洗门静脉，以排出移植肝中的空气并稀释血管内的高

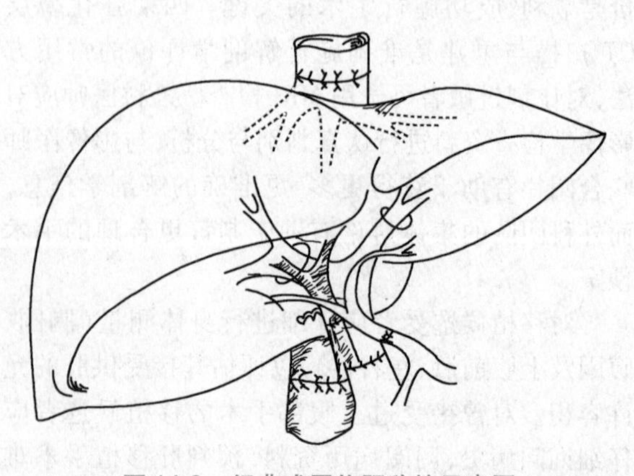

图14-3　经典式原位肝移植示意图

钾保存液。门静脉吻合完毕打结时应保留门静脉直径3/4的长度作为生长因子,以避免门静脉狭窄。之后开放移植肝血流,开放移植肝血流的顺序目前仍存在争论,迄今为止,尚无随机对照试验表明哪种开放方法最佳,可减轻再灌注综合征的严重程度。需要注意的是,开放门静脉应缓慢进行,注意观察心电图的监测结果,以避免心跳骤停。

虽然肝动脉只提供肝脏约25%的血流,但胆管的血供完全来自肝动脉系统,因此肝动脉重建的成功与否对于保证移植肝功能至关重要。最常用的肝动脉重建方式是将供者肝总动脉与脾动脉的分叉修剪成Carrel补片,受者肝总动脉发出胃十二指肠动脉和肝固有动脉的分叉成型为Carrel补片,以7-0 Prolene缝线将两个补片行端端连续外翻缝合。

肝动脉的解剖变异比较常见,最常见的解剖变异是起源于胃左动脉的变异肝左动脉和起源于肠系膜上动脉的变异肝右动脉。当供肝存在变异肝左动脉时,仅需将供肝的腹腔动脉干与受者肝动脉吻合即可,并不增加动脉吻合口的数量,但在供肝修整时要注意仔细分离供肝的胃左动脉和变异肝左动脉,小心结扎其细小分支,避免损伤血管壁,以免恢复动脉血流后出血或形成血栓。供肝存在变异肝右动脉时往往需要重建,可采用肠系膜上动脉形成的Carrel补片,根据其口径将其与供者脾动脉或胃十二指肠动脉吻合,吻合可在供肝修整时进行或再灌注后进行均可,吻合时注意血管的方向避免扭曲,以防止术后肝动脉血栓形成。此外,肝动脉还存在其他多种少见的变异情况,如肝右动脉起源于胃十二指肠动脉、肝左动脉起源于腹主动脉等,应根据具体情况灵活选用动脉重建方式,原则上要保证整个肝脏的动脉血液供应。

有些情况下受者肝动脉不能被利用,如肝动脉血栓形成所致的再次肝移植、术前多次栓塞治疗导致肝动脉狭窄或闭塞、术中操作不当所致的肝动脉损伤等,此时可根据具体情况选择受者腹腔干、脾动脉、腹腔干上方的腹主动脉或肾动脉开口以下的腹主动脉与供者肝动脉做吻合,血管长度不够时可间置供者髂动脉作为动脉通道。无论采用上述哪种方式进行动脉重建,均会增加手术的复杂性和手术时间,因此术前通过CT或MR详细评估受者的血管条件,制订详细的手术方案极其重要。

胆道重建一般采用供受者胆管对端吻合,注意对胆管周围组织不要做过多游离,以免破坏胆管供血,将胆管修剪至合适的长度也非常重要,胆管过长容易造成术后早期胆管阻塞,过短容易导致胆漏或胆管狭窄,另外供者侧胆管不宜保留过长。当受者原发疾病为肝门部胆管癌、原发性硬化性胆管炎、先天性胆管闭锁或其他各种原因导致的受者胆管不能利用时,通常需采用胆管空肠Roux-en-Y吻合术,距Treitz韧带远端约20cm切断空肠,建立一段约40cm的空肠Roux-en-Y臂,行胆管空肠端侧吻合,一般不需要放置胆管引流。

是否需要留置“T”型管存在争论,使用“T”型管将胆汁引流出体外,医生可直接观察胆汁的分泌量、颜色、性状,协助判断移植肝功能,可使胆管减压从而降低胆漏的发生率。但目前绝大多数学者认为不需要使用“T”型管,因为“T”型管本身会引起脱出、移位、阻塞胆管、导致Oddis括约肌痉挛、拔出“T”型管时胆漏等并发症,增加了胆管并发症的发生率。

胆管吻合可采用间断吻合、连续吻合、后壁连续前壁间断吻合的吻合方式,缝线可以选择6-0或7-0的PDS缝线或Prolene缝线,迄今尚无可靠的证据表明哪种吻合方式、哪种缝线具有明显的优势,目前多选择6-0 Prolene缝线做间断吻合或后壁连续前壁间断吻合。

如果供者或受者胆管直径较小,可以对较细的胆管进行侧切,如果两者直径均较小,可对两段都进行侧切,然后再行端端吻合,这样可以补偿缝合时造成的管腔损失,防止缝线的狭窄效应。如果供者或受者胆管的直径过大,可将其以6-0 Prolene缝线间断或连续缝合,关闭部分管腔,然后行常规端端吻合。

2. 背驮式肝移植(piggyback liver transplantation) 与经典肝移植术的不同之处在于切除病肝时保留肝后下腔静脉,将供肝的肝上下腔静脉与受者肝静脉吻合或供受者下腔静脉侧侧吻合。该术式简化了供肝植入的手术操作,术中仅部分阻断下腔静脉,对病人无肝期血流动力学影响较小,不需要静脉转流,肾功能损害较轻。

(1) 病肝切除:其基本步骤与经典肝移植术相同,区别在于游离下腔静脉时不是自下腔静脉后方将其与腹膜后组织游离,而是于下腔静脉前方解剖第三肝门,结扎切断所有的肝短静脉直至第二肝门三支肝静脉根部,将肝脏与下腔静脉完全分离。当整个肝脏或者尾状叶巨大,或者病人既往有上腹部手术史时,游离第三肝门时可能会遇到困难,此时可先切断门静脉再进行分离,这样可以简化操作并减少出血,为避免长时间门静脉阻断造成的严重胃肠道淤血,可切断门静脉后行临时性门腔分流术。

此外,也可以选择结扎门静脉左支或右支,同时离断同侧肝静脉,然后游离肝短静脉,这样可以避免肠道严重淤血。

(2)供肝植入:与经典肝移植术式的区别在于流出道重建方式不同。传统的背驮式肝移植是将受者肝静脉成型,然后将其与供者肝上下腔静脉吻合,根据受者肝静脉的解剖特点可选择肝左中右静脉、肝左中静脉或肝右中静脉用于吻合(图 14-4)。供肝肝下下腔静脉结扎或缝扎。

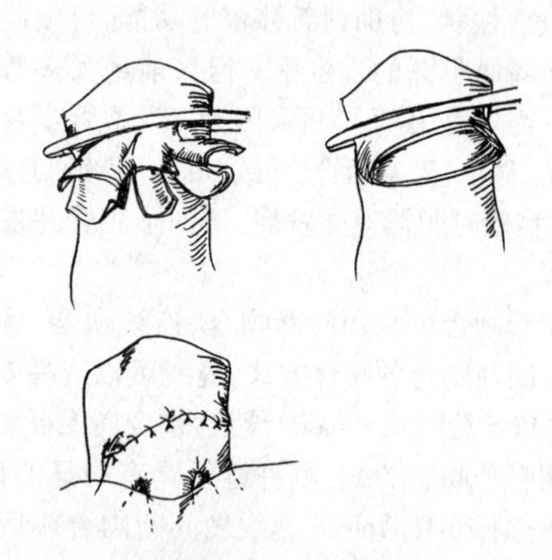

图 14-4 受者三支肝静脉成型与供者肝上下腔静脉吻合

传统的背驮式肝移植采用受者肝静脉与供者肝上下腔静脉端端吻合的方式,术后易发生吻合口扭曲,血栓形成等并发症,近年来发展了多种背驮式肝移植的改良术式:①附加腔静脉成型:根据病人肝静脉解剖,将肝静脉修剪为共同开口,并沿下腔静脉向远端延伸 3~4cm,同时纵行切开供者肝上下腔静脉后壁,修剪成类似的三角形开口,以 3-0 或 4-0 Prolene 缝线将其吻合(图 14-5)。②供受者下腔静脉侧侧吻合:关闭供者肝上及肝下下腔静脉,切开供者下腔静脉后壁,缝合闭锁受者肝静脉,切开受者下腔静脉前壁,将供受者下腔静脉侧侧吻合。改良术式的主要目的是扩大流出道吻合口,避免吻合口扭转,降低术后流出道梗阻的发生率。背驮式肝移植的门静脉、肝动脉及胆道重建与经典肝移植完全相同(图 14-6)。

(三)肝移植术中的复杂问题

1. 门静脉血栓 10%~15% 的肝硬化病人合并门静脉血栓,其危险因素包括高龄、男性、隐源性肝硬化、酒精性肝硬化、自身免疫性肝炎、既往门腔分流术、既往消化道出血史、血小板减少症、门静脉血流速度低、既往脾切除术等,尤其是曾行脾切除术的病人门静脉血栓更为常见。行肝移植的病人中 6%~11% 合并门静脉血栓,门静脉血栓的存在增加了肝移植手术的风险,同时也增加了肝移植术后门静脉血栓再形成的几率。肝移植发展的早期门静脉血栓曾被视为肝移植手术的绝对禁忌,Shaw 于 1985 年首先成功地为一位合并门静脉血栓的病人施行了肝移植手术,之后,随着外科技术的不断进步和手术方式的多样化,门静脉血栓已不再是肝移植的手术禁忌证,但其风险仍然存在,详细的术前评估、精心的麻醉准备以及外科医生精湛的手术技术和丰富的临床经验是保证手术成功实施的关键。

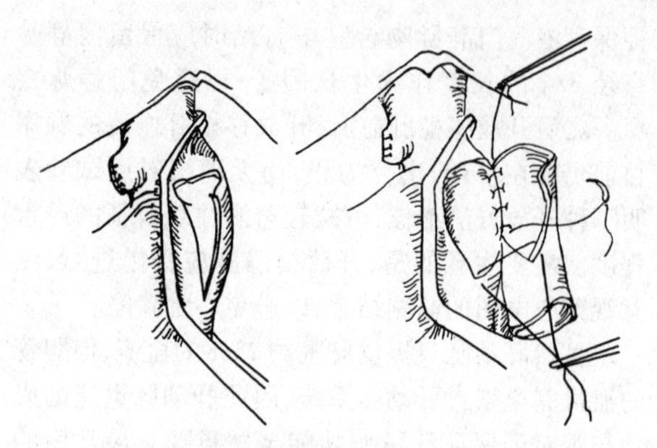

图 14-5 受者肝静脉与下腔静脉修剪成型后,与成型后的供者肝上下腔静脉吻合

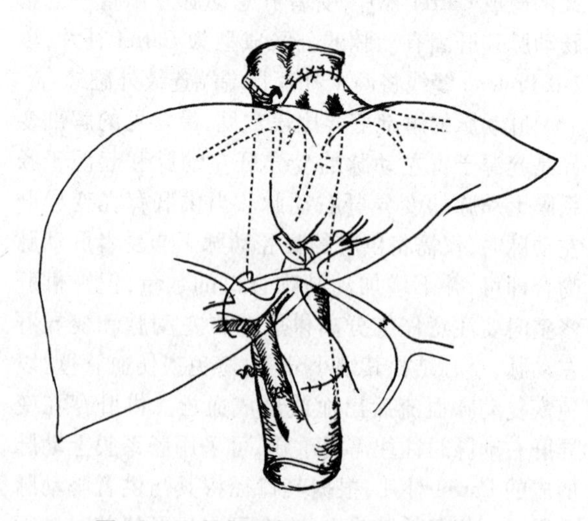

图 14-6 完成血管重建的背驮式肝移植

门静脉血栓有多种分级方法。对于肝移植而言,最常用的是 Yerdel 于 2000 年提出的分级方法,根据血栓累及门静脉管腔的大小和范围将门静脉血栓分为四级:1 级,血栓占门静脉内径<50%,未累及或仅轻微累及肠系膜上静脉;2 级,血栓占门静脉内径>50%,未累及或仅轻微累及肠系膜上静脉;3 级,门静脉及肠系膜上静脉近端完全阻塞;4 级,门静脉及肠系膜上静脉完全阻塞。这种分级方法可指导肝移植手术方式的选择并估计预后。

肝移植术中门静脉血栓的处理有多种方法，如血栓切除术、血栓静脉内膜剥离术、供者门静脉与受者肠系膜上静脉间置血管吻合术、供者门静脉与受者左肾静脉吻合术、门腔静脉半转位术、肝小肠联合移植或上腹部器官簇移植术等，应根据血栓的程度及范围选择相应的处理方法。对于1级血栓，绝大多数情况下可行血栓切除术或血栓静脉内膜剥离术后行门静脉对端吻合（图14-7），此方法最符合门静脉的生理，处理门静脉血栓应尽可能采用此种手术方式。部分2级和3级血栓也可采用此种方式处理，如取栓不成功，可将供者门静脉与受者粗大的冠状静脉、曲张静脉吻合或间置血管与受者肠系膜上静脉吻合（图14-8）。门静脉4级血栓处理往往比较困难，取栓常难以成功或取栓后门静脉血流量不足，最好的处理方法是将供者门静脉与受者粗大的冠状静脉或曲张静脉吻合。门静脉血流量不足时可通过结扎分流静脉、结扎左肾静脉或门静脉动脉化等方式增加门静脉血流量，但门静脉动脉化会加重门静脉高压，增加术后消化道出血的风险。如果受者没有粗大的静脉可供吻合，脾肾之间存在广泛分流时可将供者门静脉与受者左肾静脉吻合，肠系膜上静脉在腹膜后与下腔静脉存在广泛交通时可行门腔静脉半转位手术（图14-9）。近年来，有肝小肠联合移植治疗门静脉肠系膜上静脉广泛血栓形成的报道，但其疗效尚需进一步观察。

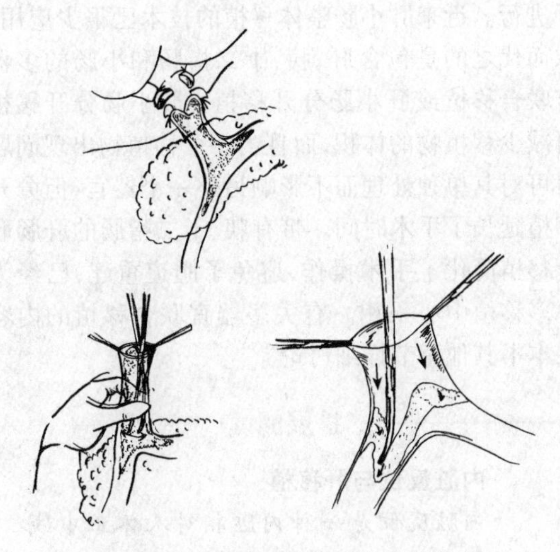

图14-7　门静脉血栓静脉内膜剥离术

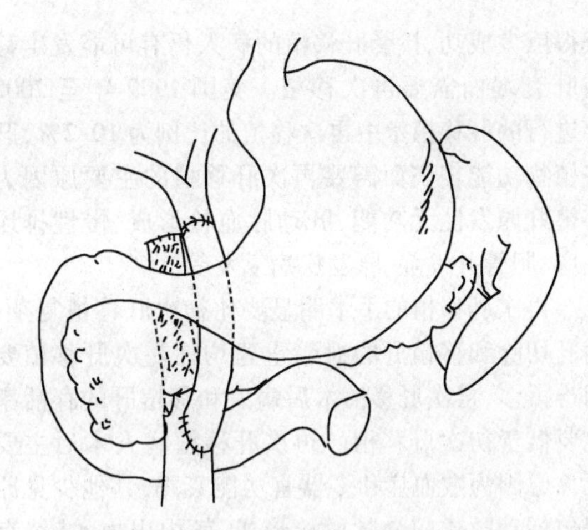

图14-8　供者门静脉通过间置血管与受者肠系膜上静脉吻合

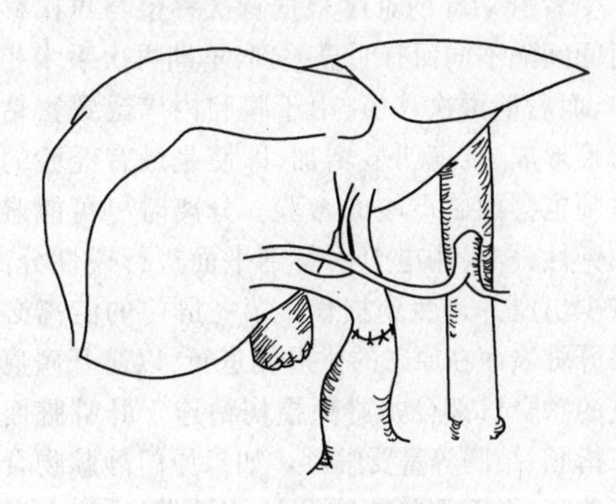

图14-9　门腔静脉半转位手术

需要注意的是，门静脉血栓的处理应格外小心，任何粗暴的操作都可能造成血管壁的撕裂，从而导致致命的大出血。

2. 下腔静脉异常　下腔静脉异常的情况在肝移植受者中较为少见，这些异常包括肝静脉血栓形成、布加综合征伴血栓形成、TIPS支架移位至下腔静脉、下腔静脉缺失、肝后下腔静脉中断、肝静脉直接回流至右心房等。多数情况下伴有下腔静脉异常的肝移植手术并不复杂，将供者肝上下腔静脉与受者肝静脉作端端吻合即可，但也有些手术难度极大。保证供肝静脉回流通畅是手术成功的关键。

布加综合征伴有下腔静脉狭窄时，必须将狭窄的下腔静脉切除，如果狭窄段的位置较高，有时需要沿下腔静脉向上分离至心包，在心包腔内行下腔静脉吻合。肝移植受者术前曾行TIPS治疗时，支架有可能向上移位至下腔静脉，此时应尽量完整取出支架，分离下腔静脉至支架水平以上，在支架上方钳夹下腔静脉并完整取出支架。如果支架移位位置较高，超出可钳夹的下腔静脉范围，可打开心包腔，直接钳夹右心耳后取出支架，或者钳夹下腔静脉后横断支架，再小心取出剩余支架，然后行肝上下腔静脉吻合，但此操作风险极高，一旦失误可导致严重的大出血。一些极为罕见的情况可将供者肝上下腔静脉与受者右心房直接吻合。

3. 再次肝移植　尽管近年来肝移植技术已经

获得巨大成功,接受肝移植的病人仍有可能发生移植肝衰竭而需要再次移植。美国 1999 年至 2008 年进行的肝移植术中再次移植的比例为 10.2%,肝移植物功能丧失而需要再次肝移植的主要原因为移植肝原发性无功能、肝动脉血栓形成、慢性排斥反应、胆管并发症、原发疾病复发等。

再次肝移植的手术明显要比初次肝移植复杂,病肝切除和移植肝的血管重建均比初次肝移植要困难得多,再次肝移植术后病人和移植肝的存活率也要低于初次肝移植。再次肝移植病人术后主要死亡原因为败血症和多器官功能衰竭,其他少见原因包括动脉或门静脉血栓形成、颅内出血、持续存在的肝功能衰竭等。

受者肝切除的难度根据首次移植与再次移植的时间间隔不同而有明显差别,早期再次手术相对简单,而后期再次移植,由于腹腔内广泛致密粘连和瘢痕形成,难度明显增加,即使是最有经验的外科医师也会面临严峻的考验。分离时尽可能避免使用钝性分离,用电刀沿解剖平面进行锐性分离,可减少出血并避免副损伤。第一肝门的游离必须紧贴肝脏表面在原来的供肝侧进行,以避开瘢痕最严重的吻合口部分并避免损伤粘连于肝脏脏面的十二指肠、结肠等重要脏器。如果原门静脉吻合口没有狭窄,无需切除原吻合口,因解剖原吻合口时很容易撕破门静脉从而导致难以控制的大出血。当有太多的瘢痕和侧支静脉形成而造成分离异常困难时,可提前行体外静脉-静脉转流,这样可以减少术中出血量。另外,采用背驮式肝移植技术有时可简化再次肝移植手术操作。

移植肝植入的步骤与初次肝移植相同。吻合肝上下腔静脉时应保留原有的吻合口,以便提供足够的长度进行新的吻合,但缝合时至少部分缝入原腔静脉以避免出血(图 14-10)。同样,肝下下腔静脉和门静脉也可保留原来的吻合口以简化手术操作。

应用原移植肝的肝动脉重建动脉有发生动脉血栓形成或破裂的风险,一般不予采用,分离时应解剖出原吻合口近端的受者侧肝动脉,如果瘢痕严重或再次肝移植是由于肝动脉血栓形成所致时,可越过吻合口直接解剖受者肝总动脉、腹腔动脉干、脾动脉或腹主动脉以供吻合,这些位置瘢痕组织相对较轻,解剖比较容易。

胆道重建时必须切除原胆管吻合口,保留原供者胆管会明显增加术后胆管狭窄或胆漏的发生率。吻合前仔细评估受者胆管是否可用,尤其是因胆管并发症行再次肝移植的病人胆管多存在感染,向下

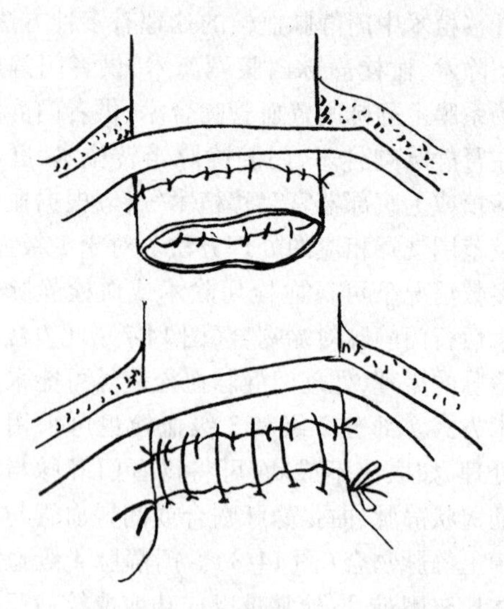

图 14-10 再次肝移植时肝上下腔静脉重建

游离胆管直至看到正常的胆管黏膜。受者胆管质量可疑或胆管对端吻合存在张力时,必须采用胆管空肠 Roux-en-Y 吻合术,避免强行做胆管端端吻合。

4. 肝小肠联合移植和器官簇移植 肝脏与其他消化器官的联合移植主要用于治疗短肠综合征长期胃肠外营养导致的肝功能衰竭的病人,其他的适应证包括肝胰联合移植治疗合并严重糖尿病的终末期肝病病人,也有上腹部器官簇移植治疗上腹部恶性肿瘤的报告,但这并非常规手术。

肝小肠联合移植可作为一个整体进行或者分开进行。近来肝小肠整体移植的技术已很少应用,取而代之的是包含肝、胰、十二指肠和小肠的多器官联合移植或肝小肠分开移植。肝小肠分开移植可减少移植物的体积,而且当一个移植物出现问题时可对其单独处理而不影响另外一个器官,但分开移植延长了手术时间。带有胰、十二指肠的肝肠联合移植简化了手术操作,避免了胆道重建,已经为许多移植中心采用。有关多器官联合移植的内容在本书其他章节详细讨论。

扩展阅读

内脏反位与肝移植

内脏反位是一种内脏相对人体正中线呈镜像定位的情况,其病因不清,发病率非常低,多见于儿童,常合并血管畸形和胆管闭锁。内脏反位大大增加了手术的复杂性,既往内脏反位明确为肝移植的手术禁忌证,随着肝移植技术的不断进步,逐渐积累了内脏反位肝移植的手术经验。

内脏反位不存在标准的手术技术，应根据实际情况确定手术计划，所以需要经验丰富的医生来完成。术前准备与其他病人基本相同，注意要通过影像学检查详细了解各种可能存在的解剖变异。供肝选择上建议使用稍小一点的肝脏，这样会有更大的操作空间。将正常的肝脏植入内脏反位的受者体内，最重要的是确定移植肝在体内的位置和方向，多数病例将移植肝置于中线稍偏右的位置，使移植肝的右叶位于病人右上腹。也有其他方法可以选择，如将供者肝脏沿纵轴旋转180°，使其右叶位于受者的左上腹，或将移植肝旋转90°，使其左叶指向受者左髂窝。近年来，使用部分肝移植，尤其是左外叶的移植也较常见。

另外一种情况是供者存在内脏反位，这种情况更为罕见，迄今为止有关的报道不足10例，其手术方式与受者内脏反位的情况类似。

二、减体积肝移植

（一）概述

当原位肝移植术逐渐成为挽救终末期肝病病人的标准治疗方法后，临床肝移植学家发现这一崭新技术尚不能充分满足儿童和一些小体重成人肝移植需求，其原因是儿童及小体重成人腹腔无法容纳超体积肝脏。相对于成人供肝数量，儿童供肝数量特别有限，肝移植早期约20%～25%儿童和小体重成人缺乏合适的供肝，导致约20%～45%的患儿及小体重成人在等待供肝的过程中死亡。这种残酷的现实迫使外科医生开始寻找新的解决方法。因肝脏的各肝段具有独立的脉管系统，Bismuth等人提出将肝脏切成所需大小后再移植给儿童或小体重成人的腹腔内，并将这种技术称之为“减体积肝移植”（reduced-size liver transplantation，RLT）。广义的减体积肝移植分类包括减体积尸体肝移植，劈离式肝移植和部分活体肝移植；而狭义的减体积肝移植主要指减体积尸体肝移植。减体积肝移植重新分布了儿童肝移植供者池，解决儿童及小体重成人缺乏供肝的情况。但这种技术并没有增加器官移植的总数，实际上相应减少了成人的肝移植数量，浪费了供器官。因此近年来，小儿肝移植更多地被活体肝移植或尸体供肝劈离式肝移植取代。

（二）国内外现状

1984年著名的法国移植学家Bismuth首先为一名10岁的患有先天性胆道闭锁的儿童实施了减体积式肝移植。同年，美国移植学家Broelsch亦实施减体积肝移植并获得成功。随后这项技术就逐渐在欧美移植中心开展，其相关技术细节不断成熟更新和完善。2002年，上海瑞金医院彭承宏等报道了国内首例劈离式肝移植手术。截至2010年，除暂未实施肝移植手术的西藏地区外，中国内地30个省市地区86个移植中心均不同程度地开展了减体积肝移植手术。儿童减体积肝移植总数已达到457例，其中儿童活体肝移植占儿童肝移植的66.3%。儿童肝移植受者1、3和5年存活率分别是87.63%，77.73%和61.04%。

（三）供者的选择

儿童减体积肝移植供肝主要为左侧肝（左半肝或左外侧叶）。肝脏的再生能力也使得减体积供肝随着儿童生长发育得以再生。如何达到合理的供受者体积匹配成为很重要的问题。若供肝体积过大所致关腹困难，有时被迫行脾脏切除术以增加腹腔有效容积，延迟关腹，或人工材料暂时性关腹。但仍可能存在供肝受压静脉回流障碍，引起移植肝坏死，甚至造成移植肝无功能以及血栓形成等严重并发症。受者个体肝脏解剖构成、受者状态、有无腹水等均是影响供受者肝体积匹配的重要参数。一般来讲，右半肝移植物供受者体重比（donor/recipient ratio，D/R ratio）约为2:1，左半肝移植物D/R约为4:1，而左外叶移植肝D/R值通常为10:1，甚至一些移植中心报道最高可达14:1。然而，供肝的选择术中应视供者肝脏实际大小、受者肝窝及腹腔容积后再确定。近年来随着影像学科的发展，术前可通过CT或MRI及近年来兴起的三维成像重建技术等评估供肝大小及受者容积比关系，进而可更加科学而又准确决定供受者体重比。目前根据经验，当D/R比超过6时，选择左外侧叶作为供肝是比较合式的。当D/R比小于6时，则应可根据具体情况来合理地选择减体积移植方法（表14-4）。

减体积供肝通常包括右半肝（Ⅴ、Ⅵ、Ⅶ和Ⅷ+Ⅰ），左半肝（Ⅱ、Ⅲ和Ⅳ+Ⅰ），左外叶肝（Ⅱ+Ⅲ）和扩大右半肝（Ⅰ、Ⅳ、Ⅴ、Ⅵ、Ⅶ和Ⅷ）。儿童肝移植供肝取左外叶供肝较为常见（65%），依次为左半肝（19%），右半肝（12.5%）和扩大右半肝。

表 14-4 减体积肝移植的体积匹配

供受者体重比(D/R)	减体积供肝	下腔静脉保留	
		供者	受者
0.5~2	全肝	+	-/+
1~2	右半肝	+	-/+
1.5~4	左半肝	+	-/+
3~6	左内叶+左外叶	-	+
5~10	左外叶	-	+

(四) 手术技术

通常在获取供者肝脏后,用0~4℃ UW 液浸泡并获取减体积供肝。可结合术前评估和术中情况决定供者肝脏的减体积类型。减体积过程中合理选择肝实质切面,并获得合适的供受者肝体积匹配。确认肝门血管及胆道走行途径仔细解剖,然后切面可用钳夹法或超声刀(cavitron ultrasonic surgical aspirator,CUSA)分离肝实质,途经脉管及胆道给予仔细结扎或缝扎以免复流后出现断面出血或胆汁漏。左半或右半肝供者移植物应尽量保留下腔静脉及肝中静脉以免移植肝淤血;而左外叶供肝若需保留,肝左静脉应予以保留。一般不对第一肝门处进行过度的解剖分离,以免造成胆道缺血,而增加其并发症。

成年受者通常移植右侧供肝,移植方法与经典原位全肝移植基本相同。第一肝门血管重建时,若门静脉主干或肝总动脉/腹腔干保留于右侧,其方法与全肝移入基本相同。左侧供肝一般用于儿童(左外侧叶)和小体重成人(左半肝),移植受者需要保留其肝后下腔静脉,即采用"背驮式肝移植",左肝静脉与受者肝上下腔静脉端侧吻合。若供受者胆管较粗且足够长,能确保吻合口无张力亦可选择行胆管端端吻合。至于是否放置T管各有理论和病例支持,目前仍有争议。肝管空肠吻合Roux-en-Y吻合亦是可选方法。

减体积肝移植技术的创新与成熟较好地解决了儿童和小体重成人缺乏匹配体积供肝的情况,有效增加了肝移植供者池,使得术前等待供肝时间缩短,移植前死亡率明显降低,其临床效果同于全肝移植。

三、劈离式肝移植

(一) 劈离式肝移植概述

1. 劈离式肝移植的概念　劈离式肝移植(split liver transplantation,SLT)是指将一个成人尸体供肝通过劈离技术分离成两个具有独立结构和功能的移植肝,分别移植给两个受者。常规方法是沿Cantlie线劈离肝脏,分别获取完整的右半肝(即Ⅴ、Ⅵ、Ⅶ、Ⅷ肝段)和左半肝(即Ⅰ、Ⅱ、Ⅲ、Ⅳ肝段)。

2. 劈离式肝移植的发展简史　将一个尸体供肝移植给两个受者,即"一肝二用"最早是由德国Pichlmayr R于1988年报道的,将劈离的右半肝和左半肝分别移植给一个成人和儿童。1989年法国Bismuth H开创性地实施了一个供肝移植给两个成人的SLT。Colledanm M于1990年报道了将肝中静脉保留在左半肝的SLT。1996年Rogiers等率先报道了体内劈离式肝移植技术(*in situ* technique)。体内劈离式肝移植技术是对体外劈离技术(*ex vivo* technique)的一种改进,其胆道并发症、腹腔内出血、右肝移植物早期移植物功能不良(IPF)和PNF发生率均低于体外劈离技术。M Gundlach于2000年报道了腔静脉劈离技术,DC Broering于2005年报道了肝中静脉劈离技术。

(二) 劈离式肝移植供、受者选择

1. 劈离式肝移植供者选择　SLT供者一般界定于15~60岁之间,年龄和体重的下限一般为14岁及40kg,肝功能正常,电解质正常,血钠<160mmol/L,重症监护住院5~7天,血流动力学稳定(不需要使用高剂量的升压药),无严重感染及败血症(白细胞计数10 000/mm^3以内,中性白细胞≤80%,血培养无细菌生长),无艾滋病,无恶性肿瘤(脑、皮肤除外),无感染和传染性疾病,肝脏外观及质地正常,允许轻度脂肪肝。而供肝有严重灌注性损伤、肝纤维化、肝硬化、活动性肝炎、HBV DNA复制数≥100拷贝数/ml应以排除。

2. 劈离式肝移植受者选择　SLT受者选择是影响供肝及移植预后的重要因素,高危受者SLT的结果不理想。暴发性肝功能衰竭和危急的慢性病人及合并有多脏器损害的受者和接受小体积的供肝时,预后较差。病情愈重,需要的供肝体积越大。因而,此类病人应排除在SLT之外。SLT受者应选择无腹部多次手术史、无多次肝动脉插管化疗栓塞、无多次肿瘤射频和微波消融及乙醇多次肿瘤注射的病人,亦应避免门静脉多次化疗栓塞的受者。

SLT受者的体重是重要的考虑指数,因为SLT所劈离的两个供肝体积较全肝移植小,再加上缺血再灌注损伤因素。因此,供肝-受者体重比(graft recipient weight ratio,GRWR)较活体肝移植要求的0.8%~1%更高,尤其是成人受者,体重不宜过重。

（三）劈离式肝移植外科技术

SLT外科技术包括体外供肝劈离技术（*ex vivo* split technique，EVST）、原位供肝劈离技术（*in situ* split technique，ISST）、腔静脉劈离技术（split cave vena technique，SCVT）和肝中静脉劈离技术（split middle hepatic vein technique，SMHVT），按照肝叶劈离的常用方法包括左外叶/扩大右半肝劈离技术和左/右半肝劈离技术。以下分别叙述：

1. 体外供肝劈离技术（EVST） 按标准的经典式原位多器官快速重力灌注切取技术获取供肝，并以0～4℃ UW（或HTK）液保存供肝，将供肝置于UW液冰浴的容器内完成左、右两侧供肝的劈离。

首先切取0.5～0.8cm^3供肝送病检，然后进行供肝胆道造影、肝动脉造影，明确供肝肝内胆道和动脉解剖结构，确定供肝劈离平面。术者应首先判断供肝劈离成两半应用于适宜的受者，特别是按体积匹配问题。在没有进行解剖和劈离前，通过目测或以软质可塑性金属导管（探条）检查肝静脉在肝后下腔静脉内开口情况，并经开口探查肝左、中、右静脉合干情况，然后再轻柔探查胆道、肝动脉、门静脉的解剖、肝内走向、有无变异。仔细解剖肝门结构，分离肝动脉、左右肝管和门静脉直至进入肝实质内。于肝蒂后方解剖门静脉至左、右分叉处，对近肝实质的血管胆管鞘不进行解剖和分离。①门静脉主干可保留于左半肝或右半肝；若门静脉分叉成三支，则离断门静脉左支，术者亦可根据受者门静脉病理改变因素决定门静脉主干保留在左侧或右侧；离断侧的门静脉通常通过供肝时获取适合的供者血管如腔静脉、肠系膜上静脉、髂总或髂外静脉，亦可利用适合的脾动脉、肠系膜上动脉、髂总动脉或髂外动脉进行延长架桥。②肝动脉为终末动脉，每支均支配肝实质某一特定区域，变异很常见，左侧动脉细小且变异更常见，多数状况下肝右动脉只有一条，而肝Ⅳ段的动脉血供可由肝左或肝右动脉支配，如左、右半肝没有单一动脉支配就不能行劈离（约86%的供肝适宜劈离）；由于肝左动脉较长，多数术者习惯于离断左肝动脉、将肝动脉主干保留在右半肝（如图14-11）。离断的肝左动脉如长度不够，可选用适宜的动脉在显微外科技术的支撑下行动脉延长或架桥术。③胆管一般也引流肝实质某一特定区域，变异较大且多见于右侧，肝Ⅳ段很少有独立的胆汁引流系统，胆管造影或探查如无左右单独的胆管蒂视为SLT的禁忌。由于左肝管较长，仅有少数病人左肝管缺如，即便是左肝管缺如的病人，仍存在引流肝Ⅱ、Ⅲ、Ⅳ段的肝管，可容易地在肝实质断面找到肝管；约30%～50%的供者存在右前和右后两支肝管，单一右肝管不常见，所以术者常规将胆总管保留于右肝管，以防离断后重建胆道困难。但在常规显微外科技术的支配下，右肝管的重建并不困难。各移植中心可根据自己的常规和习惯决定离断左或右肝管。

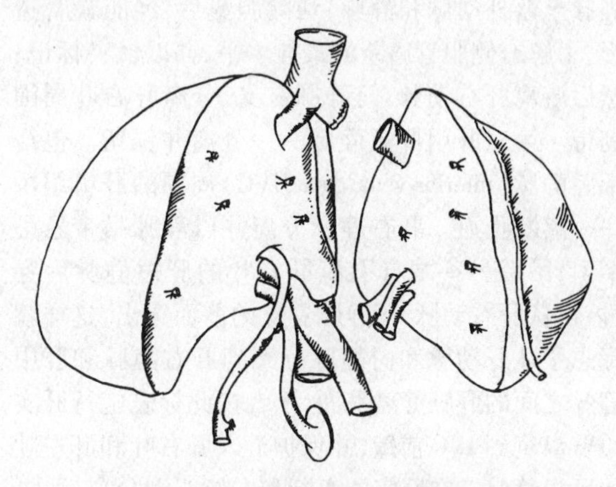

图14-11 劈离式肝脏-尸体供者

肝实质的劈离线通常与“Couinaud肝分段法”的主肝裂平行，至于分离线偏左或右侧，取决于将肝中静脉保留在左半或右半肝。通常自肝左静脉和肝中静脉的汇合部开始，沿肝膈面下行，在脏面距肝脐裂0.5～1cm处上行至肝板。肝实质劈离一般应用超声刀，也可用精细的血管钳小心分离，对肝实质内门静脉、肝动脉、胆管三联结构应一一仔细结扎、切断。也可应用染料（如美兰）自3支管道分别注入，见创面有染料渗出，将创面一一缝扎，或应用纤维蛋白胶、胶原物、止血纱布封闭覆盖创面，减少肝创面出血和胆汁漏。至于肝中静脉保留在何侧，术者可根据自己的经验取舍。如将供肝与两个成人共享，则需将肝中静脉保留于左半肝，如供肝与成人和儿童共享，则肝中静脉保留在右半肝。

2. 原位供肝劈离技术（ISST） ISST类似活体肝移植的供肝劈离，供者一般来源于有心跳的脑死亡捐献病人，即在DBD供者基础上按活体供肝获取技术劈离的两个供肝。ISST可在供肝获取时将肝实质劈离的断面一一止血，可缩短移植肝修整及植入时间，并缩短供肝热缺血、冷缺血和再灌注损伤的问题。ISST劈离的供肝功能良好，可应用于高风险的受者，供肝处于灌流状况，肝创面出血与胆漏易发现并一一结扎或缝扎，术后出血、胆漏、胆道并发症、早期功能延迟恢复和原发性无功能均较EVST少。

3. 腔静脉劈离技术(SCVT)　SCVT 与 ISST 比较,可进一步减少流入道和流出道不畅的弊端,能更好维持双侧供肝引流,减少继发性缺血和梗阻性损伤。供者要求同 ISST,在供肝切取和劈离时要求降低中心静脉压(central venous pressure,CVP),一般要求 CVP 在 6~8cmH_2O。

在入腹探查后,游离供者肾下腹主动脉、下腔静脉至髂外动脉和静脉,切除胆囊后,经胆囊管造影,了解右侧胆管离断的最佳水平,并以钛夹标记;然后游离肝右动脉、门静脉右支,分离肝右叶周围韧带。第三肝门肝短静脉一一分离并保留。包绕下腔静脉(inferior vena cava,IVC)周围的肝组织桥一一离断止血。肝右静脉分离并以静脉吊带悬吊牵引,吊带另一端自引流肝右叶的肝短静脉后穿过,再从肝右动脉、门静脉右支的前面穿出,这样就标志了从肝动脉和门静脉分叉到肝右静脉和肝中静脉之间的肝脏劈离平面,术者按此标志施行肝实质劈离直到 IVC 前壁,并保护汇入肝右叶和肝左叶的肝短静脉。在肝实质离断和右侧胆管分离后,再常规进行腹主动脉、门静脉灌注,灌注完毕迅速切取供肝。

将供肝置入 0~4℃冰浴容器内,置供肝于修整手术台,将肝右动脉和门静脉右支切断,将 IVC 从前后壁纵行劈开,这样,左右供肝均含有主肝静脉(左半含肝左、肝中静脉,右半含肝右静脉)和其他肝短静脉引流的腔静脉瓣(图 14-12)。移植时采用供受者腔静脉-腔静脉吻合非常方便,亦不会致静脉回流不畅。

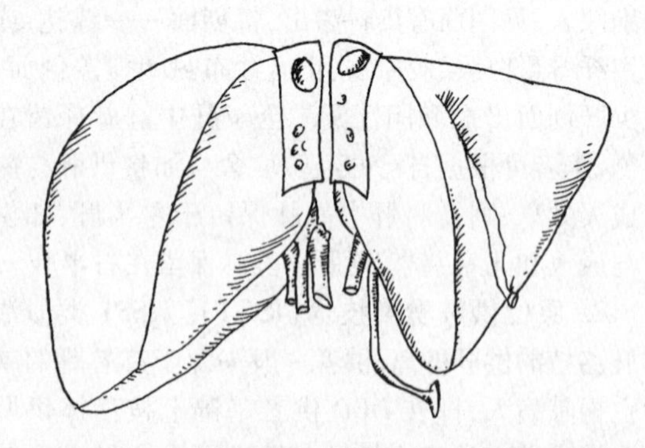

图 14-12　下腔静脉纵行劈离:可见两侧下腔静脉瓣上肝短静脉开口

4. 肝中静脉劈离技术(SMHVT)　SMHVT 可使 IVC 和肝中静脉均匀的劈离给左、右半肝,实际上是在 SCVT 基础上的创新。尽管 SCVT 将肝中静脉保留在左半肝,但可致右侧供肝Ⅷ段静脉引流障碍,甚至引起术后长期腹水、严重肝功能障碍。将肝中静脉保留在右侧半肝,技术复杂且又导致左侧供肝体积缩小,不利于将供肝与两个成人分享。

SMHVT 实际上是 EVST,只有在供肝常规低温灌注获取后于手术室供肝修整手术台上进行。为了避免供肝复温,供肝尽可能在 0~4℃的冰浴容器内进行劈离。劈离开始前,探查肝脏的血管、胆管,胆道和动脉造影评估肝脏是否存在动脉和胆道变异,决定施行左、右半肝两成人共享的劈离或改行扩大右半肝和左外叶成人与儿童共享的劈离。

5. 左外叶/扩大右半肝劈离技术　经典的左外叶/扩大右半肝劈离技术,实际上是提供了一个带有 IVC 的右肝(Ⅰ、Ⅴ~Ⅷ肝段)移植给成人受者,而左外叶(Ⅱ、Ⅲ肝段)移植给儿童,肝脏的劈离面需在镰状韧带和静脉韧带之间进行。一般视供者情况而定,可采用 ISST 或 EVST 方法。

6. 左半/右半肝劈离技术　当应用一个供肝为两个成人共享时,受者来源至关重要,如为尸体肝,缺血再灌注损伤的风险大,受者所需的供肝体积比活体肝移植多,供肝体积必须超过受者体重 0.8%~1.0%,即 GRWR>0.8%~1.0%,受者的体重不宜过重。借助成人活体肝移植的成熟经验,SLT 已可成功用于两个成人受者。

左半肝(Ⅱ、Ⅲ、Ⅳ肝段)包含有肝左静脉、肝中静脉、腹腔动脉干、门静脉左支、左肝管;而右半肝(Ⅴ、Ⅵ、Ⅶ、Ⅷ肝段)包含有 IVC、门静脉主干、肝右动脉、胆总管。所获取的供肝体积接近最低生理需求,选择体轻和病情较轻的受者。如采用 ISST 可减少供肝冷缺血时间,并减小受者术后风险。

(四)劈离式移植受者手术

1. 劈离式肝移植受者病肝切除技术选择原则　劈离式肝移植的受者病肝切除视左、右肝劈离的技术而定,可采用经典式原位肝移植(classical orthotopic liver transplantation,COLT)病肝切除方式,也可采用背驮式肝移植(PBLT)的病肝切除方式。前者切肝时连同肝后 IVC 一并切除。而采用 PBLT 的病肝切除技术,保留了受者肝后 IVC,也保留了肝左、肝中和肝右静脉,因而 PBLT 病肝切除后,适宜各种方法的劈离式肝移植的供肝再植。如果劈离的右半肝带有完整的 IVC,则受者的病肝切除可采用 COLT 切肝法,而接受劈离的左半肝或左外叶的受者必须采用 PBLT 的病肝切除法。采用腔静脉和肝中静脉劈离的左半肝和右半肝,其受者肝切除亦必须采用 PBLT 技术,保留 IVC 和肝左、中、右静脉,以利肝静脉回流吻合口的重建。

2．含有 IVC 的右半肝/扩大右半肝的供肝再植术　含有肝后 IVC 的右半肝、扩大右半肝的供肝再植，其受者采用 COLT 技术切除病肝，供肝肝上与肝下 IVC 分别与受者同名 IVC 进行端端吻合。含有 IVC 的右半肝/扩大右半肝的静脉回流重建也可在 PBLT 的病肝切除基础上将肝上 IVC 与受者成型的肝静脉行端端吻合，即经典式背驮式肝移植（classic piggyback liver transplantation，CPBLT）也可应用供肝的 IVC 与受者 IVC 行侧侧吻合，即改良式背驮式肝移植（ameliorative piggyback liver transplantation，APBLT）。供肝门静脉与受者门静脉行端侧吻合，也可行端端吻合。如腹腔干或腹主动脉袖片保留在右半肝，可与受者的同名动脉行端端吻合，也可与受者肾动脉平面下的腹主动脉行端侧吻合。如供肝胆总管保留在右半肝，可将其与受者胆总管行端端吻合，或与受者的空肠行 Roux-en-Y 胆肠重建。胆管吻合口和胆肠吻合口是否置支架管，视各中心术者的经验和习惯而定。

3．左半肝/左外叶的供肝再植术　左半肝（Ⅱ、Ⅲ、Ⅳ肝段）/左外叶（Ⅱ、Ⅲ肝段）一般不带 IVC 或 IVC 袖片，受者的病肝切除均采用 PBLT 技术。其左肝静脉或左、中肝静脉可首先成型，与受者成型的左、中肝静脉或 3 支成型的肝静脉行端端吻合（PBLT 技术），注意吻合口不要狭窄、扭曲，流出道不要过长（一般 2～3cm）；也可将左半肝成型的肝静脉与受者的 IVC 适宜切口行端侧吻合。左半肝门静脉与受者门静脉主干行端侧吻合，或供肝门静脉左支修剪成 V 形与受者门静脉行端端吻合。左半肝肝动脉左支与受者肝动脉行端端吻合或端侧吻合。供肝左肝管与受者胆总管行端端吻合，亦可与受者空肠行胆肠重建。

4．腔静脉劈离/肝中静脉劈离的供肝再植　腔静脉劈离和肝中静脉劈离的供肝再植，其两个供肝均以 IVC 袖片为特点，受者的病肝切除必须采用 PBLT 技术，技术的关键是供、受者 IVC 重建，要求将受者 IVC 在适宜的部位开口成型为与供肝 IVC 袖片相匹配的切口，然后将供肝的 IVC 袖片与受者 IVC 重建，技术上不会导致静脉回流受阻，是较理想的“一肝二受”技术。其供肝门静脉左、右支，肝动脉左、右支和胆管左、右支重建同左半肝/右半肝同名管吻合方法相似，各移植中心依术者的经验、习惯和各管道变异情况选择吻合技术，要求肝动脉、胆道的重建在显微外科技术支撑下完成。

结　语

随着肝移植麻醉、手术技术和围术期监护水平的不断提高，尸体供肝肝移植的围术期并发症和死亡率大幅降低，受者预后明显改善。但是针对目前器官短缺的状况，如何针对不同适应证、不同术前状态、不同生理解剖的受者选择最合适的尸体肝移植方式仍需要不断地摸索和总结经验。

（沈中阳　温浩　叶啟发）

第四节　活体肝移植

长期以来，器官短缺是严重制约肝脏移植发展的瓶颈问题，而活体肝移植的发展在很大程度上缓解了供肝匮乏。1988 年，巴西医生 Raia S 等首先开展了活体肝移植（living donor liver transplantation，LDLT）。1989 年，澳大利亚医生 Russell Strong 等首先成功地将一位母亲的左外叶肝移植给其儿子，从而开创了活体肝移植的崭新篇章。1992 年，Mori K 等率先提倡使用手术显微镜，使直径在 2mm 左右的动脉吻合通畅率达到 99%，从而很大程度上提高了活体肝移植的成功率，也成为活体肝移植历史上具有里程碑意义的浓厚一笔。1996 年，香港大学玛丽医院和日本学者分别完成成人间活体右半肝移植。浙江大学附属第一医院于 2001 年成功开展中国大陆首例成人扩大右半肝活体肝移植和国内年龄最小的儿童活体肝移植。

一、供者与供肝评估

在肝移植手术时，获取一个新鲜健康的供肝及保证供者的安全至关重要，这需要对供者与供肝进行严格的评估与选择。

（一）活体肝移植供者与供肝评估的原则

供者的选择是活体肝移植中首先要面对的问题。目前世界各大移植中心关于供者与供肝的选择和评估原则已基本达成共识：①供肝的获取手术应保证供者安全；②供者捐出的部分肝脏应能满足受者代谢需要。有关供者与供肝评估内容大致可分为供者纳入的初步筛选、供者的进一步综合评估、供者潜在疾病的排除和伦理委员会评估三步。

1．供者纳入的初步筛选　第一步的目的是评价潜在供者是否符合供肝捐献的纳入标准，评估内容包括：血型、年龄、体重，以及与受者的关系。潜在供者适宜年龄为 18～65 岁，具有与受者相同或相容的血型，并且既往无重大疾病或手术史。另外，身高、体重以及简要的医疗和精神病史都将被记录存档。相关的捐献禁忌证主要包括：高血压、心脏疾病、肥胖、精神疾病以及既往重大腹部手术史等。

2. 供者的综合评估 经过初步筛选，满足要求的潜在供者将进行进一步的评估，评估的内容包括详细的病史回顾、体格检查、麻醉评估、重要脏器功能及影像学评估和社会心理学评估。为避免医生的个人选择倾向影响供者评估结果，病史采集和体格检查应由不参与受者治疗的内科医生进行。

在该部分中，有关供肝的体积质量评估和脉管系统解剖结构评估最为重要，将在影像学评估部分中详细阐述。

3. 供者潜在疾病的排除和伦理委员会评估 在上述检查中发现的异常或潜在疾病，如胆道结石或占位性疾病、肝血管解剖异常、脂肪肝、心脏疾病等，则应行进一步的专科检查排除潜在疾病。之后完善各项临床资料综合评估并获得供者同意捐献肝脏的意愿后，最终上报伦理委员会评估审核并批准。

由于供者安全和健康是活体肝移植中的首要问题，因此在术前筛查中应按以上原则对每个潜在供者进行细致的评估。事实上，潜在的供者经过筛选后仅有不到 50% 能满足活体肝捐献。其中供受者血型不合以及潜在供者存在明显的健康问题（如 HBV 感染、严重肥胖、药物滥用等）是主要原因。

（二）术前影像学评估

活体肝移植顺利开展的前提是供肝能同时满足供受者双方对肝功能的需要，且能解剖分离成两部分，包括肝实质、血管系统及胆道系统，在供受者体内保留或重建的血管和胆管能够保持通畅。既往研究表明，大约 30% 正常肝组织量即能满足人体的代谢需要，正常肝部分切除后能迅速再生到原有肝体积的水平。因此，仅从肝组织量考虑，一个正常人肝脏能够满足两个人的代谢需要；然而在实际情况中，部分供者肝血管和胆道系统存在解剖变异，不能或很难分割成满足代谢要求的两部分。综合分析肝脏体积、质量、血管和胆道系统通畅性是制订活体肝移植手术方案的重点，而在术前获得并认识这些方面的信息，都离不开影像学检查。

活体肝移植供者术前影像学评估的原则是应首先完成对供者肝脏的体积、肝实质质量及有无病变、肝血管系统的变异、胆道系统变异等检查，综合分析来决定能否作为供者，并要确保供者术后残留肝脏能满足自身的生理需要，保证供者的安全。本节详细介绍活体肝移植供肝的术前影像学检查要点，主要包括肝体积测量、供肝质量的评估和供肝脉管系统的评估。

1. 肝体积测量 供肝体积的测量是活体肝移植术前的必要条件，尤其是成人间开展的活体肝移植。供者相对较受者矮小的活体右半肝移植中，选择包括肝中静脉的扩大右半肝或是不包括肝中静脉的右半肝移植，关键在于准确测量全肝体积及各肝叶体积，以同时满足供者及受者对肝体积的需要，这是制订供肝分割手术方案、提高活体肝移植手术成功率的重要前提条件。

大部分肝移植中心采用增强多层螺旋 CT（multi-slice spiral CT，MSCT）及 3D 技术来测量肝体积，也有少量采用 MRI 进行测量的报道。在横断位图像上，标准的右半肝切面位于肝中静脉右侧大致 1cm，采用数字化虚拟肝脏软件重建全肝及右半肝 3D 模型，自动计算相应体积。MSCT 及 MRI 测量肝体积与手术中移植肝重量比较，均具有较高的准确性。但在实际操作中，预测值与实际肝体积存在一定差距，其可能原因包括：手术医师依据术中所见左右肝体积少取或多取部分肝脏；CT 测量时将较多大血管计入，但手术中大血管中血液流失；高渗灌注液导致肝缩水；内脏运动的影响，来自心脏、胃的运动导致肝顶、底部体积测量不准；部分容积效应，左右肝与扫描层面倾斜成角，部分容积效应影响肝体积测量的准确性。此外影像学测得的是肝体积，而在移植时测得的是肝的重量，相互之间存在换算关系，一般认为是 1g/ml，也有文献报道采用 1.15g/ml。

目前研究公认供者保留 30% 的正常肝组织即能维持正常代谢需要，但出于保证供者安全考虑，最好能保留正常肝体积 40% 及以上、移植肝占受者体重比（GRWR）的 0.8%～1.0% 或理想肝体积（estimated liver volume，ELV）的 40% 及以上。为了能充分保障供者残留的肝体积，根据多个移植中心经验，基本采用不含肝中静脉的手术方式，以保证供者安全。

当供肝大小无法满足受者的代谢需求时，可能会发生以胆汁淤积、凝血功能紊乱、门脉高压、腹水以及感染为主要表现的综合征，影响移植肝预后，重者危及生命，称之为小肝综合征（small-for-size syndrome，SFSS）。

扩展阅读

小肝综合征(SFSS)

早期的学者认为供肝体积过小(GRWR<0.8%)是小肝综合征发生的主要原因,不过目前的研究显示肝脏循环改变,门静脉压力(portal vein pressure,PVP)过高,移植物接受过量门脉血流(portal vein flow,PVF)灌注是导致 SFSS 的重要原因。Ogura 等的一项回顾性研究显示 PVP 小于 15mmHg 的受者移植术后两年生存率显著高于 PVP>15mmHg 组(93.0% vs 66.3%)。有研究认为当 PVF>260ml/min · 100g 移植物重量移植肝预后较差。

目前小肝综合征的防治方法有:①外科方法减少门脉血流降低门静脉压力,如移植术中行门体分流术、脾动脉结扎以及脾脏切除等;②SFSS 发现早期行脾动脉栓塞;③药物治疗降低门静脉血流,如生长抑素以及选择性β受体阻滞剂等。但门静脉血流一旦再通,就可能立即发生供肝损伤,此时门静脉血流量的调整可能无法完全有效地挽救小体积供肝,必须预先实施这些方法。也有临床研究发现并不是所有接受小体积供肝(GV/SV<40% 或 PVF>260ml/min · 100g 移植肝重量)的病人都会发生供肝功能丧失。影响肝移植结局的因素除供肝体积外,还与静脉流出道的通畅性、供肝质量和缺血时间等因素有关,如果在有流出道梗阻或供肝损伤已形成的情况下调节入肝血流(如脾动脉结扎、脾切除或分流手术),不但无效甚至会造成更严重的并发症(门静脉血栓形成)。因此,供肝体积和质量、流出道、受者 MELD 评分、移植物最佳的 PVF 等参数及相互关系目前尚未完全确定,有关 SFSS 的产生机制及其防治仍需进一步的临床和实验研究。

2. 活体供肝质量的评估 影像学筛查可以发现活体供肝多种良性病变及偶发恶性病变,而存在恶性病变、活动性结核、炎症等的潜在供者将失去供肝机会。单纯肝良性病变,且病灶体积不大时较少会改变肝移植手术方案,但当病变体积较大时,计算全肝体积及供肝体积时需注意去除病变体积并综合考虑供肝的条件。Shroeder 等使用 MSCT 研究 250 例供肝候选者,共发现 61 例(24.4%)良性肝病变:53 例肝囊肿,16 例血管瘤,2 例肝腺瘤,1 例肝脏局灶性结节性增生,5 例明显的脂肪肝,6 例胆结石,1 例胆囊炎,另发现肾癌 1 例。在该项研究中,只有 62 例供者完成供肝捐献(24.8%),捐献失败原因除了上述各种良恶性疾病,还包括脉管系统变异、供肝体积受限等原因。因 CT 造影剂过敏而不能接受增强 CT 检查的病人,MRI 检查是其最佳选择。多时相 MRI 全肝动态增强扫描既能反映全肝情况,有利于病灶的检出,也能反映病灶的增强规律或血供特征,特别有助于鉴别早期的肝细胞性肝癌和再生结节或退变结节。

良性病变中,肝脂肪变较为多见,是指肝内脂肪含量超过肝实重的 5%。据报道,供肝中约有 13% ~26% 存在脂肪变性,多元分析报告显示肝脂肪变是影响供肝存活的重要因素,故术前评估活体供肝脂肪变性,特别是大泡型脂肪变性,对供者筛选有重要意义。活体供肝为重度大泡型脂肪变性(>60%),移植后原发性无功能发生风险大于 60%;中度大泡型脂肪变性(30% ~60%)的供肝也可以引起原发性肝功能不全、肝再生障碍等。因此,临床普遍认为大泡型脂肪变性<30% 的供肝可作为边缘供肝来拓展供肝来源。目前普遍认为肝针吸活检是肝脂肪变性的诊断金标准,但其存在有创风险、抽样误差等不足。现有学者应用影像学手段进行无创性评价肝脂肪变。

3. 活体供肝的肝动脉评估 肝动脉变异非常多见,发生率高达 23% ~45%。最常见的肝动脉变异包括:①左肝动脉起自胃左动脉,约 16% 的人群存在上述变异。②右肝动脉起自肠系膜上动脉,约 17% 的人群存在上述变异。上述两种变异是在活体肝移植过程中最常见的变异(图 14-13)。其他的少见变异如起自肠系膜上动脉甚至胃左动脉或主动脉的肝动脉,这样的病人肝门部的动脉解剖变异也往往较大,以至于部分病例无法实施供肝手术。显著的肝动脉变异将导致动脉重建困难和术后肝动脉并发症发生率增高,严重者甚至需行再次移植。传统的肝动脉造影(DSA)是显示肝动脉解剖结构的金标准,但其创伤性、费用高、容易受造影者技术影响等因素而限制了其应用。目前无创性检查如 CT 及 MR 的血管成像(CTA,MRA)在肝移植领域应用日益广泛,利用 CTA,MRA 高空间分辨力和时间分辨力,能较好显示左右肝动脉及肝段动脉小分支走行,结果与 DSA 相似(图 14-14)。Schroeder 等用 CTA 筛查 250 例供者血管,动脉变异率

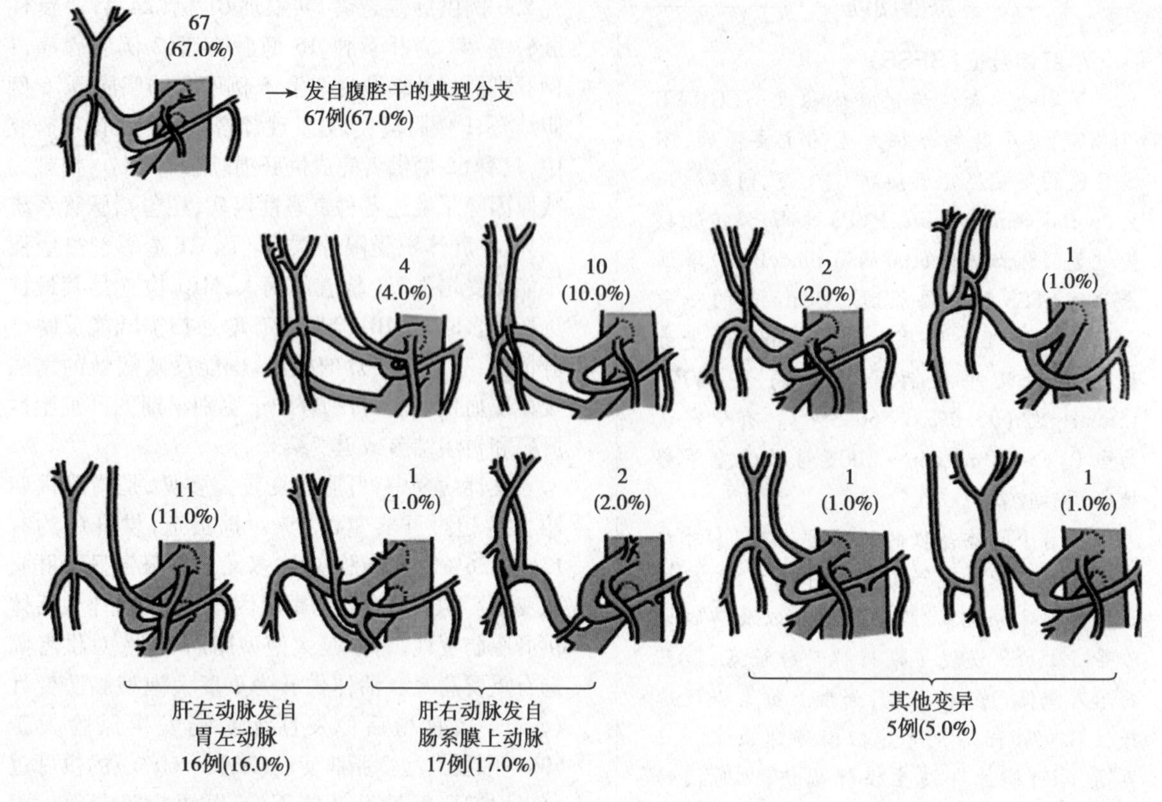

图 14-13 肝动脉变异

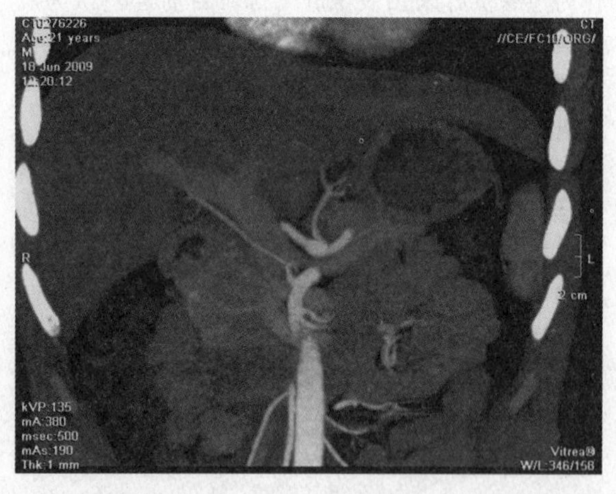

图 14-14 CTA 显示供肝右肝动脉变异，起源于肠系膜上动脉

40%，副左肝动脉(40 例)或替代左肝动脉(10 例)来自胃左动脉，副右肝动脉(2 例)或替代右肝动脉(21 例)来自肠系膜上动脉，替代左肝动脉来自胃左动脉及替代右肝动脉来自肠系膜上动脉(9 例)。

确定Ⅳ段(方叶)优势供血动脉(有时称肝中动脉)的解剖结构是供者筛查的重要环节。当行右半肝移植时，如Ⅳ段优势动脉源自右肝动脉，则需要测量它的起点与右肝动脉起点的距离，以避免肝中动脉的损伤。通常肝中动脉在肝门为中心的冠状面或斜面的最大密度投影(MIP)上显示最清晰。Lee SS 等认为使用足够薄的层厚(1mm)、足够量的造影剂和足够大的注射速度(150ml、5ml/s)时，几乎所有的肝中动脉都能清楚显影。

4. 活体供肝门静脉解剖的评估 近年来活体肝移植的广泛开展和影像学技术的发展，加深了对门静脉解剖的认识，研究表明，门静脉的变异率约为21% ~35%。典型的门静脉变异包括双门静脉、门静脉缺失、主要分支缺失、门静脉三分支、门静脉四分支、门静脉主干发出右后支，门静脉主干发出右后上(Ⅶ段)分支、门静脉主干发出右后下(Ⅵ段)分支等。CTA 和 MRA 可清晰显示正常门静脉解剖走行(图 14-15)。

术前掌握门静脉变异对设计手术方案有非常重要的临床意义。如门静脉三分支、门静脉主干发出右后支的供肝，植入受者需要吻合重建两支门静脉血管(图 14-16)。对门静脉主干发出右后支的变异，如术前未认识到这一点而不进行相应分支吻合，供肝切除后可导致部分右肝组织无门静脉血供。

5. 肝静脉解剖的评估 肝静脉按汇入下腔静脉方式主要分两种类型：Ⅰ型，肝右静脉单独汇入

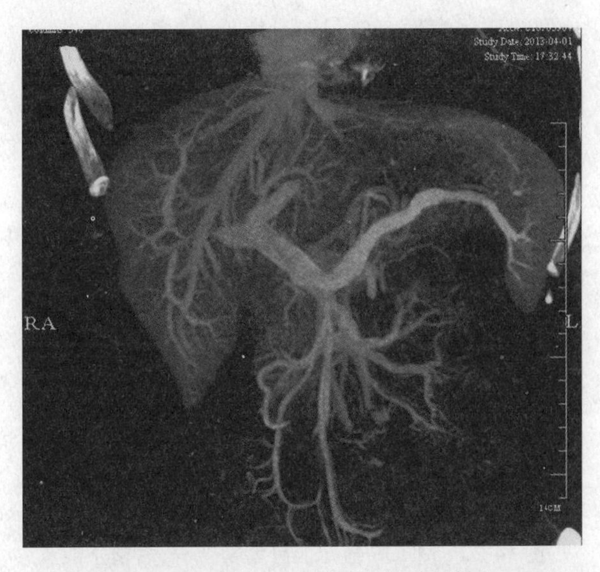

图 14-15　CTA 显示供肝门静脉解结构

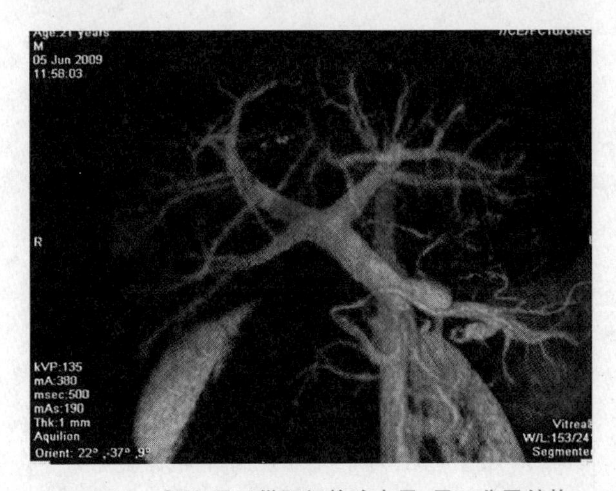

图 14-16　CTA 显示供肝门静脉变异，呈三分叉结构

下腔静脉，肝中静脉和肝左静脉先汇合后再注入下腔静脉；Ⅱ型，肝右静脉、肝中静脉和肝左静脉分别汇入下腔静脉(图 14-17)。按 Nakamura 分型，肝静脉又可以分为三种类型：Ⅰ型，有粗大的肝右静脉引流肝右叶的大部分，伴有小的右肝副静脉或缺失；Ⅱ型，有中等大小的肝右静脉和直径 0.5～1.0cm 的右肝副静脉；Ⅲ型，只有引流Ⅶ段的短小的肝右静脉，伴随较粗大的肝中静脉和粗大的右肝副静脉。活体肝移植中肝中静脉的走行特别重要，因为供肝的分割切面位于它的边缘。文献报道应用 MSCT 检查发现 7.5% 供者存在肝中静脉早期分支，其对于供者术前评估有重要价值，因其直接影响切面位置而可能导致移植肝体积缩小，从而无法满足供受者的代谢需要。肝静脉变异非常多见，最常见的是出现右肝副静脉，发生率可高达 47%(图 14-18)；第二种有外科手术意义的肝静脉变异是出现粗大的Ⅴ段和(或)Ⅷ段静脉，甚至Ⅶ段静脉汇入肝中静脉。这些变异静脉的存在，影响供肝切面的选择，增加手术难度，在供肝植入受者时需行血管搭桥而重建流出道。右肝静脉粗大，没有比较大的Ⅴ段和Ⅷ段静脉的供肝，适合选择不含肝中静脉的右半肝移植；右肝静脉细小，有粗大的Ⅴ段和Ⅷ段静脉汇入肝中静脉的供肝，适合选择包括肝中静脉的扩大右半肝移植。多数中心认为，右肝副静脉、右半肝切面上Ⅴ段和(或)Ⅷ段静脉直径大于或等于 0.5cm 时，肝移植时必须进行血管重建。行右肝移植时还应考虑左肝内侧叶(Ⅳ段)的肝静脉回流情况，以免手术后引起肝Ⅳ段淤血，影响Ⅳ段的再生。

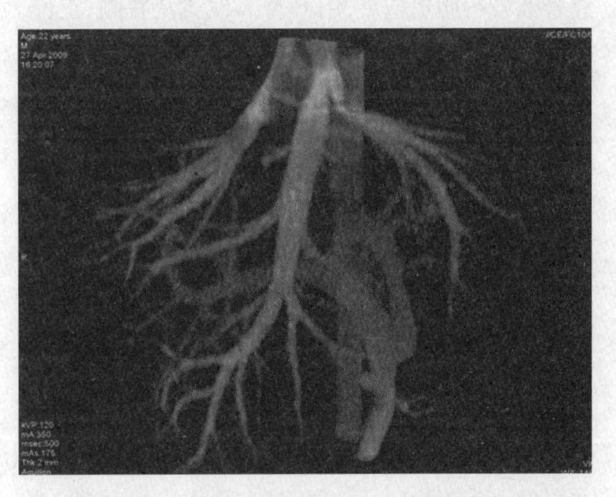

图 14-17　CTA 显示供肝正常肝静脉结构

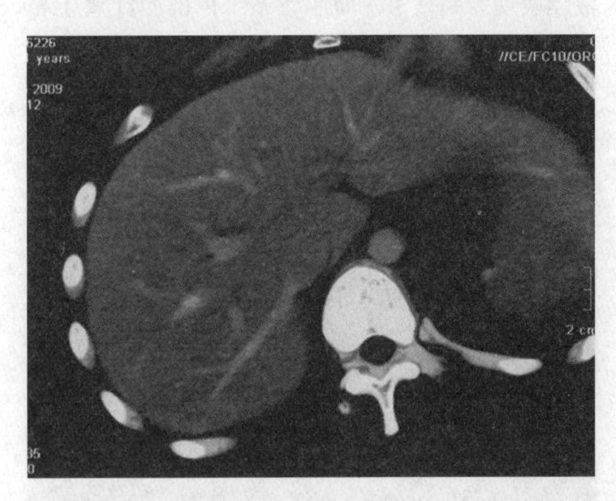

图 14-18　CTA 显示供肝变异的粗大右肝副静脉

6. 活体供肝胆道解剖的评估　人群中胆道变异率相当高，约 45% 左右。胆道二级分支的变异将影响胆道重建方式，潜在供者可因显著胆道变异而被排除。胆道结构分型常采用修改后的 Huang 法，共分为六型：A：正常胆道结构，由左右肝管汇合成肝总管；B：右后肝管、右前肝管及左肝管共同汇合

成肝总管，形成胆道三分叉结构；C：右后肝管汇入左肝管；D：右后肝管汇入肝总管；E：右后肝管汇入胆囊管；F：以上未提及的其他胆道变异。胆道变异的存在，意味着供肝切面存在多胆管口，供肝植入时胆道重建需多次吻合。

近年来多种新型影像技术进行了胆道成像的研究，但作为金标准的胆管显影方式仍是经典的内镜下逆行胆胰管造影（endoscopic retrograde cholangiopancreatography，ERCP）和术中胆道造影。前者有创，而且有一定的失败率，以及一定的并发症发生率，在肝移植供者评估中基本不用。后者则广泛被采用：手术打开供者腹腔后首先切除胆囊，经胆囊管插管行胆道造影，用C臂X线机从右侧、正位、左侧位摄片，可清晰显示胆道树结构、二级胆道分支变异情况。虽然术中胆道造影有以上优点，但它是在手术中进行的，不能术前筛选。

目前阶段术前无创性胆道成像技术主要是重T2加权脉冲序列的胰胆管造影（magnetic resonance cholangiopancreatography，MRCP）。实质性器官如肝脏、脾脏和胰腺的T2弛豫时间短，在重T2加权序列上表现为低信号。脂肪组织具有中等长度的T2弛豫时间，可通过运用各种脂肪抑制技术（如频率选择或反转抑制）对脂肪信号进行抑制。快速流动的液体如门静脉或肝静脉内的血流，由于流空现象在影像上表现为信号缺失，只有静止或相对静止的液体表现为高信号。而胆管系统内的胆汁属于相对静止的液体，因此MRCP可清晰显示胆管系统的形态结构（图14-19，图14-20）。MRCP的价值已得到公认，但对正常人群不扩张的胆道小分支及胆道变异显示的准确性仍不能令人满意，研究显示，与术中胆道造影结果比较，术前MRCP准确预测胆道分型的比例为85.6%（101/118）。

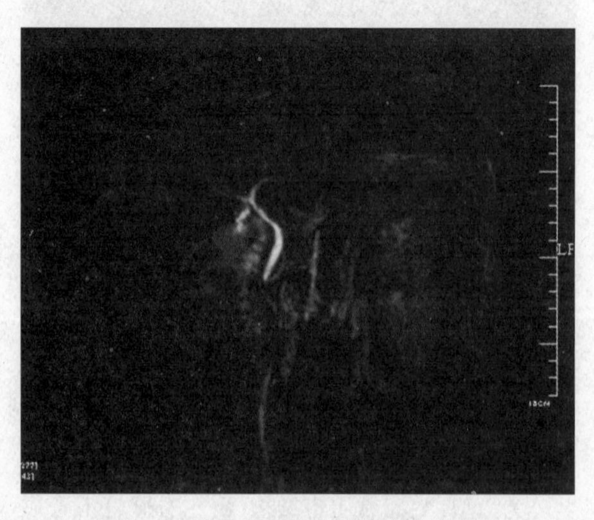

图14-19 MRCP显示正常胆管解剖结构

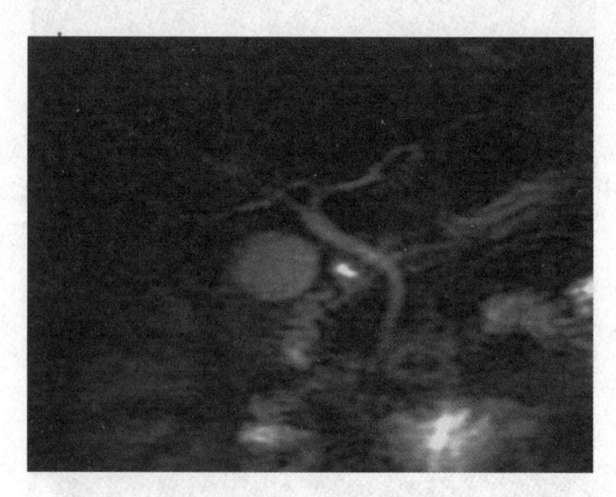

图14-20 MRCP显示胆管解剖变异，右前下胆管直接汇入左肝管

扩展阅读

影像学无创性评价肝脂肪变性

肝脏穿刺活检是诊断肝脂肪变性的金标准，但其为有创性操作，可导致出血、胆漏等并发症。随着研究进展，影像学无创性评价肝脂肪变性的优势逐渐显示。超声显示脂肪肝表现为其回声较周围右肾或脾增强，脂肪肝程度增加，敏感性增加。轻度脂肪肝回声轻度增加，中度肝回声增强以至肝门静脉显示不清，出现后方声影可认为重度。脂肪肝在普通CT平扫中表现为肝实质密度下降，因脾脏CT值相对固定，以肝/脾CT值的比值作为诊断脂肪肝的参考标准。中华医学会肝病分会认为肝/脾CT值比值<1.0为轻度，<0.7为中度，<0.5为重度。MRI因多参数成像而被认为是评价脂肪肝最敏感的检查方法，化学位移成像诊断脂肪肝被认为较为可靠。部分肝移植中心作肝脏T1WI双时相FLASH扫描得到正相、负相图像，根据一个复杂公式计算负相肝脾信号下降的相对比值（relative SI decrease，RISD）来评价脂肪肝程度，RSID 20%为标准剔除供者时，敏感性、特异性、准确性分别为100%、92.3%、93%；因此RSID<20%可明确符合供肝要求，避免不必要的创伤性活检及取样误差。少量研究开始应用MRS评价脂肪肝程度，随着研究进展可能会有更多应用。

二、左外叶供肝(Ⅱ+Ⅲ段)活体肝移植

左外叶或左半肝供肝的活体肝移植现主要用于成人-儿童的亲属活体肝移植,是解决儿童肝移植供肝短缺的有效措施。临床首例左外叶供肝活体肝移植术是巴西的Raia等于1989年报道,术后供者完全康复,但受者在术后1个月内死亡。澳大利亚的Strong和Lynch等也于1989年首次成功地实施了左外叶活体肝移植术。在亚洲,由于尸体供肝的缺乏,小儿活体肝移植发展较快。日本的Ozawa等于1990年成功实施了活体肝移植手术,并把显微外科血管重建技术用于肝动脉的吻合,明显减少了术后肝动脉血栓的发生率,提高了存活率。中国香港地区的Yeung等于1993年完成了首例儿童活体肝移植术。1994年,中国台湾地区的陈肇隆和韩国的Lee等也成功实施了他们的首例该类手术。1995年,中国大陆首先实施了成人间活体左半肝移植,但受者于术后第12天死于因腹膜炎并发的心跳骤停。这些手术中,供肝大多取自供者的左外叶或左半肝。由于左外叶或左半肝体积较小,成人间的左半肝移植术后出现"小肝综合征"发生率较高,明显影响受者的存活率。近年来,随着活体肝移植技术的进步及对"小肝综合征"的发生机制的深入研究,成人间的左半肝活体移植数量正逐渐增多。

(一)供者手术

1. 体位和切口 供者取仰卧位,注意枕部和双侧踝部等突出部位的保护,下肢穿弹力袜预防下肢深静脉血栓。常规采用右肋缘下"反L形"切口或双侧肋缘下切口。

2. 左肝动脉游离 解剖肝门、显露左肝动脉,禁止钳夹左肝动脉。左肝动脉的主干应充分游离,近脐裂处的左肝动脉周围组织应予以保留,以保护左肝管的血供。

3. 门静脉左支游离 解剖显露门静脉主干,游离门静脉左支至与门静脉右支的汇合处,小心结扎、离断发自门静脉左、右支汇合处的细小尾状叶分支。

4. 肝周韧带游离及静脉韧带的分离 离断左三角韧带,沿膈肌表面游离肝左叶外侧部;分离肝上下腔静脉表面的疏松组织,显露左肝静脉和中肝静脉的共干及其与下腔静脉的汇合处。根据术前影像学检查并触摸小网膜确认是否存在变异的左肝动脉,若无则离断肝胃韧带。向上提起左外叶、显露静脉韧带,在其与下腔静脉的汇合处,结扎、离断静脉韧带。

5. 左外叶肝切取标志线 将左肝动脉、门静脉左支以无损伤血管夹暂时阻断,左半肝缺血颜色晦暗形成左右肝之间明显的分界线。左外叶供肝的离断平面通常是在镰状韧带左侧,在接近脐裂时离断平面偏向右侧,并与左肝管拟切断点汇合,避免损伤Ⅱ、Ⅲ段的肝蒂,以电凝在肝脏表面标志。

6. 肝实质离断 在不阻断入肝血流状态下采用CUSA配合电凝、氩气刀离断肝实质组织。CUSA的应用参数一般调节至振幅60%、负压吸引为最大值的20%,4~6ml/min生理盐水冲洗状态。管径1mm以下的可直接电凝止血,较大的管道尤其是肝静脉小属支则用丝线结扎或用5-0的Prolene缝线缝扎止血。

7. 左肝管的精确定位及离断 术前影像学检查应充分了解胆道解剖及变异情况,有时右肝管前支或后支在靠近脐裂处汇入左肝管;Ⅳ段肝管汇入胆管的位置变异也较常见,可能在脐裂、左肝管、左右肝管汇合处或肝总管。若能预先掌握胆管的变异情况,则在解剖肝门或肝实质离断过程中有助于判断胆道的走行,避免损伤。术中胆道造影,有助于精确定位左肝管的离断位置,确保供肝只有一个肝管开口,而且又不损伤右肝管。

左肝管离断面确定后,可用锋利的手术剪或手术刀锐性切开左肝管的前壁,如肝门板和胆管壁的活动性出血,应暂停切断左肝管,及时采用6-0的Prolene线缝扎止血、保持术野清晰,防止因出血而匆忙离断左肝管,导致离断平面偏移。控制出血后继续离断左肝管后壁,分离结扎肝门板周围组织并离断肝门板。肝总管侧断端开口用6-0的PDS可吸收线连续缝合关闭。

8. 左外叶供肝的切取 左肝管完全离断后,左外叶仅剩静脉韧带裂及其上的一薄层肝组织、左肝蒂和左肝静脉与供者相连。此时可用一把直角分离钳挑起静脉韧带,或用左手拇指和示指捏住左肝蒂向上轻提,继续向头侧离断肝实质至中肝静脉和左肝静脉的汇合处。

无损伤动脉钳夹闭、锐性切断左肝动脉,其断端予以缝扎。邻近左门静脉主干汇合处垂直夹闭门静脉左支,注意夹闭的上方静脉应留有足够的长度以便于缝合,避免残余的门静脉分叉处或门静脉右支的狭窄。供肝侧门静脉左支用无损伤血管夹夹闭,锐性切断门静脉左支。无损伤血管扁钳夹闭左肝静脉,在供肝侧离断,将获取的供肝立即置入装有碎冰屑的盆内进行灌注。也可用血管吻合器

夹闭左肝静脉并离断,但需注意吻合器的刀片厚约4mm,应用血管吻合器不能太靠近左肝静脉与中肝静脉的共干或汇合处,以免引起中肝静脉的回流障碍;若太靠近供肝左肝静脉侧则会使用于肝静脉吻合的左肝静脉长度缩短,应事先预测好便于吻合的左肝静脉的适宜长度。

9. 供肝后台修整　供肝切取后,迅速置于后台以1500～2000ml 4℃保存液经门静脉左支灌洗,直至肝静脉流出的液体变清。用24G软导管插入左肝动脉深约1cm,利用重力滴入HTK液冲洗,左肝管也以少量HTK液冲洗。探查肝静脉开口,如Ⅱ、Ⅲ段静脉分开成两个开口(后壁可部分相连)可成形为一个大三角形开口。供肝称重,计算移植物受者体重比(GRWR)。

10. 供者右肝的处理　左外叶供肝移除后,以6-0的Prolene线连续缝合供者门静脉左支断端,仔细检查肝断面或肝门部是否存在胆汁渗漏,最常见的胆漏部位位于尾叶、肝蒂和肝断面。若发现有胆漏,必须用6-0的PDS可吸收线仔细缝合。彻底检查有无出血点,确定无误后关腹。

（二）受者手术

1. 受者的病肝切除　紧贴肝实质解剖分离第一肝门,尽可能地保留所有肝门管道结构及其分支。首先游离并暴露出肝十二指肠韧带,靠近肝实质用电刀小心切开肝十二指肠韧带表面的腹膜,标出分离平面,其后的管道分离主要控制在此分离线的附近,可用精细的无损伤镊钳夹血管、胆管周围的组织,轻柔地提起后以小功率的电刀进行分离,较大的管道分支予以结扎,如此可精准地解剖出肝动脉分支,远端用无损伤的微血管夹夹闭。继续分离出门静脉至左右分支,结扎离断门静脉尾状叶的细小分支。切断左右三角韧带游离肝脏,然后在下腔静脉前游离第三肝门、结扎并切断多支肝短静脉,将下腔静脉与尾状叶分离。接着分离、缝扎和切断右侧腔静脉韧带。右侧腔静脉韧带打开后即可显露出右肝静脉,小心钝性分离后血管带悬吊肝右静脉。在左侧同法处理腔静脉韧带,在静脉导管与下腔静脉的汇合处,切断Arantius管,即可清楚地显露下腔静脉与左肝静脉之间的空隙,钝直角钳分离后血管带悬吊中肝静脉和左肝静脉的合干。当供肝准备好后,离断门静脉左右支,肝右静脉、中肝静脉和左肝静脉共干,切除全肝。缝合肝右静脉断端。肝下下腔静脉的阻断可采用血管阻断带阻断,可为术者的操作留出充分的空间。

2. 移植肝的植入　腔静脉阻断钳阻断肝上下腔静脉,移去控制中肝静脉和左肝静脉的血管夹,切开两者之间的间隔,先横向再纵向切开下腔静脉前壁,同时将其后壁也适当向内修剪,使下腔静脉整形成弯度朝向左侧的“新月形”开口,大小与供肝的肝静脉开口相当。使用5-0或6-0的Prolene缝线连续缝合,打结时可预留较短的“生长因子”。门静脉重建受者侧的吻合平面一般在门静脉左右分支的汇合处,可利用血管分叉将吻合口整形成较大的开口,注意门静脉不可过长以免造成扭结和血栓形成。如果小儿受者因先天性胆道闭锁或门静脉发育不良致其口径细小、不宜吻合时,可在受者的脾静脉水平进行吻合,或采用静脉移植物、静脉补片等方法来进行静脉成形术重建门静脉。小儿门静脉重建要注意防止血栓形成,若移植前门静脉血流缓慢则更易形成血栓。因供肝的门静脉左支口径一般较受者门静脉粗,当门静脉血流进入供肝时,在门静脉左支的脐部会形成许多涡流,导致供肝灌注压降低,可引起供肝灌注不良或灌注不均。有时门静脉血流减少与冠状静脉血分流有关,可采用结扎冠状静脉的方法增加门静脉血流量。应用显微外科技术吻合肝动脉,可采用8-0或9-0的Prolene线间断缝合,动脉吻合时注意供肝的位置,不可旋转置入右侧膈下,以免造成流出道和门静脉的扭结。胆道重建方法可根据胆管的口径选择,如病儿年龄较大、胆管口径相对较粗时可采用胆管对端吻合,后壁采用6-0的PDS或Prolene线连续缝合,前壁采用间断缝合,一般不放支架,如吻合口直径小于2mm,可考虑放支架管。如是胆管闭锁或胆管口径较细的患儿,可考虑采用肝管-空肠吻合重建胆道。再次行多普勒超声检查确认门静脉、肝动脉和肝静脉的血流是否正常,将供肝与前腹壁缝合固定以防其扭转。

三、左半肝供肝肝移植

（一）包括中肝静脉的左半肝供肝切取手术（Ⅱ+Ⅲ+Ⅳ段,不包括尾状叶）

1. 体位和切口　同左外叶供肝切取术。

2. 左肝动脉游离　解剖肝门、显露左肝动脉,分离时要轻柔避免动脉损伤或痉挛,左肝动脉需解剖至肝固有动脉的汇合处,但近脐裂处不作解剖,以免损伤左肝管的血供。如果左右肝动脉分叉较低,则游离的左肝动脉较长;若左右肝动脉分叉较高、贴近肝门,则左肝动脉一般较细而且肝外段也很短,这会明显增加受者肝动脉重建的难度,增加动脉并发症的风险。可采用截断肝右动脉和肝固有动脉、切取包含左肝动脉的部分肝固有动脉的方法,供者肝右动脉与肝固有动脉行端端吻合重建,受者则可利用肝固有动脉重建,其长度和口径均较适宜。

3. 门静脉左支的游离　同左外叶供肝切取。

4. 肝周韧带游离及静脉韧带的分离　同左外叶供肝切取。

5. 左半肝切取标志线　将左肝动脉、门静脉左支以无损伤血管夹暂时阻断,左半肝缺血颜色晦暗形成左右肝之间明显的分界线,以电凝在肝脏表面标志。Ⅳ段的脏面切线沿胆囊窝向下、偏向肝门板左侧,与左肝管拟切断点汇合。注意保留右侧肝门板的完整性。

6. 肝实质离断　再以术中超声定位中肝静脉,在其右侧约1cm处开始断肝,同左外叶供肝切取。

7. 中肝静脉的判断　利用中肝静脉的走向引导和确定肝实质的离断平面,可采用术中超声精确定位肝中静脉,在Ⅳa段肝静脉汇入Ⅴ段肝静脉或中肝静脉主干处即可见到中肝静脉。沿中肝静脉右侧缘分离肝实质,直至其汇入下腔静脉处。有时Ⅷ段肝静脉(V8)在靠近下腔静脉处汇入中肝静脉,此时可在V8汇入中肝静脉前切断中肝静脉,将中肝静脉根部保留给供者,以保证供者右前叶的静脉回流。虽然此法会导致中肝静脉长度较短,但在采用适当的流出道成形后不会增加受者流出道重建的困难。

8. 左肝管的精确定位及离断　同左外叶供肝的切取。

9. 左半供肝的切取　无损伤动脉钳夹闭、锐性切断左肝动脉,其断端予以缝扎。邻近左门静脉主干汇合处垂直夹闭门静脉左支,注意夹闭的上方静脉应留有足够的长度以便于缝合,避免残余的门静脉分叉处或门静脉右支的狭窄。供肝侧门静脉左支用无损伤血管夹夹闭,锐性切断门静脉左支。应用无损伤血管扁钳夹闭中肝静脉和左肝静脉后分别离断,将左半肝立即置入装有冰碎屑的冰盆内。

10. 供肝后台修整　供肝切取后灌洗同左外叶供肝。探查肝静脉开口并进行必要的静脉成形,虽然中肝静脉与左肝静脉存在共干的几率较高,但一般会在V8汇入前切断中肝静脉,将中肝静脉根部留于供者,保证了右前叶的回流。这样中肝静脉与左肝静脉之间相距就会增大(>2.5cm),可采用受者门静脉作补片整形、重建中肝静脉和左肝静脉流出道共干。

11. 供者右肝的处理　同左外叶供肝切取。

12. 受者移植肝的植入　同左外叶供肝植入。

(二) 包括中肝静脉、包含尾状叶的左半肝切取

附加尾状叶的左半肝活体肝移植,可使供肝的重量增加约9%,可应用于小体积的成人受者,扩大了供者的适用范围。基本步骤同前,游离左尾状叶与下腔静脉间的静脉韧带,注意缝合Arantius管。离断左肝管后,从中肝静脉右侧缘伸入一细潘氏管作绕肝带,自左门静脉和左肝动脉的内侧穿出,适当向上方抬起肝实质,断肝时可保护肝后下腔静脉,同时可减少肝断面的出血。

(三) 不包括中肝静脉不含尾状叶的左半肝切取

根据术中超声在中肝静脉左缘约1cm标记出肝表面的离断线,基本步骤同前述。

(四) 左外叶或左半肝活体肝移植的手术技巧

1. 左外叶供肝供者Ⅰ、Ⅳ段的处理　因入肝血管被离断,供肝切取后Ⅰ、Ⅳ段肝脏会因缺血而变暗,是否需要切除现仍有争议。支持切除者认为可能会继发严重的肝脓肿,但临床观察左外叶供者发生肝脓肿极为罕见。由于尚有完整的静脉回流,肝静脉的反流和肝内交通支仍可维持Ⅰ、Ⅳ段的活力。因此,Ⅰ、Ⅳ段无需切除,这部分肝脏随后将会萎缩。

2. 左肝动脉变异较多,可能存在副左肝动脉或替代左肝动脉。同时由于左内叶肝管的血供可能来自发自肝右动脉的中肝动脉,术前必须精确评估、防止损伤中肝动脉。起源于胃左动脉的副肝左动脉如口径较细,术中可尝试阻断,如无明显肝组织缺血,或开放后回血明显,则可放弃重建;但也有中心常规重建副左肝动脉。

3. 左肝管多为1支,但离断前必须造影以明确切断线左侧没有右后肝管,不能因左肝管较长而放松警惕。

4. 保留尾状叶移植时需注意保护尾状叶肝短静脉回流。多数情况下,尾状叶有一优势的回流静脉。若术前评估的移植肝体积较小时,须进行尾状叶肝短静脉的重建。

(五) 术后监护和管理要点

1. 供者术后处理

(1) 供者清醒后拔管送回ICU,经鼻导管给氧,持续监测心律/率、血压、呼吸频率,血氧饱和度,准确记录液体出入量(尿量、胃液、腹腔引流液颜色及量)。

(2) 保持出入量平衡,除非有明显的血容量不足,否则应限制液体摄入,过高的中心静脉压会影响剩余肝的静脉回流,引起肝功能损害。

即刻化验包括动脉血气分析、肝肾功能、血电解质、血糖、凝血功能、血常规等。

(3) 常规预防性抗感染、制酸剂及镇痛治疗,同时应连续3天给予小剂量的糖皮质激素。

(4) 无特殊性情况下应尽早拔除胃管、腹腔引流管、尿管等,鼓励病人早期下床活动以利恢复。

2. 受者术后处理

(1) 受者术后在ICU中接受各项生命体征的监测,直到血流动力学稳定、呼吸功能恢复、肝功能恢复,方可停止镇静药和机械通气;并尽早去除肺动脉导管和中心静脉导管,以减少导管感染的风险。

(2) 保持出入量平衡,除非有明显的体液缺失,否则应限制液体摄入,因术前和术中往往存在液体潴留。

(3) 定期化验动脉血气分析、肝肾功能、血电解质、血糖、凝血功能、血常规等;常规每天行移植肝多普勒超声检查以便早期发现肝动脉血栓并注意肝静脉和门静脉吻合口是否通畅。

(4) 常规预防性抗感染(细菌、CMV及真菌等)治疗,若是乙肝相关肝病的肝移植,还需抗乙肝病毒治疗;常规制酸剂、高渗白蛋白等治疗,一般不给予新鲜冰冻血浆,除非INR高于2.5;血红蛋白不低于70g/L尽量避免输血;血小板计数减少往往不予处理,酌情给予抗凝或改善微循环药物治疗。

(5) 激素、Tac(或CsA)、MMF三联免疫抑制治疗,激素约一周减至口服,密切监测Tac或CsA血药浓度。

(6) 肛门排气后应尽早拔除胃管,无特殊情况下尽早拔除腹腔引流管、尿管等;早期恢复肠内营养以促进肝再生、预防肠道菌群移位;鼓励病人早期活动以利恢复。

(六) 左半肝或左外叶供肝活体肝移植术后并发症

1. 血管并发症　左半肝或左外叶活体肝移植的受者大多是儿童或婴幼儿,其血管如门静脉和肝动脉均较纤细且血管壁较薄弱,而供肝大多来自于成人,其血管口径及其长度与小儿的血管大多不匹配;加之小儿受者血管畸形或发育不良的几率要明显高于成人(如先天性胆道闭锁的患儿伴有门静脉发育不良的几率较高),更增加了其血管重建的难度和术后并发症的发生率。因此,小儿活体肝移植术后的门静脉及肝动脉血栓或狭窄的发生率要明显高于成人的活体肝移植。其二,成人体型已定形,小儿或婴幼儿体型会随着生长发育不断增大,供肝体积不断再生增大,而左半肝或左外叶所处的位置具有较右半肝更大的活动度和空间变形能力,造成相应的供肝血管如门静脉及肝静脉的解剖位置移位而扭曲,出现流出道梗阻或门静脉狭窄等并发症。而且,肝再生的同时其相应的血管口径是否也同步增长,尚未证实。因此,在临床上小儿或婴幼儿的活体肝移植术后门静脉或肝静脉流出道的并发症发生率均较成人活体肝移植高。

门静脉血栓形成主要见于受者术前就存在门静脉病变者,如门静脉发育不良、纤细,虽经整形重建,但术后发生门静脉血栓的可能性仍较大;另外,如重建的门静脉过长,也易发生扭曲而形成血栓。

门静脉狭窄多位于门脉吻合口,可见于门脉"架桥"移植受者,也见于吻合时"生长因子"预留不足或门脉未能充分扩张等情况。在一定程度上影响肝功能或形成一定程度的门脉高压,超声及CTA可明确诊断。对于狭窄程度较轻、形成较晚而无肝功损害及明显门脉高压的病人,可持续观察,暂不做处理。对于早期发现的严重狭窄,明显影响肝功或引起明显门脉高压,或对于处于成长发育中的儿童病人应及时积极治疗。一般可采用经皮经门脉放置血管扩张支架或经皮门脉造影球囊扩张的方法进行治疗。

为了减少小儿活体肝移植后的血管并症,有学者提出小儿肝静脉和门静脉重建时,应采用后壁连续、前壁间断缝合的方法,使血管对生长发育有一定的预留量,但其疗效尚有待于长期的观察和随访。

2. 胆道并发症　移植后左半肝或左外叶的解剖位置改变也会使重建的胆管发生变形,出现相应的并发症。关于左肝再生导致肝脏的旋转移位而引起左肝管与肝总管角度的变化对胆道并发症发生的影响目前仍不清楚。正常国人的左肝管与肝总管延长线的夹角平均为38.4°±2.7°(34°~45°);而右肝管与肝总管延长线的夹角平均为50.8°±3.8°(45°~62°)。日本学者曾报道供者残余左肝再生后当左肝管与肝总管角度较大时,远期不易出现胆道并发症;而当肝再生后左肝管与肝总管成锐角时,则远期易出现胆管狭窄、胆泥/胆石等胆道并发症(图14-21)。Tekin A等也有类似报道,右肝切除后残余左肝向右-后-上旋转,引起肝门扭曲,肝门变高、变深并扭向右侧,从而造成胆管狭窄。关于肝再生对肝内胆道系统的影响现仍未完全清楚,除影响大胆管树的角度外,再生的肝脏其肝内小胆管体系是否与正常的完全一致,有待证实。有动物实验提示脂肪变性肝脏70%肝切除后,肝再生过程中出现胆

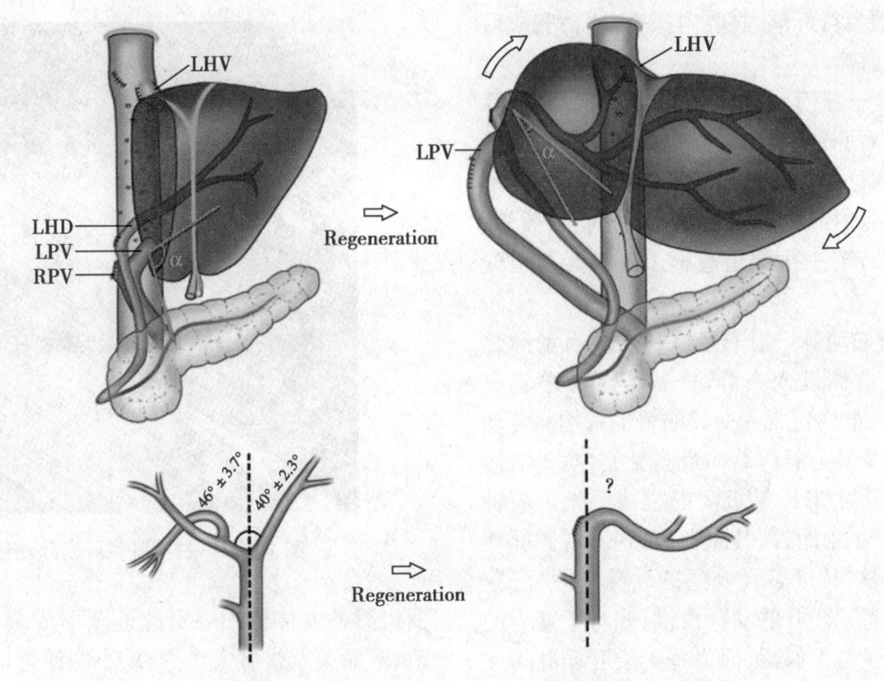

图 14-21 肝再生后的左肝管与肝总管的角度变小，增加胆道并发症的发生率
供体残余左肝再生后可向右后上顺时针方向旋转，使肝门位置变高、变深并扭向右后侧，左肝管与肝总管之间由钝角变成锐角，增加胆道并发症的发生率。LHV，左肝静脉；LHD，左肝管；LPV，左门静脉；RPV，右门静脉

小管网络持续的空间紊乱，并与术后淤胆时间延长有关。因此，左半肝或左外叶活体肝移植术后的肝再生引起的相关并发症仍是一个值得深入研究的课题。

扩展阅读

腹腔镜活体供肝切取术

供者的最小损伤原则是开展活体肝移植手术的先决条件，因此，采用微创的腹腔镜技术切取活体供肝具有重要的现实意义。目前腹腔镜辅助下的左外叶或左半肝的切取已较安全。取截石位，在中上腹置放5个穿刺套管，建立气腹后游离左半肝，分离左肝动脉、左门静脉和左肝胆管，分离肝左静脉。在肝圆韧带和镰状韧带右侧用超声刀切断肝实质，对通向肝尾状叶的血管进行夹闭，锐性切断左肝管。使移植肝与剩余肝只有血管相连，由下腹做10cm小横行切口，快速夹闭并离断左肝动脉、左门静脉和肝左静脉后用标本袋将移植肝取出。在体外进行供肝的灌注。移植肝均按常规方法移植给受者。腹腔镜活体供肝切取微创外科技术有可能成为儿童肝移植活体供肝切取术的一项新的选择。

四、右半肝供肝肝移植

1996年，香港大学玛丽医院开展了首例成人活体右半肝移植，从而掀开了活体肝脏移植崭新的一页。进入21世纪后，成人活体肝脏移植，尤其是活体右半肝移植在全球范围内得到迅猛发展，目前全球已经有数百家器官移植中心能开展此类手术，也扩展了供肝来源，一定程度上能缓解器官来源短缺的局面，为无脑死亡立法的国家和地区开展成人肝移植开辟了一条新路。

相对于尸体供肝移植，活体肝移植对外科技术的要求更高，供、受者双方都面临手术风险和发生并发症的可能，且从伦理学角度来看供者的安全尤为重要。一些MELD评分很高的病人，多为肝硬化、慢性乙型病毒性肝炎急性发作以及暴发型肝衰竭等，研究显示这类病人行右半肝活体肝移植后长期存活率与尸体肝移植后的存活率相似。

（一）供者手术

1. 手术切口的选择 手术切口首先采用右侧肋缘下斜切口进行探查，如探查证实供者肝组织光滑质地良好，则延长切口至双侧肋缘下，一般右侧可偏长，左侧可略短一些。根据供者肋弓角的大小和身材的胖瘦，以及手术中的实际术野暴露情况决定是否加行向头侧的纵行切口，形成所谓的“奔驰状切口”。进腹后行肝周、腹腔内探查，评估完成后开始肝脏解剖游离。

2. 解剖第一肝门　首先切除供者胆囊，切除胆囊的过程中对肝外胆管，包括胆总管及左右肝管的分布，肝外部分是否已经分叉等情况进行初步了解。在胆囊切除的最后步骤时施行经胆囊管插管，置管完成后即行第一次胆道造影了解有无胆道变异情况。

3. 游离肝右动脉　肝右动脉从肝固有动脉分出后经胆总管背侧进入右肝，一般位于胆总管右侧，约67%的人群属正常无变异的解剖结构。肝动脉系统的解剖变异为肝门结构最多见的，对于活体肝移植的供者手术来说是极大的挑战。无论何种变异，对于供肝手术而言，其原则包括：①右侧肝动脉必须保留完整、长度管径合适的动脉；②供肝获取后不损伤供者剩余肝的动脉血供；③对于变异的供肝动脉要尽量给予保留，因为每一条肝动脉均支配肝特定的区域，作为动脉的终末支，往往不存在肝内的交通。

4. 游离门静脉　门静脉系统的解剖变异与其他管道系统相比要少得多，并且较易处理，所以可以认为供肝切除手术方案基本不受门静脉变异的影响。门静脉最常见的变异是：①主干分成三支；②右侧门静脉过早地在肝外分成前后支；③右侧门静脉直接从主干分出前后支，而右侧门静脉缺失，这一变异对于在右供肝切取后会出现两个门静脉开口，在供肝修剪时需要将其整形成一支以便吻合。另外一种解决办法是将两个开口分别与受者的左右门静脉分支吻合。

5. 肝实质离断　用无损伤血管夹依次阻断右侧门静脉、肝动脉后，在肝表面可见左右肝的界线，在此分界线基础上开始断肝。因此现在最常见的是用CUSA离断实质，断面两边的管道分别用钛夹夹闭后离断，大大减少肝实质离断过程中的出血量(图14-22)。

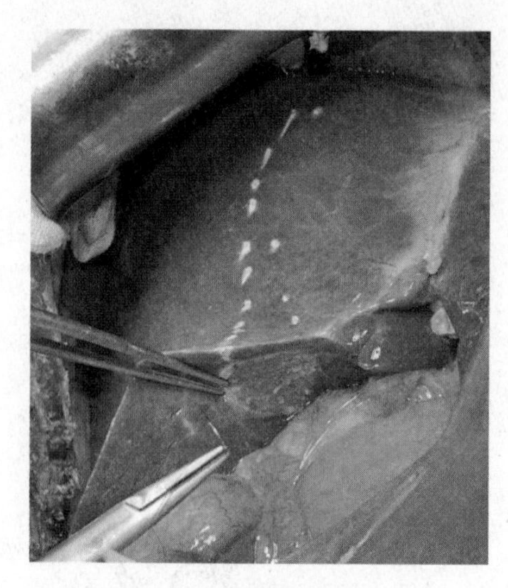

图14-22　右半肝供肝切除路径

6. 供者胆管离断　在活体肝移植过程中，供者胆管离断的时机是很重要的。供者胆管的离断基本代表了供者手术已经无法中止。国内大部分肝移植中心采用肝实质大部分离断、胆管造影并离断、离断肝动脉与门静脉、最后离断肝静脉的顺序，这样做的好处是胆管分开后可以较好地暴露后方的门静脉与肝动脉，同时容易锐性切断肝管周围的肝板组织，保证肝管的血供及理想的开口断面。

(二) 供者手术的热点问题

供肝的评估获取一直是移植界的关注焦点，目前世界各大移植中心对此逐渐形成统一的操作规范，然而关于供肝大小选择、小肝综合征、肝中静脉取舍以及右供肝静脉流出道重建等热点问题一直未有定论。

1. 供肝大小选择　随着影像学技术的发展进步，现在已可通过三维CT来重建肝脏的管道系统，包括门静脉、肝动脉、肝静脉及胆管，了解管道系统的变异情况，同时也能做到对移植肝大小进行影像学测定。右半肝移植的重要伦理学前提是保证捐献者的健康不受危害及受者的长期存活，术前影像学检查对供肝体积及残余肝脏体积的精确评估将直接影响手术方案以及供受者预后。有关移植肝大小的选择，目前以GRWR为参照标准，推荐安全的供肝切除GRWR应大于0.8%。但也有研究显示在降低门静脉压力的前提下，移植肝GRWR≥0.6%也是安全的。对于绝大多数供者，余下肝脏体积(remnant liver volume，RLV)和供肝总体积(total liver volume，TLV)比RLV/TLV应控制在30%以上，以保证残余肝脏能发挥足够的代谢功能。如果RLV/TLV低于30%会影响肝脏代偿再生功能从而影响受者安全。

2. 肝中静脉取舍　即使在移植物大小足够的前提下，也存在一定的发生SFSS风险。广大学者对于是否应在右半肝移植物中包含肝中静脉仍有争议，目前普遍认为，包含肝中静脉的右半肝移植物在为受者提供更多肝体积的同时也增大了供者潜在风险，但缺乏充分的研究依据能够证明受者术后的并发症发生率增加；不包含肝中静脉的右半供肝可能存在右肝前叶潜在静脉回流障碍和淤血可能，影响移植肝及受者远期预后(图14-23)。因此

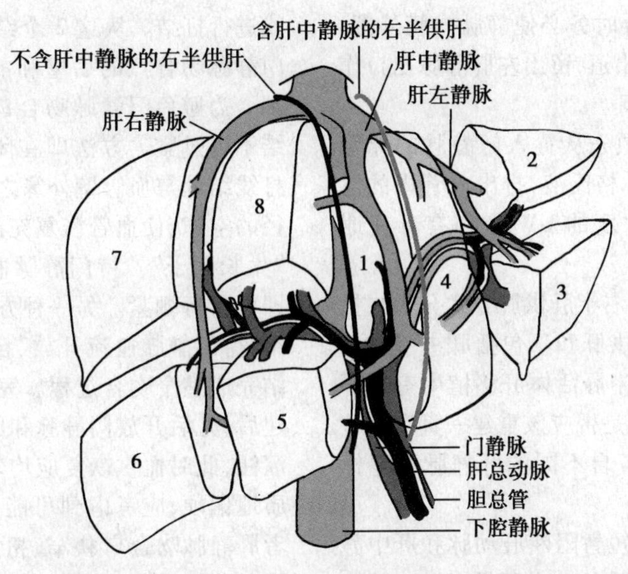

图 14-23　包含肝中静脉与不含肝中静脉的右半肝供肝

是否含肝中静脉必须综合考虑供者受者双方的安全因素。一项 Meta 分析显示，包含肝中静脉的移植肝切除后供者并发症的发生几率无显著性提高，认为当供肝 RLV/TLV 大于 35% 的时候，包含肝中静脉的移植肝切除可以认为是安全的。此外，若移植肝Ⅴ、Ⅷ段是肝右静脉回流的话，则无需行合并肝中静脉切除。香港大学玛丽医院于 1996 年首次进行了包含肝中静脉的右半供肝成人活体肝移植，取得了良好的预后，从而降低了受者小肝综合征的发生风险。玛丽医院建议常规行含肝中静脉的右半肝供肝切除，这样能给受者提供足够大小的肝脏以及良好的移植肝静脉回流，能够满足受者高代谢的需求。尤其是在暴发型肝功能衰竭的受者中，含肝中静脉的右半供肝能提供足够的肝脏体积及保证良好的预后。

若不合并肝中静脉切除将导致移植肝的Ⅴ、Ⅷ段淤血，移植肝功能异常的风险增大，目前在欧美以及日韩等许多移植中心并未常规采用包含肝中静脉的右半肝获取技术。在中国内地和台湾省等中心，一般也根据移植肝大小和供肝静脉解剖结构来对肝中静脉进行取舍。Villa 等提出是否含肝中静脉应该取决于 GRWR、供肝体积与受者标准肝脏体积比以及肝中静脉属支情况来决定是否进行扩大右半供肝切除。日本的移植中心在移植术前采用三维肝脏血管成像将右半供肝分成两种类型：肝右静脉回流为主型（右半肝回流至肝中静脉的血流小于 40%）和肝中静脉回流为主型，肝中静脉切除与否取决于右半供肝主要回流静脉、GRWR 以及残留肝脏体积。

3. 右半肝流出道重建　供肝的体积大小是活体肝移植成功的一个重要因素，但足够的供肝体积依然无法完全避免小肝综合征的发生风险，因此对于不包含肝中静脉的右半供肝移植，右肝前叶静脉回流的通畅与否是影响术后肝功能恢复和肝组织再生的重要因素。为取得满意的移植疗效，维持移植肝功能，重建流出道以保证右肝前叶静脉回流通畅已在各大移植中心得到公认。Lee 等在 2002 年首先提出右供肝Ⅴ、Ⅷ段肝中静脉属支直径大于 5mm 的都应行流出道重建，这一观点得到了多家移植中心的认可。目前国内外移植中心主要通过在右半供肝Ⅴ和Ⅷ段属支断端和受者肝静脉或下腔静脉之间行自体或异体静脉搭桥的方法对不包含肝中静脉的右半供肝进行流出道重建。静脉移植物可包括自体大隐静脉、脐静脉和冰冻异体髂动脉等。

（三）供肝的后台灌注和修整

供肝切取后，迅速置于后台予以 4℃ 保存液开始门静脉灌注。灌注结束后，通常需要在冰盆中行肝静脉修整。

（四）移植肝植入

1. 肝静脉重建　首先行供者肝静脉与受者肝静脉的吻合，此时务必保证供者与受者肝静脉正确对接，避免扭曲；同时注意避免受者或者供者的肝静脉保留过长，吻合后易发生肝静脉的屈曲，引起肝静脉回流受阻；肝静脉吻合分别对合受者下腔静脉肝静脉开口处以及供肝肝静脉分支的左侧和右侧 2 个结点，检查无吻合口扭转后，以 Prolene 线进行打结。从这 2 个结点开始，先后连续缝合静脉吻合口的后壁和前壁，缝合时务必使静脉内膜外翻。吻合完成后暂不开放流出道，留出左肝静脉出口作为门静脉开放后放血排气。

当吻合完成前，需预先从置入门静脉的导管中灌注250～500ml的林格氏液，排出血管内的空气及移植肝中的高钾浓度的UW液和有毒代谢物。

活体肝移植手术中，右半肝供肝方式分为包括肝中静脉的扩大右半肝供肝和不包括肝中静脉标准右半肝供肝两种。右半肝活体肝移植中有关肝Ⅴ、Ⅷ段的肝中静脉属支是否应该重建一直存在争议，全球各移植中心有各自不同的肝静脉重建标准。

文献报道应用术中短暂阻断肝动脉和肝中静脉结合术中B超检查来评估右半肝供者淤血的情况。肝中静脉的重建标准包括：①当去除淤血区域面积后，剩余移植肝体积小于受者标准肝体积的40%；②当阻断肝动脉和肝中静脉属支后，供肝淤血区域的面积大于右前叶面积的一半；③无淤血移植肝与受者体重比率小于0.65。

肝中静脉属支的直径大小也是判断重建与否的标准之一。有人将Ⅴ段和Ⅷ段的肝中静脉属支直径为7mm作为是否行肝中静脉属支重建的分界线。Kim等人则提出当Ⅴ段和Ⅷ段的肝中静脉属支直径大于5mm时，这些肝中静脉的属支就需要进行重建，同时他们力争使淤血区域的面积小于移植肝总体积的10%。

在不含肝中静脉的活体肝移植中，静脉重建采用的血管移植物来自受者自身的门静脉、大隐静脉、股浅静脉、脐静脉、人工血管、异体冻存的髂静脉或髂动脉，也有采用静脉补片来重建肝中静脉属支引流。有研究认为在Ⅴ段和Ⅷ段肝静脉属支直径超过5mm或静脉属支阻断后肝右前叶淤血面积超过右前叶面积30%时，需要静脉属支重建。移植肝Ⅴ段和Ⅷ段肝静脉属支的重建可以避免右前叶严重淤血并减少肝细胞淤血性损伤，避免小肝综合征的发生，有利于病人术后早期恢复。

2. 门静脉重建　修整供肝及受者的门静脉至二者口径和长度相配后行端-端吻合。当受者存在门静脉海绵样变致硬化或者细小时，可以将供肝的门静脉直接吻合到受者的脾静脉和肠系膜上静脉汇合处，如果供肝的门静脉长度不够，可以作门静脉移植术。吻合时，留取适当长度的受者门静脉，分别对合受者门静脉及供肝门静脉属支的左侧和右侧的2个结点，检查无吻合口扭转后，以Prolene线进行打结。从这2个结点开始，先后连续缝合门静脉吻合口的后壁和前壁，注意务必使内膜外翻。为避免门静脉吻合口狭窄，吻合完成前的打结不可过紧。方法即在闭合右侧结点的线结下，打线结处与血管壁外缘之间留有大约等于血管半径的空隙，使血管恢复充盈后吻合口得以扩张，即“生长因子”。待门静脉血流开放并充盈后，线结即可自行绷紧。另一种方法为吻合完成前暂不打结，待门静脉血流开放、自身充盈饱满后，予以打结完成整个吻合过程。完成肝静脉和门静脉的重建后，先后开放门静脉和肝上下腔静脉，移植肝再灌注，此时血供恢复应均匀，肝质地柔软。如果肝质地偏硬，应考虑到可能由于中心静脉压过高或者肝静脉吻合口狭窄、扭曲导致肝静脉血回流受阻所致。

3. 肝动脉重建　活体肝移植的肝动脉重建是活体肝移植成败的关键。活体肝移植中一旦发生动脉并发症，例如血栓形成、吻合口狭窄、假性动脉瘤，将导致移植物失功和不可逆的胆道损伤。活体肝移植中供肝动脉管径仅为2～3mm，需采用显微镜进行肝动脉的吻合。

供者手术过程中，应遵循不触碰原则，尽量避免对供肝动脉的牵拉、钳夹，避免动脉内膜损伤。充分游离肝门板，在保证供者残余肝动脉血供的前提下，保留尽量长的供肝动脉，利于吻合。

受者动脉的分离对动脉的吻合影响巨大，应由具显微外科经验的移植外科医师来完成。在紧贴肝实质处离断肝动脉分支，保证足够的动脉长度和合适的管径。紧贴血管使用剪刀等的锐性分离，避免电刀的电灼伤。将每支肝动脉分支游离约1cm，注意避免过多分离肝动脉与胆总管间组织，保护胆管的血供。

活体肝移植肝动脉重建应在放大3～10倍的手术显微镜下进行。根据肝动脉及其分支的血管质量、动脉搏动、管径匹配程度和血管位置，选择最合适的受者动脉分支进行吻合。无损伤微血管阻断夹阻断受者动脉，动脉剪修剪动脉开口，至动脉内膜与外膜齐整，吻合前需开放阻断夹，检查射血是否良好。如发现动脉内广泛血栓形成、夹层或动脉内膜严重剥脱，则应及时更换其他备选血管。受者动脉长度应修剪恰当，避免吻合完成后血管张力过大或扭曲。

目前大多数移植中心在动脉吻合过程中，应用配对的微血管阻断夹，即同时阻断供受者动脉，先进行前壁的间断吻合，完成后翻转配对阻断夹，间断吻合动脉后壁。这种配对血管夹的吻合方法，提供了一个稳定的无血手术视野，在多数情况下可行。但当供肝动脉两个开口，或者肝中动脉起源于右肝动脉时，供者动脉长度较短，甚至供肝动脉紧贴肝实质，没有足够空间安置供肝动脉阻断夹时，强行阻断会加重内膜损伤，翻转血管过程中更可能导致内膜撕裂。配对阻断方法在缝合后壁时因管腔塌陷，进针时易误穿对侧管壁，开放血供后导致血栓形成。

有移植中心动脉吻合采用供肝动脉不阻断的方法，取得了良好的效果。吻合过程采用8-0 Prolene线（管径2～3mm）或9-0 Prolene线（管径<2mm）间断端端吻合的方式。动脉管径在2～3mm的约需缝合12～14针；小于2mm的约需缝合10针。吻合开始第一针进针点选择肝动脉的后壁正中，线结留置于血管壁外侧。助手牵引前一线结，为下一针暴露良好的视野。从后壁正中开始紧贴前一线结向两边分别间断进针，直至整个后壁重建完成。前壁的重建方式类似，需注意的是，重建完成前最后第二针的线结需留到最后一针穿过后再作，从而保证在直视下完成每一针，避免缝针误穿后壁。

活体肝移植的动脉吻合经常遇到供受者动脉管径不匹配的情况，绝大多数为受者动脉管径大于供者的1/2以内，可通过供受者血管针距的调整和（或）将供者动脉修剪为鱼口状或斜面，仍可顺利完成端端吻合。管径差异在1/2以上者需考虑行端侧吻合。重建完成后应仔细检查各个针距，发现较大针距或一侧内膜外翻存在漏血风险者，可用9-0 Prolene线间断修补。吻合术者对侧后壁时，如遇进针困难，可选用双针法，即供受者动脉进针均为内进外出，可有效减少内膜的牵拉，避免重复进针及误穿对侧管壁。动脉吻合过程中，由于门静脉血流已开放，供肝动脉内将有少量回血，第二助手需用肝素水（25U/ml）间断性冲洗动脉内壁，防止血栓形成，保证手术视野清晰。门静脉后方可安置一根细的引流管持续吸引手术区的出血。动脉吻合过程主要靠术者手指的活动完成，因此手腕的稳定性至关重要，如遇受者呼吸幅度较大影响进针情况，可请麻醉师暂停呼吸机，限制呼吸活动带来的影响。另外，保持合适供受者动脉间的距离、深度和方向，将吻合口稳定的固定是吻合顺利完成的关键，特别是在最初的3针，需由显微外科经验丰富的助手利用左手控制肝十二指肠韧带来达到术野的稳定。如发现受者动脉长度不足、动脉内广泛血栓形成、动脉夹层等，可行大隐静脉或同种异体血管与肾动脉下腹主动脉搭桥。

利用彩色多普勒B超分别于动脉吻合完成后、胆管吻合完成后、关腹前、关腹后，检测动脉的流速和阻力指数等指标。并于术后1周内，每日2次B超；术后1～2周，每日1次B超，每周1次CT监测动脉吻合口的通畅。

4. 胆道重建

（1）胆管端端吻合：在病肝切除过程中，尽量减少胆道周围组织的游离，保留胆道足够的血供是非常重要的。尽量紧贴肝实质离断胆道，这一过程中，先钝性分离胆道与门静脉之间的潜在间隙，然后用无损伤阻断钳阻断近端胆道，用刀片或者剪刀锐性离断胆道，切不可电刀烧灼。在肝硬化的病人中，胆道周围经常会有较多的曲张静脉，这些曲张静脉要用较细的无损伤缝线仔细地间断缝扎，减少术后出血。

胆道整形：相邻肝管开口相距在3mm以内，可考虑邻近肝管开口的合并整形，但原则是绝对不能产生张力及胆管开口变形。整形须在手术显微镜下进行，可在2.5～10倍放大倍数下操作，相邻肝管吻合口间采用间断无损伤缝线进行合并缝合，采用外进内出的行针方向，在胆管壁外作结，一般2～4针即可完成，针距宜均匀，忌过密及反复进针出针。缝线的型号一般采用8-0或9-0 Prolene线为宜。必要时，可在胆管腔内作结，并不影响吻合效果，不增加术后并发症。如果相邻肝管开口相距在3mm以上，一般宜分别作肝管属支吻合或肝管空肠吻合，不可勉强整形，否则术后会产生严重的胆道并发症，影响预后。

胆管端端吻合方法主要分为全部间断缝合和后壁连续前壁间断缝合，前者对后壁的显露较为困难，耗时较多，尤其对胆道位置较深，或前部有静脉架桥或动脉吻合口阻挡的情况下，后壁重建相当困难，容易导致撕裂、胆漏，而后者的后壁连续相对容易，且不留小间隙，前壁间断则保证了吻合口的扩张性，不易产生术后狭窄，即使出现狭窄，通过内镜治疗也能大部分解决问题。后壁缝合长度可少于前壁，占整个缝合周圈的1/3～1/2，既做到后壁缝合的简化与稳定，同时也扩大前壁间断缝合的优点。缝线一般采用7-0 Prolene不可吸收缝线，以往有使用可吸收无损伤的PDS线进行胆管吻合的情况，但后期可吸收缝线的吸收易导致吻合口瘢痕形成，反而导致术后胆道狭窄，因此目前主要采用Prolene线作为主要缝合材料。

在供者手术过程中，尤其是在胆管离断的环节中，保证供肝胆道的血供非常关键。受者手术一般贴近肝门部，在左右肝管分叉处以上离断胆道。在此有几点必须注意，胆道离断必须采用锐性离断，由于移植受者一般都有门静脉高压及胆管周围的曲张血管，直接离断可导致局部大量出血，反而可能在止血过程中损伤胆管。可用低压力的无损伤Bulldog Clamp暂时阻断受者肝管近端，防止曲张血管出血，离断后缝闭远端胆管。之后开放无损伤夹，再仔细用6-0 Prolene线处理受者侧胆管开口处的血管。一般不用结扎或钛夹等有损伤的封闭手段，以确保胆管开口的完整性，并且完成对胆管血供的评估。如果开口处在无损伤夹开放后无明显出血，则断面必须向受者近端继续离断，直到出现明显的动脉血供为止，一般可见胆管色泽红润，表面可见充盈的细小血管网，血管断端有鲜红的搏动性的喷血或渗血，都是胆道血供良好的表现。值得指出的是，仅有暗红的静脉渗血尚无法代表完整的血供。一般来讲，对于首次手术的肝移植受者，如果动脉未被过度分离，左右肝管分叉处的完整血供是可以确保的，但是对于多次手术的病人，由于粘连、瘢痕、大量曲张静脉、缝扎止血等原因，对保留肝管的汇合部必须相当谨慎，在部分情况下，这一部位的完整血供会在分离过程中丧失，表现为胆管开口处晦暗、菲薄，缺乏张力，切忌使用这样的胆道进行直接吻合。另外，有时由于靠近肝门的动脉较细或质地差，血管向近侧(肝固有动脉或肝总动脉)处分离，这一步骤有可能剥离胆管来自于肝右动脉的直接血供，从而导致胆管坏死。因此在分离肝动脉的过程中，一般尽量减少对右肝动脉的过度游离，以减少对胆管血供的影响，这一点已在动脉重建章节详述。活体肝移植胆道重建在手术显微镜下进行是改善吻合方法，提高吻合成功率的重要步骤。

(2) 肝管十二指肠吻合法：德国的Campsent等尝试了肝管十二指肠吻合法，对一些无法作胆管端端吻合的病人，肝管空肠吻合是比较合适的方法，但这一方法也有它的弊端，最主要的原因是，胆肠吻合往往会造成术后内镜治疗的困难，由于胃肠道改道使内镜无法进入到胆管肠道吻合口部位。出于此考虑，结合以往尸体肝移植中胆管与十二指肠吻合的经验，Campsent等在活体肝移植采用了肝管十二指肠吻合技术。他们的报道中，共有7例肝管十二指肠吻合，其中6例均为两支肝管以上的病例，所有吻合均安放支架防止狭窄。术后平均随访1年，没有重大的并发症产生，唯一有1例轻度的胆管炎，经内镜治疗，去除吻合口支架，上述症状解除。虽是一篇小样本的病例报道，但也提示我们，活体肝移植中肝管十二指肠吻合也是未尝不可的一种方法。虽然在普通的肝胆外科手术中，肝胆管十二指肠吻合已是一种趋于淘汰的方式，但在活体肝移植中肝管十二指肠吻合仍不失为一种选择的手段。因为普通外科中的肝内外胆管结石的病人，由于长期的胆管梗阻及病变，往往会产生明显的胆道动力学紊乱，在此基础上，肝胆管与十二指肠吻合经常造成严重的反流，从而产生频繁的胆管炎症状。从理论上讲，肝管十二指肠吻合由于食物与大量的消化液经过吻合口，在没有括约肌调节的状态下，反流的发生率及严重程度肯定要高于肝管空肠的Roux-en-Y吻合，原因在于后者没有食物及肠道内容物经过吻合口，且即使发生吻合口漏，漏出物也相对量少，易于控制。综合以上看法，肝管十二指肠吻合技术在活体肝移植中要谨慎采用。

(3) 高位胆管吻合法：K. W. Lee 2004年报道了这一在活体肝移植中的胆道重建方法，其原则仍是肝管的端端吻合重建方法。特点是采用受者二级以上的肝管与移植肝的胆管进行吻合，以确保吻合的无张力及充分的血供。

具体的手术方法：在受者手术时首先分离病肝周围的韧带，包括左右三角韧带、冠状韧带，解剖第二、三肝门，将肝与下腔静脉周围的间隙完全游离，即仅剩下肝十二指肠韧带尚未解剖。之后在肝十二指肠靠近十二指肠处迅速阻断第一肝门，采用钝性与锐性分离结合的方法，将第一肝门在肝实质内离断。然后仔细从中分离出左右门静脉，并用无损伤血管钳阻断。仔细分离出左肝动脉，用于之后的动脉重建，不分离右肝动脉，保证其对胆道系统的血供。最后整理左右二、三级胆管，选取可能用于吻合的胆道开口，予以妥善保留，开放肝十二指肠韧带的阻断带，用连续缝合法仔细处理胆管开口处的出血点，留出适当口径的胆管开口用于最终的胆道重建。这一手术方法的特点在于：①胆管的长度与血供得到了充分的保证，从而使胆道的吻合口没有张力且有完整的血供；②一般采用受者左肝动脉作为动脉重建的受者侧，后者可以在通往左肝门的肝十二指肠韧带中较容易找到，且长度与管径尚可，而右肝动脉一般紧贴胆管走行，对胆管血供有重要作用，一般不在肝门部过度分离；③第一肝门阻断后再分离，方法较为特殊。笔者认为这一方法显然有其可取之处，对保留胆道血供有较好的帮助，但其局限性在于，对粘连较为严重或第一肝门有手术史、变形的受者,手术较为困难。另外,对有显著门静脉高压或脾脏切除、断流手术后的受者,肝周韧带的首先分离会导致较多的出血,对手术的成功有影响。对于肝肿瘤病人,尤其是肿瘤位于近肝门的实质内的,这一分离方法的局限性也是显而易见的。再者,左肝动脉用于与受者右肝进行重建也不是在所有病人中得以实现的,在动脉重建中,事实上采用右肝动脉是最符合解剖学位置的方法,管径匹配且不易扭转。减少胆管吻合口的张力完全可以通过将移植肝静脉吻合口下移等方法实现,同时充分去除无血供的受者胆管部分。

胆道的重建方式还包括肝胆管空肠 Roux-en-Y 吻合术,大约 30% 的移植肝因有多个胆道断面而需要行二级肝管与空肠吻合。但由于术后反流性感染等因素,一般目前不主张采用此法。

(五) 术后管理

术后管理同左半肝活体肝移植。对于供者更应严格监测,确保供者安全。

近十年来,右半肝活体肝移植在世界范围内尤其在供者来源相对困难的亚洲国家有了很大的发展。右半肝活体肝移植的成功开展有赖于供者的严格筛选、仔细的术前评估、精细的外科技术以及术后完善的护理和对并发症的妥善处理。提高供肝的有效利用度和保证供者的安全性是一对矛盾的统一体,指引着外科医生不断探索和改进活体肝移植技术。相对于已较为成熟的尸体肝移植,活体肝移植仍属起步阶段,不仅在器官捐献方面仍面临社会学、伦理学和法律等诸多问题,活体肝移植手术过程更为复杂、技术难度更高,既要确保剩余肝脏足以满足供者自身需要(供者安全性),又要保证获得的供肝移植后发挥足够的功能(供肝有效性),这需要外科医生精益求精,不断改良外科技术。

五、右后叶供肝肝移植

肝脏右后叶(the right posterior segment)移植物主要是用于成人受者。对于成人受者使用左半肝移植的供者时,多因为左半肝移植物对于受者来讲过小可导致 SFSS;如果切取右半肝,遇到供者剩余左侧肝脏过小时,又会危及供者的安全,目前认为供者剩余肝脏组织不得少于全肝体积的 30%。因此,使用右后叶移植物(Ⅵ段及Ⅶ段并包含右肝静脉)时,会能明显缓解这部分供受者间的矛盾,而且还可以降低供者的风险。2001 年日本东京大学报道了第 1 例使用右后叶移植物的肝移植,但是截至目前,此类型移植物的应用并不广泛,全球报道的右后叶移植物的肝移植仅几十例,其中绝大部分都是在日本实施。阻碍其在临床上广泛开展的因素有很多,其中最为重要的有两点:首先是其对手术技术的要求极高,因为第一肝门肝蒂的解剖是在二级分支水平进行的;其次是目前对于右后叶肝移植术后供受者术后恢复和并发症存在顾虑。

(一) 右后叶供者的选择

使用右后叶移植物是有严格要求的:门静脉、胆管、肝动脉必须要满足适当的条件。肝脏门静脉根据解剖情况可以分为三种类型:Ⅰ型:两支分支型占 79.7%;Ⅱ型:三支分支型占 7.6%;Ⅲ型:右后支门静脉独立起始于门静脉主干型占 12.7%。第一肝门的肝动脉、门静脉及胆管的分支类型可以根据门静脉的分布相应的分为以上三种类型。大部分的右后叶移植物来自Ⅲ型,大部分第一种及第二种的门静脉类型不适合做右后叶供肝。但是在实际运用过程中,如果所有的管道系统(动脉、门静脉和胆管)的分支是在肝外,其切取过程就类似于正常的右肝移植物供者切取。但是如果任何二级管道系统分支均位于肝内,那么切取右后叶移植物则会变得异常困难。

右肝动脉继续分为右前和右后动脉,可分别位于肝内及肝外。如果右前、右后肝动脉分支于肝内,获取右后动脉则非常困难,因而切取右后叶移植物的难度会明显增大;如果肝动脉分支位于肝外,其获取右后动脉将较容易。而术前影像学评估中鉴别这两者情况较困难,通常只有在术中方能得到确认。术中鉴别两者是依据解剖右后肝动脉的难度,如其可以较容易解剖,则可认为是肝外类型,否则就是肝内类型。

术前 MRI 及术中胆道造影可确定右肝胆管分支类型,一般分为四种:A. 常见的两支肝门胆管;B. 三支肝门胆管;C. 起源于左肝管并走行于右前肝管后方;D. 独立低位开口的右后胆管。

(二) 供者的术前筛选

肝脏各叶或段体积的测量对于使用何种成人活体肝移植移植物至关重要,目前成人间活体肝移植是首选右半肝移植物(含或不含肝中静脉),当供者的剩余左肝过小时,则考虑使用左半肝(含或不含Ⅰ段)作为供者,但是当供者左半肝的体积对于受者来讲过小,而右后叶移植物体积是界于左半肝与右半肝体积之间时,则可以考虑使用右后叶移植物。而如果单纯考虑右后叶移植物体积的话,约有 18% 的供者可以作为右后叶移植物供者。

术前通过肝脏的三维重建增强扫描的 CT 及

MRI等检查对供者进行影像学评估,肝脏的血管及胆管的走行和分支,肝脏各肝叶、肝段的体积也可以得到较准确的估计。正如之前所述,第Ⅱ类及第Ⅲ类门静脉分支常常在术前难以鉴别,CT三维重建可用于鉴别两者。当右前支门静脉及右后支门静脉成三角形分叉时,其属于第Ⅱ种类型;当两者为直角时,为第Ⅲ种类型。

供者的其他纳入标准同成人间活体肝移植的一般标准。

(三)手术

1. 右后叶移植物的切取　肝脏右后叶的解剖对手术者的手术技巧要求较高。其手术过程与活体右半肝供者移植物切取相似:

(1)供者取仰卧位,取右肋缘下J形切口进腹。

(2)离断肝圆韧带,右三角韧带,游离右肝。

(3)使用术中彩超进一步明确肝内门静脉、动脉及肝静脉的分支类型及走行。

(4)切除胆囊,使用胆囊管残端进行胆道造影,以明确胆管的分支及走行,通常需获得不同角度的图像。术中胆道造影对于确定胆道的走行及分支极其重要。

(5)解剖右侧肝门,解剖右后肝门时需要小心进行,其周围时常有很多短小的血管。将右后叶肝蒂解剖并给予预阻断以判断右后叶的范围,术中决定是否采用右后叶移植物,主要是根据右后叶相对于左肝的大小及胆管的分支;因为动脉、门静脉及肝静脉的分支走行在术前已经CT或MRI明确。只有当右后叶肝容积明显大于左肝加尾状叶方能实施。当肝脏实质组织离断完成后,位于肝内的右后叶Glisson系统就会暴露出来,再次进行胆道造影对胆管的分支及走行进行确认。

(6)依次离断右后叶的胆管、肝动脉、门静脉及肝静脉,之后的手术步骤与右半肝移植物的切取相同。

相对于右半肝移植物的切取,右后叶移植物切取所用的时间会明显延长,且术中出血也会明显增多,这与第一肝门解剖难度大,且离断的肝脏实质面积更大有关。在肝内解剖离断右后叶胆管最为安全,能在肝外离断右后叶肝管只适用于右后叶胆管正常开口于肝总管的情况,不适合于其他胆管解剖分支类型:如右后胆管分支开口位于右肝管或左肝管。在这种情况下,右后支肝管位置深在,且在右前肝管的后方,此时先离断肝脏实质,再离断胆管就显得更加方便安全。

2. 修肝　为缩短冷缺血时间,右后叶移植物主要血管应在受者准备完成后再予以离断,切取的移植物常规使用3倍体积的保存液在4℃的冰水中进行持续灌注。

对于肝静脉流出道:右肝静脉的整形在右后叶移植物肝移植中尤为重要,要保证流出道开口足够大。首先在右肝静脉的前壁剪出一条长约2cm的切口,做适当的修剪成型,然后使用补片给予缝合整形,血管补片多采用低温保存的血管或受者的自体大隐静脉。

3. 受者手术

(1)病人取仰卧位,采用经典的肝移植腹部切口进腹,离断肝圆韧带、镰状韧带、肝胃韧带、冠状韧带,从而充分游离整个肝脏。

(2)游离胆囊管、胆囊动脉,并分别双重结扎离断。

(3)解剖第一肝门:一般先解剖动脉,然后解剖胆管,最后解剖门静脉,解剖第一肝门时要保护好胆管血供,避免过度骨骼化胆管。

(4)游离肝脏上下腔静脉,在阻断肝上下腔静脉后,切除受者的整个肝脏,保留下腔静脉。

(5)右后叶肝移植物在受者的植入技术与活体右半肝移植相似。

1)肝静脉重建:将受者位于下腔静脉的左、中静脉残端缝闭。将右肝静脉残端开口进行整形扩大,然后用5-0 Prolene线连续缝合。

2)门静脉用6-0 Prolene线连续缝合。

3)动脉使用8-0或9-0 Prolene线在放大镜下予以间断缝合,动脉缝合完成之后,使用动脉超声探头判断吻合口动脉的通畅程度。

4)胆管的端端吻合优于胆管空肠Roux-en-Y吻合,使用7-0 Prolene线予以缝合,一般采用后壁连续,前壁间断的缝合方法。之后再次进行胆管造影来判断胆管是否通畅,美兰溶液注入来检测是否存在胆漏。

(6)吻合完成后,检查是否存在活动性出血,并常规放置引流管,完成手术。

(四)术后管理

术后供、受者的管理与活体右半肝相同:需密切监测供、受者的血流动力学变化,心血管功能监测,呼吸功能监测,感染性疾病的管理和治疗,神经心理监护,液体及电解质管理,内分泌管理,免疫排斥监护,移植肝功监测。但相对于右半肝供者来讲,右后叶供者手术时间明显延长,出血也明显增多,肝脏离断面明显增大,术后供受者的并发症,如供、受者肝断面胆漏；受者动脉栓塞的发生率也会增高，受者胆管狭窄的可能性将明显增大。因此，术后腹部超声波检查和评判血管通畅情况在右后叶肝移植受者中尤为重要。

（五）右后叶肝移植存在问题与展望

尽管右后叶移植物的使用可以缓解供者紧张，但也存在一定的问题：

1. 右后叶移植物对于手术技术要求高，以致目前全世界开展例数仅为几十例，且大部分集中在日本，欧美报道甚少，我国国内尚无相关报道。

2. 大部分供者的肝门解剖条件不适合作为右后叶供者，其独特的解剖要求限制了其临床上的广泛应用。

3. 主要还是作为备选方案：当左半肝过小时，而右后叶大于左半肝时才考虑使用。

4. 需要离断的肝脏断面较右半肝要大，所需手术时间也明显延长，术中失血多，术后并发症发生率高。

尽管右后叶肝移植存在诸多问题，但其作为一种新兴的、替代性的方案，在临床中可以作为一种后备方案考虑使用，特别左半肝过小，而右后叶体积大于左半肝的情况下，同时供者的第一肝门解剖结构又具备满足右后叶移植物供者的条件时可以考虑使用。随着肝移植技术的日益成熟与医疗技术的发展，右后叶肝移植将突破种种阻碍，而得到广泛的发展与应用。

六、肝段供肝肝移植

儿童肝移植具有受者体重和腹腔容量小等特点，在一定程度上限制了儿童肝移植的发展。早期的减体积肝移植，后期的劈离式肝移植以及单肝段移植，因减小供肝体积所以一定程度上解决了受者体腔过小的问题，特别是活体肝段移植为终末期小体重肝病婴儿病人带来了希望。

常规的移植物，即使是左外叶（Ⅱ、Ⅲ段），对于婴儿来说也是过大的，过大的移植物将导致不能关腹，此外还有大体积肝脏植入后受压而致血流灌注不足、移植物受挤压等问题，并且会引起术后血管并发症及急性排斥反应发生的几率增加。目前用于单肝段移植物的包括Ⅱ段或Ⅲ段。Ⅱ段的血管及胆管均较Ⅲ段细，手术难度增大，且术后发生胆管或血管并发症的几率均较Ⅲ段高，目前较常用的单一肝段移植物为Ⅲ段。

（一）适应证

肝段供肝肝移植是针对婴儿，婴儿的肝移植指征相对较为宽松，除了要满足小儿肝移植适应证与禁忌证的要求外，接受肝段肝移植的受者婴儿一般体重小于10kg；当供者左外叶相对受者体腔来讲过大时，就应考虑要行单肝段移植。单一肝段肝移植的适应证为术前 CT 评估 GRWR 超过 4.0% 的婴儿病人。

（二）供受者术前评估

肝段肝移植供受者的术前评估与其他活体肝移植供者的术前评估相同，唯一不同在于：成人活体肝移植术前 CT 需测定右半肝（含或不含肝中静脉）或左半肝（含或不含Ⅰ段）的体积，而肝段肝移植需要测定左外叶的体积，当左外叶的预测重量超过了受者体重的4%时，需要考虑行肝段移植。

（三）手术

1. 供者手术

（1）采用上腹部“人”或J形切口。

（2）进腹腔后切断左三角韧带及肝胃韧带。

（3）解剖门静脉左支，结扎切断其后方的分支，包括Ⅳ段和尾状叶的分支，门静脉左支及肝左动脉应尽可能游离；在左右肝管分叉处左侧 2～3cm 游离左肝管。

（4）切除胆囊，从胆囊管残端行胆道造影，判断左肝管有无变异。

（5）当使用Ⅲ段作为移植物时，切除Ⅱ段可以分别在供者腹腔内、修肝台或受者体内进行。一般是在供肝切取前先切除Ⅱ段，再行移植物的切取，因为在供者体内切取Ⅱ段一般只需要 20 分钟左右。在修肝台上切取将延长冷缺血时间，但也较为方便。在受者体内切取因为血流开放后切取Ⅱ段将因体腔变得更小而较困难。

（6）使用术中超声检查来确认Ⅱ段和Ⅲ段间的分界线，拟定切除线的原则是要保证整段肝静脉的完整性，切除过程中保留重要血管（图 14-24）。

（7）用 CUSA 离断肝实质，当只需Ⅱ段作为移植物时，可沿切除线切除Ⅱ段即可，倘若需要Ⅲ段

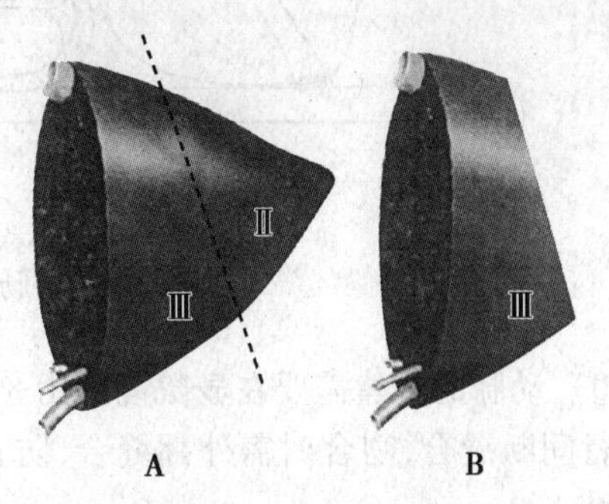

图 14-24　模拟的Ⅱ段和Ⅲ段间的分界线的肝左外叶

作为移植物，一般在供者体内先切除Ⅱ段后，再切取Ⅲ段作为移植物。

（8）取出移植物后，迅速用1∶100含肝素的保存液通过门静脉分支对移植物进行灌洗，直至灌洗液清亮为止，修肝过程与成人活体右半肝肝移植相似。

（9）确切止血后放置引流管。

（10）逐层关腹。

2. 修肝过程　Ⅱ段或Ⅲ段肝脏从供者体内取出后，移植肝迅速放置于4℃的保存液中，门静脉分支使用灌注液给予持续灌注，直至肝静脉流出液变为清亮，同时也要对动脉及胆管进行冲洗。检查肝静脉，使用Ⅲ段时常可见Ⅱ和Ⅲ段肝静脉，可以将2支肝静脉进行缝合整形成为一个共同开口，以方便与受者肝静脉进行缝合。同时探查动脉及胆管有无损伤，如发现动脉内膜有损伤，应切除受损段动脉。

3. 受者手术

（1）婴幼儿受者通常选择双肋缘下切口，利于充分暴露肝上下腔静脉。

（2）进腹后，婴儿体内有时可发现合并其他解剖畸形，应充分探查和评估后再行肝移植手术。

（3）当考虑可行肝移植时，要告知供者手术团队开始切取移植肝；受者也开始游离肝脏，游离时要注意有无副肝左动脉，避免不必要的出血。游离第三肝门时，要结扎并离断可以处理的肝短血管。

（4）因婴幼儿体重小，第一肝门解剖时必须耐心、细致。对于曾有手术史的患儿，更应当注意避免损伤。解剖第一肝门过程中应避免过度分离、牵拉动脉，以防止动脉内膜夹层的形成。解剖过程中离断左右胆管及动脉，仅保留门静脉供血即可。

（5）肝段肝移植时受者需要保留下腔静脉以保障移植物流出道的通畅，当病肝游离后，仅有门静脉及下腔静脉相连，门静脉需在左右分叉以上结扎并离断。用血管阻断钳分别阻断肝上和肝下下腔静脉，之后迅速将肝脏从腔静脉上剪下，后仔细检查下腔静脉前的肝短静脉破口，并用5-0 Prolene线给予缝闭。

（6）用5-0 Prolene线将受者肝右静脉残端给予缝闭，将肝左、肝中静脉整形为一个共同开口，在共同开口近端放置一把阻断钳进行阻断，开放肝上及肝下下腔静脉阻断钳恢复腔静脉回流。

（7）反复检查腹腔内有无可疑出血并给予止血。

（8）植入肝段移植肝之前，需评估受者门静脉的管径与质量，若门静脉因门脉高压而扩张，则门静脉血流及血管可直接进行吻合。如果门静脉分支无扩张或门静脉全段细小且无充足的血流，则要进行门静脉整形以扩大管腔，增加血流量后进行吻合。

（9）将移植肝从4℃保存液中取出进行植入。一般采用肝静脉整形后开口作为流出道，肝静脉一般修剪成“三角形”，后用4-0 Prolene线给予吻合，门静脉的重建采用6-0 Prolene线端端连续吻合，缝合完成后分别开放肝静脉和门静脉。通常情况下移植物门静脉到肝静脉的距离要长于婴儿体内的距离，这就要求对受者门静脉做适当的弯曲处理，通常可采用两种形式，即十二指肠前和十二指肠后两种方式，但十二指肠前通常更可行和可靠（图14-25）。

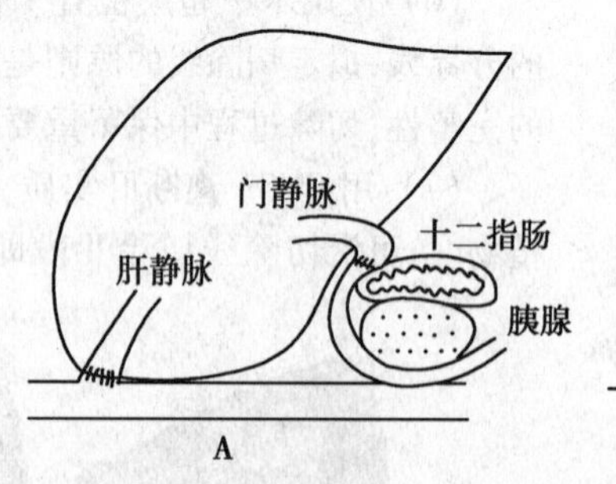

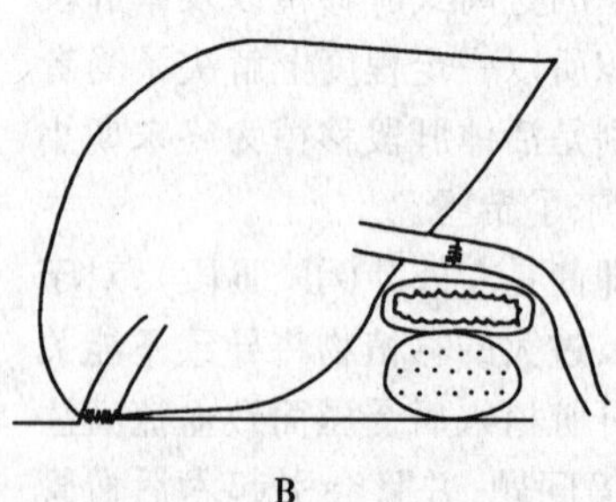

图 14-25　受者门静脉处理的两种方式
A. 十二指肠后方重建；B. 十二指肠前方重建

（10）动脉的重建需要在显微镜下用8-0 Prolene线行间断缝合，吻合时需外翻缝合，防止术后血栓形成。

（11）胆道的重建一般采用肝管-空肠Roux-en-Y吻合。

（12）仔细检查腹腔有无出血，用超声探头再次检查门静脉、肝动脉及肝静脉的通畅程度。

（13）关腹，如果关腹时发现移植肝可能受压，可考虑使用 Gore-tex 补片减张，以后再行二期关腹。

（四）术后管理

由于肝段移植一般应用于婴儿，其术后管理及护理与儿童肝移植相似，鉴于婴幼儿肝段肝移植术后血管并发症发生率较高，需要从术后第 1 天开始每天行彩色多普勒检查血管情况，一般持续 4～5 天。

（五）肝段肝移植存在问题与展望

1. 目前使用的肝段肝移植种类为Ⅱ段或Ⅲ段，其中Ⅲ段使用更为常见。其余类型的肝段：如右肝肝段由于其解剖的特殊性，实施起来难度很大，目前尚无有关右肝肝段肝移植的报道，但伴随着技术的发展，右肝肝段肝移植有希望在不久的将来成为可能。

2. 肝段肝移植术后受者并发症发生率比使用左外叶供者并发症要高，主要是血管并发症，因为婴儿血管特点是动脉直径很细，门静脉等常需要重建易致扭曲，对于手术技术要求很高，因此，术后发生血管并发症的风险增大。

3. 胆道并发症发生的风险也较高，有报道显示肝段肝移植术后胆道并发症的发生率为 100%。但也有单位报道的血管及胆管并发症为 0，导致报道差异较大的原因可能有两点：一是目前全世界开展的肝段肝转移并不多，大多中心只有几例，统计分析缺乏可靠性；二是肝段肝移植对于手术技术的要求高，各中心的技术水平存在差异。目前报道例数最多的单位是日本东京大学，我国内报道极少。

4. 由于肝段肝移植仅开展 10 余年，并且其主要应用于婴儿，因为婴儿伴随着年龄的增长其体重及其他结构也在发生变化，肝段肝移植对其远期，甚至成年后的影响目前尚无大宗病例的报道，其远期效果仍有待于进一步观察。

尽管肝段肝转移目前仍存在着诸多未能解决的问题，但其对于婴儿，特别是移植物体重比超过 4% 的婴儿病人，是主要的移植方式。伴随着医疗技术的进步，肝段肝移植将会更加安全、可靠。对于体重过小的婴儿受者，肝段肝移植是可靠的选择，但由于其对技术的要求高，术后胆管及血管并发症发生率较高，因此，普遍的开展仍存在一定的限制，但随着显微外科技术与婴儿肝移植的日益进步，肝段肝移植的未来将得到广泛的发展。

七、双供者活体肝移植

在活体肝移植的开展过程中，最核心的问题是为受者提供足够大小的供肝并为供者保留足够大小的肝脏，如何处理好两者的平衡是成功的关键。近年来发生的极少数供者安全性问题，使得活体肝移植带来的供者安全问题受到了越来越多的关注，如何保证供者的安全成为活体肝移植实施过程中的重点。

为了尽量减少供者切除的肝脏体积从而提高其安全性，2000 年韩国学者 Lee 等首先成功实施了一例“双供者活体肝移植”。他们在两位供者身上各获取一份左半肝作为供肝，然后移植给同一个受者，既避免了由于供出肝脏太大而发生的供者安全性问题，又为受者提供了足够的供肝容积。目前，双供者活体肝移植在韩国已经获得较大发展，成功实施例数超过 200 例。但在世界范围内，能够开展双供者活体肝移植的中心数量还非常少。我国只有杭州、北京、上海、广州、成都、昆明和台湾等部分中心曾经做过成功尝试，并有少量个案报道。

Fan 等认为：一般来说，受者需要至少 50% 的标准肝脏体积才能够维持基本的代谢需求。如果供肝为肝脏左叶，往往无法满足体型较大的受者。如果供肝为肝脏右叶，由于肝脏右叶理论上占总肝脏体积的 60%～70%，供者安全性又受到挑战。在这种情况下，双左叶活体供肝成为一个不错的解决之道，既提供了足够的供者容积，又最大限度地提高了供者的安全。此外，如果受者所需肝脏体积大于两个活体供肝的左叶总和，在保证供者安全的前提下，可考虑在一位供者上获取右半肝，在另一位供者上获取左半肝，从而避免小肝综合征的发生。与单供者活体肝移植相比，双供者活体肝移植由于供者数量的增加，带来的风险显然也增加了。由于给两位健康的供者带来风险，双供者活体肝移植在伦理上还存在一些疑问，但在那些尸肝严重匮乏的地区，这个方案毫无疑问给那些希望兼顾供者安全和受者移植效果的病例带去了希望。

尽管活体肝移植供者的死亡率非常低，但供者的死亡给活体肝移植的开展带来了极大的冲击。这其中尤以捐赠右半肝的供者死亡率更高，据报道可达 0.4%～0.5%。为了兼顾供者安全性和受者移植疗效，双供者活体肝移植就成为一个不错的选择。当然双供者的体积总和必须大于受者标准肝体积的 50%。截至目前，各国尚无双供者活体肝移植的供者因为供肝获取而发生死亡的报道。

双供者活体肝移植大都采用双左半肝或左半肝+左外叶的组合。这种情况下，双供肝移植因其有一个左侧肝脏要异位置于受者的右侧肝脏位置，且双侧供肝均需重建,因此其手术重建难度明显增加,且肝脏植入顺序与常规手术方式明显不同。左半供肝异位植入时由于肝门部结构的旋转,胆管会位于肝动脉和门静脉深面,往往需要首先重建胆道,将异位左半肝的胆管和受者胆管行端端吻合。而原位植入的左半肝往往行胆道空肠吻合。在吻合肝静脉和肝动脉时通常需要架桥。由于这些情况增加了手术的复杂程度,带来了极大的操作难度,对手术技术的要求极高。当然,如果双供者活体肝移植的组合是右半肝+左半肝,两个部分都可以植入理想的位置,其手术操作的复杂程度就会明显降低。参见示意图 14-26。

需要指出的是,移植后由于两部分供肝的血流分配存在差异,可能会发生部分供肝的萎缩。同时双供者活体肝移植后的免疫环境也更加错综复杂,不仅受者和供肝之间可能发生排斥,两个供肝之间同样可能发生排斥,这是有别于单一供肝移植的一个新特点。

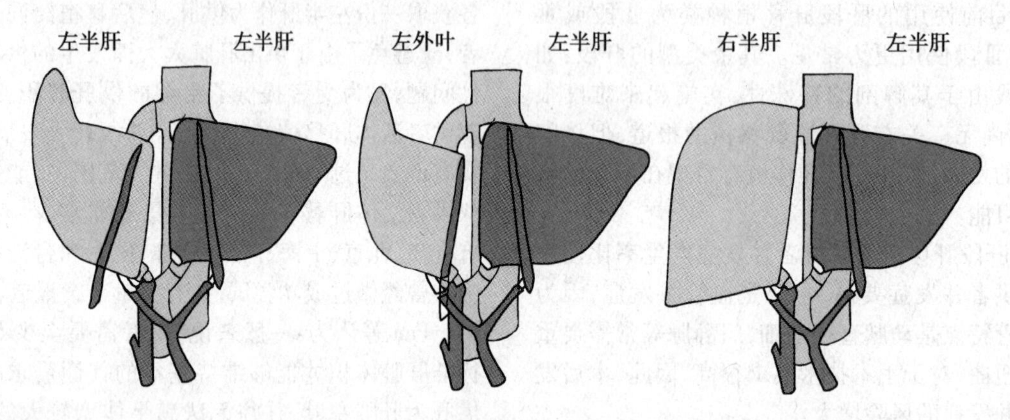

图 14-26 双供肝肝移植常见类型

扩展阅读

ABO 血型不相容的双供者活体肝移植

ABO 血型不相容的供肝行双供者活体肝移植也是近年来学术界探讨的问题。有报道指出:利妥昔单抗的应用和血浆置换的开展使 ABO 血型不相容的活体肝移植获得良好效果,并得以广泛开展。据报道,在这些新型药物和技术的支持下双供者活体肝移植应用一个 ABO 血型相容的供肝和一个 ABO 血型不容的供肝同样可以取得满意的效果。

结 语

活体肝移植的发展在很大程度上拓展了供肝来源,缓解了供肝匮乏的矛盾。对活体肝移植而言,保障供者的安全应放在首要位置,术前认真评估供者情况、精确计算供肝体积、了解血管和胆道系统解剖是成功进行活体部分肝移植必不可少的步骤。目前最常采用术式为成人右半肝活体肝移植,由于手术技术难度大,且涉及供、受者的安全,而且临床上仍存在一些亟待解决的技术问题和并发症,如脉管变异的显微重建、小肝综合征等,因此,右半肝活体肝移植技术仍需不断的完善。此外,活体左外叶或左半肝移植技术在小儿或婴幼儿受者中已经开展,双供者活体肝移植作为一种新的尝试为给我们提供了更多选择。

(董家鸿　郑树森　严律南)

第五节　特殊类型肝移植

一、多米诺肝移植

多米诺肝移植(domino liver transplantation，DLT)也称为连续性肝移植(sequential liver transplantation)，是指某些需要进行肝移植的疾病中，肝脏仅仅因为遗传缺陷导致全身系统性疾病，但是肝脏本身解剖结构正常，功能良好，将其切除的肝脏作为供肝，移植给另一受者的手术。这个过程类似多米诺骨牌，因此得名。DLT是近年来新兴起的一种新型的肝移植术式，也是解决供者器官缺乏的一种新方法。1995年葡萄牙首先实施了首例尸体供肝的DLT，一例家族性淀粉样多神经病变(familial amyloid polyneuropathy，FAP)病人接受了尸体肝移植，其自身切除的肝脏同时移植给一位患有乙状结肠癌肝转移的病人。1999年日本成功实施了首例活体供肝的DLT。由于具有扩大供者器官来源、可采用活体作为供者、缩短热缺血时间等优点，因此，全世界多个国家和地区的移植中心陆续报道了DLT，并且DLT开展的数目逐年增多。

1. 多米诺供肝的条件和主要来源　第一位肝移植受者切除的肝脏作为再次移植的供肝是保证DLT得以实施的先决条件。能作为多米诺肝移植(DLT)供者的病种有限，目前仅为肝脏遗传缺陷引起的代谢性疾病。这类病人的肝脏外观及功能正常，移植给受者后，缺陷对其影响较小、病情进展缓慢或可控。Golling等认为必须满足以下条件：①多米诺供肝病人存在肝脏以外器官的病变；②所要切除的多米诺供肝必须具有良好的功能；③对植入切除肝脏的多米诺受者，其代谢缺陷性疾病的发生必须有足够长的潜伏期。

目前，家族性淀粉样多神经病变(FAP)符合上述的条件，成为实施DLT时供肝的主要来源。FAP多发于葡萄牙、瑞典和日本，是遗传性淀粉样变性最常见的一种，与转甲状腺素蛋白(TTR)基因变异产生变异的TTR有关。正常情况下，90%的TTR由肝脏产生，而少量由脉络膜网状组织产生。变异的TTR有多种形式，最常见的是TTR Met30，其中蛋氨酸取代了正常TTR的缬氨酸。含有变异TTR的淀粉沉积在外周神经和自主神经，引起严重的多神经病变，另外脾脏、心脏、眼睛、肾上腺和甲状腺也可见大量的淀粉沉积。虽然FAP病人存在多器官的淀粉沉积，但其肝脏并不受累，其肝脏的解剖结构是正常的，只存在产生变异的TTR这一异常功能，而且FAP需要20~30年才出现神经系统症状，其后病人多在10~15年内死亡。

鉴于以上FAP的疾病演变过程和其肝脏本身的功能，接受FAP病人肝脏的多米诺受者最终也会发展为FAP，其发病过程可能与遗传性的FAP发病相同，这也就是说，接受FAP病人肝脏的多米诺受者至少在25年不会出现FAP症状，因为FAP复发而引起死亡的可能性很小。因此采用FAP病人切除的肝脏作为供肝来实施DLT，对于不能切除的肝脏恶性肿瘤病人是一个很好的适应证，可以作为姑息性治疗的方法；其次，对于长期得不到供肝和年龄超过50岁的非肝脏恶性肿瘤病人也可采用。近年来，实施DLT的病人也扩大到由乙型肝炎和丙型肝炎引起的肝硬变，还有少量肝脏代谢性疾病和暴发性肝功能衰竭的病人。

除了FAP病人的肝脏可作为多米诺供肝以外，其他由于肝脏功能缺陷引起的代谢紊乱疾病，如家族性高胆固醇血症(familial hypercholesterolemia，FHC)、蛋白C缺乏症等也可以作为多米诺供肝的来源。原发性高草酸盐尿症由于术后较早地出现肾功能不全已经逐渐被人们放弃。

2001年Popescu等完成第一例FHC作为供者的多米诺肝移植。手术后接受FHC肝脏的患儿恢复顺利，在辛伐他汀治疗下，血清胆固醇稍高于正常水平。我国学者于2005年完成1例两儿童间的多米诺肝移植，多米诺供者为3岁男性FHC患儿。多米诺受者为4个月女性先天性胆道闭锁患儿。受者术后3个月口服辛伐他汀治疗，目前已随访6年，效果良好。

2. 多米诺供肝的切取　目前DLT已经成为一种缓解肝移植供者来源短缺的重要方法。但作为一种技术而言，DLT具有其自身的特点：既要保留足够长度的血管给供者，又要保证切除的肝脏可以作为供肝给另一个受者，因此供者手术是整个DLT的关键。

目前家族性淀粉样多神经病变(FAP)是多米诺供肝的主要来源，多米诺供肝的切取也就是FAP病人的肝切除，在术前要进行血管造影，了解FAP病人门静脉和肝动脉发出的部位以及肝静脉汇入下腔静脉的部位、血管的走行有哪些分支、有无变异等。在尸体供肝的全肝DLT时，由于FAP病人的血流动力学相当不稳定，容易出现心律失常。多米诺供肝的切取应该包括肝后下腔静脉，术中需采用静脉-静脉转流装置，以保证FAP病人肝切除过程中安全。但对于活体供肝FAP病人的肝移植来说,活体来源的供肝一般为肝左叶,带有肝中、左静脉共干,肝左动脉,左肝管。需要强调的是,在活体供肝DLT,需要保留足够的血管长度以供吻合,还要注意切取的部分肝移植物有足够的体积,保证移植后有良好的功能。在这种情况下,FAP病人的肝切除必须保留其肝后下腔静脉,以便供肝的肝左、中静脉共干与下腔静脉吻合。术中不需要采用静脉-静脉转流。

多米诺供肝切除后FAP病人应保留足够的血管长度与将要植入的供肝吻合,而且切除的FAP肝脏还要有足够的血管长度作为多米诺再植入供肝。Hemming等通过切断膈静脉和下腔静脉周围的膈肌纤维环,将肝上下腔静脉分离至心包内部分,肝动脉于胃十二指肠动脉水平切断,门静脉于主干距左右分支1cm处切断,以保证DLT的成功实施。

将FAP病人的肝脏劈离成两部分实施DLT时,FAP病人肝脏的劈离是在肝脏切取离体以后进行还是在未切除之前在体进行呢?由于在体情况下劈离肝脏的危险性较小,移植以后的胆道并发症较少,切取和植入之前可以观察已经劈离成两部分肝脏的血液灌注情况,而且缩短了热缺血时间,因此大多数观点支持在体的情况下劈离肝脏,并且保证劈离成的两部分肝脏有足够的体积和以供吻合的管道长度。

3. DLT与其他肝移植术式结合 为了更大限度地利用供肝,DLT可以与其他肝移植术式结合,如活体部分肝移植、劈离式肝移植等。充分利用供肝,使更多的终末期肝病病人获得肝移植的机会,从而做到一肝多受。Stangou等将一尸体供肝劈离为两部分,将肝左叶移植给一先天性胆道闭锁的儿童,肝右叶移植给一患有变异TTR Met30的FAP女性,该FAP病人切除的肝脏同时植入一肝细胞癌病人,从而做到一肝三受。Inomsta等报道2例FAP病人接受肝移植,分别采用离体和在体的方法将FAP病人的肝脏劈离为两部分,然后同时植入4例非FAP病人,也可做到一肝三受。

4. DLT的效果 多米诺肝移植作为一种扩大肝移植供者来源的方法,已经在许多中心开展,并且在一些特殊的地区发挥着重要作用,成为临床肝移植的一部分。根据国际多米诺肝移植登记处(domino liver transplantation registry,DLTR)的统计,1999—2009年全球共完成902例多米诺肝移植,据估计,平均每年完成65~70例。由于DLT的受者多为老年体弱、晚期肿瘤的病人,因而影响了DLT的远期临床效果。Sebagh M等分析比较了17例DLT和38例常规肝移植的效果,发现二者在急性排斥、血管和胆道并发症上无差别。DLTR的最新结果显示DLT的1、5、8年生存率分别为79.9%、65.3%和61.6%,提示DLT均取得了良好的效果,但是,由于多米诺供肝本身存在异常,并且已经导致供者不得不接受肝移植手术,将其移植给新的个体后,对其产生的影响需要谨慎地评估。

二、辅助性肝移植

辅助性肝移植(auxilary liver transplatation)是指保留受者的肝脏或部分肝脏,将供者全肝或部分肝脏植入受者,使肝功能衰竭病人得到生命支持或使原肝缺失的代谢、解毒等功能得到代偿。辅助性肝移植按供肝植入部位可分为辅助性异位肝移植和辅助性原位肝移植。根据植入肝的体积多少,又可分为辅助性部分肝移植和辅助性全肝移植。此外,根据肝的来源还有辅助性活体部分肝移植和辅助性胎肝移植。在20世纪60和70年代,主要术式是辅助性异位全肝移植。由于全肝体积大,难以在腹腔内找到大小合适的植入位置,所以20世纪80年代以后施行的手术方式主要为辅助性异位部分肝移植和辅助性原位部分肝移植。

辅助性肝移植具有如下优点:①急性肝功能衰竭的病人可度过危险期,并保留宿主肝。宿主肝功能恢复后可切除移植肝,病人避免了终生应用免疫抑制剂。②对先天性代谢性肝病,植入少量肝即能满足病人代谢需要,同时保留原肝功能。③手术创伤小,受者没有无肝期。④所需供肝体积小,增加了移植肝的来源。⑤对于某些不能耐受原位肝移植的病人,可先施行辅助性肝移植,在机体肝功能恢复后再考虑是否行原位肝移植。虽然目前辅助性肝移植研究进展缓慢,但是辅助性肝移植具有的上述优点,使得其在特定情况下的应用具有独特的优势。

(一)辅助性肝移植的早期发展

Welch等于1955年最早在实验动物模型中开展了辅助性肝移植的探索。他们将新肝植入急性肝衰竭模型狗的下腹部,希望以供肝支持受者的肝脏生理功能,直到病肝恢复正常。随后,世界范围内开始了辅助性肝移植的临床前期研究。在此基础上,Absolon等在1964年开展了世界第1例临床人异位辅助性肝移植(auxiliary heterotopic liver transplantation,AHLT)。异位辅助性肝移植最初的手术方式是异位辅助性全肝移植,将供者全部肝移植入受者腹腔其他部位（肝下、盆腔、脊柱旁等）。初期将供肝门静脉与受者髂血管作端侧吻合，之后多将供肝门静脉与受者肠系膜上静脉作端侧吻合，供肝肝动脉与受者腹主动脉行端侧吻合，供肝肝上下腔静脉与受者肝下下腔静脉作端侧吻合，胆道重建则行胆管空肠 Roux-en-Y 吻合。这种异位辅助性全肝移植，由于移植肝体积大，腹腔内容积有限，植入新肝后腹壁切口的张力大，难以关腹，即使勉强缝合，亦常使膈肌上升，引起肺部并发症。随着肝脏外科理论和技术的发展，在异位辅助性全肝移植的基础上移植科医师开始实施异位辅助性部分肝移植（auxiliary partial heterotopic liver transplantation，APHLT）。相对于异位辅助性全肝移植，其改进要点主要包括：仅行部分肝叶或肝段（多为肝左外叶，即Ⅱ、Ⅲ段）的移植以解决空间不足的问题；将供肝置于受者腹腔内的肝下间隙，行供肝门静脉与受者门静脉端侧吻合；用带腹主动脉袖片的供肝肝动脉与受者肾动脉平面以下的腹主动脉行端侧吻合；用供肝肝上下腔静脉与受者肾静脉平面以上的肝下下腔静脉行端侧吻合。虽然异位辅助性部分肝移植在一定程度上解决了异位辅助性全肝移植遇到的腹腔空间狭窄的问题，而且供肝管道的重建方式也有了改进，但是由于手术技术趋于复杂，而且未能很好地解决血流动力学问题，所以临床效果仍不理想。

据统计，最初 20 年实施的 50 例异位辅助性肝移植病人中，生存期超过 1 年的长期存活者只有 2 例。这些辅助性肝移植的早期研究结果均不理想，有常规肝移植面临的免疫抑制方案和离体器官保存等方面的原因，更有技术不成熟和血流动力学等多方面的问题。随着原位肝移植技术的成熟和疗效的提高，并逐渐成为标准的临床术式，异位辅助性肝移植在所有临床肝移植中所占的比重逐渐减少，其临床发展非常缓慢。

（二）辅助性肝移植的发展现状

20 世纪 80 到 90 年代，由于高效免疫抑制剂的出现、临床肝脏外科的发展、器官移植理论和技术的进步，辅助性肝移植再次引起临床关注。1985 年，Bismuth 等开创性地实施了世界首例临床原位辅助性部分肝移植（auxiliary partial orthotopic liver transplantation，APOLT）。原位辅助性部分肝移植的技术要点是保留受者的部分肝脏而不是全部肝脏，将减体积后的供肝植入受者被切除的那部分肝脏的位置。由于原位辅助性部分肝移植兼有原位肝移植和异位辅助性肝移植的优点，较好地解决了异位辅助性肝移植遇到的腹腔空间和血流动力学问题，符合正常的生理解剖要求，使病人有较高的长期存活率和生活质量。从 1989 年原位辅助性部分肝移植首次成功用于治疗急性肝衰竭以来，急性肝衰竭已成为原位辅助性部分肝移植的主要适应证。原位辅助性部分肝移植治疗急性肝衰竭的长期存活率达 50% ~60%，可与全肝移植的疗效相媲美，更理想的是，在原位辅助性部分肝移植存活病人，特别是年轻病人中有超过半数在受者肝功能恢复正常后，可以通过切除移植肝，或者逐渐有计划地减少免疫抑制剂用量使移植肝因排斥而萎缩，最终完全摆脱免疫抑制剂，获得真正意义上的治愈。原位辅助性部分肝移植因而成为辅助性肝移植的主流技术，并推动了辅助性肝移植临床研究的再次发展。

与此同时，异位辅助性肝移植的临床研究也没有完全停滞。尤其在原位辅助性部分肝移植技术获得成功的启发下，针对异位辅助性肝移植存在的问题，尤其是腹腔空间和血流动力学问题，各国学者继续在探索解决问题的方法。2007 年我国学者实施了国际首例临床脾窝异位辅助性部分肝移植术（splenic fossa auxiliary partial heterotopic liver transplantation）。该术式较好地解决了腹腔空间和血流动力学问题，在特定情况下的应用具有独特的优势，成为异位辅助性肝移植的一次新的技术尝试。

（三）辅助性肝移植的适应证

可逆性急性肝衰竭和遗传代谢性肝病是辅助性肝移植的主要适应证。在可获得的供肝重量小于所需安全移植肝重量时辅助性肝移植也是一种选择。辅助性肝移植也曾作为一种过渡治疗措施用于终末期肝病病人接受全肝移植前的肝功能支持措施。

1. 可逆性急性肝衰竭　各种病因所致的急性肝衰竭，由于没有完全有效的肝功能替代治疗措施，病情严重的病人会死亡，但是如果病人能继续生存，则一定时间后肝脏内各种细胞可以通过再生和修复机制恢复肝脏的结构和功能。辅助性肝移植可以作为一种短期内支持的治疗方法，目的是使病人能够平稳度过肝衰竭期，让受者肝的肝细胞再生，肝脏结构和生理功能恢复正常之后可以去除移植肝，不需要长期服用免疫抑制剂，病人可获得真正意义上的完全康复，在理论上具有显著的优势。

2. 遗传代谢性肝病　该类疾病的病人通常只是肝脏生理功能的某一个方面存在障碍，而其他生理功能正常，如胆红素结合、尿素生成或者物质代谢等的某个酶缺失，导致相应的病理生理过程。研究表明，这种遗传代谢功能的障碍通常仅需少部分正常肝组织即可纠正，因此，理论上肝脏遗传代谢性疾病病人没必要进行全肝移植，适合行部分辅助性肝移植。这类疾病包括苯丙酮尿症、先天性葡萄糖醛酸转移酶缺乏症（Crigler-Najjar syndrome）、肝豆状核变性（Wilson's disease）、鸟氨酸氨甲酰转移酶缺乏症和遗传性高血氨血症等。

3. 小体积供肝　活体肝移植供肝切取，有时仅获得重量小于受者体重0.7%的供肝或仅可获得存在一定程度脂肪变性的供肝，如果行常规活体部分肝移植则容易发生小肝综合征，导致治疗失败的几率升高，此时可考虑行辅助性肝移植，借助于受者肝残余的功能来共同完成肝脏的生理功能，提供足够多的时间来支持移植肝的再生。

4. 慢性肝衰竭　辅助性肝移植可以作为肝硬化或者其他良性慢性终末期肝病的过渡治疗措施，在病情紧迫但短期内无法等到用于全肝移植的肝脏或者病情特殊不适合行全肝移植时，可以通过辅助性肝移植作为一个桥梁，暂时提供肝功能支持，帮助病人最终过渡到完成全肝移植；或者辅助性的那部分移植肝增生，体积增大，最终在一定时间后完全替代受者肝功能。

（四）辅助性肝移植的禁忌证

1. 肝脏恶性肿瘤　辅助性肝移植需保留受者肝，若原肝为恶性肿瘤，其根治性治疗效果不佳，移植术后的免疫抑制治疗更可加快肿瘤复发和转移，病人一般预后不良。

2. 某些遗传代谢性肝病　有一类遗传代谢性肝病是由于肝脏合成病理性蛋白导致肝内外器官损害，辅助性肝移植病人的受者肝会持续释放病理性代谢产物，原发病因持续存在，除了紧急情况下为挽救生命外，一般不适合行辅助性肝移植，例如家族性淀粉样多发性神经病变和原发性高草酸盐尿症等。

3. 有明显肝纤维化或肝硬化的急性肝衰竭　经皮肝穿刺活检发现明显肝纤维化甚至硬化的急性肝衰竭病人，通常移植后受者肝不能完全再生修复，一般需要行原位肝移植，故列为辅助性肝移植的禁忌证。

4. 其他禁忌证　全身状况以及心、肺等肝外重要器官功能障碍或者衰竭，经评估无法耐受手术者；存在尚未得到控制的细菌、真菌以及其他病原微生物感染等情况。

（五）辅助性肝移植需要解决的问题

1. 腹腔空间不足　腹腔空间不足是AHLT中一个难以克服的问题，移植所致的静脉受压和膈肌抬高，可引起回流障碍及呼吸功能不全，移植肝本身受压可造成肝窦血供减少。因此，采取辅助性部分肝移植（异位或原位）等方法解决这一问题。

2. 门静脉血液供应　如果移植肝没有门静脉血供，移植肝将会萎缩。来自于内脏血液的因子可能对维持肝细胞的功能和完整性是必需的。有研究报道认为胰岛素和胰高血糖素可能起一定作用。但其他研究结果提示来自小肠的血液起重要作用，来自胰岛细胞的因子不能防止移植肝的萎缩。移植肝脏的门静脉血供可通过结扎供应受者的门静脉或与宿主肝共享门静脉血解决。

3. 受者肝与移植肝竞争　由于来自胃肠道富含营养物质的门静脉血是肝脏存活的物质基础，而门静脉的血流量和营养物质又是有限的资源，所以门静脉的血液分配和功能竞争交织在一起。对于保留全部受者肝的异位辅助性肝移植来说，移植后受者总肝脏量明显超过生理需要量，一部分肝脏将成为过剩器官而被淘汰掉，以维持机体的平衡，这更使门静脉血供变成相对稀缺的资源，资源分配的倾斜，也必然影响到两个肝脏的存活和功能。因此，在临床实践中，应根据病例的具体特点、辅助性肝移植的适应证和治疗目的灵活选择不同的手术方式。

4. 辅助性肝移植的并发症　辅助性肝移植常见的并发症包括：①管道并发症，如血栓、狭窄、扭曲、胆汁漏等，特别是门静脉血栓形成发生率较高，这可能与门静脉血流竞争致移植肝门静脉血流不足有关；②压迫所致并发症，腹腔空间不足所致的压迫可导致多种并发症，如肝动脉、门静脉扭曲、血栓形成，肝静脉回流受阻、呼吸功能不全、肠梗阻等，甚至移植肝无功能；③肝创面的出血、胆汁漏。另外发生于原位肝移植的排斥反应、感染性并发症等均可发生于辅助性肝移植。

（六）展望

辅助性肝移植在短短几十年内经历了起步-发展-停滞-再发展几个阶段，取得了一定成就，也遇到了很多困难，仍有很多棘手的问题尚待解决：①建立对辅助性肝移植疗效的客观评价体系，既不能夸大辅助性肝移植的优势，更不能因为目前存在的一些问题抛弃这一术式；②适应证的把握与扩展，目前已经充分认识到急性肝衰竭、部分先天性代谢性疾病、小体积供肝肝移植等是其适应证，但尚无确实可行的辅助性肝移植纳入与排除标准；③辅助性肝移植术后血流动力学的基础及临床研究；④术式的改进；⑤原发性移植肝无功能及血管并发症的防治。

三、自体肝移植

自体肝移植(liver autotransplantation)全称为离体全肝切除加自体肝再移植术(*ex-vivo* liver resection and autotransplantation, ELRA)，是德国汉诺威器官移植中心的 Pichlmayr 教授首先提出，并于1988 年为 1 例胃平滑肌肉瘤肝脏巨灶转移的病人实施了全球首例 ELRA。其后 Hannoun 和 Sauvanet 等进行改良，即术中不离断第一肝门三联结构，仅离断肝后下腔静脉或肝静脉，将肝脏翻出切口切除病灶，称为半离体自体肝移植。自体肝移植技术的基本原理是利用肝移植手术中的低温灌注和静脉转流术，克服了肝脏缺血损伤和病变特殊部位不可切除的限制，兼有现代肝切除和肝移植两大技术融合特征。临床证明其能够安全、有效地对隐匿于肝脏背部、侵犯肝后段腔静脉而采用各种常规方法不能切除的肝内病灶进行根治性切除，同时对受累的主要脉管，尤其是肝后下腔静脉进行修复和重建。自体肝移植突破了中央型肝内病灶侵犯肝静脉主干和肝后下腔静脉手术所无法切除的现状，是肝脏外科的革新技术。

(一) 手术适应证

自体肝移植适用于位于肝脏深部、严重压迫和侵犯肝静脉汇入下腔静脉，尤其肝后段下腔静脉的病灶。该技术初期主要针对位于肝门区、侵犯肝静脉根部和(或)肝后段下腔静脉的肝细胞癌、转移性肝癌和肝门部胆管癌等肝胆恶性肿瘤。近年来，也相继用于治疗肝脏良性病灶(如肝巨大血管瘤、肝泡型包虫病)和严重的外伤性肝破裂的文献报道。应当指出，对于伴有弥漫性肝实质病变的肝脏占位性病变病人，采用全肝血液转流和低温灌注下离体肝切除，术后易发生肝功能衰竭而导致手术失败，则不适用于自体肝移植术。

(二) 自体肝移植关键技术

自体肝移植手术操作复杂、技术难度极大，需要扎实的肝移植技术和体外转流技术基础。此手术要求术者能依据 CT、MRI 以及三维肝脏重建技术，精确定位病灶、判断主要脉管受侵程度和范围，计算健侧余肝体积和功能，术前准确评估手术的可行性和风险。手术操作主要分为三部分：肝脏的游离与切除，体外肝切除及主要脉管保留和修整，以及自体余肝再植入。与异体肝移植相比，自体肝移植的无肝期时限较长(3～5 小时)，如何维持无肝期血流动力学的稳定，以及如何整形、修补和重建自体余肝受损的肝后下腔静脉、肝静脉主干、门静脉、肝动脉和胆道，是自体肝移植手术成功的关键。

(三) 自体肝移植现状与展望

尽管自体肝移植技术问世已二十余年，但国外各医疗中心所报道的自体肝移植仍以个案为多。新疆医科大学第一附属医院于 2005 年 9 月为一例肝门部高位胆管癌病人实施了我国首例自体肝移植术，获得成功。近年来，国内报道的自体肝移植病例数呈现明显增长趋势，其中以湖南湘雅三院和重庆西南医院报道的病例数较多。由于所选择的原发疾病绝大多数为肝胆恶性肿瘤，术后高复发率仍是导致死亡的重要原因，严重限制了该技术的推广应用。总之，自体肝移植可有效扩大供肝来源，术后无需免疫抑制治疗，远期费用较低，为常规术式难以切除的肝内病灶提供了一种可行的手术方案。但适应证较窄，手术难度大，风险高，因而面临一系列问题亟待解决：①术前余肝功能的评估手段匮乏，精准度不足；②肝后下腔静脉及主要肝静脉等重要脉管受累范围较大，整形较为困难，若应用人工血管则风险较高，预后不确定；③小肝综合征的预防及处理；④余肝的再生及扭转问题；⑤肝内恶性肿瘤作为自体肝移植的主要手术适应证，术后易复发，中、远期疗效欠佳，已严重限制了该技术的发展及推广应用。

扩展阅读

肝泡型包虫病(alveolar echinococcosis, AE)本质上为一种肝脏寄生虫性良性病变，但又有类似于恶性肿瘤局部侵袭性浸润和远隔脏器(肺、脑)转移特征。一般认为肝泡型包虫病发展至终末期，常规手术若无法根治，肝移植将是唯一根治性治疗的有效手段，即便有肺或脑等肝外转移也不视为绝对禁忌证。鉴于肝恶性肿瘤实施自体肝移植，术后肿瘤易复发且疗效差，以及肝泡球蚴慢性感染诱发健侧肝组织增生的生物学特性，肝泡型包虫病或可视为自体肝移植的理想手术适应证。终末期肝泡型包虫病灶常同时侵犯第一、二肝门和肝后段下腔静脉，多需完全重建移植肝流入道和流出道，在外科技术上更为复杂，术前需细致评估，制订个体化手术方案。

四、血型不相容肝移植

血型不相容的肝移植包括ABO血型不相容及Rh血型不相容两种情况,本章重点介绍ABO血型不相容肝移植。人类ABO抗原不仅存在于红细胞表面,也存在于移植肝脏的血管内皮、胆管上皮和肝窦状上皮细胞表面。因此,肝移植供、受者ABO血型相容最为理想。但是由于全球的供者短缺,ABO血型不相容的肝移植(ABO-incompatible liver transplantation,ABO-ILT)也逐渐开展。UNOS肝移植登记处的资料显示,7000余例成人肝移植中ABO血型不相容者占3%,在1500例小儿肝移植中ABO血型不相容者占7%。在欧洲8%的急诊肝移植为ABO血型不相容者。日本京都大学开展的活体肝移植中ABO血型不相容者约占14%。ABO血型不相容肝移植5年生存率,成人为52%,儿童为85%。近年来,随着围术期一系列新措施的开展,血型不相容肝移植长期存活率已得到明显改善。目前,ABO血型不相容肝移植的适应证为儿童受者肝移植及紧急情况下无合适供者的成人肝移植。

(一)ABO血型不相容的肝移植面临的问题

1. 抗体介导的排斥反应(AMR) AMR主要发生在移植后2~3周,预后较差。当血型不相容的供肝植入病人体内后,受者体内作为天然抗体的A、B凝集素,可直接与移植肝血管内皮细胞上的抗原结合而形成抗原抗体复合物,引起一系列补体反应,激活补体系统,迅速破坏移植肝内的血管网,引起广泛血栓,导致移植肝失功。AMR在病理学上主要表现为门静脉和胆管区大量的出血性渗出,肝内动静脉内皮细胞和肝窦上皮细胞内有明显的IgM、补体C1q和纤维蛋白原沉积。临床上典型的AMR主要表现为急性肝坏死和肝内胆管损伤。这些不同的临床表现与受者的年龄相关,1岁以内的儿童可以出现肝内胆管损伤但不会出现急性肝坏死,因为其血液的免疫系统还不完善,不会产生大量天然抗体。另有文献报道,年龄小于1岁、1~7岁、8~15岁以及超过16岁的ABO血型不相容者5年存活率分别为76%、68%、53%和22%。

2. 感染 ABO血型不相容肝移植的最常见死因是感染,包括细菌、真菌及病毒感染,且发生率仍在上升。原因有:①ABO血型不相容肝移植通常是在急诊情况下进行,病人一般情况较差;②ABO血型不相容肝移植病人术前、术后均要进行多次的血浆置换术以降低其抗血型抗体滴度,该有创性操作增加了感染机会;③ABO血型不相容肝移植病人围术期需使用大剂量的免疫抑制剂,病人免疫状态受到很大程度的抑制,对感染的抵抗能力明显降低。

(二)ABO血型不相容肝移植的对策

ABO血型不相容的肝移植在手术技术上并无特殊,关键是在围术期对预存抗体及可能发生的并发症进行及时有效的预防和处理。

1. 经门静脉或肝动脉的灌注疗法 经门静脉或肝动脉的灌注疗法的研究近年发展较快,亦得到临床证实。日本科学家首先使用了门静脉灌注(portal vein infusion therapy,PVIT)的方法,成功实施了两例成人ABO血型不相容肝移植。该方法是在移植后经门静脉输入甲基强的松龙,前列腺素E_1和甲磺酸加贝酯。甲基强的松龙有广泛的抗炎作用和免疫抑制作用;前列腺素E_1通过改善微循环抑制血小板聚集;甲磺酸加贝酯是用于治疗全身DIC的一种蛋白酶抑制剂,可以抑制血小板聚集,抑制凝血酶和其他凝血因子的活性。因此,这三种药物的组合理论上可以抑制ABO血型不相容肝移植的排斥反应。该方法将血型不相容肝移植的2年生存率由40%提高至70%。日本京都大学研究小组尝试了肝动脉灌注治疗(hepatic arterial infusion therapy,HAIT)。HAIT可避免由PVIT造成的门静脉血栓形成。此外,因为排斥反应的主要靶标——肝内胆管是由肝动脉供血的,所以从理论意义上来说,HAIT比PVIT要更合适。然而,回顾性研究发现,HAIT和PVIT对于提高移植肝的存活率方面没有明显差别。HAIT导管相关的并发症发病率比PVIT低。但是HAIT一旦发生出血或者血栓形成,将是致命的。

2. 脾切除 脾脏是人体内最大的免疫器官。目前,对于ABO血型不相容的器官移植病人是否进行脾切除尚存争议。有报道认为术前或术中行脾切除可以减少相关抗体的产生,可能减少术后AMR的发生,有利于提高病人和移植肝的存活率。但是,脾切除本身是一个创伤,对于术前高度黄疸、存在严重凝血功能障碍或后腹膜侧支血管重度曲张的情况下有大出血的危险;另外,对术前已存在显性或隐性感染灶者,脾切除无疑会增加感染的可能。

Mor研究小组应用血浆置换和四联免疫抑制剂(环磷酰胺、强的松、OKT3和CsA)替代脾切除术,有30%的病例发生AMR。说明最好的免疫抑制剂也不能代替脾切除。有学者应用了脾切除和利妥昔单抗的联合治疗,未发生 AMR 和细胞排斥反应,提示脾切除即使在用利妥昔单抗的条件下仍然是有意义的。目前,越来越多的学者支持对成人 ABO 血型不相容肝移植行脾切除术,但对于小儿,多不主张常规行脾切除术。

3. 血浆置换及免疫吸附　目前大家公认 AMR 与术前高滴度的抗血型抗体有密切关系,因此降低预先形成的抗血型抗体滴度是 ABO 血型不相容肝移植成功的关键。研究表明,单倍体积全血浆置换可去除 67% 的抗体,而双倍体积全血浆置换可去除 90% 的抗体。一般来说,血浆置换应采用与供者血型相同或 AB 型新鲜冰冻血浆(FFP)。全血浆置换持续的时间和频率因个体而异,主要基于抗体水平的变化和个体对血浆置换的反应。应使术前及术后 2 周抗 A、抗 B 滴度<1∶16,甚至更低。但是血浆置换能增加感染性疾病和出血发生的机会。因此,对于全身状况较差、凝血功能障碍的病人仍需谨慎。

此外,还可采用免疫吸附法。免疫吸附是血液净化方法中的一种,即将血液引出体外通过特异性吸附装置清除抗体后回输体内。免疫吸附具有特异性结合抗体、选择性高、不需血浆等优点。

4. 免疫抑制治疗　国内多采用在常规三联免疫抑制剂(Tac/CsA+MMF+激素)的基础上,加用 IL-2R 拮抗剂或 OKT3,可有效抑制肝移植术后发生排斥反应。术后 0～7 天,Tac 血药浓度维持在 15ng/ml,术后 8～21 天维持在 10～15ng/ml,然后维持在 5～10ng/ml;而 CsA 血药谷浓度术后 1 个月维持在 200～250ng/ml。移植前 4～7 天开始使用 MMF1000～1500mg/d;甲泼尼龙自术前 3 天开始使用,并在术后 1 个月内逐渐减至 10mg/d。免疫抑制剂的维持剂量与血型相合者相同。

5. 利妥昔单抗治疗　在一项 441 例 ABO 血型不相容肝移植的回顾性研究中,Takahashi 发现 AMR 大部分发生在移植后 2～7 天,随后其发生率降低。虽然抗体会长期存在,但 AMR 在移植一月后基本不会发生。这种现象被称为"免疫适应(accommodation)"。在"免疫适应"建立前,为了避免排斥反应发生,应尽可能地抑制抗体产生或清除已产生抗体。

近年来发现,利妥昔单抗因为能介导 B 细胞失能,抑制体液免疫,除了治疗自身免疫性疾病以外,在肝移植中也有应用。利妥昔单抗是人鼠嵌合的抗 CD20 的单克隆抗体。B 细胞受抗原刺激后分化成浆细胞并产生抗体。CD20 在前体 B 细胞和成熟 B 细胞中表达,不在浆细胞表达。因此,利妥昔单抗并非直接作用于产生抗体的浆细胞,而是抑制 B 细胞分化成浆细胞,从而抑制抗体的产生。自 2002 年后,术前系统应用利妥昔单抗防止 AMR 的方法被广泛应用。多个移植中心对于 ABO 血型不相容的肝移植术前使用利妥昔单抗,取得了较好效果。利妥昔单抗与经门静脉或肝动脉灌注法协同应用,可以将受者的 3 年生存率提高至 80%,与 ABO 血型相合病人移植效果相当。利妥昔单抗主要的副作用包括白细胞减少(2.8%)、肾功能不全(0.9%)、肺水肿(0.9%)和低血压(0.9%)。严重的副作用少见。

6. 其他方法　最近,有报道应用静脉注射免疫球蛋白(intravenous immunoglobulin,IVIG)方法防治 AMR。IVIG 的机制包括封闭单核吞噬细胞的 Fc 受体,直接中和同种抗体,抑制活化 B 细胞 CD19 的表达,抑制补体和同种反应性 T 细胞。Kyusyu 小组报道了成功利用 IVIG 进行 ABO 不相容的肝移植。他们使用的方法是用利妥昔单抗,血浆置换、脾切除,以及 IVIG(0.8g/kg),4 个病例中只有 1 例发生可逆转的 AMR。

此外,术后改善氧供、抗凝治疗、预防真菌及病毒治疗、尽早撤除各种管道以及减少侵入性操作均有利于减少病人感染机会,提高病人生存率。

(三)目前对血型不相容肝移植的常用处理方法

日本学者针对 ABO 血型不相容肝移植提出以下具体方案,被较多移植中心采用。在移植前 3 周,进行血浆置换,使用利妥昔单抗。在移植前 1 周,服用激素和一些抗代谢的药物。在移植中可以进行脾切除,以减少排斥反应。在移植术后进行门静脉灌洗,一直到移植术后 3 周。期间服用激素类药物,抗代谢药物和钙调蛋白抑制剂以减少排斥反应。

ABO 血型不相容肝移植受益于围术期处理方案研究的进展,其效果已经接近血型相合的肝移植。经门静脉或肝动脉的灌注疗法以及利妥昔单抗的应用极大地提高了成人肝移植的生存率。IVIG 成为抑制 AMR 的新方法,但需要更多的病例来评价。这些方案极大地减少了 AMR 的发生,但感染成为影响移植预后的主要因素。因此评价病人的免疫状态,有效调整免疫抑制方案是未来研究的方向。

扩展阅读

Rh 血型不相容的肝移植

Rh 血型不相容的移植包含两种类型，阳性供者对应阴性受者和阴性供者对应阳性受者。对于第一种情况（阳性供者对阴性受者），因为肝脏实质细胞中并不存在 Rh 抗原。Rh 阴性病人若无血型不相容的输血史，则体内并无 Rh 抗体，只要 Rh 阳性供肝血管及血窦中的红细胞冲洗充分，可应用于 Rh 阴性受者。对于第二种情况（阴性供者对阳性受者），受者可以发生淋巴细胞激活，产生体液免疫和细胞免疫双重排斥作用。在移植后，胆道受到损伤，从而引发胆道并发症。虽然怀疑是免疫机制造成胆道的损伤，但具体的免疫机制尚不清楚。总的来说，Rh 不相容的肝移植易发生胆道并发症。未来的研究应专注于 Rh 血型不相容对移植肝长期生存的影响。另外，Rh 不相容的肝移植应该尽量缩短缺血时间。

结 语

诸如多米诺肝移植、辅助性肝移植及 ABO 血型不相容肝移植等特殊类型肝移植都是解决目前严峻的器官短缺的方法，这些方法均有其应用范围和自身局限性，因其“特殊”所以更应该在临床应用中严格把握这些特殊肝移植手术的手术适应证，最大程度地提高肝移植受者的疗效水平。

（窦科峰 张水军）

第六节 肝移植围术期管理与随访

终末期肝病病人病情危重，常伴有严重电解质紊乱、肝性脑病、肾衰竭等并发症，肝移植是目前治疗终末期肝病的最有效方法，然而移植术后发生的系统感染、肾功能不全、移植肝无功能等非手术并发症具有较高的发病率和死亡率，尤其是重要器官功能衰竭严重威胁受者生存，因此合理的围术期管理，对受者进行正确有效的脏器功能维护和支持，对提高移植成功率至关重要。

一、肝移植与人工肝

人工肝（artificial liver，AL）是借助一个体外的机械、化学或生物反应装置，清除因肝衰竭而产生或增加的各种有害物质，补充需肝脏合成或代谢的蛋白质等必需物质，改善病人水、电解质及酸碱平衡等内环境，暂时辅助或替代肝脏相应的主要功能，直至自体肝细胞再生、肝功能得以恢复或等待机会进行肝移植，从而提高病人的生存率。

人工肝目前一般分为三个主要类型：①非生物型人工肝；②生物型人工肝；③混合型人工肝（表 14-5）。非生物型人工肝包括在肝衰竭治疗中能清除体内有害物质，补充有益物质，暂时替代肝脏功能的各类血液净化装置，如血浆置换（plasma exchange，PE）、血浆灌流（plasma perfusion，PP）、血液滤过（hemofiltration，HF）、血浆胆红素吸附（plasma bilirubin absorption，PBA）、连续性血液透析滤过（continuous hemodiafiltration，CHDF）等。我国学者创建了新一代个体化的非生物型人工肝支持系统，针对不同病因、不同病情、不同分期的肝衰竭病人，对以上技术选择不同的组合，在肝衰竭病人治疗中取得了显著疗效，统称为李氏人工肝系统 Li's Artificial Liver System（Li-ALS）。生物型及混合生物型人工肝支持系统不仅具有解毒功能，而且还具备部分合成和代谢功能，是人工肝发展的方向。国内外生物型/混合型人工肝尚处于临床试验阶段，部分系统完成了Ⅱ/Ⅲ期临床试验并证明了其对部分肝衰竭病人的有效性，具体可见第十二章第六节。

表 14-5 人工肝的分型

分型	主要技术和装置	功能
非生物型	系统的应用和发展了血浆置换、血浆灌流、血液滤过、血液透析等血液净化技术的 Li-NBAL，MARS，普罗米修斯系统等	以清除有害物质为主，其中血浆置换还能补充生物活性物质
生物型	以体外培养肝细胞为基础所构建的体外生物反应装置，主要有 Li-BAL 系统、ELAD 系统、BLSS、RFB 系统等	具有肝脏特异性解毒、生物合成及转化功能
混合型	将非生物型和生物型人工肝装置结合应用，主要有 Li-HAL 系统、HepatAssist 系统、MELS、AMC 系统等	兼具非生物型人工肝高效的解毒功能和生物型人工肝的代谢功能

人工肝支持系统治疗的并发症有出血、凝血障碍、低血压、继发感染、过敏反应、低血钙、失衡综合征等，需要在人工肝支持系统治疗前充分评估并预防并发症的发生，在人工肝支持系统治疗中和治疗后要严密观察并发症，随着人工肝技术的发展，并发症发生率将进一步下降。鉴于目前人工肝发展现状，本节主要介绍非生物型人工肝在肝移植围术期的应用。

(一) 人工肝在肝移植手术前的应用

肝移植技术的不断成熟和发展，使越来越多的终末期肝病病人通过肝移植治疗挽回了生命。但是，由于供肝的不确定性，不少重症病人在等待期间由于原发疾病的恶化或继发其他系统的严重并发症而死亡，即使勉强接受肝移植，其围术期死亡率也较高，尤其是对于术前持续高 MELD 评分(>30)的病人，已被国内外多个研究证实术后较易出现诸如严重感染、肾功能不全等直接危及生命的并发症，严重影响肝移植术预后。因此，如何降低等待期间的受者死亡率、降低术前 MELD 评分，为更多危重病人争取肝移植机会，并进一步提高危重受者肝移植术后存活率，越来越受到国内外移植界的关注。

出于此目的，国内外学者开始在肝移植术前对终末期肝病病人尝试应用人工肝技术。国内外研究证明，术前行人工肝治疗的肝衰竭病人肝移植围术期死亡率低于术前未行人工肝治疗病人，术后诸如严重感染、肾功能不全、颅内出血等严重并发症的发生率也显著低于后者。随着人工肝技术在世界范围内的推广应用，近年来全球多家肝移植中心均对终末期肝病病人行肝移植术前人工肝治疗，取得了较好的疗效。人工肝为肝移植的顺利实施提供了有效保障。

人工肝支持治疗不仅可以改善病人全身情况、改善肝功能与肾功能、纠正凝血功能异常、纠正高胆红素血症、降低 MELD 评分，还可以有效降低病人内毒素及其他多种炎症因子的水平，并纠正水电解质酸碱紊乱，减轻肝性脑病病人脑水肿程度，从而增强病人手术耐受力，为手术降低风险，同时也为这些潜在受者延长等待时间，缓解各种终末期肝病尤其是急性肝衰竭病人在供肝等待时间上的压力，创造更多移植机会，也使手术的其他准备工作更加完善。所以，人工肝支持治疗是为重症肝病病人与肝移植之间所架起的桥梁，可以在病情和时间上为肝移植创造有利条件。

对于诸如急性肝衰竭的重症病人，我们应将人工肝作为肝移植术前积极准备的重要组成部分。当由于供肝缺乏而无条件行紧急移植时，应积极实施抢救性人工肝治疗来替代肝功能，为等待适宜供肝赢得宝贵时间。

浙江大学医学院附属第一医院对 171 例乙肝相关性慢加急性肝衰竭病人接受人工肝联合肝移植治疗与接受急诊肝移植的存活状况回顾性分析显示，肝移植术前行人工肝治疗可以有效改善病人肝功能，降低血清胆红素水平，缩短血浆凝血酶原时间，有效改善病人临床症状，并能显著减少术中出血量，缩短术后气管插管时间。同时，与行急诊肝移植组比较，两组病人 1 年和 5 年生存率无显著性差异。由此可见，人工肝治疗能显著改善晚期重症肝病病人的病情，发挥顺利过渡到肝移植的桥梁作用。

另一方面，由于人工肝治疗可有效降低肝移植围术期死亡率和各种并发症发生率，从这个意义上说，人工肝治疗也在一定程度上拓宽了肝衰竭肝移植的指征，为更多的危重病人创造了通过肝移植而获得新生的机会。

综上所述，成熟的人工肝技术改善了危重症肝病病人等待肝移植期间的病情，在时间上为更多危重病人创造了肝移植机会。

与此同时，我们也应该意识到，对于终末期肝病病人，目前只有肝移植可达到根治性效果。因此，临床医生需通过临床经验分析和预测病人可以通过人工肝治疗彻底恢复的可能性，进一步探索人工肝对于肝衰竭病人的治疗方案，若不能通过人工肝治疗及时好转，各种指标只是一过性改善，病人自身肝细胞修复困难，临床指标和症状反复，仍需及时行肝移植治疗。

(二) 人工肝在肝移植手术后的应用

虽然肝移植挽救了无数重症肝病病人的生命，但术后由于各种原因导致移植肝功能恢复迟缓、移植肝功能不全甚至移植肝无功能成为影响肝移植术后人肝存活率的重要原因之一。移植肝功能恢复是否顺利、肝功能是否能长期保持正常范围是评价肝移植成功与否的最基本、最重要的条件。因此，当出现上述问题后，人工肝仍然可以作为有效的治疗手段之一，为肝移植保驾护航。

1. 移植肝功能恢复迟缓 由于肝移植属大器官移植，手术技术复杂、手术时间长、创伤严重、术中失血量大，术中和术后易发生应激、休克、感染、肾功能不全甚至多器官功能不全，继而影响到移植肝功能的恢复，出现移植肝功能恢复缓慢，而移植肝功能的恢复不良又可以影响到病人全身状况的改善,因此出现恶性循环而加重病情。对于此种情况,积极有效的人工肝治疗,可以显著改善病人的移植肝功能,加快移植肝功能恢复时间,帮助病人平稳度过术后早期的高危时期,降低各种严重并发症的发生率,改善人肝存活率。

2. 原发性移植肝无功能 原发性移植物无功能(primary non-function,PNF)是肝移植术后最凶险的少见并发症之一,由于缺乏公认、客观的诊断标准,文献所报道的 PNF 发病率很不一致,大多在 2% ~10%之间,可能的原因包括边缘性供肝、供肝冷热缺血时间等因素。PNF 常发生在术后数小时至数日内。简单地说,PNF 代表了无明确病因的血管再通后不久发生的移植肝功能衰竭。PNF 不同于某些可逆转的移植肝功能恢复不良,PNF 无法逆转且会不断恶化而危及病人生命。临床表现为急性起病、血清转氨酶及胆红素水平迅速上升、移植肝分泌白胆汁或分泌胆汁量稀少,并继发严重的凝血功能异常,以及神经系统、肾功能和呼吸系统等多脏器功能紊乱,并出现严重的水电解质、酸碱平衡紊乱,死亡率极高。在排除了急性排异反应、血管并发症、胆道并发症等常见原因后,出现上述不明原因的移植肝功能急剧恶化,就应考虑到 PNF 的可能性。目前绝大多数研究表明,除了再次移植,PNF 的治疗方法十分有限,及时进行再次肝移植是唯一可能挽救病人生命的方法。人工肝在这类病人等待再次移植期间,同样可以发挥重要作用,通过改善病人全身状况,为再次肝移植创造时间和更有利的身体条件,提高再次肝移植成功率。

3. 移植肝排斥反应 根据排斥反应发生时间,肝移植术后排斥反应可分为超急性排斥反应、急性排斥反应和慢性排斥反应;根据不同的免疫激活机制,又可以分为体液性排斥反应和细胞性排斥反应。无论何种排斥反应,在常规抗排异治疗无法好转时,均可以通过人工肝治疗改善病人的肝功能及一般情况。少部分病人由于排斥反应严重且迁延不愈,如激素耐药性排斥反应,往往需要行再次肝移植治疗,在等待再次肝移植期间人工肝仍然不失为可以选择的治疗手段,为再次肝移植创造时间条件,提高病人再次肝移植术后的存活率。

二、急性肾损伤的防治

肾损伤在肝病病人中并不少见,除原发性肾病和高血压、糖尿病等继发性肾病外,还包括肝肾综合征及乙型肝炎病毒、丙型肝炎病毒相关的肾小球肾炎等。随着肝病的发展,高胆红素血症、重度腹水、上消化道出血等并发症的出现均是肾功能损伤乃至衰竭的高危因素。急性肾损伤(acute kidney injury,AKI)为肝移植术后早期最常见的并发症之一。尽管近年来围术期管理水平明显提高、低肾毒性药物不断研制及各种肾脏替代治疗方法出现,AKI 的发生率仍居高不下,并显著影响预后。

(一) AKI 的发生情况

据报道,AKI 的发生率为 12% ~90% 不等。如此巨大的发生率差异可能与研究人群的暴露因素及不同的诊断标准相关。血清肌酐(serum creatine,SCr)作为一个反映肾小球滤过率的较好指标,长期以来被广泛应用于临床肾功能评估。因此,2007 年,国际 Acute Kidney Injury Network (AKIN)工作组推荐了统一的 AKI 诊断标准:在急性期即 48 小时内,SCr 绝对值升高≥26.4μmol/L,SCr 相对基础值升高≥50%;或者 6 小时尿量<0.5ml/kg。但 SCr 的影响因素较多,如肝病病人肌肉组织减少、肌酐合成减少、肾小管排出增多及高胆红素浓度干扰等,均可使 SCr 测得值偏低。浙江大学医学院附属第一医院肝移植中心研究认为 SCr 水平反应肾功能损伤存在滞后效应,建议 SCr>88.4μmol/L 即应警惕 AKI 的发生,新型标记物血清胱抑素(cystatin C,CysC)可良好的预测肾损伤功能,但其临床应用价值尚待大样本研究肯定。

大部分 AKI 发生在肝移植术后早期。研究发现肝移植术后 1 周内 AKI 发生率为 38%,1 ~2 周发生率降至 11%,2 周 ~1 个月降至 7%,3 个月后仅为 3%。AKI 的发生将显著延长 ICU 治疗时间及总住院时间,并降低肝移植受者生存率。研究发现 10% 的 AKI 病人需要在肝移植术后 1 周内接受肾脏替代治疗,每延迟 1 天治疗时间即增加 20% 的死亡风险。因此,对于 AKI 的临床防治工作应尽早进行,术前进行高危因素的评估、术后早期应立刻进行再次评估并给予及时积极治疗。

(二) AKI 发生的危险因素

AKI 主要发生于肝移植术后早期,因此其影响因素主要来自术前、术中和术后早期。

1. 术前肾功能 肝病诱发的肾功能损伤主要分为两类:一类为肝肾综合征,即在慢性肝病进行性肝功能衰竭和门静脉高压的基础上,内源性血管活性物质异常增加,动脉循环血流动力学改变诱发了一组表现为急性肾衰竭的临床综合征;另一类指与各种肝脏疾病相关的肾小球肾炎,主要表现为水肿、血尿、蛋白尿和(或)进行性肾功能受损等以肾小球病变为主的临床表现,其中以乙型肝炎病毒、丙型肝炎病毒相关的 IgA 肾病和肾小球硬化较为多见。术前 SCr、血尿素氮、尿量这些肾功能指标均与术后 AKI 发生密切相关。大量报道认为术前肾损伤程度是术后 AKI 发生的独立危险因素。研究发现术前肾损伤能预测术后 AKI,并得出预测方程:术后发生 AKI 并需肾脏替代治疗的可能性 = –2.4586+1.2726(SCr>168μmol/L)+0.9858(血尿素氮>72μmol/L)+0.4574(MELD 评分>21)+1.1625(重症监护室停留时间>3 天),该值若>0.12 则发生 AKI 可能性极大。

除了肾损伤程度以外,肾损伤的持续时间也被认为是影响术后肾功能的关键因素。研究发现肝移植术前肾损伤的持续时间与术后 6 个月、12 个月的 SCr 水平显著相关,预测术后肾损伤的灵敏度为 62.5%,特异度为 69.2%,阳性预测值为 71.4%,阴性预测值为 60.0%。

2. 肝病严重程度　Child-Pugh 评分和 MELD 评分是反映终末期肝病严重程度的两项经典评分系统。Child-Pugh 评分由白蛋白、胆红素、凝血酶原时间、腹水及肝性脑病 5 项指标组成,反映肝脏储备功能。文献报道 Child-Pugh 评分 C 级为肝移植术后 AKI 的独立危险因素。

近年来广泛应用于临床的 MELD 评分由 SCr、胆红素、国际标准化凝血酶原时间 3 项指标组成,能比 Child-Pugh 评分更恰当地评价终末期肝病的严重程度,更有效地预测移植受者在等待移植中的死亡率,且更合理地指导移植器官分配。有报道认为 MELD 评分是肝移植术后 AKI 的重要影响因素。其他一些术前影响因素包括大量腹水丢失、上消化道大出血、肝硬化、胆红素浓度、急性生理和慢性病健康综合评分系统Ⅱ(APACHE Ⅱ)等。

3. 年龄　老年人多系统器官功能发生退行性变,生理贮备能力降低,对手术和围术期应激承受能力差,伴有不同程度的肾小球硬化和潜在的肾功能减退。有研究发现年龄≥50 岁是肝移植术后肾脏衰竭的唯一独立危险因素,在年龄≥50 岁的受者中不仅术后早期 AKI 发生率明显增高,而且肾功能继续恶化的危险性更高。

4. 代谢疾病　高血压肾损伤是一个长期、持续、进行性发展过程,其主要病理改变是肾细小动脉硬化,且高血压病的严重程度以及持续时间与肾脏病变的严重程度成正比。糖尿病通过高血糖状态影响了肾血流量,形成的糖化蛋白可改变肾脏内部结构,造成的神经细胞内渗透物质改变可引起细胞高渗肿胀、破坏、基底膜增厚,并可通过肾小球细胞产生某些细胞因子如 TGF-p 使基底膜增殖等。可见,高血压、糖尿病受者术前已存在肾脏病变,再经历肝移植手术创伤和术后药物、循环改变等多重打击后比其他受者更易发生肾损伤,且更容易发展至终末期肾病。

5. 手术方式　经典原位肝移植术式完全阻断下腔静脉,无肝期肾脏血流量减少、灌注压下降,肾小球滤过率下降,对肾功能影响较大。经典原位肝移植术式目前已经基本被摒弃。

无肝前期血流动力学的改变,肾交感神经活性增高和肾灌注不佳可能导致急性肾小管坏死。此外,严重肝病所致的肾脏血流动力学变化更加重了该期的肾脏低灌注损伤。有报道认为术中静脉转流能降低肾淤血,稳定血流动力学指标,维持一定尿量,降低术后 AKI 的发生率。

6. 术中失血和输血　失血量多势必造成有效循环血容量减少,自体血液的再分布及升压药使肾脏处于低灌注、低血压、低滤过率状态;肾动脉血压超过自动调控限度不能维持,在内皮素、腺苷及血管紧张素等缩血管因子作用下,肾血管阻力增加,并使肾小球滤过率进一步减少。大量报道认为术中大量输血和失血是肝移植术后 AKI 的独立危险因素。

7. 缺血再灌注损伤综合征　当肾脏处于再灌注期,氧自由基不仅直接损害细胞,而且能增强源于内皮中氧化氮的降解过程,间接促进肾血管收缩。当缺血、缺氧或毒素损伤内皮细胞时,内皮素生成增多致血管持续收缩,加重肾脏缺血、缺氧,促使小管上皮脱落,导致小管梗阻,进而引起肾小管坏死,同时缺血再灌注损伤后的炎症反应,导致白细胞浸润、水肿和微血管血流下降,加重缺血再灌注损伤。

8. 药物　术中麻醉药、升压药等可致肾功能损害的药物是大手术后 AKI 的危险因素。术中麻醉剂的扩血管作用,会加重出血所致的低血压,加上大部分升压药如肾上腺素等都有收缩肾血管作用,进而降低肾脏有效灌注压,影响肾功能。有研究发现无肝期、新肝早期应用小剂量去甲肾上腺素,可明显降低术后 AKI 的发生率。可能由于去甲肾上腺素在终末期肝病病人的"高排低阻状态"下,能增加肾脏出球小动脉阻力以增加肾小球滤过率,显著增加尿量及肌酐清除率,从而改善肾功能。

免疫抑制剂也是常见的造成肾毒性的药物。CsA 的肾毒性包括肾血流动力学变化和直接肾小管细胞毒性。研究显示肾小球滤过率和肾血流量的下降、肾血管阻力和肾交感神经活性增高以及花生四烯酸代谢和前列腺素的变化等均与 CsA 的应用相关。毒副作用明显限制了 CsA 的广泛应用，Tac 是免疫抑制剂家族的一个必要的补充。Meta 分析显示，相比 CsA，Tac 显著降低了移植受者死亡、器官丢失、急性排斥、肾衰竭的可能性。但是 Tac 对 AKI 的影响尚未定论，虽然近年来 Tac 已经成为肝移植术后的主要免疫抑制剂，但 AKI 的发生率未见明显下降。

抗生素引起肾脏损害包括急性肾小管坏死、急性小管间质性肾炎、急性过敏性肾损害、急性肾小管梗阻等，其机制包括药物引起的肾内血流动力学改变导致肾灌注的急剧下降、肾小管上皮细胞直接受损、横纹肌溶解导致肾小管-间质损伤、药物沉积或代谢的副产物导致小管内梗阻、免疫机制的激活、溶血性尿毒症综合征、肾小管上皮细胞转化为肌成纤维细胞等。常见的可引起急性肾小管坏死的抗生素有氨基糖苷类、头孢菌素类、四环素和多肽类；可引起急性小管间质性肾炎的抗生素有青霉素类、利福霉素类和头孢菌素类；其他如非甾体类抗炎药、血管紧张素转换酶抑制剂等药物可影响肾血管，金属制剂、干扰素、丙基硫氧嘧啶等可影响肾小球，顺铂等可影响近端肾小管，马兜铃酸类药物可影响肾间质，非那西汀类药物可致肾乳头坏死等。

9. 其他　其他移植术后可能引起 AKI 的危险因素包括术后休克、感染、酒精、移植物失功、排斥反应、肝炎复发、再移植、长重症监护时间和长总住院时间等。

（三）AKI 的预防

预防肝移植术后 AKI 的发生，对提高移植受者近期、长期生存率，改善生活质量起重大作用。

1. 严格把握肝移植适应证　术前对潜在发生 AKI 的受者进行筛查，携带有高危因素如肝肾综合征、难治性腹水、严重感染等受者应给与及时治疗。对于长期肾功能严重受损的终末期肝病受者应考虑肝肾联合移植的可能性。研究发现，肝肾综合征受者若合并术前 MELD>36 或血清钠≤126mmol/L，则术后早期死亡率极高；根据多因素回归分析建立肝肾综合征病人肝移植准入评分：0.161×MELD-0.263×血清钠[mmol/L]，若评分≤-27.2，方可考虑肝移植术；若评分>-27.2，则应考虑是否行肝肾联合移植。

2. 提高手术技术　手术技术的提高对预防肾功能不全的发生也有一定的作用，背驮式肝移植有助于维持血流动力学及凝血机制的稳定，可以有效改善术中肾灌注并降低术后肾功能不全的发生率。术中仔细操作，谨防大出血。维持适宜的血容量、心输出量和动脉血压对保证肾脏血流灌注至关重要。合理使用血管活性药物，使血压维持在一定水平，同时纠正酸碱、电解质平衡紊乱。去甲肾上腺素不仅可升高血压，而且无脏器损伤作用，在终末期肝病病人的“高排低阻状态”下可改善肾功能。使用心房钠尿肽可能有效预防肾损伤的发生。

3. 术后密切监护　术后早期应配备经验丰富的医护人员，早期发现并及时纠正各种并发症，维持内环境的稳定。免疫抑制剂的使用应个体化，剂量最小化。抗感染治疗时应注意抗生素的肾毒性，使用时要注意肾功能的监测。此外还应注意药物之间的相互作用。

（四）AKI 的治疗

肝移植术后 AKI 的治疗包括一般治疗、药物治疗、肾脏替代治疗和肾移植。

1. 一般治疗　保证充足的有效循环血量、保证肾脏的灌流，严密监测血压、中心静脉压、尿比重、尿钠、SCr 等临床及检验指标，并针对病因进行积极有效的治疗。术后活动性出血是导致低血容量最主要的因素，若保守治疗无效，应立即手术止血。肝移植病人术后早期大量蛋白丢失及创面渗血导致胶体量不足，应早期补充蛋白等胶体并适量补充血液制品。如果在大量补液后病人尿量仍无明显增加，说明已经发展为肾实质性功能衰竭。

2. 药物疗法　在不增加排斥反应发生率的基础上保护和改善肾功能，在移植后早期根据肾功能严格调整免疫抑制方案是药物疗法的重点。目前较为常用的方案是在术前采用抗 CD3 单克隆抗体或抗 CD25 单克隆抗体进行免疫诱导，延迟术后钙调素抑制剂的应用；MMF 的使用可以减少钙调素抑制剂的用量，甚至目前有中心仅用 MMF 而不用钙调素抑制剂。西罗莫司肾毒性较低，十分适用于对其他钙调素抑制剂耐受性较差的病人。

目前研究表明小剂量多巴胺对重症病人或肝移植受者并无明显肾脏保护作用，不推荐常规用于临床。前列腺素 E_1 是一种血管扩张药，它可以直接作用于血管平滑肌，使其对缩血管刺激的反应减弱、可抑制血小板的聚集、抗纤维蛋白溶解活性、保护内皮细胞，从而维持脏器功能。目前用于肝移植的术中及术后治疗，目的在于减轻肝脏的缺血再灌注损伤、改善肝血流、防止肝动脉血栓形成。但是对肾功能的改善报道不一。乌司他丁是一种高效广谱的酶抑制剂,可稳定溶酶体膜、清除氧自由基和抑制炎症递质释放,最早用于胰腺炎和循环性休克的治疗,有研究表明其对肝移植后肾功能有一定的保护作用。血管加压素可选择性收缩内脏血管,增加体循环阻力,而不收缩肾脏血管,从而增加肾脏灌流量。有研究表明血管加压素治疗肝移植术后肾损伤有一定效果。其他还包括内皮素-A受体拮抗剂、心房钠尿肽、一氧化氮合成酶抑制剂等均在动物实验中证明了其肾脏保护作用。

3. 肾脏替代治疗　在保守治疗无效的情况下,可考虑行肾脏替代治疗。对肝移植受者以连续性肾脏替代治疗(continuous renal replacement therapy,CRRT)为主。需要肾脏替代治疗的肝移植受者预后极差,但是CRRT可以明显提高这部分受者的生存率。CRRT是一种新的肾脏替代治疗方法,由于其稳定的血流动力学,持续、稳定的控制氮质血症和水盐代谢,不断清除体内毒素及炎症因子,保证营养补充等优点,为重症病人的救治提供了重要的、赖以生存的内环境平衡,成为大器官移植术中术后以肾功能损害为主的多器官功能衰竭病人的重要治疗方法。操作中应注意根据血栓弹力图调整肝素用量,避免肝移植术区出血。如病人本身存在低凝状态,应尽量不用肝素。肝移植受者应密切监测血液生化,及时调整治疗方案。

4. 肾移植　在常规疗法无效,病人无法耐受肾脏替代治疗的情况下,肾移植是唯一的选择。肝移植后肾移植病人排斥反应发生的几率明显低于单独行肾移植的病人,似乎移植肝对其他移植物有保护作用。但这种保护作用随着行肾移植时间的推迟而减弱。因此,一旦确定肝移植受者肾脏已出现难以逆转的实质性损害,应尽快行肾移植。

三、免疫抑制治疗

(一) 免疫抑制概念

使用足够的药物抑制受者对移植肝的免疫反应;在避免免疫排斥的同时,要避免机会感染和新生肿瘤等药物毒副作用。

1. 诱导治疗　肝移植术后最初数周甚至数月急性排斥反应发生率高,故起始阶段使用大剂量的免疫抑制药物,即诱导期。通常用抗T细胞抗体来取代CNIs。

2. 维持治疗　诱导期过后免疫抑制剂逐渐减量,用于长期维持,即维持期。维持期免疫抑制治疗通常采用"三联治疗"方案。

(二) 常用的免疫抑制药物

1. 肾上腺皮质激素　肾上腺皮质激素类药物是临床上最常用的免疫抑制剂,采用超生理剂量的激素有免疫抑制作用。

(1) 甲基泼尼松龙(甲基强的松龙,甲强龙,methylprednisolone):常规肝移植术中给予1000mg(儿童可用500mg)快速静脉滴注,术后逐渐减量后开始口服泼尼松治疗。当急性排斥反应诊断明确时,需要冲击治疗,对激素治疗敏感者往往用药后48~96小时可见明显效果。短期使用会导致血糖升高、水钠潴留、机会性感染增加等;严重全身性真菌感染者应慎用。

(2) 泼尼松(强的松,prednisone):泼尼松在肝内转化为泼尼松龙发挥药理作用。根据原发病不同减药速度有所调整,肝癌、乙型肝炎、丙型肝炎肝移植病人减药快;原发性硬化性胆管炎、肝肾联合移植病人减药慢。长期应用会导致白内障、糖尿病、高血压、骨质疏松、消化道溃疡、库欣病、生长抑制、精神改变等。与非甾体类药物合用会增加致溃疡作用,增加乙酰氨基酚的肝毒性。

2. 抗代谢药物

(1) MMF:MMF是器官移植中抑制细胞增殖的最常用药物。MMF常见副作用为胃肠道反应和造血功能抑制。当中性粒细胞过低时应减量或停药。胃肠道反应是剂量依赖性的,当胃肠道反应重而且排除其他原因时,可将药物使用频率增加到3~4次/天而总量保持不变,胃肠道反应常常能得到改善。MMF不会引起肾毒性或神经毒性,多用于三联免疫抑制方案和不损伤肾脏的免疫抑制方案。

(2) Aza:Aza的用量个体差异较大,根据临床需要和机体耐受情况选择1~4mg/(kg·d)的剂量,此后通常用维持剂量1~2mg/(kg·d)。主要副作用是骨髓抑制、感染、致癌作用及皮肤损害、致突变及致畸作用,消化道副作用较少。在出现MMF所致难以耐受的胃肠道副作用时可作为替代剂使用。骨髓抑制作用与剂量有关,但白细胞低于3×10^9/L应减量或停用。

3. CNIs

(1) CsA:用药过程中应监测血药谷浓度,术后3个月内200~250ng/ml,3月后100~200ng/ml。主要副作用是肾毒性、高血压和神经毒性。使用本药病人中约1/3发现有肾毒性,与肾毒性药物合用时应监测肾功能。

(2) Tac:早期目标血药谷浓度为10ng/ml左右,术后3个月为8~10ng/ml,维持期较适合浓度为5ng/ml。若由CsA改用本药，通常在停用CsA 12～24小时开始使用。Tac是维持免疫抑制最常用和最主要的药物，其副作用和CsA相似，最显著的就是肾毒性和神经毒性。

4. mTOR抑制剂 SRL在活体小鼠模型上表现出抑制肿瘤生长和血管生成的能力，提示其可能具有抗肿瘤作用。SRL无肾毒性、神经毒性、高血压、糖尿病等副作用。在肝移植中，主要用于肾功能不全不能使用CNIs的病人，可以使用SRL+MMF+皮质类固醇三联用药方案。与CNIs合用时，可以减少激素或CNIs的用量，减少其他免疫抑制剂的副作用。本身主要副作用包括白细胞减少、血小板减少、高脂血症、关节疼痛、伤口延迟愈合等。

5. T细胞导向的免疫抑制剂

（1）多克隆抗体：包括抗胸腺细胞免疫球蛋白（ATG）和抗淋巴细胞球蛋白（ALG），是针对人淋巴细胞不同抗原决定簇的多样抗体。目前仅用于诱导方案或激素治疗无效的排斥反应。副作用主要包括发热、寒战、过敏反应以及白细胞和血小板减少等。

（2）单克隆抗体：是针对某一抗原决定簇的高特异性单克隆抗体，包括OKT3、巴利昔单抗、达利珠单抗。

1）OKT3：OKT3是在大器官移植中最早用于临床的单克隆抗体。主要用于治疗激素治疗无效的排斥反应、特殊情况下排斥反应的预防和移植期间的诱导治疗。主要不良反应是细胞因子释放综合征，主要表现为发热、恶心、呼吸困难、呕吐、腹泻、寒战等，多发生在用药的前2～3周。

2）IL-2R阻断剂：巴利昔单抗和达利珠单抗均为嵌合型单克隆抗体，这种抗体的嵌合结构可以在延长半衰期的同时降低其免疫源性。对于肾功能不全的受者，可采用IL-2R阻断剂联合MMF和皮质类固醇的诱导方案，推迟CNI类肾毒性药物的使用。

（三）特殊肝移植病人的免疫抑制方案

联合用药已成为肝移植免疫抑制治疗的标准用药方案，联合用药以三联用药为最常见的预防排斥反应免疫抑制方案，目前多数移植中心以CsA+MMF+皮质类固醇或Tac+MMF+皮质类固醇为主，在此基础上加用单克隆抗体的四联用药也已被多家移植中心采用，此外还有无激素免疫抑制方案，其目的都是为了尽可能延长移植肝的存活时间，尽量减少免疫抑制剂的并发症和不良反应。总之，目前尚无适用于所有肝移植受者的标准的基础免疫抑制方案，具体方案需要个体化实施。

因此，移植术后需要根据病人病情及原发病不同选择适当的免疫抑制治疗策略。以下是特殊病人的个体化免疫抑制方案。

1. 肾功能不全 在终末期肝病病人中，术前常常合并肾功能不全或肝肾综合征，再加上手术创伤、术中出血和无肝期肾脏淤血，术后更易出现肾功能不全，而移植术后肾功能不全会降低病人和移植肝的存活率。因此术后应尽快恢复肾功能。尽量减少CNI类有肾毒性药物的剂量，延迟CNIs的使用时间，控制高危因素，同时辅以血管活性物质。选用无肾毒性的免疫抑制剂替代治疗，同时给予最大耐受剂量的MMF以降低肾损害。在使用单克隆抗体进行免疫抑制时，仍不能不用Tac或CsA，只是延迟使用，但一般也应在术后1周内应用。SRL因为无肾毒性，适用于对Tac和CsA耐受性较差的病人，可以与MMF和皮质类固醇联用进行免疫抑制。

2. 暴发型肝衰竭 暴发型肝衰竭病人术前病情危重，有严重的肝性脑病，术前肾功能较差。术后易发生多脏器功能不全、弥散性血管内凝血、感染等严重并发症，对神经毒性和肾毒性药物耐受性差。术后可采用抗体诱导治疗，待病情好转后加用低剂量CNIs。与慢性肝病病人相比，暴发型肝衰竭的病人尤其是青壮年病人处于高免疫反应的状态下，因此术后需注意维持一定水平的免疫抑制剂，以免发生急性排斥反应。

3. 丙型病毒性肝炎 移植术后丙肝复发率很高，移植术后5年，肝组织活检发现HCV再感染高达80%。在移植术后免疫抑制的病人，HCV的病情进展也比正常人快。约30%的HCV再感染病人在5年内即可出现肝硬化。如果既往有过应用激素或单克隆抗体药物进行抗排斥治疗，常常会导致免疫抑制过度，HCV再感染率增高。目前在HCV病人肝移植中尚无可推荐的最合适的免疫抑制方案。在出现有效的抗HCV药物之前，应尽量减少肝移植术后排斥反应的发生，减少过度的免疫抑制治疗，否则会加速HCV复发后肝硬化的发生。

4. 恶性肿瘤 原发性肝癌病人移植术后约半数死于肿瘤复发，术后肿瘤高复发率的原因之一是免疫抑制治疗。因此，应维持免疫抑制剂浓度在较低水平，在不增加急性排斥反应的同时尽可能减少免疫抑制剂的用量有助于延长肿瘤病人的长期生存。SIR可能有抑制肿瘤复发的作用，CsA对于肝癌病人肝移植术后可能有保护作用，因此在原发性肝癌肝移植病人中联合使用SIR和CsA可能有益。

5. 自身免疫性肝病 这类病人肝移植术后发生排斥反应的可能性更大，应用高浓度Tac、皮质类固醇和MMF或SIR更有益。术后第1年自身免疫性疾病复发率高,建议术后第1年维持使用皮质类固醇。

6. 老年病人　年龄大于60岁的老年受者肾功能不全、感染、精神症状的发生率高于60岁以下受者,排斥反应发生率低于60岁以下受者,建议免疫抑制剂浓度维持在较低水平。

四、长期随访

肝移植受者定期随访可动态观察其康复情况、心理状态和用药情况,并给予必要的指导和健康教育。同时可以发现和处理肝移植术后各种并发症,提高生活质量,延长术后生存期。另外,坚持定期随访能完整地收集受者信息,为临床和科研积累宝贵的经验。

(一) 随访时间

术后3个月内,应1~2周随访一次。术后3~6个月,应2~4周随访一次。6个月以后,1~3个月随访1次。如有身体不适或检验异常,应增加随访频率,病情变化需要严密观察,必要时入院治疗。

(二) 随访内容

1. 血清学检测　血常规、血生化、免疫抑制剂血药浓度、HBV-DNA或HCV-RNA定量、乙肝免疫球蛋白(HBIg)滴度、甲胎蛋白(AFP)、巨细胞病毒等。

2. 影像学检查　移植肝彩超、CT及MRCP,了解肝血流、肝再生情况、肿瘤有无复发、胆管有无狭窄等,肺部CT平扫检查观察是否存在肺部感染、肿瘤复发转移情况等。对于少数病人出现头部和腰部疼痛,要考虑肿瘤在脑部和脊柱的转移,可行骨ECT或全身PET/CT检查。

3. 其他内容　包括病人睡眠情况、饮食是否合理、心理状态是否健康、生活自理能力是否良好、是否遵嘱服药等,以及移植相关的血管并发症、胆道并发症和移植后代谢综合征。

(三) 随访方法

随访可以通过门诊随访、电话随访、网络随访、信件随访等方式进行,具体参见第九章。

(四) 健康教育与指导

随访工作人员应不定期给予移植受者提供各种康复信息、医保信息等,通过交谈、书面、网络、短信等方式进行健康教育。

1. 饮食指导　恢复期宜选择优质蛋白、低脂肪、高维生素、易消化、新鲜清洁食物,避免服药辛辣刺激性、油炸及生冷食物。

2. 服药指导　按时服用免疫抑制剂,勿漏服多服,按医嘱服用,不要擅自调整剂量。查免疫制剂浓度应在服药前。尽量避免会引起浓度波动的食物和药物,有些药物会增加免疫抑制剂血药浓度,如:地尔硫䓬、红霉素、氟康唑、维拉帕米、甲基睾丸酮、口服避孕药等。有些药物会降低免疫抑制剂血液浓度,如:利福平、异烟肼、苯巴比妥、苯妥英钠等。注意观察药物毒副作用并及时与随访医生取得联系。呕吐、腹泻以及体重变化的情况要在医生指导下调整免疫抑制剂方案。

3. 运动和作息　移植术后应循序渐进地运动,从散步开始,根据身体情况和个人爱好可逐渐过渡到慢跑、太极拳等。术后6~12个月随着病情稳定,可考虑允许病人外出旅行度假。有规律的活动和良好的营养能帮助病人尽快恢复,并最终回归到正常的生活、工作和学习中去。

4. 预防感染　术后早期应尽量减少到人群集中且通风差的场所,避免接触呼吸道感染的病人,避免与宠物亲密接触。

5. 心理调适　移植术后大多数受者生活质量较术前有明显改善,但也有因为失去工作机会而需要依赖家庭,或因为手术费用、后续治疗费用、术后并发症等导致一系列心理问题的情况出现。常见的有焦虑、抑郁、自闭等。因此需要医生及时与病人及其家属进行沟通,并帮助他们建立一个良好的生活环境。

(五) 供者随访

随着活体肝移植手术的开展,为了更好地保障供者安全,充分掌握供者的手术安全性、术后恢复、肝再生及术后长期生活质量情况,推动活体肝移植的发展,必须完善移植术后供者随访制度和资料的收集管理。供者出院后建议术后3个月、6个月及1年随访,包括:血常规、肝功能、肾功能、乙肝三项、凝血功能、肝脏彩超或肝CT。随访人员按随访制度通过门诊随访或电话定期联系供者,并登记相关信息。

结　语

肝移植围术期的管理和随访与移植术后病人的生存质量息息相关,移植手术的成功不能代表病人长期生存,而应建立起移植外科、综合内科、重症医学科、营养科、药剂科等多学科共同参与的围术期管理和随访体系,及时发现各种移植术后并发症并采取及时、有效的防治措施,全面提高移植肝和受者的存活时间和生存质量。

(徐骁　郑树森　朱志军)

第七节 肝移植术后并发症

随着肝移植技术的提高,新型免疫抑制剂的问世和移植免疫机制研究的不断深入,肝移植的疗效已有明显提高。目前肝移植的手术成功率已超过90%,5年生存率大于70%。然而,肝移植术后的各种并发症仍然是阻碍受者及移植肝存活率进一步提高的重要原因。肝移植术后可能发生的五大并发症是:①原发性移植肝无功能;②腹腔内出血与血管并发症、胆道并发症;③排斥反应;④肝炎或肝癌等原发病复发;⑤代谢异常等其他并发症。本节简述这些并发症的临床表现、发生原因和防治策略。

一、原发性移植物无功能和早期移植物功能不良

原发性移植物无功能(primary non-function, PNF)是肝移植后最严重的并发症之一,一般发生于移植术后数小时至数日内,病程凶险往往危及病人生命。表现为黄疸持续升高,无胆汁或极少量的胆汁分泌,继发性全身各部位混合性感染,心、肺、肾、消化道、凝血功能等多器官功能障碍。PNF实质上是一个从潜在可逆性的功能不良到完全确定的功能衰竭的连续过程。病理上表现为中央静脉周围肝细胞空泡变性、淤胆、肝窦状隙中性粒细胞浸润及片状肝细胞坏死。重新植入新肝作再次移植是唯一的挽救措施。

早期移植物功能不良(poor early graft function, PEGF),也称为初期功能不良(initial poor function, IPF)是指肝移植后初期出现不同程度的昏迷、肾衰竭伴乳酸血症、持续凝血功能异常、胆汁分泌量少、谷丙转氨酶和谷草转氨酶明显升高等临床表现。其原因可能为供者本身的肝脏疾病,也可能是肝移植手术过程中的技术失误、缺血性损害以及免疫损伤。大部分PEGF可以恢复,小部分严重者演变为PNF。

(一) PNF发病机制及相关因素

PNF发病机制比较复杂,其中供者相关因素、冷保存相关因素和受者相关因素在其发病机制中起着重要作用。

1. 供者因素 引起PNF的常见因素为高龄、脂肪变性、供者血流动力学异常、酒精或药物成瘾、肝脏疾病基础和病毒感染。UNOS通过对20 023例肝移植研究发现,供者年龄>40岁肝移植受者PNF发生率明显高于供者年龄<40岁的受者。供肝的脂肪浸润被认为是PNF的潜在危险因素,脂肪浸润的程度分为轻度(<30%)、中度(30%~60%)和重度(>60%)。由于供肝的缺乏,是否应用有中度脂肪浸润的供肝成为争论的焦点,目前Pittsburgh的观点是:若脂肪变性为小泡样该供肝仍可采用,其PNF发生率与脂肪浸润程度无明显相关性;若病理呈现为大泡样脂肪变性,PNF发生率明显上升。供者重症监护室停留时间>4天、多巴胺用量>14μg/(kg·min)、收缩压<60mmHg持续时间>1小时、血钠浓度>155mmol/L、总胆红素>34.2μmol/L、谷丙转氨酶>150U/L可定义为边缘性供肝,使用时应该更慎重。对于携带肝炎病毒的供者,目前认为来自HCV阳性的供者移植给HCV阳性受者是安全的,使用与HCV阴性供者的结果无明显差异。抗HBc阳性供者可安全给予HBsAg阳性病人,而HBsAg阳性供者在供者严重匮乏情况下也可用于HBsAg阳性病人,但要注意供者肝质地和乙肝病毒有无活动。

2. 器官保存 低温时的代谢变化是血糖无氧酵解引起乳酸堆积,导致酸中毒;同时低温抑制 Na^+, K^+-ATP酶,使细胞内 Na^+ 堆积,导致细胞肿胀和死亡。超过16小时的过长冷缺血时间常引起窦状隙内衬细胞损伤和激活Kupffer细胞,引起微循环变化,使血流速度下降和粒细胞、血小板黏附能力增强。研究表明,移植后PNF发生率在保存时间>18小时组为11%,保存时间<18小时组为6%。

3. 缺血再灌注损伤 肝移植后缺血再灌注损伤的机制十分复杂,移植肝的腺苷含量减少、保存引起肝微循环结构的损伤、再灌注时氧自由基损伤等诸多因素参与其中。另外,研究认为心脏死亡供者、减体积供者和活体肝移植中的小肝供者更容易发生严重的再灌注损伤。

4. 受者因素 受者免疫因素引起移植肝损伤的关系尚不明确。早期免疫介导反应在严重移植肝损伤和PNF发生中起作用,交叉配型阳性对肝移植明显有害,提示免疫成分在PNF中起作用,因此认为部分PNF发生是由免疫介导的。肝毒性物质尤其内毒素可能影响移植肝线粒体功能导致移植肝功能不良,受者的原发病如自身免疫性肝炎、重症肝炎、晚期恶性肿瘤均对移植后的肝脏PNF的发生构成潜在的影响。

(二) PNF的早期预警及诊断

1. PNF发生的高危因素 供者相关因素:肝炎病毒感染、脂肪肝、年龄过大、血流动力学不稳定、使用大剂量血管收缩剂、小肝综合征、药物毒性和某些未知疾病。冷保存相关因素:冷缺血时间过长、灌注液失效、移植肝灌注不良等。受者相关因素:免疫反

应、药物毒性、内毒素和隐源性疾病等。

2. 供肝功能的判断和 PNF 的诊断 目前供肝功能的判断采用传统的肝功能和凝血酶原时间(PT),虽有价值但缺乏敏感性和特异性。单乙基甘胺酰二甲苯胺(monoethylglycinexylidide,MEGX)和吲哚氰绿(indocyanine green,ICG)清除率是判断供肝有无良好功能的较可靠的指标,MEGX 通过细胞色素 P450 活性测定利多卡因清除率,但易受药物的影响,认为 MEGX 值>90ng/ml 表明供肝具有良好功能,肝移植后 24 小时内若 ICG 清除率低于 200mg/ml 往往提示移植肝功能不佳。ICG 排泄试验能客观反映肝储备功能,但它主要反映肝脏血流因素,而 PNF 既有肝血流因素也有肝细胞代谢能力减弱和数量减少因素,因此其对 PNF 诊断具有局限性。

术前通过对保存液中肝酶的分析,对术后肝功能的恢复情况作出大致的估计。肝脏冷缺血后,如果保存液中乳酸脱氢酶、天冬氨酸氨基转移酶、丙氨酸氨基转移酶和谷氨酸脱氢酶均升高,且超过血清正常值 2 倍以上,即使病理检查肝组织正常,也说明肝脏存在损害。这些酶越高、术后原发性移植肝无功能或移植肝功能恢复延迟的可能性越大。

PNF 目前尚无统一的诊断标准。肝移植术后需对移植肝进行功能判断。术中胆汁分泌量少,胆汁颜色淡,反映了肝脏 ATP 合成能力差。肝移植术后难以控制的凝血机制障碍、血流动力学不稳定、呼吸机依赖、早期肾衰竭、Ⅲ~Ⅳ期昏迷、进行性酸中毒以及逐步升高的黄疸都预示 PNF 的发生。PNF 的诊断是排他性诊断,首先排除肝动脉栓塞或门静脉血栓形成等手术技术导致的肝功能衰竭。

病理检查是 PNF 诊断的重要内容。小泡性脂肪变与缺血再灌注损伤有关;大泡性脂肪变属原发性病变,两者混合存在时则要比较优势群体。当供肝的大泡性脂肪变累及 30% ~60% 肝实质,加之存在冷缺血时间>10 小时、供者年龄>60 岁、受者健康状况不良、受供者之间 ABO 血型不匹配、急诊肝移植和再次肝移植等危险因素时,则处于"边缘供肝"状态。

冷缺血主要引起非肝实质细胞的损伤,包括血窦内皮细胞损伤、Kupffer 细胞肥大和增生、中性粒细胞和血小板黏附窦壁及微循环障碍等,由此引发一系列病理生理改变又加重了肝实质细胞随后发生的再灌注损伤。与肝细胞比较,胆管树对再灌注损伤的敏感性更高,损伤也更重,因而修复所需要的时间也更长。轻度保存损伤不需特殊处理即可自行消失,组织学修复通常在 15~30 天完成;重度保存损伤则要持续数月,临床病程延长。

小叶中央区坏死是以中央静脉内皮炎,周围肝细胞脱失和活动性坏死为特征,可有或无小叶炎性细胞浸润。Allen 等按小叶中央区坏死在中央静脉到汇管区之间所占面积分为:轻度:≤10%;中度:10% ~50%;重度:>50%。发生 PNF 时可见中央静脉周围肝细胞空泡变性、淤胆、肝窦状隙中性粒细胞浸润及灶片状肝细胞坏死。

(三) 原发性移植肝无功能的预防

PNF 一旦发生,再次移植是治疗的唯一有效的办法。PNF 发生的确切机制不清楚,只能从避免 PNF 发生的危险因素入手。

1. 供肝保存存在的问题及预防 虽然 UW 液保存供肝的时间允许超过 24 小时,但若冷保存时间超过 12 小时,PNF 发生率常明显上升,缩短冷缺血时间是预防 PNF 的重要措施。此外,可在器官保存液中添加有效成分,保护移植物。别嘌呤醇和谷氨酰胺是反应性氧中间物(ROI)的清除剂。而磷酸钾和乳酸钾则通过细胞膜通透性来维持渗透压和防止细胞肿胀。钙通道阻滞剂能改善移植肝的功能,其机制是抑制磷脂酶、阻滞钙通道和稳定细胞膜。lazaroid U74006F(21 氨基类固醇)是依赖铁过氧化作用的抑制剂,降低过氧化物阴离子活性,加入 UW 液中能显著地降低移植术后转氨酶升高。Tac 通过恢复组织中 ATP 使热缺血对细胞的损伤降低,从而保护细胞。前列腺素 E 通过抑制内皮细胞和中性粒细胞的黏附作用和 ROI 的产生,避免肝脏缺血再灌注损伤。术后早期使用前列腺素 E,可明显改善移植供肝的功能。

2. 再灌注损伤的预防 对于移植后再灌注损伤,现仍缺乏有效的预防手段。尽管有报道前列腺素 E 能改善已发生 PNF 病人的肝功能和延长生存时间。动物实验证实抗氧化剂如别嘌呤、N-乙酰半胱氨酸和 S 腺苷蛋氨酸(SAMe)能明显预防再灌注损伤,临床价值有待进一步考证,其中抗氧化剂的有效性和安全性是目前制约其临床广泛使用的难点。

总之,肝移植术后 PNF 是最严重的移植并发症之一,常导致移植失败。其发生是多因素的,是许多病理过程的共同结果,目前很难作出准确的预判,缺乏切实有效地治疗办法,对其发生危险相关因素的甄别是临床应对的关键。

二、外科相关并发症

(一) 出血及血管相关并发症

1. 出血 腹腔内出血较常见,是术后早期主要死因,多发生在术后 1~3 天。原因有肝硬化致凝血功能差,后腹膜等侧支循环创面渗血,移植肝小血管分支未被结扎出血,血管吻合口漏血,膈肌血管出血,原发性移植肝无功能或功能不良,外源性凝血因子补充不足,残留肝素的作用,引流管戳孔处腹壁血管出血等。临床表现为持续性腹腔血性引流液,病人高度腹胀及进行性血压下降。部分病人因血块堵塞可表现为腹腔引流管无排出。若诊断为腹腔活动性出血,应果断进行剖腹止血。

消化道出血多为胃十二指肠黏膜糜烂或应激性溃疡所致,曲张静脉破裂出血不多见。

2. 血管相关并发症 包括肝流入道狭窄或血栓形成,流出道(肝静脉、肝上下腔静脉)及肝后下腔静脉的梗阻。罕见的并发症有吻合性、霉菌性和与穿刺活检有关的假性动脉瘤。肝移植术后肝动脉并发症的发生率最高,为4%~25%,常见的有肝动脉血栓(hepatic artery thrombosis,HAT)和肝动脉吻合口狭窄(hepatic artery stenosis,HAS)形成,较少见的有出血、肝动脉夹层动脉瘤等。早期血管并发症的出现往往导致供肝的丢失,发生多与手术技术相关。

(1) 肝动脉血栓形成及狭窄

1) 原因:肝动脉管腔小,吻合技术要求高,容易出现并发症。原因多为供受者动脉之间的口径相差过大造成吻合困难,血管变异需要复杂动脉重建及留取血管过长等,导致吻合口不顺畅或者成角扭曲而狭窄。另外,内膜损伤,非标准性血管吻合技术,修整供者和解剖受者肝动脉时,过度牵拉及夹持肝动脉,形成附壁血栓也可导致狭窄。

2) 临床表现:肝动脉栓塞的临床症状与移植术后发生时间密切相关。术后早期发生可导致PNF,死亡率达50%。多表现为暴发性肝脏缺血坏死、转氨酶急剧升高伴有发热、低血压、神志改变及凝血异常。实验室数据显示实验室白细胞升高、凝血时间延长、血培养阳性、肝局灶性坏死感染等结果。少数可表现为分支血管的缺血并引起胆管急性缺血坏死,出现胆瘘或胆道狭窄。晚期发生可不出现症状或表现为肝功能轻度异常。

3) 诊断:血管并发症治疗的关键是早期诊断,只有立即治疗才能避免移植肝丢失。彩色多普勒或血管造影对肝动脉血栓形成或狭窄有很高的诊断价值,可检测到肝动脉主干甚至肝内分支血流缺失,但特异性与敏感性与操作者有很大关系。诊断HAT的金标准是肝动脉造影。CTA也可达到同样诊断效果。

4) 治疗:根据发生肝动脉栓塞后诊断时期的早晚,肝动脉栓塞主要有三种治疗方式:血管再通、再次肝移植、临床观察。在早期移植肝功能损伤不严重时,通常紧急血管介入溶栓或者立即手术重新吻合具有一定疗效。如果诊断时间较晚,此时肝动脉缺血通常已伴随胆道损伤及肝功能异常,行介入溶栓治疗无效果,再次肝移植是治疗的首选。轻度肝动脉狭窄多无临床表现,不需特殊处理。肝动脉狭窄引起肝功能异常者,可行介入球囊扩张。

(2) 门静脉血栓形成或狭窄:原因有术前门静脉血栓形成、门静脉体静脉分流术后、术中门静脉过长成角扭曲等。主要表现为肝功能异常乃至衰竭、大量腹水、食管胃底血管曲张等。对于早期发现的新生血栓多可采用介入溶栓或者手术取栓治疗,晚期发现治疗困难。

(3) 肝静脉血栓:肝静脉血栓形成与回流障碍多与肝上下腔静脉吻合口成角扭曲狭窄有关。供者血管的长度不适当,供受者肝脏体积相差太大,部分肝移植时供肝游走移动等均可致流出道受阻,使肝静脉压力升高,血流减慢,继发血栓形成。术中立即发生的可见肝淤血、质韧,处理上应检查吻合口情况,正确放置肝脏,必要时重新吻合。晚期发生的则可介入放置扩张支架。

(二) 胆道并发症

胆道并发症被称为肝移植的Achilles' heel,是术后最常见并发症之一。80%的胆管并发症发生于术后6个月内。按部位分为胆管吻合口和非吻合口并发症,具体表现为胆汁漏、胆管狭窄、梗阻和胆管铸型综合征等。病因包括外科吻合技术不当、胆管缺血性损伤、保存性损伤、免疫性损伤和感染。

1. 胆漏 常见的胆汁漏部位为吻合口,少见部位包括胆囊管残端、活体或劈离式肝移植供肝断面、被疏漏的供肝迷走胆管、T型管瘘口、胆肠吻合口。发生胆汁漏的首要原因是外科技术不当,其次是胆管血供障碍。临床表现为术后腹腔引流液含胆汁成分,病人出现右上腹腹痛、腹胀、腹膜刺激征、发热、腹腔感染等。胆汁漏若是继发于肝动脉栓塞所致胆管缺血,移植肝丢失率超过25%。诊断首选超声检查,同时了解有无肝动脉栓塞。对于超声不能明确者,可采用MRCP。ERCP是确诊胆管并发症最为可靠的方法,可兼顾治疗,但缺点是有创性而且不适于胆肠吻合病人。

避免该类并发症的关键是提高外科技术水平。胆道重建方式首选供-受者胆管端端吻合,尽量不放置T管或其他内支架管。吻合前观察胆管末端血供,避免过分游离胆管周围组织,避免胆管周围使用电凝止血。胆管吻合时始终保持管壁外翻,避免管腔内残存线结等异物。避免胆管吻合口张力高。关腹前仔细探查除胆管吻合口外其他部位有无胆汁渗漏。

吻合口胆漏若量少，可通过充分腹腔引流而逐步自愈。对于胆漏量较大者，若早期发现可考虑重建胆管吻合口，否则首选内镜治疗，包括 ERCP 下放置胆管支架、鼻胆管引流等方法。大多数胆漏通过内镜治疗可愈合。若内镜治疗无效，应考虑胆肠 Roux-en-Y 吻合二次重建胆管。对于继发于肝动脉栓塞的胆漏病人，胆管壁缺损处多无法愈合，内镜治疗或二次胆道重建疗效甚微，应及早考虑再次肝移植。

2. 胆管吻合口狭窄　平均确诊时间为术后 5～8 个月。发生原因与外科吻合技术不当和胆管血供障碍密切相关，少数病例是胆管吻合口水肿所致。临床表现为梗阻性黄疸，病人血清胆红素、碱性磷酸酶和 γ-谷氨酰转肽酶水平进行性上升，可继发胆道感染和胆管结石。

肝移植病人出现梗阻性黄疸表现时应考虑胆管狭窄可能。确诊的影像学方法与诊断胆漏相同。需要注意的是，不能因肝内外胆管不扩张而轻易排除胆管狭窄。

提高外科吻合水平和保护胆管末端血供是预防胆管吻合口狭窄的主要措施。此外，对于胆管吻合口胆漏者，应充分引流肝下聚集的胆汁，否则约 30% 病人在胆漏治愈后会继发吻合口狭窄。

一旦确诊胆管吻合口狭窄，70% 以上的病人可通过 ERCP 治疗而治愈。仅球囊扩张吻合口狭窄处 1 次，疗效多不明显，通常在球囊扩张狭窄处后放置胆管内支架，8～12 周后再次球囊扩张并置换更大的内支架，如此 3～4 次 ERCP 治疗后狭窄可基本消除。对于 ERCP 导丝不能越过狭窄处或者胆肠 Roux-en-Y 吻合者，可选择经皮经肝穿刺胆管造影（percutaneous transhepatic cholangiography，PTC）。一般而言，肝移植术后 3～6 个月内发生的胆管吻合口狭窄者内镜或介入治疗疗效最佳，6 个月后发病者内镜或介入治疗疗效相对较差。若内镜或介入治疗无效，应及早考虑胆肠 Roux-en-Y 吻合二次重建胆管。既往有无内镜治疗史对重建手术不构成影响，手术远期效果良好。目前，绝大多数胆管吻合口狭窄的肝移植病人通过内镜或介入治疗、胆道重建手术等方式得以治愈，其远期生存率与未发生者相似。

3. 胆管非吻合口狭窄　致病因素广泛，大致分为三类：①肝动脉栓塞或狭窄：是非吻合口狭窄的最常见病因。肝动脉是供者胆管的唯一血供来源，其通畅与否直接决定发病风险。②胆管微循环障碍：供肝缺血时间过长、无心跳供者、器官保存液黏滞度过高、受者长时间接受缩血管药物治疗、高龄供肝等，这些因素可促使胆管周围血管丛微血栓形成，引起胆管缺血性狭窄。③胆管免疫性损伤：如供受者 ABO 血型不相容、急慢性排斥、巨细胞病毒感染、自身免疫性肝炎或原发性硬化性胆管炎原发病复发等。胆管上皮细胞因富集 HLA 分子而成为免疫损伤靶位，反复免疫性损伤后胆管壁易纤维化而形成狭窄。此外，近年来肝移植后胆汁内疏水性胆汁酸损伤胆管上皮被认为可能参与非吻合口狭窄的发病。

胆管非吻合口狭窄发生率约为 5%～15%，多见于术后 3～6 个月。术后 1 年内发生者多为胆管缺血所致，而 1 年后发生者多为免疫性损伤所致。临床表现为进行性加重的梗阻性黄疸，易继发反复胆道感染和胆石铸型，后期可发展为胆汁淤积性肝硬化乃至移植肝丢失。胆管狭窄部分可单发，也可能是多发，狭窄位置可在肝外胆管、肝内胆管或兼而有之。MRCP 或者 ERCP 影像学特征是胆管黏膜紊乱、管腔狭窄、近端胆管扩张，部分病例可呈“串珠样”改变。

高危病人出现梗阻性黄疸的临床和生化表现时，应警惕胆管非吻合口狭窄。首选超声检查，最为敏感和特异的非创伤性检查是 MRCP。ERCP 或 PTC 是确诊的金标准，亦是主要治疗手段。

目前尚无统一的胆管非吻合口治疗方案，所以强调个体化原则。相对于吻合口并发症而言，非吻合口狭窄所需内镜或介入治疗次数更多、时间更长。内镜或介入治疗的成功率取决于狭窄程度、数量和位置。多数非吻合口狭窄发生于左右肝管分叉附近或肝外胆管处，因此超过 50% 的病人内镜或介入治疗有效。发生于肝内的狭窄者不仅难以球囊扩张和放置内支架，而且对内镜和介入治疗反应差。对于左右肝管分叉及远端发生狭窄且肝动脉通畅者，若内镜和介入治疗无效，可考虑胆肠 Roux-en-Y 吻合重建胆管。不过，内镜和介入治疗或手术重建胆管多数情况下仅能延长移植肝存活期，难以逆转病程发展，最终约 50% 的病人因反复胆管感染、胆汁淤积性肝硬化而死亡或接受再次肝移植。

因此，对胆管非吻合口狭窄重在预防。应尽可能避免上述致病因素，提高肝动脉吻合技术和术后积极抗凝、缩短供肝热缺血和冷缺血时间、避免使用高龄供肝、避免血型不相容肝移植、加强免疫抑制治疗、预防巨细胞病毒感染等。对于肝移植后早期肝动脉栓塞者，应紧急肝动脉重建或者再次移植，可避免后期发生非吻合口狭窄。

4. 胆管铸型综合征(biliary cast syndrome) 胆泥是黏液、胆红素钙和胆固醇的混合物,在胆管中与成石性物质结合可形成具有胆管形态的胆管铸型,若继续发展最终形成胆管结石。由于三者影像学特征相似,临床上统称为"胆管充盈缺损"。其发病机制不明,理论上凡可导致胆汁黏滞度上升或胆汁流速缓慢的因素都可能促成该类并发症。胆管缺血和狭窄是主要的高危因素,其他高危因素包括胆汁中胆固醇含量过高、胆肠 Roux-en-Y 吻合、胆道感染、放置胆管内支架。

胆管铸型综合征的发生率约为 2% ~18%。胆泥和胆管铸型通常见于肝移植后第 1 年内,而胆管结石多见于第 1 年后。临床呈梗阻性黄疸表现,可合并反复胆道感染。多数病人合并胆管狭窄,但少数病人除"胆管充盈缺损"外无其他胆管异常。若"胆管充盈缺损"不能及早去除,移植肝脏多因胆汁淤积性肝硬化或严重的胆道感染而丢失。

肝脏超声和 CT 检查多难以早期发现"胆管充盈缺损",较为可靠的无创方法是 MRCP。ERCP 与 PTC 是诊断和治疗该类并发症的主要手段。

降低胆汁黏滞度、提高胆汁流速是预防该类并发症的基本原则。及早发现和处理胆管狭窄能有效预防该类并发症。早期发现和去除胆泥及胆管铸型,亦能避免其发展为胆管结石。对于胆泥量少且无胆管狭窄者,可首先口服熊去氧胆酸溶石治疗,据报道有效率可达 40%。溶石治疗无效者,1 ~2 次 ERCP 或 PTC 治疗如 Oddis 括约肌切开、碎石术和网篮取石术可基本清除异物。若合并胆管狭窄,应同时予以相应治疗以避免胆泥再生。若内镜和介入治疗无效,应考虑手术清除胆管异物并胆肠 Roux-en-Y 吻合重建胆管。对于广泛分布的"胆管充盈缺损",上述措施往往无效,应及早考虑再次肝移植。

5. Oddi 括约肌功能失调 发病基础是受者胆总管和 Oddi 括约肌因病肝切除而去神经化,使得胆管壁基底层压力上升、括约肌收缩,远端胆管管腔压力因此上升。仅见于供受者胆管端端吻合者,发生率为 3% ~5%。一般见于术后 6 个月内。临床表现为轻度的梗阻性黄疸,胆管造影可见包括受者远端胆管在内的肝外胆管扩张而无任何狭窄,造影剂排入十二指肠亦明显延迟。确诊依赖 Oddi 括约肌测压法,但易引发胰腺炎等并发症,不建议常规应用。对于该类并发症的治疗,以往首选胆肠 Roux-en-Y 吻合,目前更倾向于 ERCP 下放置胆管内支架和(或) Oddi 括约肌切开,有效率接近 100%。

三、排斥反应

(一) 肝移植免疫排斥机制

肝移植免疫排斥由天然免疫和获得性免疫两部分组成。天然免疫包括细胞成分(例如中性粒细胞,巨噬细胞,树突状细胞,自然杀伤细胞等)和分子成分(Toll 样受者,补体蛋白,趋化因子和细胞因子等)。获得性免疫为针对主要组织相容性复合物(MHC)产生的 T 细胞活化,包括直接识别和间接识别两种途径。

1. 天然免疫 天然免疫发生迅速,具有有限的特异性,而无记忆性。肝移植手术创伤和缺血再灌注损伤均会触发天然免疫系统,导致补体激活。补体产生一系列下游效应将导致移植肝功能延迟恢复,并放大获得性免疫反应。例如补体可结合 B 淋巴细胞上的补体受者 CR2,从而活化 B 细胞;并能共刺激 T 细胞介导的急性排斥。补体还是 DC 细胞激活 T 细胞的必需成分,因为 DC 细胞自分泌的 C3 可以维持供者抗原的提呈。较其他实体器官移植,在肝移植免疫排斥中补体系统可能发挥更大的作用。因为 80% 补体 C3 是在肝脏合成,而且补体活化的三条途径均汇集到 C3。

2. 获得性免疫 获得性免疫包括产生抗体的 B 细胞和 T 细胞,比天然免疫反应形成慢,但更具特异性,且有记忆性。供者 APC 细胞表面高密度移植肝 MHC 分子能直接激活受者 T 细胞(直接识别)。通过直接途径激活的 T 细胞反应会导致急性和慢性移植物损伤。

T 细胞也可以通过所谓的间接途径识别移植抗原(间接识别),即供者的移植细胞被受者 APC 所吞噬,结果使供者的蛋白质加工成抗原肽表达于受者 APC 表面。间接识别是移植器官内的主导效应途径。由于移植物是抗原肽的来源,刺激的延续时间可以和移植物存活时间一样长,因而间接识别主要引起慢性排斥。

(二) 排斥反应诊断与治疗

1. 超急性排斥反应 受者体内预存抗供者抗体和补体,超急性排斥在数小时内发生。例如术前输血、多次怀孕、ABO 不相容移植、异种移植或曾发生过排斥病人。典型的肝移植超急性排斥反应较少见。主要损伤血管内皮细胞,导致细胞和液体渗漏,血小板聚集堵塞微循环,阻断移植物的血液供应。

一旦发生超急性排斥反应,意味着移植失败,唯一有效的治疗手段是再次移植。

2. 急性排斥反应 尽管使用免疫抑制剂,仍有约60%的病人至少发生一次急性排斥反应。急性排斥反应通常发生在术后第1～6周。排斥反应的早期临床表现包括发热、乏力、嗜睡、食欲不振、肝区压痛、腹水增加;胆汁引流可见胆汁变稀薄、色变浅、量减少;血液生化见胆红素升高、转氨酶和碱性磷酸酶升高,外周血和移植肝嗜酸性细胞及淋巴细胞增多。血清Neopterin、sIL-2受者、鸟嘌呤脱氢酶、淀粉样A蛋白和α-微球蛋白增加。经皮肝穿刺活检可确诊。临床一般使用弹射式组织活检枪,采取无负压快速切割技术(17m/s),进行肝包膜下穿刺。急性排斥组织学特征为汇管区炎细胞浸润、叶间胆管上皮异常、汇管区和(或)中央静脉内膜炎。

如果诊断及时、治疗恰当,多数急性排斥反应可以逆转。轻至中度急性排斥反应则适当提高免疫抑制药物剂量即可,对于重度急性排斥反应方考虑激素冲击治疗,耐激素的急性排斥考虑使用多克隆抗体抗淋巴细胞球蛋白(ALG)如OKT3。

3. 慢性排斥反应 大约10%的病人多次急性排斥后可发展为慢性排斥反应,亦称胆管消失综合征(vanishing bile duct sydrome,VBDS)。多在数月甚至数年内发生,与移植供受者间遗传差异以及应用免疫抑制剂有关。其临床表现为进行性胆汁淤积、胆红素增高、碱性磷酸酶升高,白蛋白和凝血酶原时间可正常。移植肝常增大变硬,但罕见门脉高压。肝脏组织学特征是:叶间胆管破坏、进行性纤维增生、汇管区细胞浸润消失、第二和第三级肝动脉分支的进行性内膜和内膜下炎症出现,导致闭塞性动脉内膜炎。慢性排斥反应的机制目前尚不明了,可能包括免疫和非免疫性损伤多种因素。

慢性排斥反应免疫抑制剂治疗无效,胆管消失综合征几乎不可逆转,最终需要再次肝移植。

四、原发病复发

肝移植术后原发病复发主要包括乙型肝炎复发和肝癌复发,也可见丙型肝炎、自身免疫性肝炎(autoimmune hepatitis,AIH)、原发性胆汁性肝硬化(PBC)和原发性硬化性胆管炎(PSC)复发。原发病复发会导致移植肝功能损害,最终出现肝功能衰竭,严重影响病人的生存质量和生存时间。肝移植术后定期复查,对于预防肝移植术后原发病复发,特别是病毒性肝炎和肝脏恶性肿瘤的复发具有十分重要的意义。

(一)乙型肝炎复发

在我国特殊肝病背景下,约80%肝移植受者为乙肝相关性终末期肝病病人。肝移植术后即使在规范抗病毒治疗下,仍然有5%～10%的乙肝相关性终末期肝病病人在接受肝移植后发生乙肝复发。乙肝复发是肝移植术后严重并发症之一,其会逐步发展为肝硬化,最终出现肝功能衰竭,导致移植肝功能丧失。因此肝移植后乙肝复发的早期预防,早期诊断和治疗具有重要的现实和指导意义。

1. 移植术后乙肝复发相关因素 大量的研究表明,肝移植后乙肝的复发主要与下列因素有关:①移植前乙型肝炎病毒(HBV)的复制状态和复制水平:术前HBV DNA浓度越高,血液循环中残存的HBV病毒颗粒会越多,则术后乙肝复发的机会也就越大。②肝炎病毒感染类型:伴发丙型肝炎病毒(HCV)感染病人复发率较高,伴发丁型肝炎病毒(HDV)感染病人复发率较低。③乙肝的分型:相对于慢性乙肝,暴发性乙肝移植后乙肝复发率较更低、预后更好。④术后免疫抑制剂的使用:免疫抑制剂会降低机体免疫功能,从而有利于HBV复制和乙型肝炎的复发。因此在保证不出现器官排斥的前提下,应尽量减少免疫抑制剂的剂量。

2. 移植术后乙肝复发诊断 肝移植病人出现HBV再感染的时间不一而同,且表现各异,密切监测肝功能、定期复查乙型肝炎血清标记物和血清HBV-DNA水平有助于早期发现乙肝复发。①发生HBV再感染,移植术后血清中乙型肝炎表面抗原(HBsAg)再次转阳。②病人临床表现为肝功能异常,同时有病毒性肝炎的症状与体征,但应注意排除引起的肝功能异常其他原因。③肝脏穿刺活检符合病毒性肝炎改变,同时进行乙型肝炎标记物(HBsAg、HBeAg)免疫组化检测。符合上述改变可诊断为移植术后乙肝复发。

3. 移植术后乙肝复发预防与治疗 肝移植术前乙肝复发的风险评估可帮助实现早期干预,如术前快速降低HBV-DNA水平,及时联合使用阿德福韦酯等方法使术后HBV复发率降低。同时,移植术后对肝移植受者进行乙肝疫苗注射也可增强受者对HBV的免疫能力,达到预防乙肝复发的效果。如果移植类型为活体肝移植,术前还可给供者注射疫苗以增强肝移植后的机体的免疫反应。目前常用的抗病毒药物包括核苷类似药物、乙肝免疫球蛋白和干扰素。

(1)核苷类似药物:核苷类似药物主要抑制HBV的复制,但容易产生多药耐药且停药后HBV容易复发。目前临床应用于抗乙肝病毒治疗的核苷类似药物主要包括拉米夫定、阿德福韦酯、替比夫定和恩替卡韦。拉米夫定、替比夫定和恩替卡韦都属于核苷类药物。拉米夫定为早期常用的抑制乙肝病毒复制的药物,其耐受性及安全性良好。阿德福韦酯属于无环腺嘌呤核苷酸类似物,与拉米夫定无交叉耐药位点。替比夫定是一种强效、特异抑制 HBV 复制的核苷类似物,其抑制 HBV DNA 复制的效能要远优于拉米夫定和阿德福韦酯。恩替卡韦治疗效果最好,具有较高的基因耐药屏障,常为首选口服抗病毒药物,但很多病人无法承受其高额治疗费用。长期服用核苷类似药物,乙肝病毒极易发生变异从而产生耐药现象,而联合用药有助于减少耐药的发生。因此有必要同时进行乙肝病毒株的变异检测,便于制订针对性的治疗方案(表 14-6)。

表 14-6 乙型肝炎抗病毒耐药变异位点及交叉耐药模式

耐药变异位点	LAM	阿德福韦	LdT	ETV	替诺福韦
未突变	S	S	S	S	S
M204I/V	R	S	R	I	S
N236T	S	R	S	S	I
A181T/V	R	R	R	S	I
A181T/V+N236T	R	R	R	S	R
L181M+M204V/I	R	S	R	R	S

注:I:中等敏感;R:耐药;S:敏感;LAM:拉米夫定;LdT:替比夫定;ETV:恩替卡韦

(2) 乙肝免疫球蛋白(hepatitis B immunoglobulin,HBIG):自 20 世纪 90 年代以来,HBIG 便被应用于肝移植术后乙肝复发的防治。HBIG 可以中和 HBV 颗粒并能激活补体系统,增强体液免疫。但现有研究结果表明术后单独使用 HBIG 预防乙肝复发效果不佳,而 HBIG 和抗病毒药物合用,提升乙型肝炎表面抗体(HBsAb)水平的同时可使乙肝复发的概率降至 5% 以下。因其价格昂贵,使用 HBIG 的剂量与疗程因不同治疗中心而异。一般采取乙肝免疫球蛋白同时配合口服核苷类药物降低移植术后乙肝复发的治疗策略。但也有越来越多的研究认为,在新型抗病毒药物规范治疗的前提下,不联用乙肝免疫球蛋白同样可以有效预防移植术后乙肝复发。

(3) 干扰素(interferon,IFN):干扰素抗乙肝病毒的作用机制为促进机体的抗病毒免疫。相对于核苷类似药物,其疗效较低,增加剂量和延长疗程似乎可提高免疫应答,但不良反应也会随之增多,会引起骨髓移植或诱发自身免疫性疾病和导致中性粒细胞减少症的副作用。

肝移植术后乙肝复发涉及多种因素,不同个体间存在较大差异。可单用核苷类似药物,也可联合用药。具体选用哪一类药物治疗或何种治疗方案应根据病人的具体情况,综合考虑疗效、安全性和性价比制订合理的个性化治疗方案。坚持长期抗病毒治疗的同时,注意定期检查 HBV 变异情况,发生耐药后及时更改抗病毒治疗方案。

(二) 肝癌复发

肝移植是中晚期肝癌病人的有效治疗手段。对于小肝癌,肝移植的预后甚至高于一般的肝癌根治性切除。但是肝癌肝移植术后肿瘤的复发和转移严重制约了肝移植的治疗效果,是影响受者长期生存率最主要原因。

1. 移植术后肝癌复发类型 肝移植术后肿瘤复发和转移的主要原因可能为术前肝癌侵犯门静脉系统微小癌栓脱落或体内残存的循环癌细胞引起血行性肝内或肝外播散,可分为肝内复发和肝癌远处转移。其中远处转移又包括肺转移,骨转移和全身多脏器转移等。

2. 移植术后肝癌复发相关因素 肝移植术后肿瘤复发主要与下列因素有关:①原发肿瘤的生物学特性:肝癌结节直径、微血管侵犯和大血管浸润均为影响移植术后肝癌复发的重要因素。②移植术后抗 HBV 规范化治疗:对于移植前存在 HBV 感染的受者,术后接受核苷(酸)类似物治疗,可有效减小 HCC 复发风险。③免疫抑制剂应用:肝移植术后受者长期服用免疫抑制剂,机体抵抗力减弱,也会促使微转移的肿瘤迅速生长,从而导致肿瘤移植术后的复发。

适度的肝癌肝移植受者准入标准无疑可有效降低移植术后肝癌的复发率。目前国际上常用的移植标准有 Milan 标准、UCSF 标准、匹兹堡改良 TNM 标准和杭州标准。杭州标准在考虑了影响预后的多个危险因素的基础上安全地拓展了 Milan 标准,不仅更多的肝细胞癌病人能接受肝移植治疗,且取得了和符合 Milan 标准病人相似的长期生存率。

3. 移植术后肝癌复发诊断 移植术后肝癌复发由于临床症状往往不明显而难以早期诊断,甚至许多病人在术后出现AFP升高后的很长时间内,影像学检查均无法发现肿瘤复发的病灶和部位。移植术后肝癌复发的诊断主要依靠血清AFP检测、影像学检查和病人临床表现。研究表明肝移植术后肝癌复发情况与术前血清AFP水平密切相关。术前AFP水平>400ng/ml的肝癌肝移植病人术后复发率明显高于AFP<400ng/ml的病人。术后血清AFP水平未能在2个月内降至正常水平者复发率显著高于术后2个月内恢复正常者。因此,移植后血清AFP的动态变化对预测HCC复发有重要价值。对于AFP阴性的肝癌病人,肝移植术后更应进行常规随访,应重视其他辅助检查,包括超声和CT等,以便早期发现复发病灶,进行及时有效的治疗。

4. 移植术后肝癌复发治疗 目前尚无有效的可预防肝移植术后肝癌复发的系统性治疗手段,到目前为止,肝移植术后复发肝癌的治疗也无统一的标准,临床应用的方法也较多。肝移植术后复发肝癌的治疗手段主要包括:外科治疗、TACE、RFA和分子靶向治疗等。外科治疗应是目前移植术后复发性肝癌的首选治疗手段。选择合适病例行复发灶手术切除可最大限度地改善预后。但是并非所有的移植术后转移性肝癌均适合手术切除。更加积极的治疗手段如TACE和RFA等可有效应用于肝移植术后肝癌的移植肝复发,但对于远处转移灶的治疗往往无能为力。索拉非尼(sorafenib)作为肝癌分子靶向治疗药物,也可有效抑制肿瘤血管生成和肿瘤生长。同时应注意根据病人临床表现进行个体化治疗。

5. 移植术后复发肝癌标志物研究进展 移植术后肝癌复发分子标记物的发现与鉴定是极其重要的研究方向和研究热点。肝癌肝移植预后分子标记物的发现和鉴定,有助于筛选移植术后肝癌复发高危病人并给予及早有效的干预。但目前针对肝移植后肝癌复发的早期预测仍然缺乏敏感特异的标志物。较高的血清C-反应蛋白水平(CRP≥1mg/L)被认为与肝癌肝移植术后肿瘤复发密切相关。磷脂酰肌醇蛋白聚糖-3(GPC3)的过度表达可用于肝癌病人肝移植术后肝癌复发的风险预测。系统性炎症标记物,如中性粒细胞和淋巴细胞比例,也可作为肝癌病人肝移植术后重要的预后预测指标。长链非编码RNA(lncRNA)最近在许多研究中发现与肿瘤的转移及复发密切相关,有文献显示长链非编码RNA HOTAIR的表达水平增高会增加移植后肿瘤复发的风险,因此,检测病人体内HOTAIR的表达水平可以作为预测肝癌病人肝移植术后复发的标志物。要实现已有候选分子标记物到临床工作实际应用的转化,还需积极开展多中心大样本的临床验证与评估。

(三) 其他原发病复发

1. 丙型肝炎复发 丙肝病人肝移植术后丙肝复发率很高,肝移植后第1年50%~80%病人会出现丙肝复发。丙肝复发主要取决于移植术前HCV基因型、病毒载量和术后免疫抑制剂的应用。移植后血清转氨酶升高,HCV-RNA呈阳性且组织学活检证实有肝炎表现可视为丙肝复发。目前对于移植术后丙肝复发尚未有特效的治疗方案,因此移植术后复发性丙肝的进展更为迅速,10%~30%的病人会在5年内进展为肝硬化。目前聚乙二醇干扰素联合利巴韦林是肝移植术后丙肝复发治疗的标准方案。同时,两种可以实现持续病毒学应答的新型丙型肝炎蛋白酶抑制剂,特拉普韦(telaprevir)和博赛泼维(boceprevir)也已应用于临床,并与聚乙二醇干扰素及利巴韦林联合使用以加强疗效。

2. 自身免疫性肝炎(autoimmune hepatitis, AIH)复发 AIH肝移植术后复发较为常见,有研究报道其复发率为41%,但AIH复发率因免疫抑制剂应用方案和随访期不同而报道不一。AIH复发的危险因素主要包括原发病的类型、严重程度和免疫抑制剂的使用。移植术后AIH复发诊断主要依靠临床症状、免疫血清学自身抗体检查和肝脏组织活检。组织学可表现为肝组织淋巴细胞或浆细胞浸润。AIH病人肝移植后需要较强的免疫抑制,单独应用糖皮质激素或联合硫唑嘌呤治疗是目前AIH的标准治疗方案。

3. 原发性胆汁性肝硬化(PBC)复发 移植术后PBC复发率较低,文献报告的复发率为10.9%~35%。术后5年生存率可达到80%,而且有些病人终身不会复发。移植术后PBC复发主要应与术后排斥反应相鉴别,其复发诊断主要依靠肝脏活组织病理学检查,常表现为存在明显的胆管损害或破坏性淋巴细胞性胆管炎伴密集的门脉浸润。术后PBC复发病人可采用Tac+MMF+激素的三联免疫抑制方案,并加用熊去氧胆酸进行利胆治疗。

4. 原发性硬化性胆管炎(PSC)复发 肝移植术后病人1年、5年和10年的无PSC复发生存率可达到100%、95%和95%。受者年龄、性别、术中缺血时间、巨细胞病毒感染和急性排斥反应均为移植术后PSC复发的高危因素。还有研究指出,移植术前或术中接受结肠切除术的病人比移植术后接受或从未接受结肠切除术的病人,PSC的复发率相对较低。其诊断主要依靠病理诊断和肝内胆管影像检查。肝脏活检可发现纤维性胆管炎和(或)纤维化闭塞,胆汁性肝硬化。对于移植术后复发的PSC,目前还缺乏特异性的治疗手段。熊去氧胆酸治疗可改善硬化性胆管炎临床症状。

5. 酒精性肝病(alcoholic liver disease,ALD)复发 目前欧美等西方发达国家的肝移植病人中酒精性肝病所占比率逐年上升。现有报道中病人术后ALD复发率差异较大,波动于10%~70%之间。移植术后的酒精依赖被认为是影响病人长期生存的主要危险因素。其复发诊断主要依靠病史、血生化、影像学表现及肝脏组织活检。组织学变化主要表现为肝细胞明显肿胀呈气球样变,以小结节性肝硬化为主,少数混有大结节。预防酒精性肝病复发的主要手段是戒酒及营养支持。近期也有研究表明,移植术后医疗团队对病人的密切随访及心理支持可有效减少ALD复发,提高病人生存率。

扩展阅读

肝移植术后乙肝复发评估模型(model for evaluating the risk of hepatitis B recurrence,MERB)

乙型肝炎复发是影响肝移植受者长期生存的重要危险因素,因此肝移植术前进行乙肝复发的风险评估十分必要,可实行早期干预,如术前快速降低HBV-DNA水平,及时联合使用阿德福韦等方法使术后HBV复发率降低。有研究学者对接受肝移植的185例乙肝相关终末期肝病病人的术前检查、治疗方案和术后复发情况进行综合分析后建立了肝移植术后乙肝复发评估模型(MERB模型)。该评估模型的主要参数包括移植术前肝癌的有无、移植前血清HBV-DNA水平和移植术前抗病毒治疗的有无。其计算公式为:HBV复发风险=-4.378+1.493×HCC+1.286×DNA-2.426×AVT(移植术前存在肝癌,1;移植术前不存在肝癌,0;移植术前血清HBV-DNA≥10^5拷贝/ml,2;10^5>移植术前血清HBV-DNA≥10^3拷贝/ml,1;移植术前血清HBV-DNA<10^3拷贝/ml,0;术前接受抗病毒治疗,1;术前未接受抗病毒治疗,0。其最佳临界分值为-2.8,当受者评分>-2.8时,肝移植受者为HBV复发高危状态,其1年、2年、3年复发率分别为1.8%,12.3%和6.1%,当受者评分≤-2.8时,肝移植受者为HBV复发低危状态,其1年、2年、3年复发率分别为0、2.1%和2.1%。MERB模型在预测肝移植术后乙肝的复发方面具有高度特异性(72.2%)和敏感性(87.5%)。

结 语

肝移植术后并发症发生在肝移植手术后的各个时间段,涉及全身各个系统,应该认真分析和研究各种并发症的特征,做到早发现、早诊断、早治疗,同时对于各种时间段易发生的并发症应针对发病原因加强预防,最大程度地提高移植肝和受者的存活率。

(彭志海 徐骁 郑树森)

参考文献

1. Fink SA and Brown RS. Current indications, contraindications, delisting criteria, and timing for liver transplantation. //R W Busuttil, G B Klintmalm. Textbook on Liver Transplantation. 2nd edition. New York: Elsevier, 2009: 95-113.
2. Ahmed, Keeffe EB. Current Indications and Contraindications for Liver Transplantation. Clinics in Liver Disease, 2007, 11:227-247.
3. Starzl TE, Marchioro TL, Vonkaulla KN, et al. Homotransplantation of the liver in humans. Surg Gynecol Obstet, 1963, 117:659-676.
4. 中国肝移植注册. 1980-2010年中国肝移植总体情况. 中华移植杂志(电子版) 2011, 05(4):267-269.
5. Maddrey WC, Schiff ER, Scrrell MF. Transplantation of the Liver. 3rd ed. Philadelphia: Lippincott Williams & Wilkins, 2005.

6. Wiesner RH, McDiarmid SV, Kamath PS, et al. Meld and Peld: application of survival models to liver allocation. Liver Transplantation, 2001, 7: 567-580.
7. Kitchens WH. Domino liver transplantation: indications, techniques, and outcomes. Transplantation Reviews, 2011, 25: 167-177.
8. 黄洁夫. 中国肝移植. 北京: 人民卫生出版社, 2008.
9. Kitchens WH. Domino liver transplantation: indications, techniques, and outcomes. Transplantation Reviews, 2011, 25: 167-177.
10. Sayegh MH, Carpenter CB. Transplantation 50 years later: progress, challenges, and promises. N Engl J Med, 2004, 351(26): 2761-2766.

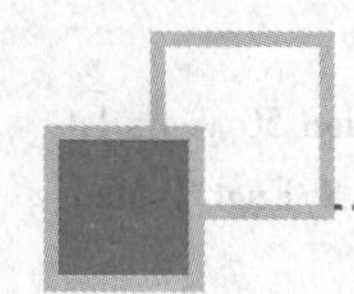

第十五章 心脏移植

学习目标：

1. 掌握心脏移植的适应证、禁忌证和手术时机
2. 了解心脏移植手术的术式和各自的优缺点
3. 了解心脏移植术后早期管理目标
4. 了解移植心脏排斥反应的诊断与治疗

心力衰竭(简称心衰)是一种进行性疾病,目前已经影响到约 500 万中国人。据最新估计,其中 5% ~10% 的病人已经进入终末期,即心衰 D 期。这些病人不但生活质量极差,而且死亡率高。心脏移植一直是大多数 D 期心衰病人改善生存和生活质量的最有效治疗手段。

第一节 概 述

1967 年南非医生 Christian Barnard 成功实施了全球第一例心脏移植手术。但在早期阶段(1975—1981 年)心脏移植 3 年生存率仅为 40%,自 20 世纪 80 年代,随着 CsA 问世,心脏移植效果得到了明显的改善。据国际心肺移植协会(The International Society for Heart and Lung Transplantation, ISHLT)统计 2003—2010 年全球心脏移植 1 年和 5 年生存率分别达到 84.5% 和 72.5%。但长期生存率上升不明显,半数存活时间始终在 11 年左右。目前全世界心脏移植的数量稳定在每年 4000 例左右。

1978 年 4 月上海第二医科大学附属瑞金医院完成我国首例亦是亚洲首例心脏移植,病人存活 109 天。1992 年 4 月哈尔滨医科大学附属第二医院成功为一例扩张型心肌病病人实施心脏移植,该例受者存活 18 年 7 个月,是迄今我国最长存活者。

近年来我国心脏移植手术取得长足发展,根据我国心脏移植手术登记数据显示,2010—2013 年我国心脏移植年手术量在 140 ~170 例之间。目前国内最大的心脏移植中心,每年完成心脏移植 50 例左右。国内 370 余例心脏移植受者的统计显示:1 年生存率达 96%,3 年生存率达 92%,5 年生存率达 87%;分别高于 ISHLT 报告的同期平均生存率 10% ~15%。

第二节 心脏移植适应证和禁忌证

随着心脏移植病人生存率的提高,国内愈来愈多的病人愿意及时进入心脏移植的准备阶段。非卧床的心衰病人进入到终末期心衰阶段通常表现为一个隐匿的过程,因此由专科医生进行随访,及时发现一些影响心脏移植术后生存的术前危险因素(如肺动脉高压和肾功能不全等),适时做心脏移植术前评估对提高心脏移植术后近和远期生存率至关重要。

心脏移植的选择通常根据心脏移植获益(入选标准或适应证标准)和面临的死亡风险(禁忌证或相对禁忌证标准)两个方面决定。临床上,这两方面有所重叠。经过多年来心脏移植临床经验的积累,绝对和相对排除标准已经不像以前那样严格,例如各种合并症(如严重肾功能不全或肺动脉高血压)、实验室指标和社会心理因素等,但这些因素仍可以引起围术期风险增加或长期生存率降低。

一、心脏移植适应证与手术时机

(一)心脏移植适应证

心脏移植总的适应证是终末期心脏病,并且估计心脏移植后预期生存时间长于不接受移植的生存时间。

1. 心源性休克、对静脉正性肌力药物依赖或对机械辅助装置依赖(包括主动脉内球囊反搏装置和需外科植入的 ECMO 或心室辅助装置)的病人是目前最明确的适应证。这些病人虽然最有可能通过移植获益,但同时术前和手术死亡的风险也很高。一项对西班牙 15 个中心 704 例紧急心脏移植病人的研究显示,心源性休克或心衰急剧恶化植入机械辅助装置过渡至心脏移植病人的院内死亡率分别为 43% 和 27%;依赖静脉正性肌力药和休息时间有心衰症状而植入机械辅助装置病人的院内死亡率为 18%;后者明显低于术前病情危重的前两组病人($P<0.001$)。

2. 持续心功能ⅢB-Ⅳ级(NYHA 分级) 虽然经过最佳药物治疗,但症状改善不明显;建议应用心肺运动试验、西雅图评分和心力衰竭评分来评估心衰病人的预后,决定病人是否需心脏移植。文献报道,最大氧耗量 10ml/(kg·min)时发生无氧代谢病人 2 年生存率为 69%,是心脏移植的绝对适应证。因可耐受 β 受体阻滞剂的病人生存率提高,入选指征由<14ml/(kg·min)变为<12ml/(kg·min)(或小于 55% 预计值),可以接受为相对适应证。最大氧耗量在>14ml/(kg·min),文献报道 1 年生存率>90%,不应该是心脏移植适应证。

3. 反复发作的药物治疗效果不佳的难治性心绞痛,并且无法进行内、外科冠状动脉成形术治疗,且估计短期预后差。

4. 反复发作危及生命的心律失常,对药物治疗,导管消融和(或)植入除颤起搏器治疗无效。

在临床实践中,心脏移植的适应证主要是终末期心力衰竭,不可逆的心律失常和严重心绞痛需要心脏移植的比例低于 5%。

(二) 再次心脏移植指征

1. 存在至少中度移植心脏收缩功能障碍和(或)严重的舒张功能障碍和至少中度心脏移植后血管病(cardiac allograft vasculopathy, CAV)的儿童有再次心脏移植的指征。

2. 对内、外科治疗反应差的严重的 CAV 和有症状的心衰或缺血的成人;非急性排斥反应所致的移植心脏功能不全和症状性心衰的成人;严重 CAV,但移植心脏功能正常的儿童。

3. 严重的 CAV 合并无症状的中-重度左室功能不全,且对内、外科治疗反应差的成人。

4. 由于急性排斥反应导致的移植心脏功能衰竭或在第一次移植 6 个月内发生血流动力学不稳定的病人一般认为不适宜进行再次移植。

(三) 评估

心脏移植的目的是延长寿命,提高整体生活质量。尽管有许多的预后评估因子和多个评分系统可以用于发病率和死亡率的预测,但就个体而言,尚无一个独立的临床预后计算方法能正确判定哪些高危病人若不进行心脏移植,将在短期内死亡。如何确定非卧床心衰病人的风险一直存在争议。2010 年美国心脏病协会(AHA)为此制定了心脏移植病人筛选流程指南(见图 15-1,图 15-2)。

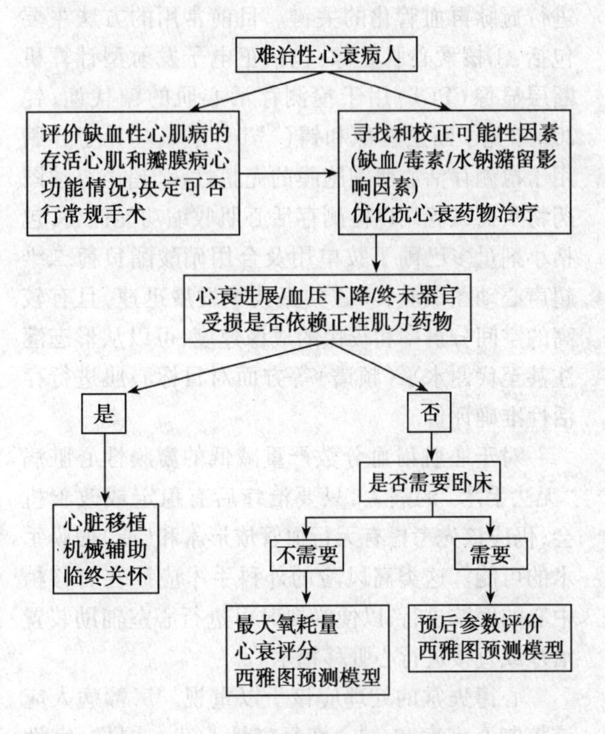

图 15-1 心脏移植候选者筛选流程 A

考虑病人是否需要心脏移植首先需要评价是否确属药物、手术和心肌再同步化治疗无效。心脏移植的适应证绝不能仅仅是因为有过严重心衰发作或仅孤立地解读射血分数。在移植前,所有病人(除休克或对静脉正性肌力药物依赖外)均应该是使用 β 受体阻滞剂禁忌或试验治疗失败的病人。临床上的确可以见到个别已确定为心脏移植的病人,先前曾经尝试应用 β 受体阻滞剂失败,但仍有可能在严密监控下逐渐加量,直至目标剂量,随后安全地从"等待名单"中去除。进行初步评估时,首先需要寻找有无潜在的、可逆转心衰的因素存在;

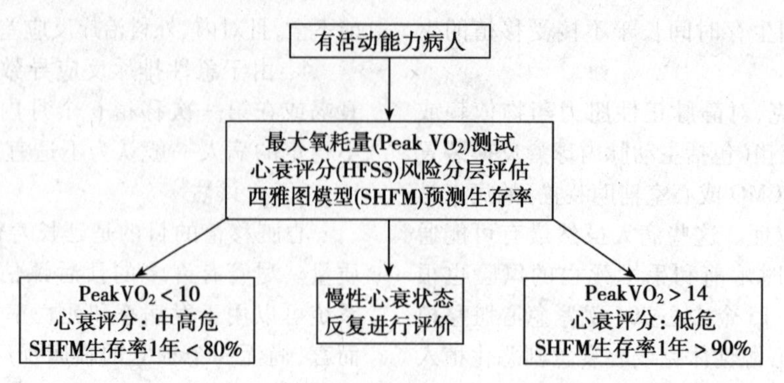

图 15-2 心脏移植候选者筛选流程 B

同时还应该评估目前是否已经对心衰进行了规范的治疗。

对缺血性心肌病存活心肌的识别是确定能否进行冠脉再血管化的关键。目前常用的方法主要包括：①核素心肌显像：包括正电子发射型计算机断层显像（PET）用于检测存活心肌的糖代谢；铊201单光子断层显像和锝（^{99m}Tc）甲氧基异丁异腈用于检测存活心肌细胞膜的完整性；②超声心动图药物负荷试验用以检测存活心肌收缩功能储备，包括小剂量多巴酚丁胺单用及合用硝酸酯负荷二维超声心动图试验；③磁共振技术发展迅速，且有较高的空间分辨率和较快的成像速度，可以从形态灌注甚至代谢水平（频谱）等方面对目标心肌进行存活性准确评价。

对于心脏射血分数严重减低的瓣膜性心脏病“无法手术”的病人，只要治疗后有稳定或改善机会，仍应该先考虑有无行血管成形术和（或）瓣膜手术的可能。这类高风险的外科手术应该在有移植中心的医院进行，以便必要时可进行心室辅助装置治疗或直接进行心脏移植术。

心律失常的处理应该予以重视。房颤病人应该控制心室率和（或）恢复窦性心律。同样，室性心律失常的治疗应该考虑植入除颤起搏器和（或）抗心律失常药物治疗和（或）导管射频消融治疗。宽QRS病人应考虑植入心肌再同步起搏器。需注意病人若存在酗酒、使用毒品或服用有水钠潴留作用的药物（如非甾体类抗炎药），应该停止使用。最优化的治疗包括上调血管活性药和利尿剂剂量，进行标准的抗心衰药物治疗，根据适应证使用双心室起搏器治疗。如果病情允许，可以经几个月的规范治疗后观察治疗效果。如果病人不存在可逆的因素，且已经接受了最佳治疗，仍然处于ⅢB/Ⅳ级心功能，就应该开始进入进一步的心脏移植评价程序。如果病人在此期间发生心源性休克，或静脉血管活性药因为低血压、终末器官功能障碍或症状严重不允许加量，那么只能选择心脏移植、机械辅助支持或姑息治疗。对于不依赖正性肌力药物的病人，要求收集一些预后评估所需的参数，包括心肺运动试验中的最大氧耗量，以及进行西雅图评分（SHFM）和心力衰竭生存评分（HFSS）所需的各项指标。

心脏移植团队中的循环内科医生负责尽可能维持等待移植的病人处于最佳健康状态。在加强心衰病人的管理上，密切随访和早期住院观察可以降低病情恶化造成的移植手术风险。等待移植的病人经常会发生病情恶化，以致依赖静脉正性肌力药物和β受体阻滞剂治疗无效。心脏移植病人术前肺动脉平均压是影响术后1年存活的主要危险因素。Mancini等建议肺血管阻力持续增高的病人除了接受静脉抗心衰药物治疗外，应该考虑使用持续静脉应用磷酸二酯酶抑制剂（米力农）联合或不联合应用肺血管扩张剂，如西地那非（4～8周）治疗，并根据一系列右心导管或Swan-Ganz导管检查的数据调整药物剂量。如仍为持续性肺动脉高压可以考虑机械辅助卸负荷。静脉正性肌力药物依赖的病人在出现严重肝肾功能不全前即应尽早考虑应用机械循环辅助，因肝肾功能不全可使机械辅助手术风险增高。

进入等待名单的非卧床型心衰病人每3～6个月应重复运动代谢测试和用常规右心导管或Swan-Ganz导管行“危险分层”，以便发现有极高恶化风险病人，并在产生固定性肺动脉高压或高风险肺动脉压前进行积极治疗。同时某些病情改善病人可以从等待名单上去除。

二、心脏移植的禁忌证

大多数移植禁忌证常常被分为“绝对”和“相对”（表15-1）。但是，即便不是全部，至少一部分所谓的禁忌证在个案中已经被成功打破。因此将这些排除标准称为“相对”禁忌证更合理。候选者的入选资格是由心衰专家委员会和移植专家在仔细衡量风险和获益后决定的。国外心脏移植伦理委员会成员通常包括:心内科医生、心外科医生、麻醉科医生、社会工作者、移植专业护士、心理医生、精神病医生和伦理学家。

表 15-1　心脏移植禁忌证*

绝对禁忌证
存在系统性疾病,预计生存期<2 年,包括 5 年内活动的/近期发现实体器官/血液系统的恶性肿瘤(白血病,PSA 持续增高的低度恶性前列腺肿瘤)
频繁机会性感染的 AIDS
活动性系统性红斑狼疮,结节病或淀粉样变性累及全身多系统
不可恢复的肝、肾衰竭,而无法联合移植的病人
明确的阻塞性肺疾病(FEV_1<1L/min)
固定的肺动脉高压
肺动脉收缩压>60mmHg
平均跨肺动脉压力梯度>15mmHg
肺血管阻力>6Wood 单位
相对禁忌证
年龄>72 岁
活动性感染(VAD 导致的器械相关性感染除外)
活动性消化性溃疡
严重糖尿病伴有终末器官损伤(糖尿病肾病,糖尿病神经病变/视网膜病变)
严重外周血管/中枢血管疾病,不能介入/手术治疗的外周血管疾病
有症状的颈动脉狭窄;踝臂指数<0.7;未矫正的腹主动脉瘤>6cm
病理性肥胖(体重指数>35kg/m^2)或者恶液质(体重指数<18kg/m^2)
肌酐>2.5mg/dl,或者肌酐清除率<25ml/min(心肾联合移植)
胆红素>2.5mg/dl,血清转氨酶增高 3 倍以上,未使用华法林时 INR>1.5
严重肺功能不全,FEV_1<正常值的 40%
6~8 周内发生的肺梗死
难以控制的高血压
不可逆的神经或者神经肌肉疾病
活动性精神疾病/社会心理的不利因素
6 个月内药物,烟草,或者酒精滥用史
100 天内有肝素诱导的血小板减少史

*2006 年国际心肺移植学会(ISHLT)指南:入选心脏移植候选者的标准

结　语

目前,心脏移植是治疗终末期心脏病唯一有效方法。术后病人生活质量可得到很大程度改善,生存期明显延长。但与肝肾移植相比,全国除几个大型中心以外,大多数中心移植例数较少。制约我国心脏移植发展的主要原因是各中心未形成强有力的心脏移植团队及缺乏心脏移植等待名单。正确认识心脏移植适应证和禁忌证,熟悉心脏移植手术病人的评估流程,对我国心脏移植事业的推动具有重大意义。

第三节　心脏移植手术

一、供者选择与评估

脑死亡供者在器官捐献时,由于继发于血流动力学和代谢改变,供心几乎没有可能完全“正常”。因此必须衡量受者移植后的近期和远期风险,以及不移植的生存风险。

所有供者都需要仔细筛查有无急性或慢性感染性疾病。通常有慢性传染性病原感染的供者,如HIV、乙肝和丙肝,只捐献给已有相同感染的病人。虽然从丙肝抗体阳性的供者传染的风险相对高(可能高达 50%),但是若考虑疾病的病程总体较缓慢,那么这种感染风险对于没有其他选择的“不理想候选者”或者不可能活着等待“更好”器官的危急病人,也是可以接受的。活动期恶性肿瘤的供者通常需排除在器官捐献外,除非是原发性恶性脑肿瘤。因为恶性脑肿瘤转移,特别是向心脏转移的机会很小。但是进行脑室分流术或近期脑外科手术,会增加肿瘤血液播散的风险。

供者心脏功能的评估通常包括心电图、超声心动图,个别案例需要有创血流动力学监测和冠状动脉造影。超声心动图被用来排除目前或先前存在的可能影响移植的瓣膜病或心功能不全。但是这些资料,特别是超声心动图数据,必须结合供者整体情况来判断。因为脑死亡病人通常存在大量儿茶酚胺释放,继发心肌坏死,很多超声心动图诊断的室壁运动异常代表“心肌顿抑”,这种情况在纠正供者血流动力学和代谢的干扰,或移植后离开该环境后是可逆性的。总体上说,通过超声心动图或肉眼观察,轻度左心室肥厚的供者心脏可以考虑应用，但须满足左心室厚度<14mm 的条件。若发现供心存在中至重度的左室肥厚，特别是预计缺血时间较长，则不宜使用。年龄>45 岁的男性供者和年龄>50～55 岁的女性供者，即使是没有冠状动脉疾病的危险因素，也推荐进行冠状动脉造影。有冠心病危险因素的年轻供者也需要冠状动脉造影。年龄<45 岁的供心有足够的能力经受延长的缺血时间、心脏移植手术、受者并发症。供者心脏年龄在 45～55 岁之间，如冷缺血时间≤4 小时，也相对安全。供者年龄>45 岁，不建议选用或仅用于挽救生命垂危的病人或"不理想候选者"等特殊情况。某些冠心病和瓣膜病的供心经过外科手术矫正后成功移植，但这不能作为常规治疗。

增加移植术后早期和晚期死亡率的供者因素包括：供者年龄（线性风险）、巨细胞病毒（CMV）阳性供者心脏植入 CMV 阴性受者、女性供者心脏植入男性受者和供心缺血时间较长（线性风险）。大多数中心认为供者体重应在受者体重的 80%～120% 以内，但是大规模、多中心注册研究已经证明体重匹配与否不能作为明确的预后预测因子。一般情况下，供者体重不低于受者体重 30% 的情况是安全的。男性供者体重达到 70kg 以上时，无论受者体重大小多少都安全。但当供者为女性，受者为男性时，供者体重低于受者体重的 80% 需谨慎。而受者的体型（身高、体重和体重指数）可以预测预后。总体来说，供者较受者过大，只有在受者纵隔空间过小时才会出现问题，比如发生在小个子成人、儿童或者受者为非扩张型心肌病病人中。当受者存在肺动脉高压时，相对小体重的供者会出现问题，过小的右室不能克服较高的肺动脉收缩压。

二、心脏移植术式

目前主要有三种心脏移植术式。原位心脏移植采取标准法（双房吻合）和双腔法（双腔静脉吻合）。异位心脏移植采取"背驮式"。由于传统的双房法可导致三尖瓣反流进行性加重、窦房结功能不全和房性心律失常，已经逐渐被双腔法所替代。

（一）标准法原位心脏移植术式

1. 手术步骤

（1）受者准备：除心脏手术的常规准备以外，在麻醉诱导后，一般经左颈内静脉放置大口径三腔静脉导管。右颈内静脉应尽可能不作操作，以备将来心内膜心肌活检（endomyocardial biopsy，EMB）所需。气管插管后，经食管放入超声心动图探头，为供者心脏复跳之后监测心腔内排气和评估心脏功能做准备。正中切口开胸显露心脏。当供者心脏即将到来时，游离上、下腔静脉及升主动脉并插管建立体外循环。余下的时间充分游离毗邻组织。阻断升主动脉并切除心脏，修剪左、右心房成套袖状，并游离大血管近端（图 15-3）。应精确游离大血管间隙以便于大血管之间的吻合。

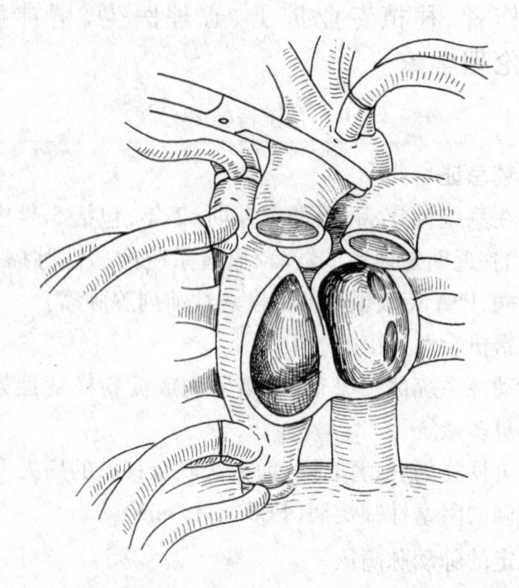

图 15-3 完整切除受体心脏为标准法原位心脏移植术作准备

（2）供心修整：将供者心脏从贮藏罐中取出，并将内袋中的液体送培养。在左、右肺动脉分叉后方游离左房顶，如不需额外的肺动脉血管重建，游离主动脉及肺动脉间隔至左、右肺动脉分叉近端即可。修剪左房肺静脉开口成套袖状（图 15-4）。通过下腔静脉切口并延长至右心耳基底部，切线长度大约与房室间沟和界沟等长（图 15-5）。

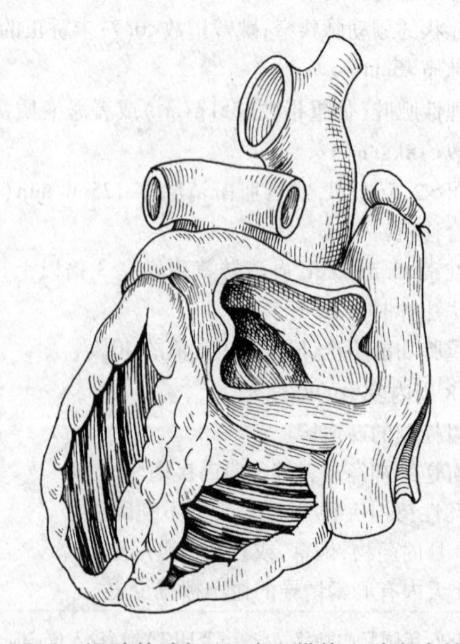

图 15-4 沿肺静脉切开，建立供体心脏左房袖口

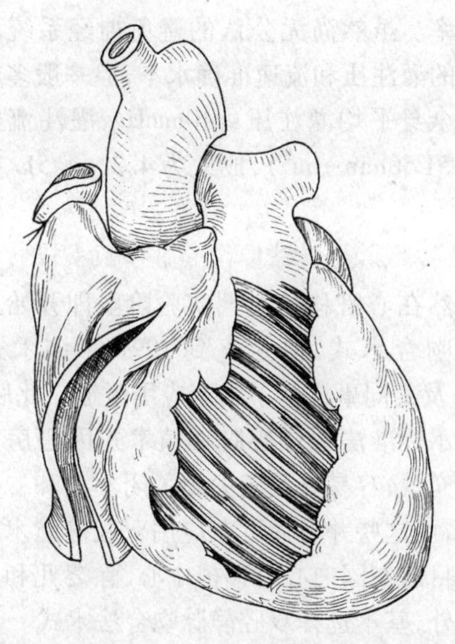

图 15-5　修剪供体心脏的右房袖：切口从下腔静脉开口开始，沿房室沟和房间沟的中线至右心耳

（3）供心植入：移植过程中，血液灌注温度通常为28℃，同时4℃盐水间断浇灌心肌局部表面降温。不需要灌注额外的心脏停跳液。首先使用3-0 Prolene 缝线连续吻合左心房（图 15-6）。在开始吻合左心房时，先缝合数针再将供者心脏置入心包腔内，然后拉紧缝线，连续外翻缝合左心房其余部分，实现心内膜-心内膜吻合，以期减少缝合线处可能形成血栓。通常将供者心脏升主动脉通过牵引线向下牵拉（沿左肺静脉）缝合以利于最左侧部分的吻合。同样应用3-0 Prolene 缝线连续吻合右心房。房间隔部分的缝合线部分重叠（图 15-7）。在缝合线打结前，每个心腔应充满冰盐水。

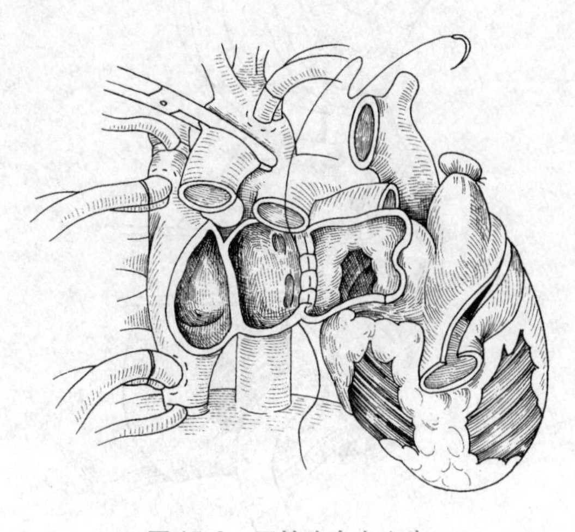

图 15-6　开始吻合左心房

将供者和受者的主动脉修剪至合适的长度后，使用4-0 Prolene 缝线连续吻合主动脉。在供者升

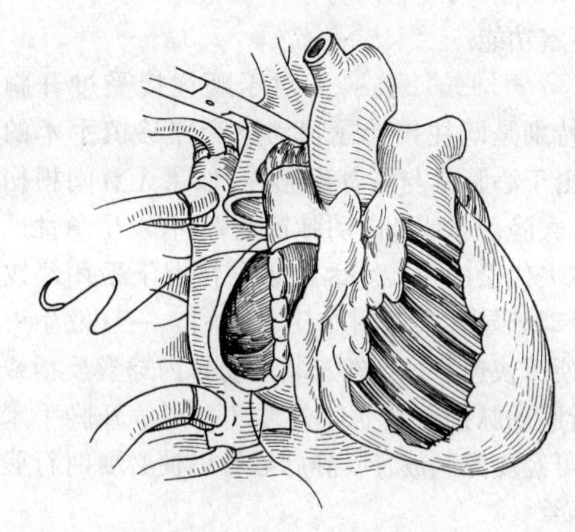

图 15-7　从房间隔开始吻合右心房，房间隔部分的缝合线与左心房吻合线部分重叠

主动脉插入排气针头用来引流并排除空气。通过升主动脉吻合口处排出空气后缝线打结，同时加大排气针头的抽吸作用，并去除升主动脉阻断钳，这是供者心脏在长时间缺血后进行再灌注的一个关键过程。大多数情况下，供者心脏在去除升主动脉阻断钳后1～3分钟开始节律性收缩。如果出现室颤或室速，应迅速进行除颤。当监测到轻微的窦性节律后，继续吻合肺动脉（一些外科医生倾向于在去除升主动脉阻断钳之前完成肺动脉吻合）。将肺动脉修剪至合适长度，通常使用5-0 Prolene 缝线进行吻合（图 15-8）。

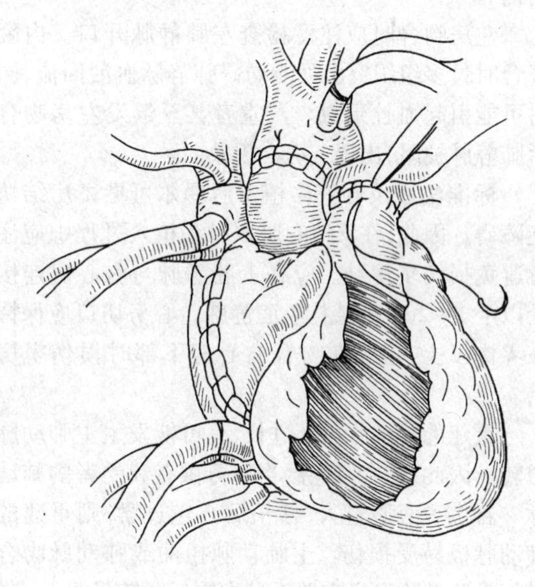

图 15-8　主动脉和肺动脉吻合完成

其余手术操作通常在复温时进行，通过主动脉排气针头彻底排气并经食管超声心动图检查确认后，可逐渐停机。在停机前后，应通过食管超声心动图评估左、右心室功能，必要时采取合理措施改

善心室功能。

2. 特别关注事项 对于既往接受过开胸手术,特别是既往接受冠状动脉旁路移植手术的病人,由于心脏常与胸骨后粘连,如果无意间损伤了病人大隐静脉或乳内动脉桥血管,有发生急性严重心脏失代偿的可能。因此该种情况下采用经皮插入股动脉导管来监测血压更有利。一旦发生失代偿,便于快速通过导丝安装主动脉内球囊反搏或经皮行股动脉插管建立体外循环。高危开胸手术病人,可经皮穿刺放置股静脉导管以便必要时行股静脉插管。

准备植入供者心脏前,需仔细检查卵圆窝区域。如果确认卵圆孔未闭,则应将其缝合。否则心脏移植术后早期一旦发生右室功能异常,可通过右向左分流导致严重的低氧血症,特别是存在肺动脉高压的受者将表现尤为显著。

标准法原位心脏移植后做多普勒超声心动图检查时,经常发现三尖瓣关闭不全。这可能是由于重建的右心房发生几何形状改变所致,同时亦与供者右房尺寸较大导致三尖瓣关闭不全有一定相关性。因此,在术中应尽量切除多余的,特别是吻合口下部的心房组织(注意勿伤及房室结)。尽管标准法原位心脏移植术后较少出现二尖瓣反流,但一旦发生就可能出现供受者左房吻合形成"雪人样"结构。

左房吻合时应注意检查左肺静脉开口。内翻缝合时过多组织突出可能妨碍肺静脉血液回流,同时可能引起血栓形成。严重者甚至继发左房吻合后肺静脉梗阻,出现三房心现象。

标准法原位心脏移植术后偶尔可见窦房结功能障碍。因此,在移植心脏取材和植入过程中应注意避免损伤窦房结。应在上腔静脉与右心房连接处以上 1~2cm 处结扎上腔静脉。心房切口应保持在界沟以上,避免在吻合右心房下部时损伤窦房结。

重建的肺动脉一旦过长,有可能发生主肺动脉扭转。因此,吻合时应恰当修剪供者和受者的肺动脉。若供者心脏过大,移植后心包过紧,则重建的肺动脉极易受损伤。主肺动脉扭曲或肺动脉吻合口压力阶差均可导致严重的右室后负荷过重。

原位心脏移植术后神经系统不良事件偶有发生。内翻的吻合组织可形成附壁血栓,尤其在左房吻合部位易发生。有效和完全的心脏排气十分重要,可以减少颅内气栓发生的风险。当心脏移植术后全身血管阻力很低时,必须保证足够的体外循环血流速率。虽然尚无公认的避免神经系统不良事件所需的灌注压和流速准确水平,但一般多在复温期保持全身平均灌注压≥40mmHg,灌注流速在儿童为 2.5L/(min·m^2),成人为 4.2~4.5L/(min·m^2)。

(二)双腔静脉法原位心脏移植术式

虽然在心脏移植早期实验阶段即开始应用双腔静脉吻合术式,但是直到 1991 年该术式才由 Dreyfus 及其同事进行了临床应用报道。此后,一些研究显示标准法原位心脏移植术式因心房异常影响心室充盈,容易导致三尖瓣关闭不全和二尖瓣关闭不全,而这些并发症可在应用双腔静脉术式有所减少。目前在国内心脏移植中心,除婴儿和儿童心脏移植外,基本选择双腔静脉吻合法术式。

手术步骤

(1) 受者准备:在建立体外循环后,阻断升主动脉。将下腔静脉和右下肺静脉之间的心包反折部位充分打开。游离上腔静脉与右心房交界处,并将上腔静脉横断,同时需注意避免损伤邻近的膈神经。正如标准的二尖瓣手术入径一样,通过肺静脉前方进入左心房。左房切口范围上至上腔静脉,下至下腔静脉(图 15-9)。在右心房与上腔静脉连接处的心房侧,将右心房分离大约 1~2cm,以便留下较宽大的套袖状右房壁用于吻合。在右下肺动脉部位进行下腔静脉和右心房残余部分的游离,将下腔静脉入右房处向上游离 2~3cm,分离右心房并将其横断(图 15-10),留下一个较大的套袖状右心

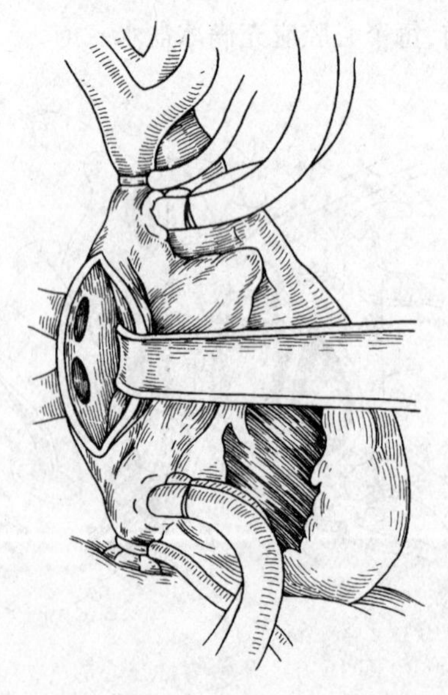

图 15-9 开始切除受者心脏,为双腔法原位心脏移植术作准备。通过肺静脉前方进入左心房,左房切口范围上至上腔静脉,下至下腔静脉

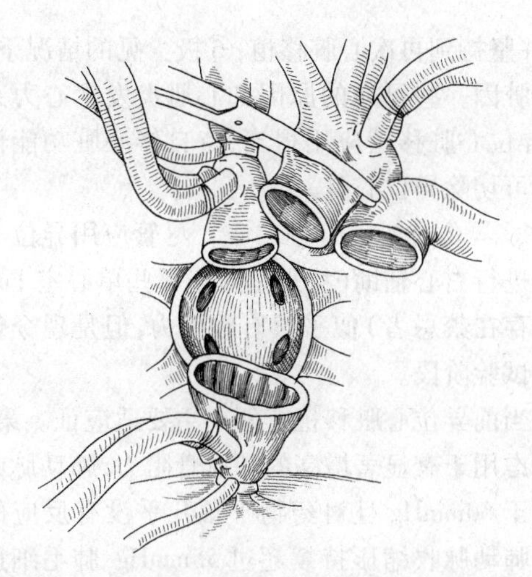

图 15-10　分离右心房并横断上、下腔静脉，为双腔法原位心脏移植作准备，大血管分离同标准法术式

房更利于与供者心脏吻合。特别是在共同获取多个器官时，如需同时获取肝脏，就很难为获取的心脏保留一个较长的下腔静脉。如果供者心脏小于受者心脏，就必须在下腔静脉入口处留有足够的受者右心房组织，以保证与供者心脏吻合时没有张力。游离大血管和切除受者心脏同前述标准法原位心脏移植术式。

(2) 供心修整：按常规方法准备供者左心房。不在右房上做任何切口。通过下腔静脉口对房间隔进行检查，以发现是否有卵圆孔未闭。通常保留供者心脏较长的上腔静脉以便于作双腔静脉吻合。准备主动脉和肺动脉同标准法原位移植术式。

(3) 供心植入：左心房的吻合同标准法原位移植术式（图 15-11）。值得注意的是，双腔静脉法术式因保留了房间隔，使得左心房开口较标准法原位心脏移植术式时更大。在供者心脏较小且需同时获取双肺时，留给供者心脏左心房开口的周长可能比受者左房短，此时有必要扩大切口至左心耳以进行弥补。

通常在左房吻合之后吻合下腔静脉。使用 4-0 Prolene 缝线斜行连续吻合下腔静脉（图 15-12）。通常情况下，供者下腔静脉开口前部必须轻度剪开以扩大吻合口。

通常在复温期吻合上腔静脉（在肺动脉吻合之前），此时心脏再灌注后开始跳动。修剪供者和受者的上腔静脉并避免过长。否则可使重建的上腔静脉有角度、产生压力阶差或给 EMB 增加难度。使用 5-0 Prolene 缝线连续吻合。手术操作的其他步骤同标准法原位移植术式（图 15-13）。

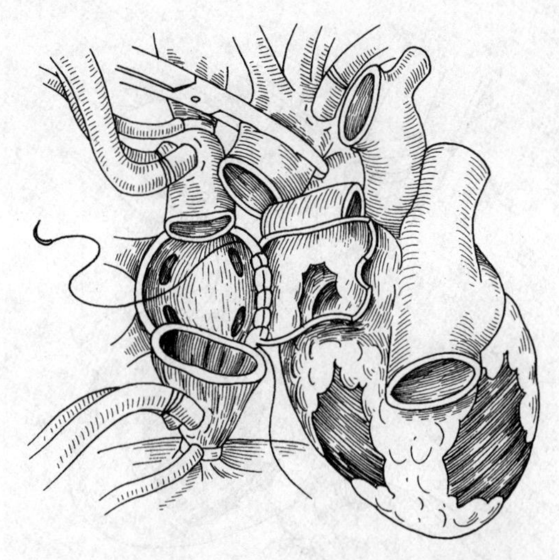

图 15-11　双腔法原位心脏移植术从吻合左房开始（左心房的吻合同标准法原位心脏移植术）

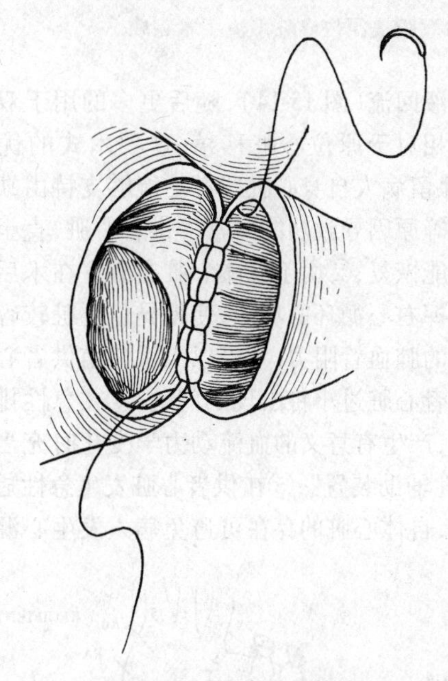

图 15-12　吻合下腔静脉

（三）异位心脏移植术式

“异位心脏移植”是指移植的心脏不在体内的正常解剖位置（与原位相对应）。虽然在临床实践中，这个词已经等同于将供者心脏置于胸腔内与原位心脏并列，但在早期的出版物中曾将这一术式称为“辅助”和“并列”心脏移植。早在 60 年代就有异位移植心脏作为辅助泵的描述。从那时开始，异位心脏移植在实验动物模型中和临床实践中扮演了不同的角色。现在这项术式已少见，下面将讨论该术式的适应证、手术步骤和效果。

1974 年异位心脏移植第一次在南非应用于临床。最初的临床应用包括单纯右心辅助。将供者肺动脉与受者右心房吻合以利于供者心脏冠状静

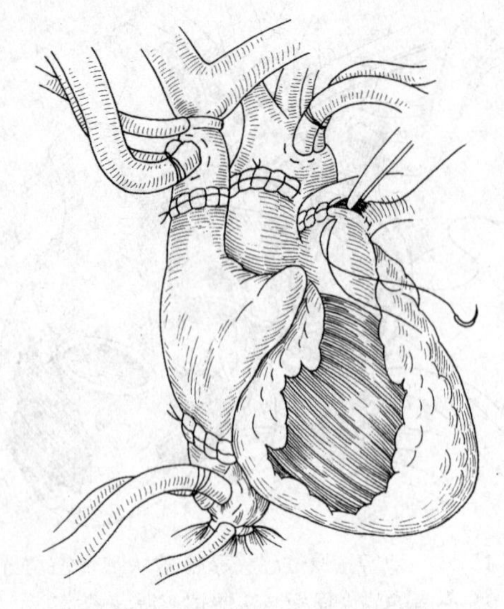

图 15-13　腔静脉、下腔静脉、主动脉和肺动脉吻合后双腔法原位心脏移植手术完成

脉窦血液回流(图 15-14),随后更多的用于双心室辅助。相对于原位心脏移植,这项术式的优点包括:①保留病人自身心脏残存功能够支持由缺血时间过长等原因导致功能异常的供者心脏,直至供者心脏功能恢复;②由于自体心脏右心室在术后可以继续发挥右心循环的功能,使得异位心脏较容易适应增高的肺血管阻力;③可以克服移植供者心脏相对于受者心脏过小将出现的问题;④在急性排斥反应严重,产生有意义的血流动力学变化时充当一个"植入性辅助装置";⑤在供者心脏发生急性冠脉综合征时,自体心脏的存在可避免病人发生心源性猝死,并坚持到再次心脏移植;⑥极少见的情况下,自身心脏因一些可逆的原因如心肌炎发生心力衰竭时,异位心脏移植应用得当,待自体心脏功能恢复后即可切除异位心脏。

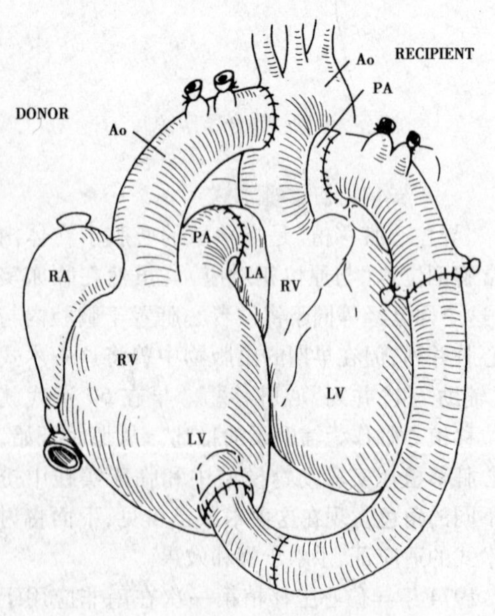

图 15-14　作为右室辅助装置应用的异位心脏移植示意图

1. 异位心脏移植适应证　尽管应用异位心脏移植进行右心辅助(特别是对于那些单心室 Fontan 手术存在禁忌者)似乎很有吸引力,但是现今仍然处于试验阶段。

当前异位心脏移植有两个主要适应证。第一,可考虑用于有显著增高的肺血管阻力,肺动脉收缩压大于 60mmHg 且对药物干预几乎没有反应的受者。肺动脉收缩压持续超过 55mmHg,肺毛细血管锲压小于 20mmHg,原位心脏移植风险极大,可以考虑异位心脏移植。第二,当供者心脏明显小于受者心脏(通过体重/体表面积测量)时,可考虑应用异位心脏移植术式。虽然较大体重受者接受较小体重供者安全进行原位心脏移植手术的最低体重范围尚未完全明确,但是一旦体重较小的女性供者心脏移植给体重较大的男性受者,以及较小的儿童供者心脏移植给体重较大的成年男性受者手术风险增加已得到公认。

扩展阅读

理论上来说,异位心脏移植作为生物学桥梁帮助自体心脏恢复功能是可行的,但鉴于体外膜肺氧合和心室辅助装置的存在,及供者心脏短缺,应用异位心脏移植来支持自身心脏疾病恢复的治疗十分罕见。尽管如此,对于那些如果不进行异位心脏移植就不能接受常规治疗的缺血性心脏病(伴或不伴室壁瘤切除的冠状动脉搭桥手术)病人,异位心脏移植有令人满意的效果。阜外医院 7 例缺血性心脏病病人,术前估计冠脉搭桥和左室室壁瘤切除手术后心功能不能及时恢复,于是将异位心脏移植作为心室辅助长期植入受者右侧胸腔内。全部病人均长期存活。

2. 手术步骤

(1) 供者和受者心脏准备:供者心脏准备:通过常规术式获取供者心脏,除升主动脉以外,还需要切取整个主动脉弓。用 5-0 Prolene 缝线连续缝合右肺静脉口。下腔静脉也需要缝合,同时应避免损伤冠状窦。将左上、下肺静脉之间切开,延伸至左心耳，创建一个类似二尖瓣大小的开口。将一个标记线缝在此开口后极。此外，获取完整的上腔静脉和近端无名静脉备用。

受者心脏准备：采用标准的正中切口开胸。右侧胸膜腔充分打开用以放置供者心脏。正中切开心包，在距右侧膈神经 2cm 处做两个垂直切口制成心包皮瓣对移植心脏进行支撑。需对此心包皮瓣进行仔细止血，因为移植心脏放入后，此部位难以触及。同时应避免在膈神经附近形成血凝块。对于心包切口的小出血点可应用合适的 prolene 缝线进行止血。

(2) 建立异位移植循环：分别行上、下腔静脉插管建立体外循环，保持 25～28℃灌注。术中自体心脏心肌保护相当重要，因为肺和右心循环功能主要由自体右心室完成，并且自体左心室要在移植后早期支持体循环。同标准心脏手术一样，阻断升主动脉，并对自身心脏使用大剂量停搏液。间断应用冰盐水进行心肌局部降温。和标准二尖瓣手术一样，在房间沟左房侧切开左房，切口不应延伸至上、下腔静脉下部。使用 3-0 Prolene 缝线连续吻合供者和对应的自体心脏的左房开口，在心房切口后缘中部开始吻合（图 15-15）。

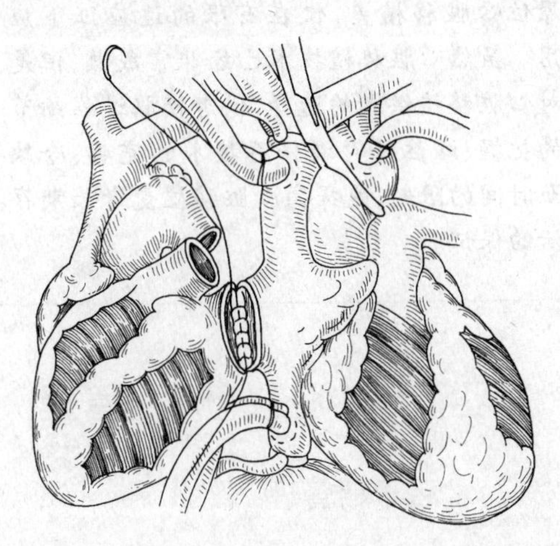

图 15-15　异位心脏移植。将供者和受者心脏从心房切口后缘中部开始吻合

将供者上腔静脉与受者右锁骨下静脉和无名静脉连接处附近的上腔静脉前外侧进行端侧吻合。吻合口大小应与供者上腔静脉周长一致并使用 5-0 Prolene 缝线进行连续吻合（图 15-16），使之能为供者心脏右心室 EMB 提供路径。随后使用 4-0 Prolene 缝线将供者主动脉与受者主动脉前外侧之间进行连续端侧吻合（图 15-17）。将两心腔中的空气排出后去除升主动脉阻断钳，移植心脏的再灌注过程的注意事项同原位心脏移植。复温过程中，使用合适长度的人造血管延长供者肺动脉，随后与受者肺动脉前部进行端侧吻合（图 15-18）。余下部分手术按常规进行，注意在心房和心室放置起搏导线以备术后需要。

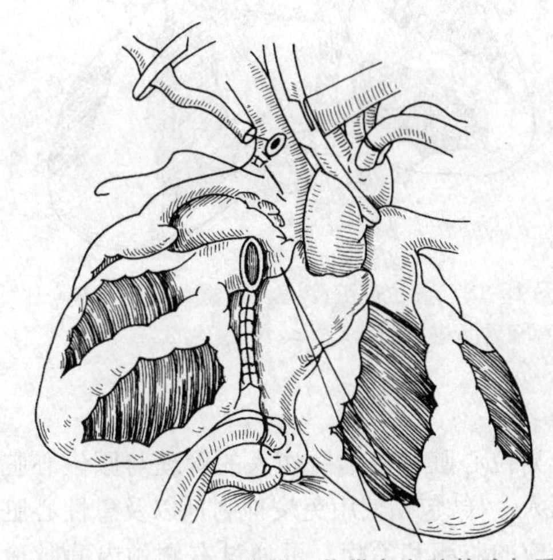

图 15-16　异位心脏移植。将供者上腔静脉与受者上腔静脉前外侧进行端侧吻合

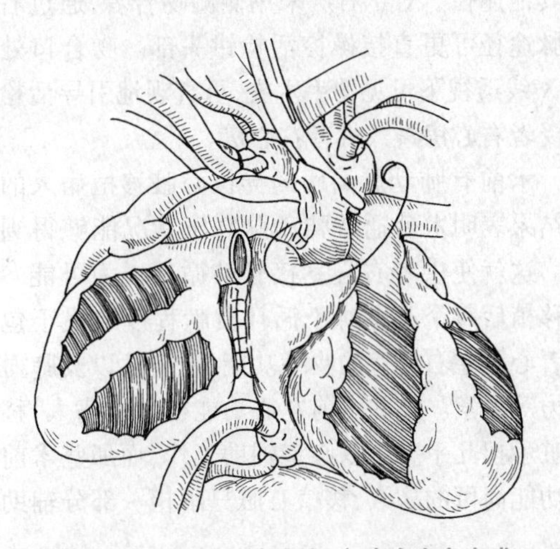

图 15-17　异位心脏移植，主动脉吻合完成

上腔静脉之间的直接吻合简化了 EMB 钳进入供者右心室的路径。采用此方法进行异位心脏移植，肺动脉管道感染是潜在的危险因素。曾有报道发生并发症后去除肺动脉管道并以异体主动脉替代。一种避免使用肺动脉管道的术式是直接将供者肺动脉与受者右肺动脉吻合，便于受者上腔静脉与供者上腔静脉间的吻合或者采用供者右心房与受者下腔静脉间吻合。

异位心脏移植后需要终身服用抗凝药，因为尽管充分抗凝，来源于自体心脏的血栓仍可能随血流通过主动脉瓣，发生体循环栓塞。自身心脏如有机械瓣则血栓形成风险加大，视为异位心脏移植的禁

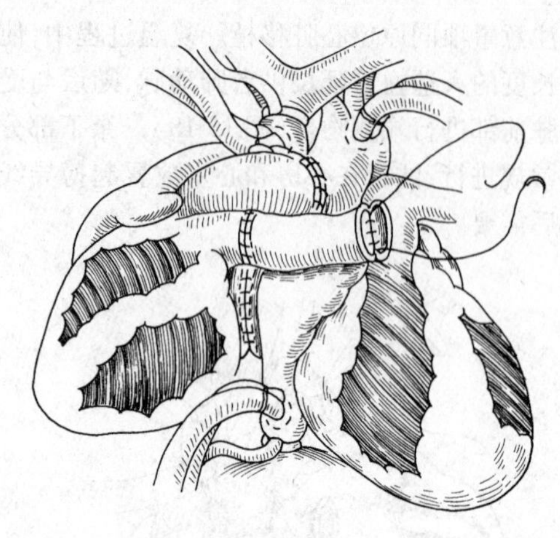

图 15-18 异位心脏移植。需要人造血管延长供者肺动脉进行吻合

忌证。

异位心脏移植术后病人的管理与原位心脏移植病人一样，包括使用免疫抑制剂以及急性心脏排斥反应的监测和治疗。可通过右侧颈内静脉途径进入上腔静脉吻合口进行 EMB，也可通过右股静脉等其他途径。对于右房采用侧侧吻合者，通过右股静脉途径可更直接操控活检钳头部。吻合口处放置 X 线透视下可见的手术夹，可直观地引导活检钳从受者右心房进入供者右心房。

术前有肺动脉高压的异位心脏移植病人的随访结果表明术后通常肺动脉高压状况能够得到逆转。这就使供者右心室接管肺循环成为可能。异位移植后每个心室对于循环贡献程度取决于包括受者心脏左右心室的收缩功能、顺应性以及肺血管阻力等因素。那些术前左心功能极差的病人，移植心脏承担几乎整个双心室辅助工作，而那些术前左心功能尚可的病人，移植心脏只承担一部分辅助工作。

3. 异位心脏移植的效果 早年的异位和原位心脏移植的术后生存率相似。现在异位心脏移植的效果通常较原位心脏移植差，故已经很少使用。

异位心脏移植有很多缺点和并发症。置于右侧胸腔内的供者心脏可能引起右中、下肺叶阻塞性塌陷，增加肺部感染的风险。缺血性心脏病病人接受异位心脏移植后，自体心脏可能复发心绞痛。异位心脏移植远期可能出现自体心脏二、三尖瓣反流，供者心脏也可出现重度二尖瓣反流。自体心脏发生恶性心律失常时可能会影响移植心脏。但有报道显示，自体心脏发生室性心动过速时，血流动力学可通过供者心脏维持满意的状态。临床上对受者和供者心脏复合节律的鉴别是通过定位左右胸的胸前心电图导联来实现的。

在异位心脏移植术后进行其他心脏手术，包括自体心脏切除（严重的自体心脏主动脉瓣和二尖瓣反流）、异位心脏的替换（不可逆的急性排斥反应和冠状动脉血管病变）、切除自体和异位心脏的同时行原位心脏移植以及切除自体心脏同时行原位心脏移植（病人拥有两颗异体心脏），临床上不太常见。

近年来异位心脏移植例数低于心脏移植手术总量的 1%。体外膜肺氧合（ECMO）和左心辅助装置的应用使得供、受者体重差异显著情况下仍可行原位心脏移植手术。同时许多降低肺动脉高压药物的使用缩小了异位心脏移植的适用人群。然而，对于固定不可逆的高肺血管阻力病人，异位心脏移植仍然是绝对适应证。在需要移植的心脏与供者心脏之间存在较大差异时，小供者心脏作为辅助泵仍值得考虑。

结 语

传统的原位心脏移植术式双房法可导致一系列并发症，已经逐渐被双腔法所替代。异位心脏移植手术较复杂，效果通常较原位心脏移植差，仅在有限的适应证下应用。虽然心脏移植技术已经非常成熟，但是对心脏移植供者的选择、供者摘取过程细节的把握、灌注保存液保存技术的完善、冷缺血时间的限制，是提高心脏移植受者长期存活的保证。

第四节 心脏移植术后管理

一、术后早期管理

心脏移植术后早期的管理目标是：①维持供心功能；②维持受者血流动力学稳定，保证除心脏以外的器官功能的恢复；③为移植心脏建立可接受的免疫环境；④预防和治疗早期感染并发症；⑤进行心理及健康教育以促进术后康复，提高依从性。

尽管供心在脱离体外循环后很快就能对受者进行供血，然而在术后一段时间内大部分病人仍需应用血管活性药物，甚至机械辅助进行血流动力学支持。具体的支持方式和持续时间取决于供心质量、保存方法以及移植病人的术前状态等。受者的血管张力、肺动脉高压严重程度及可逆性、肺功能、术前体液超负荷情况、肾功能、术后出血程度以及组织相容性方面等因素都将影响术后早期的监测和治疗。其他的因素，如移植外科手术术式（双房法、双腔法、异位移植）以及供者/受者大小匹配等因素也会影响到术后的管理策略。

（一）心脏功能的监测和管理

心脏移植受者术后早期需要监测：①持续心电监测；②术后 12 导联心电图监测；③有创动脉血压监测；④监测直接测量的右房压或中心静脉压；⑤监测左心房或者肺动脉楔压；⑥间断测量心输出量；⑦持续监测动脉氧饱和度；⑧术中经食管超声心动图监测；⑨持续监测尿量。

心脏移植受者术后心脏功能取决于手术前供心功能、供者正性肌力/血管收缩药物的应用、供者心脏缺血时间、心脏保存技术的效果和心脏去神经支配作用等。由于缺血损伤造成明显的舒张功能不全，供心需要高于正常的心脏充盈压来维持足够的心输出量。当心脏较小实际收缩储备有限，不能维持足够的心输出量时，应用临时起搏器或正性变时的药物来维持心率在 100～130 次/分，可以有效地提高心输出量。为了保持移植术后受者血流动力学稳定，通常需要持续泵入静脉正性肌力药物，但是在术后第 3 至 5 天后药物易产生耐受，应该注意及时停用。静脉正性肌力药物推荐使用的最低有效剂量：①a. 异丙肾上腺素 1～10μg/min 或 b. 多巴酚丁胺 1～10μg/(kg·min)±多巴胺 1～10μg/(kg·min)或 c. 异丙肾上腺素 1～10μg/min ±多巴胺 1～10μg/(kg·min)或 d. 米力农 0.375～0.75μg/(kg·min)；②持续泵入 α 受体激动剂（去氧肾上腺素、去甲肾上腺素、肾上腺素）用以维持合适的体循环血压；③低剂量的血管加压素（0.03～0.1U/min）或者美蓝可加入到 α 受体激动剂中治疗血管扩张性休克。

机械循环装置治疗原发性移植心脏衰竭（PGF）源于 20 世纪 60 年代。机械循环装置包括心室辅助装置，体外膜肺氧合（ECMO），轴流泵和离心泵设备等。主动脉内球囊反搏（IABP）是其中创伤性最小的，因此作为药物治疗无效的 PGF 首选辅助方法。在大多数有关机械循环装置治疗 PGF 报告中，多涉及 IABP 与其他装置的联合使用，其单独使用 IABP 者高达 66%～70%，联合使用者占 22%～29%，使用 ECMO 者占 7%～10%。ECMO 用于那些不能脱离体外循环的 PGF，有助于病人脱离体外循环。有些研究推荐将 ECMO 作为一线支持。然而国外最新研究认为应用心室辅助装置优于 ECMO。国内限于经济的原因，不能脱离体外循环的 PGF 病人几乎全部应用 ECMO。

ISHLT 推荐的围术期机械循环辅助装置使用适应证为：

Ⅰ类适应证

1. 当移植后病人不能脱离体外循环或脱离体外循环后出现其他的诸如依赖多种大剂量正性肌力药物等移植物功能衰竭证据时，需要尽早开始机械循环装置治疗。（证据水平 B）

2. 当出现持续的或逐渐加重的血流动力学不稳定时，比如出现了心脏指数下降、不能恢复的混合静脉血氧饱和度（MVO_2）下降或 MVO_2<50%时，应当考虑使用机械循环装置。（证据水平 B）

3. 对于左心室或右心室衰竭的支持应该先经过药物治疗，再上升到使用 IABP 等机械循环装置。（证据水平 B）

Ⅱa 类适应证

1. 当出现血流动力学不稳定时，应该直接进行外科探查以排除心脏填塞。同样，出现亚急性或抗体介导的排斥反应时也应该使用外科手术排除心脏填塞。如果血流动力学不稳定不伴有心脏填塞时可以考虑使用机械循环装置。（证据水平 C）

2. 机械循环装置的中断时机需要根据移植物功能恢复情况而定。如果 3～4 天仍未见移植物功能恢复证据，应当考虑排除亚急性及抗体介导的排斥反应，并且应将再次心脏移植计划提上日程。（证据水平 C）

（二）液体平衡和肾功能的管理

术后早期保持病人液体平衡很重要，因为低血容量将加重肾功能不全，液体过量移植病人心脏难以耐受。一般中心静脉压保持在 5～12mmHg 之间既能保证心脏足够的充盈压，又不会引起右心超负荷。术后 24 小时内通常宜补充胶体溶液，首选输血，可安全地输注血液制品，不会增加排斥反应的风险。

由于心脏移植术中和术后可能出现长期低灌注状态、潜在的肾功能不全、大剂量利尿药物以及 CsA 的使用均能够导致肾功能受损。对心血管系统进行适当的支持能够最大化降低严重肾功能不全的发生。术后可常规应用多巴胺 2.5μg/(kg·min)来保证最大的肾脏血流灌注。术后早期出现少尿（尿量<50ml/h）时，需要进行扩容治疗以增加前负荷提高中心静脉压或增高左房压至 12～13mmHg。若术前存在明确的肾功能不全或者术后出现少尿、无尿或 48 小时内血肌酐迅速上升（尤其

当>1.7mg/dl 时)，则考虑延迟应用 CNIs 类抗排斥反应药物，并建议先使用免疫诱导治疗。如果尿量持续较少，应该使用呋塞米，初始用量为 20～40mg（或儿童病人 1mg/kg），除了间断静脉推注袢利尿剂外，还可以采用持续静脉泵入，必要时可以考虑加用噻嗪类利尿剂或醛固酮拮抗剂。如果尿素氮和肌酐升高[BUN>40mg/dl 和(或)血肌酐>1.6mg/dl]，在使用利尿药物时，应特别注意保持血管内血容量。如果出现了严重的难治性肾衰，在心功能正常且病人可以耐受的情况下，可以考虑使用短时间的透析或血液滤过治疗。血液透析治疗肾衰竭应尽早开始，可同时起到容量控制和肾脏替代的作用。当受者出现无尿、少尿或者血清肌酐在移植后 2～4 小时内快速上升，或在充分药物治疗条件下，右房压仍升高(尤其是>20mmHg)，则血液透析是非常必要的。早期的肾功能障碍若能够逆转，通常不会对术后长期的肾功能产生影响。

（三）移植后感染的管理

感染仍是心脏移植术后早期发病和死亡的主要原因。心脏移植术后的最初 2 个月约有 25% 的病人发生一种或以上的主要感染。感染死亡分别占心脏移植术后 30 天和 1 年内死亡的 13.4% 和 29.4%，细菌感染是移植术后早期占首位的感染原因，发生的高峰时间通常在术后的几周内。对于存在慢性器械(如心室辅助装置或起搏器)感染，需要根据培养药敏结果给受者选择抗感染药物。若供者存在持续性细菌感染，受者需合理应用抗生素治疗一段时间。

二、免疫抑制治疗

（一）诱导治疗

ISHLT 的数据显示诱导治疗在心脏移植围术期应用比例不断上升，从 1997 年的 37% 上升到 2012 年的 52%，其中 2012 年 IL-2 受体拮抗剂应用比例为 29%，多克隆抗体为 21%，而 OKT3 下降至 1.4%。我国近三年的心脏移植注册数据显示，诱导治疗在国内心脏移植围术期应用率接近 100%。

巴利昔单抗被许多心脏移植中心用于诱导治疗。Mehra 最早报道了 56 例心脏移植病人随机、双盲、安慰剂对照临床试验的结果，巴利昔单抗组的不良反应事件和感染发生率与安慰剂组相似；第一次发生排斥反应的时间巴利昔单抗组(73.7±59.68 天)比安慰剂组(40.6±53.30 天)延长，但未达到统计学意义。国内阜外医院 250 例心脏移植病人全部用巴利昔单抗诱导治疗，术后 1 年内常规在术后 3 周、3 个月、6 个月和 12 个月行 EMB 监测，Ⅱ级和Ⅲ级细胞排斥的发生率分别为 4.9% 和 0.9%，15.2% 和 3.1%，9.9% 和 3.7%，8.9% 和 1.8%；在术后 3 个月仅 1 例发生Ⅳ级细胞排斥，治疗无效死亡，其余病人术后 1 年内按医嘱服用免疫抑制剂无因排斥反应或感染而死亡的病例。一项比较巴利昔单抗和 ATG 在肾功能不全(血肌酐>200μmol/L)的心脏移植病人中应用的安全性和有效性研究结果显示，在肾功能保护和排斥反应方面两组没有显著差别。在巴利昔单抗组 CsA 从术后平均 7.3 天开始使用，术前血肌酐平均为 243.28±48.09μmol/L，术后 1 周为 180.71±39.79μmol/L($P=0.02$)，术后 1 个月为 166.43±57.91μmol/L($P=0.019$)，术后 6 个月为 179.0±45.04μmol/L($P=0.024$)。

（二）维持免疫抑制治疗

维持免疫抑制治疗的目标是为了取得宿主对异体器官的适应，同时最小程度减少感染和癌症的风险。心脏移植最常用的免疫抑制方案仍是所谓的三联疗法，即包括以下三类药的组合：①CNIs：CsA 或 Tac；②增生抑制剂：MMF 或硫唑嘌呤；③糖皮制皮质类固醇激素：强的松或强的松龙。

2012 年 ISHLT 数据显示：心脏移植术后 1 年 Tac(73%)的应用率已经超过 CsA(18%)，成为最常用的 CNIs；MMF 仍然是最常用的增生抑制剂，术后 1 年应用率 87%；西罗莫司术后 1 年和 5 年应用率分别为 8.9% 和 20.2%；强的松术后 1 年应用率 83.2%，术后 5 年应用率 49.1%。来自中国心脏移植的注册数据显示 2012 年我国心脏移植病人出院时免疫抑制剂应用率 Tac 为 63%，CsA 为 37%；MMF 为 76%，硫唑嘌呤为 24%，西罗莫司为 5%；糖皮质类固醇激素为 91.4%。

1. CNIs CsA 与 Tac。

(1) 临床试验：美国和欧洲的两个前瞻性、多中心随机临床试验比较了 Tac 或 CsA 与硫唑嘌呤和糖皮质类固醇激素合用在心脏移植中的作用，结果表明两个 CNIs 在术后 1 年内对于预防排斥反应和死亡发生方面发挥着相同的作用。许多中心将 Tac 作为 CNIs 在可能发生排斥反应的高危人群中的第一选择，主要认为它可以减少严重排斥反应的发生。虽然从 CsA 转换为 Tac 治疗排斥反应可能是一种有前途的选择，但是目前的数据都是基于病例报道和非随机临床试验的结果。简而言之，单中心和多中心的临床试验结果一致表明 Tac 抗排斥的作用至少等于或优于 CsA，而引起高血脂、多毛和高血压的不良反应明显少于 CsA。肾功能不全的发生率两药无显著差别。而Tac引起的新发糖尿病和糖尿病加重的发生率略高于CsA。目前在两个CNIs中选择哪种主要是基于各中心经验和对个体疗效及不良反应的考虑。

（2）浓度监测：2010年ISHLT指南指出如果不用免疫诱导治疗的心脏移植病人，CsA的平均目标谷浓度在术后6周内宜为325(275～375)ng/ml，术后6～12周为275(200～350)ng/ml，术后3～6个月为225(150～300)ng/ml，术后6个月以上为200(150～250)ng/ml。阜外医院对近300例心脏移植术后服用CsA病人的回顾性分析表明，术后0～1个月、2～3个月、4～6个月和7～12个月各时间段维持CsA的谷浓度在253.6±63.6、235.9±62.0、201.8±60.9ng/ml水平时，EMB证实的病理分级在Ⅲa级的细胞排斥反应均低于5%。

建议常规监测Tac谷浓度。其治疗浓度允许范围取决于联合使用的药物、药物不良反应和移植后时间。总体来说，联合应用硫唑嘌呤或MMF类药物时，Tac目标谷浓度在术后近期阶段(0～60天)维持在10～15ng/ml，其后3～6个月为8～12ng/ml，6个月后情况稳定的病人维持在5～10ng/ml。

目前，当CsA或Tac联合使用增生抑制剂时，CsA或Tac的目标治疗谷浓度值尚未明确。当服用西罗莫司和依维莫司时，建议监测药物谷浓度。在药物调整剂量后至少连续监测5天，直至达到新的稳态浓度。当与CsA联合使用时，依维莫司的理想谷浓度为3～8ng/ml，而西罗莫司的理想谷浓度为4～12ng/ml。

（3）药代动力学和药物相互作用：对成人心脏移植受者，不论其胆固醇水平如何，指南建议在心脏移植1～2周后开始应用他汀类药物治疗，考虑到与CNIs类药物的药效学相互作用及不良反应风险，他汀类药物的起始剂量应低于治疗高脂血症的推荐剂量。阿托伐他汀、辛伐他汀和洛伐他汀都是细胞色素酶P450-3A4作用底物，有可能与CsA和Tac发生药物相互作用导致肌病和横纹肌溶解。氟伐他汀主要从CYP2C9代谢，而普伐他汀通过多通道，不完全限制于细胞色素酶P450系统。新近上市的瑞舒伐他汀具有最小程度通过细胞色素系统代谢P450的特点。虽然机制不清楚，但是他汀药物的肌毒性的发生率随着剂量加大而增加。Tac与他汀有关的肌溶解报道有限。在器官移植的病人中，CsA与洛伐他汀、辛伐他汀、氟伐他汀、阿托伐他汀或瑞舒伐他汀合用与基线比较，增加他汀药物浓度的曲线下面积3～20倍。与其他的他汀药物抑制剂比较，普伐他汀与CsA合用有最小的多剂药物累积效应。在肝和小肠，Tac与细胞色素酶P450-3A的亲合力与洛伐他汀和辛伐他汀的亲合力相当；因此相互作用有可能存在。

2. MMF与硫唑嘌呤 临床试验：心脏移植术后随访3年的多中心、随机、双盲的硫唑嘌呤和MMF对照临床试验显示MMF能减少死亡率和移植心脏功能障碍(11.8% vs18.3%，$P<0.01$)，死亡和需要再移植的时间MMF组显著短于硫唑嘌呤组，硫唑嘌呤组术后心衰、房性心律失常和白细胞减少症多于MMF组，而MMF组腹泻、食管炎、单纯疱疹病毒和侵犯组织的巨细胞病毒感染多于硫唑嘌呤组。随后其他几个临床研究也得出同样结论。此外，临床研究还表明MMF能够减少CAV发生和减缓CAV进展。Kaczmarek等研究发现CsA/硫唑嘌呤组心脏移植后5年无CAV发生率为47%，CsA/MMF组为66%，Tac/硫唑嘌呤组为60%，Tac/MMF组合70%。无CAV发生率Tac/MMF组合明显高于CsA/硫唑嘌呤组合($P=0.0059$)。因此有理由认为在预防CAV发生上MMF要优于硫唑嘌呤。

3. 西罗莫司和依维莫司

（1）临床试验：西罗莫司和依维莫司具有减少心脏移植术后急性排斥反应和CAV发生的作用。随机、开放的多中心的合用CsA、糖皮质类固醇激素和西罗莫司/硫唑嘌呤对照研究表明，在心脏移植移植后6个月，≥3A级的排斥反应在硫唑嘌呤组为56.8%，而西罗莫司3mg/d组为32.4%($P=0.027$)，西罗莫司5mg/d组为32.8%。虽然12月时的死亡率各组无差别，但是在6周、6月和2年时的冠状动脉血管内超声(IVUS)结果表明硫唑嘌呤组的CAV进展明显加快。值得注意的是尚无西罗莫司或依维莫司与MMF对照临床试验证实哪种药物对CAV的防治更有效。近期的一个临床试验结果显示用依维莫司+低剂量的CsA与标准剂量的CsA比较，并未延缓CAV发展，而同时联合应用的免疫抑制剂依维莫司与硫唑嘌呤合用比依维莫司与MMF合用对延缓CAV发展及降低炎性标记物更加有效。临床研究显示，EMB证实的≥3A级(ISHLT)排斥反应依维莫司谷值浓度<3ng/ml组发生率为47%，谷值浓度3～8ng/ml和≥8ng/ml组，发生率分别为24%和17%，因此建议最低有效浓度为3ng/ml。

（2）不良反应：虽然与CNIs比较西罗莫司发

生恶性肿瘤的危险性较低，但是西罗莫司和依维莫司的一些不良反应限制了它们的广泛应用。一个大的随机、双盲、前瞻性多中心临床研究比较了依维莫司2个剂量组(3.0mg/d和1.5mg/d)与硫唑嘌呤[1～3mg/(kg·d)]在心脏移植病人中应用的安全性。结果显示依维莫司2个剂量组提前退出试验的病人多于硫唑嘌呤组，主要原因为肾脏疾病、感染、白细胞减少症、胃肠道疾病、神经系统疾病、贫血和血小板减少症。依维莫司3.0mg/d剂量组的平均血小板计数在服药12个月时低于依维莫司1.5mg/d剂量组和硫唑嘌呤组。依维莫司2个剂量组的甘油三酯和胆固醇均高于硫唑嘌呤组。依维莫司组病毒感染发生的频率较低，而细菌感染的发生频率依维莫司组高于硫唑嘌呤组。

4. 糖皮质类固醇激素的维持治疗　临床试验：尚无大规模临床对照试验来定论糖皮质类固醇激素对于心脏移植病人在维持免疫治疗中的作用，但确有一些中心报道了在亚组人群中撤除激素的维持免疫治疗方案。目前常用的两种方案包括早期和晚期激素撤除方案。早期糖皮质撤除方案是指采用ATG或OKT3诱导治疗的心脏移植病人在术后1个月内撤除糖皮质类固醇激素。临床研究表明长期撤除成功率达48%～70%。晚期撤除方案是指心脏移植6个月后撤除糖皮质类固醇激素，临床研究显示其长期撤除成功率达80%，且一般不需诱导治疗。已报道的撤除或不撤除糖皮质类固醇激素的维持免疫治疗病人的长期存活结果不一致。Keogh等报道心脏移植病人5年生存率在服用强的松组为82%，而未服用强的松组为80%。而Felkel等报道了在术后随访平均13个月时，137例未用过诱导治疗的存活时间大于1年的心脏移植病人，52.5%成功撤除糖皮质类固醇激素；撤除糖皮质类固醇激素病人5年预测存活率为92.9%，未成功撤除者为72.3%($P<0.01$)。成功撤除糖皮质类固醇激素的白人生存率将明显改善，而黑人撤除糖皮质类固醇激素生存率受到影响，其原因有待进一步研究。术后第1年很少或没有发生过排斥的病人预示能够安全撤除激素。另外，建议糖皮质类固醇激素撤除后长期用EMB监测排斥反应。

三、长期存活受者的管理

(一) 心脏移植受者的常规检查和随访

随着心脏移植围术期死亡率的降低，长期存活受者的数量明显增加。心脏移植受者的规范管理是保证其长期存活的关键。对于存活受者的管理不仅仅限于最开始的对于排斥反应的关注，心脏移植专家更需要对影响移植受者长期生存的移植物衰竭、感染、恶性肿瘤和CAV进行管理并积累治疗经验。

建议移植中心需对心脏移植病人进行终身随访，原因如下：①有发生急性或慢性排斥反应的可能；②免疫抑制剂长期应用的毒性和药物间的相互作用，以及与之相关的感染和恶性肿瘤发生的危险；③存在需要特殊监测和处理的并发症。心脏移植病人随访频率应依术后时间和临床表现而定。若病人恢复顺利，术后随访第1个月最好每7～10天进行一次，第2个月每14天进行一次，术后第1年每月进行一次。此后，每3～6个月进行一次随访。如果出现并发症，特别是对于存在棘手的医学或社会心理异常的病人，则随访的频率应随之增加。除了常规门诊随访以外，心脏移植病人还应每1～2年进行更进一步的仔细的临床评估。

随访目的是监测排斥反应和不良事件的发生。随访项目包括：①完整的体格检查；②根据结果分析进行药物调整；③血液检查；④超声心动图；⑤冠脉造影和血管内超声或冠状动脉CT检查(每1～2年)；⑥根据各移植中心制定的流程进行EMB；⑦与上述多领域团队成员进行沟通，并对病人进行补充教育。

如出现了下列情况，病人或当地医生应告知移植中心：①任何原因的住院；②改变药物，包括对确认的或可能的感染所应用的抗细菌、抗真菌、抗病毒治疗；③低血压或无法解释的收缩压从基线下降≥20mmHg；④静息心率从基线上升>10次/分；⑤发热≥38℃，或不能解释的发热，持续48小时；⑥1周内体重上升≥0.9kg；⑦无法解释的体重下降>2.3kg；⑧择期性手术；⑨气短加重；⑩肺炎或任何呼吸系统感染；⑪晕厥；⑫排除肌肉骨骼症状的胸痛；⑬第一秒用力呼气量下降>10%；⑭腹痛；⑮恶心、呕吐或腹泻；⑯脑血管事件、癫痫或精神状态改变。

(二) 心脏移植后心理问题

每次门诊随访时应常规对心脏移植病人的依从性进行评估。由于心脏移植病人依从性的评估尚无金标准，故建议联合多种方法以提高评估的准确性，例如结合病人自己报告和家人报告、药物浓度水平评估以及临床判断进行综合评估。依从性评估不仅限于免疫抑制剂，还应包括其他所有适合心脏移植病人的健康建议。随访时，应就病人依从性的障碍与其在开放的没有威胁的环境下进行交流。在与心脏移植病人及其家属密切合作的基础上，考虑采取某些特定的措施并探索这些措施的效果。最有效的措施包括反复教育、使药物治疗方案简单化、听取病人的反馈意见以及多种策略的联合。每个心脏移植中心最好与专业护士或心理学家密切合作，后者能监测和发现心脏移植病人不依从治疗的迹象。引进这方面的专业人员能提高移植的远期预后。

应在随访中定期进行评估心脏移植病人的心理状态。评估者可通过使用熟练的、切实有效的评分手段进行。所有相关评分不佳的病人均应接受专业的治疗。每个心脏移植团队最好纳入一位能熟练发现抑郁状态并进行治疗的心理医生。多领域治疗团队最好能为心脏移植后预后差的病人寻找到一些社会心理因素。1,5-羟色胺再摄取抑制剂（特别是依地普伦）和新一代抗抑郁药（米氮平）可能是心脏移植病人的最好选择，因为它们对血压、心率或心脏传导系统没有明显影响。能通过细胞色素 P450 系统影响 CsA 和 Tac 代谢的药物（如氟伏沙明、耐法唑酮）应避免使用。三环类抗抑郁药（如马普替林、地昔帕明、阿米替林和氯丙咪嗪）与心脏毒性有关（传导阻滞、直立性低血压和抗胆碱能反应）并能降低癫痫发作阈值，因此这类药物只能在心脏移植病人伴有严重抑郁症且其他治疗无效时应用。应避免使用单胺氧化酶抑制剂，因为其有低血压反应、与麻醉和兴奋药物相互作用以及需饮食限制的副作用。草药贯叶连翘是有害的，因为它能降低 CsA 水平。

（三）心脏移植后运动和身体康复

心脏移植病人应该日常进行有氧运动训练来恢复心脏功能。短期获益包括可能提高运动能力，纠正部分心血管危险因素（如肥胖、高血压和糖耐量异常）。同样建议心脏移植病人进行增加运动耐力的锻炼。这能恢复骨密度并预防皮质醇和 CNIs 治疗对骨骼肌肉系统产生的副作用。尽管尚无长期获益的证据，但仍鼓励儿童心脏移植病人进行运动。因为运动显示能够短期提高心脏功能，同时可能降低肥胖相关并发症的出现。有特殊需要和合并某些并发症的心脏移植病人应该为其制订个体化的运动项目。

（四）心脏移植后其他外科治疗的处理原则

非心脏外科手术相关的危险性决定于移植心脏的状态。除非正发生排斥反应、有明显的冠状动脉病变和左心功能不全，一般的心脏移植的病人实施常规外科手术的风险很低。事实上，由于严格频繁的 EMB、超声心动图和心导管检查筛选评价，移植受者的心脏潜在并发症少于一般病人。

术前需要进行充分评估，对于需要全麻或局麻的大型手术尤其如此。通常需要常规预防性应用抗生素。最好避免使用氨基糖苷类抗生素和红霉素，因为它们与 CsA 或 Tac 合用时有加重肾功能不全的危险。当需要用血制品时，应该去除白细胞。注意病人液体平衡很重要，因为低血容量将加重肾功能不全，液体过量使移植病人心脏难以耐受。大型手术进行过程中必须监测中心静脉压。麻醉过程中应该在充分了解心脏去神经支配的基础上控制心率，治疗心律失常，保证麻醉诱导安全进行。通常心脏移植病人静息心率较高。尽管大多数移植心脏的静息心率在 90 次/分左右，仍有一些静息下窦性心率高达 130 次/分的情况是不需要特殊处理的。谨记阿托品对移植心的症状性心率过缓无效。注射异丙肾上腺素和起搏治疗是心脏移植后缓慢性心律失常的常规方法。尽管并不常见，最有可能发生的房性心律失常是房扑。去神经支配的心脏对腺苷非常敏感，治疗房性快速心律失常的常规剂量即有可能导致长时间心搏停止。建议使用胺碘酮治疗心脏移植病人快速性心律失常。

若未与移植团队进行讨论，则不能终止免疫抑制治疗。但是，如在早晨手术，可停用 CNIs 以防止脱水对肾功能造成的潜在不利影响。在此之后，免疫抑制治疗应按正常剂量继续应用。如果 CsA 不能口服，则应静脉注射每日口服剂量的 1/3；Tac 静脉注射剂量应为每日口服剂量的 1/5；硫唑嘌呤和 MMF 静脉注射剂量均与口服剂量相同。在此前的 9 个月内应用糖皮质激素的病人术前需要强化应用糖皮质激素。

结　语

心脏移植的术后管理是一个系统工程，需要多学科共同合作。借助于机械辅助设施和现代 ICU 治疗方法有效地提高了心脏移植围术期生存率。心脏移植受者出院后，必须根据具体情况制定和不断完善受者管理流程，保证足够的人力投入，总结积累治疗经验，方能达到令人满意的整体长期存活率。

第五节 心脏移植的并发症

一、外科相关并发症

(一) 出血和心包积液

心脏移植术后时常会出现因出血而需要二次开胸止血的情况。大多数接受心脏移植手术病人存在较高的出血风险,包括既往多次开胸手术、机械循环辅助治疗、肝淤血导致的凝血功能异常及心衰引起的组织水肿。二次开胸手术的指征是连续观察胸腔引流量(通常是1小时大于400ml,连续3小时大于300ml/h或连续4小时大于200ml/h),因出血或超声心动图、胸片检查证实有血栓存在致使引流管堵塞引起循环不稳定都是二次开胸手术的指征。

通常接受心脏移植的病人有一个大的心包腔,植入一个相对较小的供者心脏,易出现大量心包积液,文献报道心包积液发生率最高达30%。如果预料到会出现心包积液(大心包腔内植入一个小的供者心脏),在心包腔后方放置心包引流管,可留置5~6天,尽可能引流出心包积液,直至24小时引流量小于40ml后拔除。如果出现大量心包积液,即使超声心动图检查没有心包填塞的证据,也建议经剑突下途径进行心包引流。

(二) 围术期三尖瓣反流

三尖瓣反流(tricuspid regurgitation,TR)是原位心脏移植后最常见的瓣膜异常。由于各中心定义、诊断时间以及外科移植术式不同,报道的发生率在19%~84%之间。TR的发生率及严重性随着时间的推移逐渐降低,严重的进展的三尖瓣反流与其并发症将增加死亡率。尽管多数病人使用药物治疗效果良好,然而仍有小部分病人需要外科干预治疗。多数情况下,发生在围术期早期的TR通常为功能性的,且多呈中心性,并且与三尖瓣瓣环解剖畸形及扩张、瓣叶脱垂有关。原因包括双房法吻合,移植物排斥伴有右心室功能障碍或供者与受者心脏大小不匹配。保护心房及三尖瓣瓣环解剖结构对于预防显著TR的发生起关键作用。其余的原因还有心房重塑、心房扩大以及移植物排斥>ISHLT2级、术前肺动脉高压等均能独立地预测早期TR的发生。术中TR严重程度与右心室功能障碍、围术期死亡率以及晚期死亡的风险明显相关。如果在术中发现存在中度或者重度(>2+)TR,应该在心脏移植术后24小时内采用TTE再评估,并且在移植术后早期进行紧密监测。根据临床和血流动力学变化决定随访期间的监测频率。

对于严重症状性TR的主要治疗方法是使用利尿剂治疗。在难治性病例中,应当根据三尖瓣瓣膜装置的解剖形态来决定进行三尖瓣瓣膜成形、修补或置换等外科手术。对于三尖瓣瓣环扩张者,使用成形环能够有效地减小反流量。然而,对于瓣叶或腱索损伤者,需要进行瓣膜修复或置换来重新建立右心室完整的瓣膜结构。通常对于严重TR病人,在瓣膜功能恶化之前进行置换术能够取得最佳效果,使多数病人利尿药用量减少,肌酐水平下降,总蛋白升高以及胆红素下降。已证实在进行移植手术时对于供者心脏预防性进行三尖瓣成形术能够在移植术后即刻减轻TR,长期随访也同样证实了其有效性。

二、肺动脉高压和右心室功能不全

右心衰竭是手术后极为不好的征象,常是先前的受者存在肺动脉高压、急性手术后肺小动脉收缩或供者心脏缺血损伤的结果。薄壁的右心室更容易在缺血再灌注过程中受到损伤,因此对于心衰病人长期的左心房压力导致的后负荷(肺血管阻力)增加的代偿能力较差。尽管肺动脉压力在心脏移植后会很快下降,但是通常需要1~2周的时间才能达到正常。右心室功能障碍发生的严重程度与移植术后早期受者的肺血管阻力高度相关。当右心室保护不当,同时存在较小的供者心脏植入较大的受者体内时更加容易发生右心室功能障碍。

对手术后右心室功能障碍最好的预防方法是手术前关注和治疗等待移植受者的肺动脉高压,避免供者心脏长时间缺血和较小的供者心脏植入于已存在肺动脉高压的受者。此外应术中仔细止血,以避免大量输血可能引起的急性肺动脉高压。

出现右心室功能障碍时应该排除可能存在的梗阻情况。如由于供者或受者的肺动脉出现扭转或修剪后进行肺血管吻合时导致的肺动脉梗阻,其发生率较低,且可纠正。通常测量右心室和肺动脉压力阶差≥10mmHg时,提示需进行外科校正。

在肺动脉压力正常或接近正常,发生轻度的右心室功能不全时,应用硝酸甘油等扩血管,多巴酚丁胺、米力农等正性肌力药物改善右心室收缩力以及调节右室前负荷。如果扩血管药物引起体循环血压低,可以通过置入第二个左心房导管,静脉输入苯肾上腺素、高剂量的多巴胺或去甲肾上腺素等具有交感肾上腺素效应的药物来维持体循环系统灌注压力,同时通过中心静脉导管来输注扩血管药物。输注α肾上腺素受体的激动剂经过中心静脉导管途径比经过左心房导管途径引起肺动脉高压的几率小。如果需要使用中等剂量以上的α肾上腺素受体激动剂来抵消硝酸甘油及米力农的扩血管作用以维持体循环灌注压时，建议在使用高剂量扩血管药物治疗右心功能不全的过程中，应用主动脉内球囊反搏作为一种有效的干预手段，用以维持正常的冠脉灌注压。

若严重的右心室功能不全伴有肺动脉收缩压持续升高≥45mmHg，应该注重降低肺血管阻力的治疗。尽管静脉输注异丙肾上腺素、硝普钠、氨茶碱及硝酸甘油能够有益于降低中度升高的肺动脉压力，但静脉使用前列腺素 E_1［0.01～0.1μg/(kg·min)］以及前列环素的效果更佳。吸入一氧化氮是有效地降低肺血管阻力而不影响全身血管阻力的最特异性的治疗。通常吸入一氧化氮的浓度为20～60ppm，同时需要注意监测高铁血红蛋白水平，当超过4mg/dl时应减量。若以上措施均无效，则可以考虑使用ECMO或右心室辅助装置（图15-19）。

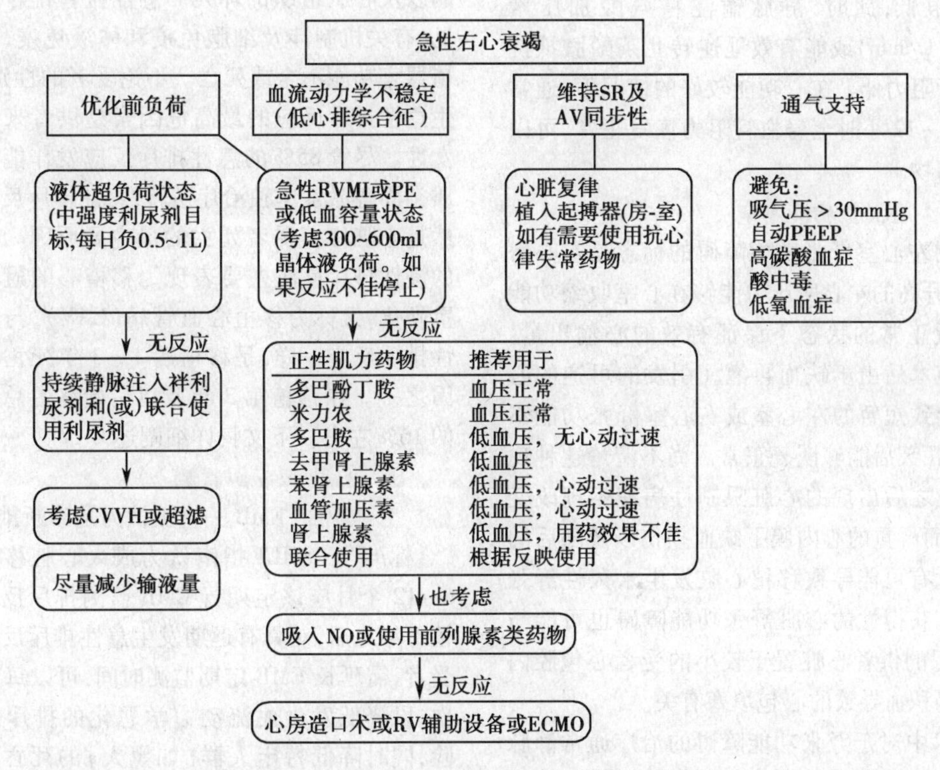

图15-19 SR：窦性心律；AV：房-室；CVVH：连续静脉-静脉血液滤过；RV：右心室；MI：心肌梗死；PE：肺动脉栓塞；PEEP：呼气末正压通气

三、移植心脏左心功能不全

移植后最初的几个小时和几天内移植心脏是否能够提供足够的心输出量是影响术后生存的决定因素。脑死亡过程、移植手术以及随后的再灌注均会导致术后早期供者心脏收缩或舒张功能障碍。虽然30%～50%的移植心脏在术后早期都会发生某种程度的心脏损伤，然而幸运的是随着心肌保护方法的改善，仅有少于2%的受者死于早期的移植心脏衰竭。大多数早期的供者心脏功能不全如果在恢复阶段能进行恰当的支持，通常心脏功能能够恢复正常。

（一）左心收缩功能不全

在心脏移植后早期需要使用儿茶酚胺类药物时，多巴胺、多巴酚丁胺、米力农等药物能够有效地增加心输出量，同时没有肾上腺素和去甲肾上腺素等产生的有害的、严重的收缩外周血管作用。以往，异丙肾上腺素由于其对心脏的变力作用而作为一种常用药物。但目前，由于术后心房起搏技术的应用，此药物已经很少应用。当需要中等剂量以上的正性肌力药物合用时，通常推荐使用主动脉内球囊反搏作为循环辅助。在极少的情况下，左心室功能严重抑制，需要机械循环辅助装置作为维持生命必须的动力来源。

极少数情况下，在心脏移植手术建立体外循环过程中或之后会出现极其严重的系统性血管阻力下降。产生这种现象的机制尚不清楚，可能与在治疗心衰时长期使用血管紧张素转换酶抑制剂(ACEI)等药物、暴露于体外循环导致的炎症反应下的循环低灌注状态以及循环血中的血管加压素不足等因素有关。当全身血管阻力下降对于中等剂量的交感肾上腺素药物如肾上腺素或去甲肾上腺素无反应时,与中断体外循环相比,使用主动脉内球囊反搏通常更有效。因为后者能够通过建立有效的搏动压改善冠脉血流灌注以及心脏功能。由于重新建立了动脉血流,外周血管阻力能够明显改善。有时,尽管使用了上述干预措施,全身血管阻力仍然很低,此时,静脉输注精氨酸加压素(0.04~0.1U/min)或能有效地逆转儿茶酚胺抵抗的全身血管阻力低。在心功能较好的情况下,通常于移植后6~12小时全身血管阻力恢复正常,可以逐渐停用药物。

(二)左心舒张功能不全

孤立的左心室舒张功能障碍的标志是左心房压力升高,升高的左心房压力能够在心室收缩功能正常或接近正常的状态下保证有效的心输出量。在心脏移植术后由于缺血再灌注引发的可逆的心肌损伤会导致短暂的左心室或右心室舒张功能不全,通常于几天后能够恢复正常。尚不清楚这种现象与3个月之后出现的心脏限制性病理生理改变的关系,然而严重的心内膜下缺血损伤以及随后的心肌纤维化有可能导致移植心脏发生永久性舒张功能不全。获得性的心脏舒张功能障碍也可能与“较大体积”的供者心脏置于较小的受者心包腔内或术后纵隔积血导致的心包填塞有关。

在手术中对于舒张功能障碍的治疗通常静脉应用硝酸甘油0.5~2μg/(kg·min)。密切监测液体的出入总量,限制静脉液体输入量以及采用利尿治疗通常有效。当全身血管阻力增加时应在术后最初的24~48小时静脉使用硝普钠来降低后负荷,随后可以用降低后负荷的口服药物替代。米力农等正性肌力药物能够在增加心脏输出的同时有效的降低外周血管阻力。

在移植后的最初几天,如果突然出现明显的左室或右室功能不全通常提示有纵隔积血导致的心包填塞。一旦伴有血流动力学改变,经胸超声心动图一般能够发现残存的血液。此时,应该进行紧急的外科手术来清除残存血肿。任何情况下,都应常规行超声心动图检查来评估心脏功能以及鉴定心脏周围是否存在渗漏。在渗漏液较多时,应该行外科手术加以引流。

四、排斥反应

通常根据排斥反应发生的时间,将排斥反应分为超急性排斥反应、急性排斥反应和慢性排斥反应。经过术前抗群体反应抗体的筛查以及供者与敏感个群特异交叉反应的筛选,目前由抗人白细胞抗原抗体介导的最凶险的移植心脏超急性排斥反应已经极为罕见。急性细胞排斥反应可能发生在移植后的任何时候,以最初的3~6个月最常见,其实质是T淋巴细胞介导的淋巴细胞和巨噬细胞浸润以及心肌组织的坏死。急性血管排斥反应较少见,有关机制涉及细胞免疫和体液免疫,常导致移植器官功能不全或死亡。不论受者的性别如何,发生急性排斥反应的最高危因素是供者来自于年轻女性。尽管85%的急性排斥反应发作能够被糖皮质类固醇激素单独治疗逆转,急性排斥反应目前仍然是心脏移植受者死亡的最主要原因。心脏移植的慢性排斥反应主要表现为移植心的冠状动脉严重硬化,又称为移植心血管病(CAV),与感染和急性排斥反应一样,是移植后1~3年死亡的主要原因之一。在移植第3年及以后始终占总死亡病因的16%左右。下文将详细阐述CAV。

(一)排斥反应监测

1. EMB　EMB一直被认为是诊断排斥反应的“金标准”。ISHLT指南认为成人心脏移植后的头6~12个月应该定期行EMB监测排斥反应。在移植1年之后,对具有远期发生急性排斥反应的高危受者,需延长EMB定期监测时间,可以每4~6月1次,以降低发生血流动力学恶化的排斥反应的危险,同时降低特定人群(如黑人)的死亡风险。最后,对于移植后存活超过5年的成人受者,EMB监测频率无明确规定,主要取决于受者的临床状况和远期发生排斥反应风险的大小。

EMB最常应用的是活检钳经由右颈内静脉入径。按照ISHLT的移植心脏排斥反应组织学分级标准,判断排斥反应需要最少4块心内膜心肌组织,且每块的纤维组织、血栓或人为挤压的部分必须少于50%。活检标本一般都被固定在福尔马林中,偶有需紧急诊断时可采用冰冻切片。熟练的EMB操作者进行操作,并发症发生率在0.5%~2%。并发症主要包括静脉血肿、误穿刺颈动脉、气胸、心律失常、右心室穿孔和三尖瓣受损。

2. 无创监测手段　2010年的ISHLT指南认为具有心室诱发电位监测技术经验的移植中心,可运用远程起搏器非侵入性的记录心肌内心电图监测排斥反应低危受者；其次，心脏移植术后6个月至5年间，对于低危受者，可适当采用基因表达谱技术（Allomap）排除2级及以上级别的急性细胞排斥反应。最后，指南不建议临床上常规使用心电图参数监测急性排斥反应；不建议以心脏超声检查或磁共振替代EMB监测急性排斥反应；不建议使用脑钠肽、肌钙蛋白I或肌钙蛋白T、C反应蛋白等全身炎症反应指标监测急性排斥反应。

（二）超急性排斥反应

超急性排斥反应一旦诊断明确，应立即开始治疗。最好是受者仍在手术室时就开始进行。可考虑治疗方法包括：①大剂量皮质类固醇激素冲击治疗；②血浆置换；③静脉注射免疫球蛋白；④应用抗胸腺细胞抗体；⑤静脉注射CsA或Tac和MMF；⑥静脉注射正性肌力药物和缩血管药物；⑦机械循环支持。术中需获取心肌组织标本，以明确超急性排斥反应的病理诊断。如果上述措施不能促使移植心脏的功能恢复至可接受的水平，则需考虑再次紧急心脏移植。但是，在超急性排斥反应情况下行再次移植术受者死亡率很高。

（三）急性排斥反应

1. 急性排斥反应诊断　在CsA时代，大多数的排斥反应发作具有隐匿而凶险的特征。病人可能没有迹象或症状，或往往出现轻微疲劳或气短症状，也可有颈内静脉压力升高等右心室功能不全的迹象。严重的排斥反应可有左心衰竭征兆。在排斥反应的早期，器官发生不可逆反应之前EMB是最有效的监测手段。

移植后的半年内，排斥反应的风险较大，需要较高频率的EMB监测。国内阜外医院采用巴利昔单抗诱导治疗后，受者于术后3周、3个月、6个月和12个月常规各作一次EMB的频率，术后一年内所有病人进行EMB监测平均4.2次/人。其中0.8%、9.8%和18.7%的病人分别发生过Ⅲb级、Ⅲa级和Ⅱ级排斥反应。活检阳性率Ⅲb级0.3%、Ⅲa级3.4%和Ⅱ级7.3%。

2004年ISHLT的病理学委员会提出简化1990年的诊断分级标准后，目前细胞排斥反应分为轻、中和重度。细胞排斥反应和抗体介导的排斥的组织学特征在本书的病理诊断章节有详细描述。心脏排斥反应除了组织学分类，为了方便临床治疗，2004年的诊断标准还增加了有无血流动力学异常的分类。当临床出现心脏功能下降时，最大的可能是与排斥反应有关。有创血流动力学监测和超声心动图虽然有助于心功能的判断，但是排斥反应诊断的金标准仍然是根据EMB的组织学结果。

2. 急性排斥反应治疗

（1）有症状的急性细胞性排斥反应治疗：如果怀疑发生了有症状的急性排斥反应，需尽早行EMB。有症状的急性排斥反应应住院治疗。血流动力学不稳定者应在ICU治疗。无论EMB的ISHLT分级结果如何，有症状的急性细胞排斥反应应首选静脉大剂量皮质类固醇冲击为治疗方案。当出现血流动力学不稳定时，特别是在静脉使用大剂量皮质类固醇激素12～24小时内未见临床症状改善时，需加用抗胸腺细胞抗体进行治疗。根据需要，可以给予静脉正性肌力药物及缩血管药物，以维持足够的心输出量和体循环血压，直至移植心脏功能恢复。当应用大量皮质类固醇和（或）加用抗胸腺细胞抗体进行治疗时，需预防性使用抗生素防止机会性感染。免疫抑制治疗的维持方案也应该适当调整以减少排斥反应复发的风险。调整内容包括确认受者对现有治疗方案的依从性、增加现有免疫抑制剂的剂量、增加新的或转换成其他不同的免疫抑制药物。治疗急性细胞排斥反应的过程中需要用超声心动图监测移植心脏功能，1～2周后应再次进行EMB判断治疗效果。对于急性细胞性排斥反应级别较低，但出现血流动力学不稳定的受者，应该考虑存在抗体介导的排斥反应的可能性。

（2）无症状的急性细胞性排斥反应治疗：对于EMB诊断的重度急性细胞性排斥反应即使没有临床症状或移植心脏功能不全的证据，也应该进行治疗。中度无症状的急性细胞性排斥反应，可选用静脉或口服皮质类固醇激素治疗。重度急性细胞性排斥反应首选静脉应用大剂量皮质类固醇激素治疗并调整免疫抑制维持治疗方案。当使用大剂量皮质类固醇和（或）抗胸腺细胞抗体治疗排斥反应时，应预防性使用抗生素防治机会性感染。对中度或重度无症状急性细胞性排斥反应病人开始治疗后2～4周，也应随访EMB。无组织学好转表现的排斥反应，可考虑应用抗胸腺细胞抗体治疗。绝大多数轻度无症状细胞性排斥反应的病例无需治疗。中度无症状细胞性排斥反应病人，特别是发生在移植12月以后的，可以不予治疗，但强烈建议严密随访监测（临床表现，心脏超声和EMB）这些未予治疗的病人。

（3）复发或激素耐受的急性细胞性排斥反应治疗：对于复发的或激素耐受（激素负荷效果不佳）的急性细胞排斥反应，需考虑应用抗胸腺细胞抗体治疗，并应重新评估免疫抑制维持治疗方案。对于复发的或激素耐受的急性细胞排斥反应病人即使持续无症状，仍建议反复应用超声心动图监测移植心脏的功能。对于此类病人也可考虑采用其他方法，包括甲氨蝶呤冲击治疗、光免疫化学疗法和全身淋巴结照射。此时，建议对EMB的病理结果进行再评估，确认是否合并抗体介导的排斥反应，并检测受者血浆内是否存在抗HLA抗体。

（4）抗体介导排斥反应治疗：抗体介导排斥反应治疗中，用于阻断抗体介导的移植心损伤的措施有静脉大剂量皮质类固醇冲击和溶细胞免疫治疗。消除血循环中抗HLA抗体或减少其活性的措施包括：①血浆置换；②免疫吸附；③静脉注射免疫球蛋白。用于维持适当心输出量和体循环血压的方法有静脉应用正性肌力药物和缩血管药物，以及机械辅助。当怀疑抗体介导的排斥反应时，应对EMB标本进一步进行免疫组化染色，以检测补体裂解产物和可能存在的抗体。同时筛查受者血浆中是否存在抗HLA抗体，并对其进行定量和特异性检测。开始治疗1～4周后应再次进行EMB，标本仍需进行免疫组化辅助诊断。应进一步调整免疫抑制维持方案。为了减少移植心脏血管内的血栓形成可以考虑应用系统抗凝治疗。如果上述措施仍不能使心脏功能恢复至可接受的水平，可考虑急诊再次行心脏移植，但预后不佳的可能性大。

五、移植术后心律失常

移植心脏心律失常的发生机制复杂，手术所致的心脏去神经化、窦房结直接受损或缺血损伤、单心房或双心房扩大均可导致移植心脏发生心律失常，并加剧其发展。此外排斥反应可以通过累及心脏传导系统，导致心肌电生理特性发生改变。移植后任何时期的心脏功能受损，心腔扩大都可导致心律失常的发生。CAV被认为是心律失常特别是移植6个月后心律失常发生的主要原因之一。

（一）心动过缓

移植心脏心动过缓发生率报道不一，在不同的病例组中最高可达50%以上。虽然可见房室传导阻滞，但是绝大多数心动过缓为窦性心动过缓。在术中对移植心脏进行再灌注后，大多数情况下可恢复正常的窦性节律。临床上，在移植后数周新出现严重心律失常的情况并不常见。然而，电生理研究显示25%～30%的心脏移植病人有窦房结功能障碍，其中包括窦房结复极时间延长（>1400ms），校正的窦房结恢复时间（>520ms）和房室传导时间异常。心脏移植后窦房结功能障碍的原因不完全清楚，可能与外科手术创伤、不完善的心肌保护、心脏去神经支配和供者潜在的窦房结功能障碍有关。少数临床研究显示双腔法术式与双房法术式相比，能降低窦房结功能障碍的发病率。术后前2周发生窦性心动过缓的原因可能是心脏缺血、排斥和药物作用。异丙肾上腺素和间羟胺可作为暂时的治疗措施，对不可逆的窦性心动过缓需要安装永久起搏器。有证据表明心脏移植术后近70%的窦性心动过缓可以自动缓解，且相关的风险并不增加，而安装永久起搏器会导致并发症发生率升高。因而对无症状的窦性心动过缓较少采用起搏器治疗。

（二）期前收缩

移植心脏房性期前收缩可见于半数以上的病人。对于6周后新出现的房性期前收缩需要评估是否有排斥反应发生。如果排斥反应不存在，没有必要行进一步检查。因为此时房性期前收缩与非移植病人一样，通常呈良性。移植心脏室性期前收缩，在移植术后早期，几乎可见于所有病人。但是在术后数月或数年后新出现的室性心律失常，其原因可能是排斥反应或缺血。室上性心动过速、房性心动过速、房扑和其他室上性心律失常在心脏移植术后常见，在治疗方面尚无系统的研究。

（三）心房颤动

心脏移植后心房颤动发生率在成人占5%～24%，在儿童占3%。其中50%～75%发生在移植术后2周内。除了常见的心脏手术因素外，与移植心脏有关的可能病因包括对儿茶酚胺高敏、局灶性排斥反应导致微折返、术后心房解剖结构异常、机械因素（EMB、导管检查）和CAV。与非移植心脏相比，移植心脏有较明显的舒张功能不良，对控制心率的药物具有较高的敏感性，且对抗心律失常药物的副作用具有不确定性。尽管β受体阻滞剂可引起明显的运动耐量下降，硫氮䓬酮可导致CsA浓度升高，但是谨慎地增加β受体阻滞剂剂量和应用非二氢吡啶类钙离子拮抗药，常常能够有效地控制心室率。在需紧急控制心室率时，普鲁卡因胺的成功率要高于胺碘酮和伊布利特。在长期的心室率控制方面，无CAV病人使用ⅠC类药如氟卡尼的副作用最小，但仍须考虑病人以后可能发生的缺血，继而产生致心律失常作用。治疗左心功能不全或CAV病人用ⅠA类药普鲁卡因胺或奎尼丁更安全。Ⅲ类抗心律失常药索他洛尔、胺碘酮、伊布利特、多非利特也可使用，但是移植后心脏对有减慢心率效应的β受体阻滞剂和胺碘酮高度敏感，使用时须小心。

（四）心房扑动

移植心脏的心房扑动发生率在成人为12%～30%，在儿童为6%。移植术后任何阶段发生心房扑动都应该高度警惕排斥反应或CAV的发生。临床上心房扑动通常与心房颤动并存，且治疗方法一致。作EMB时使用起搏器超速抑制通常能使房扑转复为窦性心律。射频消融治疗心房扑动、房室结消融后用永久起搏器替代治疗心房扑动均有成功的病例报道。与心房颤动一样，心脏移植后心房扑动病人栓塞的危险性尚无评估，有人建议用抗凝治疗。

（五）其他室上性心动过速

心脏移植术后除了心房颤动和心房扑动以外的室上性心动过速的发生率成人为12%～17%，儿童为2.3%。文献报道的这些心律失常难以分类，其中有一些是明确的阵发性房室结内折返性心动过速或房室间旁路折返性心动过速。移植心脏的室上性心动过速治疗方法与非移植病人的相同。腺苷可有效地用于诊断和治疗。但移植心脏对这一药物有高度敏感性，要求低剂量（1/3常规剂量）使用，且须特别谨慎地避免长的心跳间歇。虽然非移植心脏的折返和明确的异位兴奋灶常常能够被射频消融清除，但是移植心脏持续存在的心律失常，可能与心肌缺血、排斥反应、肺的病变或感染相关，因此，射频消融的疗效有待进一步评价。

（六）室性心动过速

CsA上市以后，原位心脏移植的持续性室性心动过速和心室颤动发生率低于2%。该类心律失常具有致命性的特征。虽然文献报道不多，但是心脏移植术后至少有10%的病人发生猝死和不明原因的死亡，其最主要的原因应该是持续性室性心动过速和心室颤动，其次是心动过缓。因此该类心律失常实际发生率很可能高于统计的数字。极少数经历持续性室性心动过速或室颤而存活下来者，应该进行积极的检查，确定其是否存在排斥反应或缺血因素。根据心律失常的原因，可以用植入性除颤起搏器（ICD）进行治疗。如果心律失常发作频繁或移植心脏病理改变严重，应该考虑再次移植。

（七）非持续性室速

非持续性室速常见，意义尚不清楚。在一项对25例病人的队列研究中非持续性室速与早期排斥反应（平均移植后7天）的发作次数相关。尽管非心脏移植病人的非持续性室速是心脏性猝死的危险标志，安装ICD可以改善生存率。但是非心脏移植病人的数据是否可以推论到原位心脏移植的病人尚有争议。有关ICD植入移植心脏并发症的发生率还需进一步收集数据。

六、移植心脏血管病

移植心脏血管病（CAV）或称慢性排斥反应是一个涉及免疫损伤和血管纤维化的复杂过程，确切机制尚不清楚。CAV占心脏移植后5～10年主要死亡原因的10%以上。50%的供者心脏在移植后5年经冠状动脉造影可检查出CAV。到目前为止，不断进步的免疫抑制剂并不能明显降低CAV的发生。CAV可能发生于移植后的几周内，继而以隐蔽的方式快速进展至完全阻塞冠状动脉管腔，致使移植心脏因缺血而发生心功能不全。由于移植心脏是去神经的，CAV所致的移植心脏心肌缺血可以是无痛性的。室性心律失常、充血性心衰、猝死通常为CAV首发表现。

ISHLT指南建议在移植后4～6周和1年行冠状动脉造影结合冠脉血管内超声（IVUS）检查，用以排除供者术前冠状动脉血管病变和发展迅速的CAV，并提供预后信息。冠状动脉造影除了能够诊断冠脉狭窄外，还可检测冠脉血流储备，对评估CAV表现为小血管冠脉病的诊断有所帮助。IVUS提供了有关血管壁形态和内膜增厚程度的量化指标。成年受者存活1年后，需每年至少进行1次冠脉造影评估CAV的发展情况。心脏移植后3～5年内未出现CAV者，特别是合并肾功能不全者，可减少检查频率。CAV经皮冠脉介入治疗术后6个月需随访冠脉造影检查，因为心脏移植受者有较高的血管再狭窄率。由于敏感性和特异性有限，无创性检查（铊显像和多巴酚丁胺负荷超声心动图）筛查CAV的可靠性受到质疑。近年来多源CT有希望替代有创性方法来筛查CAV，但是一些心脏移植后静息心率过快的受者成像效果受到影响。

当前唯一确定的治疗严重CAV的方法是再移植。由于CAV具有远端血管弥漫性受累的特征，致使支架和血管重建效果明显差于非心脏移植病人，因此预防性治疗显得非常重要。移植前应该着重强调防止供者冠状动脉内膜损伤、缩短缺血时间和改善心肌保护。移植后需注意经验性的危险因素的控制。其中免疫因素包括组织相容性错配，急性排斥反应发作和慢性炎症反应等。非免疫因素包括供者脑死亡的原因、巨细胞病毒感染、年龄、女性、吸烟、肥胖、高脂血症、高同型胱氨酸血症、糖尿病、高血压、吸烟和缺血再灌注损伤等。

高脂血症和胰岛素抵抗是最重要的非免疫因

素。已有几项研究表明钙通道阻滞剂、ACEI和他汀类降脂药、西罗莫司在减少CAV发生和延缓CAV进展方面显示出疗效。不论移植受者血脂水平如何,已证实他汀类药物治疗可以减少CAV发生并改善其长期预后。因此所有心脏移植受者(包括成人和儿童)均适用他汀类药物。CAV病人可考虑细胞增殖信号传递抑制剂替代MMF或硫唑嘌呤。动物实验和心脏移植病人应用华法林和潘生丁对CAV的作用结果有对立。目前心脏移植病人尚不确定是否应该继续用标准剂量的阿司匹林、大剂量阿司匹林、转换阿司匹林为氯吡格雷,或不用抗血小板制剂。成人或儿童患有CAV者均建议使用经皮冠脉介入药物洗脱支架治疗,后者可在短时间内缓解较弥漫的冠状动脉病变。对于某些经严格选择,病变适合外科血管重建治疗的病人,可考虑行冠状动脉搭桥,对于严重CAV且无再次移植手术禁忌的病人,可考虑再次行心脏移植。

七、心脏移植后恶性肿瘤

目前,随着移植长期存活人数增多,服用免疫抑制剂多年的受者恶性肿瘤发生率也不断上升。2012年ISHLT的报道显示心脏移植受者术后5年20%以上的死亡源于恶性肿瘤。发生率最高的是皮肤癌,为3年5.7%,5年9.9%,10年19.8%。其次是PTLD,发生率为3年1.4%,5年2.1%,10年3.7%。其他恶性肿瘤总发生率为术后3年3.4%,5年6.5%,10年是14.9%。皮肤癌早期发现并积极治疗,预后良好。PTLD的治疗效果也较前有所改善。有报道显示发生PTLD的心脏移植受者进行化疗后病死率仅为25%,存活病人均获得完全缓解,并在随后平均64个月的随访中无一人复发。心脏移植病人中其他部位恶性肿瘤,如前列腺、乳腺和肠道肿瘤与一般人群的发病率并无差别。虽然病毒介导相关肿瘤(如子宫颈癌和卡波西氏肉瘤)的发生率,在心脏移植术后病人稍高于正常人群,但是总体发生率仍然相对较低。常规的癌症筛查在心脏移植受者随诊过程中仍然是非常必要的。

八、其他并发症

(一)心脏移植后慢性肾功能不全

ISHLT报道心脏移植术后7年,肾功能不全(定义为血肌酐>2.5mg/dl)的累计发生率达36%。此外,2.5%的肾功能不全病人,于术后5年需要进行透析治疗。虽然,一些心脏移植病人的肾功能不全与术前存在的肾脏疾病有关,但绝大多数为术后获得性的。CsA和Tac具有肾毒性,对术后病人的肾功能影响最大。新近发现一些基因与CsA和Tac所致的肾毒性相关,即一些有TGF-beta1Pro基因的个体对肾毒性的敏感性较高。临床上减少具有肾毒性药物的剂量,避免脱水,仔细寻找非免疫抑制剂相关的可逆性因素十分必要。动物试验表明普伐他汀能够减轻CsA所致的慢性肾间质炎症和纤维化。此外,醛固酮受体拮抗剂也被动物实验证实可以减轻CsA所致的肾损害。最后,在数个针对减轻CsA慢性肾损害的临床试验中,仅有钙通道阻滞剂尼非地平被证实可延缓CsA所致的肾间质纤维化的发展,从而减轻它对肾脏的长期毒性作用。非随机的临床试验证实从CsA或Tac转换为西罗莫司,继发的肾功能不全可以得到部分或全部恢复。国内也有成功经验。

心脏移植病人应该常规监测尿常规和即时尿蛋白/肌酐比。至少每年估测一次肾小球滤过率(GFR)。对于GFR<60ml/(min·1.73m^2)的病人和GFR曾快速下降[每年下降>4ml/(min·1.73m^2)]的病人,应增加检查频率。若受者GFR<30ml/(min·1.73m^2),尿蛋白>500mg/d,或血肌酐迅速下降[>4ml/(min·1.73m^2)]应转诊给肾脏病学专科医师处理,必要时考虑肾移植。

鉴于可能出现排斥反应,无CNIs的免疫抑制方案仅慎用于CNIs减量后仍存在肾功能不全的心脏移植受者。在普通人群中证实能延缓肾功能不全进展的措施均可用于心脏移植受者。其中包括严格的血糖和血压控制,使用ACEI或者血管紧张素Ⅱ受体阻滞剂。肾功能不全的移植病人应至少每年检查一次糖化血红蛋白水平,如检出贫血,应定期监测体内铁水平,并适时应用EPO,使血红蛋白维持在11~13g/L。对于患终末期肾病、适合肾移植的心脏移植病人,肾源应选择活体供者。当ACEI或血管紧张素Ⅱ受体阻滞剂不能有效控制高血压或有应用禁忌时,可使用钙通道阻滞剂替代。

(二)心脏移植后高血压

据ISHLT报道心脏移植后1年和5年,高血压患病率分别为72%和95%。由于高血压常见于心脏移植后的成人和儿童,可以通过动态血压监测进行评估。尚无大规模随机临床试验评价抗高血压治疗对病死率和移植心脏存活的影响。一般认为抗高血压治疗对心脏移植病人的益处至少等同于非移植病人。心脏移植后的高血压以昼夜节律紊乱和24小时血压负荷增加为特征。常规剂量的ACEI和钙通道阻滞剂单药治疗对多数病人有一定疗效。但需注意CsA或Tac与ACEI或血管紧张素Ⅱ受体阻滞剂合用可导致高钾血症和加重肾功能不全。许多二氢吡啶类钙通道阻滞剂，如地尔硫䓬、维拉帕米、氨氯地平、非洛地平和尼卡地平增加CsA浓度23%～35%。在钙通道阻滞剂中地尔硫䓬最常被用于降压，主要是由于该药通过抑制肝脏细胞色素P450酶而升高CsA或Tac的血药浓度1.5～6倍，可降低CsA或Tac的用量以节省费用。而且有报道显示地尔硫䓬对CAV有益。移植后高血压有可能不易控制，需要几类降压药联合应用。已有报道非洛地平增加Tac浓度>50%。虽然，尼非地平对CsA的药代动力学无影响，但是任何二氢吡啶类钙通道阻滞剂药与Tac和CsA合用或停用时均需谨慎。利尿剂虽然对移植病人降血压有效，但很少单独使用。利尿剂与CsA或Tac合用时，应注意避免病人容量相对不足。α受体阻滞剂、β受体阻滞剂和直接血管扩张剂（肼苯哒嗪）均已被成功地应用于心脏移植病人。去神经化的心脏主要是靠循环中儿茶酚胺水平来调整对运动的正性肌力反应。β受体阻滞剂能够明显限制体重大的心脏移植病人的运动耐量，一般在顽固高血压或伴有CAV所致心肌梗死时才使用大剂量β受体阻滞剂。个别病人将CsA换成Tac，降低CsA或皮质类固醇激素剂量有助于控制血压。

建议心脏移植后血压控制目标与一般人群相同。调整生活习惯可以协助药物治疗，以达到更有效地控制血压的目的。通常根据经验和治疗后的降压效果对心脏移植后病人高血压治疗药物进行选择。钙通道阻滞剂是最常用的药物，但ACEI和血管紧张素Ⅱ受体阻滞剂对合并糖尿病病人疗效更好。纠正糖尿病和高脂血症等危险因素应该作为对心脏移植病人高血压治疗的补充。适当对免疫抑制方案进行调整，尤其是停用皮质醇类药物，对于心脏移植后高血压的控制是有帮助的。

（三）心脏移植术后高脂血症

心脏移植病人高脂血症常见，原因是部分病人移植前存在血脂异常，其次是已知的CsA和皮质类固醇激素对血脂代谢的影响。ISHLT报道心脏移植后1年和8年分别有50%和80%的病人存在高脂血症。需要鼓励所有心脏移植病人限制胆固醇和其他脂肪的摄入，坚持锻炼，保持理想体重。如能够减少皮质类固醇激素也将有助于血脂的控制。个别病人从CsA转换为Tac有助于高脂血症的控制。目前尚无针对移植病人的血脂管理指南，一般认为将这类高危病人的低密度脂蛋白控制在低于100mg/dl似乎比较合理。他汀类药被数个临床研究证实能延长心脏移植病人短期和长期存活，减少CAV的发生，因此建议无论胆固醇水平如何，所有心脏移植病人都应该应用他汀类降脂药。然而应注意CsA和Tac与他汀类药合用会增加肌溶解的危险。抑制胆固醇在肠道内吸收的药物依折麦布（ezetimibe）与辛伐他汀（10mg/d或20mg/d）联合可用于对他汀类药物不耐受或尽管服用高剂量的他汀类药物胆固醇仍控制不满意的病人。高甘油三酯血症可能是发生CAV的危险因素，但尚无随机试验证实在心脏移植受者中降低甘油三酯水平的确切作用。

结　语

在围术期对心脏移植并发症进行药物及机械辅助治疗，能够有效提高心脏移植受者的近期生存率。心脏移植术后最主要的死亡原因及最严重并发症依次是移植心脏衰竭、感染、排斥反应、CAV和恶性肿瘤。移植心脏排斥反应的有创性EMB和无创性监测方法始终是研究的热点。在心脏移植病人中，免疫抑制剂个体化应用经验的积累至关重要。专科医生和护士在随访中对心脏移植相关并发症和合并症的高度关注，有助于改善心脏移植受者的生存期限和生存质量。

（胡盛寿）

参考文献

1. Mariell Jessup, Nicholas Banner, Susan Brozena et al. Optimal Pharmacologic and Non-pharmacologic Management of Cardiac Transplant Candidates: Approaches to Be Considered Prior to Transplant Evaluation: International Society for Heart and Lung Transplantation Guidelines for the Care of Cardiac Transplant Candidates—2006. J Heart

Lung Transplant,2006,25:1001-1178.

2. D Mancini, K Lietz. Selection of Cardiac Transplantation Candidates in 2010. Circulation,2010,122:173-183.
3. Feldman D, Pamboukian SV, Teuteberg JJ, et al. The 2013 International Society for Heart and Lung Transplantation Guidelines for mechanical circulatory support: executive summary. Heart Lung Transplant,2013,32(2):157-187.
4. Costanzo MR, Dipchand A, Starling R, et al. The ISHLT Guidelines For The Care Of Heart Tr ansplant Recipients. J Heart Lung Transplant,2010,29(8):914-956.
5. Stehlik J, Edwards LB, Kucheryavaya AY, et al. The Registry of the International Society for Heart and Lung Transplantation: 29th official adult heart transplant report——2012. J Heart Lung Transplant,2012,31 (10): 1052-1064.
6. Costanzo MR, Dipchand A, Starling R, et al. The International Society of Heart and Lung Transplantation Guidelines for the care of heart transplant recipients. J Heart Lung Transplant,2010,29(8):914-956.

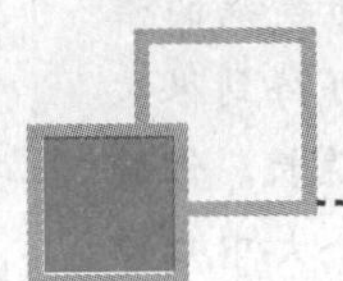

第十六章 肺移植

学习目标：

1. 初步掌握肺移植适应证、禁忌证、手术时机及围术期处理原则
2. 了解目前全球肺移植的发展情况
3. 了解肺移植术后主要并发症及处理原则
4. 了解心肺联合移植的进展

1983年加拿大多伦多总医院的Cooper教授成功为一名58岁终末期肺纤维化男性病人作了右肺移植，此后肺移植在世界各地广泛开展，肺移植后生活质量和生存率的提高使肺移植术在治疗各种严重的肺疾病中被广泛接受，肺移植技术得到了长足的发展。随着移植技术的成熟，受者存活状况得到很大改善，肺移植术后能显著提高受者的生存质量，延长生存时间，为终末期肺病病人带来了更多生存的希望。

第一节 概 述

肺移植是治疗多种终末期肺病的唯一有效方法。根据国际心肺移植协会（The International Society for Heart & Lung Transplantation，ISHLT）的最新统计，目前肺移植的主要适应证包括：慢性阻塞性肺疾病（36%），特发性肺间质纤维化（22%），囊性纤维化（16%），α_1-抗胰蛋白酶缺乏性肺气肿（7%），肺动脉高压（3.1%），支气管扩张（2.8%），肺结节病（2.5%）等。

一、肺移植发展

1983年加拿大多伦多肺移植中心成功实施肺移植，病人获得长期存活，30年来，肺移植已在实验成功的基础上发展成为临床治疗终末期肺病的唯一方法，使越来越多的终末期肺病病人获得了新生。在欧美国家，肺移植已经相当成熟，截至2011年底，全球已完成40 000多例肺移植手术，肺移植术后3个月、1年、3年、5年、10年的生存率分别为88%、79%、64%、53%和30%，所有肺移植病人的中位生存期为5.5年。

我国大陆地区的肺移植历史要追溯到1979年，北京结核病研究所辛育龄教授等尝试为2例肺结核病人进行肺移植，因急性排斥反应及感染无法控制，分别于术后第7天及第12天行移植肺切除。此后，临床肺移植长期处于停滞状态。1994年1月至1998年1月，北京、广州等地共开展了近20例肺移植术，但仅有北京安贞医院陈玉平报道的2例受者长期存活，其余受者均在术后短期内死亡。之后因术后并发症多，受者的存活率低，全国临床肺移植工作又停滞了5年。

2002年9月，无锡市人民医院在国内首次为肺气肿病人成功实施了肺移植，再次启动了我国临床肺移植。2002年以来，全国有10多家中心开展了肺移植。至2012年底，全国肺移植总数为337例。与肝、肾移植相比，我国肺移植的数量和质量还有待进一步提高。

二、肺移植技术待成熟

目前制约肺移植发展的主要障碍是受者死亡率高、术后早期移植肺无功能、慢性排斥反应导致受者长期存活率低等，这也是目前国际肺移植研究的重点。不同于肝、肾等实体器官，肺是一个空腔脏器。安全的冷缺血保存时限只有

4～6小时，而且容易发生严重的缺血再灌注损伤，可能导致早期移植肺水肿和肺功能丧失。因此，移植过程中对供肺的获取、保存、植入、再灌注的要求较高。

由于肺是对外开放的器官，肺移植后的早期感染（包括细菌、病毒和真菌）极为常见，而且是受者死亡的主要原因之一。国内的肺移植受者术前身体条件普遍较差，多数曾使用过大量抗生素，耐药现象严重，加大了肺移植后感染控制的难度。此外，急性排斥反应作为肺移植后的常见并发症，也是影响肺移植发展的重要因素。尽管肺移植受者免疫抑制剂的用量和血药浓度水平均高于其他实体器官移植，但肺移植后的急性排斥反应要多于肝、肾移植。因此，肺移植受者的长期存活与包括外科医师、呼吸内科医师、麻醉科医师、重症监护医师、物理治疗师和护士等在内的多学科合作团队及围术期管理密切相关。

三、我国肺移植面临的问题

除了技术原因之外，导致肺移植在我国发展相对滞后的一个重要原因在于，病人对肺移植的认识不够，不到万不得已一般不会选择肺移植。目前我国每年肝移植总数为1500例，肾移植3000例左右，而肺移植每年仅有50～60例，仅利用了4%的供肺资源，这和发达国家有所不同。在美国，因为供者缺乏，能得到供肺进行肺移植的病人控制在65岁以下，法律规定要将有限的肺脏资源分配给相对年轻的病人。当病人的预计存活期为2年时就开始排队等待肺移植。尽管如此，每年还是有40%列入肺移植等候名单的病人因没有供肺而死亡。相比之下，在我国一方面大量的供肺都处于浪费状态，另一方面还有病人因等不到肺脏而死亡，原因是病人是几乎到了濒死状态才来寻求肺移植。

此外，一般医务人员对肺移植进展并不了解，至少认为肺移植并不成熟，不愿推荐病人接受肺移植。1998年美国和欧洲已经有了统一的“肺移植的选择标准”，按此标准，我国至少有数万人是肺移植的潜在受者。我国目前接受肺移植的病人年龄偏大、基础条件差、高危因素多。很多病人直到呼吸机依赖才要求实施肺移植。国外的病人接受肺移植是为了改善生存质量，而在我国是为了拯救生命。

结　语

肺移植是治疗多种终末期肺疾病的唯一有效方法，术后病人生活质量可得到很大程度改善，生存期也可得到明显延长。但肺移植与肝肾移植相比，全国除几个大中心以外，大多数中心移植例数较少，手术技术尚不成熟，严重制约了肺移植的发展。经过多年的努力，中国肺移植已经开始起步，且发展迅速，相信经过几年的努力，肺移植在中国可以展开新的一页。

第二节　肺移植的适应证、禁忌证

一、肺移植的适应证和手术时机

与其他实体器官移植一样，选择合适的肺移植受者是肺移植成功的关键。目前国际上肺移植发展的主要障碍是可利用供者的短缺，受者常常因等不到合适的供者而死亡。因此供者资源应最优化分配和使用，确保肺移植受者为终末期肺疾病，无其他可以替代措施时才能选入等候移植名单。为了有助于更好地选择肺移植受者，1998年在国际心肺移植协会支持下初步制定了肺移植指南。2006年，在此基础上又重新进行了修订。要提高肺移植的手术成功率、肺移植术后近期和远期的生存率，术前必须对每一例肺移植受者进行严格的评估和内科治疗。本章重点介绍肺移植的适应证、禁忌证与相关疾病的选择标准、手术时机。

（一）适应证

慢性、终末期肺疾病，或其他的医疗手段医治无效的均为肺移植术的适应证。潜在的肺移植受者应当给予专业的保健咨询。目前肺移植的主要适应证包括：慢性阻塞性肺疾病、特发性肺间质纤维化、囊性纤维化、α_1-抗胰蛋白酶缺乏性肺气肿等。

研究表明肺移植可以延长病人生存期，尤其是对于严重的囊性肺纤维化、特发性肺纤维化和原发性肺动脉高压病人。但关于肺气肿病人的报道比较矛盾，两份研究结果表明包括艾森曼格受者在内的肺移植术并未延长病人的生存时限。同时，研究表明不同时间对存活率的评价可以得到不同的结果，随着时间推移存活率将升高。

如何评价存活率是否得到提高是一个值得探讨的问题。肺移植术对大多数病人来说都是相对的姑息治疗,但可以改善生活质量。当评价肺移植效果时,病人的生活质量也是其中重要的一项。但是由于供器官的短缺,目前很难做到仅仅为了改善病人的生活质量而行肺移植术。

（二）手术时机的选择

一般来说,当病人2~3年的生存率为50%或按照NYHA(纽约心脏协会)心功能Ⅲ至Ⅳ级水平或两者皆有,可考虑进行肺移植评估。能否安全地度过等待供肺的时期取决于等待时间的长短、不同的疾病和供者器官分配方案。等待供者的时间并不确定,这取决于多重因素,例如身高和血型。经验显示,身材矮小的女性病人需要等待合适供者的时间较长,AB血型的病人较易得到供者。特发性肺纤维化、囊性纤维化或原发性肺动脉高压病人相对于肺气肿或艾森曼格症病人更能够耐受等待的时间。

尽早进行肺移植评估非常重要。病人可以预先进入移植等待名单,并进入移植中心,在专家的指导下进行康复锻炼。无论最终病人是否需要移植,含多种学科的移植团队可以帮助病人全面改善身体状况。评估主要取决于各种临床指标(如感染率、进入ICU住院治疗、吸氧和减肥等)、实验室检查(如氧分压、二氧化碳分压等)和功能检查(如肺功能测试、超声心动图、心功能等)。

1. 慢性阻塞性肺疾病(chronic obstructive pulmonary disease,COPD)　是肺移植最为常见的疾病。对于COPD病人,只有当内外科治疗,包括戒烟、最大程度的支气管扩张、康复锻炼、长期吸氧、外科肺减容手术等,都无法阻止疾病的发展时,考虑予以肺移植。选择适当的移植时机是一个非常复杂的问题。大部分COPD病人有相对好的预后。所以,很难决定是否仅为了改善生活质量而为这些病人行肺移植。

因高碳酸血症而入院的病人大多预后不良。非移植病人的生存率随着年龄的增长而下降,并与低氧血症、高碳酸血症、肺动脉高压的程度、第一秒用力呼气量(FEV_1)、弥散功能(DLCO)及BMI相关。

生活质量是与死亡率相对独立的预测指标。以下指标与生活质量密切相关:BODE指数包括BMI、气流阻塞程度、呼吸困难的程度(MMRC)和运动能力(6分钟步行试验)。随着体重指数的增加,FEV_1和6分钟步行试验的下降,呼吸困难的指数就增加了。对625名BODE指数为7~10的COPD病人进行前瞻性研究,其生存中值大约为3年,可能较移植后的生存期短。而肺移植对BODE指数为5~6的病人来说,并不会延长其生存期。

美国肺气肿治疗研究显示:中位生存率3年的肺气肿病人,给予肺减容手术及术后药物治疗,较肺移植的生存率更低。这些病人主要为FEV_1<20%、DLCO<20%或者弥漫性肺气肿。

(1) 肺移植候选者初筛条件:BODE指数超过5。

(2) 移植适应证:①BODE指数7~10的病人,或者有下列表现之一者;②因急性高碳酸血症入院治疗的历史(PCO_2>50mmHg);③氧疗后无效的肺动脉高压和(或)肺心病;④FEV_1<20%、DLCO<20%或者弥漫性肺气肿。

2. 特发性肺纤维化(idiopathic pulmonary fibrosis,IPF)和非特异性间质性肺炎(nonspecificinterstitialpneumonia,NSIP)　IPF是特发性间质性肺炎,也是普通间质性肺炎(usual interstitial pneumonia,UIP)中最常见、最严重的疾病,是实施肺移植位居第二的疾病。如果不做肺移植,IPF病人的中位生存率为2.5~3.5年。因此,从其他间质性肺疾病中区分出IPF非常重要。患有特发性肺纤维化的病人在等待移植期间死亡率非常高。世界范围内等待肺移植术的IPF病人存活率都非常低。因此建议在分配供者器官时优先考虑IPF病人。

众多研究均表明IPF严重影响病人的生存率。与UIP相比,NSIP的预后更难以确定,并且发生纤维化的可能性较低。总之,UIP的存活率较纤维化的NSIP低。研究表明纤维化NSIP其中的一个亚型的存活率为2年,与UIP病人接近。这种亚型表现出严重的功能障碍,如不治疗,肺弥散功能会在6~12个月内急剧下降。

有研究者将肺活量测定法作为预后的指标之一。结果显示用力肺活量低于60%会增加死亡率。最近对大量IPF病人的研究结果显示肺容量较好的病人的死亡率与肺功能较差者接近。因此无法用肺活量测定法来排除病人。

肺活量连续测定是IPF病人的一项预后指标。最近有5项研究显示,最大肺活量、其他肺功能参数、氧饱和度都与较高的死亡率相关。资料提示,确诊后6个月中最大肺活量降低10%,具有非常高的死亡率。一般而言,这项指标在31%左右才有阳性意义,而阴性值为91%。这也可能是IPF病人病情恶化迅速和死亡率高的原因。

一氧化碳弥散量在预测普通型间质肺炎和纤维化 NSIP 病人的预后方面是一项更可靠的指标。一氧化碳弥散量低于 35% ~39% 常提示较高的死亡率。连续肺呼吸量测定法能够预测限制性肺疾病的进展。

运动能力的测定对于评估 IPF 病人的预后也很有价值。尽管对于心肺运动实验的价值尚无统一认识,但是 6 分钟步行试验中氧饱和度测定具有重要价值。当病人 6 分钟步行实验中氧饱和度降至 88% 以下往往具有较高的死亡率。

此外,CT 结果同样具有很高的价值。IPF 病人具有典型的影像学特征(如蜂窝肺),如病人表现出非常典型的影像学特征,往往存活时间不会太长。

(1) 肺移植候选者初筛条件:根据指南,如激素治疗失败,可能要考虑肺移植。但大量报道显示这种治疗益处有限。因此,等待 IPF 病人对治疗作出反应,相当于延迟治疗。这条建议对于其他形式的间质性肺病也同样有效。

(2) 当出现以下两点时推荐行肺移植:①普通型间质肺炎的组织学或者影像学改变与肺活量无关;②组织学改变证实 NSIP 纤维化改变。

(3) 移植适应证:组织学或影像学证实 UIP 或者合并下列中的任何一项:①一氧化碳弥散量少于 39%;②6 个月内用力肺活量低于 10% 或者更差;③6 分钟步行试验氧饱和度下降至 88% 以下;④高分辨 CT 显示蜂窝状改变(纤维分数>2)。

组织学改变证实 NISP 同时合并下列任何一项:①一氧化碳弥散量减至 35% 以下;②用力肺活量(FVC)减少 10% 或者更差;③6 个月内一氧化碳弥散量降低 15%。

3. 囊性肺纤维化(cysticfibrosis,CF)和其他原因引起的支气管扩张 CF 是居第三位的肺移植适应证。囊性肺纤维化病人常伴有慢性感染。移植后还有病原微生物残存在大气道、上呼吸道和窦道。应用免疫抑制后可能引起感染。尽管如此,囊性纤维化与其他疾病相比,肺移植术后受者存活率相近,甚至更高。

囊性纤维化具有疾病本身的特殊性。首先是感染,耐药病原菌的存在会增加肺移植术后的感染风险。目前仅依靠病原菌分型和药敏试验还无法判断绝对禁忌证。最终是否适合移植主要依赖病人的综合评估,包括是否伴有其他疾病,同时存在其他疾病时移植风险增加,甚至超出安全范围。明显的脓毒血症是肺移植绝对禁忌证。术前发热和白细胞增高会增加死亡率。

术前使用多种药物治疗或检出泛耐药的铜绿假单胞菌对短期生存率无明显影响,并非禁忌证。耐青霉素金黄色葡萄球菌、多耐药或泛耐药的革兰阴性杆菌,如 *Stenotrophomonas maltophilia*、木糖氧化产碱菌、曲霉菌等感染,虽然资料不足,但也不认为是肺移植术禁忌证。有研究指出,囊性肺纤维化病人伴 *Burkholderia cepacia* 感染,尤其是 *Burkholderia cepacia* genomovar Ⅲ感染后 1 年、3 年和 5 年的死亡率增加 30% ~40%。这类病人虽然在一些移植中心成功实施了肺移植,但仍有很多移植中心拒绝接受此类病人。当确定病人 *B. cepacia* 细菌感染后,护理非常重要。应该常规重复药敏试验以确定和管理手术期的抗生素使用。体外实验可以为泛耐药的细菌选择最适的抗生素,从而提高手术成功率。

有创机械辅助通气的 CF 病人是否可以行肺移植还存在争议。有研究指出,肺移植前的有创机械通气也是增加术后死亡率的因素之一,但这可能并不适用于 CF 的病人。气管插管也可能引起其他器官功能的恶化和脓毒血症。此外,何时应该采用有创机械通气,还涉及临终关怀的伦理学问题。囊性纤维化的病人当有下列情形时可以考虑有创呼吸机辅助通气:①病人已通过肺移植术评估,并列为候选人;②必须告知机械通气后病人状况可能变差,甚至成为移植的禁忌证;③没有明显其他器官功能衰竭;④同意气管插管。

CF 病人的肺外疾病应在术前或术后尽快规范处理,如:糖尿病、骨质疏松症、鼻窦炎、胃食管反流。这些疾病处理得好,就不再是肺移植的禁忌证。

美国囊性肺纤维化基金会调查了大量的病人,统计分析发现,当出现 FEV_1 下降 30%,并且下降非常迅速时,可以考虑肺移植。对于年龄小于 20 岁的女性病人,如果疾病进展迅速,预示预后不良,宜尽早行移植术。尤其要考虑因肺功能恶化而入院、而且可能需要转入 ICU 的病人,移植术前要进行综合性的评估。重要的指标为:FEV_1、需氧量的增加、高碳酸血症、无创呼吸机辅助呼吸、功能状态(如 6 分钟步行试验)和肺动脉高压。

(1) 肺移植候选者初筛条件:①FEV_1 低于 30% 或者下降迅速,尤其在年轻的女性病人;②肺部疾病急剧恶化,需要入 ICU 治疗的病人;③疾病恶化,需频繁的抗生素治疗;④不能耐受和再发生气胸;⑤用支气管动脉栓塞不能控制的咯血。

（2）移植适应证：①氧气依赖性呼吸衰竭；②高碳酸血症；③肺动脉高压。

4. 弥漫性肺间质纤维化与胶原性血管病　弥漫性肺实质性病变与胶原性血管病变在肺移植的适应证中占比为0.5%。肺纤维化（无论UIP或NSIP）在胶原沉着病、类风湿性关节炎和结缔组织病中都很常见。胶原血管病病人的表现差异很大，要考虑个体差异性。总之稳定期的全身性疾病为治疗的适应证，而活动性的血管炎不适宜行肺移植。

胶原性疾病并发肺部疾病病人预后的资料，主要来自于硬皮症的统计。年龄超过60岁是一项独立危险预后因素，在明确诊断时FVC低于70%至80%预示着终末期肺疾病生存时间可能较短。虽然已有硬皮症病人成功肺移植的病例，但是仅凭目前的资料，无法形成对胶原性疾病病人行肺移植术的指导规范。

5. 肺动脉高压　肺动脉高压（pulmonary arterial hypertension，PAH）是由肺循环血管阻力增高引起的，最终导致右心衰竭甚至死亡。原发性的肺动脉高压预后不良，若未经治疗，中位生存期仅为2.8年。在过去10年中，随着医学的发展，预后也有所改善。许多专家就移植时机进行了探讨，如：肺功能状况改变如6分钟步行试验和血流动力学改变后是否需要尽早移植。如果病人肺功能极差且血流动力学严重紊乱，肺移植为唯一治疗措施时需尽早移植。

（1）肺移植候选者初筛条件：①心功能Ⅲ级或Ⅳ级，目前治疗无效；②进展迅速。

（2）移植适应证：①心功能级Ⅲ或Ⅳ级，目前药物治疗已发挥至极；②6分钟步行试验低于350米；③静脉前列腺素E或者类似药物治疗无效；④心脏指数小于2L/（min·m^2）；⑤右心房压力超过15mmHg。

6. 肺肉瘤病　肺移植适应证中肺肉瘤病病人约占2.6%。此类病人评估时，除了肺部以外还要考虑包括心、肝、神经类肉瘤病等部位的症状。由细菌或真菌引起的支气管明显扩张在此类病人中很常见。由于肉瘤病病人一般病程较长，因此肺移植的时机很难界定。某些迹象可提示预后不良，如有些研究中提及的非洲-美洲种族性低氧血症、肺动脉高压、心脏指数减低和右房压升高等。右房压升高提示严重的右心室功能障碍，与短期内高死亡率密切相关。最近的研究显示，肉瘤病人在等待肺移植时的死亡率可达30%～50%，与肺纤维化病人接近。

（1）肺移植候选者初筛条件：心功能Ⅲ级或Ⅳ级。

（2）移植适应证：运动耐受力的下降和以下因素：①休息时也发生低氧血症；②肺动脉高压；③右心房压力超过15mmHg。

7. 淋巴管平滑肌增多症　淋巴管平滑肌增多症是一种少见的紊乱性疾病，在肺移植病人中仅占1.1%。早期的研究显示几乎所有的淋巴管平滑肌增多症病人均死于发病后的10年内，但是最近的研究显示10年存活率可达40%～78%。有研究报道淋巴管平滑肌增多症病人肺移植后已存活11年。影响预后的因素包括FEV_1/FVC的下降、肺总量的升高、组织学检查证实平滑肌的增生及囊性损害。

（1）肺移植候选者初筛条件：心功能Ⅲ级或Ⅳ级。

（2）移植适应证：①肺功能严重损伤和锻炼能力的下降；②休息时低氧血症。

8. 肺朗格汉斯细胞组织细胞增多症　肺朗格汉斯细胞组织细胞增多症在肺移植病人中仅占0.2%，此病发病率较低，仅少数病人进展为严重的肺功能损伤。由于肺微循环病变，这些病人常发生严重的继发性肺动脉高压，导致小气道肺实质损伤。此类病人的中位生存时间大约为13年。存在下列因素则提示预后不良：高龄、FEV_1和FEV_1/FVC严重下降、残气容积及残气容积占肺总量的比率升高，肺弥散功能下降和肺动脉高压。

（1）肺移植候选者初筛条件：心功能Ⅲ/Ⅳ级。

（2）移植适应证：①肺功能和锻炼功能的严重损伤；②休息时低氧血症。

9. 肺部恶性肿瘤　近年来，随着手术技术及围术期管理水平的提高，肺移植的适应证得到扩展，部分传统认为的禁忌证如肺部恶性肿瘤开始被各移植中心重新评估。对肺泡细胞癌（BAC）、支气管源性肺癌伴终末期肺疾病及部分转移性肺癌，不能耐受其他治疗或对其他治疗无效，短期内会因肺功能进行性下降、呼吸衰竭导致死亡者是肺移植术的相对适应证，可考虑肺移植评估。

二、肺移植的禁忌证

肺移植术后的治疗非常复杂，死亡风险高，因此全面考虑手术禁忌证和并发症非常重要。

（一）绝对禁忌证

1. 2年之内的恶性肿瘤，表皮鳞癌和基底细胞瘤除外。总体来说5年之内有其他病史的都需谨慎。肺移植术治疗气管肺泡细胞癌还存在争议。

2. 伴有严重的无法治疗的其他器官或系统的病变（如心脏、肝或肾脏）者；冠状动脉疾病或严重的左室功能不全都是绝对的禁忌证。但可以考虑心肺联合移植术。

3. 无法治愈的肺外感染，包括慢性活动性病毒性肝炎（乙肝或丙肝）和艾滋病感染者。

4. 显著的胸壁或脊柱畸形者。

5. 无法完成医疗治疗过程或者随访过程者。

6. 未治疗的精神病或心理状况无法配合治疗者。

7. 没有社会保障的病人。

8. 成瘾病人（如对酒精，烟草或麻醉药）或者6个月之内有成瘾史者。

（二）相对禁忌证

1. 年龄超过65岁者。老龄病人由于并发症较多，生存率相对较低。因此病人的年龄是受者选择的一项参考条件。虽然年龄的上限无绝对标准，但是高龄会增加病人死亡的风险。

2. 危重的或者不稳定的身体状况（如：休克，机械通气或者体外膜肺氧合），病人存在恶病质。

3. 存在高致病性的感染，如细菌、真菌或者分枝杆菌。

4. 严重的肥胖（定义为BMI超出30kg/m^2）。

5. 严重的骨质疏松。

6. 机械通气，对于移植前使用机械通气支持的病人需要谨慎对待，需要排除其他急性或慢性器官损伤。要积极进行康复锻炼以提高肺移植术的成功率。

7. 其他情况：伴有其他未达到终末期的器官损伤，如糖尿病、高血压、消化性溃疡、胃食管反流病，这些需在移植前予以治疗。患有冠状动脉疾病的病人应在肺移植术前接受介入治疗或搭桥术。

扩展阅读

肺移植治疗肺癌

据ISHLT统计，1995年1月至2011年6月，全世界范围内共完成了肺移植手术34 102例，其中肺移植治疗肺癌共34例（单肺移植6例，双肺移植28例），例数呈上升趋势，其中肺移植治疗肺泡细胞癌（BAC）是一热点。2004年的一篇文献对全球主要肺移植中心的数据进行汇总，并进行回顾性分析，研究者们发现：①BAC病人术后远期存活率接近ISHLT平均水平。ISHLT在2003年和2009年的统计肺移植术后5年及10年存活率，分别为45%、23%和52%、29%，而BAC病人则为39%及31%。26例接受肺移植治疗的BAC病人中，4例早期死亡，分别为移植物功能障碍2例，右心衰1例，心源性休克1例。存活的22例中，有13例于术后5~49个月（中位12个月）肿瘤复发，其中9例死于术后11~82个月（中位22个月）。②Ⅰ期肺癌病人术后存活率接近甚至高于ISHLT平均水平，Ⅱ期和Ⅲ期肺癌病人预后相对较差。在随访过程中（3~120个月，中位30个月），22名Ⅰ期病人有14名未出现复发，5年存活率达51%；而在14名Ⅱ期和Ⅲ期病人中，有9名于术后4~16个月（中位8个月）死于肿瘤复发，仅有2名分别在术后20和98个月随访时仍健在。

结　语

肺移植主要适应证包括慢性阻塞性肺疾病，特发性肺间质纤维化，囊性纤维化，α_1-抗胰蛋白酶缺乏性肺气肿，肺动脉高压，支气管扩张等。肺移植受者的选择有严格的标准，严格把握手术指征对于手术成功，围术期肺移植病人的管理，以及术后长期随访有重要意义。对肺移植病人术前的评估很重要，应完善各项检查，知晓病人病情，调整病人术前的基础情况，使之更易适宜手术。一旦发现病人有绝对禁忌证应立刻终止肺移植手术评估，行姑息性治疗。随着肺移植病人例数的逐渐增加，需更加谨慎地把握手术指征。

第三节　肺移植手术

一、术前准备

肺移植已从实验阶段发展成为治疗终末期肺部疾病的主要方法。肺保存技术的进步已明显增加了可供使用的供者。在移植过程中每个肺都有不同程度的损伤，大多数在轻到中度，然而，仍有10%~20%的病人供肺损伤较严重，需要延长机械正压通气支持，加强药物治疗，有时甚至需要体外膜氧合器辅助支持。

目前，临床供肺获取后肺保存时间在4～6小时，即冷缺血时间最长不得超过6小时。近年来动物实验肺保存可以长达18～24小时，甚至更长，临床也有越来越多的报道可保存9～12小时以上。延长供肺的保存时间、保持供肺的氧合功能是肺移植成功的保证，因此供肺获取灌注保存技术一直是实验室及临床研究的重点。

（一）供者肺的评估及选择

供者为脑死亡者，其肺并不一定适合移植。在健康的年轻人中，外伤是脑死亡常见的原因。导致脑死亡的原发病可能直接引起肺实质或支气管损伤，颅内压的升高也可引起神经源性肺水肿；在昏迷状态下，吸入胃内容物可引起肺损伤，一些病人在ICU救治一段时间，经过气管插管和机械通气，常并发肺部感染，这些可导致供肺不能正常使用。因此需要我们对供肺进行仔细的评价。

动脉血气：在取供肺前，供肺的X线片和血液气体交换必须达到起码的标准。当供者的FiO_2为1，且PEEP为5cmH_2O时测定动脉血气，PaO_2应大于300mmHg。在取肺前每两个小时测定一次血气，如果动脉血气不理想，在确定肺通气充足、气管内插管的位置正确、潮气量足够后，同时必须经气管镜吸引以排除大气道内分泌物的阻塞，只有在充分通气和维持最佳体液平衡后，才能在血气不良的情况下，做出供肺不适合移植的结论。

纤支镜：供肺常规行纤支镜检查，吸出物进行细菌学检查，供者和受者都应根据药敏培养选择使用抗生素。纤支镜检查可发现严重的气管-支气管炎，特别当脓液被吸出后仍从段支气管的开口涌出，提示存在肺炎，供肺无法使用。由多伦多肺移植组推荐的“理想”、“扩展”、“禁忌”供者的选择标准参见表16-1。

供肺大小的估计：供受者之间肺或胸腔的大小不匹配，会导致机械并发症，如肺不张。肺是唯一存在相对限制空间中的器官，肺纤维化时，肺容积比同年龄同身体条件的人的预期值小，横膈的位置较高，胸廓的容量较小。而肺气肿病人横膈下降和肋间隙增宽，胸廓的容量较大。因此选择受者时需要加以考虑。术后最初2周内受者横膈、胸壁会在一定范围内逐渐与新的移植肺相适应。但供肺和受者胸腔大小差异在10%～25%之间是可以接受的。

表16-1　“理想”，“扩展”，“禁忌”供者的选择标准

选择标准	标准条件（理想供者）	扩展条件（扩展供者）	禁忌条件（禁忌供者）
ABO相容性	完全相同	适合	不适合
供者病史			
年龄	<55岁	≥55岁	-
吸烟史	<20包/年	≥20包/年	-
胸外伤	无	局部外伤	广泛肺外伤
机械通气时间	<48小时	≥48小时	
哮喘史	无	有	
癌症史	无（皮肤癌、原位癌除外）	原发的中枢神经系统肿瘤	有癌症史
氧分压[a]	>300mmHg	≤300mmHg	-
痰革兰染色	阴性	阳性	-
胸片	清晰	局部异常	弥漫性浸润
支气管镜	清楚	分泌物在主气道	化脓/抽吸物阳性

a 在手术室连续血气分析 FiO_2 1　PEEP 5cmH_2O

（二）供肺的维护

一旦确认供者可用，在获取肺脏前，要对供肺进行良好的维护，静脉注射甲基强的松龙15mg/kg，供者气管插道，肺机械通气吸入氧浓度（FiO_2）低于0.5，呼气末正压通气PEEP 5cmH_2O，潮气量VT 10ml/kg。有时需加30秒钟的PEEP 30cmH_2O以防止肺不张及肺泡萎陷，这对于呼吸停止的病人尤为重要。必要时需要重复纤维支气管镜检查，吸净支气管分泌物，确保肺扩张良好，尤其防止下叶肺不张。经常进行胸片和血气的检查，确保供者血流动力学稳定以免发生肺水肿（表16-2）。

（三）供肺的获取及保存

1. 灌注保存液的准备　准备4℃左右的保存液6L，灌注压力保持在40cmH_2O，在灌注时可以用测压导管连接肺动脉灌注插管，以测定肺动脉压力，使其保持灌注压力15mmHg，防止压力过高，导致肺水肿。

2. 顺行灌注（anterograde flush）　准备取肺时，供者静脉注射肝素3mg/kg，供者仰卧位，正中劈开胸骨进胸，充分打开心包，游离上、下腔静脉上阻断带，游离升主动脉和肺动脉圆锥，轻轻牵开上腔静脉和主动脉，升主动脉插入常规心脏停搏灌注管。在主肺动脉分叉处插入肺灌注管，将500μg前列腺素E_1注入肺动脉。剪下下腔静脉、左心耳行双侧肺灌注，同时关闭升主动脉，共用4升LPD交替进行双侧肺灌注（50～60ml/kg）。灌注时机械通气维持FiO_2 0.5，VT 10ml/kg，PEEP 5cmH_2O，同时用冰屑覆盖肺表面降温，灌至双肺完全发白。在主动脉钳闭处下方切断主动脉，在结扎处离断上腔静脉，关闭气管，整体取下心肺后体外分离心脏。

表 16-2 供者处理

供者因素及相关处理
1. 调整代谢紊乱：纠正酸碱中毒(参考标准 pH 7.40～7.45)；纠正贫血(参考标准 红细胞压积>30%，血红蛋白>10g/dl)；维持电解质平衡 K^+，Mg^{2+}，Ca^{2+}
2. 补充激素：甲基强的松龙 15mg/kg；胰岛素 1U/h，边增加边观察保持血糖在正常范围；抗利尿激素：1U 初始剂量，然后 0.5～4.0U/h 边增加边观察保持系统血管阻力在 800～1200dyne/(s·cm^5)；考虑应用甲状腺激素类药物(T3)：4μg 初始剂量，如果超声心动图提示左心室射血分数<45% 则继续以 3μg/h 维持
3. 血流动力学处理：考虑留置 Swan-Ganz 导管，如果左心室射血分数<45%，考虑使用多巴胺/多巴酚丁胺，抗利尿激素；逐渐减少去甲肾上腺素，肾上腺素；参考用量：多巴胺<10μg/(kg·min)或多巴酚丁胺<10μg/(kg·min)
4. 调整液体量和维持血管张力：平均动脉压>60mmHg 或收缩压>90mmHg；中心静脉压 4～10mmHg；肺动脉楔压 8～12mmHg；系统血管阻力 800～1200dyne/(s·cm^5)，心脏指数>2.4L/(min·m^2)
5. 供肺处理：反复支气管内吸痰；支气管镜检查并吸除支气管内黏液栓；支气管肺泡灌洗并送染色检查和培养；保持潮气量 10ml/kg，PEEP5～10cmH_2O；以最小 FiO_2 保持 PaO_2>80mmHg 或 SaO_2>95%；保持 $PaCO_2$ 30～35mmHg

3. 逆行灌注(retrograde flush) 逆行灌注即从左房袖或肺静脉灌注液体，从肺动脉中流出。将 1 升 LPD 连接一根带球囊的导尿管，球囊充盈 4～5ml，以确保能插入上、下肺静脉内阻塞管口，从一侧上下肺静脉内分别灌注，大约使用 LPD 液 250ml/PV，共需用 LPD 液 1000ml，逆行灌注时可以轻轻抚压肺组织，肺动脉朝下仍可见到有少量微小血块灌洗出。直至肺动脉流出的灌注液清晰为止。最后使用双层塑料袋以保证安全和保持无菌，将肺浸在 3L 4℃ LPD 液中放入装有冰块的保温箱子中小心运送至医院，避免肺被冰块挤破，塑料袋中的空气必须尽量排除。在手术室移植前再次修剪供肺。

目前国内报道最常用的是肺动脉顺行灌注，其优点是方法简单可行，但它也有许多缺点，肺动脉顺行灌注仅仅增加肺实质的灌注，经常发生肺动脉血管收缩，而逆行灌注液同样能通过支气管动脉灌注支气管循环，增强气道的保护。由于肺静脉循环是低阻力高容量的循环，实验显示逆行灌注能到达肺段的血管，而顺行灌注达不到，在顺行灌注后立即进行逆行灌注，使顺行灌注后留下的血凝块、末梢血管床上的血栓均能被冲洗掉。另外逆行灌注能增强肺表面活性物质的功能，尤其是在无体外循环序贯式双肺移植时，逆行灌注可以延长第二个肺植入时临床缺血耐受时间，有助于加强顺行灌注的质量，减少术后肺水肿，改善术后肺的氧合，增强术后早期肺功能。

（四）肺灌注保存液

目前临床上使用的灌注液分为细胞内液型和细胞外液型。细胞内液型如改良 EC 液或 UW 液，为高钾溶液 115mmol/L，我国大都使用该类灌注液。细胞外液型以低钾右旋糖酐(low-potassium dextran，LPD)液和 Celsior 液为代表，为低钾溶液 4mmol/L。LPD 液是专为肺移植研发的保存液。研究表明 LPD 和 EC 液/UW 液相比在肺冷缺血期间，能更好地抑制多形核细胞的趋化作用，对Ⅱ型肺泡细胞的细胞毒性更小，并能更好的保护肺泡内皮细胞的 Na^+，K^+-ATP 酶的功能，使缺血末期和再灌注后脂质过氧化更少，更好地保护肺表面活性物质。在 LPD 液中右旋糖酐和低钾是关键的因素，低钾对内皮细胞的结构和功能损伤较小，右旋糖酐维持渗透压，5% 的浓度产生 24mmHg 的渗透压，保护红细胞不被破坏，另外可附着于内皮表面和血小板上防止血栓形成，这一作用可改善肺的微循环和保护内皮-上皮屏障，进一步防止无再灌现象和再灌注时水及蛋白的外渗程度。目前，LPD 液已通过了 FDA 临床验证，多个中心已开始用 LPD 液作为临床肺移植的保存液。

扩展阅读

肺灌注保存液研究进展

2001 年，多伦多大学肺移植中心在最初 LPD 液的基础上进行了改良，在 LPD 液中加入了棉子糖。棉子糖是一种三糖，平均分子量 594D，比单糖和二糖更能有效地阻止肺水分的渗出和肺水肿，提高保存液的胶体渗透压防止水的渗透和细胞肿胀。在肺膨胀时加入少量的葡萄糖可提供有氧代谢的底物，鼠的肺移植实验证实 LPD-Raffinose 液能减少缺血 24 小时后供肺的气道峰压并改善供氧，减轻缺血末期组织损伤和保持细胞完整性，提高再灌注后移植肺功能，减轻肺缺血再灌注损伤，改善肺氧合功能。

供者缺乏已成为我国移植事业发展的瓶颈，随着肺移植技术的成熟，越来越多的边缘供者被用作肺移植。如何提高供肺质量、减轻肺组织在保存过程中的组织结构和功能的损伤成为肺移植所面临的一个主要问题。现在国际上正在研发一类新技术——离体肺灌注（*ex vivo* lung perfusion，EVLP）系统（图16-1），它类似于体外循环装置，不过增加了一条去氧合通路，模拟体内环境使供肺维持代谢。实验研究表明采用EVLP，不仅可使供肺保存时间延长，而且能减少因冷缺血带来的肺损伤。对于心脏死亡供者等边缘供肺，可以有充足时间对供肺进行评估，决定是否进行肺移植。

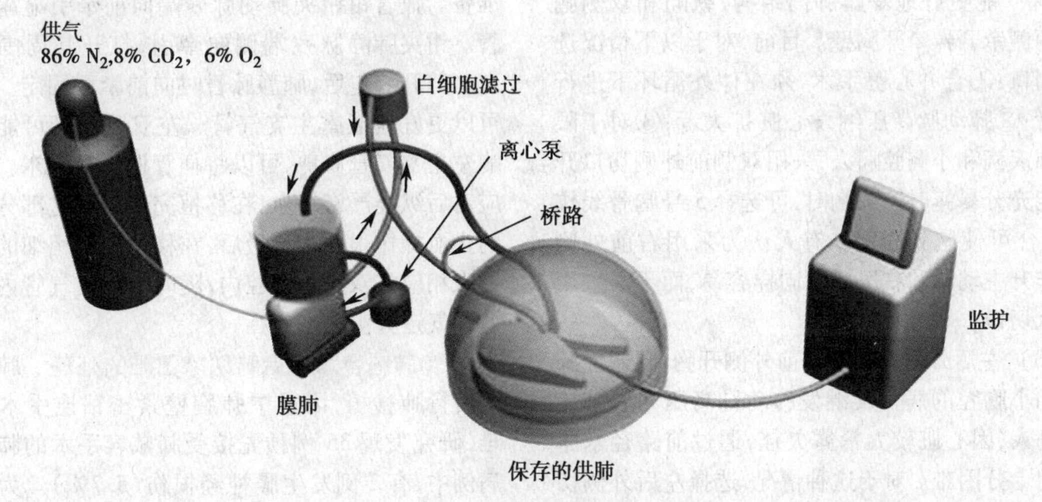

图16-1 离体肺灌注系统的简易构造图

二、肺移植手术

自1983年第一例肺移植成功以来，肺移植的外科技术在不断改进。整体双肺移植由于术后并发症较多（尤其是气管吻合口并发症），现在已经不再采用。最初采用的网膜覆盖技术虽能降低气道吻合口缺血并发症，但因手术复杂现也已弃用。支气管动脉血管重建现在亦很少采用。围术期常规应用激素对气道吻合口的愈合，未带来明显的副作用。随着临床经验的积累，支气管和血管吻合口缝合材料，单肺和双肺移植的切口选择都已得到进一步改良。目前国际上序贯式双肺移植得到了很大推广。2000年以来双肺移植的数量已与单肺移植的数量持平，目前已超过单肺移植。控制性白细胞滤过再灌注作为一项新技术，可预防缺血再灌注损伤，也得到了推广。

（一）肺移植受者术前准备和手术切口选择

1. 受者准备 病人仰卧位。病人术前一般放置Swan-Ganz导管检测肺动脉压力，桡动脉和股动脉置管，Foley导管，经食管超声探头，完善心脏超声检查，气管内放置双腔导管或单腔双囊导管，便于单肺通气，手术期间进行气管镜检查，及时吸出分泌物、检查吻合口有无狭窄等。

在麻醉诱导前，大多数病人需放置硬膜外导管。如果预计要建立体外循环，因需肝素化可不放置硬膜外导管。常规行气管内双腔插管。当移植的适应证是感染性肺部疾病时（肺囊性纤维化，支气管扩张症），可先插入大口径的单腔管，以便采用纤维支气管镜吸取脓性分泌物，保证单肺通气时有最佳的通气效果，减少术后体外循环的使用。

根据病人术前或术中情况决定是否行体外膜肺氧合（ECMO）或者心肺转流，当病人有严重的肺动脉高压，单肺通气无法满足手术要求，第一个肺移植结束后出现严重的移植肺功能障碍，应及时应用ECMO，术后病人出现严重的移植物功能恢复延迟，也需紧急ECMO插管治疗。

2. 切口的选择

（1）双侧前外侧切口：对大多数病人，特别是胸膜粘连较少的阻塞性肺疾病病人，采用两个局部前外侧切口，不横断胸骨即可完成序贯式双肺移植。该切口可以防止胸骨愈合不良产生的并发症。皮肤切口取第四肋间沿乳房下折痕切口，不游离覆盖胸骨的皮肤。游离乳房组织和胸肌下缘并向上牵开，经第五肋间进入胸腔。辨别双侧内乳动脉，游离结扎。也可保留内乳动脉，在胸骨旁将第四肋软骨切除1cm，以便牵开时增加第四肋的移动性。从胸腔内分离肋间肌直到脊柱旁肌肉，可获得更大的移动性。不分离前踞肌，保留胸长神经。将其向后牵开，显露后侧肋间隙进路。从垂直方向再放置另一牵开器可获得理想的暴露。根据情况可将手术床向左或右倾斜30°左右以保持解剖肺门、肺切除和肺移植吻合时的最佳暴露。

（2）横断胸骨开胸：横断胸骨开胸使切口成“蛤壳状”能更好地暴露肺门结构、纵隔和双侧胸腔。两侧牵开器牵开胸壁。目前，对于以下情况选择本切口：①合并心脏手术，须在体外循环下进行手术者；②肺动脉高压继发心脏扩大者；③对于限制性肺疾病和小胸腔病人，采用双侧前外侧切口开胸不能充分暴露时。关胸时，可选择5号胸骨线作8字缝合可使胸骨固定。有人认为采用右前外侧切口作升主动脉和右房插管同样容易，而不必采用蛤壳状切口。

（3）左后外侧开胸和右前外侧开胸：限制性肺疾病和小胸腔的病人及继发肺动脉高压和心脏扩大的病人，因心脏较大暴露欠佳，通过前路径暴露左肺门十分困难。对于这种情况，选择左后外侧切口开胸行左肺移植可以避免使用体外循环。然后病人取仰卧位，选择右前外侧切口开胸行右肺移植。

（4）腋前线保留肌肉开胸：有些外科医生为慢性阻塞性肺气肿病人行单肺移植时选择腋前线保留肌肉开胸切口。据推测，该切口能够改善术后胸壁和肩部的机械牵拉约束。

（5）胸腔镜辅助小切口肺移植：Fisher等采用胸腔镜辅助小切口行肺移植，采用该技术可以使前外侧切口更小且视野良好。术中在预计放置下胸管的位置放置胸腔镜。如术中要心肺转流，可以在术后放上胸管的位置插管转体外。

（二）病肺切除技术要领

1. 肺移植受者病肺的切除术 为减少使用体外循环的可能，应先切除和移植肺功能较差一侧的肺（通过术前肺通气和灌注扫描评估决定）。在一侧肺切除前，尽可能分离双侧胸腔粘连及肺门结构。小心分离避免损伤膈神经（位于肺门前方）和迷走神经（位于肺门后方）。预先解剖可以缩短另一侧移植肺缺血时间，减少肺再灌注水肿可能性。在切除受者肺之前，供肺应修剪准备充分。

解剖肺动脉和肺静脉超过其第一分支以保持主干的长度。在距离已结扎的右上叶第一分支前1cm处以血管缝合器离断右肺动脉。左肺动脉保持足够长度并在左上叶第二分支前以血管缝合器离断。静脉分支通常以丝线结扎，在其第二分支处离断，保证受者左房袖口缝合的长度。近隆突2个软骨环处离断左或右主支气管。分离结扎支气管动脉，结扎或电凝周围淋巴管，主支气管周围的结缔组织不必过分游离，以免影响术后支气管吻合口血供。

从胸腔移除病肺，胸腔内电灼止血，为移植做准备。血管钳钳夹肺动脉残端向前牵引显露支气管。钳夹肺静脉残端侧向牵引，打开其周围的心包。剪开心包后，肺静脉暂时向前牵引固定。这样可以更好地显露主支气管。左双腔插管可能会影响左主支气管修剪，可以将插管退出数毫米。此时应对后纵隔严密止血，在移植完成后对这部分术野的止血操作很困难。最后，在移植期间用细的吸管置入相应的双腔管管腔内，随时吸除支气管内的出血及气道分泌物。

2. 肺减容术后病肺切除困难的处理 肺减容术后行肺移植，因术中肺胸壁紧密粘连手术较困难，研究发现35例预先接受肺减容手术的肺移植病例中，有2例发生膈神经损伤（5.7%）。为避免膈神经损伤，可选择用肺缝合器在远离缝合线处，缝合分离紧密粘连的组织并残留部分肺组织在膈神经上。

（三）单肺和双肺移植

1. 单肺移植 受者胸腔内放置冰袋，将供肺置入。如果胸腔空间允许，可预先在胸腔内放置一层冰泥。按支气管、肺动脉、左房袖口顺序吻合。支气管吻合时，在支气管前壁中点缝牵引线，牵引支气管远离纵隔显露视野。开始吻合时，将供者、受者支气管后壁靠近，4-0可吸收缝线连续缝合支气管膜部，4-0可吸收缝线间断8字缝合软骨环部（图16-2A），也可采用U字形套入缝合（图16-2B）。通常在预先缝的牵引线两侧各缝两针，但有时也需要在前壁的中间加一针间断缝合。如果支气管管腔小（多见于左侧支气管），可选择以3-0 Vicryl缝线单纯间断缝合支气管前壁以防止气道狭窄。支气管吻合口完成后，以支气管周围组织覆盖吻合口。整个吻合口重建均使用4-0单股可吸收缝线。

随后行动脉吻合。调整好供者和受者肺动脉的位置后，用小的Satinsky钳夹闭受者肺动脉，此时应小心避免误夹Swan-Ganz导管。在供者和受者动脉尺寸相匹配的位置剪除血管缝合线。修剪供者和受者肺动脉，防止血管过长术后发生扭转。以2根5-0 Prolene连续缝合动脉吻合口（图16-3）。吻合须精密，针距小，同时要避免吻合口狭窄。

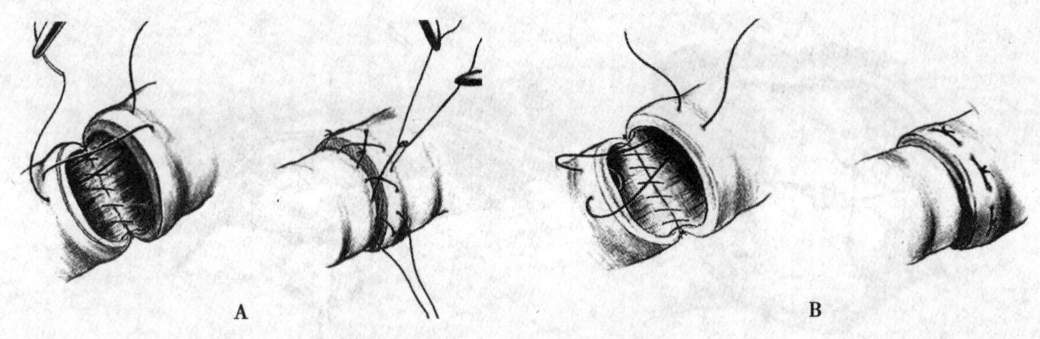

图 16-2　缝合软骨环部
A. 间断 8 字缝合软骨环部；B. U 形套入缝合

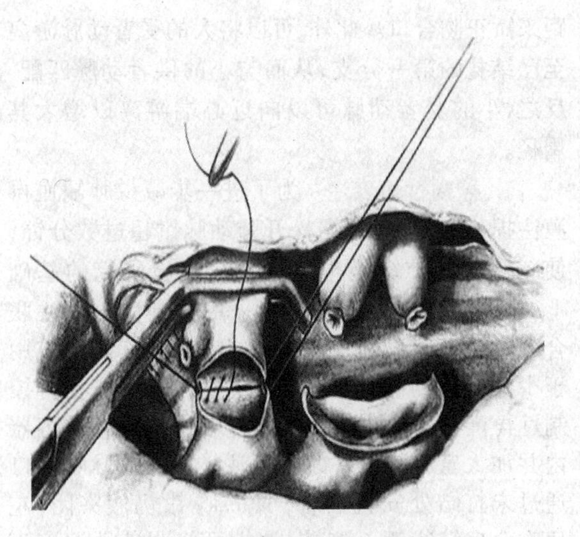

图 16-3　连续缝合动脉吻合口

牵引两肺静脉干，在受者左房安置 Satinsky 钳，尽可能适度钳夹左心房，同时应观察血流动力学有无变化。然后切断受者肺静脉干并分离两干之间的连接，形成房袖口。在下肺静脉上方 2～3cm 处的心包上缝牵引线（注意避开膈神经），部分悬吊心脏，可以更好地显露左房吻合口。吻合口以 2 根 4-0 Prolene 从后壁连续缝合（图 16-4）。也可采用褥式缝合技术，褥式缝合可以使内膜对合更好，避免血栓形成。前壁的最后数针放松，肺部分膨胀，短暂开放肺动脉，冲洗残留在肺内的灌注液，然后松开左房钳，排尽左房气体，收紧左房缝线打结，撤除左房钳。恢复通气和灌注后，所有吻合口缝线处和心包切缘都应检查止血。

2. 双肺移植　非体外循环下序贯式双肺移植时，一侧单肺移植完成后，采取同样方式行对侧肺移植。通常选用两根大口径胸管引流胸腔，一根成角的，一根直的，分别放在胸顶、膈肌。用单股非吸收缝线间断 8 字缝合闭合肋骨。胸肌、筋膜及皮下组织用标准缝合材料缝合。皮肤使用缝合器缝合。切口使用干的无菌敷料覆盖。在离开手术室前，行纤维支气管镜检查，查看支气管吻合口并清除气道分泌物，拍摄胸片了解移植肺缺血再灌注损伤情况。病人鼻插管或气管插管状态下送 ICU 术后监护。

3. 肺移植与循环支持　一般成人单肺移植不需要使用体外循环，整体双肺移植要用体外循环，儿童肺移植和肺叶移植的病人则要在体外循环下完成。序贯式双肺移植时根据具体情况决定是否要用体外循环。在多伦多肺移植中心双肺移植占了 90%，约 35% 的病人术中使用循环支持，除了原发性肺动脉高压的病人均使用外，肺纤维化占 49%，囊性肺纤维化占 26%，肺气肿占 13%。在 35% 术中使用体外循环的手术中，45% 的病人因肺动脉高压或术中需心内直视修补，术前就决定术中常规使用体外循环；另外 55% 的病人术前未决定使用体外循环，术中受者不能耐受单侧肺通气，在单侧肺动脉阻断时开始启用体外循环。通常在双肺移植术中第一侧肺植入后即开始使用体外循环。目前术中体外循环应用指征：①术中高碳酸血症和酸中毒用药物不能纠正；②单侧移植肺通气 PaO_2 < 6.7kPa（50mmHg）；③术中循环不稳定、肺动脉高压右心功能不全或手术误操作等。

计划使用体外循环的病例，应在肝素化和插管前完成胸腔、肺门的解剖分离。经右房行上下腔插管，升主动脉插管，也可经股动静脉插管进行。插管完成后，全流量运行循环泵并切除双肺。一侧肺移植完成后，左房排气并移除左房钳，仍保留肺动脉钳。如果保留左房钳，对侧肺移植时则没有足够的空间安置房钳。

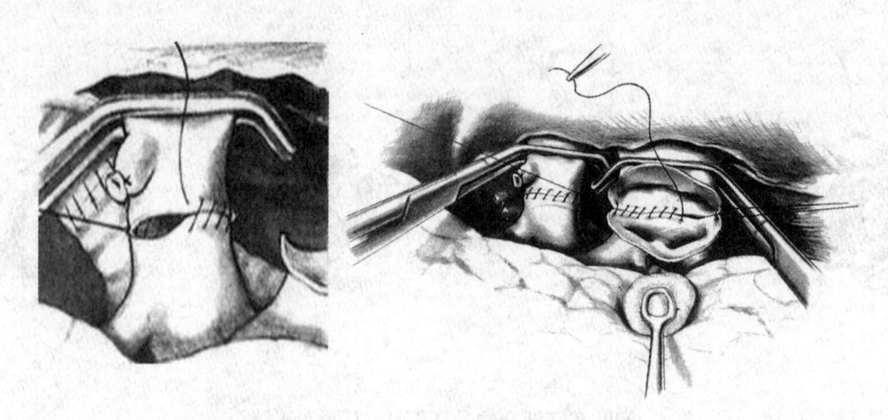

图16-4 连续缝合左房吻合口

早期肺移植均在体外循环辅助下完成，但体外循环须全身肝素化，会增加出血的风险，对全身血流动力学影响大，增加急性肺损伤和移植物功能障碍（primary graft dysfunction，PGD）的危险性，尽管如此，体外循环仍是肺移植中最基础的循环支持方式之一，尤其适用于血流动力学不稳、单肺氧合功能较差、肺动脉压急剧升高、术中出现右心功能不全以及胸腔小暴露困难等情况。ECMO作为一种循环支持方式既可用于术前病人等待肺移植的过渡，用于肺移植术中的循环支持，也可治疗术后发生的PGD，ECMO对术中血流损伤小，不需全身肝素化可减少围术期的出血，对炎症介质的影响小，也可作为PGD和缺血再灌注损伤的预防和治疗措施。

4. 供肺移植时的特殊情况处理

（1）受者小胸腔：受者小胸腔常见于限制性肺疾病的病人，常导致暴露困难。为扩大操作空间，可在膈肌腱部缝一根牵引线，通过胸壁插入14号导管，用钩针导出牵引线，拉紧固定，降低膈肌。移植完成后，剪除牵引线。另一增加胸腔空间的方法是在前后肋间插入可伸缩牵开器，压低膈肌。

（2）受者房袖口不足，安置左房钳后，由于心脏血流动力学变化，房袖口较小影响吻合口的缝合。在这种情况下，可选择保留供者房袖口完整，将供者静脉口与受者静脉分别吻合（保留供者静脉间的房连接）。另外，也可分离供者房袖口，分别行静脉吻合。

Robert等采用受者上下肺静脉联合成形，形成袖口，然后再用标准方法吻合。Massad等采用供者房袖口与受者心耳吻合，Satinsky钳夹在受者左心耳，并切开左心耳形成吻合袖口。仔细检查分离心耳的小梁，确保吻合口通畅，然后以标准吻合方法吻合。

（3）肺动脉尺寸不匹配：供受者肺动脉尺寸不匹配通常是可以调整的。吻合时仔细调整每针针距来矫正吻合口。此外，可以将大的受者动脉游离至已结扎的第一分支，从而与小的供者动脉匹配。反之，小的受者动脉可以向近心端游离以增大其周径。

5. 控制性再灌注　为了进一步减少肺缺血再灌注损伤，可采用缓慢松开肺动脉钳超过数分钟，使新移植的肺缓慢再灌注。在实验研究的基础上，国外的移植组已经开始采用控制性再灌注联合白细胞滤过技术。Lick等报道，将该技术应用于少数合适的病例，无再灌注损伤发生。在行控制性再灌注前，收集1500ml受者血液储存在容器内并加入营养液以备改良灌注。在肺动脉吻合口通过未打结处安置插管，Satinsky钳仍然夹闭，左房吻合口缝线暂不打结，放松可使改良灌注液流出。Satinsky钳夹闭左房，再灌注时，以白细胞滤过后的改良灌注液灌注移植肺，控制流速（200ml/min）和灌注压（<20mmHg），灌注时间约10分钟。从左房吻合口流出的灌注液以细胞收集器收集再循环灌注。控制性再灌注完成后，分离灌注液红细胞回输。再灌注期间保持50%吸入氧浓度通气。该技术的缺点是增加用血量，易出现低血容量性低血压。

结　语

肺移植已从实验阶段发展成为治疗终末期肺部疾病的主要方法。供肺获取后只有进行良好的预处理，经灌注保存液保存后，尽可能缩短冷缺血时间，方能保证供肺质量。肺移植技术已经非常成熟，根据手术具体情况，选择不同的手术方案，绝大数病人可顺利完成肺移植手术。此外其他措施包括体外膜肺氧合的应用，为肺移植手术的开展提供了更加有力的保障措施。

第四节　活体肺移植

肺移植供肺来源主要是尸体供肺,即脑死亡或者心脏死亡供肺,但是全球等待肺移植手术的病人逐年增多,目前的供肺已无法满足手术需求,许多病人在等待肺移植过程中死亡。在此基础上,活体肺移植在缓解供者短缺压力、挽救更多的生命中起了一定作用,尽管活体肺移植在手术和术后管理方面与常规肺移植相似,但在供者的处理方面有其特殊之处。

一、活体肺移植供者评估

供者的选择首先需要满足活体供者的一般条件,详见总论,此外活体肺移植供者的选择有其特殊性,除了术前常规检查外,还需着重进行下列检查:

(1) 血型鉴定:选择血型与受者相同或相容者;

(2) 淋巴毒试验:选择淋巴毒试验阴性;

(3) 群体反应抗体(PRA);

(4) HLA 配型;

(5) 影像学检查:心脏彩超、胸片、CT、右心导管检查、心脏核素扫描。

供者术前胸片和 CT 需排除任何可能的肺部疾病,包括良恶性肿瘤、肺部炎症、严重的胸膜疾病等,供者心肺功能良好,确保切除供肺后病人可恢复正常劳动能力。

活体肺移植应该将供者的身体、心理及社会适应性影响减少到最低点。供者的评估主要目的是确定合适、安全和健康的候选供肺者,在完全知情同意的前提下再进行医学评估。医疗机构首先充分告知供受者及其家属摘取器官手术风险、术后注意事项、可能发生的并发症及预防措施等,在获得供受者签署知情同意书后,进行进一步筛查,告知内容详见第四章第三节。筛查的重点应放在尽早筛查出不适合捐赠的供者,避免其他不必要的检查。首先排除有供肺禁忌证的候选者,再选择合适的可供进一步选择的供者。

供肺选择原则:几乎所有的活体供肺移植技术均需要从两个单独的供者中取出一对下肺叶,选择原则如下:①一个供者捐献右下叶,另一个供者捐献左下叶;②较大的供者通常选用右下叶;③如果供者同样高,选择左侧有更完整肺裂的供者捐献左下叶;④如供者有胸部手术史、外伤或感染史,选择对侧肺脏捐献。

二、供肺获取

病人双腔气管插管全麻,体位同一般肺叶切除手术。手术切口与普通肺切除相同(经第五肋间前外侧或第六肋间前外侧切口)。供肺切除应尽可能保留较长的供肺动、静脉和气管。手术操作通常在保留肺叶的侧边进行以尽可能减少漏气。

供者下肺叶切取,在上肺静脉前和上叶支气管起始部下面的后方解剖纵隔胸膜。肺动脉位于肺裂内,各分支应仔细确认,尤其是中叶。下叶上部动脉和中叶动脉之间的距离变化较大,要确认可获得的肺动脉袖的长度,必要时可牺牲上叶后段或舌段动脉,高位无损伤钳夹后切断,近端 5-0 Prolene 缝线连续缝合。确认中叶的静脉回流以确保不是起源于下叶静脉。然后切除下肺静脉周围的心包,使用血管闭合器钳夹后切断。然后用 75mmGIA 切割缝合器分离肺裂并且电灼所有组织损伤的区域。上叶或中叶下切断支气管,移出供者肺叶,缝合支气管残端。在肺通气状态下经肺动脉及静脉灌注,要求同常规供肺获取。肺叶包于湿冷的棉巾中移走并在后台处理保存。供肺保存同常规肺移植供肺保存,特别需要注意的是,防止灌注保存液流入气道,造成通气功能障碍、肺不张等。

供者术后恢复同一般肺叶切除病人,出院后应对供者进行长期随访,建立随访登记系统。按照供者的意愿于当地或者在接受手术的医院进行。活体供肺术后随访重点观察供者远期肺功能和影像学变化,一旦出现相关并发症应予以积极治疗。

扩展阅读

活体肺移植注意事项

获取供肺时,供者支气管、动脉和静脉需留出足够长度以便植入,同时也要保证供者能保留较好的肺功能,减少供者术后并发症的发生。在获取过程中,可能需要修补供者肺动脉,供者肺功能会减少 20% 左右,但死亡率非常低。

供者肺叶的保存:肺叶从供者移出之前用前列腺素舒张肺血管。一旦移到后台,每叶的支气管都要插入小的气管内插管并用纯氧供气。保存液采用顺灌并逆灌方式处理以确保肺叶的充分灌注。肺静脉置管,用至少 1 升肺灌注液灌洗肺叶或直到动脉回流液变清,组织变白。然后将供肺送到受者的手术室。在保存期间要防止保存液流入支气管。

肺移植手术过程中视具体情况决定是否使用循环支持，供者动、静脉吻合于受者的肺动、静脉干上，支气管和肺动脉可能需要精心修整，以减少术后手术相关并发症。

结 语

活体肺移植在缓解供者短缺压力、挽救更多的生命中起了一定作用。活体肺移植与尸体肺移植相比，技术及伦理要求都更加严格。对于供者，切取肺叶后，术后恢复极其重要，病人出院后应对供者进行长期随访，建立随访登记系统，一旦出现相关并发症应予以积极治疗。活体肺移植手术技术类似尸体供肺移植，完善的围术期管理是肺移植成功的关键。

第五节 肺移植术后管理

肺移植围术期（0～30天）的监测与治疗是影响病人能否长期存活的关键。

一、术后早期管理

术后病人带气管插管持续监测下转送ICU。一旦病情稳定，则逐步脱离呼吸机，一般在48小时内脱机。术后早期血气分析只要 PaO_2>70mmHg和（或）SaO_2>90%，就逐渐降低吸氧浓度，及时监测动脉血气，减小氧中毒的风险。大多数没有再灌注肺水肿的病人，在移植后的第1个24小时内吸入氧浓度（FiO_2）可降至30%甚至更低。术后常用肺灌注扫描的方法来评估移植肺的血流通畅程度。如果发现有一个肺叶或更大灌注的缺损，就应当用导管或手术的方法来明确其原因。

单肺移植治疗COPD的病人，运用0或最小的呼气末正压（PEEP），适当延长呼气时间，减少自体肺的气体潴留，可通过呼气暂停的方法来测定内源性PEEP。限制液体输注防止移植肺水肿是非常重要的，通常在48小时内要尽量负平衡。联合输血、输胶体和利尿来维持适当的尿量。一般常用利尿药，但应用小剂量多巴胺2～3μg/（kg·min）仍存在争议。过度的利尿可导致肾灌注不足，而术后高CsA浓度和Tac浓度又可以损害肾功能，所以术后应立刻监测免疫抑制剂的浓度和肾功能。

拔管前，可用纤支镜清除呼吸道内分泌物，拔管后，如果没有漏气，通常在术后48小时内就可拔除上胸管，术后肋胸膜反复有渗出，尤其是双肺移植者，所以下胸管通常5～7天拔除（引流量<150ml/24h）。

胸部的理疗、体位引流、吸入支气管扩张药和气道清理都非常重要。较早并坚持理疗，确保病人早期下床活动，应尽早使用踏车和健身车，甚至对于气管插管但神志清醒的病人也应如此。对于早期移植肺功能恢复延迟的病人，气管插管时间应延长，此时早期行气管切开有利于病人术后恢复。

适当的镇痛可以预防由于胸廓运动减小而引起的肺不张，也可预防伤口疼痛引起的咳嗽抑制。硬膜外镇痛效果较好，且全身反应轻。有研究认为硬膜外插管镇痛与静脉内吗啡镇痛相比，能更快地拔管，减少病人在ICU停留时间。

术后早期应每天检测肝肾功能、电解质、血常规、血气分析、胸片、心电图等，每周2次检测细菌、真菌培养（痰、咽拭子、中段尿），每周2次测定免疫抑制剂血药浓度，直至药物浓度调整稳定。术后使用广谱抗生素预防细菌感染，根据细菌培养和药敏试验结果及时调整用药，对囊性纤维化的病人，抗生素的抗菌谱须包含抗假单胞杆菌，并应用更昔洛韦预防巨细胞病毒（CMV）感染，应用制霉菌素、氟康唑、伊曲康唑等防治真菌感染。

二、免疫抑制治疗

肺移植术后传统的免疫抑制维持方案包括CNIs、抗代谢药和糖皮质激素组成的三联方案，CNIs有CsA和Tac，抗代谢药包括硫唑嘌呤和MMF。三联免疫抑制方案的维持治疗能有效减少术后急慢性排斥反应的发生，近年来新型的免疫措施包括生物制剂免疫诱导、mTOR等在临床上有较好的效果。常用的免疫诱导剂包括多克隆抗体：抗胸腺细胞球蛋白（ATG）、抗淋巴细胞球蛋白（ALG）；单克隆抗体：莫罗单抗-CD3（OKT3）和阿仑珠单抗；IL-2受者拮抗剂：达珠单抗和巴利昔单抗；mTOR主要有西罗莫司和依维莫司。

1. 诱导期免疫抑制剂

（1）糖皮质激素：术后早期使用激素仍有争议，大多数医疗中心选择中等剂量甲基强的松龙0.5～1mg/（kg·d），逐渐过渡到口服强的松0.15mg/（kg·d）。

（2）抗体诱导治疗：对于可能存在高危和高致敏因素的病人，排斥反应发生的几率就高，比如高

PRA 水平、再次移植、移植物功能延迟恢复等，常建议应用抗体诱导治疗，可以显著地降低排斥反应的发生率，改善病人的预后。

2. 维持期治疗 维持期治疗是在预防急性排斥反应、慢性排斥反应和防治药物副作用之间取得平衡的个体化治疗过程。维持期治疗的任何时间均可以发生急性排斥反应，发生的急性排斥反应的强度和频度是影响移植肺长期存活的重要因素。未被发现和治疗的亚临床急性排斥反应同样是影响移植肺长期存活的重要因素。

维持期的治疗方案是关系到提高长期存活率和提高受者生活质量的重要措施。目前国际上肺移植术后免疫抑制方案的选择没有统一的标准，在国内由于肺移植例数开展较少，2007 年以前，最常使用的免疫抑制方案为：CsA+MMF 或硫唑嘌呤+类固醇激素预防排斥反应，但随着 Tac 逐渐普及使用，目前最常用的方案为 Tac+MMF+类固醇激素的免疫抑制方案，以 Tac 为主的方案较其他方案有更好的效果。

术后一般采用甲基强的松龙 0.5mg/(kg·d)，连用 3 天，随后改泼尼松 0.5mg/(kg·d)，CsA 5mg/(kg·d)，2 次/天或者 Tac 0.1～0.3mg/(kg·d)；口服 MMF 1g，2 次/天。术后应监测全血药物浓度，药物浓度目标浓度详见下表 16-3。

表 16-3 术后免疫抑制剂药物浓度监测

Tac（酶联免疫吸附试验法）		CsA（高效液相色谱法）		
时间	目标浓度（ng/ml）	时间	目标谷浓度（ng/ml）	目标峰浓度（ng/ml）
1 月	15～20	1 月	300～400	800～1000
2 月	10～15	2～3 月	250～300	600～800
3 月	8～10	4～12 月	200～250	500～600
>3 月	4～7	>12 月	150～200	300～500

*无锡市第一医院单根据加拿大多伦多肺移植中心经验，结合我国病人情况总结单中心经验

如病人出现急性排斥反应，可用大剂量皮质类固醇激素冲击治疗，甲基强的松 10mg/(kg·d)，连用 3 天，3 天后改口服泼尼松 0.5mg/(kg·d)。无效者可改用抗淋巴细胞制剂（如 ALG 或 OKT3），亦可调整基本的免疫抑制方案，如 CNIs 和抗代谢药物剂量，也可试行将 CsA 和 Tac 互换或转换使用西罗莫司、加用 MMF 等。

三、长期随访

肺移植应该有严格的术后随访制度，要求病人自觉遵守。所有移植单位都应建立供、受者档案。出院前应给予肺移植受者术后康复、自我护理、合理用药、身体锻炼、饮食、生活习惯等指导，以及相关移植科普知识和依从性教育，交待出院后注意事项和随访计划，督促病人定期随访，并通过随访系统指导各种用药及生活、工作情况。

肺移植术后一年之内，随访时需要排除是否并发感染（病毒、细菌、真菌等）、急慢性排斥反应、胃肠道并发症如胃食管反流等。一旦发现需及时处理，改善受者生活质量，行气管镜检查判断受者是否存在气道狭窄，一旦发现气道狭窄影响通气，及时行无创呼吸机辅助呼吸，气管镜下介入治疗。术后 1 年至 3 年需要及时发现慢性排斥反应，大多表现为闭塞性细支气管炎，临床表现不典型，较难鉴别，也需要排除感染的可能，代谢相关疾病如糖尿病、高脂血症需及时处理。术后存活 3 年及以上受者，发生 BOS 几率较高，病理确诊后需及时对症处理，对于严重影响生活质量的病人可考虑再次肺移植。

结 语

肺移植的术后管理是一个系统工程，需要多学科共同合作。成功的 ICU 治疗可提高肺移植后病人的存活率和生活质量。免疫抑制方案的合理使用是术后获得长期生存的关键，通过免疫抑制药物的使用，尽可能减少术后排斥反应的发生，并应及时处理各种因免疫抑制药物引起的不良反应。此外，完善的术后随访是病人获得长期存活的保障。

第六节 肺移植术后并发症

一、外科相关并发症

气胸、血胸、胸腔积液、脓胸、持久或暂时性的

漏气是术后早期常见并发症，发生率为22%左右，其中最常见的是气胸。此外支气管吻合口和血管吻合口并发症在肺移植术后早期亦较为常见。

（一）气胸

气胸发生的原因很多，自体肺过度膨胀、阻塞性肺疾病单侧移植后自体肺过度膨胀，呼吸机辅助通气时PEEP进一步加重肺过度膨胀，从而引起已有的肺大疱破裂，形成气胸。支气管吻合口、肺创面漏气、机械通气也可能引起术后气胸。

气胸能引起潮气量降低，肺膨胀不全，低氧血症。胸片可见气胸带。膈肌功能可通过X线透视检查，超声检查或神经传导检查来评估。单纯的气胸可通过胸腔闭式引流保守治疗，特别严重的需要二次手术治疗。

（二）血胸

胸腔内出血，可能原因有以下3点：①开胸手术后或双肺化脓症病人胸内广泛粘连形成侧支循环，止血困难；②体外循环所致的凝血功能障碍；③技术上的疏忽。

血胸出血量少，可先采取保守治疗（如少量多次输新鲜血等）；如术后出现血压进行下降低、休克、急性心包填塞等症状，伴有术后持续、大量的胸腔血性引流液（如>200ml/h，连续2～3小时），或不明原因的休克伴胸管阻塞，需要考虑血胸的可能，应及早开胸探查，术中应重点检查血管吻合区域和肺门组织。

（三）气道吻合口并发症

虽然近年来在供者获取、器官保存、手术技巧、免疫抑制药物、感染控制等方面取得了飞速发展，大大减少了气道并发症的发病率，但是全球大部分移植中心报道各种气道并发症的发病率仍有7%～18%不等，相应死亡率为2%～4%。

支气管缺血在气道并发症的发病中起主要作用，供者获取时支气管动脉循环丢失，支气管吻合处血供中断造成局部组织缺血，手术创伤、排斥反应、感染等因素进一步加重了局部缺血，术后早期支气管主要依靠压力较低的肺动脉逆行供血。国外有人尝试应用直接支气管动脉重建术，然而至今无证据支持其优越性。另外，有研究认为在供者获取时，采取双正向及逆向灌注，可保护支气管循环，有利于支气管恢复，从而降低吻合口并发症的发生率。肺移植术后吻合口感染，例如曲霉菌感染、耐甲氧西林金黄色葡萄球菌感染是支气管吻合口并发症的重要因素。良好的支气管吻合技术也是预防肺移植术后发生吻合口并发症的重要措施，尽可能缩短供者支气管长度以及套入式吻合对于预防气道并发症有效。

肺移植术后气道并发症分类较为复杂，至今还没有一种方法能够被广泛接受。一般认为，肺移植术后气道并发症有六种基本类型：吻合口狭窄、裂开、肉芽增生、气管支气管软化、吻合口瘘、吻合口感染。有报道把气道并发症分为早期（<3个月）和晚期（>3个月）。吻合口黏膜坏死裂开一般发生于早期；支气管狭窄和软化则一般发生于晚期。局部表现呈现多样性，如局部黏膜出血、坏死、肉芽增生，以及气道吻合口狭窄、气管裂开等。临床上表现为不同程度的咳嗽、咯血、呼吸困难及肺内感染等；气管裂开者可出现气胸、纵隔气肿及急性大咯血；严重者可发生急性呼吸衰竭，通过纤维支气管镜可确诊。

一旦出现吻合口并发症需要立即治疗，治疗措施主要包括：

1. 全身治疗，改善一般状况，控制气管吻合口局部及肺内炎症，加强抗炎治疗的同时应考虑气管吻合口局部并发症的发生是否与排斥相关，酌情加强抗排斥治疗。

2. 局部治疗，加强气管雾化及支气管镜吸痰，保持气道通畅。

3. 腔内治疗，早期气管吻合口狭窄可行反复球囊扩张，而顽固性狭窄和气管软化病例则需放置气管内支架，肉芽组织增生引起吻合口狭窄可以行硬式支气管镜治疗，必要时行激光清创。

4. 吻合口开裂病人的治疗，部分病人通过保持通畅的胸腔引流维持肺的良好膨胀，早期可考虑手术修补或局部切除再吻合术。而完全裂开后果严重，修复失败最终需行移植肺叶切除、全肺切除或再移植。

预防吻合口并发症主要从以下几点着手：

1. 尽量多地保留受者支气管及周围组织，以保护受者支气管的血运，改进支气管吻合技术。

2. 合理应用免疫抑制药物。

3. 加强术后抗感染和支持对症治疗，避免感染、低血压、低蛋白血症等影响吻合口愈合的因素。

（四）血管吻合口并发症

目前血管吻合口并发症病因尚不明确，可能与供受者血管直径不匹配、吻合技术有关。当病人术后出现呼吸困难、干咳、需氧量增加、移植肺水肿、肺动脉高压、机械通气时间延长等，需考虑血管吻合口并发症。

下面三种方法可发现血管吻合口狭窄：

1. 同位素灌注扫描　同位素灌注扫描能发现移植肺低血流灌注，但结果仅作为血管狭窄的参考而不作为诊断依据。

2. 超声心动图　经胸腔超声心动图不能提供满意的吻合口附近的肺动静脉图像，而经食管超声心动图能精确判断吻合口形态及功能情况。

3. 血管造影　血管造影是血管吻合口狭窄影像学诊断的金标准。导管插入可以精确测量吻合口压力梯度从而指导其功能评估，早期移植肺失功要考虑对本病的鉴别诊断，先行同位素灌注扫描，怀疑有血管狭窄可能，再行肺血管造影。

治疗包括保守治疗、再手术、血管成形术、支架植入。再手术时，肺动脉夹闭后，移植肺血供中断处于缺血状态，采用稀释冷血灌注避免移植肺热缺血损伤。建议体外循环下手术，冷血灌注血供中断的移植肺。

因此尽可能使供受者血管直径相匹配、改进手术技术是预防肺移植血管吻合口并发症的主要措施。

二、原发性移植物功能障碍

缺血再灌注损伤引起非心源性肺水肿，临床上表现为PGD，是移植后早期死亡的首要原因，PGD占早期死亡的28.9%（ISHLT资料），常发生在术后72小时内，高峰可延迟至术后第4天，大部分病人在术后1周开始明显缓解。水肿可能会持续到术后6个月，但大多数肺移植受者术后2个月左右完全消除。缺血再灌注损伤原因很多，包括手术创伤、供肺缺血、支气管动脉循环中断、淋巴循环中断以及供肺失神经支配等。病理机制为肺血管内皮细胞和上皮细胞的活性氧直接损伤、产生炎症级联反应、黏附分子表达上调。目前缺血再灌注损伤的治疗包括采用保护性呼吸机支持、积极利尿、严格控制补液量等，大剂量激素应用，如治疗有效，24小时至48小时后症状缓解。吸入一氧化氮对于预防和治疗PGD有一定作用，可保护肺毛细血管完整性和预防白细胞和血小板黏附聚集，紧急情况下可用ECMO支持，美国华盛顿B-J医院对12例PGD病人使用ECMO支持，存活7例，7例病人ECMO的使用时间均在移植后24小时，发生不可逆的肺损伤之前。

三、排斥反应

排斥反应是受者对同种异体肺移植物抗原发生的细胞和体液免疫反应，是目前导致移植肺失功的主要原因。按照国际心肺移植术后排斥反应的分类，通常肺移植排斥有三种形式，超急性排斥反应、急性排斥反应和慢性排斥反应。超急性排斥临床极为少见。

（一）急性排斥反应

目前肺移植术后第1年大约有36%的病人发生至少1次急性排斥反应。急性排斥反应通常由细胞免疫介导，反复发作的急性排斥反应被认为是闭塞性细支气管炎的诱发因素，急性排斥反应术后早期即可发生，3个月后逐渐减少。

急性排斥反应临床表现为感觉不适、疲劳、发热、胸闷气急、胸痛或胸片有浸润阴影、胸水等。典型的病人白细胞中等升高、PaO_2下降、FEV_1减低。CT对肺移植急性排斥反应的诊断作用有限，有时胸片、临床症状、生理变化不能区别术后早期排斥与感染。有时胸片改变早于症状的出现和肺功能的改变，肺门周围常出现间质浸润阴影，肺毛玻璃样变。出现毛玻璃样变可考虑行支气管镜，进一步明确诊断。如临床高度怀疑存在排斥反应而无法确诊时，给予甲基强的松龙15mg/kg冲击治疗，临床症状、胸片、SaO_2常在8小时至12小时内改善。

因使用强效免疫抑制剂，急性排斥反应的临床表现不典型，典型的临床表现已很少出现，症状表现比较平缓、隐蔽，可能只表现为肺功能的减退，需结合各项辅助检查综合分析。

发生急性排斥反应时，胸部高分辨率CT表现为小叶间隔增厚、胸腔积液和毛玻璃样影，在急性排斥反应的诊断中具有35%～65%的敏感性。尤其在甲基强的松龙治疗后，48小时内影像学明显改善者考虑为急性排斥反应。目前经支气管肺活检，明确血管、气管周围炎症或淋巴细胞浸润是诊断的金标准，但有些病人术后无法获取病理，可行纤维支气管镜肺灌洗（BAL）检查，有研究显示通过检测BAL中的淋巴细胞亚群，急性排斥反应和增加的$CD8^+$ T细胞有关。对难于诊断的急性排斥反应，可以考虑胸腔镜或小切口开胸肺活检。

一旦诊断为AR，常规静脉应用大剂量甲基强的松龙冲击治疗，10mg/(kg·d)，连用3天，随后根据临床情况逐渐减量。对耐激素型或强烈的急性排斥反应，尽早使用抗淋巴细胞抗体。更改免疫抑制方案，加用免疫诱导剂，全淋巴放疗和体外光化学治疗等。

（二）慢性排斥反应

慢性排斥反应通常发生在肺移植术后大约6个月后，5年和10年发病率分别为49%和75%，占晚期死亡原因的30%，是影响病人长期生存的主要因素。闭塞性细支气管炎综合征（bronchiolitis obliterans syndrome，BOS）是一种慢性肺移植排斥反应的表现，主要表现为肺功能的下降（FEV_1下降），移植肺功能逐渐丧失，出现胸闷、气急，呈进行性、不可逆的阻塞性通气功能障碍，直接影响病人的生活质量和长期生存。闭塞性细支气管炎的病理变化为小气道上皮细胞损伤、上皮基底膜增厚、气道炎性细胞浸润、进行性纤维化和胶原组织沉积导致小气道闭塞。导致BOS的原因包括急性排斥、巨细胞病毒感染、HLA错配等。

目前BOS没有确切的治疗方案，治疗方法有吸入CsA局部气道抗炎，口服Tac替代CsA，稳定肺功能，阿奇霉素抑制炎症介质，他汀类药物免疫调节，减轻BOS的严重程度（改善肺功能），提高生存率。因此早期诊断BOS、延缓病程是改善预后最主要的措施，对于终末期BOS可考虑再次肺移植。

四、术后感染

感染是肺移植术后最常见的并发症，也是肺移植术后最主要的死亡原因，可发生于移植后任何时间。易患因素包括病原体定植、肺叶膨胀不全、纤毛运动功能受损、供肺去神经支配、淋巴回流中断、接受免疫抑制治疗等。术后早期感染的危险因素包括供肺过度缺血（>6小时），器官获取前没有足够动脉氧分压（<350mmHg），受者年龄超过40岁，长期机械通气支持和大量的气道分泌物。

（一）细菌感染

细菌是肺移植术后肺部感染的最常见的病原体，特别是革兰阴性菌，如铜绿假单胞菌、克雷白菌属。

近年来由于术后常规使用抗感染药物，细菌感染的发生率发生了很大变化。西班牙的一项前瞻性多中心研究纳入了236名肺移植受者，平均随访期为180天，结果显示平均每100个肺移植受者中每年有72个肺炎。2/3的（57例）病人有病原学依据，大部分为细菌感染，占82.7%。24.6%分离到铜绿假单胞菌（$n=14$），鲍曼不动杆菌和金黄色葡萄球菌感染率均为14%。大肠埃希氏菌，肺炎克雷白菌和嗜麦芽窄食单胞菌的感染率均为5.3%，恶臭假单胞菌、黏质沙雷氏菌、洋葱假单胞菌感染率均为1.8%（$n=1$）。分支杆菌为5.3%，（3.5%为结核杆菌，1.8%为鸟分支杆菌），诺卡氏菌为3.5%。

肺移植术后第1个月是肺部感染发生的高峰期，6个月后风险随之下降。早期的细菌性肺炎主要来自于供肺。对供肺进行微生物学普查，同时进行术后预防性抗感染治疗，可以改善预后。后期发生的感染与闭塞性细支气管炎有关。对于肺移植术后诊断为BOS的病人，感染可导致病情加重甚至死亡。

（二）巨细胞病毒感染

巨细胞病毒（CMV）是肺移植术后感染最重要的病原微生物。巨细胞病毒可终生潜伏于宿主体内，有复发可能。CMV阳性的肺移植供者是重要的感染来源。有CMV潜伏的肺移植受者具有肺移植术后发病的风险，而受者CMV血清学阴性、但供者CMV阳性者具有更高的发病风险。

CMV可直接导致器官损伤，引起免疫系统的改变，称为CMV感染的间接效应。CMV的间接效应能导致机会感染的增多，可引起急性排斥反应和慢性排斥反应。

（三）其他呼吸道病毒

社区获得性呼吸道病毒（community acquired respiratory tract virus，CARV）包括多种病毒，如：小RNA病毒（鼻病毒和肠病毒），冠状病毒科（冠状病毒），副黏病毒科（呼吸道合胞病毒、副流感病毒、肺炎病毒），正黏病毒科（流行性感冒样病毒A、B），腺病毒科（腺病毒）。肺移植术后受者的CARV发病率很高，出现明显气道症状者可达57%。CARV感染的气道症状表现多样，从无症状到轻度上呼吸道感染，甚至重症肺炎。感染的严重程度和感染的病毒类型有关。腺病毒感染移植肺可引起相当高的死亡率。在CARV基础上继发细菌和真菌感染是其严重的并发症。

CARV移植肺感染与急、慢性排斥反应有关。多伦多大学肺移植中心一项前瞻性研究纳入50例呼吸道病毒感染的肺移植受者（痰培养阳性或巨细胞病毒抗原阳性者除外），对照组为50个稳定的肺移植术后受者，有呼吸道症状的病人中，经鼻咽或口咽拭子进行CARV检测66%为阳性（包括呼吸道合胞病毒、副流感病毒1-3、流感病毒A和B、腺病毒、人肺病毒、鼻病毒、肠病毒、冠状病毒）。对照组中仅8%(4例)病人出现鼻病毒阳性。3个月后上述感染组病人中,急性排斥反应发生率为16%,18%病人FEV_1下降20%以上,而对照组中没有病例出现急性排斥反应或FEV_1下降20%以上。

另一项由Milstone等进行的前瞻性研究显示:CARV引起的呼吸道感染并不增加肺移植术后闭塞性细支气管炎的发生率。他们的研究包括50例肺移植受者,其中32例病人出现呼吸道感染症状,17例病人经检测为CARV阳性(包括呼吸道合胞病毒A和B型,副流感病毒1-3,流感病毒A和B,腺病毒),1年后这17例CARV阳性病人中,1例出现闭塞性细支气管炎(BOS),33例CARV阴性病人中出现3例BOS。

(四) 曲霉菌感染

曲霉菌感染可分为支气管吻合口感染、支气管感染、侵袭性肺部感染或播散感染。Singh和Husain总结前人经验发现肺移植术后受者曲霉菌感染的发生率为6.2%。58%的病人有支气管或者吻合口感染,而32%的病人有肺部侵袭性感染,10%有浸润性播散。肺移植术后曲霉菌感染的高峰集中在头3个月,75%的曲霉菌感染出现在气道,而18%为肺实质侵袭性感染,7%为全身播散性感染,单肺移植受者发病较双肺移植受者晚。

最常见的曲霉菌是烟曲霉(91%),黄曲霉和黑曲霉感染的发生率为2%,不同种类曲霉菌混合感染达5%。侵袭性曲霉菌感染的总体死亡率为52%,而肺侵袭性曲霉菌感染的死亡率为82%。

侵袭性曲霉菌的感染诊断困难。55%的肺移植术后病人气道内有曲霉菌定植。肺移植术后曲霉菌感染的检测方法灵敏度较低,痰培养的阳性率为8% ~34%,BAL分离和培养的阳性率也仅为62%。

侵袭性肺曲霉菌感染病人的CT可表现为结节影和实变,但缺乏特异性。Halo晕轮征是侵袭性曲霉菌性肺炎的特征性改变,但在肺移植病人中罕见。半乳糖甘露聚糖是曲霉菌的细胞壁成分,并在其生长过程中释放。肺移植病人血清半乳糖甘露聚糖检测的阳性率较低(30%),对BAL中半乳糖甘露聚糖的分析更有意义。通过ELISA实验证实,BAL中半乳糖甘露聚糖分析用于诊断侵袭性曲霉菌病的灵敏度为60%,特异性为98%。然而,抗真菌预防(假阴性)和三唑巴坦+哌拉西林抗炎治疗(假阳性)会影响实验结果。真菌细胞壁多糖成分并非特异性存在于曲霉菌,目前尚无肺移植受者的相关研究报道。

最后,常规纤维支气管镜检查对于侵袭性曲霉菌感染的诊断非常重要。气管、支气管和吻合口附近的曲霉菌感染可以通过气管镜看到病灶,并获取标本进行培养和组织学检查。

(五) 分枝杆菌感染

典型或非典型结核分枝杆菌感染相对罕见,出现的时间通常较迟,在手术后4个月或以上。影像学表现为多个小结节集群,结节样磨玻璃混浊或渗透,空洞,小叶间隔增厚,胸膜增厚,单侧或双侧胸腔积液及淋巴结肿大。

(六) 隐源性机化性肺炎

隐源性机化性肺炎在肺移植术后发生率为10% ~28%,其特点是小气道、肺泡腔内炎症,肉芽组织浸润。虽然机化性肺炎和BOS都被报道与细菌和巨细胞病毒感染有关,但最常见于急性排斥反应,且对大剂量皮质激素治疗敏感。

五、其他并发症

随着生存时间的延长、老年病人的逐渐增多以及免疫抑制剂的大量使用,肺移植术后全身并发症的发病率也在增高,全身并发症对肺移植病人的预后影响较大,尽早处理全身并发症可改善病人的生存质量。全身并发症主要包括肾衰竭、糖尿病、骨质疏松症、缺血性坏死、血栓栓塞性疾病、胃肠道并发症、心血管并发症、血液系统并发症、神经系统并发症、恶性肿瘤以及淋巴增生障碍性疾病等。

扩展阅读

巨细胞病毒感染

CMV的发病率及发病时间随着预防措施的改变近10年来发生了很多变化。预防措施下,CMV感染在肺移植术后出现得更晚。而没有经过预防治疗的病人,典型的CMV症状出现于术后第1个月至第4个月。进行CMV预防治疗具有出现耐药病毒株的可能,基因型主要分为两类:UL97和UL54。耐更昔洛韦病毒株最常发生的突变位点是磷酸转移酶基因(UL97),在该处出现的突变抑制了药物的合成代谢,降低了更昔洛韦的磷酸化作用,因而抑制其转化成有活性的细胞内三磷酸盐复合物。导致CMV耐药的危险因素有:CMV错配(CMV阴性血清的受者和CMV阳性血清的供者)、过长的口服更昔洛韦预防治疗、免疫抑制过度。

结 语

肺移植术后的并发症包括手术相关并发症、感染、排斥、PGD等,均是影响肺移植成功的重要因素。肺移植手术难度大,包括气管、肺动脉、肺静脉等吻合,术中易发生缺血再灌注损伤、出血等,术后大剂量糖皮质激素及免疫抑制药物的使用易致支气管吻合口破裂,术后感染等。这些因素均可造成手术失败,影响病人的生存率。因此,及时发现并处理相关并发症尤为重要,肺移植术后并发症在不同个体身上的表现可能存在差异。及时鉴别并采取积极措施,是降低术后死亡率的重要举措。

第七节 心肺联合移植

心肺联合移植(heart-lung transplantation,HLT)是治疗终末期心肺疾病最重要的手段之一。首例临床心肺联合移植于1968年由Cooley等实施,1981年Reitz等首先将CsA用于心肺联合移植,并获得良好的效果。根据国际心肺移植协会(ISHLT)的最新统计,截至2011年6月,全世界共完成3631例心肺联合移植。随着心肺联合移植外科技术的进步,以及新型免疫抑制剂和抗感染药物的应用,术后3个月和1年总体生存率分别为71%和61%,存活满1年的病人中位生存期为10年。然而由于供者短缺,目前世界范围内心肺联合移植的规模正逐年缩小。

一、心肺联合移植的手术适应证

HLT为最初治疗原发性肺动脉高压、先心病伴艾森曼格综合征的移植术式,HLT主要用于合并左心或全心功能不全的病人,包括左室射血分数低于40%或伴行肺移植存在技术困难。

目前HLT的适应证为:①估计病人的存活时间不超过12~18个月;②纽约心脏学会心功能分级(NYHA)为Ⅲ或Ⅳ级;③除心肺疾病外,其他脏器没有严重病变;④病人的心理状态稳定;⑤先天性心脏病心内分流后继发性肺动脉高压引起艾森曼格综合征;⑥原发性肺动脉高压(>6Wood单位,且使用血管扩张剂无效)同时伴有不可逆的右心功能衰竭;⑦肺囊性纤维化、肺气肿或双侧支气管扩张所致肺脓毒性感染等;⑧其他应用药物治疗无效的肺实质性病变合并心功能不全,呈终末期心肺衰竭者。此外一部分不能成功修复的先天性心脏畸形病人可考虑行HLT。

二、HLT供器官获取及保护

供者心肺的保护是HLT手术成功的关键因素之一,分别利用供者心脏和肺灌注保存液,可最大程度地保存心肺功能。

供者气管插管后,吸尽呼吸道分泌物,正压通气。给予甲强龙30mg/kg,静脉注射肝素3mg/kg。经胸骨正中切口,切除心包,打开两侧胸膜腔,初步探查心肺无明显异常。向肺动脉主干内注射前列腺素E_1 100μg,阻断上腔静脉、下腔静脉及主动脉,主动脉、肺动脉主干插管,重力灌洗心及肺,心肌保护液20ml/kg,心脏灌洗量约1500ml,肺保护液60ml/kg,肺灌洗量约4000ml,灌洗液流量300~400ml/min。肺灌洗压力不超过20mmHg,灌洗时间不超过10分钟。灌洗至心跳停止,肺表面呈白色(无红色)、流出液清亮为止,右心房及左心耳切口以排出灌洗液,切断气管前给予轻度膨肺,然后钳夹气管并切断,保持肺泡轻度膨胀。分离左、右下肺韧带,高位切断升主动脉,分离心后组织,取出心肺。用4℃生理盐水冲洗,放入无菌袋中,浸泡于1500ml 4℃心肌保护液中,其外再套两层无菌袋包裹,放入置冰块的保温桶内运至受者手术室。

修整供器官时先用4℃无菌生理盐水冲洗表面,再浸泡于4℃保存液中进行修整,同时于主动脉根部及肺动脉插管,灌注4℃心肌保护液和肺保护液各2000ml,吻合期每20分钟经冠状静脉窦逆行灌注冷晶体心肌保护液1次,每次400ml,开放主动脉前逆灌无钾温血200ml。

三、受者手术及术中循环支持

(一)受者手术

受者胸骨正中切开,肝素化,主动脉远端及上、下腔静脉远端插管建立体外循环。主动脉瓣上切断主动脉,肺总动脉中点切断肺动脉,沿房间隔切开右房壁至上、下腔静脉。将心脏向右、前抬起,切除左房外侧壁、左房顶、房间隔,取出心脏。然后分离左肺静脉,距膈神经前、后1cm切开心包,上至左肺动脉,下至膈肌,切断左肺韧带,向前、右方牵拉左肺,游离左肺门,显露左支气管,结扎支气管动脉,横断左肺动脉,结扎或用闭合器切断左支气管,取出左肺;分离右肺静脉,按上述方法保护膈神经,去除右肺。向左牵拉主动脉远端，分离气管周围组织，在隆突上一个环状软骨处切断气管。

将供心置入心包内，于两侧膈神经前将左、右肺置入胸腔。于供肺隆突上1~2个软骨环处吻合气管，4-0 Prolene线连续缝合气管膜部，4-0 ethobide线“8”字间断缝合软骨部，证实无漏气后，机械通气（<30cmH_2O）。再依次吻合主动脉、上下腔静脉，开放阻断钳，恢复心脏血液供应，心脏自动复跳。体循环至窦性心律稳定，循环稳定，血气分析结果满意后停机，拆除体外循环。

（二）循环支持

目前移植中循环辅助装置主要包括心脏机械循环辅助和ECMO装置等。2006年Kirklin报道了机械辅助循环支持统计资料，结果显示，2002—2005年共有1228例心室机械辅助植入，左心室辅助969例，右心室辅助32例，双心室辅助227例，其中作为心脏移植过渡941例，心功能恢复过渡70例，最终治疗158例。Wieselthaler分析了欧洲的心脏移植过渡性机械辅助应用现状，指出只有一小部分机械辅助是用作心功能恢复的手段，对于大多数病人，是作为过渡到心脏移植辅助性手段。2007年Wigfield报道了ECMO在术后早期移植物失功中的应用，1991年7月至2004年11月，该中心完成286例肺移植和11例心肺联合移植，其中有20例因严重的早期移植物失功而使用ECMO。ECMO对血流损伤小，不需全身肝素化可减少围术期的出血风险，对炎症介质的影响小，转流效果较好，但是ECMO采用体外泵驱动，对血流动力学仍有一定影响，使用时间一般不超过2周，最近几年NovaLung装置在临床上取得较好的效果，Stefan Fischer等对12例病人应用此装置过渡到肺移植，其中10例病人接受肺移植，随访1年8例仍存活。M Strueber等使用体外无泵的肺辅助系统，使4例肺动脉高压病人成功过渡到肺移植或者心肺联合移植，其中3例康复出院。NovaLung装置无需采用体外人工血泵，只需将体内部分血液引出体外氧合，其氧合效率高，二氧化碳清除完全，一般6小时内即可明显改善高碳酸血症，配合采用保护性肺通气策略，可以达到较满意效果。NovaLung较长时间的转流对移植病人的影响远比ECMO小，从而延长等待获得供器官的时间，减少紧急情况下边缘性供器官的应用，术中和术后也有较好使用价值，为移植的成功奠定良好的基础。虽然NovaLung装置价格与ECMO相比较昂贵，但其应用前景良好。

四、术后处理

（一）免疫抑制方案

心肺联合移植后的免疫抑制方案以往为CsA+硫唑嘌呤+糖皮质激素，近年来CsA的使用减少，Tac的应用增加，硫唑嘌呤逐渐被MMF代替。Tac和CsA均能抑制IL-2和其他多种细胞因子的合成、明显减少排斥反应的发生，而且能改进心肺联合移植受者的预后。Taylor和Rinaldi报告了2个随机对照研究，结果显示645例心肺联合移植受者采用Tac和CsA为基础的免疫抑制方案，两组移植物存活率和受者存活率相似，但是Tac组的受者急性排斥反应更少，排斥反应的严重程度更低，Tac不增加感染和肿瘤的风险。迄今为止，尚不能证明Tac和CsA在慢性排斥反应的预防效果上的明显不同，急性排斥反应是慢性排斥反应最重要的危险因素，Tac可以更好地减少急性排斥反应。有一项超声检查的研究显示，在心肺联合移植后1年内CsA可以更好地保护心外膜的内皮细胞功能，而Tac能更好地减缓移植物冠状动脉内膜的增厚。

（二）术后排斥和感染

及时鉴别移植排斥反应与感染并采取正确的治疗措施，对减少并发症、提高受者存活率具有重要意义。但排斥反应与感染的临床表现无特异性，二者病情可能有重叠，鉴别较难，治疗上是完全悖逆的，若治疗失误将产生严重后果。

发生急性排斥反应时，肺部表现要先于心脏表现出现。术后定期复查胸部X线片具有重要意义；但在胸片上鉴别炎症渗出和移植排斥反应甚难，此时需要结合超声心动图观察心脏改变，常能作出诊断。术后1周内应每天复查血常规，肝、肾功能，免疫抑制药物血药浓度，行床旁心脏超声、胸部X线片检查，并逐渐过渡到隔天复查，病情稳定后每周复查1次，观察血象变化，心、肺、肝、肾功能，各心腔大小及室间隔、左室后壁厚度，有无胸腔积液及肺部阴影等，必要时行胸部CT、纤维支气管镜及组织病理检查。结合临床表现及时发现排斥反应征象，并与感染相鉴别。一旦确诊为排斥反应，必须使用大剂量激素冲击治疗，并及时予以对症处理。

感染是移植术后死亡的主要原因之一，感染的主要原因包括移植肺去神经后丧失咳嗽反射、肺的淋巴回流中断、肺的纤毛自净和免疫功能失调（包括肺泡巨噬细胞功能受损)。术后常规使用广谱抗生素预防细菌感染,更昔洛韦预防 CMV 感染,制霉菌素、氟康唑、伊曲康唑等防治真菌感染。术后及时诊断感染,并根据药敏及时调整抗生素的使用。

(三) 心肺功能的监测

术后心功能的处理:术后常规监测心率、心律、有创桡动脉压、中心静脉压,术后早期给予少量的多巴胺、多巴酚丁胺。术后第2天起视病情予床旁心脏彩超检查,测定的指标主要有射血分数、肺动脉压,三尖瓣反流情况以及各房室的大小,以评估供心的整体收缩功能和肺阻力变化。

肺功能的监测和处理:术后给予呼气末正压(PEEP)机械通气,呼吸模式为压力控制,PEEP 为 $5cmH_2O$,每4~6小时做1次血气分析,主要观察指标为氧合指数。术后第1周每天床边胸部X线摄片1次,1周后改为隔天1次,2周后改为每周1~2次,胸部CT检查视病情而定。在术后第1周,每天常规行气管镜检查,观察吻合口愈合情况以及辅助吸痰,必要时行支气管肺泡灌洗,分泌物和灌洗液送病原学培养及免疫学检查。

扩展阅读

心肺联合移植灌注保存液

目前常用的心脏保存液有UW液、HTK液、EC液、LYPS液、Celsior液、STH21液、STH22液等,肺保存液主要有UW液、EC液、LPD液、Celsior液、RLPD液等。由于供肺保存不当,再灌注损伤或早期移植排斥反应可导致肺水肿,术后早期胸部X线片可见弥漫性的肺间质浸润阴影。前列地尔是内源性血管活性物质,对肺血管作用强,而对体循环的影响较小。有研究提示,前列地尔可以有效扩张供肺遇冷收缩的血管,促进肺保护液均匀分布,同时能抑制白细胞和血小板聚集、保护血管内皮细胞、改善红细胞变形性及减少体外循环全身炎症反应等,从而减少肺缺血再灌注损伤,降低术后原发性移植物失功的发生。

结 语

尽管国内心、肺联合移植仍处于初级阶段,但随着器官保存技术的改善、手术技术的提高等,心肺联合移植必将在终末期肺疾病的治疗中发挥越来越重要的作用。心肺联合移植虽然例数较少,但其对原发性肺动脉高压、先心病伴艾森曼格综合征,同时合并左心或全心功能不全的病人具有较好的治疗作用,但其大规模的临床开展需要更多的供者,以及更加完备的手术技巧和术后管理,因此,心肺联合移植需要多学科合作,更需心肺联合移植基础与临床研究相结合,提高术后的生存率。

(陈静瑜)

参考文献

1. Christie JD, Edwards LB, Kucheryavaya AY, et al. The Registry of the International Society for Heart and Lung Transplantation: 29th adult lung and heart-lung transplant report-2012. J Heart Lung Transplant, 2012, 31(10): 1073-1086.
2. Fischer S, Hopkinson D, Liu M, et al. Raffinose improves 24-hour lung preservation in low potassium dextran glucose solution: a histologic and ultrastructural analysis. Ann Thorac Surg, 2001, 71(4): 1140-1145.
3. Cypel M, Rubacha M, Yeung J, et al. Normothermic ex vivo perfusion prevents lung injury compared to extended cold preservation for transplantation. Am J Transplant, 2009, 9(10): 2262-2269.
4. 毛文君,陈静瑜,郑明峰,等. 肺移植100例临床分析. 中华器官移植杂志,2013,34(01):28-32.
5. Christie JD, Kotloff RM, Pochettino A, et al. Clinical risk factors for primary graft failure following lung transplantation. Chest, 2003, 124: 1232-1241.
6. King-Biggs MB. Acute pulmonary allograft rejection: mechanisms, diagnosis, and management. Clin Chest Med, 1997, 18: 301-310.
7. Sharples LD, McNeil K, Stewart S, et al. Risk factors for

bronchiolitis obliterans: a systematic review of recent publications. J Heart Lung Transplant, 2002, 21: 271-281.

8. Aquilar-Guisado M, Givalda J, Ussetti P, et al. Pneumonia after lung transplantation in the Resitra cohort: a multi-center prospective study. Am J Transplant, 2007, 7: 1989-1996.

9. de Perrot M, Liu M, Waddell TK, et al. Ischemia-reperfusion-induced lung injury. Am J Respir Crit Care Med, 2003, 167(4): 490-511.

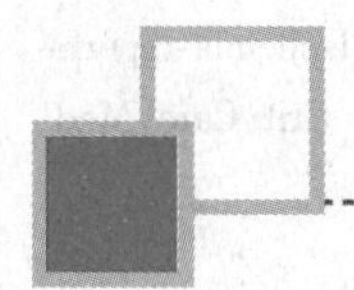

第十七章 胰腺移植

学习目标：

1. 掌握胰腺移植/胰岛移植适应证
2. 了解胰腺移植常用术式
3. 了解胰腺移植术后管理及并发症处理
4. 了解胰腺移植长期疗效

1966年，美国明尼苏达大学William Kelly和Richard Lilehei医生开展了首例胰肾联合移植。针对胰腺内、外分泌功能，胰腺移植有几种不同的手术方式。成功的胰腺移植可以有效调控血糖水平，完全停用胰岛素，还可以逆转/延缓糖尿病慢性并发症的发生发展。

胰岛移植经过了漫长的研究历程，近年来随着胰岛分离技术的提高和免疫抑制剂的合理应用，胰岛移植有了长足的发展，已成为胰岛β细胞替代治疗的另外一种有效方式。

但是胰腺/胰岛移植尚有诸多问题需要解决。如何长期保持移植物/胰岛β细胞功能是胰腺/胰岛移植面临的最主要问题。

第一节 概 述

一、分类

因糖尿病病人很多合并糖尿病肾病，需要行肾移植，根据是否行肾移植以及移植的时间顺序，胰腺移植分单纯胰腺移植(pancreas transplantation alone，PTA)、肾移植后胰腺移植(pancreas after kidney transplantation，PAK)和胰肾联合移植(simultaneous pancreas and kidney transplantation，SPK)三种类型。PAK即胰肾分期移植，指肾移植一段时间后施行胰腺移植，移植胰腺和移植肾脏绝大多数来源于不同供者；SPK指同时植入胰腺和肾脏，一般情况下移植物来自同一供者。SPK是临床最常见的胰腺移植类型。

二、历史与现状

1889年德国的Joseph von Mering和生理学家Oskar Minkowski在一次实验中切除了犬的全部胰腺，制作了犬糖尿病模型，这一意外发现使人们将糖尿病和胰腺联系起来。这一实验引发医学界对胰腺功能、结构以及糖尿病的本质进行了联合深入探讨，也揭开了胰腺移植治疗糖尿病的研究序幕。1893年，英国的Watson Williams将3片绵羊的胰腺组织移植到一个濒临死亡的15岁糖尿病患儿的皮下。虽然这次以失败告终的大胆尝试并不能被称之为真正意义上的胰腺移植，但其种下了胰腺移植治疗糖尿病这一概念的种子。

1921年，加拿大的Federick Banting成功分离胰岛素，人们曾一度认为注射胰岛素可以完全治愈糖尿病而放弃了胰腺移植的研究。但长期临床应用发现注射胰岛素并不能阻止糖尿病慢性并发症的发生发展，如糖尿病肾病、肢体坏疽、失明等。经过近20年的停滞后，胰腺移植再次进入人们的视野，医学界认为彻底治愈糖尿病的出路可能仍在于此。同时20世纪50年代的血管吻合技术进步、肾移植和肝移植手术的成功开展也促进了胰腺移植手术技术的发展。

1966年12月，美国明尼苏达大学William Kelly和Richard Lilehei医生首先为一名糖尿病合并肾病的病人实施了胰肾联合移植手术，受者术后仅停用6天外源性胰岛素，发生严重外科并发症，并于术后2个月死于肺栓塞。首例手术失败的主要原因是对移植胰腺的外分泌处理不当。

扩展阅读

第一例胰肾联合移植

1966年12月17日，明尼苏达大学的Kelly和Lillehei完成了首例胰肾联合移植。受者是一名28岁的1型糖尿病合并肾病的女性。节段胰腺(胰体和胰尾)移植在腹膜外左髂窝，移植物的腹腔干与受者的左髂总动脉吻合。保留移植物的脾静脉与门静脉和肠系膜上静脉的连接部，并将门静脉和肠系膜上静脉两端分别与受者的髂静脉行端侧吻合，同时将两吻合口之间的髂静脉结扎。移植术后的免疫抑制方案为：Aza联合强的松。术中结扎了胰管，采用钴60照射抑制外分泌功能，然而钴60的照射没有取得预期效果，术后发生严重胰漏。再次开腹时发现，移植胰腺水肿，病理活检符合胰腺炎特征。受者仅仅停用了6天外源性胰岛素，并于术后2个月切除移植物，最终死于肺栓塞。从第一个病例可以看到在随后20年里困扰胰腺移植的许多问题，如外科并发症、排斥反应等。

胰腺外分泌引流曾经是胰腺移植的“Achilles' Heel”，胰腺移植的发展史也是术式的变迁史。首例移植失败后，Lillehei教授改进了手术方法，采用全胰移植，并先后采用经皮十二指肠空肠造瘘、十二指肠空肠Roux-en-Y内引流、Vater壶腹的乳头与受者的小肠吻合引流外分泌，效果均不理想。1971年Marvin Gliedman等人改进节段胰腺移植，将胰管与输尿管吻合，随后Groth GC教授又采用节段胰腺与受者小肠Roux-en-Y吻合，但技术均不成熟，手术并发症多。节段胰腺移植的最大改进是1978年Dubernard JM采用的胰管填塞法，填塞物为合成聚合物(neoprene)，手术简单，并发症少。80年代，胰管填塞式节段胰腺移植一度是胰腺移植的主要手术术式。但长期随访发现胰管填塞物引起胰腺组织纤维化，严重影响胰岛功能，术后1年胰岛失功率很高。因而再次引起了外分泌处理方式的争论。

1982年Hans Sollinger教授改进了Gliedman的节段胰腺移植膀胱引流方式，将节段胰腺直接与膀胱吻合，减少了并发症。随后DD Nghiem和RJ Corry实施了全胰十二指肠移植，采用十二指肠片与膀胱吻合，取得了良好效果。膀胱内引流式(bladder drainage，BD)成为标准术式之一。这一技术因可以通过尿液监测胰腺排斥反应，并发症较少，成为80年代后期至90年代中期的主流术式。但该术式不可避免地导致代谢性酸中毒和泌尿系统并发症。1984年Thomas Starzl再次采用外分泌肠引流技术，由于外科技术的进步，该术式的外科并发症较60年代大大减少。90年代后期，免疫抑制剂的进展使排斥反应发生明显下降，削减了膀胱引流在免疫监测方面的优势，人们开始注意胰腺外分泌肠引流的优势，该术式比例有所上升。

胰腺的血管重建在20世纪90年代以前采用移植胰腺的动静脉与受者的髂血管吻合，即体循环模式(SVD)，这种方法虽手术简单，但不符合生理，可造成高胰岛素血症和代谢异常。1984年Roy Calne首先报道了通过受者脾静脉引流节段移植胰腺，1989年，Mühbacher F报道了首例门静脉引流-膀胱引流全胰十二指肠移植术，1992年Rosenlof AK和Shokou-Amri H报道了门静脉引流-肠引流式，Gaber AO教授随后报道了大量病例，并指出门静脉引流术式具有免疫学优势。

早期胰腺移植生存率低，截至1977年，全球共施行胰腺移植57例，1年存活率仅为3%，结果令人失望。除技术原因导致手术失败外，排斥反应也是导致胰腺移植生存率低下的重要原因。1978年CsA的临床应用大大提高了胰腺移植的生存率使其真正进入临床应用阶段。20世纪90年代问世的Tac和MMF进一步提高了胰腺移植的生存率。

据国际胰腺移植登记中心(the International Pancreas Transplant Registry，IPTR)及UNOS统计，目前全球已经实施了近40 000例胰腺移植手术，其中68%为SPK，24%为PAK，PTA约为8%。术后疗效得到较大提高，SPK人/移植胰腺的1年生存率达到95.5%/85.9%，5年生存率达到89.5%/70%。PAK和PTA的生存率也有大幅度提高，1年移植胰腺生存率超过80%，5年生存率超过50%。总之，胰腺移植目前已经成为治疗糖尿病的有效手段。

我国开展胰腺移植较晚，例数也较少。1982年，同济医科大学开展了首例节段胰腺移植，采用胰管填塞式处理胰腺外分泌。此后国内陆续有移植中心开展该技术，开展例数较多的单位包括华中科技大学同济医学院，中国医科大学附属第一医院和浙江大学附属第一医院；至今共开展胰腺移植手术两百余例。

结 语

在克服了重重困难后，胰腺移植治疗糖尿病的梦想终于成为了现实。胰腺移植最显著的优点在于替换了内分泌细胞，保证血糖水平正常，不依赖胰岛素，防止/逆转糖尿病慢性并发症，延长病人生存时间，提高生活质量和减少经济负担。当然，胰腺移植也面临很多问题，包括供者的短缺、免疫抑制剂的毒副作用等，期待随着组织工程学、干细胞技术等相关技术的不断进步，糖尿病这一困扰人类的顽疾可以得到真正的治愈。

（刘永锋）

第二节 胰腺移植适应证及受者选择评估

根据2012年国际糖尿病联盟（International Diabetes Federation，IDF）公布的统计数据显示全球估计有3.71亿糖尿病病人，预计到2030年这一数字将会增加至5.65亿。糖尿病的治疗手段包括内科治疗和胰腺/胰岛移植，外科医生和内科医生应共同对糖尿病病人进行综合评估，权衡利弊，为病人选择最佳治疗方案。

一、适应证

广义上说，依赖胰岛素治疗的糖尿病都适合施行胰腺移植，包括1型糖尿病、达到胰岛素依赖期的2型糖尿病，因慢性胰腺炎等原因全胰切除导致的外科性糖尿病。

从理论上讲，为了将糖尿病相关并发症的危害控制到最低，减轻长期治疗下的昂贵经济负担，所有1型糖尿病病人均适宜于胰腺移植。

胰腺移植治疗2型糖尿病曾存在较大争议。20世纪90年代中期以前，国际普遍观点认为胰腺移植仅限于1型糖尿病病人，2型糖尿病病人即使达到胰岛素依赖，也绝对不适合做移植。1999年，中国医科大学附属第一医院为1例危重2型糖尿病合并肾功能不全病人实施了SPK，术后病人完全脱离胰岛素，取得良好效果。依据2型糖尿病的发病机制和病理生理特点，明确提出2型糖尿病达到胰岛素依赖期也是胰腺移植适应证，并先后共为19例2型糖尿病合并肾衰竭病人实施SPK，术后病人完全脱离外源性胰岛素，与同期实施的1型糖尿病病人术后效果无明显差异，并认为2型糖尿病病人术后血糖控制良好，可能与术后病人克服胰岛素抵抗现象、打破高血糖、高胰岛素血症的恶性循环有关。

之后，国际移植界也开始重视胰腺移植治疗2型糖尿病问题。Gruessner和Sutherland总结IPTR2000年到2004年的数据显示2型糖尿病受者以及移植胰腺的生存率和1型糖尿病受者无明显差别，Orlando通过对多个中心的数据分析显示SPK术后2型糖尿病和1型糖尿病预后相似，血糖控制良好。UNOS2000年到2007年登记的SPK病人2型糖尿病所占比例不足10%，但其5年受者、移植物生存率等主要预后指标与1型糖尿病无统计学差异。

二、禁忌证

胰腺移植的绝对禁忌证与其他移植一样，包括未治愈的恶性肿瘤、活动性感染和明显的依从性不良。随着学科的发展，禁忌证也在不断变化，很多以往认为的绝对禁忌证已经不再是禁忌证，或成为相对禁忌证。

三、受者选择与评估

外科医生应该和内科医生一同对糖尿病病人的各方面风险进行综合评估，在有利原则的前提下，衡量糖尿病并发症的风险与移植手术及免疫抑制的风险，最终选择最有效的治疗方案。

（一）受者选择

据UNOS数据，在2011年肾移植等待名单中有大约32.2%为糖尿病肾病病人。对于这类的病人决定是否行胰腺移植手术并不困难。胰腺移植唯一增加的风险是与外科手术相关的风险。这样的病人可以行SPK或PAK，选择何种方案应根据病人的状态、供者的状态决定。SPK的供器官一般来源于同一尸体供者，抗原单一，与PAK相比具有免疫学优势，排斥反应发生率低于PAK和PTA。通过一次手术，接受一次大剂量免疫抑制剂治疗可同时解决糖尿病和肾衰竭，而且可以通过移植肾脏观察移植胰腺的排斥反应，有利于更早的诊断和治疗。与PAK相比，SPK的移植物长期生存率较高。对于有机会获得活体供肾的病人亦可选择PAK，避免等待时间过长，先进行肾脏移植可改善病人的代谢状态和营养状态。若活体供者可同时提供肾脏和节段胰腺，活体SPK也是一个良好的选择，但供者的手术风险较大。

单纯胰腺移植的选择相对较难。胰腺移植与肝移植、心脏移植不同，不是以挽救生命为目的，而是以提高生命质量为主，应充分考虑胰腺移植的手术风险和术后长期服用免疫抑制剂的副作用。如果移植手术带来的病情改善要远远超过免疫抑制剂副反应，则应该实行移植手术，例如糖尿病病情较重、血糖波动较大、经常发生致命的并发症如糖尿病酮症酸中毒或明显低血糖昏迷的病人，成功胰腺移植是挽救病人生命的有效措施。

内科治疗虽然能够控制血糖，但无法避免各种并发症的发生和发展。糖尿病中5%～10%的病人将因出现的糖尿病肾病、视网膜病变、微血管病变和神经末梢病变等并发症而直接影响生命。非手术治疗虽然能改善病人的血糖水平，但不能获得正常的糖化血红蛋白水平(<6%)，而糖化血红蛋白的水平又与糖尿病病人低血糖的发生率间存在反比关系；有功能的移植胰腺可以实时调节血糖达到这一稳态。越来越多的临床观察发现胰腺移植可以逆转肾脏肾小球和肾小管病变、改善黄斑水肿、明显改善移植后10年的外周神经病变。

（二）术前评估

详细的术前评估对病人的术后转归至关重要。很多病人会由于具有多个危险因素而被认为是高危人群或不理想受者，而这些危险因素是因为长期患糖尿病发展而来的。否定这部分人群行移植手术，可能会排除部分会因移植手术而受益的病人。术前评估的另一个重要的目标是调整候选者状态，降低术前存在的风险。

1. 心脏评估　心脏疾病是胰腺移植术后病人死亡的主要原因。糖尿病病人通常患有潜在的冠状动脉疾病或在移植术前未能得到彻底治疗，由于外科手术应激导致围术期发生心脏病的风险较高。心脏病的危险因素包括糖尿病本身、高血压、高血脂、吸烟和心血管疾病家族史。

对于年轻的、除了糖尿病外再没有其他危险因素的候选者，非侵入性的心脏检查手段已经足够，但对于具有多个危险因素或明显心脏病症状的病人应该进行侵入性心脏检查——冠状动脉造影。经冠状动脉造影检查后，冠状动脉狭窄超过75%的病人都应该在移植术前进行外科搭桥术、血管成型术或者支架置入术。此外，还应该在术前采取措施降低或者消除高胆固醇血症、高血压和吸烟等危险因素。

对那些患有瓣膜病或者有临床证据的心肌病病人(比如：端坐呼吸，劳累时气短)，需在术前行超声心动图检查。若收缩期射血分数明显降低，应查找有无心瓣膜疾病、缩窄性心包炎或者甲状腺功能异常。如果射血分数很低并且不可逆转，则不能进行移植手术。

2. 外周血管评估　胰腺移植同肾移植一样，通过与受者髂血管吻合完成血管重建。考虑到糖尿病病人外周血管疾病的发生率较高，所以在移植手术前应进行全面的血管评估。病史和早期体格检查是评价血管疾病最重要的手段。跛行病史(特别是病变部位在臀部)可能提示髂血管阻塞性疾病。必要时应血管造影，若病变显著，则可以通过球囊血管成形或血管内支架进行处理。也应仔细评估远端动脉循环情况。同时处理与之相关的高危因素，如：戒烟、治疗高血压和高脂血症。

3. 神经系统评估　因为糖尿病病人血管疾病的发病率很高，胰腺移植发生颈动脉阻塞性疾病的危险性较高。如果病人有神经系统事件病史或在体格检查时发现颈动脉血管杂音，应该对大脑血管循环系统做进一步的检查。首选检查方法是颈动脉的超声多普勒检查，亦可选择MRA检查。移植手术前对有症状的病人应予治疗，可能需行颈动脉内膜切除术。

4. 消化系统评估　在糖尿病病人中，最常见的胃肠道症状是胃轻瘫和慢性便秘。移植手术前评估这些症的状严重性是很重要的。通常情况下，移植术后早期，外科手术应激、腹部手术和免疫抑制剂的应用通常加重上述病情。如果病人有明显的溃疡症状或者最近有溃疡病史的病人应该行上消化道内镜检查。有症状的胆石症在移植术前应该治疗。无症状的胆石症在移植术前不需要特殊的干预。移植术前胰腺炎病史应该给予充分重视，因为在移植术后胰腺炎可能由于应用AZA和激素等而出现并加重。

5. 呼吸系统评估　慢性肺部疾病在移植术后可能成为重要的问题，因为移植术后肺内感染和通气不足的危险性增加。患有严重肺功能不全的病人不能进行移植手术。肺功能检查有助于确定肺容量，有肺部症状或者有明显危险因素(比如长期吸烟)的移植候选者在移植手术前应该进行肺功能检查。

6. 泌尿系统评估　尤其是对于拟行膀胱引流式的病人应充分评估膀胱功能。神经源性膀胱是糖尿病病人的常见并发症。合并膀胱无功能的移植手术候选者应该通过膀胱内压力测定方法进行尿流动力学评估。移植术前也应该排除病人是否有慢性或反复发作的泌尿系统感染或输尿管尿液反流,必要时行尿路造影。

7. 代谢评估 胰腺移植病人在移植术后发生骨折的危险性显著增加。女性糖尿病病人发生骨质疏松和病理性骨折的危险性较高。对于高危病人移植术前应该行骨密度检查,以判断骨质丢失的情况。如果骨质丢失严重,应该给予补钙治疗。

在糖尿病移植候选者中肥胖并不少见。这部分人群在移植术后发生外科并发症(切口感染、切口裂开、再次手术和出血)和内科并发症(心血管并发症)的危险性较高。因此,应该鼓励所有肥胖移植候选者在移植手术前减肥。

结 语

相对于糖尿病病人的高死亡率和沉重的医疗负担,胰腺移植带来的免疫抑制剂副作用和手术风险是可以承受的。详细的术前评估对病人的术后转归至关重要。长期罹患糖尿病导致很多病人术前合并多个危险因素,经过详细术前评估和调整,逆转部分高危因素,可以避免漏掉可能从胰腺移植中受益的病人,同时减少高危病人的术后并发症,改善预后。

(刘永锋)

第三节 胰腺移植手术

一、供者手术

质量良好的供器官是器官移植取得成功的先决条件,因此需要对供者进行必要的筛选。供胰大部分取自尸体,包括脑死亡供者和心脏死亡供者。节段胰腺亦可取自活体供者。

(一)供者选择

对于尸体供者选择,应符合器官移植供者一般的选择标准,且无糖尿病病史,胰腺的形态功能正常,无胰腺畸形、胰腺肿瘤、胰腺囊肿和急、慢性胰腺炎。除此之外,还应注意一些与胰腺特异相关的因素以及可能影响供胰质量,影响移植效果的因素(活体移植的供者选择标准参见本章第四节)。

1. 一般标准

(1) 无全身性感染和局部化脓性感染,包括一般细菌、特殊细菌如结核杆菌、真菌感染。HIV感染是绝对禁忌证。梅毒抗体阳性并非供者选择的禁忌证,但建议受者术后接受2周的氨苄青霉素治疗。HBV和HCV可能通过供器官感染移植受者,因此在评估供者时应进行筛查。胰腺移植是以提高生命质量为目的的移植手术,即使在紧急状态下,HBsAg(+)者也不适合作为胰腺移植的供者,如果胰腺受者为HBsAg(+),则可接受HBsAg(-),而HBcAb(+),抗体类型为IgG的供者胰腺。HCV血清学阳性者也不适合作为胰腺移植的供者。

(2) 无酒精或其他药物依赖。

(3) 无恶性肿瘤病史,但治愈的脑肿瘤和皮肤恶性肿瘤(黑色素瘤除外)除外。

(4) ABO血型相符,或至少符合输血原则。

(5) 淋巴毒交叉配合实验≤0.05。

2. 与供胰相关的特异性因素

(1) 年龄:胰腺移植对供者的年龄要求相对严格。年龄太小的供者胰腺体积较小,血管较细,术后易发生血管并发症。目前认为,供者的体重应超过30kg。至于年龄的上限还存在争议,高龄并不是绝对的禁忌证,但对于年龄超过45岁的供者应结合其他条件,对胰腺进行整体评估。

(2) 死亡原因:曾有报道指出供者死因为心血管疾病是术后血栓形成的独立危险因素。但由于多数死因为心血管疾病的供者年龄偏大,难以区分年龄因素和死亡原因对手术效果的影响。但可以肯定的是高龄的供者,若死亡原因心血管疾病,对供胰的选择应慎重。

(3) 冷缺血时间:尽管有人曾报道UW液可以保存胰腺30小时,在此时限内,冷缺血时间延长并不增加术后并发症的发生率。但更多的报道证实随着冷缺血时间延长,术后血栓形成、腹腔内感染、再次开腹的发生率高。

(4) 心脏骤停和应用血管收缩药物:目前认为曾经发生过心脏骤停并不是供者的禁忌证。而应用血管收缩药物还没有明确的规定,应用大剂量强效药物如去甲肾上腺素和肾上腺素可能导致术后移植物长期功能不良。

(5) 急性和慢性胰腺损伤:单纯的高血糖或淀粉酶升高并不是供胰的禁忌证,可能是脑死亡供者的应激反应。胰腺有直接的损伤不适合作为供胰。但胰腺水肿是否是供胰的禁忌证还存在争议,明显水肿的胰腺应谨慎使用。

(6) 肥胖:肥胖是供者的相对禁忌证,供胰脂肪变性与术后胰腺炎、血栓形成和感染相关。如果供者明显超重,则不适合作为胰腺移植的供者。

（二）供者手术

供胰切取技术已经在第五章中详述。由于胰腺组织非常娇嫩，在切取及修剪过程中应注意避免广泛粗暴地触摸、直接握捏及碾挫供者胰腺，以减少胰腺组织水肿，并可有效地预防由此所致的移植胰腺的急性胰腺炎。

如不联合切取肝脏，胰腺修剪后，备吻合的供者胰腺动脉为包括腹腔动脉和肠系膜上动脉共同开口的腹主动脉袖片，静脉为门静脉主干。若肝胰联合切取，分离时重点保护肝脏血供。由于必须首先满足肝动脉重建的需要，一般肝总动脉归肝脏所有，脾动脉和肠系膜上动脉为胰腺所有。胰腺血管可用供者髂动、静脉延长。

应保留足够长度的十二指肠节段，一般约15～20cm，这样可有效避免损伤胰头的血运。因为十二指肠内生长有大量的厌氧菌，需氧菌和真菌，必须应用抗生素液冲洗十二指肠。

二、受者手术

（一）术前准备

活体供者以及受者均应：明确疾病史，详细全面的身体检查。血生化检查：血常规、血型、凝血功能检测、D-二聚体、心肌酶谱、肌钙蛋白、肝肾功能、血糖、血脂、肝炎、HIV、RPR、病毒抗体和肿瘤标记物；物理检查包括：心电图、心功能及心彩超、胸片、肺功能、血气、腹立位平片、肝胆脾彩超和胰腺CTAV等。

反复的术前谈话增加病人对手术风险的理解，提高医生及病人的信心。

（二）手术方式

胰腺移植需要同时处理内分泌和外分泌引流，手术相对较复杂。胰腺移植的发展史主要是移植手术发展变迁史。每种手术都存在优缺点，应根据供受者的个体情况决定手术方式。

1. 胰腺外分泌处理方式　目前临床上应用的胰腺外分泌引流术式主要为膀胱引流（bladder drainage，BD）和小肠引流（enteric drainage，ED）两种，目前以肠道引流术式为多。一般认为BD术式操作方便，近期并发症少，其最明显的优点在于可随时测定尿液淀粉酶的变化而早期诊断排斥反应。然而，BD术式的远期并发症较多，如泌尿系感染、出血、胰液的丢失造成代谢性酸中毒及脱水。部分病人无法耐受这些泌尿系统和代谢问题的困扰而再次手术改行ED。BD术后平均15.7个月内改行ED者占15.4%。随着外科手术技术的成熟，ED术式操作并无困难，术后早期并发症并不高于BD术式。尤其在SPK术后，可通过血清肌酐的上升等指标监测排斥反应，胰腺外分泌能力的变化并非是不可缺的指标，因而近年来，多数中心以ED术式作为胰腺外分泌引流的主要方式。表17-1总结了两种术式的优缺点。

表17-1　膀胱引流与小肠引流的比较

	膀胱引流（BD）	小肠引流（ED）
优点	可监测尿淀粉酶作为排斥反应标志 并发症总的发生率及严重并发症发生率较少	符合生理 无技术相关的代谢或泌尿系并发症
缺点	非生理性吻合 代谢并发症：代谢性酸中毒和脱水 泌尿系的并发症：泌尿道感染、血尿、泌尿生殖器的激惹 有10%到25%反流性胰腺炎的病人需转化为肠内引流	无法监测胰腺外分泌 并发症发生率较高且较严重 不便于经皮活检（因为移植物放置于中腹部）

2. 胰腺内分泌处理方式　静脉回流的处理方法主要有经门静脉系统回流（portal venous drainage，PVD）和经体循环回流（systemic venous drainage，SVD）两种术式，目前国际上使用较多的是SVD术式，但该术式是胰岛素直接回流入体循环，未经肝脏代谢，可造成高胰岛素血症，长期高胰岛素血症可引起高脂血症和高胆固醇血症，并可造成动脉硬化。因PVD的方式更符合生理，近年来引起了较多的重视。一项回顾性分析显示，PVD组移植胰腺的生存率高于传统的SVD组，而急性排斥反应发生率则低于后者。然而，最近对UNOS登记的6629例SPK术的回顾性分析显示胰腺内分泌经门静脉引流并无任何潜在的免疫学方面的优势。这些争议提示，对胰腺内分泌的引流方式仍需要进行严格的前瞻性随机对照研究。表17-2总结了两种术式的优缺点。

（三）胰腺移植常用术式

以下介绍临床常用的几种术式。

1. 体循环回流加膀胱引流全胰移植　如图17-1A经正中线切口入腹，游离盲肠和升结肠的远端，为全胰十二指肠移植物的体尾部创造了个良好的腹膜后空间。

表 17-2 体静脉回流与门静脉回流的比较

	体静脉回流(SVD)	门静脉回流(PVD)
优点	血栓发生率低 可采用膀胱或肠内引流来引流胰腺外分泌液 更易于经皮活检	胰岛素水平正常(基础和应激后) 改善脂类和蛋白质代谢(对比体静脉引流) 可能存在免疫受益(排斥反应率更低?)
缺点	非正常内分泌生理,导致外周高胰岛素血症,门脉低胰岛素血症和胰岛素抵抗 影响脂类和蛋白质代谢,增加促进动脉粥样硬化形成的危险	血栓发生率更高 不便于经皮活检(因为移植物位于中腹部) 不能使用肠内引流式

游离从主动脉分叉处到腹股沟近端水平的右侧髂总、髂外和髂内动脉。游离右侧髂总、髂外和髂内静脉。横跨髂血管的大淋巴管和淋巴结分别予以结扎。通常性腺或卵巢静脉也有予以结扎,以防影响移植物的吻合。结扎、切断所有的髂内(下腹部)静脉的属支,必要时可包括第一腰静脉。

游离膀胱:分离膀胱侧壁的连接,包括女性的圆韧带,但是要保护男性的精索。应仅限在膀胱的上1/3进行分离,以防止损伤神经。即使膀胱前、侧部的分离有限,也可以进行无张力的十二指肠膀胱吻合。

完成受者的分离和供胰的修整后。将修整好的移植胰腺置入手术野。将门静脉和Y-移植物修剪到适合的长度。门静脉应稍短一些以防扭曲打折。一般采用端侧吻合,先行吻合静脉。使用Satinski钳钳夹阻断髂外静脉,按供胰静脉大小纵行切开髂外静脉,使用肝素水冲洗静脉内血栓,使用5-0或6-0 Prolene线三点固定上下两端及后侧壁,先连续缝合前侧壁,注意上下两端重叠1~2针防止渗血,保持针距、缘距均匀(1mm),前侧壁缝完后在翻转缝合后侧壁,缝合后侧壁前检查前侧壁缝合,防止与后侧壁缝合导致吻合口狭窄闭锁。吻合口完全闭合前向其内注入肝素水,既可以冲洗内膜血栓,又可以防止通血后局部血栓形成,还可以检查缝合是否密实。缝合结束后于吻合口胰腺侧置静脉阻断夹,开放髂外静脉Satinski钳观察吻合口是否渗血,如有漏血应局部缝合止血,如有渗血可局部压迫,待胰腺血管完全开放后即能好转。动脉吻合亦使用三点固定法,在供者髂外动脉远近端各置1把动脉阻断钳;其余可同静脉吻合一样使用连续缝合,也可以使用1/2法间断缝合。切记吻合最后向管腔内注入肝素水。同样阻断胰腺侧动脉,依次松开远、近端血管钳,观察吻合口,必要时补充缝合止血。大多数的出血来自肠系膜根部、脾门或胰头上部。在动脉吻合开始后,即滴注甘露醇以减少受者的再灌注水肿。

最后十二指肠节段与膀胱吻合。采用吻合器或手法吻合均可。通常用吻合器十二指肠膀胱进行吻合,需要用4-0可吸收线在内部连续缝合加固,以促进止血和减少吻合口瘘的危险。如果用手法吻合,在膀胱后壁水平切开2~4cm。膀胱和十二指肠之间分两层吻合。先用4-0不可吸收线间断缝合后壁全层。在平乳头水平的肠系膜对侧,水平切开移植十二指肠适当的长度,然后用4-0或3-0可吸收线连续缝合内层彻底止血。最后用4-0不可吸收线间断缝合前壁外层,完成吻合。用闭合器关闭十二指肠远端开口。

2. 体循环回流加小肠引流全胰移植 取耻骨联合中点至脐上3~5cm的正中切口入腹,牵开器拉开切口,将小肠向上推开固定。游离显露预定吻合所用的髂血管,表面淋巴管仔细确切结扎以减少淋巴漏,游离血管长度约6cm,避开分支、属支或静脉瓣。将胰腺移植物植入预定吻合处。血管吻合方式同上。肠吻合一般选择与空肠直接做侧侧吻合,尽量靠近空肠起始部,保证胰腺血管无张力,不扭曲,先行后壁浆膜层间断缝合,纵行切开肠壁,连续锁边缝合肠侧侧吻合口,最后缝合前侧壁浆膜层。或者使用Roux-en-Y吻合,距Trietz韧带约50cm切断空肠,远端空肠断端闭锁缝合,与移植胰腺十二指肠侧侧吻合,吻合方式同前,最后将近端空肠断端与远端空肠端侧吻合。可在移植物十二指肠内放置胶管并由受者空肠肠管穿出引出体外,即可减压肠腔,防止胰管逆行感染和胰腺炎,还可以监测胰腺外分泌功能,如图17-1B。

3. 门脉回流加小肠引流全胰移植 门脉回流可能导致供胰动脉长度相对不够而需要延长处理。门脉回流要求供胰门静脉与受者肠系膜上静脉端侧吻合,吻合方式同上,注意肠系膜静脉肝素化,缩短肠系膜静脉阻断时间,减少血栓形成。肠吻合同前。

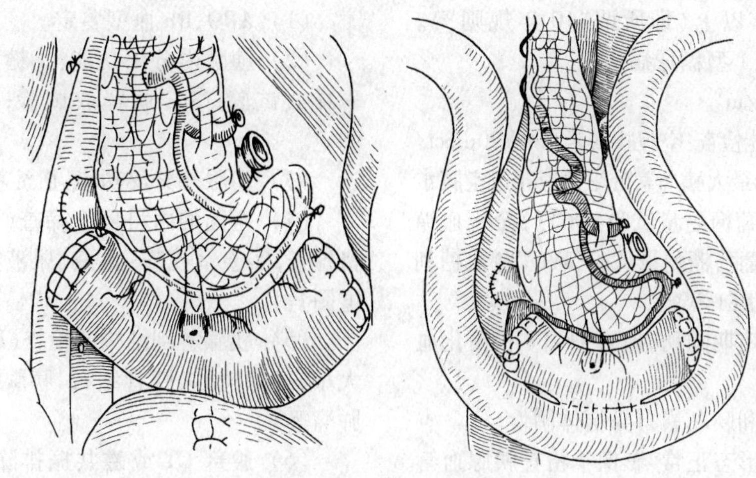

图17-1 常用术式

A. 胰腺外分泌膀胱引流；B. 胰腺外分泌肠引流

胰肾联合移植是最多被采用的术式。通常取下腹部正中切口，将移植肾脏置于左侧、将移植胰腺置于右侧。胰腺移植术式同前，肾脏移植参考第十三章肾移植。

结 语

胰腺移植手术相对复杂，术后并发症较多。根据供受者的个体情况决定合理的术式、在手术的各个环节细致、精细的手术操作是减少术后并发症的有效措施。

（刘永锋）

第四节 活体胰腺移植

活体胰腺移植（living donor pancreas transplantation，LDPT）是继肾移植之后应用于临床的活体供者器官移植。在硫唑嘌呤（Aza）时代，由于尸体胰腺移植的排斥反应所致移植物丧失率高（23%），人们便尝试 LDPT。Sutherland 等 1981 年首次报告同卵双生子间的胰腺节段移植取得成功。LDPT 可缓解供胰不足的问题，具有组织配型好、冷缺血时间短和移植物长期存活率高等优点，但外科技术复杂，供、受者手术风险高（33%），供者术后胰腺内分泌储备功能降低等是其缺点。目前，施行活体器官移植的主要目的在于解决供者来源缺乏问题。

一、供者选择与评估

（一）活体胰腺捐赠意愿评估

详见第四章第三节。

1. 确认符合法律、法规、医学伦理学原则。

2. 确认活体器官捐献者本人真实的意愿。

3. 告知手术风险　在获取捐献者部分胰腺前，应向供、受者及其家属充分告知供者接受活体胰腺切取手术可能造成的医疗风险，除了可能的死亡、外科并发症、健康状况及器官功能的改变，还包括对受雇就业能力、保险及无意中对家庭和社会生活的影响；受者移植手术后有可能出现的各种不良事件（如移植胰无功能、胰腺炎、血栓形成、移植排斥反应、严重感染，甚至切除移植胰或死亡）；受者可以选择等待尸体器官或者胰岛素替代治疗。

4. 供、受者签署知情同意书。

（二）活体胰腺供者选择的标准

1. 活体胰腺供者选择的一般标准

（1）年龄 18～50 岁。

（2）完全自愿、无偿捐献部分胰腺，且不受到任何压力、强迫或利诱。

（3）应当具有完全民事行为能力，无医疗、社会、心理等方面的问题。

（4）必须完全知情，完全清楚部分胰腺切取后可能遇到的风险。

（5）无急、慢性胰腺病史、全身血管性疾病史、自身免疫疾病，不嗜酒、不嗜药物。

（6）供、受者 ABO 血型相同或符合输血原则。

（7）淋巴细胞交叉配合试验≤10%，HLA 配型相符，DR 位点符合者更佳。

（8）其他常规检查如 AFP、HIV 抗体、肝炎病毒和重要脏器功能检查未见异常。

2. 活体胰腺供者选择的特殊标准

（1）供者捐献胰腺时的年龄，超过受者糖尿病发病年龄至少10年以上(即所谓“10年规则”)。除受者外,近亲中无1型糖尿病病人。

(2) BMI<27kg/m²。

(3) 内分泌功能检查:空腹胰岛素水平<20μmol/L,糖或精氨酸刺激的最大胰岛素分泌量应超过空腹水平3倍以上,口服葡萄糖耐量试验(OGTT)全程血糖<8.325mmol/L,静脉葡萄糖耐量试验(IVGTT)血糖利用率>1%,糖化血红蛋白<6%。

(4) 同意术后定期随访,检查OGTT和糖化血红蛋白。

(5) 胰岛细胞和胰岛素自身抗体阴性。

(6) 肝、胆、胰形态正常,影像学检查胰腺血管符合重建要求。

(7) 排除有胰岛素抵抗史者(如高血压并多囊卵巢综合征)、妊娠期糖耐量异常者。

(三) 活体胰腺移植供者医疗评估

首先排除有供胰禁忌证的候选者,再确定可供进一步选择的合适供者。

1. 绝对禁忌证

(1) 严重认知障碍,无能力表达是否同意。

(2) 有被胁迫的证据。

(3) 有明显精神疾患。

(4) 高血压导致器官损害。

(5) BMI>35kg/m²。

(6) 恶性肿瘤。

(7) 妊娠。

(8) 吸毒或酗酒。

(9) HIV或人类T细胞白血病病毒(HTLV)感染。

(10) 严重呼吸系统或心血管系统疾病。

(11) 高凝有血栓形成倾向,需要抗凝治疗的疾病。

(12) 糖尿病。

2. 相对禁忌证

(1) 年龄<18或>45岁。

(2) HBV感染。

(3) 轻度或中度高血压。

(4) 肥胖,BMI>30kg/m²。

(5) 轻度尿路畸形。

3. 活体胰腺移植供者医疗评估的程序 在评估过程中因血型、阳性交叉配型、组织不相容性、禁忌证和其他医学危险因素等不适合捐献的供者占较大比例。筛查的重点应放在尽早筛查出不适合捐献的供者,一旦发现不符合捐献标准时,即终止检查。推荐按计划依次进行下列检查、筛选。

(1) ABO、Rh血型鉴定。

(2) 胰腺内分泌功能:①糖耐量测定;②胰岛素释放试验;③C肽释放试验;④糖化血红蛋白测定。

(3) 胰腺外分泌功能:血淀粉酶、脂肪酶。

(4) 全面的内科疾病筛查(采集详细病史、体格检查,实验室检查:血液、尿液检查,X胸片和心电图)。

(5) 胰腺解剖结构的检查(B超检查包括形态大小、排除畸形、胰管结石、胰腺组织钙化、囊肿和肿瘤等)。

(6) 腹部CT或磁共振排除腹部器官实质性病变。

(7) 供、受者HLA分型以及淋巴细胞毒试验。

(8) 胰腺血管CT或MRI三维成像检查。

(9) 施行亲属活体胰腺与肾脏联合移植时,肾脏相关检查(参见第十三章第四节)。

二、活体供胰切取

可采用开放、手辅助腹腔镜供胰切取术。手术人员分为两组,第一组为供胰切取组,第二组为供胰灌洗组。

(一) 开放式供胰切取术

平卧位,全麻。同时切取胰体尾部和单侧肾脏时采用腹部正中切口,仅切取胰体尾部时采用双肋缘下切口。一般先切取肾脏,由于左肾与胰腺下缘近邻,且左肾静脉较长,应尽可能选择左肾。

切取胰腺节段时,先在脾门处游离并切断脾动、静脉,自胰床分离胰体尾部,在汇入脾静脉处断离肠系膜下静脉,在汇入门静脉处游离脾静脉,在发自腹腔干的起始部游离脾动脉。在门静脉前方,于胰腺双重结扎线之间切断胰腺并分离出胰管,缝合胰腺断面(图17-2)。

胰腺完全游离后,灌注人员应在供胰切取前完成各项准备工作,静脉注射肝素70U/kg,数分钟后,分别阻断、切断脾动、静脉,取出胰腺,立即将供胰放入盛有0~4℃保存液的容器中,经脾动脉插管灌注200~300ml器官保存液,直至脾静脉流出液清澈即可,避免过度灌洗。同时,供者静脉注射鱼精蛋白(1ml/1000IU肝素)中和肝素。

供胰取出后,依次缝扎供者脾动脉、脾静脉残端,U形缝合胰腺断面。脾门处放置引流管。

(二) 手辅助腹腔镜活体供胰切取术

腹腔镜手术具有创伤小、供者痛苦轻、康复快和住院时间短等优点。手辅助腹腔镜供胰切取是手术者

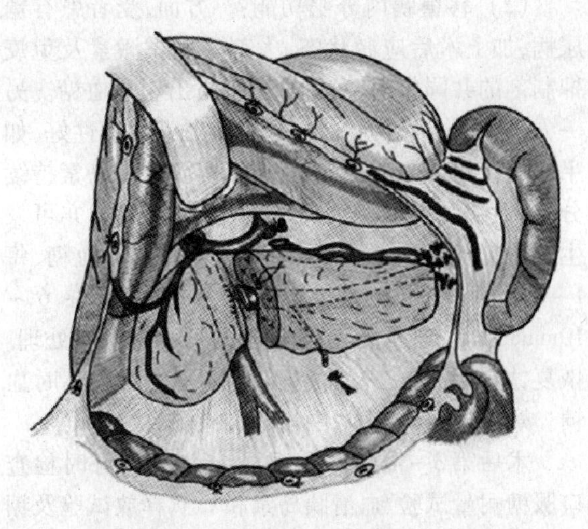

图 17-2 保留脾脏活体胰腺节段切取术

的一只手通过特殊装置进入手术区域,这样手术时更容易暴露,手术操作更简单、止血效果佳、可明显缩短热缺血时间、提高供胰质量,手术安全性更高。

全麻后,供者仰卧位,按经腹膜腔镜活体供肾切除术常规方式置入 Trocar 通道。脐下腹部正中切口,手辅助入口的大小根据术者的左手确定,通常在 6~8cm(术者 1 只手能进入即可),在其切口上安装手辅助装置。建立手辅助入口后,在辅助手(通常为左手)的帮助下,将 3~4 个 12mm 套管,分别置于脐下(导入 30°腹腔镜摄像)、左中腹腋前线和腋后线肋缘下 2cm 处。

应用超声刀游离胰腺,先在汇入脾静脉处断离肠系膜下静脉。在胰腺尾部分离脾动、静脉,分别用血管夹阻断,切断胰腺尾部和脾脏之间的组织。在脾动脉起始部和脾静脉汇入门静脉处分别游离脾动脉和脾静脉及此处的胰腺。静脉注射肝素 70U/kg,分别靠近腹腔干和门静脉用双重结扎并切断脾动、静脉,随即用 45mm 的断离器自胰颈处横断胰腺,经切口手辅助取出胰腺。立即置入 4℃ UW 液中,经脾动脉插管低压灌注 UW 液约 200ml。

仔细检查出血点后,分别缝合近端胰管和胰腺断面,以免发生胰漏或胰瘘。胰床充分止血。确定无出血后于脾脏右侧放置引流放出 CO_2 气体,退出 Trocar,缝合皮肤切口。

三、受者胰腺移植手术

(一) 切口

右下腹腹直肌旁切口。胰肾联合移植时,可做双侧腹直肌旁切口或双侧右下腹 L 形切口,亦可做中下腹正中切口。

(二) 供胰植入

如亲属活体胰肾联合移植时,一般先行肾移植,移植肾植入左侧髂窝(参见第十三章肾移植)。胰腺一般植入右侧髂窝,在腹膜外或腹腔内显露、游离髂总动脉、髂总静脉或髂外动脉、髂外静脉,以备血管吻合。

(三) 胰管处理或胰液引流方式

外分泌处理方法主要有膀胱引流和肠道引流两种,亲属活体胰肾联合移植多采用肠引流术式。单纯胰腺移植,如果供、受者 HLA 配型较佳,首选肠引流,否则首选膀胱引流,可利用尿淀粉酶和 pH 的变化监测排斥反应。

1. 胰液膀胱引流术式 供胰植入腹膜外或腹腔内,将胰腺断面朝向膀胱,脾动脉与受者髂外动脉端侧吻合,脾静脉与受者髂外静脉端侧吻合。

膀胱引流术式供胰断面与膀胱吻合有两种方法:①胰管膀胱吻合:胰管内放置支架管后直接与膀胱黏膜吻合,膀胱浆肌层与胰腺边缘表面间断缝合加固;②胰腺膀胱双层吻合法:胰管内亦放置支架管,胰腺断面套入膀胱,膀胱黏膜和膀胱浆肌层分别与胰腺表面缝合。胰管内支架管可自行脱落或在术后 4 周用膀胱镜取出。

2. 胰液空肠引流术式 供胰植入腹腔内,将胰腺断面朝向头侧,供胰脾动脉与受者髂总动脉或髂外动脉端侧吻合,或与髂内动脉端端吻合,脾静脉与受者髂总静脉或髂外静脉端侧吻合。一般先按常规法作空肠 Roux-en-Y 手术,将供胰断面套入空肠短袢,空肠浆肌层分别与胰腺表面双层缝合。亦可不作 Roux-en-Y 型吻合,用双层吻合法将胰腺断面与受者空肠作端-侧吻合。

结 语

尽管活体胰腺移植部分缓解供胰不足的问题,但外科技术复杂,供、受者手术风险高,尤其是供者术后胰腺内分泌储备功能降低,患糖尿病的风险增加。因此,在实施活体胰腺移植前应充分评估供者胰腺功能,确保供者安全。

(明长生)

第五节 胰腺移植术后管理

一、术后早期管理

由于糖尿病病人易感性及全身血管病变、手术创伤大、移植胰腺外分泌处理的难点以及术后应用较强免疫抑制剂等因素，胰腺移植术后，尤其是活体胰腺移植术后的外科并发症发生率较高，术后早期严密的监护和有效的管理及免疫抑制治疗至关重要，有助于改善预后、降低并发症和死亡率。

（一）术后常规监护

1. **心电监护** 糖尿病病人均伴有不同程度的全身血管病变和心脏疾病，术后需进行床边连续监测心率和心律，必要时做床边十二导联心电图。

2. **血压与中心静脉压** 术后早期一般保留有创动脉压监测，随时了解动脉压变化。同时可采集血标本送化验检查。动脉测压管一般放置3～5天，血压稳定后改用无创血压监测。中心静脉压反映左心充盈压，可指导术后治疗，并可利用该通路进行补液和静脉营养治疗。

3. 观察体温、呼吸、血氧饱和度变化，记录24小时出入液量、尿量。

4. 标明各引流管名称，保持通畅，并记录引流物的性质及引流量。

（二）术后实验室检查

1. **内环境监测** ①术后每日查血常规、血生化，注意K^+、Na^+、Cl^-、Ca^{2+}等的变化，血钾升高时，应及时处理，血钾低于4.0mmol/L即可开始补钾。术中输血量大者，容易出现低血钙，应及时补充。②酸碱平衡胰液膀胱引流术式和移植多尿期，术后常出现不同程度的代谢性酸中毒，在补充血容量的基础上，及时纠正酸中毒。

2. **凝血功能监测** 术后需立即监测凝血功能，包括凝血酶原时间（PT）、活化部分凝血活酶时间（APTT）、纤维蛋白原数值、凝血酶时间、血小板计数、全血红细胞计数、纤维蛋白降解产物及D-二聚体。一周内每日3～4次，以后每日1～2次，必要时，立即检查。血栓弹力图用记录的方法来观察血液凝固的动脉和纤维蛋白形成过程的动力学变化，有助于判断血液凝固性增高或减低。

3. **移植肾功能监测** 胰肾联合移植术后应密切监测移植肾功能恢复情况（参见第十三章肾移植）。

4. **移植胰功能监测**

（1）移植胰外分泌功能：术后每日检测1～2次血淀粉酶和脂肪酶、尿淀粉酶、腹腔引流液淀粉酶、十二指肠减压管引流液淀粉酶（肠引流术式）、尿pH（膀胱引流术式）。尿淀粉酶：术后1周内每日4次，以后每天1次。疑有排斥反应时，酌情增加检测次数。

（2）移植胰内分泌功能：一方面，受者患有糖尿病，加上术后应激状态、大剂量皮质激素及免疫抑制剂的共同作用，术后早期容易出现高血糖。另一方面，部分1型糖尿受者，对胰岛素敏感性好，如果移植胰内分泌功能恢复良好，内源性胰岛素持续分泌，但胰岛素负反馈调节功能尚未恢复，亦可发生低血糖。因此，术后早期必须严密监测血糖，每1～4小时检测1次。血糖水平应维持在6～10mmol/L，出现低血糖或血糖过高，均应及时处理。恢复饮食后，测三餐前空腹血糖及餐后2小时血糖。疑有排斥反应时，酌情增加检测次数。

术后第3～4周，移植胰功能恢复良好时检查口服糖耐量试验、血清胰岛素和C肽释放试验及糖化血红蛋白，全面评估移植胰内分泌功能。

（3）每日床边彩色多普勒超声检查移植胰大小及回声、血流情况，胰管是否扩张，有无胰周积液或积血、血栓形成等。必要时随时检查。

（4）多排螺旋CT：扫描速度快、分辨率高、无损伤，可明确移植胰组织水肿状况，胰腺周围有无积血、积液，利用数字化成像技术，可进行移植物血管三维成像。术后可酌情选择此项检查。

（三）术后一般处理

1. **监护** 受者术后置于监护病房，待麻醉苏醒、呼吸平稳、意识清楚，试脱机1～2小时，生命体征稳定后，方可拔除气管插管，拔管前后注意吸痰，并鼓励病人咳出痰液，防止误吸。

2. **维持水、电解质与酸碱平衡** 尤其是胰液膀胱引流术式，应补充足量碳酸氢钠，防止胰液丢失引起的代谢性酸中毒。

3. **调控血糖** 术后早期血糖水平常常较高，而且波动幅度较大。但是，移植胰腺功能对血糖的反馈抑制尚未完全建立，部分1型糖尿病病人可能发生低血糖。因此，必须严密监测血糖，在移植胰功能未恢复前应给予适量胰岛素，控制血糖水平，使血糖水平维持在6～10mmol/L。输注葡萄糖时应按1∶4的比例加入胰岛素，必要时，使用静脉持续泵注射胰岛素，至血糖恢复正常后停用外源性胰岛素。2型糖尿病受者由于机体对胰岛素的敏感性降低，可能血糖恢复较慢，胰岛素释放试验常常显示高胰岛素血症，胰岛素峰值明显高于正常水平，可酌情应用糖苷酶抑制剂和胰岛素增敏剂等。

4. **抗生素** 术后预防应用广谱抗生素5～7天；血肌酐水平恢复正常和接近正常后，静脉注射更昔洛韦，250～500mg/d，10～14天，后应口服2～3个月，预防CMV感染。

5. 抗凝治疗 由于糖尿病病人的高凝状态、已存在的血管病变、缺血-再灌注损伤、脾静脉血流动力学改变、移植胰胰腺炎,以及排斥反应等因素,胰腺移植后移植胰腺血管易形成血栓,血栓发生率约为5%~11%,是导致早期移植失败的主要原因之一。为了防治移植胰腺的血栓形成,常需抗凝治疗。

临床应根据凝血功能检测结果及出血情况,决定使用纠正凝血功能的措施,通常要求PT、APTT达到正常值的1.5倍。术后一般不用止血药,在胰周及切口引流量不多的情况下,需进行抗凝治疗。

抗凝方法:①术后静脉滴注低分子右旋糖酐250~500ml/d,共7~10天;②血小板正常者应给与抗血小板治疗,静脉点滴前列腺素 E_1(前列地尔),后改用阿司匹林50~100mg/d;③在肾功能恢复良好、无明显出血倾向者,可皮下注射低分子肝素0.2~0.4ml/d或静脉注射泵注射肝素300~500U/h,术后应用1~2周。

6. 预防胰腺炎 选用胰酶分泌抑制剂生长抑素(somatostatin)持续静脉注射,6mg/d,5~7d;或奥曲肽(octreotide),0.1~0.2mg,每6~8小时皮下注射1次,5~7天。血淀粉酶下降缓慢时,可延长胰酶抑制剂的应用时间。

7. 营养支持 胰肾联合移植的病人,术前长期营养摄入不足、大量丢失蛋白,机体处于慢性消耗状态,呈负氮平衡。移植手术的创伤,术后较长时间的禁食,常规应用免疫抑制剂,使机体处于高分解状态,加重了氮的丢失。因此,对胰肾联合移植病人术后的营养支持是十分必要的。其对于改善病人的营养状况,提高其对手术创伤的耐受力,减少或避免术后并发症,降低病死率,促进机体康复均有益处。

值得注意的是,胰腺移植术后,移植胰腺胰液分泌过多,由于胰酶的消化作用,可能影响移植物十二指肠-空肠(或膀胱)吻合口的愈合导致出血或胰漏的发生。过早进食会刺激胰腺外分泌增加,不仅不利于吻合口的愈合,还可能延迟移植胰腺的功能恢复,甚至引起或加重移植胰胰腺炎。因此,胰腺移植,尤其是胰肾联合移植术后病情复杂,营养支持的途径应根据病人的具体情况决定。应根据术后不同时期的代谢特点,分阶段进行。

术后最初几天,处于禁食期,肾功能尚未恢复,病人体内有较多尿素氮及肌酐等潴留,此期以调节水电解质平衡为主,能源物质主要为葡萄糖。术后3~4天后,以静脉营养为主,肠内营养为辅,除继续输注第一阶段液体外,加用了氨基酸、脂肪乳、木糖醇。肠内营养开始前,先用米汤试餐,如可以耐受,则从低脂流质逐渐过渡到低脂半流质。术后2周开始以肠内营养为主,静脉营养为辅,肠内营养原则为低脂、高蛋白、高维生素。术后3~4周开始,完全由肠道供给营养,饮食原则为低脂、低胆固醇、高蛋白为主。

输入白蛋白虽不能纠正应激期的负氮平衡,但是,由于术后早期大量蛋白质随引流物丢失,对贫血和低蛋白血症者,必须多次输注新鲜血及白蛋白,以改善移植器官供氧,减轻水肿,有利于改善全身状况及移植器官的恢复。

二、免疫抑制治疗

由于糖尿病病变的特殊性、移植胰排斥反应发生率和移植物丢失率高以及术后免疫抑制剂引起的副作用,如:高血压、高脂血症和移植后糖尿病等因素,胰腺与胰肾联合移植术后免疫抑制剂的选择与应用比单纯肾移植更复杂。其免疫抑制剂应用特点如下:

1. 常用抗体诱导治疗 由于胰腺是高免疫源性器官,易发生排斥反应。因此,胰腺和胰肾联合移植常需早期诱导治疗。用于诱导治疗的抗体分两大类:①清除T细胞的多克隆抗体,抗T细胞免疫球蛋白(ATG);②不清除T细胞的单克隆抗体,即抗CD52单抗(阿伦单抗,Alemtuzumab),抗CD25长效单抗(巴利昔单抗,Basiliximab)和(达利珠单抗,Dacizumab)。目前应用抗体诱导治疗的病例超过80%,其中最常用的是兔抗T细胞免疫球蛋白(rATG),约占半数,其次为巴利昔单抗,再次为阿伦单抗。

2. 维持治疗 最常用的维持治疗方案为皮质激素、MMF、Tac三联用药。20世纪80年代至90年代中期几乎所有胰肾联合移植受者均应用CsA。Tac问世后,由于其疗效优于CsA,越来越多的移植中心在胰肾联合移植后常规使用Tac+MMF方案。Tac用于SPK的优势在于:①免疫抑制作用强,排斥反应发生率低;②能降低移植后血栓形成发生率;③具有拟激素样作用,可节省激素用量或停用激素,有利于预防移植后新发糖尿病。因此,Tac和MMF联合应用使胰腺移植术后早期不用抗T细胞制剂诱导、远期撤除激素成为可能,是目前胰腺移植术后最受青睐的免疫抑制方案,尤其是在肾移植后胰腺移植和单纯胰腺移植。

3. 早期停用激素或小剂量激素维持 由于长期使用激素引起的肥胖、高血压、高脂血症及胰岛素抵抗、白内障、骨质疏松症、骨无菌性坏死等副作用,是影响移植物长期存活的危险因素,胰腺与胰肾联合移植后减少激素的用量或撤除激素尤为重要。

免疫抑制治疗方法:

(1) 巴利昔单抗 20mg,分别于术前 24 小时、术后第 4 天静脉注射或达利珠单抗 50mg,分别于术前 24 小时、术后第 14 天静脉注射。

(2) 术中静脉滴注甲基泼尼松龙 500mg,术后第 1~2 天 250~500mg/d,以后 1~2mg/(kg·d)每日递减 20mg,减至 20~30mg/d,改为口服,每日 1 次,每周递减 5mg,减至 5~10mg/d 维持。术后早期,血糖控制不理想时,肾上腺皮质激素的用量可以更小或停用。

(3) 术后第 2~3 天开始口服 MMF 1.5~2.0g/d,分 2 次服用。

(4) 术后第 2~3 天开始口服 Tac,起始剂量为 0.05~0.1mg/(kg·d),与 MMF 合用时,术后 1 个月内,Tac 血谷值浓度维持在 10~12ng/ml,术后 1~3个月为 8~10ng/ml,以后为 5~8ng/ml。不适合应用 Tac 者,可选用 CsA,口服起始剂量为:4~6mg/(kg·d),并根据 CsA 血谷值和峰值浓度调整用量。必须强调的是,Tac 或 CsA 吸收、代谢和排泄的个体内差异和个体间差异较大,应根据受者年龄、性别、体重及身体状况等,选择个体化免疫抑制治疗方案。

三、长期随访

长期随访是保证供、受者术后安全的重要措施。活体胰腺供者捐献体尾部胰腺后早期,胰腺功能可能会受到一定程度影响。因此,应该重视供者安全问题,不能忽视活体胰腺供者的随访,关注供者器官捐献对供者身心健康及生活质量的影响,关注空腹血糖、餐后血糖、糖化血红蛋白及血尿淀粉酶的变化,鼓励供者保持健康的饮食习惯,积极参与体育锻炼,使其维持良好健康状态,通过随访及时发现和处理不利于健康的危险因素。

胰腺或胰肾联合移植术后受者的恢复期存在许多不确定因素。一些病人术后 1 个月左右即可出院;而另一些病人,术后可能发生各种并发症,延长住院治疗的时间,并影响预后。对于大部分受者,术后 1~3 个月都能获得较好的恢复。出院后病人的焦点问题是如何在供者来源紧缺的情况下,最大限度地延长受者和移植物的生存时间。因此,应对受者进行长期临床随访,密切关注和及时发现潜在的问题,并尽可能及早处理。

随访内容包括移植后时间、病情、居住地点及其与较大医疗机构的距离等。移植中心必须建立一套行之有效的随访制度体系,对刚开始从事器官移植临床工作的医务人员进行培训,以免因业务水平低下遗漏随访或造成不必要的随访。每次进行临床随访都必须收集和记录病史,包括受者的基本健康情况。首先询问一般性问题,仔细查体,认真经常测量体重、血压,查看有无脚踝或眼睑水肿等,然后询问与长期并发症有关的具体问题。记录药物的使用情况,如服药情况,包括非处方药的剂量和用法,警惕药物之间的任何一种相互作用。移植后 3 个月,多已停用抗感染药物,同时要注意病人是否服用不必要的药物。此外,对于受者潜在的心理和社会问题也应予以重视。

术后随访的次数及间隔时间对每个受者都很重要。一般术后 3 个月内,每周 1 次;3 个月后每 2 周 1 次;半年后,每 2~3 周 1 次;1 年后,每月 1 次。应当定期复查血常规、尿常规、空腹血糖、肝功能、肾功能、血淀粉酶和脂肪酶、尿淀粉酶等一系列指标,必要时要检查血电解质,尤其注意血钾和碳酸氢盐。移植胰腺内分泌功能检查,口服糖耐量、胰岛素释放、C 肽释放和糖化血红蛋白,术后半年、1 年时各检查 1 次,以后每年查 1~2 次。抗排斥反应药物浓度检测包括 Tac 谷值或西罗莫司谷值、CsA 谷值和峰值,MMF 一般检测 *AUC*,需服药前、服药后半小时和 2 小时分别抽血检测,再计算 *AUC* 值。随访医生必须根据上述检测结果,及时调整用药剂量。由于缺乏特异性、敏感性高的诊断胰腺移植排斥反应的有效方法,有些检测指标,如血糖、血淀粉酶或尿淀粉酶异常,疑为排斥反应时,需进行移植胰穿刺或小剖腹获取移植胰组织病理学的证据。

由于移植受者常常受到感染和其他疾病的威胁,或受到移植术及其治疗所带来的不良后果。因此,通过随访及时发现和处理这些问题非常重要。由于糖尿病病人往往伴有心脑血管疾病、微循环障碍及相关器官功能异常,术后心肌梗死、脑出血和脑梗死发生率甚高,是胰腺移植术后受者带功能死亡的主要原因。因此,术后随访除常规检查外,还必须密切关注血脂、心电图及心脏彩超的变化,控制高血压、高血脂,并给予抗血小板和改善微循环治疗。

结　语

三分手术，七分管理。成功的胰腺移植离不开强大缜密的术后管理。胰腺移植的特殊性使其对术后多方面管理的要求别具一格。细节决定成败，感染、排斥反应、胰腺炎等需要长期深入的探讨和研究。

（明长生）

第六节　胰腺移植术后并发症

一、原发性移植物无功能和移植物内分泌功能延迟恢复

移植胰原发性无功能（PNF）是指移植后移植胰缺乏功能，并且排除其他导致术后早期移植胰功能丧失的原因，如移植胰血管栓塞、超急性排斥反应等。PNF 发生率为 0.5% ~1%。其危险因素为供者年龄过大、保存时间过长、保存温度过低或过高、免疫反应等。PNF 常常被同期发生的外科并发症所掩盖，诊断较为困难，很大程度上是排他性诊断，没有实用的诊断标准。如果怀疑 PNF 发生，首先要排除其他原因。多普勒扫描和 CT 血管成像可用于评价移植胰血管的通畅状态。预防 PNF 很困难，主要是避免其危险因素。一旦明确 PNF 发生后，除再次移植，其他措施的作用有限，切除移植胰不可避免。

移植胰功能延迟恢复（delayed pancreatic graft function，DPGF）是指胰腺移植成功后受者出院时仍需要补充外源性胰岛素，胰岛素用量≥10U/d，但小于移植前用量，不包括偶尔应用小量胰岛素及因技术失败完全恢复应用胰岛素者。

由于胰腺移植后影响血糖的因素很多，DPGF 较为常见，目前没有统一的诊断标准，因此，文献报告的发生率差异很大，为 3% ~69%。危险因素包括：移植前受者体重>80kg、供者年龄>45 岁、供者死因为心脑血管意外和非外伤因素等。PDGF 不增加排斥反应的发生率，一般不导致移植胰丢失，对移植胰长期存活影响小。

防治 DPGF 主要是尽可能避免影响移植胰内分泌功能的不利因素，选择供者年龄<45 岁，受者 BMI<25kg/m^2，缩短供胰缺血时间（<15 小时），术后皮质激素尽早减量或停用，避免 CNIs 浓度过高，并酌情选用刺激胰岛素分泌的药物和胰岛素增敏剂。

二、外科相关并发症

由于糖尿病合并尿毒症病人的易感性及全身血管病变、手术创伤大、胰腺外分泌处理的难点、术后应用较强免疫抑制剂等因素，胰肾联合移植术后的外科并发症明显高于肾、肝、心等脏器移植。外科并发症发生率达 33% ~57%，是胰腺移植和胰肾联合移植失败的主要原因。需行再次手术的外科并发症主要为胰腺炎与腹腔感染（15.3%）、吻合口漏（6%）和血栓形成（7%）。胰肾联合移植后需再次手术的病例，约 80% 需切除移植胰，明显降低移植胰 1 年生存率。因此，提高胰肾联合移植的成功率，关键在于预防术后早期与胰腺外分泌相关并发症，避免移植后的再次手术。

（一）术后出血

术后腹腔内出血的主要原因为术中止血不彻底、抗凝治疗过量、移植胰胰腺炎和局部感染等。出血可发生在移植胰、胰膀胱吻合口、十二指肠节段和血管吻合口等部位。预防术后腹腔内出血应注意：①术中精心操作，仔细止血；②术后抗凝治疗应严密监测凝血机制、血凝流变学指标并及时调整抗凝用药方案；③加强抗感染治疗。并发腹腔内出血时，应立即调整或停用抗凝剂，及时输血、控制高血压。为防止血栓形成，一般不主张使用止血药，但凝血功能异常时，可适量输入冷沉淀、凝血酶原复合物、血小板或新鲜血浆等，及时纠正凝血功能紊乱。如出血量大或经输血等保守治疗无效，应急诊手术探查，及时处理。

（二）移植胰胰腺炎

胰腺炎是术后最常见的并发症之一，主要与手术损伤、缺血再灌注损伤、肠液或尿液反流、排斥反应、感染、进食不当等因素有关。多为水肿性，但也可发展为出血、坏死以致移植胰丧失。临床表现为移植部位疼痛、腹胀、压痛、血/尿淀粉酶显著升高。如果高水平的血淀粉酶突然下降，要警惕移植胰大面积坏死或并发移植胰血栓形成，及时作移植胰影像学检查。预防方法在于胰腺切取时采用无损伤技术、缩短缺血时间、应用 UW 保存液、保持胰周引流通畅。治疗为：①禁食水，采用全胃肠外营养，进食后需限制蛋白和脂肪饮食；②选用胰外分泌抑制剂如生长抑素（somatostatin）持续静脉注射，6mg/d，5 ~7 天；或奥曲肽（octreotide），0.1mg，每 6 小时皮下注射 1 次，5 ~7 天，在血淀粉酶恢复正常 3 ~4 天

后逐渐减量、停用；③治疗腹腔感染；④怀疑坏死性胰腺炎时，应及早手术，清除移植胰腺及周围坏死组织并充分引流。

（三）移植胰血栓形成

移植胰血栓形成是术后早期移植胰丧失的主要原因之一。引起移植胰血栓形成的原因是：①糖尿病病人因血小板功能亢进，许多凝血因子增高，内源性抗凝物质减少而处于高凝状态。②胰腺是低压力血供区，加上脾切除后，脾动脉血流量减少约10%，其残端结扎后，血流易于淤滞；③胰腺缺血和再灌注损伤激活凝血系统并消耗抗凝血酶Ⅲ（ATⅢ）；④手术损伤加重胰组织水肿，进一步减少胰血流量。防治方法：①静脉注射肝素300～500IU，术后应用1～2周；②术中静脉滴注40%低分子右旋糖酐250ml，术后每天250～500ml，共7～10天，然后改用阿司匹林50～100mg/d，或硫酸氢氯吡格雷75mg/d；③一旦发生血栓形成，保守治疗难以奏效，如果血栓尚未完全堵塞血管，急诊行取栓术，可使部分病人恢复移植胰功能。如血管完全栓塞，移植胰很快缺血坏死，应该尽快切除移植胰，如有新的供胰，应争取在切除移植胰时重新移植胰腺。

（四）胰漏与胰瘘

供胰修剪时胰腺实质的损伤、植入胰腺胰腺炎、排斥反应、血供障碍导致的胰腺组织或十二指肠残端坏死、移植胰周围感染、输出道狭窄或梗阻均可引起胰漏，胰漏局限后形成胰腺假性囊肿或胰瘘。胰漏发生后，受者应禁食、给予静脉内营养及胰液分泌抑制剂，并及时引流移植胰周围积液、积极控制局部感染、留置Foley氏导尿管，以减少瘘口流量。如胰周引流通畅，一般几周后胰漏大多可自行闭合。长期不愈者，应作瘘道或膀胱造影详细了解瘘口的位置，作瘘道的根治性切除并作瘘口修补。

三、其他并发症

代谢性酸中毒是胰液膀胱引流术式最常见的并发症，发生率大于60%。胰管细胞和十二指肠分泌的HCO_3^-、Na^+、Cl^-和水不断从膀胱丢失，可引起代谢性酸中毒、脱水和电解质紊乱。代谢紊乱虽然常见，但随着时间的延长，病人的代偿能力增强，代谢紊乱逐渐得以缓解，一般不会导致移植胰功能丧失，对病人和移植物存活无显著影响。治疗：可口服碳酸氢钠片。对保守治疗难以纠正的严重代谢紊乱，需再次手术改为胰液小肠引流术式。

由于胰腺移植术后免疫抑制剂用量较大，且术后常并发胰腺炎、胰周炎、胰漏等，极易引起腹腔感染，导致胰周围积液、脓肿、腹膜炎等，严重感染可能导致移植胰丧失。此外，肠梗阻（11%）、肠穿孔（2%）等并发症较少见。

结　语

胰腺移植的并发症包括了所有器官都可能出现的原发无功能、出血、血栓形成、感染等还包括其特有的胰瘘和胰腺炎等。积极处理能够挽救器官和受者生命。

（明长生）

第七节　胰腺移植排斥反应

目前，由于外科技术的进步和围术期处理经验的积累，胰肾联合移植术后早期外科并发症明显降低。胰腺移植物排斥反应的诊断和治疗成为影响移植胰长期存活的主要障碍。

由于胰腺器官的特异性，排斥反应的早期诊断是该器官尚未解决的难题之一，目前缺乏一种既敏感又具有特异性的指标。临床上诊断急性排斥反应主要的方法包括临床症状、血液检测指标、免疫病理学、基因组学、影像学辅助检查等，其中诊断的金标准仍然依靠创伤性的移植器官穿刺病理检查。

一、超急性排斥反应

超急性排斥反应指移植胰腺血液循环恢复后数分钟至数小时内发生的排斥反应。该反应是由于受者体内预先存在抗供者组织抗原的抗体，与移植胰抗原结合后，介导补体依赖的细胞毒作用。当供胰重新恢复血供时，移植胰最初充盈饱满、色泽红润，胰管开口处或节段十二指肠内有胰液分泌。但数分钟至1小时内，移植胰突然肿胀、充血、呈异常的花斑状，供胰脾静脉明显鼓胀，进而呈暗红色乃至呈紫褐色并失去光泽，移植胰变软、体积缩小，动脉吻合口处远端动脉搏动消失、脾静脉和肠系膜上静脉塌陷、胰液分泌停止。

超急性排斥反应发生急骤、发展迅猛而特异，临床诊断并不难。但需要与是否存在外科因素如血管扭曲或受压、吻合口狭窄、血栓形成等引起移植胰血流障碍的情况鉴别。病理学检查，可见小血管内广泛纤维素样血栓栓塞，胰腺间质明显出血、水肿，移植胰腺内动脉以及静脉血管分支管壁呈明显的纤维样坏死，间质内广泛的中性粒细胞浸润，以及大片实质缺血性坏死。

目前，超急性排斥反应仍为不可逆的排斥反应，尚无有效治疗方法，一旦确诊只能尽早切除移植胰，防止强烈的反应及其引发的其他严重并发症危及受者生命。

二、急性排斥反应

临床上急性排斥反应最为常见，常发生在术后1周～3个月，也可发生在移植术后的任何时间。

1. 临床表现　客观而言，由于胰腺移植排斥反应的表现缺乏特异性或表现隐匿，单纯胰腺移植时常常没有自觉症状，大约仅有5%～20%的移植受者出现较为明显的临床症状与体征，其早期诊断往往较为困难。典型的临床表现为发热、白细胞增多、移植胰腺部位肿胀以及压痛，也可以伴有腹部疼痛，其中移植胰腺的肿胀是最常见的表现，但与移植胰腺的胰腺炎难以区别。而CsA、Tac等强效免疫抑制药物应用后，发热已很少见。因此，单纯的临床观察以及体格检查几乎无法识别移植术后的并发症，在此情况下，可以进行血糖、尿淀粉酶、血清淀粉酶、血清C肽水平等血生化指标检测以及影像学检查，必要时进行移植胰腺的活检以最终确立诊断。

在胰肾同期联合移植者，常首先出现移植肾排斥反应，表现为尿量减少、体重增加、发热、血压升高，移植肾肿大、质硬、压痛，常伴有不同程度的乏力、关节酸痛、畏寒、寒战、腹胀、头痛、心悸、食欲不振、情绪不稳定、烦躁不安等全身反应。

2. 实验室检查　可有血糖或血淀粉酶升高，糖耐量试验提示餐后血糖曲线抬高，胰岛素和C肽曲线下降，移植胰组织内放射性核素^{11}C蛋氨酸硒明显减少。

膀胱引流式胰腺移植者，检测尿淀粉酶和尿pH的变化有助于诊断，发生排斥反应时，尿淀粉酶下降早于血糖值的升高，如尿淀粉酶较基础水平下降25%以上、尿pH<7.0，应怀疑有可能排斥反应。但上述指标变化并无特异性。

胰肾同期联合移植者，血肌酐、尿素氮升高、出现蛋白尿、尿比重下降等。免疫抑制剂药物浓度如低于治疗窗水平，亦有助于临床诊断。

3. B超检查　B超诊断移植胰排斥反应的价值不大，严重排斥反应时可显示移植胰体积增大，胰腺血流阻力指数增加（>0.7）。胰肾同期联合移植者，B超显示移植肾体积增大、肾皮质增厚，回声增强，肾实质内可出现局限性无回声区血流减少、移植肾各级动脉血流阻力指数增加。

4. 移植胰病理学检查　移植胰病理学检查是目前确诊急性排斥反应可靠的手段。1997年，美国Maryland大学的Drachenberg等在移植胰腺经皮穿刺活检病理学研究的基础上提出了移植胰腺急性排斥反应的病理组织学诊断与分级体系。2007年Banff移植病理研讨会对移植胰腺排斥反应进行了重新分类，并根据排斥反应的机制制定了细胞介导的排斥反应和抗体介导的排斥反应的诊断的标准（详见附录）。

5. 急性排斥反应的治疗

（1）皮质类固醇冲击治疗胰腺移植急性排斥反应首选的方法是大剂量皮质类固醇冲击，常用方法为甲基强的松龙（MP）0.5～1.0g/d，静脉滴注，连用3天，并可根据排斥反应的程度适量增减剂量。对于较轻的排斥反应也可使用较小剂量冲击治疗，如MP 150～300mg/d，连续3～5天。对于较重的急性排斥反应，亦可先用MP 500mg/d，连续3天，再用较小剂量治疗3～5天。对于单次急性排斥反应而言，MP总剂量不宜超过3g，否则容易引起严重感染或糖代谢紊乱在MP治疗期间，受者的血糖可能会有所升高，可在治疗期间加用适量胰岛素，必要时，可加用糖苷酶抑制剂、胰岛素增敏剂等口服降糖药。

（2）抗体治疗对皮质类固醇冲击治疗无效的耐激素型急性排斥反应，应给予清除T细胞的抗体治疗。强烈的急性排斥反应，甚至可首选抗体治疗。ATG的治疗剂量为3～5mg/（kg·d），加入250～500ml的0.9%氯化钠溶液中静脉缓慢滴注，时间不少于4小时，连用7～14天。用前应做皮肤过敏试验，并使用皮质类固醇和抗组胺类药物。

在抗体治疗期间，为避免过度免疫抑制，应将CNIs减量1/3或停止使用。对于皮质类固醇和抗体治疗均无效的难治性排斥反应，在抗体治疗后期，也可考虑加大CsA或Tac用量，或增加MMF剂量等方法，有时可以取得一定的疗效。

对于急性体液性排斥反应，还可应用血浆置换、免疫吸附、静脉注射免疫球蛋白、抗B细胞或浆细胞单克隆抗体及局部放疗等措施。

三、慢性排斥反应

慢性排斥反应是指由免疫因素所介导的慢性进行性移植胰腺功能减退，多发生在术后3个月以后。

1. 临床表现 缺少特异性症状，随着生化指标的改变，如血清淀粉酶、肌酐升高（SPK受者），机体对血糖的调控能力逐渐丧失，胰岛素分泌功能逐渐减退，出现C肽水平下降、血糖缓慢升高，最后移植胰功能丧失，需要外源性胰岛素治疗。

2. 影像检查 CT可表现为移植物变小，组织萎缩，血流灌注差。超声图像上可表现为移植物回声增强、体积变小或不能探及。多普勒显示动脉血流阻力指数增高，灌注减少。磁共振图像上可表现为移植胰腺体积缩小，T1加权像和T2加权像信号减低，强化程度小。

3. 病理学诊断 细胞介导的慢性排斥反应的移植胰血管病表现为纤维增生性动脉内膜炎、内膜和中膜弹力层纤维性或纤维细胞性增厚、向心性动脉管腔狭窄或闭塞，偶见内膜下的泡沫状细胞。在胰腺动脉血管病的基础上，因持续缺血等因素，逐渐导致胰腺腺泡和胰岛进行性纤维化，相应的腺泡消失，小叶从外周开始逐渐变成碎片状。同时可有不同程度的单核细胞浸润。抗体介导的慢性移植胰排斥反应除上述特征外，免疫组化检测C4d呈阳性，外周血供者特异性抗体滴度升高。

4. 慢性排斥反应的治疗 胰腺慢性排斥反应的病变不可逆，对治疗反应差，关键是减少危险因素，预防其发生。必要时需调整免疫抑制方案，减少免疫抑制剂对糖代谢的影响，移植胰腺失功时，需要继续应用胰岛素。移植肾失功时，恢复透析，等待再次移植。

四、移植胰腺的活检诊断

（一）移植胰腺活检的必要性

目前尚缺乏一种既敏感又具有特异性的非创伤性方法诊断移植胰腺早期排斥反应。虽然胰腺移植后可以通过生化以及影像学检查判断胰腺功能以及诊断各种并发症，但并不能明确诊断移植胰腺排斥反应。对移植胰腺进行活检取材后的组织形态学观察，仍然是诊断排斥反应及鉴别诊断其他并发症的最直接、最有效的方法，活检取材后的病理学诊断仍然公认是目前诊断移植胰排斥反应的“金标准”。

（二）移植胰腺排斥反应病理诊断的特殊性

1. 详细了解胰腺移植的术式以及不同的外分泌处理方式（胰液肠道引流、胰液膀胱引流、胰管阻塞）对于认识胰腺移植后的并发症，选择不同的活检诊断手段非常重要，只有确切地了解胰腺移植的基本过程或不同术式，才能准确地对术后的相关并发症予以明确诊断，是胰腺移植病理学诊断的基本前提。

2. 除具有肾、肝、心脏等实体器官移植类似的排斥反应病理表现外，还可能出现各种不同的外分泌处理方式导致的移植胰胰腺炎、纤维化及胰岛炎等多种特殊变化，而这些变化常常与急性和慢性排斥反应的组织学变化混合出现，给移植胰排斥反应的诊断带来困难。准确诊断与鉴别诊断胰腺移植后多种并发症，对保证胰腺移植的成功具有重要意义。

3. 胰肾联合移植时，供胰与供肾来自于同一供者，两者往往同时发生排斥反应。临床上通过测定血清肌酐水平或者借助移植肾活检可间接反映移植胰腺的排斥反应。因此，移植肾是否存在排斥反应成为判断移植胰腺排斥反应的有效标志。当然，移植胰腺也可以单独发生排斥反应，但较少。一旦出现胰腺内、外分泌功能变化，而血清肌酐水平变化不明显，则必须对移植胰腺进行组织学检查。而对于单纯胰腺移植或肾移植后胰腺移植，移植肾血清肌酐水平以及移植肾组织学检查无法作为胰腺排斥反应的参照，则必须尽快活检获取移植胰腺组织，进行病理学诊断。

（三）移植胰腺活检方法的选择

由于胰腺移植后存在胰腺炎、胰瘘、内脏损伤及出血等诸多潜在的并发症，以往移植胰腺的组织学活检只有在不得已的情况下进行，影响了组织学检查的尽早实施。在特殊的经皮穿刺活检技术及新型影像学技术（超声、CT、MRI）发展前，移植胰腺组织学检查通常需要进行剖腹手术取移植物，容易发生并发症。

移植胰腺的活检方法包括经皮穿刺活检、膀胱镜经十二指肠胰腺活检、腹腔镜活检以及开放式（小剖腹）活检。最常用的是经皮穿刺活检和经膀胱镜活检，仅极少数进行剖腹手术活检。

1. 经皮穿刺移植胰腺组织活检 经皮穿刺移植胰腺组织活检是目前最常用的移植胰腺活检方法，可选择CT或超声引导下进行经皮活检，能满足诊断需要的穿刺标本的合格率近90%，合格的标本组织内应含有外分泌腺泡和包含血管及导管的小叶结构。穿刺活检的并发症主要包括出血、胰漏或误穿小肠等，其发生率不足3%，与移植肾穿刺活检并发症的发生率接近，而且临床表现均较轻。因此，经皮穿刺活检一项非常安全、有效的移植胰腺排斥反应诊断方法。

2. 膀胱镜活检 在胰液膀胱引流术式的胰腺移植受者中，移植胰腺体尾部节段或移植胰腺所带十二指肠节段与受者膀胱吻合，可以通过膀胱镜进入膀胱利用活检钳获取十二指肠组织或胰腺组织，进行移植胰排斥反应的病理学诊断，是胰液膀胱引流术式的主要优点之一。成功率可达90%以上，并且十二指肠较胰腺更易于发生排斥反应，可在很大程度上反映移植胰腺排斥反应的状况。膀胱镜活检的并发症发生率较低，低于10%，主要为镜下或肉眼血尿，偶见移植胰胰腺炎，但仅仅表现为一过性血淀粉酶增高。

3. 腹腔镜活检 目前微创外科技术应用极为普遍。对于经皮穿刺活检或膀胱镜活检未获取合格标本者，可进行经腹腔镜移植胰活检。腹腔镜活检具有安全、视野清楚、取材从容、准确等优点。生化指标诊断排斥反应更为可靠。

4. 开放式活检 开放式活检包括小切口剖腹后切取小块胰腺组织和直视下穿刺针穿刺活检两种方式。此种方法缺点是：创伤较大、费用较高、难以连续多次应用。目前已极少应用，只有在其他活检方法失败的情况下才选择使用。

目前，多数移植中心都采取局麻超声引导下的经皮穿刺移植胰腺活组织检查。如果移植胰腺组织难以取得，或被肠道包被无法准确获取时，则可以对胰液膀胱引流的移植受者采取经膀胱镜取活组织检查。如果肠引流和膀胱引流难以通过上述两种方法获得活检组织者，则需要考虑通过腹腔镜或者剖腹手术活检。移植胰腺活检诊断方法的选择流程见图17-3。

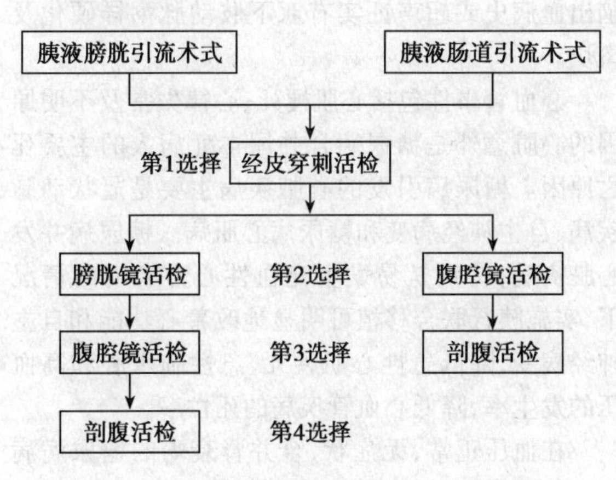

图17-3 移植胰腺活检诊断方法选择示意图

（四）移植胰腺的细胞学诊断方法

移植胰腺的活检还可以采用细针抽吸活检（FNAB）、胰液细胞学检查，胰液膀胱引流者可以采用尿沉渣细胞学检查，这些均属于细胞学检查的范畴。

结 语

> 胰腺移植如果使用膀胱引流可以通过尿液淀粉酶来判断排斥反应，移植胰腺病理活检是排斥反应诊断的“金标准”。处理胰腺移植术后排斥反应应该记住“过犹不及”。

（明长生）

第八节 胰腺移植长期疗效

虽然胰腺移植与肝脏、心脏等肾外器官移植同时期应用于临床，但是，由于胰腺外分泌处理、移植胰腺排斥反应难以诊断的特殊性，以及受者糖尿病状态引起的全身血管病变，胰腺移植在移植总数和移植效果上曾远远落后于肾、心脏和肝等器官移植。直至20世纪90年代中期以来，随着新型强效免疫抑制剂的临床应用、器官保存技术的改进和移植手术方式的日趋成熟，胰腺移植受者和移植胰腺的存活率均显著提高，胰腺移植跨入了肝移植、心脏移植的同等行列。胰腺移植的焦点问题已由外科技术的改进、并发症的防治转向如何提高受者和移植胰的长期存活、降低免疫学风险、免疫抑制剂的合理应用及防治术后感染等方面。

胰岛素剂型和注射方式的改进可获得良好的血糖控制，但胰岛素治疗难以持续维持正常血糖水平，更不能阻止糖尿病慢性并发症的发生和发展。胰腺移植是目前治疗1型和部分2型糖尿病最有效的方法，成功的胰腺移植可以维持血糖在正常水平。胰腺移植的长期效果主要体现在提高生存质量，改善糖尿病血管病变，部分逆转或阻止糖尿病肾病、心脏疾病、脑血管和周围血管疾病等并发症的进一步发生、发展。

一、胰腺移植受者的生存质量

糖尿病是一组由遗传和环境因素相互作用，因胰岛素分泌绝对或相对不足以及组织细胞对胰岛素敏感性降低，引起糖、蛋白质、脂肪、水和电解质等一系列代谢紊乱的临床综合征。糖尿病病程长，病情控制不良易致多种并发症，甚至危及生命，严重影响病人的身心健康。

目前我国对糖尿病病人生存质量测定的通用量表主要有SF-36、世界卫生组织生存质量量表（WHOQOL-100）、诺丁汉健康调查表（NHP）等。糖尿病病人在躯体健康、躯体角色功能、躯体疼痛、总体健康、精力、社会功能、情绪角色功能、心理健康八个维度评分与生存质量总评分均低于正常人。主要表现在：①糖尿病病人是一种慢性终生性疾病，疾病本身带来的痛苦及长期严格的饮食控制和降糖药物的使用导致病人生理功能下降、易疲乏和精力不济。②糖尿病又是一种身心疾病，而且其病程长、病情反复，每天监测血糖、口服或注射降糖药物，给病人造成很大的精神负担和心理压力，损害他们的心理健康，病人易产生恐惧、焦虑、抑郁等负性情感，影响其与家人及同事的情感交流、社会交往及休闲活动。③糖尿病病人长期患病，对药物及医疗服务的依赖性强，不仅获取各类医疗信息的欲望强，而且更看重家庭的支持和同事的关心，若家人无法持久照顾、居住条件差，再加上经济负担重，病人自卑、抑郁的心理状态无法自我调整，也会加重他们社会心理功能的损害，导致他们对自我生活现状的不满。同时，心理功能障碍与躯体功能的减退又进一步导致病人家庭、社会角色功能的下降，从而使糖尿病病人生存质量全面下降。④长期持续性的高血糖会引起心脏病、肾病、视力下降等多种严重并发症，糖尿病并发症使病人劳动能力下降，日常活动功能受到损害，此外并发症治疗效果差，治疗费用高，增加了病人的经济负担，导致病人心理压力进一步增大，尤其是严重的并发症还会致残、致死，这些都严重影响到病人的生存质量。多种因素导致糖尿病病人生存质量的全面下降在开始血液透析后达到极限程度。

胰腺移植手术成功后胰腺功能逐渐恢复正常，一般术后10余天C肽恢复正常，并可停用胰岛素。胰肾联合移植的大部分病人肾脏功能表现为肌酐在1周内降至正常范围之内，停止透析。随着全身情况的逐渐恢复，病人出院时自我感觉良好，战胜折磨自己多年的病魔后对未来的生活充满憧憬和希望。

成功的胰腺移植能维持正常的糖代谢功能并可以阻止或逆转糖尿病血管并发症的进展，胰肾联合移植则能同时治疗糖尿病及糖尿病性肾衰竭，可明显延长病人存活率。已列入肾移植等待名单、但依然透析的糖尿病病人，平均生存时间为8年，而接受肾移植者为22年。透析4年的糖尿病病人死亡率为40%，接受胰肾联合移植的病人4年死亡率仅为10%。

胰腺移植不仅延长了糖尿病病人的生命，而且提高生活质量。一般在术后2～3年后随访、再次测评，胰腺移植，尤其是胰肾联合移植对于糖尿病病人的躯体健康、躯体角色功能、躯体疼痛、总体健康、精力、情绪角色功能、社会功能、心理健康八个维度均有显著性改善。甚至在除社会功能外，其他七个维度上评分类似于中国正常人群的生命质量。

值得提醒的是，即使术后移植物功能完全正常，胰腺移植或胰肾联合移植受者并非完全“治愈”。在某种程度上说，他们在以一种相对正常生活的“带病生存”来摆脱糖尿病引起的较差的生活质量和不良预后。受者术后需终生维持免疫抑制治疗、定期检查、防治可能的并发症及药物本身的不良反应。尽管，总的来说许多受者移植术后获得良好的生活质量，但绝不能说受者获得完全正常的生活。由于胰腺移植不是抢救生命所必需的治疗方法，因此，术前应当对长期的治疗优势与移植手术、可能的并发症、免疫抑制剂的毒副作用等进行利益/风险的综合评估。

二、胰腺移植对糖尿病慢性并发症的影响

糖尿病慢性并发症的基本病理改变为动脉硬化和微血管病变。胰腺移植后可以生理性维持血糖在正常水平，其长期效果可明显改善心脏疾病、周围血管疾病、糖尿病肾病等并发症，甚至可以逆转部分糖尿病并发症。

（一）胰腺移植对糖尿病大血管病变的影响

糖尿病大血管病是指明确有冠心病、脑梗死、脑出血病史或超声证实有双下肢动脉粥样硬化及斑块。

心血管事件包括心肌梗死、心律失常及不明原因的心脏意外是糖尿病合并尿毒症病人的主要死亡原因。糖尿病引发的心脏疾病主要是冠状动脉疾病、自主神经病变和糖尿病心肌病。糖尿病并发心脏疾病，特别是易发生充血性心力衰竭的情况下，实施胰肾联合移植可明显地改善心功能和自主神经病变，降低急性心肌梗死、急性肺水肿和高血压的发生率，降低心血管疾病的死亡率。

在血压正常、无症状、合并肾衰竭的糖尿病病人中，术前普遍存在心脏功能障碍，其中30%的病人伴有舒张期功能障碍。一般来说，胰腺移植可以明显改善糖尿病病人的心功能衰竭或心肌缺血情况，左心室舒张期各种功能指标可逐渐恢复到正常范围，舒张期功能障碍得以逆转，左心射血分数显著升高；对伴有高血压的情况，实施胰肾联合移植后血压明显降低，急性心力衰竭和心肌梗死的发生

率也随之降低,因而提高受者存活率。

胰腺移植对外周大血管病变的改善作用并不明显,糖尿病病人接受胰肾联合移植或单纯肾移植后,大血管病变仍然不断进展。虽然胰肾联合移植后病人的糖化血红蛋白和甘油三酯明显低于单纯肾移植病人,但只能降低大血管疾病发生的危险因素,不能阻止大血管疾病的进展。接受胰肾联合移植者较单纯肾移植者外周血管疾病的发生率有所降低,但对改善外周血管病变的作用亦不显著。

血管疾病的发生与多种因素有关,动脉粥样硬化斑块通常由动脉壁的局部因素所引起,这些因素在大血管疾病的发生中起重要作用。胰腺移植后病人血糖控制在正常范围,血压和血脂亦有一定的改善,可以减少动脉硬化的危险因素、改善血管内皮细胞的功能障碍和防止动脉内膜增厚。但随着受者年龄的增长、免疫抑制剂对动脉血管的副作用,可能会掩盖胰腺移植对大血管病变的改善作用。

(二) 胰腺移植对糖尿病微血管病变的影响

所谓微血管是指微小动脉和微小静脉之间,管腔直径在 100μm 以下的毛细血管及微血管网,是输送氧气和能量的极为重要的血管。微循环障碍、微血管瘤形成和微血管基底膜增厚是糖尿病微血管病变的典型改变。微血管病变主要表现在视网膜、肾、神经、心肌组织。临床最常见的糖尿病微血管并发症是糖尿病视网膜病变(眼底摄片及眼底镜证实)、糖尿病肾病和糖尿病神经病变(感觉和运动神经传导速度减慢)。

胰腺移植对糖尿病微血管病变有明显的改善作用。通常采用测量皮肤的营养状况和血流量来反映糖尿病微血管病变的情况。与单纯肾移植病人相比,接受胰肾联合移植的病人其微血管的反应性以及对温度的调节能力出现明显好转,同时毛细血管内的氧张力、再次氧合时间、红细胞的流动速度和皮肤温度均得以改善。

1. 胰腺移植对糖尿病肾病的影响 大约有 30% 的 1 型及 20% 的 2 型糖尿病病人并发糖尿病肾病,糖尿病肾病是引起终末期肾衰竭最常见的原因之一,一旦出现糖尿病肾病的临床症状,控制血糖可以延缓肾衰竭发生的速度,但控制血糖并不能够阻止疾病的进展。

胰腺移植后是否可以逆转糖尿病肾病引起的实质性病变?对未并发尿毒症的 1 型糖尿病病人施行 PTA,分别在移植前、移植后 5 年和移植后 10 年检测肾功能,并进行肾活检。随着胰腺移植后良好的血糖控制,移植后 5 年、10 年时,尿白蛋白逐渐下降至正常水平,肾功能改善,增厚的肾小球和肾小管基底膜,以及系膜体积分数都有不同程度的好转,但逆转肾小球病变一般需要血糖代谢恢复正常至少 5 年以上。

由于糖尿病常常继发广泛的动脉血管疾病,同时伴有多器官的功能障碍,这些病人并不适于长期的血液透析。但是,1 型糖尿病合并尿毒症病人如果仅仅接受肾移植,术后 2 年移植肾可以出现明显的糖尿病肾病的形态学改变。肾移植 1 ~ 7 年后施行胰腺移植(即 PAK),胰腺移植前、移植后 2 年左右做移植肾活检,并与没有接受胰腺移植的肾移植病人对照。胰腺移植前移植肾肾小球系膜体积分数正常或中度增加,基底膜中度增厚,肾小球结构改变不明显;胰腺移植后移植肾肾小球系膜体积分数显著减小。说明肾移植数年之后成功的胰腺移植能维持正常血糖水平,并可阻止早期糖尿病肾小球病变的进展。

与单纯的肾移植相比,接受 SPK 病人,由于血糖代谢的持续改善,10 年死亡率明显降低。对于年龄小于 50 岁、并发糖尿病肾病的病人实施胰肾联合移植,其糖尿病肾病的改善效果明显优于接受血液透析和单独肾移植的病人。成功的胰肾联合移植完全可以避免移植肾发生糖尿病肾病,术后定期进行移植肾活检,光镜及电镜观察均未见肾小球基底膜增厚等早期糖尿病肾病特征性形态学改变。有学者在胰肾联合移植后 10 年检测移植肾的形态和功能情况。如果移植胰腺功能丧失,病人尿蛋白明显增多,肾小球和肾小管基底膜进行性增厚,肾小球和系膜体积增大,出现糖尿病肾病的早期表现,而移植胰腺功能良好的病人肾脏无明显的形态学改变。表明通过胰腺移植维持稳定血糖代谢,可以防止移植肾糖尿病肾病的发生、发展。

2. 胰腺移植对糖尿病视网膜病变的影响 大约 2/3 的糖尿病病人在 10 年后发生不同程度的糖尿病视网膜病变。一般胰肾联合移植和单纯肾移植 2 年后视网膜病变以及视力变化无明显的差异,部分视网膜病变可能继续发展,视力进一步减退。在胰腺移植后 3 ~ 5 年后观察病人视网膜病变,其中 32% 的病人视力有了明显改善,46% 的病人玻璃体出血的次数明显减少、出血程度也显著减轻。因此,胰腺移植是否能改善糖尿病视网膜病变取决于病变的程度,处于早期的视网膜病变,胰腺移植才有改善作用;而对于较重的视网膜病变,胰腺移植的改善作用可能有限,而且需要很长时间才能在一定程度上改善;对不可逆的视网膜病变,胰腺移植将无济于事。

尽管胰腺移植对糖尿病视网膜病变具有改善作用,仍然需要注意两个方面:首先,约10%～35%的胰腺移植受者已有不稳定的眼部疾病,在胰腺移植后可出现视网膜病变的恶化,必须在移植前通过光凝固治疗法稳定视网膜病变;其次,胰腺移植术后应该检测和治疗青光眼和白内障,在激素和CNIs类药物的作用下可能引起这些病变,并影响视力。

3. 胰腺移植对糖尿病神经病变的影响 终末期糖尿病病人大多伴有进行性的多发神经病变。外周神经病变包括感觉异常、感觉减退、肌肉无力和肌肉痉挛;自主神经功能障碍包括胃肠功能紊乱、性功能障碍、多汗和心血管功能障碍等。一般采用测量神经传导速度、感觉和运动神经的分布范围来研究外周神经病变的程度。无论是单纯胰腺移植还是胰肾联合移植,都可明显改善糖尿病神经病变。但胰腺移植术后早期神经病变依然存在,只是部分好转,长期的周围神经病变往往较难逆转,需要很长时间才恢复。如果在神经病变早期进行移植,疗效较为明显。糖尿病肾病病人如果只接受单纯肾移植,受者糖尿病神经病变将继续发展,只有成功的胰肾联合移植病人才出现稳定持续的多神经病变的改善。

胰腺移植也可明显改善糖尿病自主神经病变引起的内脏功能紊乱。接受胰肾联合移植的病人术后1年毛细血管对体位的反应、Valsalva比率、胃动电流描记、全胃肠道症状评分明显优于接受单纯肾移植的病人,说明胰肾联合移植可显著改善糖尿病自主神经病变,使心功能、毛细血管收缩功能和胃肠功能得以恢复。

三、常见胰腺移植类型术后疗效比较

不同类型的胰腺移植对病人预后的影响和移植的效果不尽相同。对于不伴尿毒症的1型糖尿病病人,虽然胰腺移植可以恢复糖代谢而维持正常生理的血糖水平,从而减轻甚至逆转糖尿病的肾损伤,但是单纯胰腺移植(PTA)后免疫抑制剂的肾毒性使移植后肾脏的损伤情况出现复杂化,部分病人移植若干年后因慢性肾衰竭需接受肾移植。另一方面,PTA后缺乏有效的免疫学监测手段,排斥反应的发生率较高,移植胰长期存活率明显低于胰肾联合移植。

近年来,术后早期选择安全性较高的生物制剂(rATG、抗CD25单抗等)诱导,应用高选择性强效免疫抑制剂如MMF和Tac,以及首选胰液膀胱引流术式,使免疫学因素导致的移植胰失功显著减少,大大提高了移植胰的存活率,单纯胰腺移植后移植胰1年存活率达80%～90%,取得了与胰肾联合移植同等的效果。美国明尼苏达大学施行的亲属活体胰腺移植,病人1年存活率均达100%,移植胰1年存活率超过83%,5年存活率为69%,移植效果显著。

对于1型糖尿病和部分2型糖尿病病人,可选择SPK或PAK。如果仅施行单独肾移植,既不能改善心血管和外周血管病变,也不能防止移植肾发生糖尿肾病,病人10年生存率比非糖尿病者低。

PAK和SPK各有利弊。尽管分期移植时在肾移植后应用免疫抑制剂使受者免疫反应性降低,但胰肾来自不同供者,移植肾排斥反应征象不能作为胰腺排斥反应的标志,因而移植胰存活率较同期移植低,而且同期移植可以一次纠正原发性糖尿病和继发性尿毒症;胰肾可取自同一供者,抗原性单一,移植肾比移植胰易于发生排斥反应或肾排斥反应出现较早,且肾排斥反应易于观察、诊断,在治疗肾排斥反应的同时常常也预防了胰腺排斥反应,其移植效果明显好于分期移植。因此,目前绝大多数中心主张施行同期胰肾联合移植。同期胰肾联合移植约占75%,肾移植后胰腺移植占18%,单纯胰腺移植仅为7%。

1966年12月至2010年12月,全球胰腺移植和胰肾联合移植已超过37 000例。病人1年存活率超过95%,5年存活率SPK为87%,PAK为83%,PTA为89%。1987—1993年与2006—2010年比较,SPK移植胰1年存活率由77.2%上升至85.5%,移植肾1年存活率由85.0%上升至93.4%;PAK移植胰1年存活率由53%升至79.9%;PTA移植胰1年存活率由51.3%升至77.8%。SPK移植胰5年、10年和20年存活率分别为80%、68%和45%,PAK分别为62%、46%和16%,PTA分别为59%、39%和12%。

胰液肠引流和膀胱引流对受者和移植胰总存活率无任何影响,胰液肠引流术的技术失败率已降至10%以下,非常接近膀胱引流术式(6%～8%)。体循环和门静脉回流两种术式的糖代谢、脂代谢、受者和移植物的存活率、排斥反应和外科并发症发生率,亦没有显著差异。

结　语

> 胰腺移植的长期效果主要体现在提高生存质量，改善糖尿病血管病变，部分逆转或阻止糖尿病肾病、心脏疾病、脑血管和周围血管疾病等并发症的进一步发生、发展。这也是胰腺移植优于内科治疗的最大优势。

（明长生）

第九节　胰 岛 移 植

1967 年，美国的 Paul Lacy 和 Kostianovsky M 首次成功分离啮齿类动物胰岛。1972 年，Ballinger W 和 Lacy 教授成功证明胰岛移植可改善糖尿病大鼠高血糖状态。1974 年明尼苏达大学实施首例临床胰岛移植，至 2000 年，全球共施行了 445 例胰岛移植，效果并不理想，仅 11% 的受者胰岛素不依赖超过 1 年。2000 年，Edmonton 中心公布新的方案，取得突破性进展，胰岛 1 年生存率超过 85%，掀起了胰岛移植的第二个高潮。

一、胰岛移植受者选择

胰岛移植有三种类型，胰岛肾联合移植（simultaneous islet kidney transplantation），肾移植后胰岛移植（islet transplantation after kidney，IAK）和单纯胰岛移植（islet transplantation alone）。

目前单纯胰岛移植的普遍适应证是 1 型糖尿病，病史 5 年以上，在严格的胰岛素治疗情况下仍存在以下几种情况：①代谢不稳定，至少出现 2 次或以上的低血糖症（出现低血糖症的症状并需要其他辅助治疗，血糖低于 50mg/dl 或在口服碳水化合物、静推葡萄糖和胰高血糖素后迅速恢复）或过去的 12 个月中因糖尿病酮症酸中毒住院 2 次或以上者；②对低血糖症反应性下降（低血糖症问卷评估≥4 级）或出现低血糖症相关的自主神经功能衰竭的临床表现；③进行性的并发症（ETDRS 评分标准判定为 3 级，或经有经验的眼科医生确认为 3 级；有症状的自主神经病变：如胃瘫，体位性低血压，药物治疗无效的长时间进行性的神经性疼痛；进行性肾病，不论是否使用 ACEI，2 年内尿微量蛋白至少为 50μg/min（72mg/24h）并持续超过 3 个月）。对于同时或已经接受肾移植的病人，由于术后不增加免疫抑制剂负担，胰岛移植的适应证应适当放宽。对于那些符合胰腺移植标准，但由于全身状态较差不能实施胰腺移植的病人，应考虑行胰岛移植。

目前国外尚无胰岛移植治疗 2 型糖尿病的报道，中国医科大学附属第一医院在成功开展 SPK 治疗 2 型糖尿病合并肾功能不全的临床研究基础上，又进一步开展了 3 例 4 次胰岛/肾联合移植治疗 2 型糖尿病，取得良好效果，更进一步证明 2 型糖尿病合并肾功能不全亦是胰岛/肾联合移植的适应证。

从节约供者的角度出发，目前规定胰岛移植的受者体重指数（body mass index，BMI）女性≤26kg/m^2，男性≤27kg/m^2，胰岛素需要量≤0.7IU/（kg·d），或≤50IU/d。不过，随着胰岛分离技术的提高，这一限制也在逐渐放宽。

二、胰岛的制备

（一）供胰获取与保存

供胰的选择标准与胰腺移植相似，但 BMI 较高对胰岛分离并无不良影响。如果施行单个供者胰岛移植，则供胰的选择标准相对比较严格，应尽量选用年轻（<50 岁）的供者。供者与受者无需考虑血型、HLA 配型等因素。胰岛移植的供胰切取技术与胰腺移植的供者切取基本相同。与胰腺移植一样，胰岛移植的供胰切取同样需要遵守“不接触”原则，但不必保留血管。由于在接下来的胰岛分离过程中，导管内注射胶原酶膨胀胰腺是十分关键的步骤。任何胰腺被膜的微小破损都将导致膨胀不全，应尽量避免。在原位灌洗过程中，应尽快建立流出道，避免静脉内高压。最后需强调的是，应先切断总胆管而后再冲洗胆囊，否则将导致胆汁逆流，污染并损伤胰管。胰腺切取后应尽快送到胰岛分离纯化实验室进行分离。

（二）胰岛制备

首先进行胰腺修整，尽量去除脂肪等非胰腺组织。经胰管插管进行逆行灌注，灌注液采用冷的含有胶原酶的缓冲液。而后将胰腺放入 Ricordi 消化器中进行自动消化分离。消化分为 2 期，1 期消化是封闭式循环消化，温度不能超过 37～38℃。定期取样本，观察胰腺消化的碎片。当消化器中消化的组织量增加、大多数胰岛与胰腺腺泡分离，出现完整的胰岛时，即可转换为 2 期消化。一旦进入 2 期消化，去除 1 期消化中的再循环系统和加热系统，冷却系统温度，收集消化产物。分离后消化产物包括胰腺外分泌组织以及胰岛，通常采用连续梯度密度离心技术，利用 Cobe2991 细胞分离机纯化胰腺的消化产物，介质一般采用 Ficoll。收集纯度较高的胰岛备用。移植前可进行短期培养。移植前收集胰岛，将胰岛重新悬浮于 50 ~ 200ml 组织培养液中，同时加入肝素（35 ~ 70U/kg 体重）。如果最终胰岛的体积超过 5ml，组织培养液的量应增加到 100 ~ 400ml。

胰岛分离纯化过程中以及最终产物需进行胰岛安全性实验，包括检测细菌、致热原、内毒素、支原体和外来物质等，还需确定胰岛的性质、数量、纯度、活性和分泌胰岛素的能力。

胰岛移植可以一次使用多个（2 ~ 4 个）供胰，也可以反复多次进行移植。

三、胰岛移植手术

胰岛门静脉内注射技术，这是目前最常用的胰岛移植技术，经皮经肝插管是临床胰岛移植的常用路径。其他进入门静脉的路径包括腹腔镜、大网膜及肠系膜静脉、开放脐静脉，经颈静脉肝内门体分流术（TIPS）。

术中应注意监测门静脉压力，如果门静脉压力小于 20mmHg，无其他异常，则使用标准静脉注射器将胰岛注入袋连接到门静脉插管。利用重力将胰岛在 15 ~ 60 分钟内注入门静脉。如果门静脉压力超过 22mmHg，应暂停输注，如果门静脉压力持续升高，则应终止输注。

四、胰岛移植术后管理与评估

（一）术后管理

1. 免疫抑制治疗　Shapiro 等提出的无糖皮质激素的免疫抑制方案明显的改善了胰岛移植的预后。该方案采取 IL-2 受体阻断剂作为免疫诱导，联合应用 SIR 和小剂量 Tac 作为免疫抑制维持方案。赛尼哌诱导采用 5 剂方案，即每 2 周经静脉注射一次（1mg/kg），共 5 次，计 10 周，从而延长了再次胰岛移植的间隔时间。如果第二次胰岛移植在第一次的 10 周后进行，可重复给予赛尼哌。任何时候都不必给予糖皮质激素。SIR 的血药浓度在术后的前 3 个月控制在 12 ~ 15ng/ml，之后控制在 7 ~ 10ng/ml。Tac 起始剂量为 1mg，每天 2 次，随后调节并维持其 12 小时血药浓度在 3 ~ 6ng/ml。

监测胰岛功能的同时进行免疫学检测是十分必要的。分子生物学和细胞学方法可以尽可能早地诊断胰岛同种异体排斥反应，并及时干预。高血糖是一种迟发事件，在 80% ~ 90% 移植胰岛失功后会出现高血糖，提示排斥反应。此时进行抗排斥治疗已不能有效的恢复移植物功能。在评估移植物功能时，尤其是在怀疑排斥反应发生或者是自身免疫疾病复发时需进行以下检测：异体反应和自身反应 T 细胞群的，T 细胞调节的功能，间接途径激活的标记物——供者特异性异肽，外周血中白细胞的分子转录效应器。

2. 其他治疗　胰岛移植并发症较少，主要包括门静脉血栓形成、肝脏酶学指标一过性升高、手术相关并发症（肝被膜出血等）以及与免疫抑制相关的并发症。移植胰岛移植后由于不能立即建立微循环系统，功能恢复较移植胰腺慢，因此围术期应严密监测血糖，根据需要应用外源性胰岛素，保证血糖水平正常，以利于移植胰岛恢复功能。同时应给予预防性抗凝治疗，其目的是为了避免弥散性血管内凝血，门脉血栓形成，移植术后早期非特异性炎症反应。经门脉肝素用量为 35 ~ 70U/kg。在移植术后 1 ~ 2 天应连续给予肝素，达到并维持部分凝血活酶时间在 50 ~ 60 秒。在移植术后 7 天内，应用 inoxaparin 30mg 皮下注射，每天 2 次。移植术后 24 小时即开始口服阿司匹林。胰岛移植术后预防感染的治疗方案参考实体器官移植的方案。

（二）术后评估

主要针对移植物功能进行评估，包括胰岛素的需要量，糖化血红蛋白水平，在首次胰岛移植和末胰岛移植之前和之间发生严重低血糖的次数。停用胰岛素后，病人的空腹血糖低于 7.0mmol/L，餐后 2 小时血糖低于 10mmol/L，可以认为达到胰岛素不依赖。

胰岛移植受者的代谢性检测包括持续血糖检测，稳态模型评估（HOMA），口服糖耐量试验，混合餐试验，经静脉精氨酸刺激试验，经静脉糖耐量试验（IVGTT）。空腹血糖和口服葡萄糖 2 小时血糖水平不仅可以用于糖尿病的诊断和分型，也可以用于评估胰岛移植受者血糖代谢。混合餐试验（保证高蛋白，formerly Sustacal，Abbot，Abbot Park，IL）经常用来评估血糖水平和 C 肽反应。IVGTT 通过计算胰岛素对葡萄糖的反应、胰岛素和 C 肽的曲线下面积，评估胰岛移植物功能。以上评估实验还需在胰岛移植受者中进一步验证。

评估胰岛移植术后效果的关键是微血管和大血管并发症的发生、发展和逆转情况，生活质量，医疗费用和预期生存期。最早的关于胰岛移植受者健康相关的生活质量的研究是通过电话调查进行的；调查问卷包括 Health Utilities Index Mark 3，SF-32 version 2，Hypoglycemia Fear Survey 和 Audit of

Diabetes Dependent Quality of Life Survey。

五、胰岛移植存在问题与展望

(一) 提高胰岛细胞移植的效果

尽管 Edmonton 经验被认为是胰岛移植历史上的一个转折,但是仍然存在很多挑战。应用目前的技术,胰腺制备胰岛细胞的合格率仅有50%。临床上需要2个或更多供胰才能成功逆转糖尿病,术后长期效果不佳,移植胰岛慢性失功。应该从3个不同方向进行研究:①提高胰岛细胞的分离纯化率;②提高移植胰岛的定植率;③优化免疫抑制剂方案,以期提高胰岛移植效果。

1. 提高胰岛细胞分离、纯化率 在胰岛分离期间,胶原酶消化和抗凋亡治疗十分重要,尸体供胰的缺血性损伤也不容忽视,有效地防止缺血性损伤可提高胰岛细胞的存活率和胰岛移植的成功率。在胰岛提取、纯化、培养、移植过程中,胰岛细胞受到很多外在因素影响,包括缺氧、突然及反复的温度变化、碾挫、细胞团破裂、生长因子缺失、反应氧中介物及其诸多炎症因子。上述因素与冷缺血刺激结合起来对胰岛造成的损伤要比胰腺移植中再灌注对胰岛造成的损伤严重得多。提高冷保存技术,减少损伤,甚或进行体外修复都是提高胰岛分离纯化率的有效措施。

双层胰腺保存法(过氟化合物和保存液)可以在胰腺保存过程中为其提供足够的氧,以便保证胰腺组织产生足够的三磷酸腺苷(ATP),维持组织的完整性。有实验表明采用双层法保存的供胰,胰岛移植术后效果良好,但临床应用尚需大样本临床长期观察。此外低温机械灌注也是减轻胰腺损伤的有益尝试。

2. 提高胰岛的定植率 目前已经深刻认识到在胰岛移植的初期,胰岛定植并不稳定,许多研究致力于促进移植胰岛细胞的定植。如针对炎症介质加强胰岛细胞防御机制,保持血糖正常水平,胰岛素调节,控制胰岛细胞的定植位置,调整抗凋亡因子,针对T细胞诱导对异体抗原耐受,恢复对自身抗原的耐受性,以及诱导β细胞再生。越来越多的证据显示,在自身免疫环境中定植的胰岛更易被破坏。因此,在围术期消除自身反应T细胞可增加胰岛细胞定植,亦可增加1型糖尿病病人移植胰岛的存活率。

3. 优化的免疫抑制维持方案 胰岛移植的免疫抑制方案需要能够控制异体和自身免疫反应,以及与抗原无关的炎症反应,但不能影响胰岛的分泌和活性。另外,这些病人严格要求免疫抑制药物无肾脏毒副作用。Edmonton 无激素免疫抑制方案是免疫抑制维持方案的一个巨大飞越,该方案的致糖尿病性和肾毒性较小。在无糖皮质激素应用的情况下,逆转糖尿病所需的胰岛数量仍明显大于自体胰岛移植(未接受任何免疫抑制治疗)需求量,其原因尚需进一步研究。

为成功开展单个供者的胰岛移植,急需寻找一种无任何致糖尿病副作用的抗排斥反应治疗方案。在用或不用T细胞抗体的情况下,以下药物可以与SIR或依维莫司(抑制旁路增殖信号)联合应用进行免疫诱导,包括MMF,抗CD154单克隆抗体,CTLA4Ig或LEA29Y。在应用耗竭型T细胞抗体为免疫诱导的移植受者中,SIR联合MMF的作用较为突出。共刺激阻断是一种具有发展前景的免疫治疗方案。CD28拮抗剂和能够选择性阻断CD40:CD154共刺激途径的药物,及预先激活的自身反应性T细胞,可能限制共刺激阻断药物的临床应用。这些结果提示阻断共刺激途径是一个有力的免疫抑制方法,能够有效的取代 Edmonton 方案中的钙神经蛋白抑制剂,在无激素情况下预防排斥反应。

(二) 胰岛移植展望

1. 诱导耐受 免疫耐受将避免胰岛异体排斥反应和自身免疫功能破坏,同时也可避免由长期非特异性免疫抑制治疗带来的的副作用、不便和经济负担。尽管人们对耐受问题给予很大关注,并且在胰岛移植实验模型中反复进行相关研究,但是将这些研究结果应用于临床前期和临床阶段还存在一定困难。供受者间的混合的造血嵌合体的稳定存在将会诱导中枢缺失耐受,其优点在于强效、稳定、可测(混合嵌合体是中枢耐受的可靠指标)、易于理解以及适合瞬时免疫抑制,因此适用于临床。值得注意的是,中枢缺失耐受也可使免疫功能紊乱的病人恢复自身耐受。因此,这方面的研究尤其适合临床胰岛移植后的耐受诱导。

2. 免疫隔离 自从1980年Lim和Sun报道用藻酸盐使胰岛微囊化,在半透膜内进行胰岛的免疫隔离已引起了人们的广泛关注,这样可以防止它们遭受免疫排斥反应而不需要长期的免疫抑制治疗。现在有4种保护胰岛细胞的免疫屏障装置:血管分流、空心纤维、小胶囊和薄的、扁平层。这些免疫屏障装置利用半透膜进行营养素、葡萄糖和胰岛素的交换，但对免疫球蛋白、补体、可溶性传递介质和免疫活性细胞没有通透性。包裹材料和技术的持续进步将促进免疫隔离成功应用于临床。

3. 胰岛异种移植　猪是胰岛异种移植理想的来源。猪的异种移植排斥反应的发生机制现已明确。胰岛异种排斥反应过程包括 Th1 相关细胞介导的效应器功能的激活和后来的以 non-Gal 异种反应性抗体水平增高为特点的 Th2 相关反应的激活。细胞反应的特点是快速高渗透性，初期主要由 $CD4^+$T 细胞构成，最后巨噬细胞增多提示延迟的超敏反应。尤其在灵长类动物中，细胞反应包括 $CD8^+$T 细胞聚积，这样可直接识别猪白细胞 Ⅰ 类抗原。活化的 $CD4^+$T 细胞和巨噬细胞通过分泌介质（如促炎症反应因子）介导移植物破坏，$CD8^+$T 细胞介导的细胞毒性与穿孔蛋白和粒酶 B 系统的激活有关。

异种动物之间疾病的传播，尤其是猪内源性逆转录病毒（PERVA）的传播阻碍了临床上异种移植的发展。最近的研究证实近亲交配的小型猪不能产生亲人类的 PERV 复制产物，这大大地降低了猪胰岛异种移植 PEVR 传播产生的危险。

未来几年，胰岛异种移植还不太可能进入临床阶段。我们仍然需要在临床前期的模型实验中进一步完善相关理论。最终，胰岛的异种移植将会应用于糖尿病病人。

4. 干细胞　起源于干细胞或祖细胞的胰岛 β 细胞或胰岛可成为不受来源限制的合适组织，用于糖尿病的内分泌细胞替代治疗。最近有报道，来源于鼠和人胚胎干细胞中那些能产生胰岛素并对葡萄糖敏感的细胞已经引起人们的注意。胰岛干细胞的识别、膨胀和分化等方面的研究已取得一定进展。由于不同阶段的干细胞或祖细胞共存于成人胰腺，所以成人胰腺干细胞的识别仍存在困难。来源于骨髓的多能成人前体细胞是胰岛 β 细胞的又一来源。

扩展阅读

胰岛自体移植

因慢性胰腺炎或其他胰腺良性疾病行全胰切除或次全切除的病人，病人将会发展成为难治性糖尿病，且由于缺乏胰高血糖素之类的葡萄糖调节激素，对胰岛素异常敏感，极易发生低血糖，长期并发症的发生率很高。自体胰岛移植是最佳的治疗手段，即将手术切除的自体胰腺进行消化，分离胰岛，经门静脉将纯化或未纯化的胰岛输注到肝脏。自体胰岛移植手术安全，术后不需免疫抑制剂，不增加病人额外负担，术后部分病人可以预防糖尿病发生，即使术后移植胰岛仅保留部分功能，但对于缓解糖尿病病情、稳定血糖、减少低血糖无感知发生和糖尿病其他慢性并发症发生也是十分重要的。对于慢性胰腺炎病人，胰腺纤维化程度和引流手术均可能引起胰岛分离量减少，因此应密切观察胰腺纤维化程度，施行手术时，尤其行引流术时应慎重，以免使病人丧失行自体胰岛移植的机会。

结　语

经过数十年的不懈努力，胰岛细胞移植已经成为治疗糖尿病的有效手段。与胰腺移植相比，胰岛移植手术简单、安全，可多次重复，但供胰需求量大、移植胰岛术后早期大量死亡/凋亡、移植胰岛长期疗效不确切，这些因素限制了胰岛移植的临床应用。通过提高胰岛细胞的分离纯化率、提高移植胰岛的定植率、优化免疫抑制剂方案等手段有望改善胰岛移植效果。

（程　颖）

参考文献

1. 刘永锋,刘树荣,梁健,等.胰肾联合移植3例报告.中国实用外科杂志,2000,20(2),102-103.
2. Orlando G, Stratta RJ, Light J. Pancreas transplantation for type 2 diabetes mellitus. Curr Opin Organ Transplant, 2011, 16(1): 110-115.
3. Sampaio MS, Kuo HT, Bunnapradist S. Outcomes of simultaneous pancreas-kidney transplantation in type 2 diabetic recipients. Clin J Am Soc Nephrol, 2011, 6(5): 1198-1206.
4. Sutherland EDR. 2012 Pushing the envelope- living donor pancreas transplantation. Curr Opin Organ Transplant, 2012, 17: 106-115.
5. 明长生.终末期糖尿病肾病患者的移植术前评估与处理.中华器官移植杂志,2008,29:47-48.
6. Shapiro AM, Lakey JR, Ryan EA, et al. Islet transplantation in seven patients with type 1 diabetes mellitus using a glucocorticoid-free immunosuppressive regimen. N Engl J Med, 2000, 343(4): 230-238.
7. 刘永锋,程颖,孟一曼,等.成人胰岛移植治疗2型糖尿病三例.中华器官移植杂志,2011,32(3):156-158.
8. Liu YF, Cheng Y. Simultaneous pancreas-kidney transplant for patients with Type 2 DM and ESRD: 19 case report. International Pancreas/Islet Transplant Association -International Xenotransplantation Association Congress (IPITA-IXA2009)

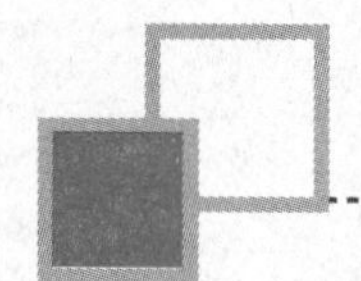

第十八章　小肠移植

学习目标：

1. 初步掌握小肠移植的分类与适应证
2. 了解小肠移植的供受者标准与围术期处理
3. 了解小肠移植受者并发症及处理方法

小肠移植已成为不可逆肠衰竭病人的最终而有效的治疗方式。自1964年人类实施首例小肠移植至今已近50年，随着免疫抑制剂的发展、手术技术的完善、围术期管理的进步，小肠移植受者预后得到改善，特别是在成本效益方面已经超越全胃肠外营养（total parenteral nutrition，TPN）治疗。1年生存率已达到其他实体器官移植的水平，但长期生存率还有待进一步提高。小肠移植还存在诸多不同于其他实质性器官移植的问题，如排斥反应发生率高且严重、移植物抗宿主病、受者及移植物易感染、供者器官对缺血敏感且有效保存时间较短等。

第一节　概　　述

一、小肠移植分类

目前小肠移植（intestinal transplantation，ITx）分为单独小肠移植（isolated intestinal transpl-antation，IITx）、肝肠联合移植（liver-intestinal transplantation，LITx）与腹腔器官簇移植（multivisceral transplantation，MVTx）。IITx是指移植器官只有小肠不包括胃和肝脏；LITx是指移植器官包括小肠与肝，多由于小肠衰竭而长期使用TPN导致肝衰竭；MVTx又分为全腹腔器官蔟（FMVTx）及改良腹腔器官簇移植（MMVTx），前者移植器官包括胃、十二指肠、胰腺、小肠和肝脏，后者不包括肝（图18-1）。胰腺包括在移植器官簇中主要是技术原因而非医疗适应证。

二、小肠移植发展与现状

1959年Lillehei首次报道小肠移植的动物实验研究，1964年美国Detterling首次尝试将小肠移植用于临床，因术后发生小肠坏死而没有成功。20世纪80年代以前共行小肠移植7例，存活超过1月的仅Fortner于1970年施行的1例同胞姐妹间的移植，存活76天后死于败血症。之后临床小肠移植处于停滞状态，直到80年代中期随着CsA的问世才开始有了突破性进展。1987年Pittsburgh大学Thomas Starzl应用CsA作为免疫抑制剂，实施了包括胃、十二指肠、胰腺、小肠、结肠与肝脏在内的腹腔多脏器联合移植，移植器官带功能存活6个月。1988年德国Deltz等施行亲姐妹间节段小肠移植受者存活达61个月，同样是在1988年加拿大Grant成功施行了首例小肠与肝脏联合移植。我国于80年代中期开始小肠移植的动物实验研究，1994年3月12日南京军区总医院施行了亚洲首例临床异体小肠移植并获得成功，受者存活310天，死于霉菌感染，该院于2003年4月4日又成功施行了国内首例肝小肠联合移植，至今国内已实施了30余例小肠移植（包括单独小肠移植、肝肠联合移植与腹腔器官簇移植），最长存活时间已达10年余。

自1964年人类实施首例小肠移植，最近一次国际小肠移植登记中心（intestine transplant registry，ITR）资料显示1985年1月至2011年5月，全球78个移植中心共完成小肠移植2569例次（2384人），其中IITx 1121例（43.6%）、LITx 846例（32.9%）、MVTx 602例（23.4%）。

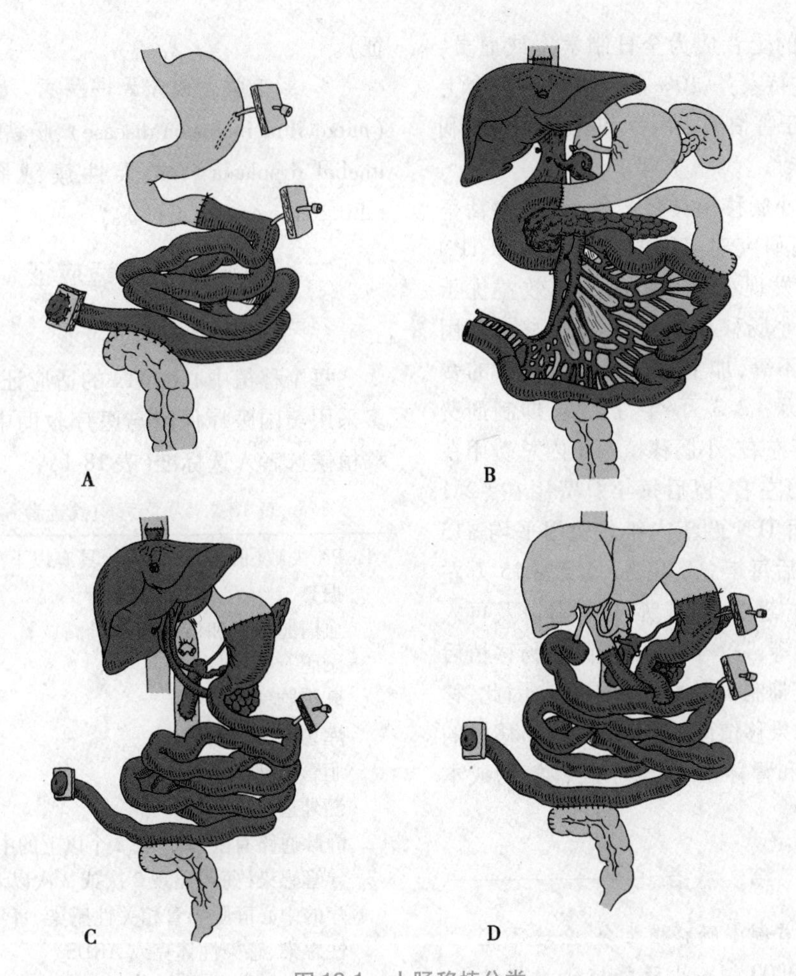

图18-1　小肠移植分类
A:IITx; B: LITx; C:FMVTx; D:MMVTx

目前,儿童ITx及LITx所占比例下降。2001年后LITx比例有所下降,其主要原因:①目前已形成共识,肠衰竭的病人应在肝脏出现不可逆损害以前实施IITx;②近期的研究表明存在持续的肝脏疾病的潜在ITx候选者,IITx可以治疗肝脏损害,较LITx效果好;③肠衰竭病人在等待ITx期间需要肠外营养(parenteral nutrition,PN)维持机体营养需求,长期PN会导致肝损害而不得不接受肝肠联合移植,但在PN时补充不饱和脂肪酸可延缓或逆转PN导致的肝损害,此类病人可以有更长的时间等待小肠移植,推迟出现肝损害的时间,降低LITx的必要性。

ITx的短期生存率能够达到其他实质性器官移植的水平,但长期生存率除个别移植中心外还没有达到肝脏、肾脏移植的水平。2000年后ITx的1、5、10年受者/移植物生存率分别为76%/71%、58%/50%和44%/40%,再移植率为7.9%,第2次移植后移植物1、5年生存率分别为64%、46%。

近年来ITx的进展不仅表现为生存率的提高,而且移植物功能恢复情况亦较前有了很大的改善。通过对小肠移植受者生活质量的各项指标,如忧虑、睡眠、认知情感、压力、消化功能、肾功能、冲动行为的控制、麻醉药品的依赖性、社会交际以及娱乐等评价,68%的受者移植术后生活质量评分——Karnofsky评分高达90%~100%,另有超过10%的病人Karnofsky评分超过60%,术后1年67%的受者脱离PN。Nebraska大学的研究表明大部分病人在移植术后经口或营养管行肠内营养(enteral nutrition,EN)治疗,仅当营养不足或EN无法实施时行PN治疗,而且在术后1年能够维持良好的生长速度、低入院率及并发症发生率,大部分能够重返工作岗位或学校,仅部分病人需要接受治疗以恢复正常。Pittsburgh大学的Abu-Elmagd等研究指出,在生存期长于6个月的272例受者(121例儿童和151例成人)中,245例(90%)获得完全的移植肠功能,并彻底摆脱PN,剩余的27例受者中,17例儿童病人虽然摆脱了PN,但仍需静脉输液补充液体和电解质。151例成人受者中,84%的受者可完全独立正常生活，31%的受者成为全日制学生或雇员，38%的受者在家主持家务，10%的受者进入社会上层，21%的受者由于害怕失去医疗和社会保险的利益而没有外出工作。

与TPN相比，小肠移植具有安全、高效、存活率高等优势。曾经有研究对美国的小肠移植和TPN的费用进行比较，发现小肠移植的成本效益优于TPN。根据不同的小肠移植类型，第1年移植费用在$13万～25万不等，加上后期再入院治疗的费用平均$ 0.9792万～2.3万/年、抗免疫抑制剂费用平均$1.2万/年左右，小肠移植两年内总费用在$15.1万～28.5万左右，以后每年总费用在$2.1万～3.5万左右；而TPN两年内年总费用平均$15万～30万左右，以后每年总费用$7.5万～15万左右，还不包括家庭护理费、器械费、材料费以及再入院费$ 0～14万不等，TPN的费用要比小肠移植后用于再入院和免疫抑制剂的费用多得多。因此，移植术2～3年后，如果移植肠功能恢复，小肠移植的花费会不断降低，和肾移植一样，小肠移植的成本效益优势更加显著。

结　语

自1964年首例小肠移植至今，全球已完成小肠移植近3000例。小肠移植分为单独小肠移植、肝肠联合移植与腹腔器官簇移植，与10年前相比肝肠联合移植比例明显降低。小肠移植物与受者一年生存率已达到其他实质性器官移植水平，但5年以上生存率尚不尽人意。

第二节　小肠移植的适应证、禁忌证

一、肠衰竭的定义

肠衰竭（intestinal failure，IF）定义为肠道消化与吸收营养、液体和电解质的能力不足以满足成年人机体的需求或儿童生长的需要。肠衰竭分为如下三类：

1. 肠道解剖学上的缺失　如短肠综合征（short bowel syndrome，SBS），是IF最常见原因。

2. 运动功能障碍　即神经性疾病（肠道无神经节细胞症）或肌病疾病（如慢性假性肠梗阻综合征）。

3. 肠黏膜上皮先天性疾病　如微绒毛包含病（microvillus inclusion disease）、肠黏膜发育异常（epithelial dysplasia）、先天性簇绒肠病（congenital tufting enteropathy，CTE）。

二、小肠移植的适应证

（一）小肠移植的适应证

每个移植中心的ITx的适应证有所不同，目前多采用美国医疗保障与医疗救助中心认可的小肠移植候选者入选标准（表18-1）：

表18-1　小肠移植候选者入选标准

1. PN失败（肝脏损害明显，具有以下生化或组织学证据）
血清胆红素和（或）肝酶升高
淤胆
肝细胞气球样变
库普弗细胞增生
胆管堵塞
髓外造血
2. 静脉通路有限（2个或2个以上的中心静脉栓塞）
3. 导管感染（每年出现2次或2次以上的需要住院治疗的中心静脉导管相关性感染、每年1次导管真菌性感染、感染性休克或ARDS）
4. 输液后仍存在反复的严重脱水

LITx适应证：除了上述小肠移植的适应证外还同时存在肝功能衰竭，主要是淤胆、明显的门脉高压、不可逆肝细胞损害、肠系膜及门静脉血栓。

MVTx适应证主要是不可逆肝衰竭与肠衰竭，导致肠衰竭的原因为脾静脉栓塞、广泛胃肠道息肉病、空洞性内脏肌病或广泛内脏神经病，即同时存在胃病的病人。

（二）小肠衰竭的常见病因

ITx适应证是不可逆肠衰竭病人需要长期PN，导致肠衰竭的因素包括：

1. 短肠综合征（short bowel syndrome，SBS）　SBS是导致肠衰竭最常见的原因，一般是指小肠长度不足原小肠的70%，但确切剩余小肠多少诊断为短肠争议颇大。南京军区南京总医院根据剩余小肠长期随访的结果将短肠综合征又分为短肠综合征与超短肠综合征，只有超短肠综合征才是小肠移植的指征。导致成人SBS的原因主要是小肠粘连多次手术切除，腹部创伤、肠系膜动、静脉血栓形成或栓塞、克罗恩病反复手术切除病变肠袢，导致儿童 SBS 的主要原因是腹裂、肠扭转、坏死性肠炎、肠闭锁等。

2. 肠运动功能障碍(假性肠梗阻)

(1) 空洞性内脏肌病(hollow visceral myopathy)。

(2) 全小肠神经节缺如。

(3) 广泛内脏神经病。

3. 肠道吸收功能障碍

(1) 微绒毛包含病。

(2) 选择性自主免疫性肠病。

(3) 放射性肠炎。

(4) 广泛肠道息肉病。

三、小肠移植的优缺点

尽管医学技术能够保证长期应用 TPN,使其成为肠衰竭病人的标准治疗,但 TPN 存在严重的并发症,如静脉导管栓塞、导管相关性感染、骨骼代谢疾病、TPN 相关性肝损害。ITx 的安全性与有效性可使下述病人从小肠移植中获益,当然手术的并发症与免疫抑制剂的副作用是其主要缺点。

小肠移植候选者在等待小肠移植时死亡率远高于其他器官移植候选者,IF 病人成为 LITx 候选者后死亡率在 30% ~50%,儿童死亡率更高。UNOS 的资料显示 1997—2001 年期间等待 LITx 的候选者死亡率为 36%,而同期等待肝移植的候选者死亡率仅为 14%。LITx 候选者死亡的主要原因为感染,导致小肠移植候选者感染的风险因素包括存在中心静脉导管、肠腔细菌过度生长与易位、肠造口、肠内营养管、腹泻等。另外为了尽可能多地保存 SBS 病人的肠袢,在行肠切除时由于切除肠袢不够,剩余的小肠由于缺血等原因导致肠黏膜缺血坏死,未能再生,使此段的屏障功能完全丧失,继而发生严重的细菌易位。

四、小肠移植的禁忌证

ITx 的禁忌证与其他器官移植的禁忌证相似,主要为器官功能不全不能耐受手术、肿瘤或感染。对于根治完全的宫颈癌病人,因接受放射而切除小肠的病人不是 ITx 的禁忌证,还有肠系膜纤维瘤的病人因肿瘤常常将肠系膜血管包绕其中,在切除肿瘤时需要将肠系膜血管一并切除,如果肿瘤切除完全,此类病人亦不是小肠移植的禁忌证。

结 语

小肠移植是肠衰竭病人最终而有效的治疗措施,早期小肠移植适应证随意性较大,目前已经有了规范性的小肠移植的适应证。

第三节 小肠移植手术

一、术前准备

小肠移植术前需要对受者进行全面评估,包括剩余肠袢和机体其他器官功能的评估。

(一) 胃肠道(GI)评估

1. 解剖性肠功能衰竭评估 SBS 病人最重要的评估目标就是明确是否已出现 PN 导致的并发症如肝功能衰竭与静脉通路丧失,评估经过肠康复治疗后 SBS 病人有没有机会终止 PN 治疗。评估剩余小肠长度、是空肠还是回肠、有无结肠。通常参阅原来的手术记录,但原手术记录的剩余小肠长度可能短于当前实际评估长度,因此需要准确地再次评估剩余小肠长度。术中直接测量固然是小肠长度测量的标准,但实际中手术麻醉状态下测量的小肠长度并不能代表机体在清醒状态下小肠的实际长度。如果剩余肠道没有梗阻、造口等,可以应用 CT 肠道成像技术来评估剩余小肠长度,而对于肠造口病人可通过消化道钡餐的方法评估剩余小肠长度,有研究通过比较 CT 肠道成像与消化道钡餐的方法评估剩余小肠长度,发现消化道钡餐的方法精确度不如 CT 成像技术。临床上对肠内营养的耐受也有助于评估小肠长度,但不够精确,如有的病人剩余小肠长度较长但对 EN 不能耐受也不能脱离 PN。

肠道影像学检查可以了解肠管扩张程度,有助于实施非移植的外科手术(如小肠延长术 Bianchi、STEP 术等)治疗 SBS。肠内镜活检揭示黏膜结构正常但肠管不扩张则表明结肠适应已完成,肠功能已经最大化,反之如果剩余小肠存在慢性炎症表明剩余小肠需要抗炎治疗,如果合并肠扩张与淤积则表明可能存在肠梗阻,需要外科治疗肠梗阻或肠成型术等。

评估 SBS 小肠移植候选者 GI 需要确定以下问题:

(1) 确定病人是否需要无限期的 PN,获得解剖方面的信息(手术记录、X 线)与 EN 的实际吸收情况。

（2）是否可以通过内科或外科治疗改善小肠移植候选者 EN 耐受，从而避免 ITx。

（3）病人原有的胃与十二指肠功能能否满足 ITx 要求。

（4）病人原有的结肠功能能否满足 ITx 的要求。

2. 功能性肠衰竭评估　评估功能性肠衰竭远比解剖性肠衰竭更为复杂和困难，决定是否需要接受 ITx 主要是基于是否存在危及生命的并发症。评估内容包括肝功能、逐渐减少的静脉通道和 PN 依赖情况等；了解 EN 史、上消化道影像学、既往胃窦十二指肠测压结果，确定是否保留原有胃，即确定是施行 LITx 还是 MVTx。

（二）肝脏评估

在儿童小肠移植候选者中评估肠外营养相关性肝脏疾病（PN-associated liver disease，PNALD）和肝衰竭更为重要，因为近 50% 儿童小肠移植受者的移植物中包括肝脏。但临床中清楚地区别肝功能损害是否可逆极为困难，需要结合病史、体格检查、常规的实验室检验与影像学检查，可能还需要确定肝细胞合成功能障碍和门静脉高压症的严重程度。

从病史的角度评估，首先考虑高胆红素血症持续时间和严重程度，对于儿童和青少年，出生以来长期应用 PN 引起的高胆红素血症需要特别关注。其次考虑剩余肠道状况，因为剩余肠道很短对 EN 耐受差，提示预后不良且很容易形成不可逆肝损害。初次肠切除时是否有严重腹腔感染同样也很重要，是肝衰竭预后不良的独立风险因素，可能导致导管反复感染。消化道造口如胃造口术、肠吻合口和肠造口散在出血可能预示着严重门脉高压及肝功能进一步恶化。

出现下列情况时需要行包括 LITx：

1. 尽管应用 EN，儿童病人仍存在黄疸（胆红素>51.3～102.6μmol/L）且不断加重，长时间 PN 儿童突然出现黄疸。

2. 黄疸儿童可能需要长期依赖 PN。

3. 肠造口长时间没有临床症状后出血。

4. 病人有明显的肝脾肿大。

5. 近期感染时血小板计数下降［<（100～150）$\times 10^{9}$/L］。

（三）其他器官评估

1. 血管解剖　ITx 候选者由于长期依赖 PN 需要反复放置静脉导管引起中心静脉导管栓塞、反复导管感染等。逐渐消失的血管通路威胁到此类病人接受长期的 PN，成为 IITx 的常见适应证之一，大约 50% 的 IITx 候选者中心静脉通路减少，儿童 ITx 候选者多见颈内静脉和锁骨下静脉堵塞，青少年 ITx 候选者多见于颈内静脉、锁骨下静脉和股静脉堵塞。维持良好的血管通路是小肠移植成功的保证，并且需要维持至术后数月之久，因此在术前等待小肠移植时务必对静脉通路进行妥善保护。部分病人由于缺乏标准 PN 通路，常选用其他备用纤细血管。因此，术前必须对受者血管进行评估，包括输液静脉通道和移植物植入需要的血管。CT 与 MR 血管成像可以避免彩超的不足，部分病人需行 DSA，甚至高选择性造影显示细小血管。

2. 肺功能　肠衰竭儿童呼吸功能不全的常见原因为早产儿支气管肺发育不良，其次为先天性畸形，如肺发育不全伴膈疝和中肠旋转不良等，增加 ITx 危险，肺脏相关的小肠移植禁忌证包括氧依赖、反应性呼吸道疾病、影像学检查显示纤维化和慢性肺不张等。ITx 病人术前需要常规行胸部 X 线、CT、肺功能和超声心动图检查。

3. 心功能　长期中心静脉置管会导致导管栓塞及反复发作的导管相关性血行感染，后者会增加潜在的甚至有明显临床症状的瓣膜病，因此儿童 ITx 候选者需要常规评估心脏。早产儿可能会有持续动脉导管未闭，需要小肠移植前对其进行修补，严重的肝损害也会影响心脏，需要术前鉴别高动力循环与心室肥厚，因为小肠移植后激素与 Tac 的应用均会导致肥大型心肌病，但机制尚不清楚。

4. 肾功能　导致 ITx 候选者肾功能不全的因素包括反复使用肾毒性药物（特别是氨基糖苷类抗生素）和肠功能衰竭病人的长期慢性脱水。由于儿童对尿素氮与肌酐相对不敏感，因此发现儿童肾功能不全更为困难。严重感染也影响对肾功能的诊断，而手术导致的 SBS 多数存在腹腔感染病史。超声和 CT 是肾脏评估最基本的检查方法，能够诊断肾萎缩、肾钙质沉着症、肾盂积水或其他肾疾病。

5. 神经发育　ITx 候选者中发育迟缓并不少见，主要是由于极早产和合并慢性产后疾病。少见的先天性疾病如肠神经节缺如和代谢疾病均会导致神经和 GI 功能障碍，如顽固性腹泻、假性肠梗阻等应考虑行 ITx。但另一方面严重的发育迟缓与神经异常又可能是 ITx 禁忌证。因此，对于可能存在遗传或代谢疾病的 ITx 候选者应行 CT 或 MR 检查。

6. 心理状态　肠衰竭患儿家庭社会功能往往较差，因此 ITx 团队中一定要包括一名社会工作者（social worker），其至关重要作用是评估小肠移植候选者家庭照顾一个肠移植受者的能力。

二、小肠移植手术

（一）供肠获取与修整

供肠获取参见第五章。与肝脏、肾脏等实质性器官移植相比，小肠移植物修整更为繁琐，特别是肠系膜上动脉、肠系膜上静脉小的分（属）支修整时均需逐一结扎或缝扎，否则在血管开放时多处出血，很容易导致移植小肠灌注不良。首先自肠系膜上动脉置管，持续灌注 0 ~ 4℃ 的灌洗液约 500ml。保留肠系膜上动脉开口周围的部分腹主动脉壁，清除肠系膜上动脉周围的结缔组织，游离出肠系膜上动脉长度约 1.5 ~ 2.0cm，劈离胰头，仔细逐一结扎肠系膜上静脉的小属支，游离门静脉近端约 2cm。

获取小肠同时一般均需获取架桥血管。ITx 架桥血管有髂血管与颈总（内）血管。ITx 架桥血管首选髂血管（包括髂总、髂内、髂外血管），如果同时胰腺移植此血管应分配给胰腺移植，而小肠移植应修整颈总动脉与颈内静脉作为架桥血管。无论选择何种血管做为架桥血管在修整中均需要注意两点：①分别自血管的近远端分别注入保存液检查血管是否还有渗漏，如有渗漏可以 9-0 血管缝合线修补；②修整前需要鉴别与标记静脉近远端，保证血管吻合后静脉血流方向与原血流方向一致，避免静脉瓣导致静脉回流障碍，而使手术失败。

（二）受者手术

1. 血管通路建立　许多 ITx 病人有长期中心静脉置管史，血管通路有限，因此术前一定要行 MR 静脉成像检查，以确定手术时血管通路，最好能够在膈肌上下分别建立大口径静脉通路，成人小肠移植可考虑用 Swan-Ganz 导管监测右心功能。

2. 腹腔进入与粘连松解　ITx 手术切口常选用腹部正中切口，对于肥胖的病人可用“十”字型切口，这种切口有利于门静脉回流和肠道连续性的建立。ITx 需要充分显露手术视野，广泛游离腹腔，但多数小肠移植病人有多次手术史，腹腔粘连严重，因此游离腹腔时需要注意不能失血太多，否则可能导致移植术后凝血功能障碍。

3. 器官切除　IILx 病人要切除近端空肠与大部分结肠，保留远端结肠与移植小肠侧侧吻合。脏器切除时需要注意尽可能减少出血。

4. 血管吻合　虽然小肠移植有多种类型，但血管吻合技术基本相同，与肝脏、肾脏、心脏移植所需的外科技术相比较，小肠移植的血管吻合在技术操作上并无特殊要求。

（1）动脉吻合：动脉的主要吻合方式为移植肠袢肠系膜上动脉（SMA）与腹主动脉端侧吻合，再次移植的病人亦可选用髂内动脉吻合。

（2）静脉吻合：根据移植肠静脉回流方式分为腔静脉回流与门静脉回流，前者是指移植物肠系膜上静脉（SMV）与受者下腔静脉吻合，后者是指 SMV 与受者门静脉或 SMV 吻合。腔静脉回流为部分门腔分流，理论上讲肠道吸收的物质不经过肝脏代谢直接进入体循环，可能会导致部分门体分流，门静脉回流更接近生理，但临床的长期随访表明腔静脉回流的小肠移植并不影响代谢。

对于部分病人下腔静脉或门静脉均不适合吻合的病人亦可选用其他静脉，如髂内静脉或左肾静脉。

移植物的 SMA、SMV 可直接与受者血管吻合，也可以通过供者血管架桥与受者相应的血管吻合。

小肠移植病人不需要常规行胆囊切除，但小肠移植候选者在等待时长期 PN，若反复发生胆囊炎和（或）合并胆囊结石，应考虑行胆囊切除术。

5. 肠道连续性建立　移植小肠的近端与受者小肠端侧或侧侧吻合，移植小肠的远端与受者的回肠或结肠端侧吻合，再将末端提出腹壁造口作为观察窗。用于观察移植肠黏膜色泽变化，记录肠液流出量，也可以经此造口行内镜检查对移植小肠进行动态监测。选用吻合器还是手工缝合根据外科医生的经验决定，但最好是侧侧吻合。

6. 胃空肠插管造口　部分 ITx 受者需要较长时间的 EN，因此不建议放置鼻胃/肠管，最好分别行胃、空肠插管造口，空肠插管造口应选择移植小肠（图 18-2）。

7. 腹腔关闭　ITx 最后、最重要的一个问题是腹腔关闭。由于小肠移植病人切口复杂、原有切口存在瘢痕、需要放置 EN 管、肠造口及腹壁缺失等因素，使小肠移植的受者关腹远较器官移植复杂，甚至不能一期关腹。除了选择与受者相配的供者（供者略小）外，还可以切除部分小肠以减少移植物体积，但仍有很多 ITx 受者不能关闭腹腔，可以选择以下方法：

（1）缝合皮肤，不缝合筋膜。

（2）采用可吸收补片或不可吸收补片关闭腹腔，待内脏水肿消退后延期关闭腹腔。

（3）腹壁移植：如果小肠移植受者同时存在大范围的腹壁缺损，可同时移植腹壁。

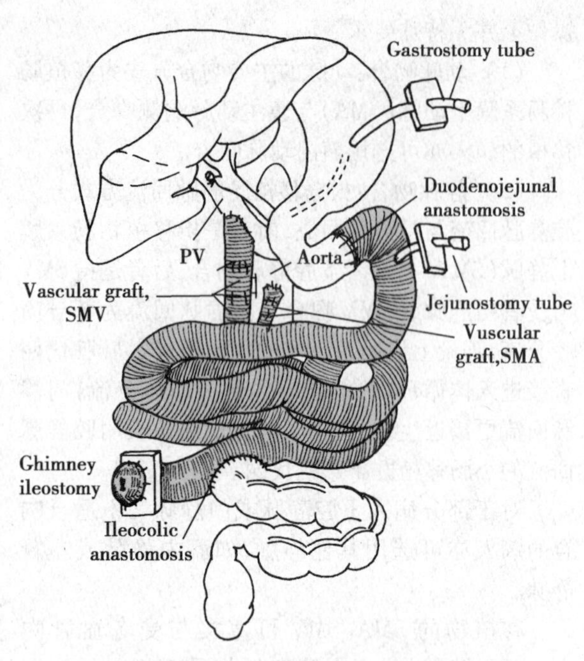

图 18-2 小肠移植术后胃、空肠插管造口

结 语

小肠移植术前需要对剩余小肠解剖与功能进行评估。来自心脏死亡供者小肠需要繁琐的修整,而来自脑死亡的供者只需要修整搭桥血管。与其他实体器官移植相比,移植器官容积大,多数小肠移植受者不能一期关腹,常采用延期关腹或腹壁移植以避免发生腹腔间隔室综合征。

第四节 活体小肠移植

活体肝脏、肾脏移植移植应用广泛,活体肾移植的移植物与受者生存率甚至优于尸体肾移植。但活体小肠移植(living donor intestinal transplantation,LDITx)由于数量有限,与尸体小肠移植相比效果如何,尚有待进一步评估。

一、LDITx 适应证与优缺点

LDITx 适应证与禁忌证与尸体小肠移植相同。

与尸体供肠小肠移植相比,LDITx 有其优点(表 18-2),但最大的缺点是供者风险,需要使供受者达到平衡。在儿童小肠移植候选者中,缩短等待时间极其重要,据 UNOS 报道 173 例等待小肠移植候选者中,131 例(76%)为儿童,65% 需要 LITx,而需要 LITx 候选者在等待期间死亡率高达 25% ~ 30%,Pittsburgh 大学一组数据显示 257 例小肠移植候选者中,120 例在等待移植期间死亡。而 Nebraska 大学 47 例等待 IITx 的儿童在等待移植期间变成了 LITx 候选者。因此,缩短儿童候选者的等待时间特别重要,可以减少死亡率与避免逐渐引发肝衰竭。在美国由于儿童受者数量有限,特别是多数小肠移植中心追求质量优良的供者,如年龄与体积相配、血流动力学稳定、CMV 阴性,会导致儿童受者等待时间延长及死亡率升高。

表 18-2 活体与尸体小肠移植优缺点比较

活体小肠移植	尸体小肠移植
优点	缺点
减少等待时间	等待时间长
最佳 HLA 配型	HLA 配型差
冷缺血时间短	冷缺血时间长
供肠质量好	供肠质量不如活体
能够肠道去污	不能肠道去污
择期手术	急诊手术
供者有风险	供者无风险
供者或受者短肠综合征	全小肠移植
无法提供架桥血管	良好的架桥血管

二、供者评估

供者的评估主要目的是确定合适、安全和健康的候选供肠者,在完全知情同意的前提下(详见第四章第三节活体供者)进行医学评估。

LDITx 特有评估

医学评估除了活体器官移植共同的评估内容外,LDITx 独特的评估内容如下:

1. 年龄 尽管 LDITx 对体供者年龄没有特别的限制,但成人小肠移植结果表明供者年龄超过 50 岁会影响术后生存率。LDITx 供者最小年龄目前尚没有定论,但多数中心要求 18 岁以上。

2. 供者肠道评估 供者胃肠道病史极为重要,应特别关注有无炎症性肠病或肠易激综合征病史。既往有胃肠道手术史、慢性腹泻、对肠内营养不耐受、慢性吸收不良或便血病史提示供者质量不佳。术前全消化道钡餐可以发现部分没有临床表现的先天或后天性肠道疾病,如肠旋转不良、肠道多发性憩室、炎症性肠病等。术前经鼻胃/肠管行 EN 对于术后移植物再生具有积极的意义。

3. 血管造影或 CT 血管成像 SMA/CT 血管成像及血管造影有助于了解需要获取的小肠的血供与血管解剖,特别是了解血管切断部分的侧支情况。

4. 感染　需要了解供者或供者家庭成员近 30 天对细菌或病毒的暴露史，特别是要筛查近期 GI 或呼吸道病毒感染情况。

5. 腹部外伤史　如果供者既往有腹部外伤史，特别是血管损伤应常规行腹部 CT 检查，某些外伤可以导致临床未注意到的亚临床损伤，特别是 SMA 的创伤。

6. 选择性肠道去污（selective digestive decontamination，SDD）　国际上某些中心还坚持在获取供肠时行 SDD，但其作用如何尚难以定论。

三、供肠获取

中下腹正中切口入腹，常规探查腹腔，各脏器未发现器质性病变后考虑获取供肠。测量供者全小肠长度，根据术前动脉造影结果与术中触摸和透光方法相结合，判定 SMA 的分支及远端供血情况，分别在肠管及系膜缝针标记为起点。然后在肠系膜上作 V 形切口，解剖供应末端回肠的肠系膜上动静脉的血管干，扇形切开肠系膜至拟离断的已解剖出的血管干，取游离肠系膜上动脉分支支配之末端回肠肠管 150～200cm 作为移植肠袢。经周围静脉注入 5000IU 肝素，用直线切割闭合器离断肠袢两端。残留血管干结扎后用 5-0 Prolene 作连续缝合，恢复剩余肠道连续性，腹腔用盐水冲洗，常规关腹。

迅速将供肠袢置入 4℃ 的 UW 液中，并用 4℃ UW 液重力灌洗供肠动脉，灌注时间 15 分钟，高度 100 厘米，灌注至肠壁苍白、肠系膜静脉流出液体澄清为止，共用 UW 液约 500ml。灌注时仔细检查肠系膜切缘动、静脉分属支渗漏，并予以结扎。

四、受者手术

LDITx 又称为节段性小肠移植（segmental small intestine transplantation）。供肠 SMA 与受者 SMA 或肾下腹主动脉吻合，由于供肠 SMV 无法与受者门静脉吻合，SMV 多与受者 SMV 或肾下下腔静脉吻合。

少数情况下，移植肠的动、静脉与受者脾动、静脉吻合。由于脾血管口径较小、血循环容量不足，供受者血管差异较大，易发生吻合口狭窄或栓塞。目前临床小肠移植行节段性小肠移植愈来愈少，尤其不适合成人小肠移植。

肠道重建同全小肠移植（见本章第三节小肠移植手术）。

注意事项：由于活体供肠所能分离出来供吻合的 SMA、SMV 分属支均较短，因此静脉重建方式只能是供肠的 SMV 与受者下腔静脉端侧吻合，动脉吻合则是移植肠 SMA 与受者肾下腹主动脉端侧吻合。如果有架桥血管亦可应用，可以简化手术操作。

结　语

活体小肠移植适应证与禁忌证与尸体小肠移植相同。活体小肠移植具有减少受者等待时间、最佳 HLA 配型、供肠冷缺血时间短、更好的受者准备等优点。但活体小肠移植手术相对困难，移植小肠较短，其吸收功能可能不足以满足成年受者机体营养需求。

第五节　小肠移植术后管理

一、术后早期管理

ITx 术后早期管理可分为受者器官/系统功能管理、移植器官监测，根据器官移植的要求可以是小肠，也可能包括胃、肝脏、胰腺、肾脏或结肠。

（一）心血管系统

小肠移植术后早期最大的挑战是移植器官的灌注，可以采用彩超监测肠造口，有助于维持血流动力学稳定与液体治疗。对于 ITx 受者而言，维持血流动力学稳定性的重要作用在于促进移植小肠活力与功能。其主要内容是维持适当的红细胞压积、氧合与液体平衡以保证良好的心输出量与灌注压，如果需要血管收缩药或心肌收缩药，最好不要应用 α 受体激动剂。氧输送（DO_2）按照下列公式计算：$DO_2=[(Hgb\times1.3\times SaO_2)+(PaO_2\times0.003)]\times$心输出量。红细胞压积应维持在 27%～30% 以保持氧供，并达到运氧能力和心输出量的最佳平衡。术后早期管理另一重要的问题是维持血液呈相对低凝状态。病人能够在 INR 值维持在 2.5～3.5 之间、血小板低至 20×10^9/L 不会发生出血。$PaO_2>95\%$，心输出量应在正常以上，液体应足量但应避免循环后负荷增加。

（二）呼吸系统

小肠移植病人可能存在明显的呼吸功能的损害或慢性肺功能疾病，特别是先天性肠衰竭病人有时合并先天性肺功能障碍，如儿童气管肺发育异常。ITx 受者多数可在术后 24～48 小时拔除气管插管,MVTx 受者有时需要维持气管插管数日,而大体积的移植物导致延迟关腹,术后第一周可能多次手术,对呼吸功能监测提出了更高的要求。

小肠移植后为了有效地维持移植物微循环,常输注较多液体,后者可能导致肺水肿。内脏水肿、移植物较大、腹水及胸膜渗出会进一步降低腹壁与胸壁的顺应性,为了维持氧饱和度>95%需要提高吸入氧浓度与增加气道压力,继而加重肺损伤。MVTx 受者可能出现瞬态膈功能障碍,超声或透视有助于其诊断且多数经保守治疗缓解,注意观察膀胱压,对于腹腔高压甚至腹腔间隔室综合征病人,应及时开放腹腔,在其他器官移植中腹腔间隔室综合征发生率极低,但小肠移植特别是 MVTx,腹腔间隔室综合征可能是影响移植手术成功与否的重要因素,对肺功能的影响亦相当明显。

(三) 肾脏

器官移植术后肾功能不全很常见,导致术后肾功能不全的因素包括术前肾功能不全、短暂低血压、钙调神经磷酸酶抑制剂的使用及肾毒性抗体的应用等,10%～25%小肠移植受者需要暂时透析。此外,移植肝脏功能不全也影响肾功能。小剂量多巴胺[2.5～5.0μg/(kg·min)]或非诺多泮[0.03～0.1μg/(kg·min)]可能使部分病人从中受益。如果受者需要肾脏替代治疗最好是能够连续血透或净化以避免快速血容量转移而影响器官功能。对于代偿性肾衰竭病人,渗出的毛细血管与低蛋白血症、高静脉压可能引起全身水肿并加重第三间隙液体丢失;腹壁水肿可以延迟关腹,亦可用聚丙烯网覆盖,通过利尿剂减轻组织水肿,然后分阶段关腹。

(四) 电解质

由于大量液体自肠造口丢失,移植小肠会出现镁钙吸收不良,水、钠与碳酸氢盐也经常丢失,上述情况在术后数日经常出现,可能会导致代谢性酸中毒,低镁血症能够增加 Tac 肾毒性与血药浓度。ITx 受者术后高血糖极为常见,如果同时移植胰腺需要严密监测血糖。根据最新的危重病人血糖控制要求,ITx 受者血糖最好能够控制在 4.4～8.3mmol/L。

(五) 血红蛋白

血红蛋白异常在贫血、低蛋白血症、凝血功能障碍,特别是肝功能不全的受者中更为常见。

(六) 肠造口高流量管理

影响肠造口流量的因素有:移植物吸收功能、粪便成分、运动功能与运输时间。水样泻可以应用洛派丁胺,肠内营养制剂中加入止痛药与果胶容易堵塞肠内营养导管,脂肪吸收不良可以使用胰酶或 PN,消胆胺能够抑制利胆药物引起的腹泻,应用生长抑素能够抑制消化液分泌,可能减少肠造口流量,有助于造口管理。但不论何种原因导致的腹泻均需要与排斥反应鉴别,因为排斥反应同样表现为肠造口流量增加。

(七) 感染

见第六节小肠移植的并发症。

(八) 排斥反应

见第六节小肠移植的并发症。

二、免疫抑制治疗

由于小肠移植物高免疫负荷与组织相容性抗原高表达,早期认为 ITx 较肾脏、肝脏和心脏移植需要更多的免疫抑制剂以预防频发和顽固的排斥反应。因此在 90 年代中期免疫抑制剂剂量较大,称为过度免疫抑制(overimmunosuppression)时代,其结果是感染与 PTLD 发生率高。近 10 年来免疫抑制方案在 Tac 基础上增加了免疫诱导,使小肠移植免疫方案更趋合理与细化,其抑制排斥反应、GVHD 和 PTLD 达到较为合理的程度。

(一) 免疫诱导

90 年代早期应用免疫诱导剂为 OKT3,90 年代后期多应用抗白介素 2 受体(IL-2R),近来应用较多的是阿仑珠单抗(Campath-1H)抗胸腺细胞免疫球蛋白(ATG)。初步结果表明,应用 Campath-1H 诱导+单用低剂量 Tac 方案,小肠移植术后病人及移植肠的存活率高于以往其他免疫抑制方案,且小肠移植术后感染发生率无明显增加。小肠移植常用的免疫诱导药物与剂量见表 18-3。

(二) 免疫抑制剂维持

CsA 时代 IITx 的结果并不令人满意,但自 90 年代早期 Tac 进入临床后明显改善了 ITx 预后。据 1996 年 ITR 资料显示 IITx、LITx、MVTx 移植物 1 年生存率由 CsA 时代 17%、44%、41%提高至 Tac 时代的 65%、64%、51%。近年来的结果不仅移植物与受者 1 年生存率明显提高,而且长期生存率结果也令人惊喜,据最新一次 ITR 统计结果,2000 年后 ITx 1、5、10 年受者/移植物生存率分别为 76%/71%、58%/50%和 44%/40%,再移植率为 7.9%,第 2、3 次移植后移植物 1、5 年生存率分别为 64%、46%。

表 18-3 小肠移植常用的免疫诱导药物与剂量

使用单位	诱导	CsA	MMF	SIR
Nebraska 大学	抗 IL-2R 或胸腺细胞免疫球蛋白(6mg/kg,分次给)	术后前 3 个月 Tac 浓度:15ng/dl	保护肾脏功能时使用	顽固性排斥或保护肾功能时使用
Pittsburgh 大学	抗胸腺细胞免疫球蛋白(5mg/kg,单剂)或阿仑珠单抗 30mg	术后前3 个月 Tac 浓度:8 ~ 12ng/dl	无	
Miami 大学	阿仑珠单抗30mg,分别手术当天或术后第 3 天	术后前 3 个月 Tac 浓度:10ng/dl	无	
巴黎 Hospital Necker 大学	抗 IL-2R	术后前 4 周 Tac 浓度:IITx:25ng/dl LITx:20ng/dl	无	严重或慢性排斥反应时使用
Birmingham 儿童医院	抗 IL-2R	术后前 4 周 Tac 浓度:15 ~ 20ng/dl		排斥反应时使用

Tac 既可以口服也可以静脉给药。由于免疫诱导药物的使用,移植术后早期可以不静脉使用 Tac,避免了早期静脉应用 Tac 的副作用。大多数小肠移植中心前 3 个月 Tac 浓度维持在 15 ~ 20ng/ml,3 个月后降为 8 ~ 15ng/ml。

除了小肠移植受者有 Tac 绝对禁忌证(如肾功能恶化、血尿综合征、糖尿病)外,小肠移植基本不用 CsA。如果出现 Tac 副作用(主要肾毒性)一般优先选择 SIR。Nebraska 大学在肌酐升高的儿童小肠移植受者中联合使用 Tac 与 SIR,SIR 浓度为 8 ~ 10ng/ml,Tac 剂量可减少 50%,肾功能得到明显改善。

Tac 是小肠移植免疫抑制的最佳药物,90% 的器官移植中心使用 Tac 与激素联合应用的方案,但近 10 年来随着免疫诱导剂的应用增加,有逐渐应用 Tac 单药维持的倾向。

儿童在应用免疫抑制剂时要根据体重与血液浓度来调节剂量(表 18-4)。

表 18-4 儿童小肠移植常规免疫抑制方案

	诱导	维持
激素(甲强龙)	20mg/kg,iv,OR 25mg,iv,q6h 20mg,iv,q6h 15mg,iv,q6h 10mg,iv,q6h 10mg,iv,q12h 10mg,iv/PO,q24h	术后 6 ~ 12 个月如果临床症状稳定,可逐渐停用激素
Tac	0.02 ~ 0.05mg/kg,iv,维持 24h 肠功能恢复后 0.05mg/kg,口服,q12h,维持血浓度 8 ~ 12ng/mL	
阿仑珠单抗	20mg×2 剂	

三、营养支持

小肠移植的目的是为了让病人恢复不限制的饮食并维持正常的营养、液体与电解质平衡。正常的小肠移植术后病人可以在很短时间内由 PN 转变到经口膳食。

术后早期即可开始 PN,但需要注意的是术后 PN 与术前有很大的区别,术后由于额外液体丢失的减少,不再需要大量的 PN 液体量,PN 液体量可能只有 1 ~ 2L。PN 时可添加丙氨酰谷氨酰胺(alanyl-glutamine),有助于肠黏膜结构与功能的恢复、特别是肠屏障功能恢复,减少细菌易位与感染。

术后尽可能早行 EN,南京军区南京总医院的经验是术后 48 ~ 72 小时内开始 EN,由于可能存在胃排空障碍,术后早期EN可经鼻肠管或空肠造口管。EN配方应该逐渐由要素膳食向非要素膳食过渡,特别是术后早期为了促进肠黏膜再生可分别经静脉与管饲给予丙氨酰谷氨酰胺。此外由于Tac可能导致血钾升高,可选用低钾EN配方。EN可以先从10~20ml/h,逐渐增加剂量,使病人能够更好地适应EN。继续维持术前额外补充的ω-3不饱和脂肪酸有助于预防移植小肠慢性排斥反应与移植物慢性失功。

如果移植小肠功能恢复好,术后1~2周即可以开始经口进食。尽管恢复了正常的进食,但仍需要继续监测受者的营养状况,特别是维生素、微量元素与矿物质等。液体治疗在小肠移植围术期极为重要,移植小肠可能经EN满足受者的能量与蛋白的需求,但对液体的吸收可能达不到机体需要量,此时应该适当的静脉补充液体。

四、长期随访

与其他器官移植一样,手术成功仅仅是器官移植成功的第一步,需要对移植物与受者进行长期的监测与随访。

1. 建立完善的随访制度和计划。

2. 建立受者随访资料档案,有条件的中心,应建立移植资料数据库,专人负责随访资料的登记、录入及保存。

3. 出院前应给小肠移植受者予以术后康复、自我护理、合理用药、身体锻炼、饮食、生活习惯以及相关移植科普知识和依从性教育,交代出院后注意事项和随访计划。

4. 加强移植受者教育,普及移植科普知识。

5. 切实落实、保证移植专科门诊,方便受者就医。

6. 告知病人免疫抑制剂血药浓度监测时间与需要维持的浓度,肠内镜监测时间。

7. 肠造口液体量与性质的观察与记录,有助于早期发现排斥反应并治疗。

8. 移植小肠切除术　由于各种原因所致移植小肠失去功能,有时需切除移植小肠。在以下情况下,切除已坏死的移植小肠挽救病人生命。移植小肠切除后,可等待再次小肠移植手术。

(1) 不可逆转的重度排斥反应并已导致移植小肠失功。

(2) 血管并发症治疗失败者。

(3) 明确证实慢性排斥反应致移植小肠失功者。

(4) 其他原因所致移植小肠坏死。

结　语

小肠移植术后早期管理同其他器官移植,但小肠移植更重视肠外与肠内营养支持,且时间较长。免疫诱导方案在小肠移植中得到广泛应用,降低了Tac单药维持浓度,减少了其所导致的并发症。

第六节　小肠移植的并发症

随着外科技术的日臻完善和免疫抑制剂的不断发展。小肠移植已成为慢性肠衰竭最终而有效的治疗措施。伴随临床小肠移植病例数量的增加,小肠移植的并发症也逐渐增加。小肠移植常见的并发症有:血管并发症(血管栓塞、狭窄,渗漏)、肠道并发症(肠穿孔、出血、吻合口瘘)、免疫相关并发症(排斥反应、移植物抗宿主病)和恶性肿瘤(移植术后淋巴组织增生病)等。

一、外科相关并发症

(一) 动脉血栓形成

动脉血栓形成或栓塞多数出现在术后1~2周内,但也可以发生在术后数周。

1. 原因　导致动脉血栓形成主要原因为供肠灌注时,插管致动脉内膜损伤;血管吻合技术不佳;吻合口两端动脉的口径大小相差较大;供者年龄过大,年龄超过45岁或近1年来有过心血管病史的供者,术后血栓的发生率明显增加;排斥反应;感染,特别是巨细胞病毒(CMV)和带状疱疹病毒感染均可损伤血管内皮细胞,促进白细胞和血小板黏附,形成血栓。

2. 临床表现　动脉血栓形成主要有以下两种表现:术后早期动脉血栓形成表现为移植小肠坏死、同时合并有肠道坏疽、中毒性休克、发热;术后晚期出现的动脉血栓形成表现为移植小肠缺血坏死、肠道造口有血性分泌物流出,移植小肠造口处肠黏膜苍白、坏死,腹腔冲洗引流液呈血性。

3. 诊断　术后早期动脉血栓形成在术中即可发现,如果移植小肠色泽改变,动脉搏动减弱或消失应考虑动脉血栓形成和栓塞;术后晚期出现的动脉血栓形成需要与移植小肠缺血再灌注损伤、排斥反应鉴别，有时诊断并不容易。血管多普勒超声、CT(血管增强)扫描及血管造影是敏感而有效的诊断方法。

4. 治疗　术中摘除血栓可挽救70%的移植小肠。术后早期动脉血栓形成可以在术中纠正不佳的血管吻合进行防治，如果有血栓形成或栓塞则可以考虑行血栓摘除术。术后晚期出现的动脉血栓形成和栓塞，切除移植小肠是唯一能够挽救病人生命的治疗方法。

5. 预防

(1) 供者的年龄不宜超过45岁。

(2) 选择CMV和带状疱疹病毒阴性的供者。

(3) 插管灌注供肠时应尽可能减少对动脉内膜损伤。

(4) 如果移植小肠来自尸体，应尽量保留肠系膜上动脉周围的腹主动脉壁。在移植小肠动脉吻合时，避免吻合口两动脉的口径大小相差较大。

(5) 如果动脉吻合张力过大应采用动脉架桥方法，多因素分析证实采用动脉架桥方法尽管多行一处血管吻合，但由于降低了血管张力，术后动脉血栓的发生率明显降低。

(二) 静脉血栓形成

1. 原因

(1) 部分小肠移植病人的SMA、SMV曾罹患疾病或栓塞，因此，移植小肠的静脉不能与已有病变的受者SMV吻合。由于供肠的SMV长度不够，与受者的门静脉或下腔静脉吻合张力较大，因而供肠应保留SMV及门静脉，供肠的门静脉与受者的门静脉端侧吻合，这样势必延长移植小肠的静脉长度。术后易发生静脉扭曲，致血流不畅，进而发生静脉血栓。

(2) 血管吻合技术不佳是导致静脉血栓形成和静脉栓塞的另一重要原因。

(3) 继发于其他并发症，如吻合口周围感染，血肿压迫或血肿机化。

(4) 排斥反应。

(5) 供肠保存不佳，静脉血回流不畅，易发生血栓形成。

(6) 供者静脉、特别是门静脉缺血，易造成静脉损伤，形成血栓。

2. 临床表现　移植小肠淤血、张力高，肠壁呈青紫色，肠腔内有大量血性渗出液。术中出现静脉血栓形成根据临床表现能够及时作出诊断。术后形成的静脉血栓有时容易与移植物失功或缺血再灌注损伤混淆，但根据临床表现也不难诊断。彩超、CT和血管造影均有助于诊断。如果高度怀疑静脉血栓形成，可先行血管造影，如仍不能确诊应尽早剖腹探查，既可以早期诊断，又可以尽早治疗，切除无功能的移植小肠以挽救受者生命。

3. 治疗　术中发现静脉血栓形成或静脉扭曲应术中取栓或纠正扭曲静脉。术后晚期出现的静脉血栓形成多数需要切除移植物以保全受者生命。

4. 预防　同动脉血栓形成。

(三) 腹腔出血

1. 原因　出血是小肠移植最早出现的并发症。其原因也是多方面的：①供肠两系膜切缘结扎不妥善致出血；②受者剥离广泛，剖面渗血；③移植小肠自发性破裂，造成移植小肠自发性破裂的原因主要是由于急性排斥反应、供肠严重缺血性损伤、静脉完全阻塞；④动静脉破裂，多继发于感染、吻合口缝合不严密等；⑤移植小肠吻合口出血。

2. 临床表现　小肠移植术后出血量较小时仅表现为引流管引流出血性液体增加，严重者出现腹痛、腹胀或腹膜刺激症状；更严重者则表现为急性失血性休克。

3. 诊断　依据病史和临床表现不难诊断。

4. 治疗　术后早期出血多数需要紧急手术探查，根据出血病因治疗。

5. 预防　①良好的血管吻合技术能显著减少血管吻合口的渗血；②供肠修整有遗漏，血管再通后会出现供肠和创面的出血，因此修整供肠后要仔细检查是否还有出血点，妥善止血；③充分引流并保持引流通畅，腹腔主动引流能有效地预防感染，继而减少感染导致的出血；④积极预防排斥反应。

(四) 肠道吻合口漏/肠瘘

1. 原因　小肠移植时需要移植小肠与受者小肠及结肠至少有2处吻合。供小肠缺血性损伤，使移植肠道吻合后愈合能力差，再灌注损伤时进一步加重移植小肠和原小肠的组织损伤，影响肠道愈合能力。移植小肠肠袢两端血供较差，特别是伴有结肠移植时，结肠血供更差，因此，移植小肠或结肠与原肠道吻合处容易发生吻合口漏/肠瘘。

2. 临床表现　小肠移植病人的肠瘘由于受者应用免疫抑制剂使其临床表现不典型。腹腔感染的症状不明显,腹腔引流管有肠液或胆汁流出应高度怀疑肠道吻合口漏/肠瘘的出现。

3. 治疗 与外科肠瘘的治疗无明显差异,但需要注意的是小肠移植的病人应用免疫抑制剂可影响肠道吻合口的愈合,更易形成广泛的腹腔感染。因此,一旦出现肠道吻合口漏/肠瘘需要更重视腹腔引流,特别是主动引流。

4. 预防 尽可能地缩短供小肠的保存时间,减轻供肠缺血性损伤,小肠移植要求冷缺血时间最好不超过9小时。采用合适的器官保存液(如UW液)、在保存液中添加某些药物(如前列腺素E、钙离子拮抗剂、丹参等)减轻供小肠的缺血再灌注损伤。供小肠的两端,特别是回肠末端或结肠,血供较差,移植物修整时应切除血供不佳的肠袢,保证供小肠吻合时血供良好;术后肠外营养支持时添加丙氨酰谷氨酰胺等,促进肠黏膜再生,增强肠吻合的愈合能力。

二、排斥反应

小肠移植后的主要免疫问题为移植物抗宿主病(GVHD)和宿主抗移植物病(HVGD),即移植物排斥反应(graft rejection)。排斥反应又分为急性排斥反应和慢性排斥反应两种。排斥反应是小肠移植的主要并发症,也是小肠移植失败的主要原因。Miami大学总结11年内完成的209例小肠移植病人资料,共发生290次病理证实并需临床治疗的排斥反应,其中分别经历1、2、3次排斥反应的病人分别占34.9%、17.7%和15.3%,首次排斥反应发生的平均时间为术后18天,首次排斥反应发生在术后第1个月占63.4%,术后前3个月的占82.4%。所有发生的排斥反应中,轻度排斥反应占44.8%、中度排斥反应占38.3%、重度排斥反应占16.9%。

(一) 急性排斥反应

1. 病因 与其他实质性器官相比,小肠移植的排斥反应严重且发生率高,主要因为:①肠道有大量的淋巴组织,包括肠系膜淋巴结、Peyer集合淋巴小结、固有层淋巴组织;②肠系膜上皮细胞表达主要组织相容性抗原(MHC-Ⅱ);③小肠对缺血敏感,缺血再灌注损伤严重,组织损伤程度与术后排斥反应密切相关。

2. 临床表现 小肠移植中急性排斥反应临床表现为突然出现的发热、腹胀、腹痛、恶心、呕吐,肠造口的肠液流出量突然增加,全身感染中毒症状。严重急性排斥反应表现为发热、大量腹泻、腹痛、腹胀、酸中毒,肠造口有大量血性液体或脱落的肠黏膜流出,甚至出现ARDS。局部体征表现为移植肠造口处由粉红色变为紫红色,亦可表现为苍白;腹部可触及包块,为梗阻肠袢或肿大的淋巴结;肠造口缩小甚至闭塞。

3. 诊断 与其他器官移植一样,病理学是诊断小肠移植排斥反应的"金标准"。2003年第8届国际小肠移植会议上确立了小肠移植急性排斥反应诊断的病理学标准,将移植小肠活检的黏膜组织病理学改变按排斥反应的轻重程度分为5级:无急性排斥反应(0级)、不确定急性排斥反应(IND级)、轻度急性细胞性排斥反应(1级)、中度急性细胞性排斥反应(2级)、重度急性细胞性排斥反应(3级)。

细胞凋亡在排斥反应诊断中的价值已受到广泛重视,动物实验结果表明发生排斥反应时,隐窝上皮细胞出现细胞凋亡早于组织学改变。Pittsburgh器官移植中心总结2807份肠黏膜活检标本,发现排斥反应期隐窝上皮细胞凋亡数明显高于正常及非特异性改变的肠黏膜,虽然隐窝细胞凋亡不是小肠移植排斥反应的特异的绝对指标,但可在排斥反应临床表现不显著时提示排斥反应的发生。

4. 监测

(1) 内镜:内镜在小肠排斥反应中具有监测和诊断作用。Garau等对15例小肠移植病人进行了222次内镜检查,并将结果分为正常、炎症和溃疡3类。其中炎性黏膜表现为充血、水肿、肠壁变脆、黏膜皱襞丧失;溃疡型黏膜表现为糜烂、溃疡、渗出和假膜形成。

内镜指导下的肠黏膜组织病理学检查是小肠移植术后最主要的监测手段。内镜指导下的肠黏膜取材作用十分重要,这是因为早期排斥反应病变并非发生于全小肠,而是成斑点状或小片状,且病变的轻重程度部位也不一致。在内镜指导下的取材可取到典型病变,从而提高病理诊断的准确率。目前临床小肠移植术后的排斥反应监测主要是依据临床观察与内镜指导下的移植小肠黏膜活检相结合的方法。

术后不同时间小肠移植后内镜检测频率见表18-5。

表 18-5　术后不同时间小肠移植后内镜检测频率

术后时间	频率
0～4 周	每 2～4 天 1 次
5～12 周	每周 1 次
4～6 月或至造口关闭	每月 1 次
排斥反应期间	每 2～4 天 1 次

放大肠镜可以放大肠黏膜 100 倍，这种新技术可以快速分析肠黏膜绒毛结构，有助于早期诊断排斥反应。Miami 器官移植中心放大肠镜诊断小肠移植排斥反应评分系统见表 18-6。

（2）免疫学指标监测：外周血的某些特定的细胞可能因转移至移植物内参与排斥反应而导致外周血中该亚群细胞减少。该项检测已用于肾、肝、心肺移植病人术后，一项多中心的调查结果表明该项检测敏感性达 95%，特异性可达 74%。

（3）移植肠功能学监测：肽类激素监测：胃肠道是人体内最大的内分泌器官，已知能分泌 10 多种多肽类激素。排斥反应会引起激素分泌量的减少，而且这种变化早于组织学改变。P 物质、降钙素、生长抑素、胃泌素释放肽、胃动素、神经降压素、胰多肽等在排斥反应时均呈现不同程度的降低。

吸收功能测定：随着移植小肠排斥反应的发生，肠道功能亦受到损害。通过监测移植小肠的功能可间接反映移植小肠是否发生排斥反应。乳糖酶、蔗糖酶、麦芽糖酶、氨肽酶、碱性磷酸酶位于小肠上皮刷状缘，移植小肠排斥反应时，肠黏膜上述酶的含量明显降低。

肠道通透性：肠道壁变薄、通透性增加、屏障功能降低是小肠移植急性排斥反应的基本病理特征之一。肠道黏膜屏障功能也可作为排斥反应早期的诊断指标。移植术后早期移植肠通透性明显增加，可达正常小肠的 20 倍左右，此时移植小肠通透性增加是缘于缺血再灌注损伤，而并非是排斥反应所致。术后 4 天以后肠道屏障功能逐渐恢复正常。发生排斥反应时移植小肠的通透性会再次明显增加，因此，通过对移植小肠通透性的动态监测，可以及早发现移植小肠的排斥反应。测定肠道通透性常用的探针有 Tc-DTPA、Cr-EDTA、聚乙二醇、乳果糖/甘露醇等。

（4）血液学指标：血氨基己糖酶活性：氨基己糖酶是溶酶体内的一种酸性水解酶，能水解蛋白多糖中多糖链的 β-1,4 糖苷键。肠组织缺血时，此酶可释放入血，活性增加反映了移植小肠排斥反应时的组织损伤。

表 18-6　Miami 器官移植中心放大肠镜小肠移植排斥反应评分系统

项目	评分
绒毛高度	
正常	0
轻微缩短	1
中度缩短	2
扁平	3
绒毛钝化	
正常	0
轻微钝化	1
中度钝化	2
扁平	3
绒毛充血	
正常血管分布	0
轻度充血	1
中度充血	2
严重充血	3
黏膜红斑	
无红斑	0
轻度红斑	1
中度红斑	2
严重红斑	3
黏膜脆性	
正常	0
活检范围内易出血	1
视野范围内易出血	2
持续渗血	3
评分 0～15	
0 无排斥反应	
1～5 不确定的排斥反应（1 级排斥）	
6～10 轻度排斥反应（2 级排斥）	
>10 中-重度排斥反应（3～4 级排斥）	

血单核细胞前凝血质活性:单核细胞分泌物前凝血质原是评价细胞免疫功能的指标。随着排斥反应免疫功能的改变,血单核细胞前凝血质活性增加。

无论是移植小肠的免疫学指标还是肠道吸收功能及运动、屏障功能,均不是小肠移植的特异性改变,到目前为止,尚没有一种方法可以替代内镜指导下活检组织的病理学检查,其他各种方法仅仅是丰富了小肠移植排斥反应诊断的方法。这些非创伤性检查病人痛苦小,可以动态观察,一旦这些指标有变化,提示应及时行内镜检查以明确是否存在排斥反应。

(5)治疗:轻度排斥反应激素冲击治疗,之后逐渐递减激素量,并增加 Tac 血药浓度。中度或重度排斥反应应使用 OKT3(表 18-7)。

表 18-7 小肠移植急性排斥反应治疗

	轻度	中度	重度
激素(甲强龙)	20mg/kg,iv,然后 25mg,iv,q6h 20mg,iv,q6h 15mg,iv,q6h 10mg,iv,q6h 10mg,iv,q12h 10mg,iv/PO,q24h	20mg/kg,iv,然后 10mg,iv/PO,q24h	20mg/kg,iv,然后 10mg,iv/PO,q24h
Tac	增加 Tac 剂量,浓度维持在15~20ng/mL	增加 Tac 剂量,浓度维持在 15~20ng/mL	增加 Tac 剂量,浓度维持在 15~20ng/mL
OKT_3		2.5~5mg,iv,q24h,连续 7~14 天	2.5~5mg,iv,q24h,连续 14 天

(二)慢性排斥反应

慢性排斥反应是小肠移植后期的主要并发症,也是小肠移植后期移植物失功的主要原因。据 ITR 报道 ITx 的慢性排斥反应发生率为 15%左右。

1. 病因 小肠移植慢性排斥反应的原因既有免疫因素也有非免疫因素。免疫因素主要是因为免疫抑制剂不足和(或)更换免疫抑制剂,供受者的组织相容性差也是其重要因素,据报道尸体供者的移植后慢性排斥反应的发生率是亲属供者的 4 倍。有急性排斥反应史的病人更易发生慢性排斥反应。非免疫因素导致移植小肠慢性排斥反应主要为缺血再灌注损伤、脂质代谢紊乱、CsA 毒性等。

2. 病理 小肠移植慢性排斥反应的形态学表现为肠壁肿胀、肠系膜粘连,增厚及纤维化,浆膜层苍白,血管闭塞,移植肠肠系膜淋巴结早期肿大,后期则表现为挛缩、纤维化,严重者可形成瘢痕。

慢性排斥反应的早期组织学表现为以单核细胞/巨噬细胞为主的炎性细胞浸润。病理学特征为 T 细胞侵犯血管内膜细胞,移植肠表达 IL-1、IL-2R、IFN-β、TNF-α 增加,单核细胞化学趋化性蛋白-l、ICAM-1 的表达也明显增加;慢性排斥反应的后期移植物的细胞浸润以巨噬细胞为主,T 细胞较少。此期典型的病理表现为血管平滑肌细胞增生,内膜增厚致管腔狭窄;末期慢性排斥反应则表现为血管平滑肌广泛增生,向心性纤维化内膜增生,类似动脉粥样硬化,内膜增厚可致血管完全阻塞。此期移植物 Th2 细胞因子(IL-4、IL-10、转移生长因子-β)和生长因子(血小板衍生生长因子、表皮生长因子)表达增加,上述细胞因子促进了血管平滑肌细胞增生。此期血管平滑肌细胞表达多种生长因子的受者,如 IGF-1、PDGF-α、PDGF-β,上述生长因子为平滑肌细胞增生和各种生长因子移行至内膜所必需。

3. 临床表现 慢性排斥反应的临床表现为移植物功能不良,常见临床症状是慢性腹泻、腹痛、吸收功能不良及进行性体重下降。

4. 诊断 依据临床表现结合内镜指导下的病理组织学检查,慢性排斥反应不难诊断。但有时与其他原因导致的移植小肠功能不全难以区别。

5. 治疗 目前尚无确定而有效的治疗措施。可以尝试恢复或增加免疫抑制剂的剂量,小剂量 MP 冲击,0.25~0.5g/d×3 天。血管造影显示系膜血管弓有节段性狭窄,提示应切除移植肠袢。

6. 预防 严格的定期随访,特别是定期病理组织学检查,配合免疫学指标监测,可能及时发现慢性排斥反应。

扩展阅读

近年来南京军区南京总医院应用n-3多不饱和脂肪酸预防小肠移植的慢性排斥反应收到了良好效果。n-3多不饱和脂肪酸(n-3 PUFA)包括二十碳五烯酸(EPA)和二十二碳六烯酸(DHA)两种活性成分,动物实验及部分临床研究已经证明其能减轻移植物慢性排斥反应损伤、延长移植物存活时间(图18-3和图18-4),但机制尚不完全清楚。n-3PUFA能够明显改善慢性排斥反应病理改变,显著延长受者生存时间,其作用机制也极为复杂。

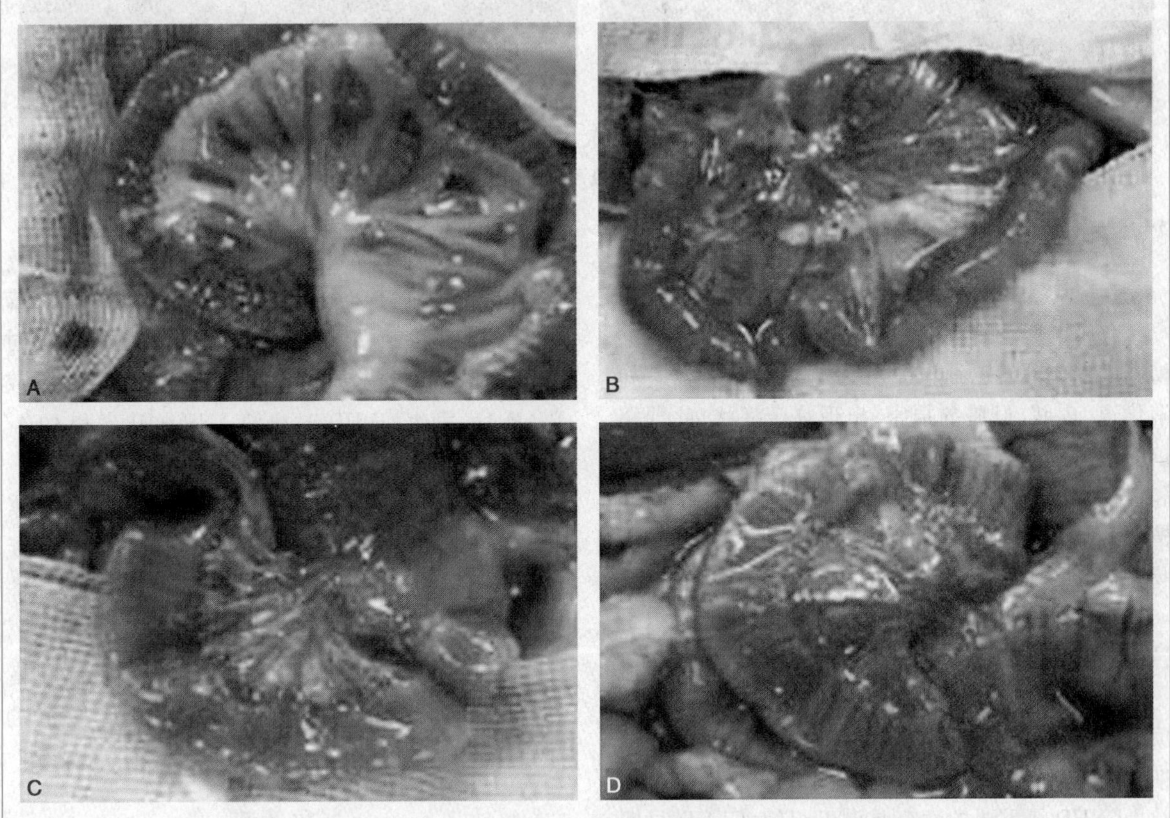

图18-3 应用n-3 PUFAs明显减轻移植小肠慢性排斥反应(术后180天)

A. 同系小肠移植;B. 受者磷酸缓冲液灌胃;C. CO受者玉米油(低n-3 PUFA)灌胃;D. 受者鱼油灌胃

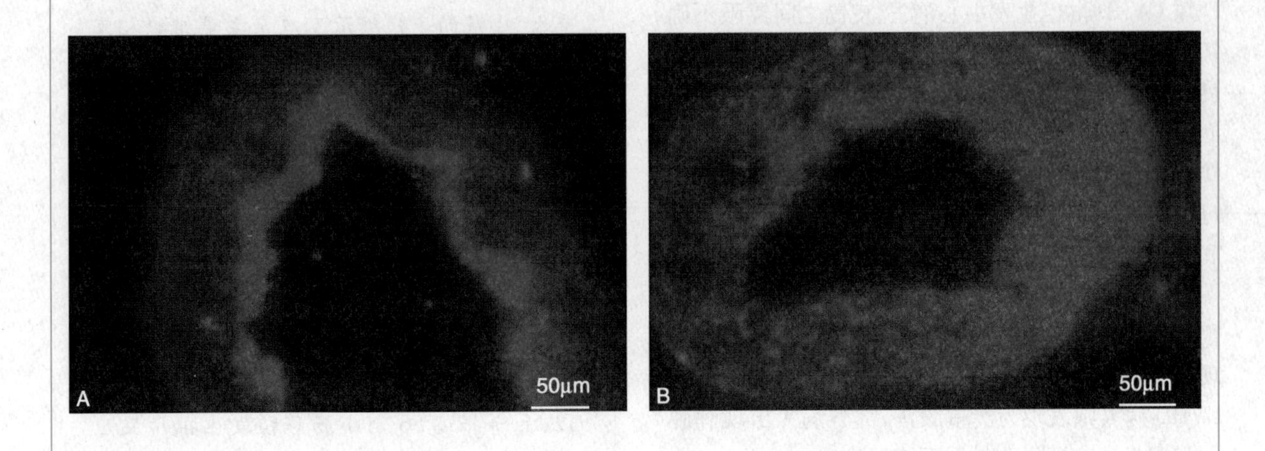

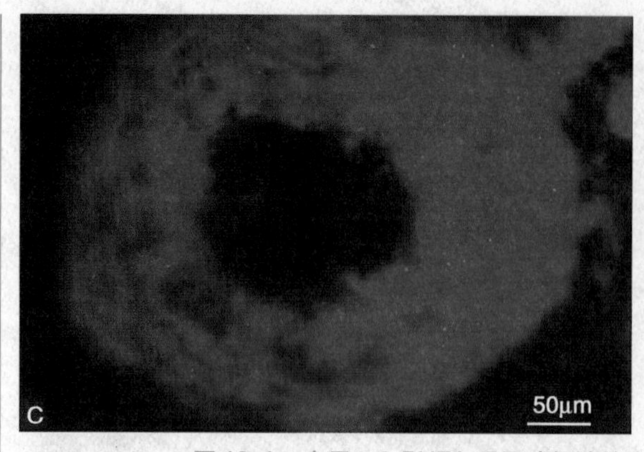

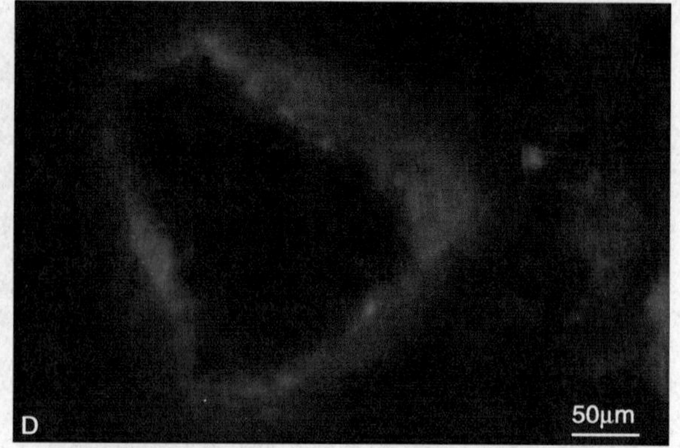

图 18-4 应用 n-3 PUFA 明显减轻移植小肠肠系膜血管 RAGE 表达(术后 180 天)
A. 同系小肠移植;B. 受者磷酸缓冲液灌胃;C. CO 受者玉米油(低 n-3 PUFA)灌胃;D. 受者鱼油灌胃

（三）移植物抗宿主病

移植小肠含有大量的淋巴组织,血管再通后移植肠内的成熟淋巴细胞进入受者内,导致靶器官如消化道,皮肤、肝脏的损害,出现临床症状,此即移植物抗宿主病(GVHD)。一般将 GVHD 分为急性和慢性。小肠移植中以急性 GVHD 多见。小肠移植的 GVHD 发生率远低于排斥反应,但 GVHD 是小肠移植受者少数致命的并发症之一。

1. 病因 移植小肠内含有大量的淋巴组织是导致小肠移植术后发生 GVHD 的原因。

2. 病理 组织学检查示受者肠道绒毛变短、顶端脱落、腺体坏死,黏膜固有层浸润大量免疫母细胞和有活性的淋巴细胞,移植小肠组织学检查正常。GVHD 最重要的病变是淋巴组织,GVHD 早期移植小肠淋巴组织(肠系膜淋巴结、Peyer 集合淋巴结)和受者淋巴结及脾脏均出现免疫母细胞增生,严重 GVHD 淋巴生发中心消失,皮髓之间界限不确切,部分纤维化。GVHD 的皮肤病变表现为角化不良,基底层空泡形成,皮肤有单核或多核白细胞浸润,角化层脱落。胸腺则表现为皮髓质界限不清,Hasell 小体减少或消失,整个胸腺有时会充满免疫母细胞。小肠移植 GVHD 时肠道、肝脏、阴囊、皮肤和肾脏均有病变。

(1) 临床表现:GVHD 和排斥反应的临床表现很相似,临床中有时难以区分。GVHD 早期皮肤出现红斑、腹痛、发热、肠梗阻,肠黏膜脱落,晚期 GVHD 病人则表现为严重腹泻,部分病人出现脾肿大和皮炎。有助于和排斥反应区别。

(2) 诊断:由于早期 GVHD 的临床表现无特异性,因此早期诊断较为困难。如果小肠移植病人出现原因不明的发热、红皮病和腹泻。需要考虑到 GVHD。如果体检时发现脾肿大,行脾脏 CT 扫描有助于早期诊断 GVHD。出现明显的皮肤病变时应行皮肤活检,皮肤角化细胞表达 DR 抗原或 ICAM-1。发生 GVHD 时血清 TNF-α 升高和 CD4/CD8 比值降低。

(3) 治疗:一旦发生急性 GVHD,糖皮质激素是首选的治疗药物。ATG 能使部分对激素治疗无效的急性 GVHD 得以缓解。单克隆抗体(OKT3)能更有效地逆转已出现的 GVHD。

(4) 预防:供者预处理,获取供肠前给予供者 OKT3、ATG 或 Campath-1H 能减轻小肠移植的 GVHD。

扩展阅读

动物实验中通过选择供受者的基因可诱导出单向的 GVHD 或排斥反应模型。杂交大、小鼠的子代继承了双亲主要组织相容性抗原的遗传特性,不会将双亲移植的组织或器官视为异物,如果杂交的子代做为供者,双亲做为受者,则只会发生排斥反应而不会出现 GVHD;如果双亲为供者,杂交的子代为受者,则只出现 GVHD 而不会出现排斥反应。大动物或人小肠移植时并不会出现如此典型的 GVHD 或排斥反应,而且小肠移植术后 GVHD 的发生率也远低于排斥反应。即使发生 GVHD 大多数也能较好地控制。Tzakis 等报道 56 例小肠移植发生排斥反应 96 次,6 例病人出现 8 次 GVHD,6 例病人中除 1 例给予抗 IgG 单克隆抗体外,其余 5 例均采用 MP 治疗而痊愈。

受者预处理,小肠移植受者给予抗淋巴血浆能有效减少 GVHD 的发生。小肠移植前输注骨髓细胞骨髓干细胞使其产生细胞移行和嵌合、诱导免疫耐受,动物实验结果较好。但上述研究在临床小肠移植中应用效果均尚不理想。

三、术后感染

感染是 IITx 术后极为常见的并发症,也是小肠移植失败及死亡最主要的原因。

(一) 小肠移植感染特点与预防

1. 流行病学 Thomas Starzl 等报道 29 例小肠移植病人。平均随访 643 天(21 天 ~7 年),97% 的病人至少有 1 次感染,每个病人平均感染 5(1 ~11)次。其中细菌感染 93%、病毒感染 69%、霉菌感染 59%。72% 的受者至少有 1 次细菌感染,平均细菌感染 2 次。细菌感染来源为:静脉导管 43%、腹腔 19%、其他 11%、不知来源 28%。

根据移植术后流行病学资料可大致分为 3 个时间阶段,即术后 1 个月内、术后 1 个月至 6 个月及 6 个月以上。

术后第一个月内的感染,多源于移植供者的潜在感染或与其他外科病人相似的外科感染。术后出现感染的几率大小与下列因素有关:血管内留置导管及引流管放置的时间长短、气管插管时间长短、有无放置内支撑管或其他异物、有无坏死组织或积液等。术后 1 个月内不应出现一些机会感染如卡氏肺孢子菌及星型奴卡菌感染,否则提示病人在移植前即存在严重的免疫功能低下、小肠移植的供者或受者本身存在这些病原体或有特殊的接触史。

而术后 1 ~6 个月多数为机会感染,主要与应用大量的免疫抑制剂有关。病毒感染成为此期感染的主要病原。持续的免疫抑制加上病毒感染使病人易出现机会性感染,如卡氏肺孢子菌、曲霉菌和产气单孢李氏菌等。

术后 6 个月至 1 年,主要为细菌感染,如慢性真菌感染和分枝杆菌感染。

6 个月以后小肠移植受者可分为 3 类:80% 的受者器官移植后临床效果较好,仅使用少量的免疫抑制剂,移植物功能良好,感染性疾病与常见的外科感染疾病相似,机会性感染并不常见。大约 10% 的受者存在慢性感染,如:HBV、HCV、CMV、EBV 或乳头状瘤病毒,这些病毒可以导致感染器官的损害或诱发癌症。还有 5% ~10% 受者出现慢性感染或感染复发。此类病人出现机会感染的机会相当大,需要长期预防性应用磺胺甲噁唑,注意周围环境,必要时预防性应用抗真菌药物。

2. 病因 正常肠腔内含有大量的细菌用于食物吸收与药物解毒,肠黏膜屏障功能具有防止肠道细菌跨过屏障进入血液或其他器官的功能。移植小肠由于肠屏障功能损伤,使肠腔内细菌和(或)毒素移位而进入无菌的其他器官或系统。导致移植肠屏障功能损伤的因素包括缺血/再灌注、抗生素使用、细菌过量生长、移植肠运动功能紊乱、肝功能障碍、长期 PN、排斥反应及免疫抑制剂等因素。如果血/肝脏活检标本与粪标本中同时出现同一种微生物,则定义为细菌易位,44% IITx 受者术后出现细菌易位,其中 40% 受者发生过急性排斥反应。缺血是导致细菌易位另一重要原因,移植肠冷缺血时间在 7 小时以内,细菌易位的发生率为 14%,而冷缺血时间超过 9 小时,细菌易位的发生率高达 76%。

小肠含有大量 MHC-Ⅱ抗原,小肠移植的排斥反应多发且严重,需要长期应用免疫抑制剂,而且剂量也较其他器官移植大。大量的免疫抑制剂导致机体免疫力下降,易造成全身感染;其次,移植小肠为一空腔脏器,含有大量的细菌和毒素。缺血再灌注损伤、排斥反应、长时间的 PN 等使移植小肠的屏障功能下降,同时免疫抑制剂改变肠道菌群分布,使致病菌过量生长,因此,小肠移植受者极易发生细菌易位和毒素入血,导致全身感染中毒症状;第三,小肠移植病人术前和术后长时间内需要中心静脉营养,静脉导管是小肠移植受者感染的重要来源。

3. 小肠移植感染特点 与其他移植器官相比,小肠移植受者感染有以下特点:①发生率高:小肠移植中至少 97% 受者出现 1 次细菌、病毒的感染;②危害性大:小肠移植受者约 85.7% 的死亡与感染有直接或间接关联;③发生时间跨度及持续时间长:小肠移植的感染既有术后短期感染,也可见于术后半年以后。Thomas Starzl 等统计了 140 例小肠移植的感染,其中 1 ~3 个月,4 ~6 个月,>6 个月的感染发生率分别为 10%、16%、44%。

4. 感染分类 见表 18-8。

表 18-8 小肠移植常见的感染种类

细菌感染	病毒感染	真菌感染	其他
导管感染	巨细胞病毒	念珠菌	弓形体病
切口感染	EB 病毒	曲霉菌	
腹腔感染	带状疱疹病毒	球孢子菌病	
肺部感染	肝炎病毒		
肠道感染(梭状芽胞杆菌感染)			

5. 预防 预防小肠移植的感染应从术前开始,对供者、受者状况进行综合评估,有针对性地采用预防措施,能够显著减少感染并发症。

(1)受者评估:小肠移植容易发生感染并发症,术前评估小肠移植的受者有助于了解移植术后的感染发生。因此,术前需要全面了解病人易感因素并给予全面的检查。如结核杆菌接触史和PPD皮试情况,乙肝、水痘及其他细菌接触史。常用的皮试及意义见表18-9。

(2)供者评估:与受者一样,术前对供者也要进行评估,各项指标监测意义见表18-10。

(3)预防措施:由于小肠移植感染的特殊性,小肠移植术后预防感染的抗生素应选择广谱抗生素,既要针对细菌还要覆盖真菌、病毒等。

表18-9 受者评估病毒学指标与意义

感染	试验	意 义
免疫缺陷病毒(HIV)	HIF IFA	HIV(+)为小肠移植禁忌证
巨细胞病毒(CMV)	CMV IFA	受者CMV(+)、供者CMV(-)或受者CMV(-)、供者CMV(+)术后CMV感染的危险性明显增加
EB病毒(EBV)	EBV VCA	受者EB血清学试验(-),术后如果应用ALG/ATG、OKT3等单克隆抗体治疗,出现PTLD危险性较大
单纯疱疹病毒(HSV)	HSV VCA	HSV VCA(+)存在再次感染HSV的危险性
乙肝	HBsAg	HBsAg(+)有发生慢性肝脏疾病和HDV的危险性
丙肝	抗-HCV	抗-HCV(+)有发生慢性肝炎的危险性

表18-10 供者评估病毒学指标与意义

感染	试验	意 义
免疫缺陷病毒(HIV)	HIF IFA	HIV(+)为小肠移植禁忌证
巨细胞病毒(CMV)	CMV IFA	供者CMV(+)术后CMV感染的危险性明显增加
EB病毒(EBV)	EBV VCA	供者EB血清学试验(+),术后如果应用ALG/ATG、OKT3等单克隆抗体治疗,增加受者EB血清学试验(-)出现PTLD危险性
乙型肝炎病毒(HBV)	HBsAg	除非受者HBsAg(+),否则有发生乙肝的危险性
丙性肝炎病毒(HCV)	抗-HCV	供者抗-HCV(+)有发生慢性肝炎的危险性

(二)细菌感染

细菌感染是小肠移植最常见的感染并发症,小肠移植术后1个月的感染并发症主要是细菌感染。导致细菌感染的原因包括:外科操作、静脉置管、其他医源性感染、移植小肠已存在细菌。小肠移植的细菌感染部位主要包活:导管感染、腹腔感染、切口感染、肺部感染及其他细菌感染。

(三)病毒感染

病毒感染是小肠移植的主要并发症和死因。病毒感染既可以是原发感染,也可以是潜在感染的复发。其临床表现也是多种多样,可以没有任何临床症状,也可以呈现暴发性症状。常见的感染病毒见表18-11。DNA病毒导致的感染多较严重,与其他器官移植一样,CMV是小肠移植最常见的感染病毒。

1. 巨细胞病毒(CMV)感染 CMV感染是小肠移植术后1个月内最常见的感染并发症,发生率为30%~70%,其中10%~30%小肠移植受者有明显的临床症状。Pittsburgh器官移植中心报道72例小肠移植受者中24例(83%)发生52次(1~8次/例)CMV感染。

表18-11 小肠移植常见的感染病毒

RNA病毒	DNA病毒
流感病毒A、B	带状疱疹病毒Ⅰ、Ⅱ
副流感病毒	EBV
呼吸合胞体病毒	CMV
甲肝病毒	水痘病毒
肠病毒	腺病毒
疟疾	乙肝病毒
轮状病毒	乳头状瘤病毒
丙肝病毒	细小病毒B19

(1)原因:影响CMV感染次数和严重程度的因素众多。包活受者免疫状态、供肠情况等,例如未感染CMV的受者接受血清学阳性的供肠或血液;长期接受大剂量抗淋巴细胞球蛋白、抗胸腺细

胞球蛋白(ALG/ATG)或单克隆抗体(如 OKT3)治疗;CsA 中毒或 Aza 导致粒细胞减少、免疫功能低下等。不同免疫抑制剂可通过不同环节影响病毒感染的发生,抗淋巴细胞抗体及细胞毒性药物可激活病毒;而激素、CsA 则通过抑制宿主抗病毒免疫反应促进病毒的扩散,免疫抑制剂通过阻断细胞因子的表达,影响宿主抗 CMV 感染的防御机制。

供者 CMV 血清学状况与小肠移植术后 CMV 的感染密切相关。供者 CMV 血清学阳性,则受者、移植肠生存率明显低于 CMV 血清学阴性的供者,但受者 CMV 血清学是否阳性对移植肠及受者生存无影响。

小肠移植术后首次感染 CMV 的危险因素是供/受者血清学状况、Tac 每日平均浓度和冲击疗法时激素剂量;CMV 复发危险因素为:供/受者血清学状况和冲击疗法时激素的剂量。

(2) 病理:CMV 对机体造成的危害不仅表现为直接的组织损伤,还可产生许多间接作用(表 18-12)。CMV 与排斥反应是双向性的,一方面 CMV 感染可以导致排斥反应;另一方面,排斥反应引起的炎症促进了病毒的复制。

表 18-12　CMV 对机体的影响

直接作用(急性)	间接作用(慢性)
无症状病毒释放、血清学转化或二者兼而有之	移植小肠排斥反应或损伤
	表浅细菌感染
	免疫抑制作用:机会感染
急性症状:流感或单核细胞减少症状(发热、疟疾样临床表现)	PTLD
	移植肠炎
白细胞减少或血小板减少	
肺炎:无分泌物的干咳(肺间质渗出)	
移植小肠感染	
受者其他组织感染:包括角膜、胃肠道、胰腺或脑膜等	

CMV 可以导致各个器官的感染,但肠道更容易感染 CMV,肠道是 CMV 的趋向性脏器。肾脏或肝脏移植病人肠黏膜表面活检标本的 CMV 培养阳性率亦可高达 30% ~50%。免疫缺陷病人胃肠道和角膜是 CMV 最易感染的器官。移植小肠含有大量的供者淋巴细胞、单核细胞和多核白细胞,这些细胞中存在潜在的致病 CMV,使小肠成为 CMV 侵袭的靶器官。缺血再灌注损伤导致的肠黏膜损伤使移植小肠成为 CMV 理想的寄居地,移植小肠发生炎症及黏膜再生时特别容易感染 CMV。

(3) 临床表现:CMV 感染可以无任何临床症状,如出现排斥反应,可表现为白细胞、血小板减少。也可能在 CMV 感染时表现为突然出现的发热、腹胀、腹痛、恶心、呕吐,肠造口的肠液流出量突然增加。严重时可表现为发热、大量腹泻、腹痛、腹胀、酸中毒,肠造口有大量血性液体流出或脱落的肠黏膜。移植小肠较原小肠更易受 CMV 的侵害。据 Pittsburgh 器官移植中心报道小肠移植术后 CMV 感染的发生率为 33%,第 1 次出现 CMV 感染平均 54 天(21 ~ 274 天),第 2 次出现 CMV 感染为 116 天(70 ~ 277 天),第 3 次感染为 173 天(159 ~ 186 天)。CMV 可侵袭任何器官,其中 CMV 肠炎最为常见(81%),其次为肝炎、肺炎。

(4) 诊断 Pittsburgh 器官移植中心将不同类型的 CMV 感染对其分类并定义(表 18-13):

表 18-13　CMV 感染分类并定义

分类	定义
无症状 CMV 感染	无临床症状的血清学转化或
有症状 CMV 感染	CMV 培养阳性
CMV 病毒症状	实验室标准:无其他原因的体温>38℃超过 2 天,并伴随如下临床表现:
	非典型性淋巴细胞减少>3%
侵袭性 CMV 病	白细胞数<4×10^9/L 或血小板<100×10^9/L
	组织病理学证实或自组织中分离出 CMV
CMV 肠炎	检测到 CMV 包涵体
	明确的免疫过氧化酶法病毒染色和(或)脱落病毒培养技术或标准培养技术 CMV 培养阳性
	肠道活检证实有单核细胞浸润

CMV 感染的诊断方法详见第七章第二节。

(5) 治疗:CMV 感染的预防和治疗要有 3 个不同概念,即预防、预防性治疗(pre-emptive treatment)及治疗。

首次感染静脉应用更昔洛韦 10mg/(kg · d),用 21 天;第 2 次感染给予更昔洛韦 10mg/(kg · d)或膦甲酸 180mg/(kg · d),用 28 天。复发的治疗则采用更昔洛韦 10mg/(kg · d)或膦甲酸 180mg/(kg · d),用 3 个月,维持剂量更昔洛韦 5mg/(kg · d)或膦甲酸 90 ~ 120mg/(kg · d),需要根据肾功能调整更昔洛韦和膦甲酸的剂量。

（6）预防：预防CMV感染包活常规预防和预防性治疗。常规预防措施包括：选择CMV血清学阴性的供者，选用CMV血清学阴性的血液制品，慎用抗淋巴细胞抗体，不论是单克隆抗体还是多克隆抗体，均是导致CMV感染增加的危险因素。目前已经证实，免疫抑制剂、抗淋巴细胞产品（OKT3，抗淋巴细胞球蛋白）能激化潜在的CMV。

预防CMV感染的另一重要措施是预防性治疗。预防性治疗前应首先明确病人是否为CMV感染的高危病人，诱发CMV感染的高危因素是：D+/R-病人、使用了ALG、急性排斥反应发作时。此类病人需接受分子生物学监测，如果检测到CMV，则应立即应用更昔洛韦；其次在增加免疫抑制剂剂量时应采取预防性治疗，在应用ALG前给予更昔洛韦，耐更昔洛韦的CMV可采用泛昔洛韦，后者较更昔洛韦有更好的生物利用度（表18-14）。

表18-14 小肠移植预防CMV方案

	术后前4周	4周~6月
更昔洛韦	5mg/kg，iv，q12h 耐受口服后改为缬更昔洛韦10~15mg/kg，口服，q24h	缬更昔洛韦10~15mg/kg，口服，q24h
CMV免疫球蛋白（Cytogam）	100mg/kg，iv，q48h	150mg/kg，iv，q2周×2月，然后100mg/kg，iv，q4周×2月

2. EBV感染 EBV感染是小肠移植的另一严重并发症，其严重性不仅表现为EBV直接作用，更在于EBV可导致小肠移植病人发生致命性PTLD。

（1）病因：小肠移植感染EBV与感染其他病毒一样，免疫抑制剂是导致免疫功能低下病人感染EBV的主要原因。强有力的免疫抑制剂（如Tac）的问世，使急性排斥反应的发生率明显下降，但EBV感染逐渐增加。Pittsburgh器官移植中心在一组研究中报道以CsA为主要免疫抑制剂时儿童肾移植EBV感染的发生率为1.30%，而Tac作为主要免疫抑制剂后，EBV感染率增加至12.3%。

（2）临床表现：EBV感染的临床表现多样，轻重不等。轻者仅表现为血清抗体滴度增加而无临床症状，也可以是肝炎、单核细胞减少综合征的临床表现，重者表现为器官移植术后淋巴增生病，后者可威胁病人生命，多见于接受OKT3治疗的病人。

（3）诊断：原发性EBV感染多见于儿童，而成人由于在儿童期已有EBV接触史，因此，多为潜在的EBV感染复发。EBV诊断取决于血清学和组织学，血清学表现为EBV核抗原阳性、抗病毒衣壳抗原的IgM抗体阳性或恢复期抗病毒衣壳抗原的lgG抗体增加4倍。组织学则表现为免疫母细胞、淋巴细胞和浆细胞EBV核抗原染色阳性。临床中应将EBV感染、单核细胞减少症和PTLD区别开来，后者的治疗与EBV感染有很大的区别（表18-15）。

（4）治疗：EBV相关疾病治疗、诊断EBV相关性疾病标准（表18-16）。

表18-15 EBV相关疾病临床、免疫学和病理学诊断标准

Ⅰ．临床标准	
Ia	长期（>2周）持续存在EBV感染的症状和体征，包活：长期低热、疟疾样症状、恶心、腹痛或不适伴随或不伴随呕吐或腹泻、淋巴结病、皮肤红斑、白细胞减少、血小板减少或不典型淋巴细胞减少，但需排除其他疾病。
Ⅰb	儿童病人表现为无全身性感染征象的扁桃体或淋巴结肿大，或扁桃体肿大的轻微症状，如打鼾、讲话方式改变等。
Ⅰc	放射学、内镜、脑脊液细胞学证实EBV侵犯淋巴结外器官如胃肠道、肝脏、肾脏、脾脏、肺脏、中枢神经系统等。
Ⅱ．免疫学指标	
Ⅱa	血清学转化，以前血清学阴性病人抗EBV衣壳IgM和IgG抗EBV早期抗原或抗EBV核抗原抗体增加。
Ⅱb	儿童病人术前EBV血清学阳性，术后抗EBV衣壳IgG浓度增加50%以上。

续表

Ⅱc	术后6周时EBV浓度增加或≥200基因组/10^5周围淋巴细胞(PBL),不考虑以前EBV血清学情况。
Ⅲ. 病理学诊断标准	
Ⅲa	感染性单核细胞减少的临床症状,包活淋巴组织、扁桃体、腺体肿大或淋巴结肿大。
Ⅲb	PTLD指多克隆或单克隆淋巴外组织浸润,或抑制正常淋巴组织的连拱状形成。
Ⅲc	恶性淋巴瘤是指单核细胞淋巴组织增生。

表 18-16　EBV 相关疾病治疗、诊断标准

疾病	诊断标准	治疗及监测
感染性单核细胞减少症	Ⅰa+Ⅱa或Ⅱb,+/-Ⅱc,+/-Ⅲa Ⅰb+Ⅱa, Ⅱb, +/-Ⅱc,+/-Ⅲa	口服更昔洛韦1500mg/(kg·d),症状消失后及血清抗病毒衣壳IgM下降至基础值或EBV<200基因组/10^5 PBL 静脉注射更昔洛韦,10mg/(kg·d),2次/天,2周后改为6mg/(kg·d),1次/天,2周后改为口服上述剂量的更昔洛韦。GFR<70ml/(min·m^2)则更昔洛韦剂量减少50%并联合应用CMV-IVIG,如果中性粒细胞<1×10^9/L,给予CMV-IVIG,150mg/kg,每2周1次,直至免疫学或放射学/内镜表现正常。
Ⅱ PTLD	Ⅰa和Ⅰc,+Ⅱa Ⅱb和Ⅱc,+Ⅲb	治疗同上。 减少或停止已使用的免疫抑制剂,严密监测急性排斥反应,一旦EBV感染的症状和体征全部消失,重新应用免疫抑制剂。有关PTLD的其他治疗见第六节移植后淋巴细胞增殖性疾病。
Ⅲ	Ⅰa和Ⅰc,+Ⅱa Ⅱb和Ⅱc,+Ⅲc	同PTLD治疗和联合化疗。

(5) 预防:EBV相关疾病的预防措施(表18-17)。

表 18-17　EBV 相关疾病的预防措施

1. 儿童小肠移植的供者必须行EBV测定有助于临床和免疫学监测;
2. EBV对机体免疫功能的影响长久,一旦感染则长期存在,特别是术后12周对B细胞的功能影响更为明显,因此,更昔洛韦一般用至术后6~12个月;
3. 评估EBV感染的系统症状和体征:术后第1年应每月监测EBV血清学指标,明确血清学转化的时间;

4a. 无症状的血清血转化则给予更昔洛韦1个月(应用方案见表18-15);

4b. 有症状的血清转化及QPCR测定≥5000基因组/10^5PBL,或腹部X线,胃肠道内镜、CT和病理学证实淋巴结、扁桃体大或存在其他肿块;或脑脊液细胞学证实EBV感染,治疗见表18-16

(四) 真菌感染

真菌感染是小肠移植的主要并发症,也是小肠移植失败的主要原因,其中80%的真菌感染为念珠菌和曲霉菌,小肠移植受者感染真菌的病死率可高达30%~100%。归其原因不外乎真菌感染早期诊断困难、缺乏有效的治疗措施、预防抗真菌感染的经验和资料有限及抗真菌感染药物的不良反应限制了其应用。

1. 念珠菌感染　念珠菌感染最常见于口腔黏膜。制霉菌素能有效地预防口腔黏膜的念珠菌感染,应在术后即开始应用。念珠菌性食管炎可使用氟康唑或两性霉素B预防。念珠菌血症多见于长期应用导管或应用广谱抗生素的病人。念珠菌肺炎并不多见,可能与诊断困难有关。治疗应用氟康唑或两性霉素B。

2. 曲霉菌感染　曲霉菌感染主要见于肺和肠道,特别是移植小肠极易感染曲霉菌。曲霉菌感染病人细胞免疫功能降低、存在长期的低白细胞血症。曲霉菌感染常常是致命的,两性霉素B的作用有限。

结　语

与其他器官移植相比小肠移植排斥及感染等并发症严重、发生率高,而且移植物小肠易受感染巨细胞病毒、EB病毒及真菌,严重影响移植物与受者的生存与移植物质量。

第七节 移植后淋巴细胞增殖性疾病

器官移植术后发生恶性肿瘤的危险性明显增加,PTLD是最常见的一种恶性肿瘤,轻者可以是反应性多克隆淋巴样增生,而严重者可表现为单克隆恶性淋巴瘤。据ITR报道260例(273次)小肠移植,PTLD的发生率为9.5%。Pittsburgh器官移植中心小肠移植病人PTLD的发生率高达19%,成年人和儿童小肠移植后PTLD的发生率分别为9.3%、26.8%,平均为术后9个月(24天~5年)出现症状。单独小肠移植、肝肠联合移植、腹腔多器官联合移植PTLD发生率分别为10.7%、20%、40%。

一、病因

小肠移植术后长期应用免疫抑制剂,机体内T淋巴细胞调节功能受到破坏,不能控制B淋巴细胞的增生和受到病毒感染(尤其是EBV感染)的T淋巴细胞的增生。Swerdalow等采用流行病学方法研究证实免疫抑制剂是导致器官移植PTLD发生的主要原因。免疫抑制剂干扰了宿主的免疫防御功能,增加了恶性肿瘤的危险性。据ITR报道,在CsA应用前器官移植后发生肿瘤的危险性为6%,是正常人的100倍,其中22%为淋巴瘤,免疫母细胞肉瘤是最常见的非Hodgkin淋巴瘤。应用免疫抑制剂(包括CsA)后的癌症病人41%为非Hodgkin淋巴瘤,而采用传统免疫抑制剂(包括Aza、激素有/无ATG)治疗的病人12%为非Hodgkin淋巴癌。多种免疫抑制剂联合应用、术后应用ALG、OKT3均是导致PTLD发生增加的危险因素。

移植器官的数量对PTLD的发生有一定的影响。多个器官联合移植PTLD的发生率明显高于单一器官移植。如肝肠联合移植PTLD的发生率高于单独小肠移植(20% vs 10.7%),而MVTx的PTLD的发生率(40%)又高于肝肠联合移植。

EBV在导致PTLD的发生中有重要作用。器官移植前EBV血清学阳性率为19%,阴性率为81%,而出现PTLD时再次复查EBV血清学发现阳性率上升至62%,阴性率仅为34%。采用PCR的方法检测肿瘤组织EBV发现91%的病人肿瘤表达EBV阳性。

二、病理

1997年血液病学研究协会(the Society for Hematopathology Workshop,WSHP)从形态学、免疫表现型和克隆型方面总结了PTLD的病理学改变(表18-18),这一分类方案由世界卫生组织WHO予以公布。PTLD的临床分期取决于发病部位与病变扩散程度。目前,仍参照恶性淋巴瘤的临床分期执行(表18-19)。

表18-18 血液病学研究协会PTLD分类

1. 早期损害
   - 反应性浆细胞过度增生
   - 传染性单个核细胞增多症样
2. PTLD-多态性
   - 多克隆性(罕见)
   - 单克隆性
3. PTLD-单态性(按照淋巴瘤分类方案分类)
   - B细胞淋巴瘤
   - 弥漫性大B细胞淋巴瘤
   - Burkitt/Burkitt样淋巴瘤
   - 浆细胞骨髓瘤
   - T细胞淋巴瘤
   - 外周T细胞淋巴瘤,不另外分类
   - 其他类型
4. 其他(罕见)
   - 霍奇金样损害(与氨甲蝶呤治疗有关)
   - 浆细胞瘤样损害

表18-19 恶性淋巴瘤的临床分期

分期	描述
Ⅰ	单个淋巴结区累及
ⅠE	局限于单结外器官或部位累及
Ⅱ	横膈同侧的2个或更多淋巴结区累及
ⅡE	局限于单结外器官或部位及所属淋巴结,有或无横膈同侧的其他淋巴结累及
Ⅲ	横膈两侧的多组淋巴结区累及
ⅢE	横膈两侧的多组淋巴结区累伴结外器官累及
ⅢS	横膈两侧的多组淋巴结区累伴脾脏累及
ⅢE+S	横膈两侧的多组淋巴结区累,同时伴结外器官与脾脏累及
Ⅳ	播散性(多灶性)结外器官及其所属淋巴结累及
ⅣE	结外器官累并累及远处淋巴结(非所属区域)累及

三、临床表现

Cohen等总结国际相关文章,发现最常见的症状和体征为发热(57%)、淋巴结肿大(38%)、胃肠道症状(27%)、扁桃体炎和咽喉炎(19%)、肺部症状(15%)、中枢神经系统症状(13%)和体重降低(9%)。

常见的侵犯器官是淋巴结(59%)、肝脏(31%)、肺脏(29%)、肾脏(25%)、骨髓(25%)、小肠(22%)、脾脏(21%)、中枢神经系统(19%)、大肠(14%)、扁桃体(10%)、肾上腺(9%)、皮肤和软组织(7%)、血液(7%)、心脏(5%)和性腺(4%)。需注意的是不同器官移植所受累的器官有所不同。

四、诊断

PTLD的诊断依赖于活检或尸检组织学检查。采用斑点杂交或PCR技术测定免疫球蛋白重链(JH)基因或T细胞受者链基因有助于PTLD的诊断。血清学在诊断中的作用较小。

五、治疗

PTLD的治疗方案如下:减少免疫抑剂剂量,化疗、生物治疗和单克隆抗体及以细胞为基础的治疗。

(一) AST/ASTP推荐方案

1. 局限性病变　外科根治性切除或局部放疗,免疫抑制剂减少25%。

2. 广泛性疾病

(1) 危重病人:停用免疫抑制剂,泼尼松7.5~10mg/d,为避免排斥反应,应反复活检。必要时给予激素冲击治疗。

(2) 非危重病人:减少免疫抑制剂剂量50%,停用Aza/MMF,维持泼尼松7.5~10mg/d。

(3) 改变/补充治疗:IFN-α与其他药物联合应用(不能单独应用)3×10^6U/(m^2·d),连续应用3个月。如果治疗后3个月达到完全缓解,则继续应用6个月,剂量为3次/周。

既往治疗失败的病例考虑采用以蒽环霉素为基础的CHOP方案化疗,完全缓解后再采用ProMACE-CytaBOM治疗两个疗程。

(二) 研究中的治疗方法

包括①抗IL-6抗体;②输注HIA相配的抗EBV细胞毒活性的周围单核细胞;③树突细胞治疗;④抗CD20、CD21、CD40抗体治疗。

PTLD的治疗首先是减少免疫抑制剂的剂量,尽管减少免疫抑制剂的剂量能逆转淋巴细胞增生,但有增加排斥反应的危险性。在减少免疫抑制剂的同时需应用阿昔洛韦或更昔洛韦,但其疗效尚难以确定。有人推荐静脉应用免疫球蛋白(IVIG)和CMV超免疫球蛋白(CMV-HIG)治疗PTLD能够达到完全缓解,这是由于CMV-IVIG含有高浓度的抗EBV抗体,Dror认为疗效优于IVIG,采用CMV-IVIG与IFN-a联合治疗20例PTLD,6例达到完全缓解。

如有可能则切除肿瘤达到完全治愈,对不能完全切除的肿瘤施行减瘤手术,但达不到CR。因此,PTLD手术治疗强调对肿瘤完全切除。对于巨大扁桃体肿瘤可选用肿瘤部分切除达到缓解气道梗阻的目的。

大剂量化疗也是PTLD常用的治疗手段,20世纪80年代化疗后的生存率不足20%,但近年来研究证实,以蒽环霉素为基础的化疗(如CHOP或ProMACE-CytaBOM)缓解率达到69%。

多中心前瞻性的研究证实,抗CD21和抗CD24单克隆抗体治疗的有效率为61%,另一组研究证实此方法可使70%的病人得到缓解。

中枢神经系统的PTLD需要特殊的治疗,可选用局部放疗,但成功的经验并不多。

六、预防

预防小肠移植后PTLD发生的措施包括降低PTLD诱发因素,移植术后立即应用抗生素抗病毒治疗,和应用可以提高免疫力的治疗。

结　语

由于小肠移植的免疫抑制药物剂量较大,受者发生移植后淋巴细胞增殖性疾病(PTLD)的机会较高,治疗也更为困难,是影响移植小肠长期生存的重要原因。

(李幼生)

参考文献

1. Langnas AN, Goulet O, Quigley EMM, et al. Tappenden Intestinal Failure: Diagnosis, Management and Transplantation. Oxford: Blackwell Publishing Ltd, 2008.
2. Molment EP, Pyrdopolilos NT, Tzakis AG. Intestinal and multivisceral transplantation. Greece: Paschalidis Medical Publications, Ltd, 2009.

3. Wei W, Chen M, Zhu Y, et al. Down-regulation of vascular HMGB1 and RAGE expression by n-3 polyunsaturated fatty acids is accompanied by amelioration of chronic vasculopathy of small bowel allografts. J Nutr Biochem. J Nutr Biochem, 2012, 23(10):1333-1340.
4. Xu Z, LI Y, Wang J, et al. Effect of omega-3 polyunsaturated fatty acids to reverse biopsy-proven parenteral nutrition-associated liver disease in adults. Clin Nutr, 2012, 31(2):217-223.
5. Berger M, Zeevi A, Farmer DG, et al. Immunologic challenges in small bowel transplantation. Am J Transplant, 2012, 12, 4:S2-8.

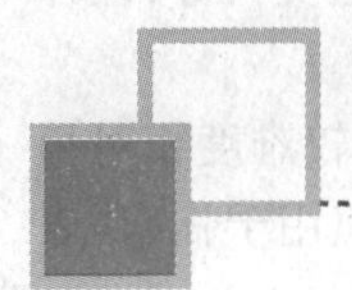

第十九章　多器官移植

学习目标:

1. 了解多器官移植和器官簇移植发展史与概念
2. 了解器官簇移植手术特点
3. 了解器官联合移植和器官簇移植免疫抑制剂用药方案

第一节　概　　述

多器官移植(multiple organ transplantation or multiple visceral transplantation,MOT 或 MVT)是指三个以上器官保持原有解剖和功能相互关系的整块移植(en bloc visceral graft)。而器官联合移植(combined organ transplantation)指将两个器官移植给同一个受者,多数情况下同期进行,亦可分期进行。其概念不同于多器官移植,其明显的外科特点是需分开的、独立的吻合两个脏器的动、静脉血管主干,直接源于单个器官移植成功的基础之上。显然,多器官移植和器官联合移植均建立在单个器官移植技术上,而且大多数移植先驱都预见性的在研究单个器官移植的同时探讨了多器官移植和器官联合移植相关理论和技术,使得它们的发展历史与单个器官移植的发展历程紧密交织在一起。

一、动物实验

1960 年,在成功建立肝移植动物模型的基础上,Thomas Starzl 等为了研究包括肝在内的大块多器官移植物的生物学行为,第一次完成了犬的多器官移植动物实验,移植器官包括肝、胰、脾、网膜、胃、小肠和结肠。术中吻合了肝上下腔静脉、肝下下腔静脉及包含腹腔干和肠系膜上动脉的腹主动脉袖片,恢复移植物血供时需快速输入至少 1000ml 全血才能维持正常血压。关腹后受者发生了严重腹泻,多数为血性,术后 24 小时甚至 12 小时内需输入至少 2000ml 全血和约 1000ml 生理盐水。多数动物术后即死于胃肠道大出血,39 个受者中仅有 5 个存活时间超过 5 天,而且存活时间仅为 5.5~9 天。大部分死于胃肠道淤血和出血,尸检发现了广泛的移植物抗宿主病病灶存在。此次实验虽然使研究者倍感挫折,但却为多器官移植确立了许多基本原则,如保留主干血管的整块切取、移植,术中移植物再通血时需大量输血等。研究者认为高死亡率的一个主要原因是该动物实验没有使用任何免疫抑制剂。

在 1987 实施第一例临床多器官移植前,Thomas Starzl 等建立了猪的标准多器官移植模型。存活超过 2 天的受者有 22 只,其中 8 只发现皮肤移植物抗宿主病病灶,1 例存活时间长达 104 天,属于应用泼尼松加 CsA 组,术后 2 月空肠、肝、脾活检均正常,虽怀疑移植物抗宿主病致死,但尸检未发现明确死因。实验显示移植物抗宿主病和感染是多器官移植失败的主要死亡原因,其中移植小肠是制约多器官移植成功的“关键器官”,而 CsA 的使用有助于延长受者的存活时间。

同样的,在开展临床联合器官移植(包括胰肾联合移植、肝肾联合移植、心肺联合移植等)前,移植界积累了大量动物实验的研究经验。

二、临床研究

1983 年 Thomas Starzl 实施了第 1 例临床多器官移植手术,受者为短肠综合征继发肝功能衰竭并心、肾衰竭的儿童,已行多次手术。移植器官基本同上述动物实验,但包括 1 个肾脏并切除了脾脏。术中受者手术时一直有活动性出血,输血共

61 750ml。移植物恢复血供时外观表现正常但几分钟后发生了2次心跳骤停，随后出现顽固性低血压，送入ICU后半小时死亡。

1987年Thomas Starzl成功实施了1例临床多器官移植，使用CsA作免疫抑制剂，存活时间达192天。病人为短肠综合征继发肝功能衰竭的儿童，移植前已行多次手术，术中出血达5050ml，移植物再通血时未引起心血管系统失衡和出血。术后通过监测右心充盈压和尿量、尿浓度来指导补充晶体和胶体。术后5天再次进腹发现胃吻合口、结肠吻合口均有穿孔，结肠吻合口改为结肠造瘘。术后逐渐恢复了肠内营养。最后病人死于复发性淋巴增生性疾病，尸检未发现排斥反应和移植物抗宿主病。Williams等也报道了2例多器官移植，1例死于术后4天腹主动脉吻合口处出血，病理检查示吻合口处受者主动脉局灶性坏死；第2例存活了109天，死因与Starzl报告相同，也没发现排斥反应。两位作者均提出了淋巴增生性疾病治疗的经验和多器官移植中可能存在免疫耐受现象。Moore评论上述2例相对长期存活的病例，认为最有意义的是小肠均有功能，通过这种多器官移植的手术方式可以使移植小肠有功能存活。在使用CsA作为免疫抑制剂的80年代，单独小肠移植移植物很难存活，但多器官移植使其取得了成功，作者推测移植肝可能对移植小肠有某种保护作用。

Margreiter于1989年11月施行的1例多器官移植，病人出院后能够正常生活，不依赖任何肠外营养，存活10个月后死于胰腺癌转移。这是1例成功的包含小肠的多器官移植，死因为非移植相关因素而是肿瘤复发。

上述多器官移植均是以短肠综合征伴肝功能衰竭为适应证，而1989年Starzl报告了一种新的多器官移植手术方式用于肿瘤根治治疗，即上腹部器官簇移植术。切除胚胎期源于前肠的多数器官（包括肝、胃、脾、胰、十二指肠、近端空肠、末端回肠和升结肠、横结肠）以达到根治效果，然后移植胚胎期源于前肠的多个解剖相关联的器官，包括肝、胰、十二指肠和部分近端空肠。该术式用于治疗既往认为不能切除的，在上述前肠区域内发生广泛侵犯或转移的肿瘤。

整个80年代全球共施行多器官移植15例，其中12例由Starzl团队完成。免疫抑制剂CsA的应用使多器官移植获得了成功，同时临床上发现多器官移植能减轻免疫排斥反应，使一些不易成功的器官如小肠易于移植成功，启动了免疫耐受的研究。在此期间多器官移植的技术问题逐渐得到解决，包括外科技术、术中血容量的维持、凝血支持等，但存活时间仍较短。

联合器官移植与多器官移植比较难度相对稍低，因此开展临床研究较早，也多已应用于临床（表19-1）。

表19-1　各类联合器官移植全球首例临床尝试

年份	种类	人物	受者预后
1966	胰肾	Kelly	血糖正常，无需外源性胰岛素，存活2个月
1968	心肺	Cooley	术后14小时死于肺实变
1983	肝肾	Margreiter	受者存活9年余
1988	肝小肠	Grant	完全经口饮食维持正常体重达2年

三、我国多器官移植和联合器官移植的发展简史

（一）多器官移植

1989年以前，我国尚未开展多器官移植的实验研究。1989年，同济医科大学器官移植研究所借鉴国外经验，先后开展了大、小动物的异位和原位腹部多器官移植的实验研究。在此基础上，该研究组1995年进行了体外静脉转流下的腹部多器官移植的首次尝试，但由于我国当时的移植外科技术和免疫抑制剂的限制，并未取得成功，但证实了其可行性。其后中山大学附属第一医院在2004年5月实施了亚洲首例成功的腹部多器官移植术，移植器官包括肝脏、胰腺和十二指肠，至今共为5例病人施行器官簇移植术。这标志着我国腹部多器官移植技术取得了重大突破，并推动了腹部多器官移植形成一个热潮。2004年12月上海瑞金医院实施了1例全腹腔脏器移植。此外武汉同济医院、广州南方医院亦先后报导过成功的腹部多器官移植病例。

（二）器官联合移植

1. 胰肾联合移植　胰肾联合移植是指将胰腺和肾脏移植给同一个受者，多数情况下同期进行。华中科技大学同济医学院1989年施行了我国首例胰肾同期移植。全国第一阶段（1989—1999年）共施行了68例，移植胰腺1年存活率不足5%。第二阶段（2000—2005年）施行90余例，成功率有了显著提高，部分单位移植胰腺1年内存活率达90%以上，并出现一批长期存活病例。现全国已有20个单位施行了两百余例。

2. 肝肾联合移植　肝肾联合移植是指将肝脏和肾脏移植给同一个受者,多数情况下同期进行。1996年7月中山大学附属第一医院在亚洲率先成功开展了同种异体肝肾联合移植,至今国内已报道百余例。中山大学附属第一医院2005年报告了13例,上海交通大学附属第一人民医院2005年报告了15例,南方医科大学附属南方医院2007年报告了18例等。中国医科大学附属第一医院2004年7月完成的1例肝肾联合移植,目前已存活9年余,移植物功能良好。

3. 心肺联合移植　心肺联合移植是指心脏和肺移植给同一个受者,多数情况下同期进行。1992年12月我国完成了亚洲第1例心肺移植,术后第4天死于呼吸衰竭。同济大学附属东方医院2003年以来连续行5例心肺联合移植手术,最长生存时间达46个月。福建医科大学附属协和医院心脏外科2004年12月以来完成了4例心肺联合移植。上海复旦大学附属中山医院已开展9例心肺联合移植手术,已有生存超过3年余的病人,而且目前仍健康生活。目前全国有10余家医院开展了心肺联合移植,共约20余例,但总体上存活率仍较低。

4. 肝小肠联合移植　肝小肠联合移植是指将肝脏和小肠移植给同一个受者,多数情况下同期进行。1994年武汉同济医院施行了国内首例辅助减体积肝、小肠联合移植术,存活30天。2003年4月,南京军区南京总医院和中山大学附属第一医院协作完成了国内首例肝小肠联合移植(非器官簇移植)。术后3个月时已摆脱全肠外营养,依靠肠内营养维持营养状态。2004年10月上海瑞金医院实施了1例肝小肠联合移植(器官簇移植)。术后1个月余开始流质饮食,恢复良好。迄今未见另有报道。

第二节　器官簇移植手术特点

一、上腹部器官簇(肝胰十二指肠)移植

(一) 供者手术

1. 器官簇切取　多器官切取多采用原位灌注、整块切取法,可简化术式,避免损伤血管。移植时只需吻合共用的大血管即可,可保持原有器官间的相互联系和依赖关系,利于各移植器官协调发挥功能。开腹后首先行腹主动脉及肠系膜下静脉插管双重低温灌注,灌注前不游离任何器官,达到最快速的降温,减少热缺血时间,并经下腔静脉引流灌注液。灌注液0～4℃,灌注高度100cm,灌注总量2000ml,完整切取器官簇或全腹脏器及相连的腹主动脉和下腔静脉,并留取双侧髂血管备用。器官取下后置于4℃ UW液中保存和修剪,用保存液和甲硝唑液冲洗胆道和肠道。

2. 器官簇修整　用甲硝唑液冲洗十二指肠内容物,冲洗干净后关闭十二指肠两端。供器官的质量好坏是手术成败的重要因素之一,在供器官修整过程中应注意:门静脉尽量留长,一般多在左右支分叉处切断,使其呈喇叭口状,尽量解剖腹腔动脉及肠系膜上动脉干,使其留有足够长度,以利吻合;以腹腔动脉和肠系膜上动脉为中心剪取腹主动脉袖片,一般为1.5cm×1.0cm,以备吻合用。最后,经肠系膜上静脉灌注UW液,妥善结扎胰腺周围细小血管,4℃保存。

(二) 受者手术

1. 器官切除　进腹后探查腹腔,手术切除范围包括肝脏、胰腺、十二指肠、全胃、脾脏、全部网膜,并清扫腔静脉旁、腹主动脉旁、胰头后、结肠中动脉、肠系膜上动脉、肝总动脉、脾动脉、胃左动脉旁淋巴结。

2. 器官簇移植　手术创面彻底止血,将移植物置入原位,供肝植入采用改良背驮式。先行肝上下腔静脉吻合。供者腹腔动脉和肠系膜上动脉与受者肾动脉开口以上的腹主动脉行端-侧吻合,供者肠系膜上静脉与受者肠系膜上静脉行端-端吻合。同时开放肠系膜上静脉和腹主动脉血流,无肝期控制在50分钟左右,此时因无肝期较短,可不做体外静脉转流。开放血流后见血管搏动良好,移植肝脏红润,胰腺、十二指肠色泽鲜亮。封闭包埋供者十二指肠残端,受者食管断端与空肠行端-侧吻合(空肠断端双层封闭),距该吻合口约40cm行供者十二指肠水平部与受者空肠端-侧吻合(Roux-en-Y吻合),在该吻合间置20cm受者空肠。经受者空肠置入"蕈"状管至供者十二指肠降部减压,于Roux-en-Y吻合口远端约15cm处行空肠造瘘以备术后肠内营养和药物注入。放置四枚腹腔引流管于右膈下、文氏孔、胰头后和食管空肠吻合口处(图19-1)。

二、全腹器官簇移植

除上腹部器官簇移植外,各种原因导致的小肠功能衰竭进而影响其他器官功能,如长期静脉营养

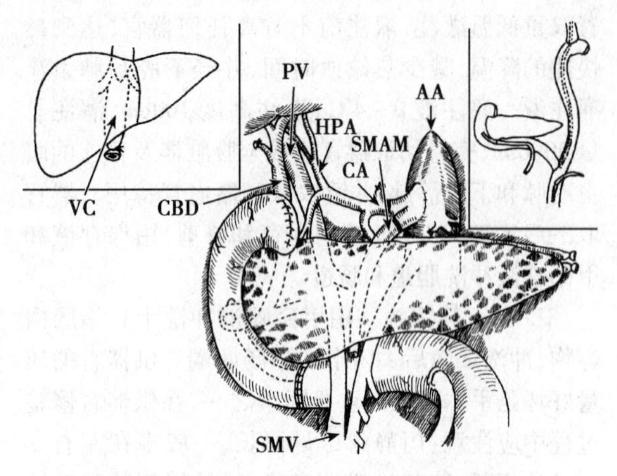

图 19-1 上腹部器官簇(肝胰十二指肠)移植
VC,下腔静脉;AA,腹主动脉;SMA,肠系膜上动脉;SMV,肠系膜上静脉;CA,腹腔干;PV,门静脉;HPA,肝固有动脉;CBD,胆总管

导致的肝功能衰竭等,必须行包含肝、胰、十二指肠、小肠的全腹器官簇移植。供者切取手术与上腹部器官簇(肝胰十二指肠)移植相同,将器官簇整块切取,供者修整时应保留足够的小肠,并注意保护肠系膜上动脉和肠系膜上静脉的完整性。受者手术方面:因病人此时一般为良性疾病,并考虑到术后正常生理功能恢复的需要,切除器官范围应尽可能减少。一般仅切除受累的器官如肝脏,而保留受

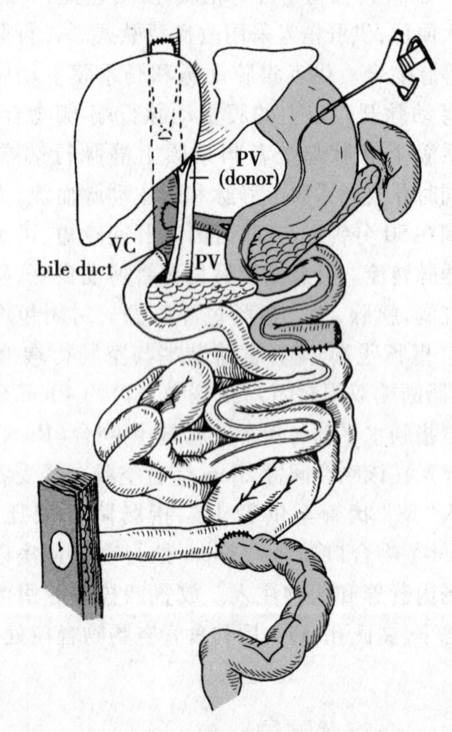

图 19-2 全腹器官簇(肝胰十二指肠小肠)移植
VC,下腔静脉;PV(donor),供者门静脉;PV,受者门静脉;bile duct,胆管

者的胃、胰腺、十二指肠和结肠,如存在恶性肿瘤等情况时,则将后者所列多种器官一并切除。全腹器官簇移植的动脉静脉吻合方式与上腹部器官簇(肝胰十二指肠)移植基本相同,而消化道重建则因受者切除器官范围的不同而有所差异。保留受者胃胰十二指肠的全腹器官簇移植消化道重建方式:供者十二指肠近端和受者十二指肠末端封闭,供者空肠近端与受者残余的十二指肠末端行侧侧吻合,供者小肠末端与受者残存的结肠近端行端侧吻合,并将末端开口于腹壁造瘘。受者因肝脏切除而残留的门静脉断端与下腔静脉行端侧吻合(图 19-2)。不保留受者胃胰十二指肠的全腹器官簇移植消化道重建方式:将供者器官簇的小肠距空肠起始部 20cm 处离断,其远端上提并与食管行端端吻合,并与近端部分行 Roux-en-Y 吻合,小肠末端开口于腹壁造瘘。

第三节 多器官移植和器官联合移植的免疫学特点

一、排斥反应特点

(一) 胰肾联合移植后的免疫排斥反应

临床资料结果显示,胰肾联合移植后,对肾脏的排斥反应显著增加,而对胰腺的排斥反应明显减少。猪胰肾联合移植模型也证实了临床观察结果,说明肾脏能对同期移植的胰腺起免疫保护作用。虽然胰肾联合移植后肾脏排斥反应发生率增加,但多为可逆性,经治疗并不会导致肾脏失功的增加。

对这种现象有许多不同的解释:术前尿毒症可能会削弱机体免疫功能;术后发生对肾脏排斥后抑制了免疫系统,使之对胰腺的排斥减少;肾脏血供丰富,参与对肾脏的排斥的免疫细胞数量较多,而对胰腺的排斥反应则减弱;胰腺的排斥反应不易被发现,而肾脏的排斥反应能进行较好的监护。

(二) 心肺联合移植后的免疫排斥反应

早期的观点认为心肺联合移植后,机体对心肺的排斥反应是等同的。然而对多例临床心肺联合移植的回顾性分析发现,对肺脏的排斥明显多于对心脏的排斥,并且心肺的排斥反应不总是同时发生。

(三) 联合小肠移植的免疫排斥反应

小肠移植是治疗终末期小肠功能衰竭,尤其是治疗短肠综合征的理想方法。由于小肠是体内最

大的淋巴库，在集合淋巴结、板层小体、肠系膜淋巴结中存在大量淋巴细胞，所以移植后比其他器官更易诱导剧烈的排斥反应，限制了小肠移植的推广。有实验及临床研究提示移植肝对移植小肠有保护作用，肝肠联合移植能减轻对小肠的排斥反应。分析肝肠联合移植术后病人的血清学变化发现细胞间黏附分子、选择素、IL-2R 及 HLA Ⅰ类抗原等的浓度较低，降低了受者的免疫功能。肝诱导的免疫抑制还可能与 T、B 淋巴细胞的功能受抑制、IL-2 产生减少和抗体滴度降低有关。也有观点认为肝小肠联合移植后的排斥反应发生程度较轻可能是移植物抗宿主反应（GVHR）和移植肝的免疫抑制共同作用的结果。

最近有许多文献持相反看法，认为联合肝脏的移植并不具有保护移植小肠的作用。因此，目前多数人认为，只有当肝功能严重受损时才考虑作肝小肠联合移植。

（四）联合脾移植的免疫排斥反应

近年来有关联合脾移植的研究颇引人注意，有证据表明，联合脾移植可诱导同期其他移植物的免疫耐受。在 MHC 不相配的情况下，同一供者脾脏可使同时移植的皮肤、胰腺、肾、小肠等易排斥的组织器官的存活率明显提高。脾脏联合移植时能诱导免疫耐受的特点在动物模型中得到证实。脾脏不仅可以诱导啮齿类小动物而且可以诱导狗、猪、狒狒等大动物的移植免疫耐受。Cooper 研究组将猪脾异位移植给受者狒狒后，受者血液中出现大量造血细胞嵌合体；对猪同种异体脾移植时，受者细胞持续进入移植脾，而移植脾保持正常组织形态，同时移植脾中的大量造血干细胞进入受者的骨髓和胸腺，亦无移植物抗宿主反应的发生。他们认为移植脾诱导受者免疫耐受的原因可能与宿主抗移植物反应和移植物抗宿主反应间平衡的形成有关。

二、常用免疫抑制剂方案

关于腹部多器官移植和联合器官移植的免疫抑制剂的应用目前尚无标准的可推荐方案，多采用以 CsA 或 Tac 为主的二联或三联用药，辅助用药有激素、Aza、MMF 等。CsA 或 Tac 的具体用药剂量应根据血药浓度进行调整。具体方案是：

1. 两联用药　CsA + 激素，CsA + Aza，CsA +MMF。

2. 三联用药　CsA+激素+Aza。如果病人不能耐受 Aza，则可以用环磷酰胺或 MMF 替代，如：CsA +环磷酰胺+激素，Aza，CsA+MMF+激素。

第四节　多器官移植和器官联合移植面临的问题

一、供者短缺

各类器官移植技术的不断进步和疗效的提高使得移植指征不断扩大，使适合移植的病人数量急剧增加，但供者数量并没有相应地增加，世界性供者短缺问题日益显现，并严重制约着器官移植的发展。器官联合移植和多器官移植一次需使用 2 个以上供者器官，减少了单个器官移植供者器官的数目，因而带来了一些伦理学上的争论。有学者认为多器官移植和联合移植的开展会降低本已稀缺的器官资源的利用率。但实际上由于单独胰腺移植和小肠移植的病人远少于单独肝移植和肾移植病人，这两项技术的开展并不会明显减少移植总数量，只是增加了原来认为无法手术的病人的移植比例，如果从“众生平等”的角度看，随着疗效的不断提高，多器官移植和联合器官移植的开展并不会降低稀缺器官资源的利用率。

二、移植排斥与免疫耐受

移植排斥是影响多器官移植和联合移植受者长期存活的重要原因之一。Tac 等高效免疫抑制剂的研发、使用是多器官移植和联合器官移植发展的最有效保障。但目前免疫抑制方案尚无统一的标准，理想的方案应既能防止移植物被排斥，又能减少免疫抑制剂带来的副作用。免疫抑制方案一个明显的趋势是利用抗 IL-2 受体单抗诱导减少 CNIs 的用量，早期撤除甚至不用激素，以减少 CNIs 和激素的副作用。然而，慢性排斥反应仍然严重影响移植受者的长期预后，新型高效、安全的免疫抑制剂研发仍然刻不容缓。此外，目前监测移植物排斥反应主要基于临床观察、功能指标监测、穿刺活检、内镜引导活检等，基因组学和蛋白组学研究为阐明排斥反应的分子机制提供可能，紧随其后的代谢组学研究有望为我们提供简便、特异性高的监测排斥反应的实验指标，使移植医生在面对排斥反应上拥有更多的主动性。

免疫抑制和感染是移植后需面对和协调处理的一对矛盾，排斥控制后感染成为主要的并发症，而感染又可以诱发排斥反应。移植免疫耐受的研究是解决这对矛盾的最重要方向。多种诱导免疫耐受的方法已经在大、小动物移植模型中取得成功,但临床研究尚少。最近在《新英格兰医学杂志》发表的研究成果称分别在肝、肾和骨髓移植手术时给受者输注供者造血干细胞,成功诱导临床免疫耐受,术后可长期不应用免疫抑制剂并不引起明显并发症,目前该研究组正扩大这项研究的规模以进一步评估该疗法的疗效和安全性。可以预见,移植免疫耐受的基础和临床研究的深入必将带来多器官移植和联合器官移植远期疗效的飞跃。

三、多器官间的相互关系和作用

与单器官移植相比,多器官移植和联合移植为研究人类不同器官之间相互关系和作用提供最佳的条件和视角,包括肝脏移植对小肠移植物的保护作用等多种生理现象的观察和研究都是其他临床研究无法提供的。上腹部器官簇移植治疗腹部恶性肿瘤是基于上腹部器官在胚胎发育过程中的密切关系的认识,而疗效的提高必须依靠对肿瘤发生、转移以及在这过程各个器官之间关系认识的提高。在制订手术方案、围术期处理等方面,必须从"器官功能单位"的整体观而不是孤立器官观来考虑,才能作出合理的医疗选择,提高多器官移植和联合器官移植受者远期预后。

结　语

综上所述,多器官移植和联合移植已经步入临床应用阶段,在我国也进入了起步阶段,心肺、胰肾和上腹部器官簇移植已接近或达到国际先进国家水平。在提高远期疗效的过程中,仍然面对诸多困难和挑战,包括克服供者短缺,早期诊断和有效控制排斥反应,诱导移植免疫耐受减少感染发生率,提高对各个器官之间的相互关系和作用的认识等。

（何晓顺）

参考文献

1. 1. Starzl TE. Immunosuppressive therapy and tolerance of organ allografts. N Engl J Med, 2008, 358: 407-411.
2. Pomfret EA, Fryer JP, Sima CS, et al. Liver and intestine transplantation in the United States, 1996-2005. Am J Transplant, 2007, 7: 1376-1389.
3. Ruiz P, Kato T, Tzakis A. Current status of transplantation of the small intestine. Transplantation, 2007, 83: 1-6.
4. Starzl TE, Rowe MI, Todo S, et al. Transplantation of multiple abdominal viscera. JAMA, 1989, 261: 1449-1457.

附　　录

附录一　UNOS 评估系统

附表 1-1　UNOS 评估系统

呼吸功能不全需要机械通气		
□无呼吸	□RR<8 次/分	□脱机期间 RR<30 次/分
严重氧合不足		
□PEEP≥10 且 SaO_2≤92%	□FiO_2≥0.50 且 SaO_2≤92%	
□V-V ECMO		
依赖机械循环支持		
□LVAD	□RVAD	□无起搏器辅助时心率<30 次/分
□V-A ECMO		
依赖药物来辅助循环		
□去甲肾上腺素，肾上腺素，或苯肾上腺素≥0.2μg/(kg·min)		
□多巴胺≥15μg/(kg·min)		
IABP 及收缩力支持		
□IABP 1∶1模式或多巴酚丁胺/多巴胺≥10μg/(kg·min)且 CI≤2.2L/(min·m^2) □IABP 1∶1模式且 CI≤1.5L/(min·m^2)		

RR＝呼吸频率；LVAD＝1 左心室辅助装置；RVAD＝右心室辅助装置；V-A ECMO＝静-动脉体外膜肺氧合(肺支持)；PEEP＝呼气末正压；SaO_2＝动脉血氧饱和度；FiO_2＝吸入氧浓度；V-V ECMO＝静脉-静脉体外膜肺氧合(肺支持)；IABP＝主动脉内球囊反搏；CI＝心指数。

说明：该评估标准可以用于评估病人是否为潜在捐献者。同时，也可预测病人在撤除心肺支持治疗后 60 分钟内死亡的可能性。

附录二　威斯康星大学评分系统

威斯康星大学评分系统

美国威斯康星大学标准(UW 标准)——预测病人在撤除心肺支持治疗后 60 分钟内死亡的标准(DCD 评估工具)

附表 2-1　威斯康星大学评分系统

指标	分值	病人分数
脱机后 10 分钟后的自主呼吸		
频率>12	1	
频率<12	3	
TV 200cc	1	
TV<200cc	3	
NIF>20	1	

续表

指标	分值	病人分数
NIF<20	3	
无自主呼吸	9	
BMI		
<25	1	
25～29	2	
≥30	3	
升压药		
无升压药	1	
一种升压药	2	
多种升压药	3	
病人年龄		
0～30岁	1	
31～50岁	2	
大于51岁	3	
插管		
气管内插管	3	
气管切开	1	
脱机后10分钟后的氧合		
SaO_2≥90%	1	
$SaO_2$80%～89%	2	
SaO_2≤79%	3	
总计		
脱机日期、时间		
呼气日期、时间		
总时间		

TV=潮气量；NIF=负吸气力

得分：8～12=拔管后死亡的风险性低

13～18=拔管后死亡的风险性中等

19～24=拔管后死亡的风险性高

附录三　Banff标准

附表3-1　Banff 2007移植肾活检病理诊断标准

1. 正常

2. 抗体介导排斥反应

可检测到供者特异性抗体（若未检测到供者特异性抗体而存在本分级体系中3～6的病变也应怀疑抗体介导性排斥反应）

急性抗体介导性排斥反应

Ⅰ急性肾小管坏死样改变-C4d+，极轻微的炎症

Ⅱ肾小管周毛细血管的管腔内炎性细胞淤积和（或）为血栓栓塞，C4d+

Ⅲ动脉-v3级别的动脉病变，C4d+

慢性活动性抗体介导性排斥反应

肾小球毛细血管基底膜双轨和/或肾小管周毛细血管基膜多层和/或肾间质纤维化/肾小管萎缩/动脉内膜纤维性增生，C4d+

3. 临界性变化：疑为急性T细胞介导性排斥反应

续表

这一类型适用于未见动脉内膜炎，而可见局部肾小管上皮炎（t1，t2 或 t3 伴 i0 或 i1），但未达到急性排斥反应的诊断标准（但可以同时伴有本分级中的 2，5 和 6）

4. T 细胞介导性排斥反应（可以同时伴有本分级中的 2，5 和 6）

急性 T 细胞介导性排斥反应

ⅠA　具有明显的肾组织间质炎性细胞浸润（>25% 的肾组织被累及，i2 或 i3）并局灶性中度肾小管上皮炎（t2）

ⅠB 具有明显的肾组织间质炎性细胞浸润（>25% 的肾组织被累及，i2 或 i3）并局灶性重度肾小管上皮炎（t3）

ⅡA 具有轻度至中度的动脉内膜炎（v1）

ⅡB 具有重度的动脉内膜炎使>25% 的动脉管腔狭窄（v2）

Ⅲ具有透壁性动脉炎和（或）动脉管壁中膜平滑肌纤维素样坏死并伴有动脉管壁淋巴细胞浸润（v3）

慢性活动性 T 细胞介导性排斥反应

慢性移植物动脉血管病（动脉内膜纤维性增生形成所谓新生内膜，并在增生的纤维组织内伴有炎性细胞浸润）

5. 肾间质纤维化和肾小管萎缩，未发现特定致病因素所致病变

Ⅰ轻度肾间质纤维化及肾小管萎缩（累计范围<25% 的肾实质）

Ⅱ中度肾间质纤维化及肾小管萎缩（累计范围达到 26% ～50% 的肾实质）

Ⅲ重度肾间质纤维化及肾小管萎缩（累计范围>50% 的肾实质）（可以包括非特异性血管和肾小球硬化，但严重程度依据小管间质病变划分）

6. 其他病变：即与急性和慢性排斥反应无关的病变，但其可以与本分级中的 2 ～5 类型病变伴随发生

慢性高血压　动脉内膜增厚并伴有内弹力膜增厚，常伴有小动脉的透明样变

CNIs 药物毒性　在不伴有移植术后高血压或糖尿病的前提下，小动脉管壁外周结节样透明样变或动脉管壁透明样变，肾小管上皮细胞内细小等大空泡变

慢性阻塞性病变　显著的肾小管扩张，大量的肾小管蛋白管型伴外渗至间质和（或）淋巴系统

病毒感染　在组织学上、免疫组织化学染色或电镜检查中发现病毒包涵体

附表 3-2　Banff 移植肾急性病变和慢性病变的半定量评分

急性病变

g　0，1，2，3　分别为无、轻、中及重度肾小球炎（g3＝所有或几乎所有的肾小球毛细血管内均有单个核细胞，并可见因此形成的血管内皮细胞水肿及管腔阻塞）

i　0，1，2，3　无、轻、中、重间质炎性细胞浸润（急性排斥时常伴有水肿及活化的淋巴细胞，i3＝50% 的肾实质有炎性浸润）

t　0，1，2，3　无、轻、中、重度小管炎（t3）＝在几个肾小管所含有的 10 个肾小管上皮细胞或 1 个小管横断面内有大于 10 个单个核细胞浸润）

v　0，1，2，3　无、轻、中、重度动脉内膜炎（v3＝严重的动脉内膜炎和（或）透壁性动脉炎伴或不伴有肾实质的梗死及出血）

ah 0，1，2，3　无、轻、中、重度小动脉的结节样透明样变导致小动脉增厚提示为 CsA 毒性病变（ah3＝在 PAS 染色切片中多数小动脉管壁呈明显的 PAS 阳性物质沉积）

慢性病变

cg　0，1，2，3　分别为无、轻、中及重度慢性移植性肾小球病变即主要为肾小球毛细血管襻中基底膜双轨的程度

ci　0，1，2，3　无、轻、中、重间质纤维化，常合并有单个核炎性细胞浸润

ct　0，1，2，3　无、轻、中、重肾小管萎缩甚至小管消失

cv　0，1，2，3　无、轻、中、重度动脉内膜增厚并常伴有弹力膜断裂（cv3 表示动脉完全阻塞）；（cg，cv 提示慢性排斥反应）

注：对于部分病例同时存在急性和慢性病变时，可同时应用急性及慢性的评分

在 Banff 诊断体系中可进一步对急性排斥反应给予初步的量化评估，从而有助于明确排斥反应的程度并可为治疗后评估治疗效果。其急性排斥反应的量化评估包括肾间质、肾小管、肾小球及血管四个方面，分别以其英文的头一个字母表示，即 i、t、g、v；慢性病变在上述各组织成分的代表字母前加前缀“c”，即 ci、ct、cg、cv，在其急性和慢性病变中，每一组织成分的评分又依据病变程度分为 1、2、3，即轻、中、重三个程度分级。

附表 3-3　Banff 移植肝急性排斥反应活检病理诊断分级标准

不确定性急性排斥反应	移植肝活检组织门管区内有炎性细胞浸润但尚未达到急性排斥反应诊断标准
轻度急性排斥反应	移植肝活检组织内少数门管区内有轻度的炎性细胞浸润并且炎性浸润仅局限于门管区内
中度急性排斥反应	移植肝活检组织内多数门管区内均有炎性浸润
重度急性排斥反应	在中度急性排斥反应所具有的组织学表现的基础上，炎性浸润扩展至门管区外肝组织，中央静脉周围中度至重度的炎性浸润并扩展至周围肝实质组织并常伴有肝细胞坏死

附表 3-4　移植肝急性排斥反应活性指数

病变部位分类	病变诊断依据	评分
汇管区	门管区内淋巴细胞浸润但炎性浸润未扩展至门管区外	1
	多数门管区内有混合性炎性细胞浸润包括主要为淋巴细胞，以及少数浆细胞、嗜酸性粒细胞和中性粒细胞	2
	绝大多数门管区内明显的炎性细胞浸润，其中含有大量的浆细胞和嗜酸性粒细胞，并且炎性浸润扩展至汇管区外肝组织	3
胆管上皮炎性损伤	少许门管区内胆管周围炎性细胞围管状浸润，胆管上皮细胞仅有轻微的损伤如核:浆比例略为增大	1
	多数门管区内胆管上皮有炎性浸润，至少 1 个以上的胆管有上皮细胞的变性如胞浆内空泡、核形不规则	2
	在上述评分 2 的基础上，多数胆管均有胆管上皮细胞变性	3
血管内皮炎	少数门脉以及肝血管分支的血管内皮下淋巴细胞浸润	1
	多数门脉以及肝血管分支的血管内皮下淋巴细胞浸润	2
	在上述评分 2 的基础上，有中至重度的血管周围炎性浸润并扩展至血管外肝实质组织并有肝细胞坏死	3
	RAI 总分=　/9	

附表 3-5　Banff 移植肝早期及晚期慢性排斥反应病理学诊断标准

结构	早期　CR	晚期　CR
小胆管(<60μm)	多数胆管变性(包括胞浆嗜酸性变，核浆比例增大和多形性，核染色质增多)，出现胆管消失的门管区<50%	残存的胆管上皮变性，50%以上汇管区内胆管消失
肝内血管分支及第 3 区肝细胞	血管内膜炎，第 3 区肝细胞溶解性坏死及炎性浸润，轻微纤维增生	血管内膜局部增生，第 3 区肝组织内不同程度炎症浸润，肝组织内纤维组织增生甚至呈桥接状
汇管区内肝动脉分支	<25%的门管区内可见动脉血管分支的消失	25%以上的门管区内可见动脉血管分支的消失
其他	肝细胞的点状坏死	肝窦内泡沫细胞聚集，明显黄疸
肝门周围肝动脉分支	动脉内膜炎症，局部泡沫细胞沉积但未见管腔狭窄	泡沫细胞沉积及内膜增生致管腔明显狭窄
肝门内胆管	胆管内炎性浸润	胆管管壁纤维化

附表 3-6 移植心脏活检诊断与分级标准(ISHLT,2004 修订)

分级	定义术语	组织学表现
		急性细胞性排斥反应
0R 级	无急性排斥反应	心肌活检组织内无单个核炎性细胞浸润以及心肌细胞损伤
1R 级	轻度急性排斥反应	心肌活检组织内血管周围或间质内局灶性炎性细胞浸润,可以有单个局灶的心肌细胞损伤
2R 级	中度急性排斥反应	心肌活检组织内血管周围或间质内局灶性炎性细胞浸润,在单个或多个活检组织块内有两个或多个局灶性的心肌细胞损伤
3R 级	重度急性排斥反应	心肌间质内弥漫性和(或)混合性炎性细胞浸润,多个活检组织块内均可见心肌细胞损伤,并伴有心肌间质水肿、出血和(或)血管内膜炎
		急性体液性排斥反应
AMR 0 级	无体液性排斥反应	无体液性排斥反应的组织学变化
AMR 1 级	有体液性排斥反应	心肌活检组织石蜡切片免疫酶组化染色中见弥漫性心肌间毛细血管内皮呈 C4d 阳性和毛细血管内呈 CD68 阳性的巨噬细胞淤积;或免疫荧光组化染色中见弥漫性心肌间毛细血管内皮呈 C3d、C4d 和(或)C1q 阳性 注:2009 年 Banff 会议推荐所有移植心内膜活检组织均需要行 C4d 免疫组化染色
		缺血性损伤
早期缺血损伤	术后 6 周内	心肌细胞空泡变、坏死并伴有混合性(中性粒细胞、嗜酸性粒细胞以及淋巴细胞)的炎性细胞浸润
晚期缺血损伤		术后与移植心脏冠状动脉血管病相关的缺血损伤
		Quilty 效应——不再区分 A 型、B 型
		其他病变
移植后感染	包括 CMV 感染、弓形虫感染等,需要与急性排斥反应相鉴别	
移植后淋巴组织异常增生(PTLD)	在心脏移植中罕见但仍需要密切注意	
		对 EMB 活检标本的要求
EMB 活检标本数	3 块(活检标本严禁分切,1 块合格的标本应至少含有 50% 的心肌组织)	
切片 HE 染色数	3 张	
组织不同的断层面	3 个	
特殊染色	0 张(对于鉴别心肌损伤以及心肌组织间质纤维化时,建议进行 Masson 三色染色)	

附表 3-7 Banff 移植肺排斥反应诊断分类与分级标准

	急性排斥反应
A0(无排斥)	移植肺活检组织内无炎症浸润、出血和坏死
A1(轻微)	轻微急性排斥反应 移植肺活检组织内可见个别细小动脉或静脉分支管周有淋巴细胞环绕形成 2～3 层松散围管状炎症浸润,未见嗜酸性粒细胞浸润和血管内皮炎表现
A2(轻度)	低倍镜下即可见多个细小动脉和静脉分支管周炎性细胞浸润,浸润细胞包括小淋巴细胞、活化淋巴细胞、浆细胞、巨噬细胞和嗜酸性粒细胞;常可见炎性浸润至血管内皮形成内皮炎;虽然可同时伴有细小支气管周围淋巴细胞浸润,血管周围炎性浸润一般不扩展浸润至邻近肺泡实质

续表

A3(中度)	可见显著的多个细小动脉和静脉分支管周炎性浸润,浸润细胞包括小淋巴细胞、活化淋巴细胞、浆细胞、巨噬细胞、嗜酸性粒细胞和中性粒细胞,并有血管内皮炎;同时可见炎症扩展进入细小支气管和细小血管分支周围肺泡等肺实质内
A4(重度)	肺组织内细小动、静脉血管周围、细小支气管周围和肺泡实质均呈弥漫性炎性浸润,可见坏死性血管炎、肺实质坏死和肺泡内出血、肺泡上皮坏死脱落、肺泡表面透明膜形成;因肺活检组织内广泛呈弥漫性炎性浸润而使得细小血管和支气管周围围管状炎性浸润不明显;该病变应注意与移植肺缺血损伤相鉴别
急性气管炎症损伤:急性细支气管炎	
B0(无排斥)	无细小支气管的炎症
B1R(轻度排斥反应炎症)	个别细支气管黏膜下淋巴细胞围管状浸润,浸润细胞中无嗜酸性粒细胞;细支气管黏膜上皮层内淋巴细胞浸润,黏膜上皮完好
B2R(重度排斥反应炎症)	细支气管周围包括活化淋巴细胞、浆细胞、巨噬细胞和嗜酸性粒细胞在内的炎性细胞围管状浸润,黏膜上皮层亦可见炎性浸润和黏膜上皮细胞坏死和化生;如果支气管周围和黏膜上皮内主要为中性粒细胞浸润则提示感染
BXR(难以分类的炎症)	见于排除了可明确诊断的炎症表现后的标本、人为因素所致标本处理不佳、活检组织边缘部分难以诊断的表现或某些不明确的感染
慢性支气管排斥反应炎症(闭塞性细支气管炎)	
C0(无闭塞性细支气管炎)	无闭塞性细支气管炎组织学表现
C1(有闭塞性细支气管炎)	细支气管黏膜下层外周嗜酸性纤维组织增生、支气管管腔不同程度阻塞、炎症;细支气管周围平滑肌和弹力纤维不同程度断裂
慢性血管排斥反应炎症	
移植肺内细小动脉和(或)细小静脉分支内膜增生增厚形成慢性移植物血管病改变;该病变更多见于高龄移植者或开放性移植肺活检中	
急性抗体介导性/体液性排斥反应	
对于上述病变且怀疑急性抗体介导性排斥反应者,应进一步进行 C4d、C3d、CD31 和 CD68 的免疫组织化学染色以明确	
移植肺活检中非排斥反应改变和其他鉴别诊断病变	
CMV 移植肺肺炎	移植肺细小血管周围水肿和管周及其邻近肺泡周围中性白细胞性炎症伴或不伴有微脓肿;肺泡上皮细胞核内或胞浆内可见病毒包涵体
肺孢子虫性肺炎	(卡氏肺孢子菌病)可见与急性排斥反应类似的细小血管外周和肺实质炎性浸润和炎性肉芽肿以及局灶性肺泡坏死
肉芽肿性肺炎	同上,也可见于分枝杆菌、真菌或疱疹病毒感染
吸入性肺炎	可见吞噬了外源性异物颗粒、脂滴的异物巨细胞反应和巨噬细胞
迁延性肺炎	(机化性肺炎)肺泡内可见增生的纤维组织填塞并不同程度纤维化(可因不同程度的缺血再灌注损伤、严重的急性排斥反应、感染等因素所致)
缺血/再灌注损伤	常见于肺移植术后早起,可见肺内细小血管分支周围和肺实质内中性白细胞浸润,部分病例进展为迁延性肺炎
大气道炎症	常见于感染和异物吸入性肺炎,可见较大的气管分支管壁黏膜瘢痕性纤维化
支气管固有淋巴组织	细支气管周边尤其是细支气管分叉处邻近固有的淋巴组织,主要为未见生发中心的 B 细胞淋巴滤泡,未见支气管黏膜上皮损伤,未见支气管周围中性粒细胞或嗜酸性粒细胞浸润
吸烟者支气管肺炎	可为吸烟供者的携带性病变,可见呼吸性细支气管周围的巨噬细胞内吞噬了棕色或黑褐色尘粒,以及伴有慢性炎症的器官改变如支气管黏膜上皮化生、炎症和管周纤维化
肺泡间隔纤维化	时常伴有肺上叶的慢性纤维化,病因往往难以明确

附表 3-8 Banff 移植胰腺排斥反应活检诊断标准

急性细胞介导性排斥反应	
正常	胰腺活检组织内无炎症,未见静脉血管、动脉血管、胰腺导管和腺泡的炎症
不确定的急性细胞性排斥反应	胰腺活检组织小叶间隔内仅有局灶性炎性浸润但未见其他急性细胞性排斥反应表现
Ⅰ级(轻度急性细胞介导性排斥反应)	胰腺活检组织小叶间隔内炎性浸润波及细小静脉分支呈静脉血管炎和小叶间导管分支呈小叶间导管炎和(或)1~2 个局灶性腺泡内炎性浸润,可无或仅有极为轻微的腺泡细胞损伤
Ⅱ级(中度急性细胞介导性排斥反应)	轻微的动脉分支血管内皮炎和(或)3 个或更多小叶腺泡内炎性浸润并有单个腺泡细胞坏死脱失
Ⅲ级(重度急性细胞介导性排斥反应)	广泛的小叶腺泡炎症和多灶性的腺泡细胞坏死,和(或)中度至中度动脉分支内膜炎甚至坏死性动脉炎
慢性活动性细胞介导性排斥反应	
慢性活动性 T 细胞介导性排斥反应	移植胰腺内动脉分支内膜因纤维母细胞、肌纤维母细胞、平滑肌细胞增生而致内膜增厚呈移植物动脉血管病,同时增厚的内膜内可见淋巴细胞和巨噬细胞浸润
急性抗体介导性排斥反应	
超急性抗体介导性排斥反应	血管吻合开放后 1 小时内移植胰腺丧失功能,动脉炎和静脉内血栓栓塞,胰腺出血性坏死,胰腺内广泛的免疫球蛋白和 C4d 阳性沉积
加速性抗体介导性排斥反应	同上,但发生时间多为血管吻合开放后数小时至数天内
急性抗体介导性排斥反应	移植胰腺由正常、中性白细胞和单个核细胞浸润直至血栓栓塞和坏死,栓塞坏死者应注意与外科因素所致 血栓栓塞相鉴别
慢性活动性抗体介导性排斥反应	
慢性活动性抗体介导性排斥反应	出现慢性排斥反应的组织学变化并具备移植胰腺毛细血管内皮 C4d 阳性,同时可见血管分支纤维素样坏死或血栓形成,提示抗体介导性排斥反应仍在进展
慢性排斥反应	
Ⅰ期(轻度移植胰腺硬化)	胰腺小叶间隔内纤维组织增生并向胰腺腺泡扩展,纤维组织累及活检组织<30%,腺泡结构紊乱
Ⅱ期(中度移植胰腺硬化)	胰腺小叶间隔内纤维组织增生并向胰腺腺泡扩展,纤维组织累及活检组织 30%~60%,腺泡结构紊乱,部分腺泡中央被纤维组织侵及,相邻腺泡内增生纤维组织可发生衔接
Ⅲ期(重度移植胰腺硬化)	胰腺小叶内增生的纤维组织扩展占据 60% 以上的胰腺活检组织,仅残留孤立的胰腺腺泡和(或)胰岛结构

附表 3-9 Banff 小肠移植急性排斥反应诊断标准

急性排斥反应类型	组织学特征
1. 无急性排斥反应	移植小肠活检组织内无炎性细胞浸润,无隐窝炎等病变,小肠黏膜上皮结构未见异常,为正常的黏膜上皮结构
2. 不确定的急性排斥反应	黏膜上皮内有少数淋巴细胞浸润,凋亡细胞计数为<6 个凋亡细胞/10 个隐窝腺体
3. 轻度急性排斥反应	小肠上皮绒毛变短,绒毛肿胀可有或无,黏膜上皮完整,但黏膜上皮细胞出现一些轻微的损伤表现,包括黏膜上皮细胞的高度降低、胞浆嗜酸性变、核增大以及核染色质深染,黏膜上皮内有淋巴细胞浸润。凋亡细胞计数>6 个凋亡细胞/10 个隐窝腺体
4. 中度急性排斥反应	黏膜固有层内弥漫性炎性细胞浸润,浸润细胞中仍然以淋巴细胞为主,但可见少数中性粒细胞以及嗜酸性粒细胞。隐窝炎随处可见,绒毛变平钝,具有多个凋亡小体的隐窝腺体数量增多,局部黏膜上皮糜烂脱落但没有溃疡。如果活检取到黏膜固有层内甚至黏膜下层内的细小血管分支,可见血管内皮炎表现。隐窝腺体内凋亡细胞数目明显增多,有时出现局灶性的"凋亡聚集(confluent apoptosis)"现象
5. 重度急性排斥反应	表现为广泛的或多灶性的黏膜溃疡,溃疡部位的固有层或黏膜下层内大量中性粒细胞浸润以及可见增生的纤维细胞,溃疡表面有假膜形成。活检小肠黏膜内大量炎性细胞浸润,大量隐窝腺体损伤以及大量的凋亡小体。如果活检取到黏膜固有层内甚至黏膜下层内的细小血管分支,可见血管血管炎甚至血管纤维素样坏死

附录四 器官移植 PBL 案例

一、肾移植手术前后

【学习目标】

掌握肾移植手术的适应证与禁忌证，围术期的治疗，免疫抑制剂的使用方案，并发症的处理和防治。

Ⅰ. 基础医学

1. 排斥反应的免疫学机制
2. 移植免疫耐受的机制
3. 供受者交叉配型及 HLA 检测技术

Ⅱ. 临床医学

1. 肾移植手术的适应证与禁忌证
2. 高敏受者的免疫诱导方案
3. 围术期的治疗
4. 免疫抑制方案的应用
5. 肾移植后各种并发症的诊断、治疗和预防
6. 各种免疫抑制剂的特点、作用机制及副作用

Ⅲ. 医学人文

1. 肾脏捐献与移植的伦理问题
2. 对移植受者及供者家属的人文关怀

【关键词】

肾移植；高敏受者；免疫诱导；免疫抑制；并发症

【时间分配】

学生自由讨论 50 分钟

学生分析总结 20 分钟

教师点评总结 10 分钟

【教学建议】

依学生多少（如 6～8 人）分配任务，提出问题，以问题为导向方式列出学习重点，查找资料。以肾移植手术的适应证与禁忌证、免疫抑制方案的选择及移植术后的并发症处理等为主要学习目标。重点内容讨论时间约占 80%，其余内容讨论时间约占 20%。讨论结束后一周内每人须交一篇小组讨论记录和自我评估，由小组长收齐送交指导老师。主要内容应包括：讨论内容概要，参加讨论的感想、贡献，自己在组织材料和讨论中的优缺点，参与讨论时的困难（知识面、技术面、情绪面等），今后可能采取的对策；也可以评价讨论小组的整体水平、其他队员的参与度，如参与讨论的积极性、聆听态度、沟通协调、课前准备、表达能力等，作为成绩的参考及将来改进教案的参考。

第一幕

朱某是一名尿毒症病人，中年男性，48 岁，25 年前曾在上海市某医院行同种异体肾移植术，术后曾服用 CsA、MMF 及强的松抗排斥治疗，但术后 13 年以后复查发现血肌酐进行性升高，并在 9 年前诊断为“移植肾失功”，行移植肾切除术，此后一直在我院长期行血液透析治疗，并且在我院登记等待行二次肾移植手术。某周五病人行二次肾移植手术，术后血肌酐进行性下降，手术切口愈合良好，10 天后恢复顺利，血肌酐 120μmol/L，病人出院。朱某否认高血压、尿毒症外其他重大疾病史，否认输血史及用药过敏史。

【提示问题】

1. 该病人是否为高敏病人？如何诊断及预处理？何时可行移植术？
2. 该病人可选择何种免疫诱导方案和免疫抑制方案？术后应关注和监测哪些指标？
3. 对于移植后常见的并发症如何预防？
4. 出院后应如何随访？

【学习目标】

1. 掌握肾移植手术的适应证和禁忌证
2. 掌握高敏病人的处理
3. 掌握免疫抑制方案的选择

【推荐阅读文献】

1. 王海燕. 肾脏病学. 第 3 版. 北京：人民卫生出版社，2008：2113-2214
2. 黎磊石，刘志红. 中国肾脏病学. 北京：人民军医出版社，2008：1701-1829
3. KIDGO 临床实践指南-肾移植

第二幕

朱某出院时的免疫抑制方案为强的松+MMF+Tac。但在出院后第 8 天出现尿量显减少，由原有每天约 2000ml 左右减少为 1000ml 左右，出院时血肌酐 120μmol/L，但在门诊复查时发现血肌酐升高到 150μmol/L，血清 Tac 浓度为 4.3ng/ml。自觉有发热，体温为 38.1℃，移植肾区感到明显胀痛不适。移植肾彩超结果提示：移植肾阻力指数增高。再次收住入院。病人无咳嗽咳痰，无尿频尿急尿痛，无腹痛腹泻，无畏寒等其他症状。

【提示问题】

1. 该病人首要考虑什么诊断？
2. 诊断依据及鉴别诊断？
3. 如何明确该诊断？
4. 选择何种抗排斥方案？
5. 急性排斥的种类和治疗？

【学习目标】

1. 掌握急性排斥反应的临床表现

2. 掌握急性排斥反应的诊断

3. 掌握急性排斥反应的治疗

【推荐阅读文献】

1. 王海燕. 肾脏病学. 第3版. 北京:人民卫生出版社,2008:2113-2149

2. 黎磊石,刘志红. 中国肾脏病学. 北京:人民军医出版社,2008:1701-1829

3. KIDGO临床实践指南-肾移植

第三幕

朱某经移植肾穿刺活检后明确诊断为移植肾急性排斥反应,给予甲强龙500mg/d冲击治疗3天后继续观察尿量和肾功能变化,血肌酐进行性下降至125μmol/L,尿量恢复正常后予以出院,并在门诊继续定期随访。1个月后无明显诱因出现胸闷不适,自测体温升高到38.5℃,有少许干咳,活动后胸闷及呼吸困难加重,在门诊就诊查血常规:WBC:5.67×10^9/L,N%:67%。肺部CT提示:双侧肺野透光度降低,可见散在分布的磨玻璃密度影。结论:双肺间质性炎症可能性大。动脉血气分析:pH:7.36,PaO_2:67mmHg,以"肺部感染"再次收入院。

【提示问题】

1. 你的诊断是什么?诊断依据?

2. 如何鉴别诊断?

3. 如何进一步明确诊断?

4. 如何抗感染治疗?

5. 在抗感染治疗期间免疫抑制方案如何调整?

6. 如何预防特异性肺部感染?

【学习目标】

1. 掌握肾移植术后继发感染的治疗原则

2. 了解肾移植后卡氏肺孢子虫病的诊断、治疗和预防措施

【推荐阅读文献】

1. KIDGO临床实践指南——肾移植

2. 李静波,吴刚,张静萍. 肾移植术后肺部感染的病原体分析与诊治. 中华医院感染学杂志,2010,20(23):3669-3671.

3. 瞿立辉,吕蓉,陈江华. 复方新诺明联合更昔洛韦预防肾移植术后肺部感染. 中华肾脏病杂志,2008(3):158-161.

(陈江华)

二、致命的黄疸

【学习目标】

掌握肝移植的适应证、禁忌证及手术时机,肝移植手术后并发症的临床表现、诊断标准及治疗。

Ⅰ. 基础医学

以原发性胆汁淤积性肝硬化为例讲述肝硬化的发生与发展、病理学基础及转归。

Ⅱ. 临床医学

1. 了解各种导致肝功能衰竭的疾病。

2. 肝功能衰竭的临床表现。

3. 肝功能衰竭的实验室检查与影像学检查。

4. 肝功能衰竭的诊断。

5. 肝移植术后的免疫抑制治疗,常用药物的主要作用、疗效。

6. 肝移植术后的随访及并发症诊治。

Ⅲ. 医学人文

1. 肝硬化及肝癌在我国的流行病学特点、控制策略与措施。

2. 对肝移植病人的人文关怀。

【关键词】

肝功能衰竭;黄疸;影像学;肝移植;免疫抑制剂;卡氏肺孢子菌;巨细胞病毒

【时间分配】

学生自由讨论50分钟

学生分析总结20分钟

教师点评总结10分钟

【教学建议】

依学生多少(如8~10人)分配任务,提出问题,以问题为导向方式列出学习重点,查找资料。以黄疸的鉴别诊断、肝功能衰竭的实验室检查及影像学特点、术后并发症的表现等为主要学习目标。重点内容讨论时间约占80%,其余内容讨论时间约占20%。讨论结束后一周内每人须交一篇小组讨论记录和自我评估,由小组长收齐送交指导老师。主要内容应包括:讨论内容概要,参加讨论的感想、贡献,自己在组织材料和讨论中的优缺点,参与讨论时的困难(知识面、技术面、情绪面等),今后可能采取的对策;也可以评价讨论小组的整体水平、其他队员的参与度,如参与讨论的积极性、聆听态度、沟通协调、课前准备、表达能力等,作为成绩的参考及将来改进教案的参考。

第一幕

3年前的夏天,张阿姨38岁,没有什么特殊原因,家里人突然发现她的巩膜及周身皮肤黄染,而且她也出现了乏力、恶心、食欲不振等表现,不过,她没有腹痛和发热。张阿姨平素身体比较健康,没得过什么病。是不是得肝炎了?着急的她在家人的陪同下来到了当地的传染病院,刘医生热情地接待了他,仔细询问了张阿姨的发病情况,她否认既往有肝炎病史、手术史、输血史、用药过敏史及家里人患肝炎病史等。近一个月来体重也没什么变化。

刘医生接着对张阿姨进行了详细的体格检查，记录如下：BP：115/80mmHg，R：20次/分，P：84次/分，T：36.5℃。巩膜及皮肤黄染。肝肋下2指，脾大。并为张阿姨开据了血常规、肝功和肝炎检测，肝脏超声检查。结果如下：血常规：WBC 3.46×10^9/L，N% 64%，HGB 119g/L，PLT 91×10^9/L。肝功：ALT 63U/L，ALP 185U/L，GGT 233 U/L，ALB 35.1g/L，T-BiL 88.1μmol/L，D-BiL 62.3μmol/L。甲型肝炎、乙型肝炎、丙型肝炎及戊型肝炎的相关化验回报都是阴性。超声：轻度肝硬化，肝内外胆管显示正常，脾大。刘医生向张阿姨解释了病情，转入上级医院继续诊治。

【提示问题】

1. 该病人的病史有何特点？

2. 黄疸主要见于哪些疾病？如何鉴别？

3. 为什么刘医生建议张阿姨转院，根据现有资料，你的初步诊断是什么？依据是什么？

4. 为了进一步确诊，还应该询问哪些病史？做哪些检查？

【学习目标】

1. 掌握黄疸的常见病因

2. 了解各种导致肝硬化的原发疾病

【推荐阅读文献】

1. 万学红. 诊断学. 北京：人民卫生出版社，2004：49-54.

2. 田德安. 内科学. 北京：人民卫生出版社，2010：446-456.

3. 刘玉兰，陈国栋. 黄疸诊断的临床思维. 中国实用内科杂志，2009，29(12)：1077-1079.

第二幕

张阿姨转入了某医科大学的附属医院消化内科住院诊治，由消化内科的王医生负责。王医生详细问询了张阿姨的病情后，又开据了一些化验及检查，结果如下：抗线粒体抗体(AMA)1∶5阳性，抗平滑肌抗体(SMA)1∶10阳性；PT 15.1s。为了明确诊断，在进行了一段时间的保肝对症治疗后，王医生为张阿姨安排了肝脏活检。

【提示问题】

1. 特殊化验结果有何提示意义？

2. 你的诊断是什么？依据是什么？

3. 原发性胆汁淤积性肝硬化与其他原因所导致的肝硬化如何鉴别诊断？

【学习目标】

1. 掌握原发性胆汁淤积性肝硬化的临床表现。

2. 掌握原发性胆汁淤积性肝硬化的诊断。

3. 掌握原发性胆汁淤积性肝硬化的治疗方案。

【推荐阅读文献】

1. Walker JG，Doniach D，Roitt IM，Sherlock S. Serological tests in diagnosis of primary biliary cirrhosis. Lancet，1965；285：827-831

2. Kris V. Kowdley. 236 - Primary Biliary Cirrhosis. Netter's Gastroenterology. 2nd ed. 2010：617-622

第三幕

张阿姨的病理结果很快就出来了，确切诊断是原发性胆汁淤积性肝硬化(早期)。王医生向张阿姨和她的家人详细解释了病情，建议出院后也应该定期到门诊复查。经过一段时间的住院治疗，张阿姨的肝功各项指标明显好转，就出院了。张阿姨出院后一直觉得身体状况还可以，再加上工作比较忙，也没顾得上再去医院。今年孩子中考，张阿姨也有点心焦，一直觉得乏，坚持到孩子刚考完试没几天，张阿姨早起如厕，发觉自己排的便居然是黑色的，跟家里人一说，家人仔细看才发现，张阿姨的皮肤和巩膜怎么又黄了，而且比上次颜色黄得厉害。这回是轻车熟路直奔医科大学附属医院的消化科。王医生再次接诊了张阿姨，查体记录如下：BP：109/78mmHg，R：18次/分，P：96次/分，T：36.3℃。巩膜及皮肤黄染。肝脏肋下未触及，脾肋下3cm，移动浊音阳性。王医生又开了血常规、肝功、肝炎、凝血指标和大便检测，肝脏超声及肝脏CT检查。结果如下：血常规：WBC 2.02×10^9/L，HGB 83g/L，PLT 54×10^9/L。肝功：ALT 35U/L，ALP 186U/L，GGT 353U/L，ALB 29.9g/L，T-BiL 428μmol/L，D-BiL 303μmol/L。肝炎的相关化验回报还是阴性。便潜血阳性。PT 26.1s，APTT 66.8s。超声和CT都提示肝硬化、大量腹水。

【提示问题】

这次的查体和化验检查结果有何提示意义？

【学习目标】

1. 掌握原发性胆汁淤积性肝硬化的临床表现

2. 掌握原发性胆汁淤积性肝硬化的诊断

3. 掌握原发性胆汁淤积性肝硬化的治疗方案，尤其是肝脏移植的手术时机，适应证和禁忌证

【推荐阅读文献】

Selmi C，Bowlus CL，Gershwin ME，et al. Primary biliary cirrhosis. Lancet，2011，377(9777)：1600-1609

第四幕

张阿姨住院后，王医生对她进行了系统的内科治疗，包括应用保肝药物、输注白蛋白、输注血浆、红细胞悬液等，但是效果不明显。张阿姨的病情每

况愈下，后来，确诊为肝功能衰竭，并且开始了血浆置换。消化内科进行了全科讨论后，请来了器官移植科的吴医生会诊。吴医生详细询问了病史、进行了查体、又仔细阅读了病志后，回到了器官移植科并向科里的治疗小组介绍了张阿姨的病情。很快，张阿姨被转入了器官移植科，并且接受了肝脏移植手术。手术后，张阿姨恢复得很顺利，两周后出院，并且一直口服 Tac、吗替麦考酚酯及醋酸泼尼松。定期到移植门诊复诊，进行 Tac 浓度及其他的相关指标检测。

【提示问题】

这次的查体和化验检查结果有何提示意义？

【学习目标】

1. 了解肝脏移植的适应证，手术步骤及注意事项

2. 掌握各种排斥反应的概念，诊断及鉴别诊断

3. 掌握免疫抑制剂的具体分类及代表药物，了解用药方案

【推荐阅读文献】

1. MacQuillan GC, Neuberger J. Liver transplantation for primary biliary cirrhosis. Clin Liver Dis, 2003, 7: 941-956.

2. Rave S, Schalm SW. The optimal timing of liver transplantation in patients with chronic cholestatic liver disease. Transpl Int, 2005, 18: 937-940.

第五幕

一转眼张阿姨已经手术快 4 年了，这期间她定期门诊复查。移植肝功一直不错，她也恢复了正常的工作和生活。这一年的春天，张阿姨请示了医生，获得许可后随旅行团到欧洲旅游。因为走得仓促，那些每天必须吃的药物居然带少了。张阿姨只能一天口服一次免疫抑制剂。旅游结束回国后，张阿姨的家人发现她的皮肤和巩膜又黄染了，没办法又回到医院的移植科住院。根据药物减量的病史以及肝功化验的结果，吴医生高度怀疑张阿姨有急性排斥反应，所以又做了肝脏活检，病理证实了这个诊断。于是吴医生对张阿姨进行了大剂量激素冲击治疗。经过治疗，虽然肝功逐渐好转了，但是张阿姨出现了高热、呼吸困难等症状，血气分析提示 PaO_2 低于 60mmHg，肺 CT 可见双肺影像呈毛玻璃样变化。呼吸科医生被请来会诊，他们建议应用呼吸机，化验 CMV-IgM 和 CMV-DNA，结果回报为 CMV-IgM 阳性，CMV-DNA 7.56×10^4 copies/ml。医生立即为张阿姨静脉输注了更昔洛韦。经过一段时间的治疗，张阿姨逐渐好转，不再需要使用呼吸机，也不再发热了，复查肺 CT 显示病变好转。她高高兴兴地出院了。

【提示问题】

肝移植（实体器官移植）术后肺炎和其他手术后肺炎有何不同？

【学习目标】

1. 掌握各种排斥反应的概念，诊断及鉴别诊断

2. 了解肝移植病人的 CMV 病毒流行病学情况，CMV 肺炎

3. 掌握 CMV 感染的治疗

【推荐阅读文献】

1. Milan A, Sampaio AM, Guardia AC, et al Identification of bacterial infections and clinical manifestation associated with cytomegalovirus in liver transplantation patients. Transplant Proc, 2013; 45(3): 1130-1132.

2. Lee SO, Razonable RR. Current concepts on cytomegalovirus infection after liver transplantation. World J Hepatol, 2010, 27; 2(9): 325-336.

（刘永锋）

中英文名词对照索引

E

F

G

H

J

Q

R

S

T

W

X